AF499987

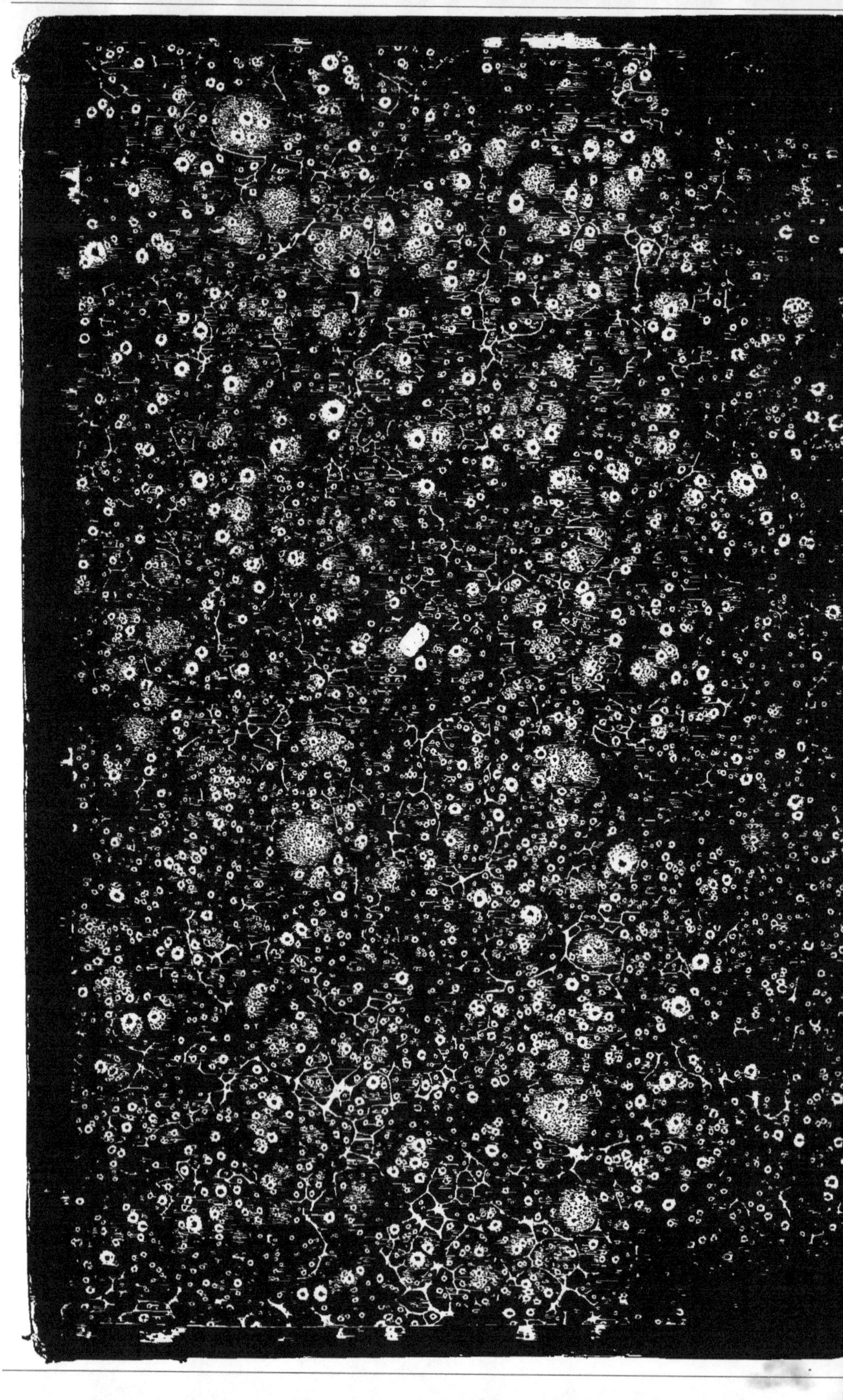

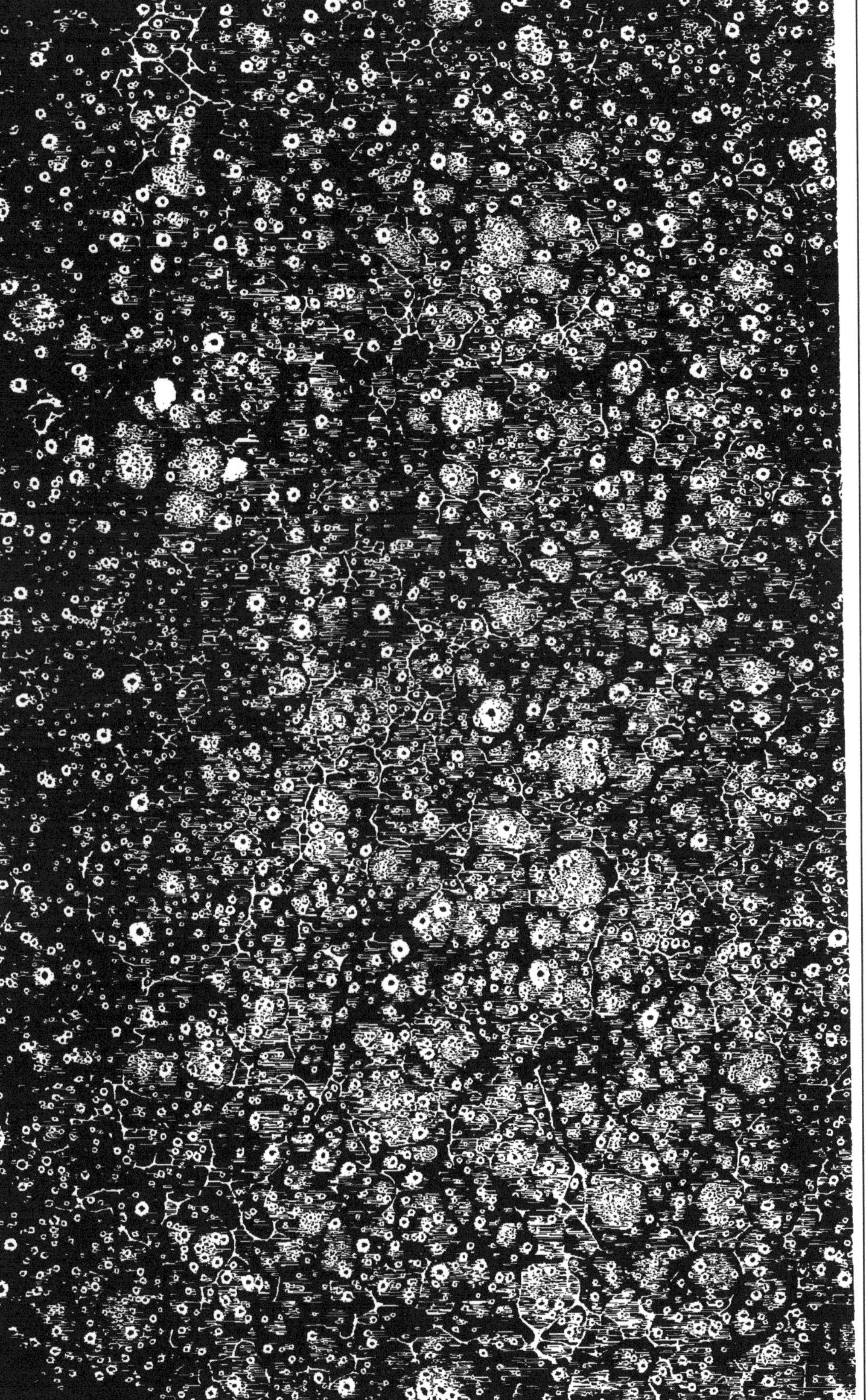

DICTIONNAIRE
D'HYGIÈNE PUBLIQUE
ET
DE SALUBRITÉ.

II

E. — MEU.

Librairie de J.-B. Baillière et fils.

ANNALES D'HYGIÈNE PUBLIQUE

ET

DE MÉDECINE LÉGALE

PAR MM.

Adelon, membre de l'Académie de médecine, etc.

Andral, membre de l'Institut, professeur de pathologie à la Faculté de médecine.

Boudin, médecin en chef de l'hôpital militaire de Vincennes.

Brierre de Boismont, docteur en médecine, directeur d'un établissement d'aliénés.

Chevallier, chimiste, membre du Conseil de salubrité et de l'Académie de médecine, etc.

Devergie (Alph.), médecin de l'hôpital Saint-Louis, membre de l'Académie de médecine, du Conseil de salubrité, etc.

Fonssagrives, médecin en chef de la marine, professeur de pathologie interne à l'École de médecine de Brest.

Gaultier de Claubry, membre de l'Académie de médecine.

Guérard, membre de l'Académie de médecine et du Conseil de salubrité.

Lévy (Michel), médecin inspecteur du service de santé, directeur de l'École impériale de médecine militaire du Val-de-Grâce.

Mélier, inspecteur général des services sanitaires, membre du Comité consultatif d'hygiène publique, membre de l'Académie de médecine.

Pietra Santa (De), médecin (par quartier) de S. M. l'Empereur, médecin des prisons de la Seine.

Tardieu (Amb.), professeur de médecine légale à la Faculté de médecine de Paris, médecin de l'hôpital Lariboisière, membre du Comité consultatif d'hygiène publique, médecin consultant de l'Empereur.

Trébuchet (A.), membre du Conseil de salubrité, membre de l'Académie de médecine.

Vernois (Maxime), médecin consultant de l'Empereur, médecin de l'hôpital Necker, membre du Conseil de salubrité et de l'Académie de médecine.

Villermé, membre de l'Institut et de l'Académie de médecine.

Avec une REVUE DES TRAVAUX FRANÇAIS ET ÉTRANGERS.

par M. le docteur **Beaugrand**.

PRIX DE L'ABONNEMENT ANNUEL : pour Paris.................... 18 »
— pour les départements (*franco*)..... 20 »
— pour l'étranger (*franco*).......... 24 »

PREMIÈRE SÉRIE. — Collection complète de 1829 à 1853 ; il ne reste plus que quelques exemplaires, 50 vol. in-8, avec pl.................. 450 »

On peut se procurer séparément les dernières années : prix de chaque année, composée de deux volumes .... 18 »

Table par ordre alphabétique des matières et des noms d'auteurs, 1829 à 1853, tomes I à L. Paris, 1855, in-8, 136 pages.................. 3 50

LA DEUXIÈME SÉRIE commence avec le numéro de janvier 1854 ; elle paraît régulièrement tous les trois mois par cahier de 15 à 16 feuilles in-8 d'impression (environ 250 pages), avec des planches gravées pour tous les cas où elles sont nécessaires à l'intelligence du texte.

Paris. — Imprimerie de L. MARTINET, rue Mignon, 2.

DICTIONNAIRE
D'HYGIÈNE PUBLIQUE
ET
DE SALUBRITÉ

OU

RÉPERTOIRE DE TOUTES LES QUESTIONS
RELATIVES A LA SANTÉ PUBLIQUE,

CONSIDÉRÉES

Dans leurs rapports avec les subsistances, les épidémies, les professions, les établissements et institutions d'hygiène et de salubrité

COMPLÉTÉ

PAR LE TEXTE DES LOIS, DÉCRETS, ARRÊTÉS, ORDONNANCES ET INSTRUCTIONS
QUI S'Y RATACHENT

PAR

AMBROISE TARDIEU,

Professeur de médecine légale à la Faculté de médecine de Paris,
Médecin consultant de l'Empereur, médecin de l'hôpital Lariboisière,
Membre de l'Académie impériale de médecine, du Comité consultatif d'hygiène publique,
et du Conseil d'hygiène et de salubrité du département de la Seine,
Officier de la Légion d'honneur.

BIBLIOTHÈQUE IMPÉRIALE

DEUXIÈME ÉDITION
CONSIDÉRABLEMENT AUGMENTÉE.

TOME DEUXIÈME.

PARIS
J.-B. BAILLIÈRE ET FILS
LIBRAIRES DE L'ACADÉMIE IMPÉRIALE DE MÉDECINE,
Rue Hautefeuille, 19.

LONDRES — H. Baillière, 219, Regent street.
NEW-YORK — Baillière brothers, 440, Broadway.

MADRID, C. BAILLY BAILLIÈRE, PLAZA DEL PRINCIPE ALFONSO, 16.

1862.

Tous droits réservés.

DICTIONNAIRE
D'HYGIÈNE PUBLIQUE
ET DE
SALUBRITÉ

EAU. — L'eau, répandue dans l'univers sous toutes les formes que peut revêtir la matière, joue bien réellement ce rôle d'élément que lui attribuait la science antique. Mêlée à la trame organique depuis ses rudiments jusqu'au plus haut degré de perfection qu'elle puisse atteindre, combinée à l'atmosphère, ou formant à elle seule près des trois quarts du globe, elle est, après l'air, le principal agent de la vie universelle, non-seulement par elle-même, mais encore par les principes secondaires auxquels elle sert de véhicule. Indispensable dans l'ordre naturel, elle ne sert pas moins dans les arts, où le génie de l'homme a su en faire son plus utile auxiliaire, et où sous forme de vapeur elle a reculé, pour ainsi dire, les bornes de la puissance humaine. Aussi les applications de l'eau sont-elles véritablement innombrables, et, pour les énumérer seulement, nous devrions reculer devant la grandeur de la tâche.

On ne trouvera donc dans cet article qu'une indication très sommaire des propriétés et des usages de l'eau, considérée d'une part au point de vue de l'hygiène générale, soit comme agent physique, soit comme boisson; d'une autre part, au point de vue de la salubrité, dans sa distribution à l'intérieur des villes et des habitations, soit pour l'emploi industriel ou agricole, soit comme moyen de propreté.

DE L'EAU CONSIDÉRÉE DANS SA DISTRIBUTION GÉOLOGIQUE ET SA COMPOSITION. — Nous avons exposé déjà le rôle que l'eau, répandue dans l'atmosphère à l'état de vapeur ou condensée sous forme de brouillard ou de pluie, joue dans la composition de l'AIR ou dans la constitution des CLIMATS. Nous n'ajouterons rien sur ce point, et nous examinerons comment elle est répartie sur le globe. Elle forme autour des terres les grands bassins océaniques, et séjourne aux pôles et sur les hauts sommets en amas de glace. Au sein de la terre, l'eau s'étend en nappes souterraines qui s'échappent en sources vives, ou qui jaillissent soit naturellement, soit par les voies que l'industrie humaine a su leur creuser à travers les profondeurs du sol. A la surface du globe, tantôt on rencontre des masses d'eau stagnante, étangs ou marais, où s'élaborent si souvent ces miasmes délétères dont les effets se font si cruellement sentir sur la santé des hommes ; et des eaux courantes, sources, ruisseaux, rivières, fleuves, qui sillonnent et fécondent les diverses régions de la terre, offrant partout à l'homme l'élément nécessaire à sa vie ou à ses travaux.

En résumé, nous dirons d'une manière générale, avec le savant auteur de l'introduction de l'*Annuaire des eaux de la France*, que l'eau a dans la nature deux grands réceptacles : l'un aérien, c'est l'atmosphère ; l'autre liquide, c'est l'étendue des mers. Ces deux réceptacles sont en communication permanente par l'évaporation de l'eau de la mer qu'activent la chaleur et la liquéfaction de la vapeur atmosphérique qui a lieu sous l'influence du refroidissement ; mais comme le second de ces phénomènes, particulièrement sous certaines latitudes, est sujet à de grandes variations ou se répartit très inégalement entre les saisons, l'infiltration souterraine est destinée à régulariser pour ainsi dire le débit de ces eaux qui, sans l'action bienfaisante du sol qui les absorbe et les restitue sous forme de sources, s'écouleraient avec trop de rapidité.

Eu égard à leur composition et à leurs qualités, les eaux se divisent en trois grandes classes : les *eaux douces*, les *eaux de mer et des salines*, les *eaux minérales*.

Ces dernières, chargées de principes minéralisateurs plus ou moins actifs auxquels elles doivent des propriétés spéciales et variées, dont l'art de guérir tire un si grand parti, méritent une étude particulière.

Les *eaux de la mer*, dont le rôle dans la constitution des climats a été signalé, doivent leur qualité essentielle au chlorure de sodium qu'elles contiennent. Elles présentent dans leur composition une fixité presque absolue aux différentes latitudes et loin des côtes. Un litre d'eau de mer pris dans l'océan Atlantique, l'océan Indien, le golfe du Bengale ou l'océan Pacifique, et à des profondeurs variables entre la surface et 450 brasses, laisse un résidu solide, anhydre, qui peut varier de 32gr,18 à 36gr,69. La proportion de sel dissous diminue, au contraire, dans les mers polaires par l'effet de la fusion des glaces éternelles, et sur le littoral ou dans les mers intérieures de peu d'étendue par l'abondance des eaux douces qu'elles reçoivent. La Méditerranée fait exception, et sa densité supérieure à celle de l'Océan répond à une proportion plus forte du résidu qui est de 39gr,55. Le chlorure de sodium constitue à lui seul les trois quarts du poids des résidus, qui se composent en outre de chlorure de magnésium et de potassium, une petite quantité de bromure alcalin, des traces d'iodures, des sulfates de chaux, de magnésie et de potasse, enfin du carbonate de chaux. D'autres substances, en plus ou moins grand nombre, mais en quantités impondérables, doivent très certainement être contenues dans l'immense réservoir des mers ; l'argent, le plomb et le cuivre y ont été décelés par les recherches récentes de MM. Malaguti, Durocher et Sarzeau. Il faut y joindre les principes condensés dans les plantes qui vivent au sein des eaux, et où on les retrouve par l'incinération. Nous avons dit comment l'oxygénation de l'air peut varier à la surface des mers.

On doit rapprocher des eaux de mer les eaux des sources salées qui s'écoulent dans les terrains où existent des couches de sel gemme, et qui sont marqués par la présence de marais salés ou d'une végétation analogue à celle du voisinage de la mer. Le sol des Vosges, du Jura, de la Meurthe, en offre des exemples.

Les *eaux douces*, sinon par leur abondance, du moins par leurs propriétés, l'emportent de beaucoup sur toutes les autres au point de vue de l'hygiène et de la salubrité. Et c'est d'elles presque exclusivement que nous aurons à parler dans la suite de cette étude. La plupart des eaux des sources, fleuves et rivières, contiennent les composés suivants ou leurs éléments ; acide silicique, bicarbonates de chaux et de magnésie, sulfate de chaux, chlorure de sodium, traces d'azotate, de chlorure de potassium, de bromure et d'iodure, acide carbonique, azote, oxygène, matières organiques azotées et non azotées. Un très petit nombre d'eaux de cette classe contiennent des bicarbonates de soude ou de potasse, parfois tous les deux. Ces eaux alcalines peuvent tenir en solution des sulfates et chlorures alcalins, des bicarbonates de chaux et de magnésie et de l'acide silicique. On comprend qu'elles ne doivent pas contenir du sulfate de chaux, car il serait décomposé par les carbonates alcalins. Outre les matières dissoutes qu'elles contiennent, les eaux douces naturelles charrient soit des matières terreuses qu'elles entraînent dans leur cours et qui forment un limon dont la composition n'est pas indifférente pour les usages agricoles ou industriels auxquels l'eau peut être employée. Nous ne pouvons passer sous silence à cette occasion l'action que, suivant sa nature, le sol peut exercer sur l'eau de pluie qu'il reçoit et qui peut être recueillie par le drainage. M. le professeur Way a constaté que l'argile n'agit pas à la manière d'un filtre, mais bien qu'elle absorbe en proportions diverses les différents sels alcalins ou terreux contenus dans l'eau dont le sol est imprégné, et que, par conséquent, celle-ci se purifie à mesure qu'elle pénètre le terrain. On comprend par avance les modifications qu'apporte dans les éléments constitutifs de l'eau le mélange des produits de l'industrie à laquelle elle a pu servir.

DES EAUX POTABLES. — L'eau, considérée comme boisson et dans ses usages culinaires ou domestiques, exige des qualités spéciales sans lesquelles elle peut devenir d'une insalubrité d'autant plus fâcheuse que son action est incessante et souvent presque inévitable.

Nous empruntons à l'*Annuaire des eaux de la France* un exposé fidèle des caractères propres aux bonnes eaux.

« On admet généralement qu'une eau peut être considérée comme bonne et potable quand elle est fraîche, limpide, sans odeur; quand sa saveur est très faible, qu'elle n'est surtout ni désagréable, ni fade, ni salée, ni douceâtre; quand elle contient peu de matières étrangères, quand elle renferme suffisamment d'air en dissolution; quand elle dissout le savon sans former de grumeaux, et qu'elle cuit bien les légumes.

» Une faible proportion d'acide carbonique donne une légère sapidité à l'eau et la rend plus agréable, en même temps qu'elle facilite les fonctions digestives par une légère excitation. Sa présence dans une eau, même en petite quantité, peut donc être regardée comme utile. Tous les auteurs admettent, en outre, qu'une eau de bonne qualité doit contenir de l'air en dissolution; plusieurs ont avancé que c'est particulièrement l'oxygène dont l'influence est favorable, et ont même attribué à son absence dans les eaux provenant de la fonte des neiges certaines maladies plus particulièrement endémiques aux vallées montagneuses.

» Sauf de très rares exceptions, les eaux qui tiennent en dissolution une proportion notable de matières organiques se putréfient vite et acquièrent des propriétés nuisibles. Il est bien évident que des diarrhées, des dysenteries et d'autres maladies aiguës ou chroniques ont été endémiquement déterminées par l'usage continué quelque temps d'eau de mares, de marais ou de puits, tenant des proportions trop grandes de matières organiques altérées, soit en suspension, soit en dissolution. On admet donc comme un résultat général d'observation que, toutes choses égales, moins une eau potable contient de matières organiques, meilleure elle est.

» Les eaux qui contiennent des proportions élevées de matières fixes en dissolution ont presque toutes une saveur désagréable, une action purgative prononcée, ou une action altérante, nuisible sur l'ensemble de la nutrition. Une eau peut contenir un demi-millième environ de certaines matières fixes que nous indiquerons plus loin et être considérée encore comme une eau potable de bonne qualité. Mais voilà à peu près la limite d'impureté qu'une eau peut atteindre sans inconvénient. La plupart des eaux potables de bonne qualité, et en particulier les eaux des fleuves et des rivières, contiennent de 1 à 2 dix millièmes de matières fixes. »

La plupart des auteurs qui se sont occupés des qualités hygiéniques des eaux pensent qu'une eau potable est d'autant meilleure qu'elle se rapproche le plus de l'état de pureté, et que les seules substances étrangères à l'eau qui sont nécessaires pour en faire une eau potable d'excellente qualité sont, l'air et l'acide carbonique qu'elle doit tenir en dissolution; d'autres personnes soutiennent, au contraire, que certaines matières en petite proportion sont tout à fait nécessaires non-seulement à la sapidité, mais encore à la bonne qualité des eaux. Pour résoudre cette question, il importe d'apprécier l'influence des chlorures, bromures, iodures, des sulfates, des azotates, des sels calcaires et magnésiens sur la qualité des eaux.

Influence des sels calcaires sur la qualité des eaux. — Quand une eau contient plus d'un millième d'un sel calcaire en dissolution, elle est regardée comme impropre aux usages ordinaires de la vie; on la range parmi les eaux qu'on désigne habituellement sous les noms de *dures*, *crues*, etc. Néanmoins tous les sels calcaires ne sont pas regardés comme nuisibles dans les eaux. La plupart des auteurs pensent que non-seulement le bicarbonate de chaux dans la proportion d'un demi-millième n'est pas défavorable, mais encore qu'il constitue un élément utile des bonnes eaux. Voici ce qui peut légitimer cette exception en faveur du carbonate de chaux : dans les eaux potables, il existe une relation nécessaire entre les quantités d'acide carbonique et de carbonate de chaux qu'elles contiennent, qui rend presque toujours la proportion du sel calcaire inférieure ou peu supérieure à un demi-millième. Le carbonate de chaux en petite quantité peut être utile, dans certaines conditions de la digestion, en saturant un excès d'acide du suc gastrique. L'acide carbonique en excès, de même que ce qui se dégage, peut favoriser la digestion stomacale, et le bicarbonate de chaux, sous ce rapport, rendrait un service analogue à celui qui est obtenu du bicarbonate de soude, des eaux minérales alcalines; enfin, la petite proportion de chaux que contiennent ces eaux peut utilement concourir à la nutrition des jeunes enfants en fournissant à leurs os un élément indispensable.

Influence des sels magnésiens. — Les sels magnésiens solubles doivent être rangés parmi les produits inorganiques qui peuvent être administrés en proportion élevée, sans déterminer d'accidents immédiats. Leur emploi médical journalier, les expériences de M. le professeur Bouchardat relatives à l'action du sulfate de magnésie sur les animaux qui vivent dans l'eau, ne laissent aucun doute à cet égard;

mais sont-ils également inoffensifs lorsque, se rencontrant en proportion notable dans les eaux potables, ils interviennent tous les jours, et à chaque instant dans la nutrition de l'homme ? Les observations récentes de M. le docteur Grange sembleraient indiquer le contraire ; mais, avant de les adopter, une étude sévère des faits est indispensable. Peut-être ne doit-on rapporter les effets qu'on a attribués aux eaux magnésiennes qu'à une simple coïncidence, qu'il serait alors très important de voir bien préciser.

Influence des sulfates sur la qualité des eaux. — Le sulfate de chaux en dissolution dans les eaux joue un rôle très différent de celui qu'on a attribué au bicarbonate de chaux. En effet, il n'a pas, comme ce dernier sel, la propriété de dégager un gaz favorable à l'action digestive et éminemment stable ; il ne peut non plus fournir, par sa décomposition, un élément basique à un excès d'acidité gastrique ; en outre, l'eau peut en dissoudre une proportion assez grande pour en acquérir une saveur douceâtre et fort désagréable ; enfin, comme tous les sulfates, il est susceptible de se décomposer sous l'influence d'une matière organique, en produisant du gaz sulfhydrique, ce qui le rend pernicieux pour les eaux qui, faute d'écoulement facile, sont exposées à séjourner plus ou moins longtemps sur le sol. Si l'on ajoute à ces considérations celles que nous avons déjà exposées, relativement à son action décomposante sur les savons et à ses propriétés incrustantes, on devra admettre que la présence, dans les eaux, du sulfate de chaux en quantités notables est une circonstance fâcheuse.

Influence des azotates sur la qualité des eaux. — Les azotates, bien qu'ils paraissent être dans toutes les eaux naturelles, se trouvent en trop faible quantité dans les eaux potables pour qu'on ait pu jusqu'ici apprécier rigoureusement si, même en très petite proportion, ils exercent une action heureuse ou défavorable. Néanmoins il y a lieu de penser que l'azotate de chaux agit sur l'économie, comme dans les usages domestiques, d'une manière analogue au sulfate de chaux, tandis qu'il est éminemment favorable au développement de la végétation.

Influence des chlorures, bromures, iodures sur la qualité des eaux potables. — La très faible quantité de chlorure de sodium (un millionième à peine) qu'on rencontre dans beaucoup d'eaux potables n'exerce vraisemblablement sur l'économie qu'une action indifférente, mais plutôt utile que nuisible. Si l'on a égard à la proportion beaucoup plus élevée de sel marin qu'on trouve dans les aliments, on comprendra sans peine qu'une si faible quantité de sel dans l'eau n'a d'autre effet que de concourir avec les autres substances à sa sapidité. Mais on doit remarquer que les chlorures en dissolution dans les eaux paraissent constamment accompagnés d'iodures et de bromures; et les recherches de M. Chatin, en démontrant que certains végétaux qui vivent dans les eaux douces jouissent de la propriété de s'assimiler ces sels, y ont établi leur présence d'une manière presque constante. Comme ces derniers sels, administrés chaque jour, même en quantité extrêmement faible, peuvent exercer sur l'organisme une action dont beaucoup de faits ont révélé la puissance, on devra attacher une grande importance à la détermination rigoureuse des chlorures, iodures et bromures dans les eaux potables. Peut-être trouvera-t-on soit dans leur présence, soit dans leur absence bien constatée, l'explication de faits qui pourront conduire à d'utiles applications.

Ces caractères des eaux potables ne se rencontrent pas toujours dans les eaux dont l'homme peut disposer, et il importe d'une part d'apprécier leur composition par l'analyse, et d'autre part de trouver les moyens de corriger leur insalubrité de manière à les approprier à son usage.

Hydrotimétrie. — Au premier point se rapportent des méthodes très diverses parmi lesquelles il nous paraît indispensable de citer avec quelques développements les nouveaux procédés hydrotimétriques indiqués par MM. Boutron et F. Boudet.

La méthode proposée par ces savants a pour point de départ les curieuses observations du docteur Clarke sur l'emploi de la teinture alcoolique du savon pour mesurer la dureté des eaux. Elle est fondée sur la propriété si connue que possède le savon de rendre l'eau pure mousseuse et de ne produire de mousse dans les eaux chargées de sels terreux et particulièrement à bases de chaux et de magnésie, qu'autant que ces sels ont été décomposés et neutralisés par une proportion équivalente de savon et qu'il reste un petit excès de celui-ci dans la liqueur. La dureté d'une eau étant proportionnelle aux sels terreux qu'elle contient, la quantité de teinture de savon nécessaire pour produire la mousse peut donner la mesure de sa dureté.

« Tel est le principe que le docteur Clarke a établi, et à l'aide d'une burette graduée et d'une liqueur titrée qu'il a mise en usage en Angleterre, on peut apprécier la dureté des eaux et la proportion de matières incrustantes qu'elles déposent sous l'influence d'une ébullition prolongée.

» C'est au développement de ce principe que nous nous sommes attachés, convaincus qu'il pouvait fournir un procédé facile et rapide pour doser, dans les eaux de sources et de rivières, les principales substances qu'elles contiennent, telles que la chaux et la magnésie et les acides avec lesquels ces bases s'y trouvent le plus ordinairement combinées.

» Le fait fondamental sur lequel nous nous appuyons est donc la production de la mousse dans l'eau pure par le savon et l'obstacle que les bases terreuses apportent à cette production en transformant le savon en composés insolubles.

» Vient-on, en effet, à verser quelques gouttes d'une teinture alcoolique de savon dans un flacon renfermant, par exemple, 40 centimètres cubes ou 40 grammes d'eau distillée, si l'on agite le mélange, il se forme immédiatement à la surface du liquide une couche de mousse légère et persistante; mais si, au lieu d'eau distillée, on emploie une eau plus ou moins calcaire ou magnésienne, le phénomène de la mousse n'apparaît qu'autant que la chaux ou la magnésie contenues dans cette eau ont été neutralisées par une quantité proportionnelle de savon, et que l'on a ajouté un léger excès de celui-ci qui, ne rencontrant plus de chaux ni de magnésie, manifeste ses propriétés, comme s'il se trouvait en dissolution dans l'eau pure.

» La proportion de savon exigée par 40 centimètres cubes d'une eau quelconque pour produire une mousse persistante donne donc la mesure de la quantité de sels calcaires ou magnésiens contenus dans cette eau, et, comme la plupart des eaux de sources et de rivières, la chaux et la magnésie sont les principales matières qui, combinées avec différents acides, influent réellement sur leur qualité, il est évident qu'en déterminant le proportion qu'elles renferment de ces bases, on détermine la valeur de ces eaux relativement au plus grand nombre de leurs usages.

» La formation de la mousse à la surface de l'eau est d'ailleurs un phénomène si saillant, la proportion de savon que nous avons reconnue nécessaire pour la produire (un décigramme par litre) est si faible, et le moment où une eau calcaire ou magnésienne cesse de neutraliser le savon et devient mousseuse par l'agitation, est si facile à saisir, qu'une dissolution alcoolique de savon peut être considérée comme un réactif extrêmement sensible pour déceler et doser les sels calcaires et magnésiens, dans des liquides très étendus tels que les eaux de sources et de rivières. Le mérite essentiel de ce réactif résulte, il faut le remarquer, de cette circonstance, qu'il indique immédiatement lui-même par un phénomène très saillant, celui de la mousse, la limite de l'action que les bases terreuses exercent sur lui.

» Nous employons le savon à l'état de dissolution alcoolique, et pour éviter les inconvénients qui résulteraient de la composition variable des savons du commerce, nous titrons cette liqueur d'épreuve, au moyen d'une dissolution de chlorure de calcium (1)

(1) On peut substituer au chlorure de calcium une proportion chimiquement équivalente de tout autre sel capable de former avec les acides gras du savon une combinaison

fondu, contenant $\frac{1}{4000}$ de son poids, ou $0^{gr},25$ de ce sel par litre d'eau distillée.

» Voici la méthode à suivre pour la préparation de cette liqueur :

On prend : Savon de Marseille.	100 gr.
Alcool à 90° centésimaux	1600
On dissout le savon dans l'alcool en chauffant jusqu'à l'ébullition, on filtre pour séparer les sels et les matières étrangères insolubles dans l'alcool, que le savon peut contenir, et on ajoute à la dissolution filtrée : Eau distillée. . .	1000
On obtient ainsi.	2700 gr.

d'une liqueur qui doit avoir un titre très rapproché de celui que nous avons fixé, mais qui ne peut être employée cependant sans être soumise à un essai qui en constate la valeur réelle.

» Cet essai s'exécute avec les mêmes appareils que nous avons adoptés pour déterminer la composition des eaux, c'est-à-dire au moyen d'une petite burette graduée et d'un flacon bouché à l'émeri de 60 à 80 centimètres cubes de capacité, jaugé à 40 centimètres cubes, par un trait circulaire.

» La graduation de la burette est faite de telle manière qu'une capacité de deux centimètres cubes et quatre dixièmes, prise à partir d'un *trait circulaire*, tracé au sommet de la burette, se trouve divisée en 23 parties égales, et que les divisions suivantes sont parfaitement égales aux premières.

» Chaque division représente 1 degré ; mais, bien que pour chaque expérience la burette doive être chargée jusqu'au trait circulaire, le 0° n'est marqué qu'au-dessous de la première division. Pour expliquer cette particularité, nous devons faire observer que la proportion d'eau que nous avons adoptée pour chaque expérience est un vingt-cinquième de litre ou 40 centimètres cubes, et que, quelle que soit la composition de cette eau, nous la considérons comme formée de 40 centimètres cubes d'eau pure et d'une proportion quelconque de matières capables de décomposer le savon. Or, pour acquérir une certaine viscosité, et devenir capable de produire une mousse persistante, 40 centimètres cubes d'*eau pure* exigeant une division de

insoluble, tel que le chlorure de baryum, l'azotate de baryte, etc. M. Marchand (de Fécamp) a fait remarquer, avec raison, que l'azotate barytique est plus facile à manier que le chlorure de calcium qui est déliquescent ; mais au point de vue de la graduation de notre burette, ce dernier sel offrait des avantages qui ont dû nous le faire préférer.

L'équivalent de $0^{gr},25$ de chlorure de calcium, en azotate de baryte, étant $0^{gr},59$ c'est cette proportion qu'on doit leur substituer pour obtenir une dissolution barytique de même degré.

liqueur d'épreuve, la 1re division de la burette a été réservée pour cet usage, et laissée en dehors de la graduation, afin que les divisions suivantes représentassent uniquement et réellement la quantité de savon décomposé par les matières tenues en dissolution dans l'eau.

» La liqueur d'épreuve doit être titrée de manière que les 23 divisions comprises entre le trait circulaire marqué au-dessus de 0° et le 23e degré, c'est-à-dire 22 degrés, soient rigoureusement nécessaires pour produire une mousse persistante avec 40 centimètres cubes de la dissolution de chlorure de calcium à $\frac{1}{4000}$, dissolution que nous appelons *normale*.

» En conséquence, lorsque la liqueur savonneuse a été préparée dans les proportions que nous venons d'indiquer, on détermine par une expérience le nombre de degrés que 40 centimètres cubes de dissolution normale de chlorure de calcium en exigent pour produire une mousse persistante ; si le nombre de degrés observé est 22, la liqueur savonneuse est parfaite ; mais s'il est inférieur à 22°, on étend cette liqueur d'une nouvelle quantité d'eau, en calculant qu'il faut environ un vingt-troisième de son poids d'eau pour diminuer sa force de 1°. On fait ensuite un nouvel essai et on ne s'arrête qu'autant que l'on a obtenu le titre voulu.

» D'après ce qui précède, la dissolution normale de chlorure de calcium étant faite avec 25 centigrammes de chlorure pour un litre d'eau, contient évidemment 1 centigramme de ce sel pour un vingt-cinquième de litre ou 40 grammes. De là résulte que 22 degrés de liqueur d'épreuve sont neutralisés par 1 centigramme de chlorure, que 1° correspond à $\frac{0,01}{22} = 0,00045$ de ce sel, et enfin que chaque degré de liqueur d'épreuve neutralisée par 40 centimètres cubes de dissolution normale représente $\frac{0^{gr},1 \times 25}{22} = 0,0114$ de chlorure de calcium dans un litre de cette même dissolution.

» Ainsi, comme il est possible, à un demi-degré près, de juger le moment où il se produit une mousse persistante à la surface d'une dissolution, il est évident :

» 1° Que la liqueur d'épreuve peut accuser $\frac{0,00045}{2}$, soit un quart de milligramme de chlorure de calcium dans 40 grammes d'eau, et doser avec plus d'exactitude encore tout autre sel terreux dont l'équivalent chimique serait plus considérable.

» 2° Qu'en opérant sur 40 centimètres cubes d'une dissolution de chlorure de calcium, on reconnaît à $\frac{0^{gr},0114}{2} = 0^{gr},0057$, soit à 5 ou 6 milligrammes près, la proportion de chlorure contenu dans un litre de cette dissolution.

» D'autre part, si, considérant, d'après l'analyse de M. Thenard, le savon marbré du commerce comme formé de :

Soude.	6
Acides gras	64
Eau.	30
	100

on prend, pour son équivalent chimique, le nombre 6453, et si, multipliant $0^{gr},25$ de chlorure de calcium par 6453, on divise le produit par l'équivalent du chlorure de calcium 693,20, on obtient pour quotient $2^{gr},326$ qui représentent la proportion de savon équivalente à $0^{gr},25$ de chlorure de calcium.

» De là cette conséquence qu'un litre de dissolution normale de chlorure de calcium doit exiger 23 décigrammes de savon, pour transformer les $0^{gr},25$ de sel calcaire en savon insoluble. Or, comme la graduation de la burette d'essai a été calculée de telle manière qu'en opérant sur 40 centimètres cubes de la dissolution normale, la division 23 et le degré 22 correspondent à la production de la mousse persistante, on peut admettre que chaque degré de la burette représente un décigramme de savon neutralisé par un litre de cette dissolution (1). La composition de la liqueur d'épreuve et la graduation de la burette sont, comme on voit, réglées dans de telles conditions qu'en opérant sur 40 centimètres cubes d'une dissolution quelconque de chlorure de calcium, on peut savoir immédiatement, par le degré correspondant à la production de la mousse persistante, la proportion du chlorure contenu dans un litre de cette dissolution, et la proportion de savon qu'il doit neutraliser.

» Il est évident d'ailleurs qu'une dissolution d'un sel de chaux, de magnésie, de baryte ou de toute autre base capable de former un composé insoluble avec les acides du savon, peut être analysée au moyen de la liqueur d'épreuve aussi facilement qu'une dissolution de chlorure de calcium ; qu'il serait facile de fixer, par un simple calcul de proportion, les poids correspondant à un degré de la burette, par chaque litre de dissolution, pour les sels à bases terreuses, et d'en dresser une table qui permettrait de connaître très rapidement les résultats de ces analyses.

(1) Le nombre exact serait $0^{gr},106$ de savon pour chaque degré hydrotimétrique, au lieu de $0^{gr},1$. Dans un calcul rigoureux il faudrait multiplier le nombre de degrés observé par 0,106, on aurait ainsi en décigrammes le poids juste du savon neutralisé par 1 litre de l'eau examinée.

» Si, au lieu d'une dissolution de chlorure de calcium, on soumettait à l'expérience une eau de source ou de rivière, contenant, comme cela arrive le plus ordinairement, des sels de chaux et de magnésie (1), le degré observé indiquerait tout à la fois la proportion de chlorure de calcium, et la proportion de savon neutralisé, équivalant à ces sels, pour un litre de l'eau examinée.

» Rien de plus simple dès lors que d'obtenir ce double résultat pour une eau quelconque, puisqu'il suffit pour cela de déterminer par une expérience rapide combien 40 centimètres cubes de cette eau exigent de degrés de liqueur d'épreuve pour produire une mousse persistante.

» Supposons, par exemple, qu'une eau ait donné le degré 20 ; ce degré fera connaître :

» 1° Le numéro d'ordre de l'eau examinée, dans une classification méthodique, qui aurait pour point de départ l'eau pure représentée par 0° ;

» 2° La proportion de chlorure de calcium équivalente aux sels de chaux et de magnésie contenus dans un litre de cette eau, c'est-à-dire $0^{gr},0144 \times 20 = 0^{gr},228$;

» 3° La proportion de savon que neutraliserait un litre de cette eau, soit 20 décigrammes.

» Nous avons donné à notre burette le nom d'*hydrotimètre* (2) (mesure de la valeur de l'eau). Notre méthode d'essai constitue donc l'*hydrotimétrie*, et les eaux peuvent être classées d'après leurs degrés *hydrotimétriques*, en les comparant à l'eau pure qui marque 0°.

» Mais nous ne nous sommes pas bornés à déterminer en bloc la

(1) Indépendamment des sels de chaux et de magnésie, les eaux de sources et de rivières peuvent contenir une petite quantité d'alumine, de silice, de sels de fer et de manganèse, qui forment aussi avec les acides du savon, des combinaisons insolubles et dont la présence est également accusée par la liqueur d'épreuve. Leur influence vient donc s'ajouter à celle qu'exercent sur le savon les sels de chaux et de magnésie ; mais il est à remarquer que dans la plupart des eaux de rivières ou de sources non minérales, ces matières ne se rencontrent qu'en proportions extrêmement faibles.

(2) Les noms hydrotimètre (ὕδωρ, eau ; τιμή, valeur ; μέτρον, mesure) et hydrotimétrie, que nous avons proposés ne sont pas à l'abri de toute critique, nous n'hésitons pas à l'avouer, et nous pensons avec M. Chevreul que notre méthode ne mériterait d'une manière absolue la qualification d'hydrotimétrie qu'autant qu'il serait constaté que la bonne qualité des eaux est précisément en raison inverse de la quantité de sels de chaux et de magnésie qu'elles contiennent, ce qui n'est pas démontré. Mais si, comme nous l'avons compris, on se borne à voir dans l'hydrotimétrie un moyen de reconnaître non pas la valeur absolue des eaux, mais leur valeur relative et considérée au point de vue de leurs différents usages, on admettra, nous l'espérons, que cette dénomination n'est pas aussi défectueuse qu'elle le paraît au premier abord, et que, faute d'en avoir trouvé une plus exacte, nous avons pu l'adopter.

proportion de la chaux et de la magnésie contenue dans les eaux, nous avons cherché à étendre davantage les applications de l'hydrotimètre, et nous en avons fait un véritable moyen d'analyse quantitative, pouvant servir, non-seulement à déterminer la composition des eaux de sources et de rivières, mais encore à résoudre rapidement un grand nombre d'autres problèmes analogues.

» Les matières fixes contenues dans les eaux de sources et de rivières consistent principalement en carbonates de chaux et de magnésie associés à des proportions variables, mais ordinairement très faibles, de ces mêmes bases, à l'état de sulfates, d'azotates ou de chlorhydrates. On y trouve en outre quelques sels de soude et de potasse et des traces de carbonates de fer et de manganèse, de silice et d'alumine. La pureté de ces eaux et leur valeur, au point de vue de leurs usages, dépendent donc surtout des proportions de chaux et de magnésie qu'elles contiennent, et de la nature des acides avec lesquels ces bases sont combinées. Aussi, dans la pratique, le but vraiment utile de l'analyse des eaux de sources et de rivières, peut-il être le plus souvent atteint en se bornant à doser la chaux et la magnésie qui y existent, et à déterminer dans quelles proportions elles s'y trouvent combinées avec chacun des différents acides qui les saturent. Or, l'hydrotimétrie peut fournir ces données essentielles; toutefois, pour établir la véritable valeur et l'exactitude de cette méthode, il est nécessaire d'exposer les faits principaux qui lui servent de base, et que nous n'avons admis qu'après les avoir constatés ou vérifiés par nos expériences. Ces faits sont au nombre de trois :

» Le premier, c'est que la liqueur hydrotimétrique, préparée et titrée conformément à nos indications, se comporte, en présence des sels à bases terreuses capables de former des composés insolubles avec les acides gras du savon, comme un composé parfaitement défini, et exerce sur eux une action exactement proportionnelle à leurs équivalents chimiques.

» Le second c'est que, dans les limites dans lesquelles l'hydrotimètre peut donner des indications exactes, c'est-à-dire en opérant sur des eaux dont le degré ne s'élève pas au-dessus de 25 à 30 degrés, les proportions de sels de soude ou de potasse qui s'y trouvent ordinairement sont sans action sur la liqueur hydrotimétrique.

» Le troisième enfin, c'est que le carbonate de magnésie étant beaucoup moins insoluble dans l'eau que le carbonate de chaux, surtout à froid, lorsqu'une eau contient des bicarbonates de chaux et de magnésie seulement, ou ces mêmes sels associés à d'autres sels de chaux et de magnésie, les réactions suivantes se produisent sous l'influence de l'ébullition convenablement prolongée :

» 1° Si l'eau contient des bicarbonates de chaux et de magnésie, avec ou sans autres sels de magnésie, pendant l'ébullition les bicarbonates sont transformés en carbonates, le carbonate de chaux se précipite soit seul, soit accompagné d'une petite quantité de carbonate de magnésie ; mais par le refroidissement et l'agitation de la liqueur, ce dernier se redissout, de manière qu'en filtrant on ne sépare que le carbonate de chaux;

» 2° Si les carbonates de chaux et de magnésie sont associés à un ou plusieurs autres sels de magnésie et de chaux, tels que des sulfates, azotates ou chlorhydrates et dans des proportions suffisantes pour que la chaux soit en excès, par rapport à l'acide des deux carbonates, il se fait pendant l'ébullition une telle répartition des acides entre les bases, que la liqueur se comporte comme si tout l'acide carbonique qu'elle renferme était combiné avec la chaux, que la moitié de cet acide se dégage, tandis que l'autre moitié se précipite à l'état de carbonate de chaux, et qu'on retrouve dans la liqueur filtrée le reste de la chaux et la totalité de la magnésie combinés avec les acides sulfurique, azotique et chlorhydrique.

» Ceci posé, si dans une eau quelconque, contenant des sels de chaux et de magnésie, on vient à verser de l'oxalate d'ammoniaque en proportion convenable, toute la chaux se précipite bientôt à l'état d'oxalate insoluble et peut être isolée par le filtre, tandis que la magnésie reste dissoute à l'état d'oxalate ammoniaco-magnésien. Le degré hydrométrique de cette dissolution représente la magnésie qu'elle contient, et si l'on retranche ce degré de celui de l'eau elle-même avant la précipitation, la différence entre ces deux degrés doit représenter, à son tour, la quantité totale de la chaux qui existait dans l'eau examinée.

» D'autre part, si l'on soumet une nouvelle portion de cette eau à une ébullition prolongée pendant vingt minutes, si on la ramène à son volume primitif avec de l'eau distillée, et si on la filtre après l'avoir laissée refroidir et agitée, pour redissoudre le carbonate de magnésie qui aurait pu s'en séparer à chaud, on en isole le carbonate de chaux que l'ébullition a précipité, et son degré hydrotimétrique comparé à celui qu'elle avait avant l'ébullition, fait connaître, par différence, la proportion de carbonate de chaux qu'elle a perdue.

» Ainsi en prenant le degré hydrotimétrique d'une eau quelconque : 1° le degré hydrotimétrique de cette même eau précipitée par l'oxalate d'ammoniaque et filtrée ; 2° le degré de cette eau soumise à une ébullition de vingt minutes, agitée et filtrée après son refroidissement, on peut connaître : 1° le rang ou le numéro d'ordre de cette eau dans l'échelle hydrotimétrique, et, par conséquent, la proportion de savon qu'elle neutralise par litre ; 2° l'équivalent de toute la chaux qu'elle contient ; 3° l'équivalent de la magnésie; 4° l'équivalent du carbonate de chaux précipité sous l'influence d'une ébullition prolongée.

» Toutes ces données sont obtenues, comme on voit, à l'aide d'un seul réactif, par des procédés aussi simples qu'expéditifs, et au premier abord elles semblent suffisantes pour établir la valeur relative d'une eau quelconque.

» Mais indépendamment des matières fixes qui existent en dissolution dans les eaux douces, on y rencontre un élément gazeux, l'acide carbonique libre, qui s'y trouve constamment associé à l'air atmosphérique. Ce gaz est loin d'être sans influence sur la salubrité et sur la valeur agricole et industrielle de ces eaux ; leur analyse n'est donc complète et ne peut remplir entièrement son but, qu'autant qu'elle fait connaître la proportion d'acide carbonique qu'elles contiennent ; aussi cette donnée se trouve-t-elle ordinairement au nombre des résultats d'une analyse achevée ; mais chacun sait combien elle est difficile à obtenir avec précision, quelle incertitude présentent les procédés de dosage direct de l'acide carbonique libre, et quelles divergences existent sous ce point de vue entre les observations de la plupart des chimistes.

» Un moyen d'apprécier l'acide carbonique libre serait donc une utile acquisition pour l'étude des eaux, et viendrait ajouter à notre méthode un complément nécessaire. La liqueur hydrotimétrique peut encore servir à cet usage. L'acide carbonique, en effet, décompose le savon ; le docteur Clarke en a fait la remarque, et nous l'avons vérifiée par de nombreuses expériences.

» Lorsqu'on fait passer un courant d'acide carbonique à travers une dissolution aqueuse de savon, elle se décompose, se trouble, devient laiteuse et perd la propriété de mousser par l'agitation. Si l'on recueille sur un filtre le précipité qui s'est formé, on voit qu'il présente les propriétés d'un savon avec excès d'acide gras. Soluble à chaud dans l'alcool, il lui communique la propriété de rougir légèrement le papier de tournesol ; mis en contact avec l'éther, il ne s'y dissout pas, mais il lui cède une partie de son acide ; insoluble dans l'eau froide, il se divise dans l'eau bouillante et la rend laiteuse.

» Abandonnée à elle-même, la liqueur savonneuse décomposée par l'acide carbonique se régénère lentement et reprend la propriété de mousser par l'agitation. Chauffée, elle dégage de l'acide carbonique, s'éclaircit et revient à l'état de dissolution savonneuse.

» Ainsi un courant d'acide carbonique décompose le savon dissous dans l'eau en savon avec excès d'acide et de bicarbonate de soude. 1 équivalent d'acide carbonique correspond exactement dans cette réaction à 1 équivalent de savon.

» Mais ce n'est point ainsi que les choses se passent quand on verse peu à peu, dans de l'eau légèrement chargée d'acide carbonique, la dissolution alcoolique de savon qui constitue la liqueur hydrotimétrique. La proportion de cette liqueur neutralisée par l'acide carbonique représente seulement 1 équivalent de savon pour 2 équivalents d'acide carbonique. Cette différence d'action de l'acide carbonique sur le savon, suivant qu'il traverse à l'état de courant une eau savonneuse plus ou moins concentrée, ou que, dissous dans l'eau, il est mis en contact peu à peu avec la liqueur hydrotimétrique, est un fait curieux, mais qui s'explique cependant lorsque l'on considère les conditions très différentes dans lesquelles ces phénomènes se produisent.

» Si, calculant, d'après cette observation, le rapport qui existe entre la liqueur hydrotimétrique et l'acide carbonique, on évalue les degrés de l'hydrotimètre correspondants à une dissolution d'acide carbonique contenant un volume de ce gaz, on voit que 40 centimètres cubes ou un vingt-cinquième de litre de cette dissolution doivent exiger 218 divisions ou degrés de liqueur hydrotimétrique. En effet le poids d'un litre d'acide carbonique étant $1^{gr},974$, et l'eau en dissolvant un volume égal au sien, dans un litre d'eau saturée de ce gaz il s'en trouve nécessairement $1^{gr},974$. Or l'équivalent de l'acide carbonique étant 275 et celui du chlore de calcium 693, il est manifeste que $1^{gr},974$ de cet acide équivaut à $1^{gr},974 \times \frac{693}{275} = 4^{gr},97$ de chlorure de calcium.

» D'autre part, la dissolution normale de chlorure de calcium à 22° contenant par litre $0^{gr},25$ de ce sel, la dissolution d'acide carbonique qui équivaudrait à une dissolution de chlorure contenant $4^{gr},97$ par litre devrait exiger :

$22° \times \frac{4,97}{0,25} = 437°,3$; mais comme deux équivalents d'acide carbonique neutralisent un équivalent de savon, il faut prendre seulement la moitié de 437°,3 ; c'est-à-dire 218°,6 pour représenter le degré hydrotimétrique d'une dissolution saturée d'acide carbonique, c'est-à-dire chargée d'un volume égal au sien de ce gaz.

» Ce calcul montre que la liqueur hydrotimétrique doit être un réactif très sensible pour l'acide carbonique en dissolution dans l'eau, puisqu'il suffit qu'une eau contienne $\frac{1}{100}$ de son volume de cet acide, pour accuser $\frac{218,6}{100}$ soit 2°,186 ou 2°,19 à l'hydrotimètre. L'expérience nous a démontré, en effet, qu'une dissolution d'acide carbonique au dixième de son volume exigeait 21°,5 de liqueur hydrotimétrique; qu'une dissolution au vingtième en exigeait 11° et une dissolution au seizième 14°, ce qui est exactement conforme au calcul (1).

» Il résulte de ce qui précède que, lorsqu'on soumet à l'épreuve de l'hydrotimètre une eau qui contient de l'acide carbonique libre, l'eau de Seine par exemple, une partie de la liqueur hydrotimétrique est neutralisée par l'acide carbonique, de façon que son degré ne représente pas seulement les sels de chaux et de magnésie, mais aussi l'acide carbonique libre qui les accompagne ; la présence de ce gaz troublerait donc l'exactitude des analyses, s'il n'était possible d'en tenir compte, en suivant la marche que nous allons décrire pour l'analyse des eaux douces. Toutefois, avant d'exposer cette marche générale, il nous reste à faire connaître le procédé que nous avons appliqué à la détermination de l'acide sulfurique qui se rencontre souvent dans les eaux douces, en combinaison avec les bases. Voici en quoi il consiste :

» On détermine d'abord le degré hydrotimétrique de l'eau à l'état naturel ; le degré observé étant 16, par exemple, on prend 40 centimètres cubes de cette eau, et on y ajoute l'équivalent de 16° d'azotate de baryte, c'est-à-dire huit dixièmes de centimètre cube d'une dissolution titrée de ce sel, représentant 10° pour 1 centimètre cube, on obtient ainsi une liqueur qui représente 32° hydrotimétriques dont 16 de baryte ; mais la réaction de l'acide des sulfates contenus dans l'eau, sur la baryte, donne naissance à un dépôt de sulfate de baryte qui fait baisser ce degré proportionnément à la quantité de ce sel qui s'est formé, et, en effet, si, après avoir laissé déposer et filtré la liqueur, on prend son degré, on reconnaît qu'il est descendu à 20° par exemple ; il y a donc eu perte de 12° qui représentent 12° d'acide sulfurique ou de sulfate.

» L'exposé qui précède des applications de l'hydrotimètre à l'analyse des eaux, montre que cet appareil suffit pour apprécier, non-seulement les proportions de chaux et de magnésie qu'elles contiennent, mais aussi celles du carbonate de chaux qui s'en précipite par une ébullition prolongée, et celles de l'acide carbonique libre et des sulfates qui s'y trouvent ; il nous reste maintenant à faire connaître les appareils que l'on doit employer, et la marche générale que l'on doit suivre pour faire une analyse hydrotimétrique. Cette partie de notre mémoire sera tout à la fois le résumé de ce qui précède, et l'instruction destinée à guider les expérimentateurs dans l'emploi de l'hydrotimètre.

(1) Nous devons faire observer toutefois, que la réaction de l'acide carbonique sur la liqueur hydrotimétrique est moins prompte que celles des bases terreuses, et que les déterminations d'acide carbonique réclament une attention particulière.

» *Instruction sur l'emploi de l'hydrotimètre pour déterminer la composition des eaux de sources et de rivières.* — Les essais hydrotimétriques s'exécutent au moyen d'un flacon jaugé à 10, 20, 30 et 40 centimètres cubes et de la burette graduée que nous avons désignée sous le nom d'*hydrotimètre.*

» Chaque essai exige 40 centimètres cubes ou 40 grammes d'eau, que l'on mesure dans le flacon d'essai lui-même. L'hydrotimètre est gradué de telle manière que le trait circulaire marqué au sommet de l'instrument est la limite que la liqueur y doit atteindre pour qu'il soit chargé. La division comprise entre ce trait circulaire et 0°, représente la proportion de liqueur nécessaire pour produire le phénomène de la mousse avec l'eau distillée pure. Les degrés à partir de 0 sont les *degrés hydrotimétriques.* La composition de la liqueur a été calculée de manière que chaque degré représente $0^{gr},1$ de savon neutralisé par 1 litre de l'eau soumise à l'expérience, et correspond soit à 0,0114 de chlorure de calcium, soit à $0^{gr},01$ de carbonate de chaux pour la même quantité d'eau. Le degré hydrotimétrique d'une eau indique donc immédiatement la proportion de savon qu'elle neutralise par litre, et la mesure de sa pureté.

» L'hydrotimètre est non-seulement utile pour classer les eaux d'après leur pureté, il sert aussi à en faire dans certaines limites une véritable analyse.

» Le nécessaire hydrotimétrique contient tout ce qui est utile pour cette analyse : il se compose : 1° d'un hydrotimètre ; 2° d'un flacon d'essai de 60 centimètres cubes de capacité et jaugé à 10, 20, 30 et 40 centimètres cubes par des traits circulaires ; 3° d'un flacon de liqueur hydrotimétrique ; 4° d'un flacon d'eau distillée ; 5° d'un flacon d'une dissolution d'oxalate d'ammoniaque au soixantième ; 6° d'un flacon d'azotate de baryte titré à 20° pour 1 centimètre cube ; 7° d'une pipette divisée en dixièmes de centimètre cube ; 8° d'un ballon jaugé par un trait circulaire marqué à la base du col ; 9° d'une lampe à esprit de vin avec un support pour maintenir le ballon au-dessus de la lampe ; 10° d'un entonnoir de verre ; 11° d'un tube agitateur ; 12° d'un thermomètre pour déterminer la température de l'eau.

» *Détermination du degré hydrotimétrique des eaux.* — Lorsqu'on veut essayer une eau quelconque, on en mesure dans le flacon d'essai 40 centimètres cubes, et on y ajoute peu à peu la liqueur hydrotimétrique, en essayant de temps en temps si elle produit par l'agitation une mousse légère et persistante (1). Le degré qu'on lit sur

(1) La mousse doit former à la surface de l'eau une couche régulière de plus d'un demi-centimètre d'épaisseur, et se maintenir au moins dix minutes sans s'affaisser.

l'hydrotimètre, quand on a obtenu cette mousse, est le degré hydrotimétrique de l'eau examinée (1).

Échelle hydrotimétrique des eaux de sources et de rivières.

DÉSIGNATION DES EAUX.	ORIGINE ET DATE.		DEGRÉS hydrotimétriques.
Eau distillée.	. . . .		0°
— de neige.	Recueillie à Paris. .	déc. 1854.	2°,5
— de pluie.	— à Paris.	déc. 1854.	3°,5
— de l'Allier.	— à Moulins . . .	5 mars 1854.	3°,5
— de la Dordogne. . . .	— à Libourne, près le pont du chemin de fer. .	26 mars 1855.	4°,5
— de la Loire.	— à Tours. . . .	5 mars 1855.	5°,5
— *Idem*	— à Nantes. . . .	*Idem.*	5°,5
— du puits de Grenelle. .	»	16 févr. 1855.	9°,0
— de la Soude.	»	25 déc. 1855.	13°,5
— de la Somme-Soude. .	»	*Idem.*	13°,5
— de la Somme (dép. de la Marne).	»	*Idem.*	14°
— du Rhône.	»	17 avril 1855.	15°
— de la Saône	— à	*Idem.*	15°
— de l'Yonne.	— à 1000 mètres en aval de l'embouchure de l'Armençon.	*Idem.*	15°
— de la Seine.	— au pont d'Ivry.	15 déc. 1854.	15°
— *Idem*	— *Idem*	16 févr. 1855.	17°
— *Idem*	— à Chaillot . . .	*Idem.*	23°
— de la Marne.	— à Charenton. .	13 févr. 1855.	19°
— *Idem*	— *Idem.*	23 févr. 1855.	23°
— de l'Oise.	— à Pontoise. . .	5 avril 1855.	21°
— de l'Escaut.	— à Valenciennes.	5 avril 1855.	24°,5
— du canal de l'Ourcq. .	»	23 févr. 1855.	30°
— d'Arcueil	»	*Idem.*	28°
— des Prés-St-Gervais . .	»	*Idem.*	72°
— de Belleville.	»	*Idem.*	128°

(1) Si l'eau soumise à l'expérience donne naissance à des grumeaux lorsqu'on la mélange avec la liqueur hydrotimétrique, ou si son degré dépasse 25 à 30 degrés, on doit en conclure que cette eau est trop chargée de sels de chaux et de magnésie pour qu'on puisse l'essayer telle qu'elle est, et qu'il est nécessaire de la mélanger avec de l'eau distillée de manière à la ramener à un degré hydrotimétrique inférieur à 30 degrés. On y ajoute donc 1, 2 ou 3 fois, etc., son volume d'eau distillée, suivant qu'elle est plus ou moins impure, et cette addition se fait facilement à l'aide du flacon d'essai qui est jaugé de 10 en 10 centimètres cubes jusqu'à 40. Lorsque le mélange a été fait en proportions convenables, on peut opérer avec assurance; mais on doit avoir soin de compter le double, le triple ou le quadruple du degré observé suivant que l'on a ajouté 1, 2 ou 3 volumes d'eau distillée.

» Ce degré indique : 1° le nombre de décigrammes de savon que cette eau neutralise par litre; 2° la mesure de sa pureté ou la place qu'elle occupe dans l'échelle hydrotimétrique.

» Soit 20° le degré observé, il en résulte que 1 litre de l'eau essayée neutralise 20 décigrammes ou 2 grammes de savon, et que cette eau porte pour numéro d'ordre 20° dans l'échelle hydrotimétrique.

» Si l'on jette un coup d'œil sur le tableau ci-dessus, on peut se faire immédiatement une idée de la valeur de cette eau, en comparant son degré à celui des eaux qui y sont classées.

» Ces données suffisent dans un grand nombre de cas pour reconnaître si une eau est plus ou moins pure, plus ou moins applicable à certains usages; mais il est beaucoup de circonstances où il est utile de connaître les proportions de carbonate de chaux, de sulfate de chaux ou autres sels calcaires, de sels de magnésie et d'acide carbonique contenues dans l'eau que l'on examine; voici comment on y parvient.

» *Détermination de l'acide carbonique et des sels de chaux et de magnésie contenus dans les eaux de sources et de rivières.* — Cette détermination n'exige que quatre opérations successives et ne demande pas plus de 400 à 500 grammes d'eau.

» La première opération consiste à prendre le degré hydrotimétrique de l'eau à l'état naturel;

» La seconde à en prendre le degré après en avoir précipité la chaux au moyen de l'oxalate d'ammoniaque;

» La troisième, à en prendre le degré après en avoir éliminé, par l'ébullition, l'acide carbonique et le carbonate de chaux;

» La quatrième, à en prendre le degré après avoir précipité par l'oxalate d'ammoniaque les sels de chaux qui n'en ont point été isolés par l'ébullition.

» On procède de la manière suivante : après avoir constaté le degré hydrotimétrique de l'eau à l'état naturel, on en mesure, au moyen du flacon d'essai, une nouvelle quantité égale à 50 centimètres cubes, et on y ajoute 2 centimètres cubes de dissolution d'oxalate d'ammoniaque au soixantième. On agite fortement le liquide en le battant au moyen d'un tube, et on l'abandonne pendant une demi-heure; on filtre alors la liqueur, qui ne contient plus de sels de chaux; on en mesure 40 centimètres cubes, et on en prend le degré.

» D'autre part, on remplit le ballon jusqu'au trait circulaire, de l'eau que l'on veut analyser, et on la fait bouillir doucement pendant une demi-heure au moyen de la lampe à esprit-de-vin, pour en dégager l'acide carbonique et en précipiter le carbonate de chaux; on laisse refroidir complétement; on rétablit le volume primitif de l'eau bouillie, en y ajoutant de l'eau distillée jusqu'au niveau du trait circulaire ; puis, après avoir fermé le ballon au moyen d'un bouchon, on agite l'eau avec le dépôt qui s'est formé ; enfin on filtre et on prend le degré de 40 centimètres cubes de cette eau filtrée.

» En dernier lieu, on prend 50 centimètres cubes de cette même eau bouillie et filtrée, et on y ajoute 2 centimètres cubes d'oxalate d'ammoniaque, qui élimine la chaux que l'ébullition n'a pas précipitée à l'état de carbonate. On agite avec le tube, on laisse reposer, on filtre, et on prend le degré de 40 centimètres cubes de la liqueur filtrée. Supposons que l'on ait trouvé :

1° Le degré hydrotimétrique de l'eau à l'état naturel.	=	25°
2° Le degré de l'eau précipitée par l'oxalate d'ammoniaque. .	=	11°
3° Le degré de l'eau bouillie et filtrée.	=	15°
4° Le degré de l'eau bouillie, filtrée et précipitée par l'oxalate d'ammoniaque.	=	8°

» On fait subir d'abord une correction au troisième résultat pour tenir compte du carbonate de chaux, qui, en raison de sa solubilité dans l'eau, n'a pas été précipité par l'ébullition (1). Cette correction consiste à retrancher 3° du chiffre observé, c'est-à-dire, dans l'exemple actuel, 3° de 15°, ce qui donne 12°.

» Cette correction faite, voici comment on doit interpréter les quatre données différentes fournies par l'expérience :

» 1° La première, 25°, représente la somme des actions exercées sur le savon par l'*acide carbonique*, le *carbonate de chaux*, les *sels de chaux divers* et les *sels de magnésie* contenus dans l'eau essayée.

» 2° La deuxième, 11°, représente les sels de magnésie et l'acide carbonique qui restaient dans l'eau après l'élimination de la chaux; par conséquent 25° — 11° = 14° *représentant les sels de chaux.*

» 3° La troisième, 15° réduits à 12° après correction, représente les sels de magnésie et les sels de chaux autres que le carbonate.

» 25° — 12° = 13°, représentent par conséquent le *carbonate de chaux* et l'*acide carbonique.*

(1) Le carbonate de chaux étant un peu soluble dans l'eau, celle-ci en retient à la température ordinaire une proportion qui ne peut pas être négligée. M. Péligot, dont l'habileté et l'exactitude sont bien connues, l'a évaluée à 0gr,200 par litre en employant le marbre en poudre ou le carbonate de chaux artificiel. En essayant avec l'hydrotimètre une dissolution de bicarbonate de chaux que nous avions décomposée par une longue ébullition et filtrée, nous avons reconnu qu'elle marquait sensiblement 3° qui représentent 0,300 de carbonate de chaux par litre. On peut admettre que dans les conditions d'expérience où nous avons dû nous placer, l'eau retienne une proportion de carbonate de chaux supérieure à celle qu'elle peut dissoudre lorsqu'elle doit vaincre la cohésion du marbre pulvérisé ; nous avons donc admis que les eaux chargées de bicarbonate calcaire retenaient 0gr,03 de carbonate par litre après l'ébullition prolongée, et nous avons fixé, d'après ce chiffre, la correction dont il s'agit.

» 4° La quatrième, 8°, représente les *sels de magnésie* contenus dans l'eau, et qui n'ont pu être précipités ni par l'ébullition ni par l'oxalate d'ammoniaque.

» Les sels de chaux et de magnésie étant représentés, les premiers par 14°, les seconds par 8°, et ensemble par 22°, il est évident que sur les 25° de l'eau à l'état naturel, il en reste 3° pour l'*acide carbonique.*

» En résumé, on peut conclure des observations précédentes :

1° Que l'acide carbonique, les sels de chaux et de magnésie contenus dans un litre de l'eau examinée, équivalent à.	25°
Que, par conséquent, un litre de cette eau neutralise 25 décigrammes ou 2gr,50 de savon.	
2° Que les sels de chaux équivalent à.	14°
3° Que les sels de magnésie équivalent à.	8°
4° Que l'acide carbonique équivaut à	3°
5° Que l'acide carbonique équivalant à 3°, le carbonate de chaux et l'acide carbonique réunis équivalant à 13°, le carbonate de chaux équivaut à 13° — 3° = ...	10°
6° Que les sels de chaux en totalité équivalant à 14°, et le carbonate de chaux équivalant à 10°, le sulfate de chaux ou les sels de chaux autres que le carbonate équivalent à 14° — 10° =. . . .	4°

» On voit ainsi que l'eau examinée contient :

1° Acide carbonique.	3°
2° Carbonate de chaux.	10
3° Sulfate de chaux ou sels de chaux autres que le carbonate	4
4° Sels de magnésie.	8
	25°

» Au moyen du petit tableau ci-après, qui indique l'équivalent d'un degré hydrotimétrique pour 1 litre d'eau d'un certain nombre de corps, il est facile de traduire ces degrés en poids pour les sels, et en volume pour l'acide carbonique. Il suffit, pour cela, de multiplier le chiffre des degrés observés pour chaque corps en particulier, par le nombre correspondant à 1° hydrotimétrique de ce corps.

Tableau d'équivalent en poids d'un degré hydrotimétrique pour 1 litre d'eau.

		gr.
Chaux.	1° =	0,0057
Chlorure de calcium.	1° =	0,0114
Carbonate de chaux.	1° =	0,0103
Sulfate de chaux.	1° =	0,0140
Magnésie	1° —	0,0042

Chlorure de magnésium.	1° —	0,0090
Carbonate de magnésie.	1° —	0,0088
Sulfate de magnésie.	1° —	0,0125
Chlorure de sodium.	1° —	0,0120
Sulfate de soude.	1° —	0,0146
Acide sulfurique.	1° —	0,0082
Chlore	1° —	0,0073
Savon à 30 pour 100 d'eau.	1° —	0,1061
		lit.
Acide carbonique.	1° —	0,005

» Dans le cas particulier que nous avons choisi, en supposant que la chaux se trouve dans l'eau à l'état de carbonate et de sulfate, et la magnésie à l'état de sulfate, on voit que l'eau analysée devait contenir :

			lit.	lit.
Acide carbonique libre. . . .	3° =	3 ×	0,005 =	0,015
			gr.	gr.
Carbonate de chaux	10° =	10 ×	0,0103 =	0,103
Sulfate de chaux.	4° =	4 ×	0,0140 =	0,056
Sulfate de magnésie.	8° =	8 ×	0,0125 =	0,100
				0,250

» Il est à remarquer que la proportion d'acide carbonique libre contenu dans les eaux douces étant très faible, que 1° de carbonate de chaux équivalant à 0gr,1 de ce sel, et que les nombres proportionnels de ce sel et des sulfates de chaux et de magnésie n'étant pas très différents les uns des autres, le degré hydrotimétrique d'une eau représente à peu près, en général, le poids en centigrammes des sels terreux contenus dans un litre de cette eau, de sorte que si, par exemple, le degré hydrotimétrique d'une eau est 25°, on peut admettre *à priori* que le poids des sels terreux qu'elle contient ne doit pas s'éloigner de 0gr, 24. Cette précieuse coïncidence a été constatée dans un très grand nombre d'analyses.

» *Détermination de la proportion d'acide sulfurique contenu dans les eaux à l'état de sulfates.* — Lorsqu'on veut connaître exactement la proportion d'acide sulfurique contenue dans une eau à l'état de sulfates, on recherche d'abord, au moyen de l'azotate de baryte, si l'eau que l'on se propose d'analyser est troublée plus ou moins abondamment par ce réactif ; on se fait ainsi une idée de la proportion plus ou moins grande d'acide sulfurique qui existe dans cette eau. On opère ensuite de la manière suivante :

» On prend 40 centimètres cubes d'eau, et, guidé par l'essai qui précède, on y ajoute, par exemple, 10 degrés d'azotate de baryte, c'est-à-dire cinq dixièmes de centimètre cube d'une dissolution titrée d'azotate de baryte équivalant à 20° pour 1 centimètre cube (1). Le degré hydrotimétrique de l'eau examinée étant 20°, par hypothèse, les 10° de baryte ajoutés le portent à 30°; on agite le mélange exactement, on laisse déposer dix minutes, on filtre et on prend le degré hydrotimétrique de la liqueur parfaitement claire. Supposons que ce degré soit 24, on en conclut que la baryte précipitée par l'acide sulfurique des sulfates contenus dans l'eau correspond à 30° — 24 = 6° hydrotimétriques, dont il ne reste plus qu'à calculer la valeur en acide sulfurique d'après la table des équivalents.

» *Résumé.* — Ainsi, en résumé, la méthode hydrotimétrique donne le moyen de doser dans les eaux de sources et de rivières, non-seulement la chaux et la magnésie qu'elles contiennent, mais encore le carbonate de chaux qui s'en précipite sous l'influence d'une ébullition prolongée, l'acide sulfurique qui s'y trouve à l'état de combinaison avec les bases et même l'acide carbonique libre.

» Que si l'on cherche à se rendre compte des avantages que cette méthode peut offrir pour l'étude des eaux, on verra qu'ils sont considérables et qu'ils intéressent tout à la fois l'hydrologie générale, l'hygiène, l'agriculture et les arts industriels.

» Et d'abord, étant fondée sur l'emploi d'un réactif unique qui sert de commune mesure dans toutes les observations, et s'applique aux eaux elles-mêmes dans toute leur intégrité, ne fournit-elle pas, pour leur comparaison, des éléments infiniment plus certains que toute autre méthode qui implique l'évaporation préalable, l'emploi de manipulations plus ou moins variées, de réactifs plus ou moins nombreux, et les chances d'erreur qui sont la conséquence inévitable d'opérations aussi compliquées?

» Ces comparaisons, d'ailleurs, en raison de la rapidité avec laquelle on peut exécuter les expériences hydrotimétriques, ne peuvent-elles pas être multipliées à l'infini en quelque sorte, et permettre de suivre avec précision dans toutes leurs phases, les variations qui résultent nécessairement, dans la composition des eaux, des pluies plus ou moins abondantes, des fontes de neige, de la prédominance de tels ou tels affluents dans les fleuves et les rivières ou de tout autre phénomène accidentel?

» Clarification et conservation des eaux. — Quant aux moyens employés pour corriger l'insalubrité de l'eau potable, le premier moyen consiste dans la *clarification* des eaux qui tiennent en suspension des matières étrangères, enlevées au sol sur lequel elles coulent. Le procédé de clarification le plus répandu est le filtrage, qui s'opère à l'aide d'appareils plus ou moins compliqués et de

(1) Cette dissolution se compose : pour l'azotate de baryte de 2gr,14 d'azotate pour 100 gr. d'eau.

substances diverses. Nous en ferons l'objet d'une étude particulière, en même temps que nous exposerons les moyens de purifier les eaux dont les qualités sont altérées, soit par des gaz fétides, soit par des substances organiques en décomposition.

» La conservation de l'eau n'a pas moins d'importance. Les réservoirs et citernes doivent être construits de façon que leurs parois ne cèdent au liquide aucun principe nuisible, et maintenus dans un grand état de propreté. Ce n'est pas tout, ils doivent encore empêcher l'eau de perdre sa fraîcheur, qualité essentielle sur laquelle a justement insisté M. Coste dans une intéressante communication à l'Académie des sciences. M. Bouchut s'est livré à des recherches qui montrent l'importance que l'on doit attacher à l'emmagasinement de l'eau destinée aux usages des grandes villes. La chaleur et la stagnation y développent avec une extrême facilité des productions organiques qui rendent les eaux repoussantes et insalubres. Il en est de même des tuyaux de conduite. On doit préférer au bois, au plomb, au zinc et même au fer, la fonte et les poteries de terre. M. Boutigny a montré que l'eau pluviale que l'on recueille après qu'elle a coulé sur des toitures de zinc ne pourrait être employée comme boisson sans de graves inconvénients ; car, au contact de l'air, l'eau favorise l'oxydation du zinc, et se charge de sulfate ou de carbonate de cet oxyde. A bord des navires, l'eau est généralement conservée dans des caisses de fer dont l'oxydation n'offre aucun inconvénient sérieux.

» La disette d'eau potable est un des plus cruels fléaux qui soient à redouter ; elle se fait sentir surtout dans les voyages maritimes de long cours. L'eau de mer a pu être rendue propre à servir de boisson au moyen de la distillation. Dès le milieu du XVIIe siècle, et surtout dans le XVIIIe, un grand nombre de machines avaient été inventées pour dessaler l'eau de mer, parmi lesquelles on peut citer la machine de Bouibe, celles de Lind, de Smith, de Poissonnier, de Rouchon. En 1817, Clément Désormes imagina un appareil destiné à rendre économiquement l'eau de mer potable et applicable aux usages culinaires. Cette méthode a été très perfectionnée dans ces dix dernières années, notamment par M. Rocher, et ses applications se sont étendues à la fois dans la marine marchande et sur les bâtiments de l'État (Fonssagrives, *Traité d'hygiène navale*. Paris, 1856, pag. 478 et suiv.). M. Cardan a récemment fait connaître un nouveau système de filtres destinés à rendre potable l'eau de mer. Son appareil consiste en un siphon dont le long tube est rempli de charbon pulvérisé. L'eau de mer, après avoir traversé ce siphon que l'on amorce avec de l'eau douce, a perdu sa saveur et peut être bue mélangée avec du vin. Du reste, il est bon de rappeler que, par un procédé naturel qu'il n'est pas très facile d'expliquer, l'eau de mer se dessale au contact du sable. Barry attribue ce fait, constaté par un grand nombre de marins, à l'action des coquillages et des carbonates calcaires qui sont mélangés au sable. Les marins ont soin de recueillir l'eau de pluie sur une toile tendue horizontalement, et au centre de laquelle on place un boulet pour la déprimer. L'eau traverse la toile et tombe dans un vase destiné à la conduire. Ne voit-on pas tout le parti que l'on peut tirer de cet ingénieux moyen dans une foule de circonstances?

» Du mode d'approvisionnement et de distribution des eaux sur la voie publique ou dans les habitations. — La quantité d'eau proportionnelle dont peut disposer chaque habitant d'une cité est en réalité l'indice le plus sûr du degré de salubrité qu'elle présente ; et la première condition hygiénique que doivent rechercher ceux qui sont préposés à la garde de la santé publique, c'est d'assurer à la fois un approvisionnement abondant, et un écoulement facile des eaux destinées à l'entretien de la propreté comme aux usages alimentaires, domestiques et industriels. Malheureusement, on peut le dire, il en est encore un bien petit nombre, même parmi les plus grandes villes, non-seulement en France, mais dans toute l'Europe, qui ne laissent à cet égard beaucoup à désirer. Nous n'avons pas à rappeler ici les admirables modèles qu'avait laissés l'antiquité, et dont les vestiges se retrouvent encore sur tous les points où s'est étendue la puissance romaine. Mais nous voudrions pouvoir reproduire l'historique plein d'intérêt tracé dans les beaux mémoires sur les eaux de Paris, publiés en 1854 et en 1859 par M. le préfet de la Seine. On pourrait juger des progrès accomplis et de ceux qui restent encore à faire dans cette branche importante de l'hygiène publique. Nous devons nous borner à des énonciations générales, et à quelques extraits sommaires de ces importants travaux.

» Les conditions d'un bon service sont très nettement posées dans le premier mémoire : quelle que soit la provenance de l'eau à distribuer et quelque système qu'on adopte pour en amener la quantité nécessaire à l'altitude convenable, les conditions essentielles de la bonne alimentation d'une grande ville, sont : 1° que l'eau distribuée soit de qualité salubre ; 2° qu'elle soit limpide ; 3° qu'elle ait une fraîcheur constante.

» Pour être parfaitement salubre, l'eau ne doit contenir ni sulfates de chaux ou de magnésie, ni substances organiques en dissolution. Les sels autres que les sulfates, les carbonates de chaux ou de magnésie particulièrement, loin de nuire à la qualité de l'eau, la rendent saine et agréable, à moins qu'ils n'y soient dissous en excès. Dans ce dernier cas, ils ont d'ailleurs l'inconvénient d'incruster les conduites de fonte, et c'est un motif de plus pour préférer les eaux qui n'en contiennent que des quantités modérées.

» Les eaux de Paris laissent toutes plus ou moins à désirer sous divers rapports. Celles de l'aqueduc d'Arcueil et des sources du nord traversent des formations de gypse et se saturent nécessairement de sulfate de chaux. Les eaux de la Seine elles-mêmes reçoivent, en amont de Paris, des sources altérées par la même cause et participent, quoiqu'à un moindre degré, à la même composition. Dans tout leur cours, et principalement dans la traversée de Paris, elles se chargent de matières organiques. Celles de l'Ourcq parcourent des terrains gypseux, et, bien qu'on les trouve aujourd'hui beaucoup moins imprégnées de sulfates qu'autrefois et valant beaucoup mieux que leur réputation, elles sont encore séléniteuses. Elles proviennent d'ailleurs de vallées tourbeuses où elles contractent, l'été surtout, une saveur désagréable. Les unes et les autres incrustent plus ou moins les tuyaux de fonte. Les eaux d'Arcueil, de Grenelle et des sources du nord sont les seules eaux de Paris qui arrivent limpides. Celles de la Seine et du canal de l'Ourcq sont plus ou moins troublées, suivant les saisons, par des matières en suspension. Pendant toute l'année, elles doivent être filtrées aux fontaines marchandes. Cette opération exige des soins et de la dépense. On n'y a recouru, jusqu'à présent, que pour de faibles quantités, pour quelques pouces seulement, et elle coûte plus de 100 000 francs. Il est douteux qu'on puisse l'appliquer économiquement aux énormes masses d'eau nécessitées par la consommation de Paris. Pour être potable, l'eau doit avoir une température constante de 10 à 12 degrés centigrades, de manière à rester toujours suffisamment fraîche en été et à ne jamais devenir trop froide en hiver. Or, les eaux de l'Ourcq et de la Seine, pendant les chaleurs, ont une température élevée qui les rend désagréables ; pendant l'hiver, elles se congèlent dans les conduites particulières, de telle sorte que le service est presque tout entier interrompu lorsque le thermomètre descend de plusieurs degrés au-dessous de zéro. L'eau du puits de Grenelle, venue d'une profondeur de plus de 500 mètres, est limpide, mais toujours chaude. L'eau d'Arcueil et celles des sources du nord ont seules le double avantage d'être constamment claires et fraîches. Elles lui doivent la préférence marquée dont elles ont été longtemps l'objet à Paris, malgré les quantités considérables de sulfate de chaux qui les chargent et qui atteignent, pour les sources du nord, des proportions inouïes.

» Tant que l'eau distribuée à domicile ne réunira pas ces trois conditions d'être parfaitement salubre, limpide, fraîche en été, le but ne sera pas atteint.

» Les petits locataires accepteraient sans doute l'eau de l'Ourcq, qu'ils vont aujourd'hui puiser aux bornes-fontaines, car elle est moins limoneuse que l'eau de la Seine ; mais ils la boiraient chaude en juin, juillet et août ; elle leur manquerait souvent en décembre, janvier et février ; malgré son incontestable amélioration, elle serait toujours, pour le grand nombre, d'une salubrité douteuse. Ils refuseraient l'eau de Seine, presque incessamment troublée, ou du moins le service à domicile ne les dispenserait pas d'aller chercher aux bornes-fontaines une boisson plus pure. Les locataires aisés ne voudraient ni l'eau de l'Ourcq, ni l'eau de Seine, dans leur état naturel Ils continueraient à payer l'impôt du porteur d'eau filtrée.

» Si l'on réussissait, contre toute probabilité, à filtrer en grand, avec une dépense modérée, la masse totale de l'eau à distribuer (1), il n'en faudrait pas moins, pendant plusieurs mois de l'année, que les consommateurs employassent divers procédés gênants ou dispendieux pour ramener à une température convenable une partie de l'eau qu'on leur fournirait. Il serait vraiment peu sensé de monter l'eau du rez-de-chaussée aux étages supérieurs pour que les locataires en descendissent ensuite une partie dans des caves ou des puits, afin de la rendre potable. C'est ce que les auteurs des divers projets, dont les combinaisons reposent sur l'élévation mécanique des eaux de la Seine, ne semblent pas avoir compris le moins du monde (2).

» On a pris en dédain les travaux hydrauliques des peuples qui, ne connaissant pas la machine à vapeur, ont construit à grands frais des aqueducs fermés pour amener aux villes l'eau de sources lointaines. L'erreur et la barbarie ne sont-ils pas, au contraire, du côté de ceux des modernes qui regardent comme le dernier terme du progrès de faire monter chaque mètre cube d'eau par la combustion d'une certaine quantité de charbon, de soumettre l'alimentation d'une grande ville aux chances de dérangement de machines compliquées,

(1) Le système établi à Thames-Ditton, en amont de Londres, par les compagnies de Lambeth et de Chelsea, débite 40 000 mètres cubes en vingt-quatre heures par 10 ares de filtres posés sur drains. A ce compte, il faudrait 40 ares de filtres fonctionnant sans relâche pour clarifier seulement la quantité d'eau nécessaire aux services privés de Paris. Mais le sable des filtres exige un renouvellement continuel, et par ce motif, il est indispensable d'avoir des appareils supplémentaires. Il existe, d'ailleurs, à Thames-Ditton, des bassins où l'eau séjourne, avant de passer sur les filtres, pendant le temps convenable pour se dégager naturellement de la plus grande partie du limon dont elle est chargée. Ces bassins de dépôt devant pouvoir alimenter les filtres durant les troubles de la rivière, il est évident qu'il faudrait leur donner ici des proportions démesurées, et que l'ensemble des constructions entraînerait de très grandes dépenses.

(2) En vain proposerait-on de réunir dans des bassins voûtés, sous les coteaux de Montmartre et de Belleville, pour les y laisser rafraîchir, les prodigieuses quantités d'eau que réclame la consommation journalière de Paris. Elles auraient bientôt mis en équilibre avec leur propre température celle des parois de ces bassins immenses. Pour qu'une masse d'eau, *incessamment renouvelée*, sorte fraîche de réservoirs souterrains, il faut qu'elle y arrive telle.

et de livrer aux consommateurs une eau mêlée de matières étrangères, et qu'à cause de sa température élevée, on ne peut boire pendant six mois sans dégoût? La meilleure application du savoir et la perfection véritable ne sont-ils pas, au contraire, chez les Romains, auteurs de ces magnifiques aqueducs, fleuves suspendus d'eau pure et toujours fraîche, bienfait éternel que ne peut interrompre une roue qui se brise ou un foyer qui s'éteint?

» Ces considérations ont conduit à écarter, tout d'abord, l'ensemble des plans présentés jusqu'à ce jour (1). Il m'a paru qu'une eau de rivière chargée des détritus animaux et végétaux que les riverains y jettent, des sels malfaisants que les ruisseaux ou les torrents y apportent, échauffée d'ailleurs par le soleil en juillet ou gelée en janvier, ne pouvait être offerte en boisson aux habitants d'un grand centre de civilisation, sinon comme pis-aller et à défaut d'une eau plus saine, plus claire et d'une température moins variable.

» Ce qui se passe dans la Grande-Bretagne n'est pas, comme on le croit généralement, en contradiction avec l'opinion que j'exprime et qu'une haute adhésion affermit en moi. Pour que l'exemple des villes anglaises qui s'approvisionnent en eau de rivière élevée par la vapeur me fût utilement opposé, il faudrait établir qu'elles eussent pu faire autrement sans sortir des limites d'une dépense raisonnable, ou qu'elles n'en soient pas à regretter aujourd'hui le parti qu'elles ont pris. Mais je trouve dans le rapport d'un ingénieur du service municipal, M. Mille, que j'avais chargé d'aller observer le mode d'assainissement des principales villes d'Angleterre et d'Écosse, des faits nombreux qui semblent démontrer le contraire.

» Ce travail dont l'objet principal était l'étude des différents systèmes d'égouts et de vidanges pratiqués chez nos voisins, a dû naturellement comprendre l'examen des divers modes de distribution d'eau, et, bien que son auteur soit loin de se prononcer contre l'usage des eaux de rivières, le recours aux machines élévatoires et l'expédient du filtrage, dont il décrit les appareils, il n'en ressort pas moins de l'ensemble des renseignements recueillis par lui, que les dérivations de sources naturelles ou de sources créées par le drainage sont préférées pour les distributions nouvelles et substituées, sur beaucoup de points, aux prises d'eau en rivière.

» A Glascow, tandis qu'une partie de la ville était alimentée en eau de la Clyde par une compagnie ancienne au moyen de pompes à feu et de filtres, on a dérivé, pour desservir le reste, les eaux des montagnes voisines, et on les a distribuées par le seul effet de la gravité; mais les résultats de l'opération n'étant pas jugés suffisants, parce

(1) Tout ce que l'administration sait relativement aux projets des compagnies qui ont fait des demandes de concession les rattache au système d'élévation des eaux de Seine.

que la limpidité et la fraîcheur des eaux laissent encore à désirer, le corps municipal poursuit en ce moment l'autorisation d'amener en galerie les eaux du lac Katrin sur un point dominant la ville entière. Manchester est alimenté par des réservoirs créés à 30 kilomètres de distance, qui réunissent les eaux d'un vaste système de drainage.

» Liverpool et une foule d'autres villes de moindre importance ont, à défaut de sources naturelles, adopté la même solution. Je ne parle pas d'Édimbourg, dont le service des eaux de sources dérivées, aussi pures qu'abondantes, date de 1819.

» Au reste, le comité supérieur d'hygiène, fondé en 1848 par un acte du parlement, sous le nom de *General board of health*, s'est prononcé en faveur des eaux de source ou de drainage de la manière la plus formelle. A la vérité, il n'a pu faire adopter pour la métropole sa proposition d'abandonner les eaux de la Tamise et de drainer les coteaux sablonneux de Richmond, où l'on pourrait, suivant lui, recueillir une eau d'excellente qualité, coulant à profusion, et facilement distribuée par la seule puissance de la gravité, sans le secours des machines; mais on comprend qu'un pareil dessein ait inspiré moins de confiance que n'aurait pu le faire un plan de dérivation de sources naturelles analysées et jaugées d'avance. Lorsqu'il s'agit de pourvoir aux besoins d'une agglomération de 2 400 000 habitants, une prudence excessive est au moins excusable; d'ailleurs, le projet impliquait non-seulement l'expropriation des compagnies existantes, mais encore la dépossession des nombreuses autorités paroissiales entre lesquelles le pouvoir municipal est divisé à l'infini, et la concentration de tout le service dans les mains d'une seule administration. C'en était assez pour indisposer l'opinion chez un peuple qui tient profondément à ses vieux usages et qui s'effraye de toute apparence d'intervention du gouvernement dans les affaires locales.

» Si maintenant j'ajoute qu'en Belgique on vient d'opérer un drainage pour alimenter Bruxelles en eaux de sources artificielles sans l'emploi d'agents mécaniques, j'aurai suffisamment indiqué la tendance actuelle des esprits et justifié mes répugnances à l'égard de tous les projets qui, depuis vingt ans, se disputent le choix de l'administration municipale de Paris. »

Un projet d'approvisionnement et de clarification par le drainage a été proposé pour Paris même par M. O. Chevillion. Il s'agirait de drainer une certaine étendue du fond de la Seine et de la Marne. Un essai de cette nature a été tenté et aurait, suivant M. Chevillion, parfaitement réussi à Vitry-le-Français, mais ce système a toujours l'inconvénient d'exiger l'emploi de machines élévatoires et ne donnerait qu'une eau dont la fraîcheur laisserait à désirer.

Les procédés à l'aide desquels l'eau est élevée et conduite jusqu'aux réservoirs où elle doit séjourner sont du domaine de la mécanique plutôt que de l'hygiène. Cependant, en parlant du mode de conservation des eaux potables, nous avons fait sentir combien la salubrité est intéressée à la nature des matériaux, à la bonne construction des vaisseaux dans lesquels l'eau doit être gardée pour être employée.

Quant à l'approvisionnement proprement dit, il appelle toute la sollicitude des autorités, et comprend l'entretien de la voie publique, et le service des habitations particulières, des édifices et des établissements industriels. Il doit être autant que possible abondant et continu. On admet qu'il faut 100 litres d'eau par habitant et par jour, c'est-à-dire que quand une ville peut disposer d'une pareille quantité d'eau, elle n'en manque ni pour les usages privés, ni pour les usages industriels, ni pour les usages publics. On sait combien est encore peu répandu à Paris le système des concessions particulières et des conduites d'eau à domicile. La distribution se fait, dans l'immense majorité des maisons, par l'intermédiaire des porteurs d'eau, qui est si généralement défectueux tant à cause de son insuffisance qu'au point de vue de l'économie et de la salubrité. Il n'en est pas tout à fait de même du service de la voie publique dans lequel de véritables progrès ont été réalisés depuis peu d'années par l'érection d'une grande quantité de fontaines ou de bornes-fontaines, dont le nombre, de 620 en 1835, s'était élevé déjà en 1850 à 1784.

C'est à augmenter l'approvisionnement de Paris, et à le mettre au niveau des besoins croissants de sa population, que s'est appliqué M. le préfet de la Seine Haussmann, en provoquant les projets qui auraient pour résultat d'amener à Paris par dérivation les eaux de sources des vallées de la Bourgogne. D'après des calculs qui embrassent l'avenir, 40 000 maisons seraient abondamment desservies par 60 000 mètres cubes. C'est ce chiffre, six fois plus fort que celui de 9120 mètres représentant la consommation actuelle des habitations, qu'il paraît sage d'adopter, dès à présent, comme expression des besoins domestiques, ci. . . . . 60 000^m

En y ajoutant :

1° 15 000 mètres pour la consommation des établissements industriels, qui est aujourd'hui de 8704 mètres seulement, ci. 15 000

2° Pareille quantité pour celle des établissements de l'État, du département et de la ville, évaluée à 11 743 mètres et peu susceptible de s'accroître, ci. 15 000

On trouve comme maximum des besoins possibles des services privés, un total de. . . . . 90 000^m

La réunion de ces 90 000 mètres cubes aux 110 000 mètres que j'ai supposé devoir former la dotation des services publics, donne un total de 200 000 mètres pour l'ensemble de la distribution normale de Paris. On n'évalue pas plus haut l'approvisionnement de Londres, qui embrasse une surface six fois aussi grande et qui contient une population deux fois aussi nombreuse. Il est vrai que les services publics n'ont pas à Londres la même organisation, ni surtout le même développement qu'à Paris; mais on tient généralement que les services privés y sont assurés de la manière la plus complète.

L'eau nécessaire à la consommation intérieure de la ville de Londres est actuellement fournie par neuf compagnies qui approvisionnent 270 581 maisons particulières, nombre inférieur de 17 456 au chiffre total des maisons qui doivent exister à Londres d'après le recensement fait à l'occasion de l'*income-tax*. La quantité d'eau pompée chaque jour pour le service de la métropole s'élève à 44 millions de gallons, soit à peu près 200 millions de litres. Les compagnies prennent l'eau qu'elles distribuent dans les divers quartiers de la ville en différents points : la plus grande partie dans la Tamise, une faible partie dans la Lea, affluent de ce fleuve, dans le Ravensbourne, dans des sources et dans des puits artésiens. Nous n'entrerons pas dans de grands développements sur le mode d'aménagement, la distribution et la qualité de ces eaux. Nous dirons seulement que, sur ces divers points, les districts de l'ouest, habités par les classes les plus pauvres de la cité, laissent beaucoup à désirer. En observant l'eau de la Tamise, à mesure qu'elle traverse la capitale, on voit qu'elle perd peu à peu de sa transparence et prend un goût désagréable qu'elle ne perd ni par la filtration ni par le repos, et qui ne disparaîtrait, suivant le docteur Playfair, que par l'ébullition. Le service de distribution des eaux à Londres est intermittent. Ce système est vivement combattu par le *General board of health*, en raison surtout de la déperdition qui en résulte à cause de la disposition vicieuse des tuyaux de décharge. Aussi le beau rapport émané de ce corps éminent réclame-t-il la substitution du système d'approvisionnement constant ou continu au système intermittent jusque-là en usage. Il y voit l'avantage de livrer à chaque maison l'eau nécessaire pour les besoins domestiques, de pouvoir disposer partout et constamment d'une quantité d'eau suffisante pour le nettoiement de la surface du sol, pour éteindre le feu en cas d'incendie, pour procurer même à l'industrie un supplément de force motrice. Le *General board* évalue ainsi qu'il suit la quantité d'eau actuellement nécessaire pour répondre à tous les besoins de la ville de Londres :

1° Approvisionnement domestique (à raison de 75 gallons par maison, pour 280,000 maisons).	21 600 000	gallons (1).
2° Pour les nouveaux bains.	1 000 000	—
3° Pour le nettoiement du sol des cours, des trottoirs, des pavés et l'arrosement des rues.	10 000 000	—
4° Service des brasseries et les consommations en grand.	4 000 000	—
5° Pour les cas d'incendie et autres usages accidentels.	3 000 000	—
TOTAL.	40 000 000	
Ou.	180 000 000	litres.

Or, il serait facile d'amener à Londres une quantité d'eau quatre fois plus considérable et d'une qualité bien supérieure à celle de la Tamise, en profitant des pluies qui tombent sur les terrains sablonneux aux environs de Londres et qui sont recueillies par le drainage. Et cette eau pourrait être livrée pure et filtrée à chaque maison au moyen des systèmes d'approvisionnement constant à haute pression, et après avoir servi elle pourrait être emportée loin des habitations par un système convenable de drainage, le tout à un prix qui n'excéderait pas en moyenne 3 ou 4 deniers par semaine et par maison, prix inférieur de 30 à 50 pour 100, à ce qu'on dépense maintenant pour avoir une eau mauvaise en quantité insuffisante.

Il s'est formé, de plus, en Angleterre, sous la dénomination de *Water supply, drainage and towns improvement company*, une société très fortement constituée qui se propose de passer des contrats avec les différentes villes du Royaume-Uni pour la fourniture de l'eau nécessaire à la vie domestique, à l'arrosage et au nettoyage des rues, à l'enlèvement des matières solides provenant des fosses d'aisances et accumulées dans les égouts, enfin au service des incendies. Une pareille association est en état d'opérer, dans les conditions hygiéniques d'un grand peuple, de si grandes améliorations, que l'on ne saurait trop encourager ses efforts et les donner en exemple.

L'*Annuaire des eaux de la France*, dont nous avons mis déjà à profit les importants documents, ne donne malheureusement aucun renseignement sur l'aménagement des eaux dans les différentes villes de notre pays. C'est là cependant une question du plus haut intérêt pour l'hygiène publique, et qui ne peut manquer de fixer l'attention de la savante commission qui a présidé à la rédaction de l'*Annuaire*. On y trouve seulement des matériaux qui peuvent être utilisés à ce point

(1) Le *gallon* anglais représente 454 livres des mesures françaises.

de vue de l'approvisionnement pour les villes suivantes : Paris, Rouen, le Havre, Troyes, Reims, Chartres, Rambouillet, Saint-Quentin, Nantes, Tours, Angers, Toulouse, Rhodez, Bordeaux, Perpignan, Montpellier, Vesoul, Besançon, Mâcon, Lyon, Grenoble, Strasbourg, Mulhouse, Nancy, Metz, Cambrai, Valenciennes.

Ordonnance du 15 mai 1849 concernant la police des fontaines, bornes-fontaines et des porteurs d'eau a Paris.

TITRE Ier. — Des fontaines et bornes-fontaines.

Article 1er. Le stationnement de voitures et de chevaux, les dépôts de baquets vases et objets semblables sont formellement interdits aux abords des fontaines publiques et des bornes-fontaines.

Art. 2. Il est défendu de laver du linge, des légumes ou tout autre objet dans les bassins et aux abords des fontaines publiques et des bornes-fontaines, et d'y abreuver les chevaux ou autres animaux.

Art. 3. Il est défendu d'apposer des placards sur les fontaines publiques ainsi que sur les bornes-fontaines.

Tout dépôt d'immondices ou d'ordures aux abords desdites fontaines et bornes-fontaines est interdit.

Art. 4. Tout individu qui aura dégradé les fontaines ou bornes-fontaines, de quelque manière que ce soit, ou qui aura fait usage, pour les ouvrir, de fausses clefs, sera poursuivi conformément aux dispositions du Code pénal (1).

Art. 5. Il est défendu de détourner l'eau des bornes-fontaines ou d'en arrêter le cours par quelque moyen que ce soit.

Il est ainsi défendu d'en prendre pour la vendre ou pour l'employer à des usages industriels.

Le puisage pour les besoins personnels ou domestiques est seul autorisé.

TITRE II. — Des porteurs d'eau a tonneaux et a bretelles.

§ 1er. *Des porteurs d'eau à tonneaux.* — Art. 6. Tout individu qui voudra exercer la profession de porteur d'eau à tonneaux, dans la ville de Paris, sera tenu d'en faire la déclaration à la préfecture de police.

Cette déclaration indiquera dans quel endroit le tonneau sera remisé.

Il sera délivré au déclarant, et pour chaque tonneau, un certificat dit *feuille de roulage* qui devra être visé par le commissaire de police de son quartier ou le maire de la commune dans laquelle il sera domicilié.

Art. 7. Les porteurs d'eau à tonneaux qui changeront de domicile en feront la déclaration dans le délai de quarante-huit heures à la préfecture de police, après avoir fait la même déclaration tant au commissaire de police du quartier ou au maire de la commune qu'ils viendront de quitter, qu'au maire de la commune ou au commissaire de police de leur nouveau domicile.

(1) Le Code pénal (art. 257), *de la dégradation des monuments*, punit d'un emprisonnement d'un mois à deux ans, et d'une amende de 100 à 500 francs, tout individu qui détruirait, dégraderait ou mutilerait un aqueduc, conduit ou fontaine.

Les maires et les commissaires de police feront mention de ce changement de domicile sur la feuille de roulage.

Il est enjoint, en outre, auxdits porteurs d'eau de faire les mêmes déclarations dans le même délai lorsqu'ils changeront le lieu de remisage de leurs tonneaux.

Art. 8. Lorsqu'un porteur d'eau à tonneaux cessera l'exercice de son état, il en fera, dans le délai de quarante-huit heures, la déclaration à la préfecture de police, ainsi qu'au commissaire de police de son quartier ou au maire de sa commune.

Art. 9. En cas de cession d'un tonneau de porteur d'eau, la déclaration en sera faite, dans le délai de trois jours, à la préfecture de police, ainsi qu'au maire de la commune ou au commissaire de police du quartier, tant par le cédant que par le cessionnaire.

Art. 10. Les porteurs d'eau à tonneaux ne pourront puiser, hors le cas d'incendie, qu'aux fontaines à ce affectées par l'autorité, et où les tonneaux pourront être remplis sans gêner ni embarrasser la circulation.

Art. 11. Au premier avis d'un incendie, les porteurs d eau à tonneaux y conduiront leurs tonneaux pleins, sous peine d'être poursuivis conformément à l'article 475 du Code pénal, § 12 (1).

Art. 12. Il est défendu aux porteurs d'eau à tonneaux :

1° De traverser les halles du centre avant dix heures du matin, en tout temps ;

2° De faire stationner leurs tonneaux sur la voie publique, si ce n'est pendant le temps nécessaire pour servir leurs pratiques.

Art. 13. Les porteurs d'eau à tonneaux ne pourront se servir que de conducteurs porteurs d'une carte de sûreté ou d'un permis de séjour et d'un livret, qui sera délivré à la préfecture de police, conformément au décret du 3 octobre 1810.

Art. 14. Le conducteur d'un tonneau devra toujours être muni de la feuille de roulage prescrite par l'article 6 de la présente ordonnance.

Il sera tenu de représenter cette feuille de roulage, ainsi que des papiers de sûreté, à toute réquisition des agents de l'autorité.

Art. 15. Les porteurs d'eau à tonneaux, domiciliés dans le ressort de la préfecture de police, devront remplir leurs tonneaux, chaque soir, avant de les rentrer et les tiendront remplis toute la nuit.

Ils pourront faire stationner ces tonneaux pleins sur la voie publique, pendant la nuit, mais sur les emplacements à ce affectés par l'autorité.

Art. 16. Les porteurs d'eau à tonneaux sont, conformément à la loi, civilement responsables des personnes qu'ils emploient à la conduite de leurs voitures ou à la distribution de l'eau.

§ 2. *Des tonneaux à bras et à cheval.* — Art. 17. Tous les tonneaux de porteurs d'eau, traînés à bras ou par des chevaux, seront assujettis à un numérotage qui sera effectué par le peintre de la préfecture de police, aux frais des propriétaires.

Le mode qui sera employé pour ce numérotage, ainsi que pour la peinture des

(1) Cet article porte : « Seront punis d'une amende de 6 à 10 francs tous ceux qui, le pouvant, auront refusé ou négligé de faire les travaux, le service, ou de prêter le secours dont ils auront été requis, dans les circonstances d'accidents, tumultes, naufrage, inondation, incendie ou autres calamités, etc. »

inscriptions qui devront être apposées sur les fonds des tonneaux, sera réglé par une ordonnance spéciale.

Art. 18. Toutes les opérations relatives au marquage, au numérotage et à l'effaçage des tonneaux de porteurs d'eau, ainsi qu'à la pose des inscriptions sur les fonds de ces tonneaux, ne pourront être effectuées que par le peintre attaché à la préfecture de police.

Il est expressément défendu aux porteurs d'eau de s'immiscer dans aucune de ces opérations.

Art. 19. Les brancards des tonneaux soit à bras, soit à cheval, ne pourront avoir en arrière et au delà des roues une saillie de plus de 33 centimètres.

Art. 20. Les seaux qui seront placés sur le devant des tonneaux de porteurs d'eau, soit à bras, soit à cheval, devront être attachés avec des courroies de fort cuir, clouées sur le plancher qui supporte lesdits seaux, ou enfermés dans des cercles ou des étuis de bois établis à cet effet.

En outre, les anses de ces seaux devront être fixes.

Les seaux à anses mobiles sont interdits.

Il est accordé aux propriétaires de tonneaux à bras ou à cheval un délai de six mois, à compter de la date de la présente ordonnance, pour se conformer aux dispositions qui précèdent.

Art. 21. Chaque tonneau de porteurs d'eau devra être constamment tenu, tant à l'extérieur qu'à l'intérieur, dans un état convenable de propreté et n'exhaler aucune mauvaise odeur.

La bonde de chaque tonneau devra se fermer assez hermétiquement pour que l'eau ne puisse se répandre sur la voie publique.

Art. 22. Chaque année, il sera procédé à une visite générale des tonneaux de porteurs d'eau, dans le but de vérifier l'exactitude des déclarations de domicile et l'indication des numéros.

Une ordonnance spéciale, qui sera rendue à cet effet, contiendra toutes les mesures d'ordre à observer, et indiquera l'époque à laquelle cette visite devra avoir lieu.

§ 3. *Des porteurs d'eau à bretelles.* — Art. 23. Il est défendu aux porteurs d'eau à bretelles de puiser à la rivière ailleurs qu'aux points autorisés.

Ils seront tenus de fermer leurs seaux, lorsqu'ils seront pleins, avec un couvercle de fer ou de bois.

Art. 24. Les particuliers ont le droit de puiser aux fontaines publiques avant les porteurs d'eau à bretelles.

§ 4. *Dispositions communes aux porteurs d'eau à tonneaux et à bretelles.* — Art. 25. Il est défendu aux porteurs d'eau à tonneaux, ou à bretelles, de puiser aux bornes-fontaines ainsi que dans les bassins des fontaines publiques.

Art. 26. Il est formellement interdit aux porteurs d'eau, soit à tonneaux, soit à bretelles, de frapper leurs seaux ou de se servir d'instruments bruyants pour annoncer leur marchandise.

TITRE III. — Dispositions générales.

Art. 27. Les contraventions à la présente ordonnance seront constatées par des procès-verbaux ou rapports qui nous seront transmis pour être déférés aux tribunaux compétents.

Art. 28. L'ordonnance de police du 30 mars 1837 précitée est rapportée.

Des eaux employées par l'industrie. — Lés eaux qui sont employées aux diverses opérations industrielles offrent un double intérêt tant pour les qualités qu'exigent leurs applications spéciales, que pour les propriétés et les altérations particulières qu'elles acquièrent après leur emploi.

Sur le premier point, la science fournit à l'industrie et aux arts les données les plus précieuses sur la composition la plus convenable des eaux. Un grand nombre des analyses d'eau les plus récentes qui aient été consignées dans l'*Annuaire* ont été entreprises à la demande des compagnies de chemins de fer qui avaient grand intérêt à rechercher des eaux de bonne qualité pour les approvisionnements des machines. Mais ces considérations sont plutôt du domaine de la technologie que de l'hygiène, et nous rapporterons seulement quelques remarques générales qui ont trait à ces questions dans le recueil que nous venons de citer.

Dans leurs applications à l'industrie, les diverses eaux naturelles sont d'autant plus convenables que leur pureté est plus grande. Les eaux alcalines peuvent être classées sous ce point de vue parmi les plus avantageuses. La présence des carbonates de soude ou de potasse, excluant le sulfate de chaux, on comprend que ces eaux ne peuvent donner lieu aux incrustations séléniteuses si préjudiciables aux générateurs de vapeur. Ces eaux séléniteuses ont, en effet, souvent de graves inconvénients pour l'industrie manufacturière, soit parce qu'elles décomposent en partie les solutions savonneuses et les lessives de carbonates alcalins dans les blanchisseries, le savon résineux destiné au collage à la cuve dans les papeteries mécaniques. Les eaux chargées de carbonate calcaire occasionnent des incrustations dures, pierreuses, capables d'obstruer les tuyaux de conduite destinés aux distributions dans les villes, dans les bassins d'irrigation ou dans les usines. Il est quelquefois nécessaire de recourir, pour faire disparaître ces engorgements, à l'action de l'acide chlorhydrique étendu, ainsi que le prescrivit avec succès d'Arcet pour les conduites d'eau d'Arcueil à Bicêtre. Du reste, dans les diverses industries manufacturières, on peut dire d'une manière générale que les eaux calcaires sont bien moihs nuisibles que celles où domine le sulfate de chaux.

Les eaux industrielles deviennent après leur emploi plus ou moins insalubres, en raison des substances étrangères de diverse nature dont elles se sont chargées, et qui donnent lieu à des exhalaisons plus ou moins nuisibles. Aussi doit-on leur assurer un écoulement facile et autant que possible à l'abri du contact de l'air. Ainsi, les eaux de lavage, parfois très abondantes au sortir de différentes usines, notamment des féculeries, des sucreries, de betteraves des distilleries, entraînent en suspension ou dissoutes des matières organiques albumineuses, des sels, du noir animal, qui peuvent être utilisés comme engrais. MM. Chevallier et Guérard ont fait connaître les inconvénients dépendant des résidus liquides chargés de matières organiques ou inorganiques que produisent journellement les principales industries, et notamment les tueries, boucheries et abattoirs, les boyauderies, les fabriques de colle forte, les fonderies de graisse, les buanderies, etc. Ce n'est pas ici le lieu de développer les considérations importantes d'hygiène publique qui se rattachent à ce sujet, et qui seront plus utilement développées à l'occasion de chacune de ces questions spéciales.

Cet article doit en effet être complété par les suivants : ABATTOIRS, ACIDES, ARROSEMENT, ASSAINISSEMENT, BAINS, BALAYEURS, BOISSONS, BOUES, BOULANGERIE, BOYAUDERIES, CLIMATS, DISTILLERIES, DRAINAGE, EAUX MINÉRALES, ÉGOUTS, ENGRAIS, FÉCULERIE, FILTRAGE, FONTAINES, HABITATIONS, LAVOIRS, MARAIS, NETTOIEMENT, PORTEURS D'EAU, PUITS, RÉSERVOIRS, SAVONS, TANNERIES, USINES, VIDANGES, VOIRIES.

Bibliographie. — *Annuaire des eaux de la France* publié par ordre de M. le ministre de l'agriculture et du commerce. Paris, 1851. — *Notice historique sur la police et la distribution des eaux dans Paris*, par M. A. Chevallier (*Annales d'hygiène, etc.*, t. XLV, p. 4). — *Dissertation sur la nature des eaux de la Seine*, par A.-A. Parmentier. Paris, 1787, in-8. — *Analyses des eaux de Paris et de la banlieue*, par Thenard et Collin, 1816 ; Vauquelin et Bourchardat, 1827 ; Boutron et O. Henry, 1845. — *Travail inédit sur les eaux de Rouen et du département de la Seine-Inférieure*, par J. Girardin et Preisser. — *Précis analytique des travaux de l'Académie de Rouen*, 1771, 1826, 1830, 1836 et 1838. — *Mémoires de la Société d'agriculture, etc., du département de l'Aube*, 1830. — *Analyse des eaux de Troyes*, par M. Delaporte. — *Recherches sur les eaux de la ville et de l'arrondissement de Reims*, par E. Maumené, 1850. — *Études chimiques sur les cours d'eau du département de la Loire-Inférieure*, par MM. Ad. Bobierre et Ed. Moride. Nantes, 1847. — *Économie rurale*, par M. Boussingault, t. II, p. 254. — *Des eaux de la Loire*, par M. Janicot. — *Bulletin de la Société industrielle de Saint-Étienne*, 1842, t. XIX. — *Analyse des eaux de la Sologne*, par MM. Quévenne et Bisson (*Annuaire*). — *Étude comparative des eaux de la Loire et du Maine*, par A. Morren (*Mémoires de la Société d'agriculture d'Angers*, 1834, t. II). — *Analyse des eaux de Toulouse*, par M. Dispan (*Mémoires de l'Académie de Toulouse*, t. I). — *Mémoire sur la salubrité de la ville de Toulouse*, par M. Magnes (*ibid.*). — *Rapport sur l'état sanitaire des prisons de la ville*, par MM. Lussan et Pailhès (*ibid.*). — *Analyse des eaux de la Garonne*, par M. H. Deville (*Annales de chimie et de physique*, 1846, 3e série, t. XXIII). — *Mémoire sur les eaux de Rhodez et sur l'altération qu'éprouve l'eau des puits*, par M. Blondieau. — *Tableau indiquant la quantité de substances salines contenues dans les diverses eaux de la ville de Bordeaux*, par M. Lartigue (*Recueil des travaux de la Société royale de médecine de Bordeaux*, t. V, p. 65). — *Essai sur l'eau, et spécialement sur les eaux hygiéniques*, par M. Bouis (de Perpignan). — *Recherches sur la nature et la composition des eaux potables de Besançon*, par M. H. Deville, 1846. — *Des nappes d'eaux souterraines dans le département de Saône-et-Loire, et principalement dans l'arrondissement de Mâcon*, par M. Niepce, 1847. — *Analyse des eaux de la vallée de l'Isère*, par M. Grange (*Annales* *de chimie et de physique*, 3e série, t. XXIV). — *Traité du goître et du crétinisme*, par M. Niepce, 1851. — *Résumé des divers travaux publiés à l'occasion des tubercules ferrugineux des conduites d'eau de Grenoble* (*Annales des mines*, 3e série, t. VI). — *Analyse des eaux de la ville de Mulhouse*, par M. Penot (*Bulletin de la Société industrielle de Mulhouse*). — *Analyse des eaux de la ville de Nancy*, par M. Braconnot (*Mémoires de la Société des sciences, lettres et arts de Nancy*, 1841). — *Examen des eaux de la ville de Metz*, par M. le docteur Langlois (*Exposé des travaux de la Société des sciences médicales de la Moselle*, 1847-1848). — *Analyse des eaux de la ville de Cambrai*, par M. Tordeux (*Journal de chimie médicale*, 1826, 1re série, t. II). — *Analyse des eaux de Valenciennes*, par M. E. Pesier (*Mémoires de la société d'agriculture de Valenciennes*, t. III). — *Existence de l'iode dans les plantes d'eau douce*, par M. Ad. Chatin (*Comptes rendus des séances de l'Académie des sciences*, mars 1850). — *Notice sur un nouveau système de filtre destiné à rendre potable l'eau de mer*, par M. Cardan (*ibid.*, août 1850). — *Notice sur l'appareil-cuisine* de MM. Peyre et Rocher, *pour la distillation de l'eau de mer*. Nantes, 1839. — *Manière de bonifier parfaitement les eaux corrompues*, par le chirurgien Barry, 2e édit. Paris, an XII. — *Revue britannique*, mars 1851. — *Rapport sur les appareils de filtrage de Fonvielle*, par M. Arago (*Annales d'hygiène, etc.*, t. XXI, p. 224). — Soubeiran, *Rapport sur le filtre à laine* de M. Souchon (*Bulletin de l'Académie de médecine*, 1841, t. VI, p. 438). — *Des eaux de sources et des eaux de rivières comparées sous le double rapport hygiénique et industriel*, par Alph. Dupasquier. Paris, 1840. — *Des eaux potables à distribuer pour l'usage des particuliers et du service public* (*Rapport présenté au conseil municipal de Lyon*, par M. Terme ; Lyon, 1843). — *Opinion émise sur la question des eaux potables* dans les séances des 19 et 23 novembre du Conseil municipal. Lyon, 1844. — *Des moyens de conserver l'eau et de s'en procurer dans quelques cas de disette*, par M. Keraudren (*Annales d'hygiène, etc.*, t. IV, p. 307). — *Note relative à la clarification de l'eau du Nil, et en général des eaux contenant les substances terreuses en suspension*, par Félix d'Arcet (*Annales d'hygiène, etc.*, t. VIII, p. 214). — *Mémoire sur la question de savoir si l'eau qui coule sur les toitures de zinc est potable*, par M. Boutigny, d'Évreux (*Annales d'hygiène, etc.*, t. XVII, p. 281). — *De la valeur hygiénique que l'on doit attribuer à la présence ou à l'absence de certaines substances salines dans les eaux potables*, par M. Arthaud. Bordeaux, 1838. — *Études d'hygiène publique sur l'Angleterre*, par M. Antoine Ostrowski (*Annales d'hygiène*, t. XXXVII). — *Moyen d'aération de l'eau employée comme boisson*, par M. de Castelnau (*Comptes rendus de l'Académie des sciences*, 30 avril 1849). — *Extraction des corps gras contenus dans les eaux savonneuses*, rapport de M. Demesmay (*Rapport sur les travaux du conseil central de salubrité du département du Nord*, Lille, 1842 et 1843). — *Rapport général fait par le comité central d'hygiène et de salubrité publique du département de la Nièvre*, mars 1851. — *Rapport général sur les travaux du conseil central de salubrité de la Loire-Inférieure*. Nantes, 1846. — *Mémoire sur les résidus liquides provenant des établissements industriels*, par MM. Chevallier et Guérard (*Annales d'hygiène, etc.*, t. XXXVI, p. 101). — *Report of the general board of health on the supply of water to the metropolis*, 1850, *with appendices*, n° 1, 2, 3, 4. — *First report of the commissioners for inquiring into the state of large towns and populous districts*, vol. II (*Supply of water*, London, 1844). — *Report on a preliminary inquiry into the sewerage, drainage and supply of water and the sanitary condition of the inhabitants of the towns of Leamington, Darlington, etc., etc.* — *Hosmer's patent on cleansing the house drains and sewers of the metropolis and large towns*. London, 1849. — *Études sur l'eau considérée au point de vue de l'hygiène publique*, par Boudin (*Ann. d'hyg. et de méd. publ.*, t. I, 2e série, p. 102). — *Choix et distribution des eaux dans une ville*, par Guérard (*Thèse de concours*, 1852). — *Compte rendu du congrès général d'hygiène publique de Bruxelles*, 1852. — *Mémoires sur les eaux de pluie*, par Barral, 1852. — *Mémoires sur les eaux de Paris, présentés par M. le préfet de la Seine au conseil municipal*, août 1854 et juillet 1858, *et rapport fait au conseil municipal de Paris*, au nom de la commission des eaux, par M. Dumas (*Annales d'hygiène*, 2e série, t. XII. — *Mémoires sur les eaux potables d'Orléans*, par M. Rabourdin (*Mémoires de la Société d'agric., etc.*, t. III et ann. t. XIII, 2e série, p. 222). — *Note sur l'aménagement et la conservation des eaux pluviales pour les besoins de l'économie domestique* par M. Grimaud de Caux (*Ann.*, t. XIV, 2e série, p, 467). — *Hydrotimétrie, nouvelle méthode pour déterminer les proportions des matières en dissolution dans les eaux de sources et de rivières*, par MM. Boutron et F. Boudet. Paris, 1860. — *Études hygiéniques sur les eaux potables*, par M. Grellois (*Recueil des mémoires de médecine, chirurgie et pharmacie militaires*, 1859, t, II, 3e série, p. 120). — *Mémoires et notes diverses sur les eaux potables, les réservoirs, etc.*, par le docteur Grimaud de Caux (*Comptes rendus de l'Académie des sciences*, 1859 et suiv. *passim*). — *De l'emmagasinement et de la salubrité des eaux de Paris*, par le docteur Bouchut. Paris, 1861. — *Note sur un moyen d'approvisionner Paris d'une eau potable, salubre et abondante*, par M. Od. Chevillion (*Comptes rendus de l'Académie des sciences*, 1861, t. LIII, p. 104).

EAU DE FLEUR D'ORANGER. — L'eau de fleur d'oranger peut être altérée, d'après M. Chevallier, par l'addition d'eau, qui lui enlève son odeur et sa saveur, par l'emploi soit des feuilles ou des fruits de l'oranger, soit de *néroli* ou essence de fleurs d'oranger, qui lui donne une saveur amère, ou encore par l'addition d'essences diverses et de magnésie, employée pour en faciliter la dissolution. Celle-ci se reconnaît par les réactifs, tels que phosphate de soude ammoniacal, potasse, ammoniaque, qui précipitent la magnésie, ou par l'évaporation. Les eaux de fleur d'oranger factices, qui sont préparées avec de l'eau ordinaire au lieu d'eau distillée, précipitent par le nitrate d'argent, le chlorure de baryum, l'oxalate d'ammoniaque.

Il se développe quelquefois dans l'eau de fleur d'oranger un peu d'acide acétique qui, si l'eau est conservée dans des estagnons de cuivre étamé, réagit sur le cuivre et le plomb de l'étamage (*Voy.* ESTAGNON). On reconnaîtra le cuivre par l'ammoniaque, qui y développera une coloration bleue, et par le cyanure jaune qui donnera un précipité brun marron; le plomb par l'hydrogène sulfuré qui précipite en noir l'iodure de potassium, le chromate de potasse en jaune.

Bibliographie. — Chevallier, *Dictionnaire des altérations des substances alimentaires, etc.*, 1850, t. I, p. 240. — *Instructions pour reconnaître dans l'eau de fleur d'oranger la présence des sels métalliques* (*Annales d'hygiène, etc.*, 1848, t. XL, p. 470). — Briffault, *Note sur les eaux distillées de fleurs d'orangers, etc.* (*Bulletin de l'Académie de médecine*, 1846, t. XI, p. 583).

EAU FORTE. — *Voy.* ACIDE NITRIQUE.

EAU DE JAVELLE. — Les fabriques d'eau de Javelle sont rangées dans la deuxième catégorie des établissements classés. Elles présentent, en effet, de graves inconvénients, dus aux émanations âcres et fortement irritantes qui s'en échappent. Les demandes en autorisation relatives à ce genre d'usines ont motivé certaines prescriptions spéciales de la part des Conseils d'hygiène et de salubrité. Celui du Havre, notamment, a exigé que les fourneaux fussent construits en briques et recouverts d'une hotte ; la cheminée, de fonte ou de briques, doit s'élever à 4 mètres au-dessus du faîte de la maison ; les jarres destinées à recevoir le chlore doivent être parfaitement lutées et ce lut renouvelé à chaque opération.

EAU SECONDE. — La dénomination d'eau seconde s'applique à deux solutions dont la composition et les usages sont très différents : l'eau seconde acide et l'eau seconde alcaline.

L'*eau seconde acide* n'est autre chose que de l'acide nitrique faible marquant 18°, qui sert dans l'art de la gravure.

L'*eau seconde alcaline*, employée par les peintres en bâtiments pour le lavage des surfaces peintes, est une lessive de soude, plus rarement de potasse, mélangée de chaux, dont la fabrication, quoique ayant très peu d'inconvénients autres que la causticité, a motivé le classement dans la troisième catégorie des établissements incommodes.

EAUX ACIDES. — *Voy.* ACIDES.

EAUX GAZEUSES. — *Voy.* EAUX MINÉRALES ARTIFICIELLES.

EAUX INDUSTRIELLES. — *Voy.* EAU.

EAUX MÉNAGÈRES. — *Voy.* EAU, ÉGOUTS, HABITATIONS.

EAUX DE MER. — *Voy.* EAU.

EAUX MÈRES. — *Voy.* SEL.

EAUX MINÉRALES. — Les eaux minérales, au point de vue qui nous intéresse, doivent être divisées en *eaux minérales naturelles* et en *eaux minérales artificielles*. Avant de résumer ce que nous avons à dire des unes et des autres, nous ferons remarquer qu'elles offrent quelques points communs. D'une part, elles se trouvent généralement réunies, pour la vente et le débit, dans des pharmacies ou dans des dépôts spéciaux qui ne peuvent être établis que par autorisation, actuellement placée par le décret du 13 avril 1861 dans les attributions des préfets et délivrée sur l'avis des Conseils d'hygiène et de salubrité, relativement à la convenance du local où l'on se proposerait d'établir chaque dépôt. D'une autre part, les eaux minérales naturelles et artificielles sont soumises à un contrôle scientifique départi à l'Académie impériale de médecine et à une inspection médicale, suivant des formes que nous aurons à exposer.

Eaux minérales naturelles. — On désigne sous le nom d'eaux minérales naturelles des eaux qui sortent de terre chargées de principes minéralisateurs qui leur communiquent des propriétés thérapeutiques spéciales.

La France, qui doit seule nous occuper ici, est le pays le plus riche de l'Europe en eaux minérales. MM. Patissier et Boutron-Charlard donnaient, en 1837, l'indication et la description sommaires de 503 eaux minérales (dont 8 en Corse et 5 en Algérie). Ce chiffre est fort au-dessous du nombre des sources qui ont été signalées et qui ne s'élève pas à moins de douze cents ; mais il est très supérieur à celui des sources régulièrement exploitées et soumises à l'inspection, qui ne dépasse guère une centaine, y compris les thermes importants dont la France vient de s'enrichir par l'annexion de la Savoie et de la Haute-Savoie. Mais ce nombre s'accroît sans cesse, car on voit chaque année demander et obtenir des autorisations d'exploiter des sources minérales nouvelles.

L'État possède 7 établissements thermaux : Vichy, Néris, Bourbon-l'Archambault dans l'Allier, Luxeuil dans la Haute-Saône, Bourbonne dans la Haute-Marne, Plombières dans les Vosges, et Aix dans la Savoie. Les autres appartiennent pour la plupart à des particuliers ; un assez grand nombre aux communes, et exceptionnellement aux départements. Le mode d'administration des établissements varie suivant la propriété dont elles dépendent.

Si nous jetons un coup d'œil sur la répartition générale des eaux minérales naturelles en France, comparée à leur composition, nous voyons huit régions distinctes indiquées dans l'*Annuaire des eaux de la France*, et auxquelles correspondent les diverses espèces d'eaux classées dans le tableau suivant, par M. Durand-Fardel, dans son remarquable *Traité thérapeutique des eaux minérales* :

	Sulfurées.	Chlorurées.	Bicarb. sodique.	Bicarb calcique.	Sulfatées	Ferrugineuses.	Total.
1° Région centrale.	3	6	35	18	3	12	77
2° Rég. pyrénéenne.	33	10	»	5	11	12	71
3° Rég. des Alpes et de la Corse.	36	3	»	5	2	5	51
4° Rég. jurassique et vosgienne.	2	17	»	2	5	9	35
5° Rég. ardennaise.	»	»	»	»	»	1	1
6° Rég. de l'Ouest	»	»	»	»	1	12	13
7° Rég. des plaines du Nord . .	7	1	»	»	7	19	34
8° Rég. des plaines du Midi. . .	2	»	»	»	3	3	8
	83	37	35	30	32	73	290

Nous devons faire remarquer que ce tableau, qui remonte à 1857, devra être un peu augmenté par les acquisitions récentes de la France en eaux minérales, mais les bases n'en seront pas changées et les résultats non sensiblement modifiés.

Depuis quelques années, on cherche à utiliser les procédés de forages artésiens pour la recherche de sources minérales, et l'on en a obtenu de fort beaux résultats, parmi lesquels nous citerons la source Lardy et celle d'Hauterive, à Vichy. Le temps seul démontrera si les sources obtenues à l'aide de forages profonds présentent les mêmes conditions de durée et de fixité que les sources naturelles. Dans tous les cas, nous conseillons de n'user qu'avec discrétion, au voisinage de ces dernières, de la facilité que l'on trouve à se procurer ainsi, sans grands frais, des proportions d'eau souvent considérables, mais qui pourraient ne pas s'écouler au dehors sans détriment pour les sources plus anciennes. Nous ferons remarquer cependant que les sources minérales artésiennes, creusées dans la proximité de sources naturelles, offraient toujours avec ces dernières des différences notables de température et de composition.

Lorsque l'on veut utiliser une source minérale naturelle, on doit en opérer d'abord le captage. Cette opération consiste à recueillir la source elle-même, à une profondeur plus ou moins grande, de manière à prévenir les déperditions qu'occasionnent les filtrations à travers le sol, le mélange de substances étrangères, et surtout de manière à s'assurer la libre disposition de l'eau pour les usages auxquels on la destine. On construira ce réservoir avec des substances qui ne soient pas susceptibles de se combiner avec les principes chimiques contenus dans l'eau minérale; on pourra utiliser les parois naturelles que forment à quelques sources les rochers qu'elles traversent. On recueille en général une quantité d'eau d'autant plus considérable que l'on prend une source à une plus grande profondeur. C'est ainsi que récemment, en allant recueillir à 74 centimètres plus bas l'eau du *grand puits* à Vichy, on en a obtenu par jour 47 mètres cubes d'eau de plus, c'est-à-dire 47 000 litres.

Il importe que les réservoirs ou bassins dans lesquels l'eau minérale est recueillie présentent la moindre surface possible au contact de l'air, afin de prévenir l'évaporation des principes volatils, les décompositions auxquelles ce contact peut donner lieu, la formation de conferves qui finissent elles-mêmes par se décomposer et par devenir une nouvelle cause d'altération.

Les eaux minérales peuvent être employées en boisson, en bains de baignoire ou de piscine, en douches, en bains de vapeurs.

Les établissements thermaux doivent être appropriés à chacun de ces modes d'administration, de la direction intelligente desquels les résultats thérapeutiques dépendent presque autant que de la nature des eaux elles-mêmes. Malheureusement la plupart de nos établissements, en France, présentent sous ce rapport une insuffisance regrettable, qu'il faut attribuer surtout à l'indifférence et à la parcimonie avec laquelle ils sont dirigés.

Les eaux minérales sont des établissements d'utilité publique, placés dans les attributions du ministère de l'agriculture, du commerce et des travaux publics et dont le régime légal et administratif a été fixé en dernier lieu par la loi du 14 juillet 1856, et par les décrets impériaux des 8 septembre suivant et 28 janvier 1856, que nous allons reproduire textuellement ainsi que le rapport fait par M. Lélut, au corps législatif, la circulaire ministérielle qui accompagne l'envoi du premier décret et le rapport du ministre qui précède le second.

RAPPORT FAIT EN 1856, AU NOM DE LA COMMISSION CHARGÉE D'EXAMINER LE PROJET DE LOI AYANT POUR OBJET LA CONSERVATION ET L'AMÉNAGEMENT DES SOURCES D'EAUX MINÉRALES, PAR M. LÉLUT.

Messieurs, les richesses naturelles mises par la Providence à la disposition de l'homme, sont loin d'être toutes placées à la surface du globe qu'il habite. La plupart se trouvent, au contraire, renfermées dans les entrailles de la terre, et ce ne sont ni les moins précieuses, ni même les moins nécessaires. Telles sont, pour en venir immédiatement à l'objet de ce rapport, ces sources d'eaux minérales, chaque jour mieux connues et mieux appréciées, et qui, depuis les temps les plus reculés, occupent le premier rang parmi les agents naturels destinés à la cure des maladies.

Ce n'est pas d'hier, en effet, que les sources d'eaux minérales ont été, de ce point de vue, considérées comme étant d'utilité ou, si l'on veut, d'intérêt public. Pour ne parler que de la France, et sans remonter plus haut que l'époque romaine, ce qui nous reste de ruines thermales, datant de cette grande époque, témoigne assez haut de l'ancienneté de cette opinion. Lors donc, et sans insister davantage sur ce témoignage de l'histoire, lorsqu'en 1836 la commission du budget de la chambre des députés demandait au gouvernement une loi qui protégeât nos établissements thermaux contre les agressions de l'intérêt privé, elle ne faisait que reconnaître un principe déjà consacré depuis des siècles et dont l'application est en réalité aussi vieille que la maladie et la médecine.

Cet appel de la chambre élective fut entendu, il avait même été pressenti; et, un an après, en 1837, le gouvernement présentait à la chambre des pairs un projet de loi tendant à accorder le caractère d'utilité publique aux sources d'eaux thermales qui en seraient jugées dignes, et à les placer en conséquence dans certaines conditions de protection et de privilége.

Ce projet de loi eut des destinées singulières, et qui montrent les difficultés du sujet. Reproduit cinq ou six fois de 1837 à 1847, présenté alternativement et avec des variantes, aux deux chambres, il fut, sur sa clause principale, dont nous aurons beaucoup à vous parler tout à l'heure, le périmètre dit de protection, il fut, sur cette clause, successivement et réciproquement rejeté par la chambre qui l'avait antérieurement adopté, et adopté par celle qui l'avait antérieurement rejeté.

Ainsi, en 1837, la chambre des pairs accueille à la presque unanimité de 90 votants sur 92, un projet de loi où il n'était pas même question de périmètre, et où le cercle indéfini de la protection était laissé à l'arbitraire du gouvernement. La chambre des députés, au contraire, dans cette même session, introduit dans le projet de loi la condition d'un périmètre de protection restreint et déterminé, et finit pourtant par rejeter la loi, ne trouvant pas encore la garantie suffisante pour la propriété privée.

En 1846 les rôles changent. La chambre des députés adopte, à la majorité de 247 voix sur 249, un nouveau projet de loi où, comme dans le projet de 1837, il n'était pas question de périmètre, c'est-à-dire de restriction au cercle de protection des sources. La chambre des pairs, contrairement à l'esprit de son vote de 1837, croit devoir sur cette disposition surtout, repousser la loi.

Nous passons sur le projet de loi de 1847 resté à la chambre des pairs à l'état de rapport, comme nous avons passé sur le projet de 1845, resté en ce même état à la chambre des députés, et discuté seulement, ainsi que nous venons de le dire, en 1846.

Survinrent l'année 1848 et les événements de février. On était à peine au mois de mars, à huit jours de ces événements, que déjà la guerre déclarée à la propriété s'étendait aux propriétés thermales. L'honorable M. Bethmont était alors ministre de l'agriculture et du commerce. Dans la discussion du projet de loi de 1846 à la chambre des députés, il avait, au nom de la liberté et du droit de propriété, combattu et gravement amendé le projet. Il eût voulu, de concert avec M. Marie, que la moindre servitude, imposée à titre de protection des sources d'eaux minérales aux propriétés voisines, leur fût largement payée, ou sinon, que les sources eussent à se protéger toutes seules. Mais une pareille protection ne suffisait plus en 1848. Aussi, le 8 mars au soir, M. Bethmont était-il contraint de demander au gouvernement provisoire, dont faisait partie M. Marie, un décret qui donnait à tous les établissements thermaux, à tous, pour plus de sûreté, un périmètre de protection tout à fait gratuit, d'un kilomètre de rayon.

C'est ce décret du 8 mars 1848 qui a encore aujourd'hui force de loi en ces matières, bien que l'invariabilité de la prescription qu'il renferme, et son application à toutes les sources autorisées, le rendent, la plupart du temps, ou inutile, ou insuffisant, ou nuisible. Aussi est-il à peu près généralement admis qu'il importe d'en débarrasser au plus tôt le Bulletin des lois.

Tel est, messieurs, le but que se propose le projet de loi dont nous avons à vous rendre compte, et qui avait été présenté au corps législatif dans les derniers jours de la précédente session.

Ce projet de loi, dont l'objet est la conservation et l'aménagement des sources d'eaux minérales, a pour principe ou point de départ l'utilité publique de ces sources, ou au moins d'un certain nombre d'entre elles, et pour conséquences, quelques sacrifices imposés à la propriété particulière.

C'est naturellement par l'examen du principe que nous avons dû commencer l'examen de la loi.

Les sources d'eaux minérales sont utiles à la santé publique ; personne ne le conteste ; ce n'est même qu'à ce titre, à cette condition, qu'elles servent les intérêts de leurs propriétaires. Mais cette utilité est-elle assez grande pour être dite et déclarée publique, avec quelques-unes au moins des conséquences attachées à cette déclaration ? Votre commission n'a pas hésité un seul instant à croire qu'il en est ainsi. Mais elle s'est demandé immédiatement aussi, quel est le degré d'utilité publique, de quel terme on doit se servir pour la caractériser et pour ne pas attacher à la déclaration qui en serait faite toutes les conséquences, sans exception, qu'on est dans l'habitude et en droit d'attribuer à la déclaration dite d'utilité publique.

Quelque réelle et considérable, en effet, que se soit montrée à nos yeux l'utilité générale des sources d'eaux minérales, ou au moins d'un grand nombre d'entre elles, nous n'avons pas cru qu'il fût possible de la mettre absolument sur la même ligne que ces diverses sortes d'utilité publique en vue desquelles a été faite la loi d'expropriation du 3 mai 1841. En elle-même et dans ses conséquences, l'utilité publique des sources d'eaux minérales s'est pour nous réduite à un grand, à un sérieux intérêt public, qui doit être sérieusement protégé, mais qui ne doit que le moins possible empiéter sur les droits et le libre usage de la propriété privée. C'est à ce point de vue que s'est placée votre commission pour amender le projet de loi. C'est de ce point de vue qu'elle en a d'abord modifié le titre, par un amendement qui s'est ensuite généralisé de lui-même, et qu'a adopté le conseil d'Etat.

Nous devons maintenant, messieurs, vous faire connaître comment nous avons conçu, sur quelles raisons, sur quels faits se fondent pour nous, l'utilité, l'intérêt public des sources d'eaux minérales, et de quelle manière, à quelles conditions il y a lieu, suivant nous, de les protéger.

Il y a, en France, environ 1200 sources d'eaux minérales, réunies en 450 ou 460 stations ou groupes. De ces 460 stations ou groupes, il n'y en a guère que 150 qui aient une véritable importance, et soient exploitées dans de véritables établissements thermaux (1). Toutes les sources exploitées le sont en vertu d'une autorisation prescrite et maintenue successivement par l'art. 18 de l'arrêt du conseil du 5 mai 1781, l'art. 12 de l'arrêté du directoire du 29 floréal an VII, enfin par l'art. 1er de l'ordonnance royale du 18 juin 1823 (2). C'était, comme on le sent bien, une garantie nécessaire, donnée beaucoup moins aux intérêts des propriétaires des sources, qu'aux intérêts de la santé publique.

Des 150 ou 160 établissements thermaux dont venons de parler, et ainsi régu-

(1) Des groupes et établissements d'eaux thermales, 6 appartiennent à l'État : Vichy, Néris, Bourbonne, Bourbon-l'Archambault, Plombières, Luxeuil, 9 ou 10 appartiennent aux départements, 20 aux communes, 2 à des établissements de bienfaisance. Tout le reste appartient aux particuliers.

Peut-être serait-il à désirer qu'aux six établissements de l'État vinssent se joindre les sources si puissantes de Baréges, uniques, sous ce rapport, en Europe : la santé publique et la commune de Baréges elle-même n'auraient, nous le croyons, qu'à y gagner.

(2) Voici l'article de l'arrêt du conseil du 5 mai 1781, les lois qui sont venues ensuite n'ont guère fait que le copier :

« Tout propriétaire qui découvrira dans son terrain une source d'eaux minérales et médicinales, sera tenu d'en instruire la Société (royale de médecine), pour qu'elle en fasse l'examen, et que, d'après le rapport des commissaires qu'elle aura nommés, la distribution en soit permise ou prohibée, suivant le jugement qui en aura été porté par elle. »

lièrement autorisés, une centaine, ou un peu moins, ont une valeur et une notoriété réelles quoique inégales, et qui, pour un certain nombre, tendent tous les jours à s'accroître. En 1837, époque à laquelle fut présenté aux chambres le premier projet de loi sur ces matières, 38000 personnes à peu près, nous ne disons pas 38000 malades, allaient boire ou se baigner à ces sources. Aujourd'hui, à vingt ans de distance, ce nombre a presque quadruplé. Assurément, de ces 130 ou 140,000 visiteurs des eaux minérales de France, il y en a plus de la moitié, les deux tiers peut-être, qui vont leur demander, tout en buvant quelques verres, autre chose encore que la santé. Mais il en restera toujours un bon tiers, ou 40 à 50,000, pour lesquels les eaux sont un précieux moyen de guérison, d'une guérison qui, dans beaucoup de cas, eût paru, par tout autre moyen, impossible. Ce n'est pas, en effet, sans acquérir des vertus nouvelles et puissantes, que les eaux du ciel, se précipitant ou s'infiltrant dans le sol par ses diverses sortes d'ouvertures, descendent dans les profondeurs du globe, non-seulement s'y imprégner de cette chaleur du feu central, à laquelle on est allé jusqu'à attribuer une nature particulière, mais se charger, dans cette immersion et dans l'ascension qui la suit, de principes minéraux et autres, actifs, variés, que la science reconnaît et admire de plus en plus tous les jours, avec d'autant plus de raison qu'elle est impuissante à en reproduire les combinaisons.

Les eaux minérales ont donc une efficacité, une utilité, un intérêt public incontestables; et puisqu'elles ont cette utilité, cet intérêt public, un tel caractère, dans certains cas au moins, est de nature à être reconnu par la loi.

Mais reconnaître cette utilité publique, la reconnaître par une loi, c'est dire qu'elle doit être protégée par la puissance publique, et que la nécessité de cette protection peut imposer aux propriétés particulières et d'utilité particulière, certaines servitudes ou certains sacrifices.

Or, comment peuvent-être protégées des sources d'eaux minérales, et quels sacrifices peut imposer et motiver leur protection?

Nous vous avons rappelé tout à l'heure, messieurs, que les sources d'eaux minérales, aussi bien que les sources d'eau douce, ont pour origine les infiltrations ou pénétrations d'eaux pluviales, qui, après avoir séjourné plus ou moins longtemps dans l'intérieur de la terre, viennent, en vertu des lois de l'hydrodynamique, reparaître, transformées, à sa surface. Nous ajouterons qu'à cette masse d'eaux de pénétration paraissent s'adjoindre, à de grandes profondeurs, quelques développements spontanés de fluides ou de gaz qui ont une certaine part à cette transformation des eaux de pluie. Mais nous ajouterons surtout que ces eaux transformées et minéralisées, avant de reparaître à la lumière, forment, dans le sein de la terre, et plus ou moins près de sa surface, soit des infiltrations, des nappes plus ou moins circonscrites, plus ou moins vastes, soit surtout des veines, des filons liquides. Ces nappes ou ces veines liquides ont une étendue, un trajet, des communications plus ou moins considérables ou nombreuses, avant leur point d'émergence, et eussent pu, et pourraient encore, par suite d'un accident naturel, un tremblement de terre, par exemple, sortir ailleurs que d'où elles sortent maintenant; de même, et c'est ce qu'il importe de remarquer ici, de même qu'un accident artificiel, un sondage, pourrait donner lieu au même résultat. De ce dernier fait, présenté ainsi d'une manière générale, découlent, en quelque sorte, la nécessité et le mode de la protection des sources d'eaux minérales. Il faut, pour peu que l'on veuille les protéger, interdire autour d'elles les sondages, les travaux souterrains qui pourraient avoir pour résultat de couper et de faire sourdre ailleurs la nappe ou la veine liquide qui les alimente et dont elles sont, en quelque sorte, la terminaison. De là, la nécessité de donner à une source d'eau minérale déclarée d'intérêt public, ce qu'on a appelé un *périmètre de protection*, un périmètre dans lequel les travaux souterrains, les sondages, puissent être interdits.

Sans doute on pourrait se dire, comme on se l'est dit il y a vingt ans, dès la première discussion qui a eu lieu sur ce sujet, que ce périmètre n'est pas nécessaire, que les sources d'eaux minérales n'ont pas besoin de protection, qu'elles se protégent bien elles-mêmes, qu'il suffit, à cet égard, de laisser couler l'eau comme elle coule depuis des milliers d'années; que quelques coups de sonde n'y changeront pas grand'chose, et que, s'ils y changent quelque chose, le mal qui pourrait en résulter sera compensé par un bien, le bien de sources ou de sorties nouvelles d'eaux minérales, aussi utiles que les anciennes.

Nous avons réfléchi à tout cela; nous avons pesé les raisons qu'on donne à l'appui de cette exagération du laissez-faire et du laissez-passer. Nous savons très bien, au moins pour l'avoir appris de ceux qui le savent mieux que nous, nous savons très bien quelle incertitude règne encore, malgré les incontestables progrès de la science géologique, sur le gisement des eaux minérales; nous savons que si, dans certains cas, et par exemple dans les pays de montagnes, au pied des antiques roches de soulèvement, la marche surtout ascensionnelle des veines fluides peut être, jusqu'à un certain point, soupçonnée ou prévue, il s'en faut qu'il en soit ainsi partout, et particulièrement dans les pays de plaines et d'alluvion; que là il y a des nappes, des veines fluides, diverses, distinctes, indépendantes, soit superposées, soit latérales, parmi lesquelles pourrait jouer la sonde, sans atteindre la source qu'on veut protéger. Mais nous savons encore mieux que c'est précisément dans ces conditions que peut être le plus difficilement prévue cette innocuité du coup de sonde; de telle sorte qu'il n'est presque aucun cas où l'on pût avec certitude affirmer qu'un sondage pratiqué au voisinage d'une ancienne source, et qu'au contraire, dans ces derniers temps surtout, la pratique, ici supérieure à la théorie, a montré quels graves dommages une source ancienne et précieuse peut recevoir de sondages opérés même à une certaine distance.

Ainsi, aux bains du Vernet, un coup de mine pratiqué en 1846, au côté opposé du mamelon du pied duquel s'échappent les sources, en a diminué des deux tiers l'abondance, et c'est à peine si le dommage est aujourd'hui complétement réparé. A Gréoulx, à Cauterets, à Bagnères-de-Luchon, on a eu à déplorer des faits analogues, suivis de semblables dommages. A Saint-Galmier, en 1846, la source, propriété de la commune, après avoir été du premier coup réduite de plus de moitié par deux sondages successifs, dont les auteurs se faisaient ainsi réciproquement échec, mais faisaient surtout échec à la source et à l'intérêt public, a fini par disparaître tout à fait. La commune y a perdu un revenu net de 2000 fr. Dans le bassin de Vichy, des sondages opérés à diverses reprises, depuis 1844 jusqu'à ce jour, ont occasionné des modifications et des diminutions évidentes dans les eaux des sources de l'État ou dans les gaz qui y sont mêlés. L'habile et savant ingénieur, M. François, chargé en chef du service des eaux minérales de France, tout en se tenant, sur la cause réelle de quelques-unes de ces altérations, dans une réserve nécessaire, termine pourtant ainsi un rapport fait par lui sur ce sujet à la date du 20 mars 1856 : « On ne saurait se dissimuler que dans de telles circonstances, et avec de telles diminutions bien manifestes, un trou de sonde, foré à proximité des sources à une pareille profondeur, et par lequel s'échappent de l'eau minérale et une grande quantité de gaz, peut avoir une influence nuisible sur les sources de l'État. »

Nous maintenons donc que, pour les sources d'eaux minérales, pour celles surtout d'un grand intérêt public, il peut y avoir de sérieux dommages à craindre, soit au point de vue de la quantité de leurs eaux, soit au point de vue de leur qualité, de sondages exécutés à proximité. Nous maintenons, en d'autres termes, qu'il y a lieu de donner à un certain nombre au moins de ces sources un périmètre de protection ; ainsi, du reste, que cela est utilement fait depuis longtemps pour deux établissements importants : pour Balaruc, par deux arrêts du conseil du 14 décembre 1715 et du 11 mars 1783, confirmés par un décret impérial du 7 octobre 1807 : pour Baréges, par un semblable arrêt du conseil, du 6 mai 1732, confirmé aussi par un décret impérial du 30 prairial an XII.

Donner à une source d'eau minérale déclarée d'intérêt public un périmètre de protection, c'est déclarer que, dans un certain rayon, les propriétaires des terrains voisins de celui qui dépend de la source ne pourront faire dans leur propriété aucun travail de nature à porter atteinte à cette source, aucun sondage, pour dire le mot propre, qui puisse en détourner, en diminuer, ou en altérer les eaux. C'est dire en réalité, et pour la presque totalité des cas, qu'ils ne pourront pas faire la recherche des eaux minérales situées sous leur propre terrain.

Voilà, pour la dépouiller d'accessoires sur lesquels nous aurons à revenir tout à l'heure, voilà la question posée dans toute sa vérité et toute sa clarté. Ce ne serait plus, comme on le voit, une question de servitude, ce serait en quelque sorte une question de dépossession, ainsi que l'a implicitement décidé la Cour de cassation dans son arrêt du 13 avril 1844, à propos des sondanges Brosson à Vichy. Aux termes de cet arrêt, l'interdiction prononcée par l'établissement du périmètre de protection est une dérogation au texte et à l'esprit des articles du Code civil qui règlent le droit de propriété, et en particulier des articles 544 et 552 (1).

Ce point de vue d'une sorte de dépossession est celui auquel, dans son respect pour les droits de la propriété, a voulu se placer d'abord votre commission, désirant, si elle le trouvait vrai, en déduire toutes ses conséquences, et faire droit ainsi à un amendement qui lui avait été présenté dans ce sens par l'honorable M. David (de la Gironde).

Votre commission s'est demandé, ainsi que l'ont fait plusieurs des commissions

(1) Art. 544. « La propriété est le droit de jouir et disposer du choses de la manière la plus absolue, pourvu qu'on n'en fasse pas un usage prohibé par les lois ou par les règlements. »

Art. 552. « La propriété du sol emporte la propriété du dessus et du dessous.

» Le propriétaire peut faire au-dessus toutes les plantations et constructions qu'il juge à propos, sauf les exceptions établies au titre *des servitudes ou services fonciers*.

» Il peut faire au-dessous toutes les constructions et fouilles qu'il jugera à propos et tirer de ces fouilles tous les produits qu'elles peuvent fournir, sauf les modifications résultant des lois et règlements relatifs aux mines et des lois et règlements de police. »

qui l'ont précédée dans l'examen de cette matière difficile ou des projets de loi auxquels elle a donné lieu, votre commission s'est demandé s'il n'y aurait pas quelque assimilation à faire des richesses minérales solides du sous-sol, les métaux, la houille, le sel, aux richesses minérales liquides qui font l'objet du présent projet de loi ; si, par conséquent, comme le demandait l'honorable M. David, il n'y aurait pas à importer dans ce projet de loi le principe de l'indemnité ou redevance, établi, en ce qui concerne les mines par les articles 6 et 42 de la loi du 21 avril 1810, en ce qui concerne le sel par la loi du 17 juin 1840.

Un examen plus approfondi de la nature des choses ne lui a pas permis de persister dans cette idée.

Pour les mines, les mines de houille par exemple, et pour le sel, on a affaire à une nature de propriété d'un grande valeur, d'une valeur incontestée, où la mode, la vogue, le caprice de la maladie, et plus encore celui de la santé, n'interviennent en aucune façon ; à des propriétés déterminées dans leur existence, leur situation, leur étendue, leur puissance, mesurées, cotées, transmissibles comme tout ce qu'il y a de plus déterminé en fait de propriété.

Quelque légitime respect qu'en bon médecin, ou en bon malade, on porte aux sources d'eaux minérales ; quelque excellente opinion qu'on ait d'elles, de leur efficacité, dans certains cas même de leur toute-puissance, oserait-on dire qu'il en est, sous ces divers rapports, ainsi d'elles ? Assurément non, et ce non est facile à justifier.

D'abord, et nous l'avons déjà dit, rien de plus incertain pour le moment, et probablement pour bien longtemps encore, que le gisement de la plupart des sources, ou plutôt que le gisement, la relation, le parcours, le mouvement en un mot des nappes, des veines ou filons liquides, dont elles sont comme le tuyau d'échappement. Rien de plus difficile ou plutôt de plus impossible à déterminer, à mesurer, que leur étendue, leur valeur.

A la suite de cette première considération en vient une autre, peut-être non moins décisive. Dans l'immense majorité des cas, malgré leur incontestable utilité, les sources d'eaux minérales et les établissements qui s'y rattachent ne donnent à leurs propriétaires qu'un très faible revenu, quand le jeu (et en France la loi ne permet pas de jouer dans ces établissements) n'y vient pas en aide à la baignoire et à la buvette. Nous allons donner quelques chiffres qui mettront, ce nous semble, cette seconde assertion, cette seconde vérité, hors de toute contestation.

Dans le rapport de 1853 sur le service médical des eaux minérales de France, publié en 1856 par l'Académie de médecine, sur des documents émanés du ministère du commerce, se trouve un tableau dont une colonne fait connaître le chiffre du produit en argent de la ferme ou de la régie d'un certain nombre d'établissements thermaux. Ce tableau, nous avons hâte de le dire, est évidemment établi d'une manière au moins insuffisante, erronée même sous plus d'un rapport. Ainsi, pour le point qui nous occupe et la colonne qui y répond, le chiffre du produit de la ferme et celui du produit de la régie n'y sont pas distingués, et c'est une distinction qui eût été nécessaire. Le chiffre de ces produits, en outre, n'est pas mis en rapport avec les chiffres combinés de l'intérêt du capital engagé et des dépenses ordinaires, lesquels chiffres ne sont pas exprimés. Enfin, pour beaucoup de cas, il y a, entre le chiffre du produit et d'autres chiffres, celui, par exemple, de l'argent dépensé dans le pays par les baigneurs, des proportions évidemment chimériques.

Toutefois, en tenant compte de toutes ces causes d'incertitude, il est impossible de ne pas être frappé du peu d'élévation du chiffre du revenu, fût-il net, des établissements thermaux les plus accrédités et les plus fréquentés. A part trois ou quatre exceptions, ce chiffre est, il faut le dire, d'une modicité qui étonne : 5, 6, 7, 8 mille francs, souvent moins, pour des établissements dont la valeur, en capital, en accessoires, en travaux et peines, semble bien supérieure à un tel revenu. Cette moyenne de 6 à 7 mille francs est celle aussi que donne pour 1855 le produit total (1 466 920 fr.) de la ferme ou de la régie de 203 établissements thermaux ; et la réalité en est confirmée encore par le tableau suivant des dépenses et des recettes des établissements appartenant à l'État, lesquels ne comptent assurément ni parmi les plus mauvais, ni parmi les moins productifs.

Nous laissons de côté Vichy : sa position actuelle et récente est une exception, dont toutes les conditions ne sont pas déterminées, et nous admettons, sans en connaître le chiffre exact, sa prospérité également exceptionnelle. Nous ferons toutefois remarquer que vers 1847, après une dépense de 2 300 000 francs, additionnelle à un capital déjà engagé certainement considérable, le revenu net de cet établissement n'était que de 100 à 110 000 francs.

Dépenses ordinaires des établissements thermaux appartenant à l'État.

Vichy. (Renseignements insuffisants).......	Mémoire.
Néris......................	24 000 fr.
Bourbon-l'Archambault.............	8 000
Plombières..................	30 000
Bourbonne..................	25 000
Luxeuil....................	15 000
	102 000

Produits des mêmes établissements.

Vichy. (Renseignements insuffisants.)......	Mémoire.
Néris. Recette annuelle du prix des bains...	27 500 fr.
Bourbon-l'Archambault.............	9 000
Plombières..................	48 000
Bourbonne..................	31 500
Luxeuil....................	10 600
Total.......	126 500
Balance......	24 600

En présence de ces deux faits généraux, le fait de l'incertitude de gisement et de puissance des sources, le fait de leur peu de rapport, un revenu net dont le chiffre varie de 0 à 4 ou 5 au plus pour 100, est-il possible, nous le demandons au point de vue du principe de la redevance, d'assimiler les sources d'eaux minérales aux mines ?

Pour faire cette assimilation et en déduire, en fait de sources thermales, une redevance de dépossession au profit des propriétaires des terrains compris dans le périmètre de protection, il faudrait faire, si l'on peut ainsi dire, une concession du tréfonds des eaux minérales, comme cela a lieu, par exemple, pour le tréfonds des mines de houille. Or, sur quelles données s'établirait cette concession? Sur des données, nous l'avons dit, jusqu'à présent à peu près nulles. Pourrait-on calculer, même approximativement, la puissance des sources minérales afférentes ou non à la source primitive, qui pourraient être découvertes dans les terrains du périmètre? Pourrait-on en supputer la valeur? Enfin pourrait-on prévoir la dépréciation qui pourrait résulter, soit pour les sources anciennes, soit pour les sources nouvellement découvertes, de sondages qui viendraient à être exécutés en dehors du périmètre?

On le voit donc, il ne semble pas y avoir d'indemnité ou de redevance possible pour une dépossession d'une valeur impossible à calculer, et qui, par conséquent, ne saurait être suivie d'aucun acte de concession.

Conclurait-on de là, comme on l'a déjà fait à un autre point de vue, qu'il faut laisser les choses dans l'état où elles sont, ne faire, en aucun cas, de déclaration d'intérêt public, et par conséquent aucune assignation de périmètre, abandonner, en un mot, tout le régime des eaux minérales de l'État, des départements, des communes, des particuliers, à l'exercice absolu du droit de propriété et à la libre concurrence?

Sans doute, dans beaucoup de cas, dans le plus grand nombre, c'est ce régime de la libre concurrence qui sera la loi commune; parce que, dans le plus grand nombre des cas, soit à raison du peu d'importance des sources, soit à raison des conditions de leur gisement, de leur parcours et de leur émergence, la libre concurrence, les sondages libres ne pourront nuire sensiblement aux intérêts de la santé publique.

Mais dans les cas auxquels s'applique particulièrement la loi proposée, dans ceux où, à raison de la double circonstance de l'importance des eaux et de la nature de leur gisement, des sondages pratiqués à proximité porteraient atteinte à la source, et par suite aux intérêts de la santé publique, voici ce qui arriverait du maintien du *statu quo* actuel, ou, si l'on veut, de celui qui a précédé le décret du 8 mars 1848.

Les propriétaires des terrains voisins des sources depuis longtemps existantes et autorisées, tout en usant d'un droit jusqu'à présent inscrit dans le Code civil, feraient, en définitive et en réalité, la guerre à ces sources. Poussés à cette guerre par la vogue et l'utilité croissante des eaux thermales, ils la feraient par les moyens que mettra de plus en plus à leur disposition l'art perfectionné du sondeur. Et non-seulement ils feraient la guerre aux sources, mais ils se la feraient aussi et surtout les uns aux autres. Un premier sondeur, qui aurait dépouillé la source, ne tarderait pas à être dépouillé par un second, qui serait dépouillé par un troisième, ainsi que cela a eu lieu à Saint-Galmier. Pendant ce temps-là, que deviendraient, nous ne disons pas les établissements anciennement formés et autorisés, et tous les intérêts privés qui s'y rapportent, mais l'intérêt, l'utilité, la santé publiques? Que deviendraient les qualités anciennement connues et éprouvées des eaux, bien plus encore que leur quantité? Que deviendraient les intérêts eux-mêmes, les droits de la propriété particulière, ces droits et ces intérêts qu'on voulait garantir par cette liberté absolue de recherches? Ils s'écouleraient et se perdraient avec ces sources ainsi gaspillées. Telle serait, nous a-t-il paru, la fin la plus claire et la plus réelle d'une législation qui, ne pouvant aboutir à la redevance pour dépossession et concession du tréfonds thermal, croirait devoir se rejeter ou rester dans le système de la libre recherche.

Tels sont, messieurs, les principes et les motifs généraux sur lesquels se fonde le projet de loi dont nous vous rendons compte, principes et motifs qui sont tout à la fois ceux du gouvernement et les nôtres. Ce que nous aurions encore à vous dire sur ces principes et ces motifs trouvera sa place dans la revue que nous allons faire des articles du projet, articles dont plusieurs ont été gravement modifiés par nous dans des amendements qu'a adoptés le conseil d'État. Ces amendements ou modifications, nous devons encore le dire à l'avance, ont été le résultat de cette idée générale bien arrêtée dans l'esprit de tous les membres de votre commission, que, puisqu'il n'y avait lieu à aucune redevance à accorder aux propriétaires des terrains compris dans le périmètre pour une dépossession sans bases, et la plupart du temps sans objet, la loi devait, en quelque sorte, être purement défensive et conservatrice des sources déclarées d'intérêt public, et que, dans tous les cas où, pour cette conservation et cette défense, elle autoriserait à toucher en réalité à la propriété particulière, elle devait lui accorder toutes les indemnités auxquelles alors elle a droit.

Les articles 1 et 2 contiennent dans leur connexité, nous l'avons dit, le principe de la loi : d'une part, art. 1er, la faculté, pour le gouvernement, de déclarer d'intérêt public certaines sources d'eaux minérales ; d'autre part, art. 2, la faculté d'assigner à ces sources, déclarées d'intérêt public, un périmètre de protection, assignation qui ne suivra pourtant pas toujours cette déclaration.

Le 2e paragraphe de l'art. 2 porte que le *périmètre peut être modifié si de nouvelles circonstances en font sentir la nécessité.*

Nous avions d'abord cru devoir repousser la disposition contenue dans ce paragraphe. Cette faculté d'une modification, ou plus exactement, parce que ce sera le cas le plus habituel, d'une extension du périmètre de protection, nous paraissait au moins inquiétante pour les propriétés plus ou moins voisines des sources déclarées d'intérêt public. D'un autre côté, nous sentions bien que si, par suite de la suppresion de ce paragraphe, le périmètre devait être ainsi tracé une fois pour toutes, les ingénieurs chargés de le tracer seraient amenés à lui donner plus d'étendue que si on leur eût laissé la faculté d'y revenir. Pour prévenir cet inconvénient, cet abus, nous avions admis le principe de l'indemnité ou redevance, nous disant que l'application de ce principe empêcherait les propriétaires des sources de demander, sans absolue nécessité, un accroissement de périmètre qui pourrait leur devenir très coûteux. C'était là une des raisons qui nous avait fait admettre ce principe de la redevance. Mais alors de deux choses l'une : ou l'on eût donné arbitrairement et uniformément à l'indemnité un chiffre *minimum* assez élevé, bien que fort insignifiant pour les propriétaires des terrains compris dans le périmètre, le chiffre de 4 ou 5 francs, par exemple, par hectare, et alors elle eût pu atteindre, même pour un périmètre de moyenne étendue, à un chiffre supérieur à celui du revenu net de beaucoup de sources déclarées d'intérêt public. Ou bien, comme dans les concessions de mines, où la prescription de l'art. 6 de la loi du 31 mai 1810 ne s'applique qu'à des parties de concession desquelles il n'y a rien à extraire, cette redevance eût été tout à fait insignifiante, de quelques centimes par hectare, par exemple, et alors elle n'eût en aucune façon empêché l'extension du périmètre. A ce point de vue donc encore, nous avons dû abandonner le principe de la redevance.

Toutefois, nous devons le faire remarquer, à défaut de cette redevance impossible ou insignifiante, il y en a une très réelle allouée, ou, si l'on veut, occasionnée par les établissements thermaux aux propriétés les plus voisines, celles qui, par conséquent, seront nécessairement comprises dans le périmètre. Cette redevance c'est la plus-value que donnent à ces propriétés le voisinage immédiat des établissements. C'est sur ces propriétés, ces terrains que s'établissent ces industries accessoires des bains, souvent plus productives que l'industrie des bains elle-même; c'est sur ces propriétés ou dans les maisons qui s'y bâtissent que se dépense la plus grande partie de l'argent laissé dans le pays par les visiteurs des eaux. Cette sorte de redevance indirecte ne peut que s'accroître de la déclaration d'intérêt public prononcée en faveur des établissements voisins; et cet accroissement serait une ample compensation au sacrifice, s'il y en avait un, imposé par l'assignation du périmètre de protection, et l'interdiction qu'elle entraîne.

Le principe, l'utilité même de la redevance ainsi écartés, restait à admettre ou à rejeter purement et simplement, ou pour lui-même, le principe de la modification ou de l'extension facultative du périmètre, et nous avons fini par l'admettre. Nous avons cru être ainsi plus favorables aux droits et aux intérêts de la propriété privée. Nous nous sommes dit qu'après avoir déterminé un premier périmètre aussi peu étendu que possible, pour la protection des sources, ce ne serait que dans des cas tout à fait exceptionnels qu'on le porterait plus loin; que l'une et l'autre de ces opérations se feraient dans des conditions (un décret impérial, après enquête, délibéré en conseil d'Etat) qui donneraient à la propriété privée toutes les garanties; qu'enfin il se trouverait des cas où, conformément au texte et à l'esprit de ce deuxième paragraphe de l'article en question, le périmètre, loin d'être étendu, pourrait être restreint.

Le premier paragraphe de l'art. 3 décide qu'aucun travail souterrain, pouvant avoir pour résultat l'altération ou la diminution d'une source déclarée d'utilité publique, ne peut se faire sans autorisation préalable de l'autorité. La protection des sources est dans cette disposition; mais elle y est, suivant nous, suffisamment. Aussi n'avons-nous pas cru pouvoir admettre le deuxième paragraphe du même article, qui disait que *la même autorisation pourrait exceptionnellement être déclarée nécessaire pour les travaux à ciel ouvert.* Nous avons voulu, au contraire, que ces travaux pussent avoir lieu sans autorisation; nous avons admis seulement que, par une exception formellement exprimée dans le décret de fixation du périmètre, les travaux mentionnés dans ce paragraphe ne pussent être commencés qu'après déclaration préalable adressée au préfet. Nous croyons avoir ainsi heureusement concilié la protection due aux sources déclarées d'intérêt public, avec les droits les plus nécessaires et les plus usuels de la propriété privée. Le conseil d'État a adhéré à ce grave amendement.

L'art. 4 s'explique de lui-même. Si les travaux régulièrement entrepris dans les conditions énoncées en l'article précédent, ont eu, contre toute prévision, pour résultat l'altération ou la diminution des sources, ils doivent pouvoir être provisoirement interdits ou suspendus par le préfet, sauf, bien entendu, le recours des propriétaires des terrains où ont lieu les travaux devant la juridiction compétente. Cette juridiction nous a paru devoir être, au lieu du ministre, le conseil de préfecture et le conseil d'État.

Le conseil d'État a encore consenti à cette modification.

L'art. 5 est corrélatif au deuxième paragraphe de l'art. 2, qui dit que dans certains cas le périmètre pourra être modifié, c'est-à-dire pour le plus grand nombre des cas, agrandi. Cela devra avoir lieu, surtout quand des travaux entrepris en dehors du périmètre auront altéré ou menaceront d'altérer la source. Dans ce cas, et jusqu'à ce qu'il ait été statué par le conseil d'État sur la nécessité de l'extension du périmètre, les travaux peuvent, comme dans le cas de l'article précédent, être provisoirement suspendus par le préfet. L'art. 5 du gouvernement disait que la suspension aurait lieu dans le cas où les travaux seraient *jugés de nature* à altérer ou diminuer les sources. Nous avions pensé qu'il fallait, pour que cette suspension pût être provisoirement prononcée, qu'il y eût un commencement d'altération ou de diminution, un *résultat constaté*. Pour des travaux entrepris en dehors du périmètre, loin des sources, par conséquent moins dangereux pour elles, la protection nous paraissait ainsi suffisamment établie, et la propriété particulière plus à l'abri de toute entrave trop légèrement proposée. Le conseil d'État en a jugé un peu différemment. Il a maintenu sa rédaction primitive ; mais il en a gravement amoindri la portée, en ne l'appliquant qu'aux sondages et autres travaux souterrains, c'est-à-dire aux travaux surtout dangereux et d'un effet souvent irrémédiable. Nous pensons qu'il y a dans cette nouvelle disposition une garantie suffisante donnée aux intérêts de la propriété privée.

L'art. 6, qui dit que les dispositions de l'article précédent s'appliquent à une source minérale déclarée d'intérêt public, mais à laquelle aucun périmètre n'a encore été assigné, cet article n'est en quelque sorte que l'art. 5 pris à un autre point de vue, et l'un et l'autre découlent nécessairement du second paragraphe de l'art. 2 sur l'extension facultative du périmètre primitif.

Avec l'art. 7 commence un autre point de vue de la loi, le point de vue des servitudes et dommages imposés à la propriété particulière pour la conservation des sources déclarées d'intérêt public, et des indemnités corrélatives à ces dommages. Quelques mots de changement introduits par votre commission dans cet article témoignent ici encore de la pensée qui l'a constamment inspirée, de n'imposer à la propriété privée que les sacrifices indispensables à la protection des sources dont la conservation importe à la santé publique. L'art. 7 du projet de loi disait que, dans l'intérieur du périmètre de protection, le propriétaire d'une source déclarée d'utilité publique a le droit de faire dans le terrain d'autrui, à l'exception des maisons d'habitation et des cours attenantes, *tous les travaux de captage et autres nécessaires pour la conservation et l'aménagement de cette source.* Nous avons dit : *tous les travaux de captage et d'aménagement nécessaires pour la conservation, la conduite et la distribution de cette source.* Nous avons cru exprimer ainsi, d'une manière à la fois plus claire et plus restrictive, le mode suivant lequel doivent être conçus et exécutés les travaux de captage et d'aménagement ayant pour objet, non point de rechercher et de prendre dans les terrains compris dans le périmètre toutes les eaux minérales qui pourraient se rencontrer dans leurs profondeurs, mais celles exclusivement de ces eaux qui font partie de la source déclarée d'intérêt public.

Dans l'art. 8, au contraire, nous avions conservé la rédaction plus générale, et, en quelque sorte, plus élastique du projet. Il s'agit ici, en effet, des travaux que le propriétaire de la source peut exécuter sur son propre terrain. Pour lui, comme pour la source déclarée d'intérêt public, il a le droit, et en quelque sorte, le devoir de rechercher et de recueillir toutes les eaux minérales qui peuvent contribuer à la conservation, à l'aménagement et même à l'amélioration, à l'accroissement de cette source. Le conseil d'État, néanmoins, a cru devoir abandonner ici sa rédaction pour y substituer notre rédaction de l'art. 7. Ce changement nous semble peu important, et n'être guère qu'une affaire de symétrie. Il nous paraît évident que le propriétaire du terrain où est située la source y agira toujours plus librement qu'aux termes bien formels du nouvel art. 7, il ne peut agir dans le terrain du voisin.

Mais les travaux entrepris en vertu de l'art. 7, dans les terrains compris dans le périmètre de protection, peuvent endommager ces terrains, de façon à les rendre impropres à leur ancien usage. L'art. 9 du projet du gouvernement décidait en réalité que, dans ce cas, l'expropriation desdits terrains pourrait être demandée par le propriétaire des sources, et il ne disait rien, à cet égard, des droits des propriétaires des terrains. Conformément à la pensée générale qui nous a fait modifier le titre même du projet, nous avons dû repousser cette attribution du droit d'expropriation, pour cause non plus d'utilité, mais d'intérêt public, aux propriétaires des sources, et nous avons, en quelque sorte, retourné l'article. Nous avons voulu que l'expropriation ou plutôt l'achat des terrains, à ce point dénaturés ou endommagés, fût demandé par leurs propriétaires seuls, que nous avons faits seuls juges de l'opportunité de cette expropriation. Nous n'avons presque fait, à cet égard, que copier le texte même de l'art. 44 de la loi des mines.

Le conseil d'État a donné son assentiment à cette importante modification, essentiellement conservatrice du droit de propriété. Nous devons dire même que cet assentiment avait comme été pressenti par ses commissaires.

L'article 10 règle les indemnités dues aux propriétaires des terrains compris dans le périmètre, par suite de la suspension ou de l'interdiction de travaux énoncés dans les articles 4, 5 et 6, ou à raison des travaux exécutés en vertu des articles 7 et 9.

Le deuxième paragraphe de cet article 10 prescrit une limite à la fixation de cette indemnité dans les cas prévus par les articles 4, 5 et 6. Tout en acceptant cette limite, nous avons tenu à la rendre plus favorable aux propriétaires des terrains compris dans le périmètre, par une disposition additionnelle qu'a acceptée le conseil d'État, et qui augmente l'indemnité due par les propriétaires de la source *du montant des pertes matérielles qu'a éprouvées le propriétaire du terrain* pendant l'exécution des travaux.

Nous avions de plus ajouté à l'article 10 une disposition qui décidait, ce qui n'est indiqué nulle part dans le projet de loi et nous avait semblé devoir l'être, que les dommages causés aux sources par suite de travaux régulièrement entrepris sont à la charge du propriétaire des sources. Dans l'intérêt de ces dernières, c'est-à-dire de la santé publique, il faut, en effet, que ces dommages soient réparés, et qu'ils le soient promptement. Or, ils ne doivent pas l'être par les propriétaires de terrains, qui n'en sont point responsables, puisque leurs travaux n'ont été entrepris qu'après autorisation ou déclaration préalable, et sur des appréciations qui ne sont pas de leur fait.

Le conseil d'État n'a point admis ce paragraphe additionnel. Nous sommes convaincus qu'il ne l'a cru qu'inutile, et peut-être a-t-il eu raison. Le droit commun, en effet, pas plus que le sens commun, ne permettrait, dans le cas dont il s'agit, de faire peser la réparation du dommage occasionné aux sources sur d'autres que sur leurs propriétaires.

Nous n'avons rien à dire de l'article 11, qui va de soi et décide que l'État est dispensé de cautionnement, dont le dépôt préalable, au contraire, de la part du propriétaire des sources, est nécessaire pour l'exécution de décisions concernant l'exécution ou la destruction des travaux sur le terrain d'autrui.

L'article 12 règle la contre-partie, en quelque sorte, et une contre-partie nécessaire, des avantages faits, en vue de l'utilité publique, aux propriétaires des sources. Il décide qu'à raison de cette même utilité, les sources mal administrées ou mal exploitées pourront être expropriées, suivant les formes, bien entendu, de la loi du 3 mai 1841.

Sous le titre II, des *dispositions pénales*, viennent les articles 13, 14, 15, 16, 17. Sauf trois mots intercalés dans l'article 13, trois mots qui ont trait à la modification que nous avons fait subir au paragraphe deuxième de l'article 3, nous n'avons absolument rien changé à ces divers articles. Les peines qu'édictent les articles 13 et 14 contre les infractions commises soit par les propriétaires des terrains compris dans le périmètre, soit par les propriétaires des sources, ces peines sont très modérées, beaucoup plus que dans les précédents projets de lois sur la même matière. Elles ne consistent qu'en amendes. L'article 17 proclame en outre l'admission des circonstances atténuantes.

Le titre III, ou des *dispositions générales et transitoires*, contient dans ses articles 18 et 19 des dispositions qui sont loin d'être étrangères à un projet de loi sur la conservation et l'aménagement des sources d'eaux minérales.

Dans son article 18, il pose le principe d'une position nouvelle et meilleure faite aux cent trente médecins inspecteurs des établissements thermaux, non-seulement pour eux, ce qui est convenable et juste, mais, ce qui importe davantage, pour la bonne gestion des sources d'eaux minérales, et par conséquent pour les intérêts de la santé publique.

L'article 19 renvoie à des règlements d'administration publique, ici d'une extrême importance, véritable code de la matière, qui se substitueront à l'ordonnance du 13 juin 1823, non-seulement l'exécution et le détail de tout ce qui concerne le service d'inspection médicale et de surveillance des établissements thermaux, mais encore et avant tout le règlement des formes et des conditions de la déclaration d'intérêt public, de la fixation du périmètre, de l'autorisation mentionnée en l'article 3.

Sauf quelques modifications nécessaires, soit pour une plus grande clarté, soit surtout pour appeler l'attention du gouvernement sur l'importance de la constatation mentionnée dans l'article 4, et la nécessité de n'en confier le devoir qu'à des hommes compétents et indépendants, votre commission a reconnu l'utilité des dispositions contenues dans ces deux articles.

Pour ce qui est de l'article 18 relatif aux indemnités ou traitements dus aux médecins inspecteurs des eaux, elle admet et proclame avec l'administration qu'il est nécessaire que ces indemnités leur viennent non plus de la main des propriétaires, mais de plus haut, de la main du gouvernement. Elle admet, en outre, que dans ce but les divers établissements thermaux puissent être imposés au prorata de leurs revenus, le recouvrement de cette taxe ayant lieu comme en matière de contributions directes.

Ces dispositions de l'article 18 diffèrent, en réalité, fort peu de la règle et de la pratique actuelles. La contribution imposée pour frais d'inspection, aux propriétaires des sources thermales autorisées, existe depuis longtemps et repose sur des lois et ordonnances : l'article 10 de la loi du 6 nivôse an XI, l'article 15 de la loi des finances du 17 août 1822, l'article 3 de celle du 10 mai 1823, enfin l'article 7 de l'ordonnance du 18 juin 1823, qui porte que le chiffre du traitement des médecins inspecteurs des eaux sera fixé par les préfets, les propriétaires des établissements thermaux entendus, et confirmé par le ministre de l'intérieur. De plus, ces établissements, ainsi imposés par le gouvernement, le sont, en réalité, au prorata de leurs revenus, puisqu'ils se divisent, à cet égard et suivant leur importance, en plusieurs catégories, primitivement établies par l'article 10 de l'arrêté du directoire du 3 floréal an VIII : une catégorie supérieure, dont les établissements payent chacun 1000 francs par an pour frais d'inspection ; une catégorie qui ne paye que 600 francs ; une dernière catégorie qui n'en paye que 500 ou 400, dans quelques cas même 100 ou 200. Restent donc ces deux dispositions de l'article 18, à notre avis supérieures à ce qui existe maintenant, que ce sera le gouvernement, et non plus les inspecteurs, qui percevra les diverses parties de ce petit impôt, et qu'il fera de cela un ensemble, un total dont le montant sera déterminé tous les ans par la loi de finances. Dans cette dernière disposition est la garantie de l'équité qui doit présider à la répartition dont nous venons de parler, et dont, aux termes du deuxième paragraphe de l'article suivant, les bases et le mode seront déterminés par un règlement d'administration publique.

Le service de l'inspection aura tout à gagner au changement que nous venons d'indiquer, et nous ne pouvons qu'y applaudir. Nous applaudirions de même à une mesure qui aurait pour résultat, en revenant sur un point du décret de décentralisation administrative du 25 mars 1852, de reprendre aux préfets la nomination des médecins inspecteurs des eaux. Nous pourrions même dire que cette mesure est un corollaire obligé de celle qui, aux termes de l'article 18 du projet, fait des médecins inspecteurs ce qu'ils doivent être, des agents de l'administration, ou plutôt de l'utilité publique, et non plus des agents ou au moins des salariés des propriétaires des sources. Le gouvernement, qui, désormais, aura à rétribuer ces médecins inspecteurs suivant, tout probablement, le degré d'importance, d'utilité réelle, de l'établissement auquel ils seront attachés, plus encore que suivant son degré de prospérité, peut-il ne pas avoir le droit, la faculté de les classer ? Et comment pourrait-il les classer, s'il ne les nommait lui-même et directement ?

En retour de cette attribution que nous voudrions voir enlever aux préfets, nous oserions indiquer ou plutôt revendiquer pour eux une attribution plus utile à la chose publique; c'est celle dont ils jouissaient en vertu de l'article 10 de l'arrêté consulaire du 6 nivôse an XI, reproduisant la pensée de l'article 19 de l'arrêt du conseil du 5 mai 1781, et dont les a privés le second paragraphe de l'article 10 de l'ordonnance du 18 juin 1823 : le droit d'approuver, sauf recours au gouvernement, le tarif du prix de toutes les eaux minérales autorisées.

Nous ne vous dirons rien, messieurs, de l'article 20, si ce n'est qu'il est la reproduction utile de l'article 10 du projet de loi présenté, en 1847, à la chambre des pairs. Cet article abroge, et avec raison, l'article 9 de l'arrêté consulaire du 6 nivôse an XI, et rend ainsi à la juridiction ordinaire ce qui, en vertu de cet article, était attribué mal à propos à la justice administrative : le jugement des contestations sur la propriété des sources entre l'État et les communes.

Nous ne vous parlons pas davantage de l'article 21 et dernier de la loi. Il abroge, et avec plus de raison encore, le décret du 8 mars 1840, qui avait fixé invariablement autour de toutes les sources minérales autorisées un périmètre d'un kilomètre de rayon, disposition, nous l'avons déjà dit, dont la fixité était ou insuffisante, ou inutile, ou nuisible.

Tel est, messieurs, ce projet de loi sur la conservation et l'amélioration des sources d'eaux minérales, dont nous avions à vous rendre compte. Nous vous en avons parlé bien longuement, trop longuement peut-être. Nous y avons été contraints par la nécessité de vous faire part de quelques-unes des discussions où nous ont entraînés les difficultés naturelles du sujet. Il s'agissait, en effet, dans ce projet de loi, et sur un sujet pendant depuis vingt ans devant les chambres, de régler les rapports d'une chose d'utilité publique, avec des choses, des propriétés d'utilité particulière, et de faire la juste part des unes et des autres. De concert avec le conseil d'État, et avec le concours de ses commissaires, nous avons fait ce qu'il était en nous pour arriver à ce résultat. Nous souhaitons y être parvenus. Nous sommes, dans tous les cas, convaincus que cette loi, telle que nous vous la proposons, décide et règle un état de choses très préférable à ce qui existe maintenant, où plutôt à ce qui existait avant le décret de 1848 ; et que l'utilité publique, qui est en définitive la chose principale, puisqu'elle est la chose de tous, aura beaucoup à gagner à ce qu'elle soit adoptée et mise à exécution. En conséquence, nous avons l'honneur de vous proposer de lui donner votre approbation.

LOI SUR LA CONSERVATION ET L'AMÉNAGEMENT DES SOURCES D'EAUX MINÉRALES, DU 14 JUILLET 1856.

TITRE Ier. — *De la déclaration d'intérêt public des sources, des servitudes et des droits qui en résultent.*

Article 1er. Les sources d'eaux minérales peuvent être déclarées d'intérêt public, après enquête, par un décret impérial délibéré en conseil d'État.

Art. 2. Un périmètre de protection peut être assigné, par un décret rendu dans les formes établies en l'article précédent, à une source déclarée d'intérêt public.

Ce périmètre peut être modifié si de nouvelles circonstances en font reconnaître la nécessité.

Art. 3. Aucun sondage, aucun travail souterrain ne peuvent être pratiqués dans le périmètre de protection d'une source minérale déclarée d'intérêt public, sans autorisation préalable.

A l'égard des fouilles, tranchées, pour extraction de matériaux ou pour un autre objet, fondation de maisons, caves ou autres travaux à ciel ouvert, le décret qui fixe le périmètre de protection peut exceptionnellement imposer aux propriétaires l'obligation de faire, au moins un mois à l'avance, une déclaration au préfet qui en délivre récépissé.

Art. 4. Les travaux énoncés dans l'article précédent et entrepris, soit en vertu d'une autorisation régulière, soit après une déclaration préalable, peuvent, sur la demande du propriétaire de la source, être interdits par le préfet, si leur résultat constaté est d'altérer ou de diminuer la source. Le propriétaire du terrain est préalablement entendu.

L'arrêté du préfet est exécutoire par provision, sauf recours au conseil de préfecture et au conseil d'État par la voie contentieuse.

Art. 5. Lorsque, à raison de sondages ou de travaux souterrains entrepris en dehors du périmètre, et jugés de nature à altérer ou diminuer une source minérale déclarée d'intérêt public, l'extension du périmètre paraît nécessaire, le préfet peut, sur la demande du propriétaire de la source, ordonner provisoirement la suspension des travaux.

Les travaux peuvent être repris, si, dans le délai de six mois, il n'a pas été statué sur l'extension du périmètre.

Art. 6. Les dispositions de l'article précédent s'appliquent à une source minérale déclarée d'intérêt public, à laquelle aucun périmètre n'a été assigné.

Art. 7. Dans l'intérieur du périmètre de protection, le propriétaire d'une source déclarée d'intérêt public a le droit de faire, dans le terrain d'autrui à l'exception des maisons d'habitation et des cours attenantes, tous les travaux de captage et d'aménagement nécessaire pour la conservation, la conduite et la distribution de cette source, lorsque ces travaux ont été autorisés par un arrêté du ministre de l'agriculture, du commerce et des travaux publics.

Le propriétaire du terrain est entendu dans l'instruction.

Art. 8. Le propriétaire d'une source d'eau minérale déclarée d'intérêt public peut exécuter, sur son terrain, tous les travaux de captage et d'aménagement nécessaires pour la conservation, la conduite et la distribution de cette source, un mois après la communication faite de ses projets au préfet.

En cas d'opposition par le préfet, le propriétaire ne peut commencer ou continuer les travaux qu'après autorisation du ministre de l'agriculture, du commerce et des travaux publics.

A défaut de décision dans le délai de trois mois, le propriétaire peut exécuter les travaux.

Art. 9. L'occupation d'un terrain compris dans le périmètre de protection pour l'exécution des travaux prévus par l'article 7 ne peut avoir lieu qu'en vertu d'un arrêté du préfet qui en fixe la durée.

Lorsque l'occupation d'un terrain compris dans le périmètre prive le propriétaire de la jouissance du revenu au delà du temps d'une année, ou lorsque après les travaux le terrain n'est plus propre à l'usage auquel il était employé, le propriétaire dudit terrain peut exiger du propriétaire de la source l'acquisition du terrain occupé ou dénaturé. Dans ce cas, l'indemnité est réglée suivant les formes prescrites par la loi du 3 mai 1841. Dans aucun cas, l'expropriation ne peut être provoquée par le propriétaire de la source.

Art. 10. Les dommages dus par suite de suspension, interdiction ou destruction de travaux dans les cas prévus aux articles 4, 5 et 6, ainsi que ceux dus à raison de travaux exécutés en vertu des articles 7 et 9, sont à la charge du propriétaire de la source. L'indemnité est réglée à l'amiable ou par les tribunaux.

Dans les cas prévus par les articles 4, 5 et 6, l'indemnité due par le propriétaire de la source ne peut excéder le montant des pertes matérielles qu'a éprouvées le propriétaire du terrain, et le prix des travaux devenus inutiles, augmenté de la somme nécessaire pour le rétablissement des lieux dans leur état primitif.

Art. 11. Les décisions concernant l'exécution ou la destruction des travaux sur le terrain d'autrui ne peuvent être exécutées qu'après le dépôt d'un cautionnement dont l'importance est fixée par le tribunal, et qui sert de garantie au payement de l'indemnité dans les cas énumérés en l'article précédent.

L'État, pour les sources dont il est propriétaire, est dispensé de cautionnement.

Art. 12. Si une source d'eau minérale, déclarée d'intérêt public, est exploitée d'une manière qui en compromette la conservation, ou si l'exploitation ne satisfait pas aux besoins de la santé publique, un décret impérial, délibéré en conseil d'État, peut autoriser l'expropriation de la source et de ses dépendances nécessaires à l'exploitation, dans les formes réglées par la loi du 3 mai 1841.

TITRE II. — *Dispositions pénales.*

Art. 13. L'exécution, sans autorisation, ou sans déclaration préalable, dans le périmètre de protection, de l'un des travaux mentionnés dans l'article 3, la reprise des travaux interdits ou suspendus administrativement, en vertu des articles 4, 5 et 6, est punie d'une amende de 50 francs à 500 francs.

Art. 14. Les infractions aux règlements d'administration publique prévus au dernier paragraphe de l'article 19 de la présente loi sont punies d'une amende de 16 francs à 100 francs.

Art. 15. Les infractions prévues par la présente loi sont constatées concurremment, par les officiers de police judiciaire, les ingénieurs des mines et les agents sous leurs ordres ayant droit de verbaliser.

Art. 16. Les procès-verbaux dressés en vertu des articles 13 et 14 sont visés pour timbre et enregistrés en débet.

Les procès-verbaux dressés par des gardes-mines ou agents de surveillance assermentés doivent, à peine de nullité, être affirmés dans les trois jours devant le juge de paix ou le maire, soit du lieu du délit, soit de la résidence de l'agent.

Lesdits procès-verbaux font foi jusqu'à preuve contraire.

Art. 17. L'article 463 du Code pénal est applicable aux condamnations prononcées en vertu de la présente loi.

TITRE III. — *Dispositions générales et transitoires.*

Art. 18. La somme nécessaire pour couvrir les frais d'inspection médicale et de surveillance des établissements d'eaux minérales autorisées est perçue sur l'ensemble de ces établissements.

Le montant en est déterminé tous les ans par la loi de finances.

La répartition en est faite entre les établissements, au prorata de leurs revenus.

Le recouvrement a lieu, comme en matière de contributions directes, sur les propriétaires, régisseurs ou fermiers des établissements.

Art. 19. Des règlements d'administration publique déterminent :

Les formes et les conditions de la déclaration d'intérêt public, de la fixation du périmètre de protection, de l'autorisation mentionnée à l'article 3, et de la constatation mentionnée à l'article 4 ;

L'organisation de l'inspection médicale et de la surveillance des sources et des établissements d'eaux minérales naturelles ; les bases et le mode de la répartition énoncée en l'article 18 ;

Les conditions générales d'ordre, de police et de salubrité auxquelles tous les établissements d'eaux minérales naturelles doivent satisfaire.

Art. 20. L'article 9 de l'arrêté consulaire du 6 nivôse an XI est abrogé.

Sont également abrogées toutes dispositions des lois, décrets, ordonnances et règlements antérieurs, qui seraient contraires aux dispositions de la présente loi.

Art. 21. Le décret du 8 mars 1848 continuera d'avoir son effet jusqu'au 1er janvier 1857, pour tous les établissements qui n'auraient pas été déclarés d'intérêt public avant cette époque.

CIRCULAIRE MINISTÉRIELLE DU 22 SEPTEMBRE 1856.

Monsieur le préfet, l'article 19 de la loi du 14 juillet 1856, sur la conservation et l'aménagement des sources d'eaux minérales, est ainsi conçu :

« Des règlements d'administration publique déterminent :

» Les formes et les conditions de la déclaration d'intérêt public, de la fixation » du périmètre de protection, de l'autorisation mentionnée à l'article 3 et de la » constatation mentionnée à l'article 4 ;

» L'organisation de l'inspection médicale et de la surveillance des sources et » des établissements d'eaux minérales naturelles, les bases et le mode de la » répartition énoncée en l'article 18 ;

» Les conditions générales d'ordre, de police et de salubrité auxquelles tous » les établissements d'eaux minérales naturelles doivent satisfaire. »

Parmi les règlements prévus par l'article ci-dessus, ceux qui sont énoncés au paragraphe 1er, c'est-à-dire ceux qui concernent la déclaration d'intérêt public des sources d'eaux minérales et la fixation du périmètre de protection à établir autour de ces sources, devaient appeler d'abord l'attention de l'administration publique, attendu qu'au 1er janvier prochain toutes les sources d'eaux minérales cesseront d'être protégées par le décret du 1er mars 1848. J'ai donc dû m'occuper de préparer d'urgence le règlement relatif à l'exécution de cette partie de la loi nouvelle : le conseil d'Etat en a arrêté les clauses, et l'Empereur, par un décret du 8 de ce mois, vient d'y donner sa haute sanction.

J'ai l'honneur, monsieur le préfet, de vous adresser une ampliation de ce décret, en vous priant de vous occuper immédiatement d'en assurer l'exécution. Je n'ai d'ailleurs que peu d'explications à vous donner sur le sens et l'objet des divers articles dont se compose le règlement ci-annexé.

Ce règlement est divisé en trois titres : le premier concerne la déclaration d'intérêt public ; le deuxième concerne la fixation du périmètre de protection ;

et le troisième enfin, traite de l'autorisation des travaux dans l'intérieur du périmètre et de la constatation des faits d'altération ou de diminution des sources.

A l'égard des formes à suivre pour arriver à la déclaration d'intérêt public des sources d'eaux minérales, celles qui sont prescrites par le décret se rapprochent de celles qui sont en usage dans notre pays depuis déjà de nombreuses années pour les cas analogues. La demande est adressée au préfet du département; elle est soumise avec tous les documents propres à en faire apprécier le mérite et aux lieux jugés nécessaires, à une enquête dont la durée sera d'un mois; à l'expiration de ce délai, une commission composée sous la présidence du préfet, de deux membres du conseil général, de l'ingénieur des mines et du médecin inspecteur, est appelée à donner son avis sur les résultats de l'enquête, et après avoir pris connaissance des expériences faites par l'ingénieur des mines sur le débit de la source et la nature de ses eaux; le Conseil d'hygiène publique et le conseil général des mines sont consultés à leur tour, et enfin il est statué par un décret délibéré en conseil d'Etat.

Les formes ci-dessus sont simples, faciles à accomplir; elles donnent, par l'autorité des personnes et des conseils appelés à intervenir, toute garantie d'une décision éclairée et importante : elles ne paraissent donc devoir rencontrer aucune difficulté d'exécution.

En ce qui touche la fixation du périmètre de protection, les mêmes règles seront appliquées, art. 10 du décret : le plus souvent d'ailleurs, les propriétaires ou exploitants de sources d'eaux minérales demanderont à la fois et la déclaration d'intérêt public et la fixation du périmètre de protection, et, par suite, une seule et même instruction devra servir au double but qu'il s'agit d'atteindre; il faudra seulement, pour la fixation du périmètre : 1° que la demande soit toujours accompagnée d'un plan figuratif des terrains à comprendre dans ce périmètre et d'un mémoire justificatif; 2° qu'elle soit publiée et affichée dans chacune des communes sur lesquelles le périmètre doit s'étendre.

A l'égard des modifications de périmètres qui peuvent être demandées à diverses époques, lorsque la nécessité s'en fera sentir, elles seront instruites et résolues dans les mêmes formes que les demandes en première fixation, art. 13 du décret; il n'y avait évidemment aucun motif de procéder dans le second cas autrement que dans le premier.

Le titre III, qui concerne les autorisations de travaux à entreprendre dans l'intérieur du périmètre de protection et la constatation de faits d'altération ou de diminution des sources, contient des dispositions d'une grande importance. Il s'agit là, en effet, de mesures d'exécution qui affectent notablement, soit les intérêts des propriétaires des sources d'eaux minérales, soit les intérêts non moins respectables des propriétaires dont les terrains avoisinent ces sources; il est donc nécessaire qu'avant de statuer, l'autorité ne procède qu'avec une extrême prudence.

S'il est question d'effectuer des travaux souterrains dans l'intérieur du périmètre de protection, comme les questions à résoudre sont toujours délicates et difficiles, la décision est réservée au ministre qui statue sur l'avis du conseil général des mines; la demande est d'ailleurs adressée au préfet, qui la fait préalablement examiner par l'ingénieur des mines et le médecin inspecteur, entend le propriétaire de la source et transmet ensuite les pièces avec son avis au ministre.

S'il s'agit d'interdire, à la demande du propriétaire de la source, ou des travaux souterrains préalablement autorisés, ou des travaux à ciel ouvert entrepris en vertu d'une simple déclaration, conformément à l'article 4 de la loi, la décision appartient au préfet, sous réserve de recours au conseil de préfecture, et en appel, au conseil d'Etat : dans ce cas, la constatation des faits d'altération ou de diminution de la source est attribuée à l'ingénieur des mines ; cet ingénieur se transporte sur les lieux ; il procède, en présence des parties intéressées ou elles dûment appelées, à toutes les opérations qu'il juge utiles ; il dresse procès-verbal de ces opérations, mentionne sur ce procès-verbal les observations des parties et transmet le tout ensuite au préfet avec son avis. Le préfet a ainsi à sa disposition et dans le moindre temps possible, tous les éléments de la décision qu'il doit prendre et les divers intérêts en présence sont pleinement garantis.

Il est d'ailleurs procédé ainsi qu'il vient d'être dit pour le cas de travaux exécutés en dehors du périmètre de protection, et dont la suspension est demandée, aux termes de l'article 5 de la loi, par le motif qu'ils altèrent ou diminuent la source ; la question à résoudre dans ce cas est exactement la même que dans le cas de travaux entrepris dans l'intérieur du périmètre ; les formalités à remplir doivent naturellement être aussi les mêmes.

Telles sont, monsieur le préfet, les courtes explications que j'avais à vous adresser pour l'exécution du décret du 8 septembre 1856 ; il ne me reste plus qu'à vous prier de donner à ce décret une publicité immédiate. Ainsi que je l'ai dit en commençant, le décret du 1er mars 1848 ne doit avoir d'effet que jusqu'au 1er janvier prochain ; il faut que les propriétaires des sources non encore déclarées d'intérêt public soient mis immédiatement en mesure d'obtenir, s'ils le désirent, cette déclaration, et par là même qu'ils soient avertis sans aucun retard ; veuillez, je vous prie, prendre toutes les mesures nécessaires en conséquence pour ce qui concerne les sources d'eaux minérales autorisées qui existent dans votre département.

Pour les sources dont l'Etat est propriétaire, c'est à vous qu'il appartient de provoquer l'accomplissement des formalités réglées par le décret ; je ne puis que vous prier, s'il s'en trouve quelqu'une dans votre département, de vous concerter d'urgence avec M. l'ingénieur en chef des mines pour préparer sans aucun délai les pièces sur lesquelles l'enquête doit s'ouvrir.

Je vous prie, monsieur le préfet, de m'accuser réception de la présente circulaire, dont j'adresse ampliation à MM. les ingénieurs des mines et à MM. les médecins inspecteurs.

Signé : E. ROUHER.

DÉCRET IMPÉRIAL DU 8 SEPTEMBRE 1856, PORTANT RÈGLEMENT D'ADMINISTRATION PUBLIQUE EN EXÉCUTION DE LA LOI SUR LES EAUX MINÉRALES.

NAPOLÉON, par la grâce de Dieu et la volonté nationale, Empereur des Français,

A tous présents et à venir, salut.

Sur le rapport de notre ministre secrétaire d'État au département de l'agriculture, du commerce et des travaux publics ;

Vu la loi du 14 juillet 1856, sur la conservation et l'aménagement des sources d'eaux minérales, et spécialement le paragraphe premier de l'article 19 de cette loi, ledit paragraphe ainsi conçu :

« Des règlements d'administration publique déterminent les formes et les con- » ditions de la déclaration d'intérêt public, de la fixation du périmètre de pro- » tection, de l'autorisation mentionnée à l'article 3 et de la constatation mention- » née à l'art. 4 ; »

Notre conseil d'État entendu, avons décrété et décrétons ce qui suit :

TITRE Ier. — *De la déclaration d'intérêt public.*

Art. 1er. La demande tendant à faire déclarer d'intérêt public une source d'eau minérale est adressée au préfet du département.

Cette demande est faite en deux expéditions, dont une sur papier timbré.

Elle énonce les nom, prénoms et domicile du demandeur.

Art. 2. La demande fait connaître l'importance du débit journalier de la source, avec les variations qu'elle est sujette à éprouver suivant les saisons, la composition et les propriétés spéciales des eaux, la consistance de l'établissement d'eaux minérales qu'elle alimente, et le nombre des malades que cet établissement a reçus dans les trois années précédentes.

A cette demande est joint un plan en triple expédition, à l'échelle de 10 millimètres par mètre, représentant l'établissement d'eaux minérales et faisant connaître la disposition des réservoirs, des salles de bains, des douches et de tous appareils et constructions servant à l'aménagement et à l'administration des eaux.

Le demandeur y ajoute tous les renseignements propres à faire apprécier les services que l'établissement rend à la santé publique.

Art. 3. Le préfet fait enregistrer la demande sur un registre particulier et ordonne les publications et affiches dans les dix jours.

Art. 4. Par les soins du préfet, la demande est publiée et affichée dans la commune où est situé l'établissement d'eaux minérales et dans les chefs-lieux d'arrondissements du département ; elle est insérée dans l'un des journaux de chacun des arrondissements où se font les publications et affiches : le tout aux frais du demandeur.

La durée des affiches est d'un mois, à dater du jour de leur apposition dans chaque localité.

Dans chaque localité, la publication a lieu devant la porte de la maison commune et des églises paroissiales et consistoriales, à l'issue de l'office, un jour de dimanche, et au moins une fois pendant la durée des affiches.

Art. 5. Un registre destiné à recevoir les observations et déclarations du public, est ouvert, pendant le même délai, à la mairie de la commune où est situé l'établissement, ainsi que dans les chefs-lieux d'arrondissements du département.

Art. 6. A l'expiration du délai ci-dessus fixé et dans le mois qui suivra, une commission composée, sous la présidence du préfet, de deux membres du conseil général, de l'ingénieur des mines et du médecin inspecteur, se réunit à la préfecture pour donner son avis sur le résultat de l'enquête et sur la demande en déclaration d'intérêt public.

Préalablement à la délibération de la commission, le préfet fait vérifier par l'ingénieur des mines le débit journalier de la source ; il fait procéder de même à l'analyse des eaux.

Les frais nécessités par ces opérations sont à la charge du demandeur.

Le préfet transmet sans délai, au ministre de l'agriculture, du commerce et des travaux publics, la délibération de cette commission et, en même temps, toutes les pièces de l'enquête.

Art. 7. Le comité consultatif d'hygiène publique et le conseil général des mines sont appelés à donner leur avis, et il est définitivement statué sur la demande en déclaration d'intérêt public par un décret délibéré en conseil d'État.

Art. 8. Le décret portant déclaration d'intérêt public est publié et affiché, aux frais du demandeur, dans la commune où est situé l'établissement d'eaux minérales et dans les chefs-lieux de canton de l'arrondissement.

Art. 9. Lorsque différentes sources sont exploitées dans un même établissement, la demande en déclaration d'intérêt public peut en embrasser la totalité ou plusieurs, et l'instruction se fait d'une manière simultanée pour toutes les sources comprises dans la demande.

Toutefois, les renseignements indiqués dans le § 1er de l'article 2 doivent être distincts pour chaque source, de même que les vérifications et opérations mentionnées dans le § 2 de l'article 6.

TITRE II. — *De la fixation du périmètre de protection.*

Art. 10. La demande en fixation d'un périmètre de protection autour d'une source déclarée d'intérêt public est formée et instruite d'après les règles tracées au titre précédent, sauf les modifications qui suivent.

Art. 11. La demande est accompagnée : 1° d'un mémoire justificatif ; 2° d'un plan à l'échelle d'un millimètre par mètre représentant les terrains à comprendre dans le périmètre, et sur lequel sont indiqués l'allure présumée de la source et son point d'émergence.

La demande est publiée et affichée, et des registres d'enquête sont ouverts dans chacune des communes sur le territoire desquelles s'étend le périmètre demandé.

Art. 12. La demande en fixation du périmètre de protection peut être produite en même temps que la demande en déclaration d'intérêt public, et il peut être statué sur l'une et l'autre demande au vu d'une seule et même instruction.

Art. 13. Les demandes en modification de périmètre sont formées et instruites comme les demandes en première fixation, et il est statué dans les mêmes formes.

TITRE III. — *De l'autorisation des travaux dans l'intérieur du périmètre de protection, et de la constatation des faits d'altération ou de diminution des sources.*

Art. 14. La demande en autorisation préalable prévue par le § 1er de l'article 3 de la loi du 14 juillet 1856, pour les sondages et les travaux souterrains à exécuter dans le périmètre de protection, est adressée au préfet du département.

La demande est faite sur papier timbré ; elle énonce les nom, prénoms et domicile du demandeur ; elle est accompagnée d'un plan indiquant les dispositions des ouvrages projetés, et d'un mémoire explicatif des conditions dans lesquelles ils doivent s'exécuter.

Art. 15. Le préfet prend l'avis de l'ingénieur des mines et du médecin inspecteur : il entend le propriétaire de la source ou l'exploitant, si le propriétaire n'exploite pas lui-même ; il donne son avis et le transmet, avec les pièces, au ministre de l'agriculture, du commerce et des travaux publics.

Le ministre statue sur l'avis du conseil général des mines.

Art. 16. Lorsque, dans les cas prévus par le § 1er de l'article 4 de la loi du 14 juillet 1856, le propriétaire d'une source minérale demande au préfet d'interdire des travaux entrepris dans l'intérieur du périmètre de protection, le préfet commet immédiatement l'ingénieur des mines pour constater si, en effet, lesdits travaux ont pour résultat d'altérer ou de diminuer la source.

Art. 17. L'ingénieur se transporte sur les lieux ; il procède, en présence des parties intéressées ou elles dûment appelées, aux opérations de jaugeage et à toutes autres qu'il juge utiles pour établir l'influence des travaux qui ont donné lieu à la réclamation, sur le régime de la source, son débit et la composition de ses eaux.

Il dresse un procès-verbal détaillé, qu'il signe conjointement avec toutes les parties comparantes ; il transmet ce procès-verbal, avec son avis, au préfet du département, qui statue ainsi qu'il est dit au § 2 de l'article 4 de la loi du 14 juillet 1856.

Chacune des parties intéressées peut requérir l'insertion de ses observations au procès-verbal.

Art. 18. Il est procédé conformément aux dispositions de l'article précédent dans le cas où le propriétaire d'une source minérale déclarée d'intérêt public demande au préfet d'ordonner provisoirement, en vertu de l'article 5 de la loi du 14 juillet 1856, la suspension de sondages et de travaux souterrains entrepris en dehors du périmètre de protection, et qu'il signale comme étant de nature à altérer ou diminuer la source.

Art. 19. Notre ministre secrétaire d'État au département de l'agriculture, du commerce et des travaux publics est chargé de l'exécution du présent décret, qui sera inséré au Bulletin des lois. *Signé* NAPOLÉON.

RAPPORT A L'EMPEREUR SUR L'EXÉCUTION DE LA LOI SUR LES EAUX MINÉRALES.

La loi du 14 juillet 1856 sur la conservation et l'aménagement des sources d'eaux minérales avait surtout en vue de protéger ces sources et les établissements qu'elles alimentent contre les entreprises illicites ou intéressées dont sur quelques points du territoire elles avaient été l'objet. Dans ce but, elle a posé en principe que lesdites sources pourraient être, après enquête, déclarées d'intérêt public, et qu'il pourrait leur être assigné un périmètre, toujours susceptible d'agrandissement, dans lequel aucun sondage, aucun travail souterrain, et quelquefois même aucune fouille ou tranchée, ou autres travaux à ciel ouvert ne pourraient être exécutés sans autorisation : elle a d'ailleurs délégué à un règlement d'administration publique le soin de déterminer la forme et les conditions de la déclaration d'intérêt public, de la fixation du périmètre de protection et de l'autorisation des travaux à exécuter dans ce périmètre : ce règlement a dû être préparé d'urgence : il a été dès le 8 novembre 1856 sanctionné par Votre Majesté, et il a reçu déjà de nombreuses et importantes applications.

Mais la loi du 14 juillet 1856 s'était proposé un autre objet : du moment surtout qu'elle imposait à la propriété privée, dans l'intérêt des établissements d'eaux minérales, de nouvelles servitudes, elle devait vouloir que ces établissements eux-mêmes répondissent mieux que par le passé aux exigences de la santé publique ; il fallait les soumettre à une surveillance plus exacte et surtout plus uniforme ; il fallait que, soit pour la conservation des sources, soit pour leur application thérapeutique, les délégués de l'autorité publique eussent un droit d'inspection mieux défini ; il fallait enfin que ces délégués, que les médecins inspecteurs principalement, ne fussent plus, comme ils le sont encore aujourd'hui sur plusieurs points, rétribués directement par les propriétaires des établissements thermaux. Aussi la loi a-t-elle sagement disposé, dans son article 18, que la somme nécessaire pour couvrir les frais d'inspection médicale et de surveillance des établissements d'eaux minérales autorisés serait perçue sur l'ensemble de ces établissements ; que le montant en serait déterminé tous les ans par la loi de finances ; que la répartition en serait faite entre les établissements au prorata de leurs ressources, et que le recouvrement s'en opérerait, comme en matière de contributions directes, sur les propriétaires, régisseurs ou fermiers des établissements.

Elle a laissé d'ailleurs à des règlements d'administration publique, par son article 19, à déterminer l'organisation de l'inspection médicale et de la surveillance des sources et des établissements, les bases et le mode de la répartition des frais de l'inspection médicale et de la surveillance, et les conditions générales d'ordre, de police et de salubrité auxquelles tous les établissements doivent satisfaire.

A raison de l'importance des questions à résoudre, j'ai chargé une commission spéciale prise dans le sein du Comité consultatif d'hygiène publique de préparer le projet de règlement prévu par l'article ci-dessus rappelé. Le travail de cette commission a été soumis ensuite à l'examen du conseil d'État, et ce conseil vient, par une délibération récente, d'adopter le projet que j'ai l'honneur de placer sous les yeux de Votre Majesté.

Ce projet se divise en titre correspondant aux divers ordres d'idées qu'il devait embrasser.

Le premier traite de l'inspection médicale et de la surveillance des sources et des établissements d'eaux minérales naturelles ;

Le second indique les conditions générales d'ordre, de police et de salubrité auxquelles les établissements d'eaux minérales naturelles doivent satisfaire ;

Le troisième détermine les bases et le mode de répartition des frais de l'inspection et de la surveillance des établissements ;

Et le quatrième enfin énonce quelques dispositions générales et transitoires.

Je demande à Votre Majesté la permission de lui exposer brièvement les motifs des articles dont chacun des titres se compose.

Le titre premier ne fait que reproduire, en les améliorant toutefois sur quelques points, les dispositions de l'ordonnance du 18 juin 1823 qui régit aujourd'hui la matière.

En vertu de cette ordonnance, un médecin inspecteur doit être attaché aux établissements d'eaux minérales dont l'exploitation a été régulièrement autorisée ; mais néanmoins un même inspecteur peut être chargé de la surveillance dans plusieurs établissements lorsque le service le permet.

Le projet actuel consacre le principe de l'inspection dans les mêmes termes que l'ordonnance de 1823, mais il dispose qu'à l'avenir il n'y aura qu'un médecin inspecteur par localité, quel que soit le nombre des établissements que cette localité renferme, et il admet même que la même inspection pourra comprendre plusieurs localités dans sa circonscription lorsque le service le comportera.

Il est stipulé en outre que les établissements dont le revenu sera de moins de 1500 francs n'auront pas d'inspecteur spécial, et qu'ils seront seulement soumis à des visites faites à divers intervalles par des inspecteurs que le ministre déléguera à cet effet.

Ces mesures paraissent suffisantes pour assurer l'efficacité du contrôle que l'administration doit exercer dans l'intérêt de la santé publique sur les établissements thermaux, et en même temps elles réduisent autant que possible les frais de la surveillance, en n'attribuant d'inspecteurs spéciaux qu'aux établissements qui auront un revenu de quelque importance ; et comme, en définitive, aux termes de la loi, les frais de la surveillance et de l'inspection doivent se répartir entre tous les établissements au prorata de leurs revenus, il convient de ne leur imposer que les dépenses absolument indispensables.

C'est d'après les mêmes considérations que le projet adoptant, comme les règlements en vigueur, la division des inspections médicales en trois classes, distingue les classes par le revenu des établissements compris dans la même inspection. La première classe se compose des inspections où l'ensemble des établissements donne un revenu d'au moins 10 000 francs, la seconde des inspections où ce revenu est de 5000 à 10 000 francs, et enfin la troisième des inspections où ce revenu est de 1500 à 5000 francs. Aujourd'hui les classes sont réglées d'après le produit de la location des établissements. La premiere classe correspond à un produit de 3000 francs au moins ; la deuxième classe à un produit d'au moins 2000 francs, et la troisième à un produit au-dessous de 2000 francs.

Les traitements des médecins inspecteurs sont d'ailleurs maintenus par le projet au taux où ils sont dans l'état actuel de la législation, savoir : 1000 francs pour la première classe, 800 pour la seconde, et pour la troisième 600 francs, mais d'une manière fixe, tandis que, d'après le règlement actuel, le traitement de la troisième classe est de la moitié du prix de bail sans pouvoir excéder 600 francs.

L'article 3 du projet, conforme encore sur ce point à l'ordonnance de 1823, donne au ministre, dans les attributions duquel sont placées les eaux minérales, le droit de nommer et de révoquer les médecins inspecteurs : ce droit appartient à MM. les préfets depuis le décret de décentralisation du 26 mars 1852, mais l'application du décret sur ce point a fait naître d'assez graves inconvénients.

La nomination des médecins inspecteurs ne se faisant plus qu'en dehors de toute vue d'ensemble, il devenait impossible à l'administration d'attacher à un établissement donné l'inspecteur qui, par ces antécédents, eût pu le mieux lui convenir, et en même temps de récompenser un inspecteur qui aurait rendu d'utiles services sur un établissement peu important, en le faisant passer à une résidence meilleure.

Il a paru, par ces motifs, que le retour à l'ancien état de choses était fondé en raison, et je dois ajouter qu'il est vivement désiré par la grande majorité du corps médical.

En vertu de l'article 3 de l'ordonnance de 1823, l'administration est autorisée, sur tous les points où elle le juge nécessaire, à nommer des inspecteurs adjoints, à l'effet de remplacer les inspecteurs titulaires en cas d'absence, de maladie ou de tout autre empêchement.

Le projet actuel maintient cette faculté ; mais, tandis qu'aujourd'hui le règlement est appliqué en ce sens que la présence des titulaires, même lorsqu'ils ne peuvent satisfaire à toutes les obligations du service, ne permet pas d'en confier une partie aux adjoints, il est au contraire formellement entendu qu'à l'avenir l'impossibilité par le titulaire de pourvoir à toutes les nécessités de l'inspection sera considérée comme un motif d'empêchement, que le service pourra dans ce cas être réparti entre l'inspecteur et l'inspecteur adjoint, et le règlement stipule pour ce même cas l'allocation à l'adjoint d'une indemnité prise sur le traitement de l'inspecteur.

Les articles 9, 10 et 11 du titre 1er définissent les obligations à remplir par les médecins inspecteurs ; ils n'innovent point sous ce rapport aux prescriptions des règlements actuels, et je n'ai pas dès lors à m'y arrêter.

L'article 12, au contraire, édicte une disposition nouvelle, mais qui, pour n'être pas écrite, n'en était pas moins moralement obligatoire : elle porte que les médecins inspecteurs ou inspecteurs adjoints ne peuvent être intéressés dans aucun des établissements qu'ils sont chargés d'inspecter. La première condition pour celui qui est chargé d'un contrôle quelconque, c'est de n'avoir aucun intérêt commun avec celui qu'il est chargé de contrôler. L'administration n'a jamais pu supposer que cette condition fût méconnue par aucun de ceux qu'elle faisait entrer dans le service de l'inspection médicale, mais il ne peut néanmoins qu'être très utile de la formuler explicitement dans le règlement.

L'article 15 consacre également une mesure appliquée déjà depuis plusieurs années, qui est d'ailleurs écrite dans la loi de 1856, et qui consiste à confier aux ingénieurs des mines des départements la surveillance des sources qui alimentent les établissements thermaux.

A raison de leurs études spéciales, ces ingénieurs sont plus que tous autres à même d'étudier et de déterminer les rapports qui existent entre les sources et les terrains d'où elles sortent ; de veiller par là même à leur conservation et à leur bon aménagement : le règlement d'administration publique du 8 septembre 1856 leur confie d'ailleurs, pour ce qui touche les sources d'intérêt public, des attributions qu'ils ne peuvent bien remplir qu'en visitant de temps à autre les établissements placés dans leur circonscription. Lorsque l'administration le jugera nécessaire, ils se transporteront sur tel ou tel de ces établissements, et pour réduire le plus possible les frais qui devront en résulter pour les propriétaires, les visites qu'ils auront à faire sur lesdits établissements seront combinées en général avec leurs tournées annuelles.

Le titre II, qui règle les conditions d'ordre, de police et de salubrité auxquelles les établissements d'eaux minérales naturelles devront satisfaire, se borne pour ainsi dire à reproduire, sauf quelques changements de rédaction destinés à les rendre plus précises, les dispositions actuellement en vigueur. Ainsi des règlements arrêtés par le préfet, les propriétaires, régisseurs ou fermiers préalablement entendus, déterminent les conditions relatives à l'usage des eaux qui intéressent le public.

Ces règlements restent affichés dans l'intérieur des établissements, et sont obligatoires pour les propriétaires et pour leurs employés, aussi bien que pour le public.

Les tarifs détaillés des prix des eaux sont chaque année, avant l'ouverture de la saison thermale, envoyés aux préfets par les propriétaires, fermiers ou régisseurs : il ne peut y être apporté aucun changement pendant la saison, et il ne peut, sous aucun prétexte, être rien exigé ni perçu en sus ni en dehors du tarif pour l'emploi des eaux.

Le tarif ainsi fixé reste constamment affiché à la porte principale et dans l'intérieur de l'établissement.

Enfin, à l'issue de chaque saison, l'état du nombre des personnes qui ont fréquenté l'établissement est remis au médecin inspecteur, à son défaut au préfet, et transmis ensuite au ministre.

Ces diverses dispositions s'expliquent par leur simple énoncé ; elles sont indispensables pour assurer l'ordre dans les établissements, y prévenir les abus et permettre à l'administration de se rendre compte des résultats qu'ils produisent au point de vue de la santé publique ; je n'ai pas besoin d'y insister, et elles sont d'ailleurs, je l'ai dit déjà, conformes à celles qui régissent aujourd'hui les établissements thermaux.

Toutefois, le titre II contient une clause nouvelle qui doit être spécialement signalée à l'attention de Votre Majesté ; c'est celle de l'article 15 d'après laquelle l'usage des eaux n'est subordonné à aucune permission ni à aucune ordonnance de médecin.

Si l'on considère que les eaux minérales sont jusqu'à un certain point de véritables remèdes dont l'emploi intempestif peut avoir dans certains cas de regrettables conséquences, on sera porté à se demander pourquoi l'usage en serait plus libre que celui des remèdes qui en général ne sont délivrés que sur une ordonnance de médecin. Mais il a paru, d'un autre côté, qu'il ne serait véritablement pas possible d'astreindre à la production d'une ordonnance médicale toutes les personnes qui se présentent à un établissement thermal pour y prendre les eaux. Combien de touristes qui chaque année s'arrêtent quelques jours seulement dans une localité où il y a des eaux minérales, et qui, pendant leur séjour, prennent quelques bains ou boivent quelques verres d'eau sans qu'il puisse en résulter pour leur santé aucun inconvénient ! Conviendra-t-il de leur imposer l'obligation d'une ordonnance de médecin ?

A supposer même que la prescription soit écrite, comment en assurer l'exécution ? Comment constater que l'ordonnance représentée au directeur d'un établissement émane en réalité d'un médecin ? Il faudra donc exiger des légalisations de signatures : que d'embarras, que de difficultés pour une précaution que toute personne raisonnable ne manquera certainement pas de prendre elle-même avant de faire usage de certaines eaux minérales dont l'emploi peut n'être pas inoffensif !

Ces considérations ont déterminé, dans le sein du conseil d'État, l'adoption de l'article 15, et elles me décident moi-même, Sire, à le soumettre à l'approbation de Votre Majesté.

Le titre III, qui a pour but de fixer la base et le mode de répartition des frais de l'inspection médicale et de la surveillance, me paraît répondre d'une manière aussi simple et aussi précise que possible à la pensée du législateur.

Que veut la loi ? En premier lieu, qu'à l'avenir les traitements des médecins inspecteurs et les frais de toute nature résultant de la surveillance à exercer par l'administration publique ne soit plus, comme aujourd'hui, dans un grand nombre de cas, payés directement aux ayants droit par les propriétaires, régisseurs ou fermiers des établissements, mais qu'ils soient centralisés au Trésor, qui payera lui-même les traitements des inspecteurs et tous autres frais, comme il le fait pour tous les services publics, sauf recouvrement contre les établissements eux-mêmes.

A cet effet, un crédit égal aux dépenses probables de l'année sera inscrit par prévision au budget de l'État, et une somme égale sera inscrite au budget des recettes.

Que dit encore la loi du 14 juillet 1856 ? Que les frais de l'inspection et de la surveillance seront répartis entre les établissements au prorata de leurs ressources ; il faut donc, d'une part, que les propriétaires, régisseurs ou fermiers des établissements fournissent chaque année l'état de leurs produits et de leurs dépenses (art. 24) ;

Il faut aussi déterminer quels sont les produits, quels sont les frais dont ils devront tenir compte pour être à même d'en déduire le revenu de chaque établissement. Ces divers points sont réglés par les articles 25 à 28, et les stipulations qu'ils renferment ne me paraissent pouvoir donner lieu à aucune difficulté.

Mais les états de produits et de dépenses ainsi dressés par les propriétaires, régisseurs ou fermiers des établissements, l'administration ne peut évidemment les admettre sans les avoir préalablement examinés et contrôlés : cet examen et ce contrôle seront confiés en première instance à des commissions locales, présidées par le préfet et composées d'un membre du conseil général ou du conseil d'arrondissement, du directeur des contributions directes, de l'ingénieur des mines et du médecin inspecteur ; puis, comme il s'agit en définitive d'une répartition proportionnelle entre tous les établissements de l'empire, le travail de révision au second degré se fera par les soins d'une commission centrale que le ministre instituera, et dont les membres seront pris dans le conseil d'État, la cour des comptes, le conseil général des mines, le comité consultatif d'hygiène public et l'administration des finances ; un certain nombre d'auditeurs au conseil d'État seront attachés à cette commission en raison des besoins du service et, ainsi composée, ladite commission offre certainement aux intéressés toutes les garanties de lumière et d'impartialité qu'ils peuvent désirer.

Enfin, sur le rapport de la commission, le ministre détermine par un arrêté le revenu des divers établissements et répartit entre eux au prorata dudit revenu le montant total des frais de l'inspection et de la surveillance ; mais, dans le cas où les propriétaires, régisseurs ou fermiers se croiront lésés par la décision du ministre, ils ne sont pas tenus de s'y soumettre ; le recours leur est ouvert devant le conseil d'État jugeant au contentieux, et ils sont ainsi parfaitement assurés qu'en définitive ils ne seront assujettis à payer que ce qui doit légitimement leur incomber.

Je n'ai pas besoin d'ailleurs d'insister sur la disposition de l'article 32 qui rappelle que c'est au ministre des finances qu'il appartiendra de recouvrer les sommes pour lesquelles chaque établissement sera imposé. Cette règle est générale pour tous les recouvrements à opérer dans l'intérêt du Trésor, et dans l'espèce elle devait nécessairement recevoir son application.

Ainsi que je l'ai dit, Sire, dans le cours du présent rapport, le projet de décret que je soumets à la signature de Votre Majesté reproduit au fond la plupart des dispositions de l'ordonnance du 18 juin 1823 ; il n'y avait donc aucun inconvénient à prononcer l'annulation de ces dernières, mais il y en a un assez grand nombre d'autres qui n'en sont pas touchées par le projet et à l'égard desquelles il convient de déclarer explicitement qu'elles continueront de recevoir leur exécution : tel est l'objet de l'article 34.

L'article 35 a pour but de pourvoir également à la classification provisoire des établissements en raison de leur revenu ; cette classification s'opérera d'après le revenu de l'année 1860, pour rester en vigueur jusqu'à la fin de l'année 1865, et elle sera révisée ensuite tous les cinq ans conformément à l'article 6 du projet.

Tels sont, Sire, les motifs principaux des dispositions dont se compose le projet de règlement pour lequel je viens réclamer la sanction de Votre Majesté. Ce règlement doit améliorer notablement l'un des services qui importent le plus à la santé publique ; il doit par là même contribuer à étendre la clientèle de nos établissements thermaux, et par suite à favoriser le développement de la richesse du pays. A ce titre, il ne peut manquer de recevoir la haute approbation de Votre Majesté. *Signé* E. ROUHER.

DÉCRET IMPÉRIAL DU 28 JANVIER 1860.

NAPOLÉON, par la grâce de Dieu et la volonté nationale, Empereur des Français,

A tous présents et à venir, salut :

Sur le rapport de notre ministre secrétaire d'État au département de l'agriculture, du commerce et des travaux publics ;

Vu les articles 18 et 19 de la loi du 14 juillet 1856 sur les eaux minérales,

Notre conseil d'État entendu, avons décrété et décrétons ce qui suit :

TITRE Ier. — *Dispositions concernant l'inspection médicale et la surveillance des sources et des établissements d'eaux minérales naturelles.*

Art. 1er. Un médecin inspecteur est attaché à toute localité comprenant un ou plusieurs établissements d'eaux minérales naturelles dont l'exploitation est reconnue comme devant donner lieu à une surveillance spéciale, sous la réserve mentionnée en l'art. 5 ci-après.

Une même inspection peut comprendre plusieurs localités dans sa circonscription lorsque le service le comporte.

Art. 2. Dans le cas où les nécessités du service l'exigent, un ou plusieurs médecins peuvent être adjoints au médecin inspecteur, sous le titre d'inspecteurs adjoints, à l'effet de remplacer le titulaire en cas d'absence, de maladie ou de tout autre empêchement.

Art. 3. Le ministre de l'agriculture, du commerce et des travaux publics nomme et révoque les médecins inspecteurs et les médecins inspecteurs adjoints.

Art. 4. Les inspections médicales sont divisées en trois classes, suivant le revenu de l'ensemble des établissements qui sont compris dans la localité ou la circonscription. La première classe se compose des inspections où l'ensemble des établissements donne un revenu de 10 000 francs ; la seconde, des inspections où ce revenu est de 5000 à 10 000 francs ; la troisième, des inspections où ce même revenu est de 1500 à 5000 francs.

Art. 5. Au-dessous d'un revenu de 1500 francs il n'y a pas d'inspecteur spécialement attaché à la localité, et l'inspection médicale consiste dans des visites faites par des inspecteurs envoyés en tournée par le ministre de l'agriculture, du commerce et des travaux publics, lorsqu'il le juge convenable.

Art. 6. Le tableau de classement des inspections médicales est arrêté par le ministre. Il est revisé tous les cinq ans, sans préjudice du classement des établissements nouveaux qui seraient ouverts dans l'intervalle.

La base du classement est la moyenne des revenus des cinq dernières années, calculés comme il est dit à l'article 28 ci-après.

Art. 7. Les traitements affectés aux médecins inspecteurs sont réglés ainsi qu'il suit : 1re classe. . . . . 1000 fr.
2e classe. 800
3e classe. 600

Art. 8. Les inspecteurs adjoints ne reçoivent pas de traitement, sauf le cas où ils auraient remplacé le médecin inspecteur pendant une partie notable de la saison, et dans ce cas, il leur est alloué une indemnité prise sur le traitement de l'inspecteur et fixée par le ministre de l'agriculture, du commerce et des travaux publics.

Art. 9. Pendant la saison des eaux, le médecin inspecteur exerce la surveillance sur toutes les parties de l'établissement affectées à l'administration des eaux et au traitement des malades, ainsi que sur l'exécution des dispositions qui s'y rapportent.

Les dispositions du paragraphe précédent ne peuvent être entendues de manière à restreindre la liberté qu'ont les malades de suivre la prescription de leur propre médecin, ou d'être accompagnés par lui s'ils le demandent, sans préjudice du libre usage des eaux réservé par l'article 15.

Art. 10. Les inspecteurs ne peuvent rien exiger des malades dont ils ne dirigent pas le traitement, ou auxquels ils ne donnent pas de soins particuliers.

Art. 11. Ils soignent gratuitement les indigents admis à faire usage des eaux minérales, à moins que ces malades ne soient placés dans des maisons hospitalières où il serait pourvu à leur traitement par les autorités locales.

Art. 12. Les médecins inspecteurs ou inspecteurs adjoints ne peuvent être intéressés dans aucun des établissements qu'ils sont chargés d'inspecter.

Art. 13. Lorsque les besoins du service l'exigent, l'administration fait visiter par les ingénieurs des mines les établissements thermaux de leur circonscription.

Les frais des visites spéciales faites par les ingénieurs des mines, en dehors de leurs tournées régulières, sont imputés sur la somme annuelle fournie par les établissements d'eaux minérales, conformément à l'article 18 de la loi du 14 juillet 1856.

Art. 14. Le médecin inspecteur et l'ingénieur des mines informent le préfet des contraventions et des infractions aux règlements sur les eaux minérales qui viennent à leur connaissance. Ils proposent, chacun en ce qui le concerne, les mesures dont la nécessité leur est démontrée.

TITRE II. — *Des conditions générales d'ordre, de police et de salubrité auxquelles les établissements d'eaux minérales naturelles doivent satisfaire.*

Art. 15. L'usage des eaux n'est subordonné à aucune permission, ni à aucune ordonnance de médecin.

Art. 16. Dans tous les cas où les besoins du service l'exigent, des règlements, arrêtés par le préfet, les propriétaires, régisseurs ou fermiers préalablement entendus, déterminent les mesures qui ont pour objet :

La salubrité des cabinets, bains, douches, piscines, et, en général, de tous les locaux affectés à l'administration des eaux ;

Le libre usage des eaux ;

L'exclusion de toute préférence dans les heures, pour les bains et douches;

L'égalité des prix, sauf les réductions qui peuvent être accordées aux indigents ;

La protection particulière due aux malades ;

Les mesures d'ordre et de police à observer par le public, soit à l'intérieur, soit aux abords ;

La séparation des sexes.

Art. 17. Ces règlements restent affichés dans l'intérieur de l'établissement et sont obligatoires pour les personnes qui le fréquentent, aussi bien que pour les propriétaires, régisseurs ou fermiers, et pour les employés du service.

Les inspecteurs ont le droit de requérir, sauf recours au préfet, le renvoi des employés qui refuseraient de se conformer aux règlements.

Art. 18. Un mois avant l'ouverture de chaque saison, les propriétaires, régisseurs ou fermiers des établissements d'eaux minérales envoient aux préfets le tarif détaillé des prix correspondant aux modes divers suivant lesquels les eaux sont administrées et des accessoires qui en dépendent.

Il ne peut y être apporté aucun changement pendant la saison.

Sous aucun prétexte, il n'est exigé ni perçu aucun prix supérieur au tarif, ni aucune somme en dehors du tarif pour l'emploi des eaux.

Art. 19. Le tarif prévu à l'article précédent est constamment affiché à la porte principale et dans l'intérieur de l'établissement.

Art. 20. A l'issue de la saison des eaux, le propriétaire, régisseur ou fermier de chaque établissement d'eaux minérales remet au médecin inspecteur, et, à son défaut, au préfet, un état portant le nombre des personnes qui ont fréquenté l'établissement. Cet état est envoyé, avec les observations du médecin inspecteur, au ministre de l'agriculture, du commerce et des travaux publics.

Art. 21. Les propriétaires, régisseurs ou fermiers sont tenus de donner le libre accès des établissements et des sources à tous les fonctionnaires délégués par le ministre ; ils leur fournissent les renseignements nécessaires à l'accomplissement de la mission qui leur est confiée.

TITRE III. — *Des bases et du mode de répartition des frais de l'inspection médicale et de la surveillance des établissements d'eaux minérales naturelles.*

Art. 22. Tous les ans, il est inscrit au budget du ministère de l'agriculture, du commerce et des travaux publics, une somme égale au montant total des traitements des inspecteurs attachés aux différentes localités d'eaux minérales ; il y est ajouté une somme qui n'excède pas 10 pour 100 de ce montant, afin de couvrir les frais généraux d'inspection et de surveillance.

Une somme égale est inscrite au budget des recettes.

Art. 23. La répartition entre les établissements de la somme portée au budget et le recouvrement, ont lieu suivant les bases et conformément au mode qui sont indiqués dans les articles ci-après.

Art. 24. A la fin de chaque année, les propriétaires, régisseurs ou fermiers des établissements d'eaux minérales naturelles adressent aux préfets les états des produits et des dépenses de leurs établissements pendant l'année.

Art. 25. L'état des produits comprend les revenus afférents aux bains, douches, piscines, buvettes, et à tout autre mode quelconque d'administration des eaux, ainsi qu'à la vente des eaux en bouteilles, cruchons ou tonneaux.

Art. 26. L'état des dépenses comprend :

Les frais encourus pour la réparation des appareils et constructions servant à l'aménagement des sources, la distribution et l'administration des eaux, le salaire des employés, l'entretien des bâtiments et de leurs abords, ainsi que celui du matériel, le montant des contributions dues à l'État, au département ou à la commune, et généralement tous les frais courants d'exploitation.

Art. 27. Ne sont pas admises en compte les dépenses extraordinaires et notamment les sommes dépensées pour grosses réparations, constructions nouvelles, travaux de recherche ou de captage, acquisitions de terrain, ainsi que les indemnités que ces constructions et travaux de recherche ou de captage ont pu comporter.

Art. 28. Le revenu qui sert de base à la répartition de la somme totale à payer par les établissements d'eaux minérales est l'excédant des produits sur les dépenses ordinaires, tels que les uns et les autres sont prévus aux articles 25 et 26.

Art. 29. Les états de produits et de dépenses sont communiqués par le préfet à une commission présidée par lui ou par son délégué, et qui est composée d'un membre du conseil général ou du conseil d'arrondissement, du directeur des contributions directes, de l'ingénieur des mines et du médecin inspecteur de l'établissement.

Dans le cas où les propriétaires, régisseurs ou fermiers n'auraient pas adressé, le 31 janvier, au préfet, conformément à l'article 24 ci-dessus, les états des produits et des dépenses de leurs établissements, la commission procède d'office à leur égard.

Art. 30. L'avis de cette commission est, avec les pièces à l'appui, soumis à l'examen d'une commission centrale nommée par le ministre et composée de cinq membres choisis dans le conseil d'État, la cour des comptes, le conseil général des mines, le comité consultatif d'hygiène publique et l'administration des finances, et, en outre, du nombre d'auditeurs au conseil d'État qui sera reconnu nécessaire.

Les auditeurs remplissent les fonctions de secrétaires et de rapporteurs ; ils ont voix délibérative dans les affaires qu'ils sont chargés de rapporter.

Art. 31. Sur le rapport de la commission instituée en vertu de l'article précédent, un arrêté du ministre détermine le revenu des divers établissements, et répartit entre eux, au prorata dudit revenu, le montant total des frais de l'inspection médicale et de la surveillance, tels qu'ils sont indiqués à l'article 22 ci-dessus.

Art. 32. L'arrêté du ministre est notifié par voie administrative au propriétaire, fermier ou régisseur de chaque établissement ; il est transmis au ministre des finances qui est chargé de poursuivre le recouvrement des sommes pour lesquelles chacun desdits établissements est imposé.

Art. 33. L'arrêté du ministre peut être déféré au conseil d'État par la voie contentieuse.

TITRE IV. — *Dispositions générales et transitoires.*

Art. 34. Les dispositions de l'ordonnance royale du 18 juin 1823, qui ne sont pas contraires à celles du présent règlement, continuent de recevoir leur pleine et entière exécution.

Art. 35. Le classement prévu par l'article 4 aura lieu, pour la première fois, conformément au revenu des établissements compris dans chaque inspection, tel qu'il aura été établi pour l'année 1860, et ce classement continuera d'être en vigueur jusqu'au 31 décembre 1865.

Art. 36. Notre ministre secrétaire d'État au département de l'agriculture, du commerce et des travaux publics, et notre ministre secrétaire d'État au département des finances sont chargés, chacun en ce qui le concerne, de l'exécution du présent décret. *Signé* NAPOLÉON.

INSTRUCTIONS SUR LE PUISEMENT ET L'ENVOI DES EAUX MINÉRALES NATURELLES, RÉDIGÉES PAR M. O. HENRY, AU NOM DE L'ACADÉMIE DE MÉDECINE (27 MARS 1845).

Par une lettre ministérielle, en date du 20 août 1844, M. le ministre du commerce et de l'agriculture a fait demander à l'Académie royale de médecine une instruction relative au puisement et à l'envoi de toutes les eaux minérales qui doivent être soumises à l'analyse, afin d'en connaître la composition chimique, et pour suppléer, dans les cas où il est impossible de se rendre aux sources mêmes pour faire ces analyses.

Il n'est pas toujours possible, on le sait, d'effectuer aux sources mêmes l'analyse des eaux minérales, soit parce que des obstacles nombreux s'y opposent, soit parce que la détermination rigoureuse de certains principes ne saurait avoir lieu que dans des laboratoires munis d'instruments de précision difficiles à transporter. Il devient donc utile alors d'opérer sur ces eaux loin de leur point d'émergence ; de là la nécessité d'expédier les eaux minérales aux chimistes chargés du soin de les analyser. Pour remplir cette condition avec tous les soins qu'elle mérite, voici, messieurs, l'instruction que la commission des eaux minérales vient soumettre à votre jugement, instruction que M. le ministre du commerce devra adresser aux divers inspecteurs et propriétaires d'eaux minérales, pour les diriger dans le puisement et le transport de celles qu'on jugera utile de faire analyser.

Art. 1er. — *Certificats de puisement.* — Un puisement d'eau minérale ne saurait avoir de caractère légal qu'autant qu'il aura été opéré en présence des autorités (maire, adjoints, etc.) de l'endroit où sourdent les sources.

De plus, ces certificats doivent être toujours joints à l'envoi des eaux minérales.

Art. 2. *Époque des puisements.* — Pour opérer le puisement d'une eau minérale, il faut toujours agir par un beau temps, et dans une saison sèche, éloignée de l'époque des pluies ou de la fonte des neiges. Les mois les plus favorables sont ceux de juin, juillet, août, septembre, octobre, et quelquefois même novembre, si l'automne n'a pas été pluvieux.

Pour les eaux gazeuses, le matin convient aussi mieux que l'heure de la journée où la chaleur est plus forte.

Art. 3. *Renseignements qui doivent accompagner l'envoi des eaux.* — Aux certificats de puisement il sera essentiel de joindre des renseignements précis sur la disposition des sources et sur leur abondance, sur la température des eaux à diverses heures de la journée ; enfin, sur la nature du terrain d'où elles sourdent ou qui les environne. On notera particulièrement, en outre, s'il se dégage des gaz au bouillon, et si l'eau présente, soit des conferves à la surface ou au fond des bassins, soit des dépôts sur les divers points de son trajet.

Art. 4. *Quantités d'eaux à expédier.* — Afin que l'Académie puisse exécuter l'analyse complète d'une eau minérale, il est indispensable d'expédier toujours 15 à 20 litres de liquide, surtout si les principes minéralisateurs y paraissent nombreux et variés ; et, s'il y a plusieurs sources, au moins 10 litres de chacune d'elles.

Art. 5. *Choix des vases et des bouchons.* — Il faut prendre, pour l'expédition des eaux, des bouteilles de verre noir *parfaitement propres* et lavées avec l'eau des sources ; puis ne faire usage que de bouchons de liége *neufs*, préalablement trempés pendant plusieurs jours dans l'eau minérale elle-même.

Nota. On peut aussi faire à l'avance chauffer ces bouchons dans de la cire ou de l'huile chaude, afin de préserver le liége du contact direct de certains principes minéralisateurs, ou enfin placer une feuille d'étain entre le liquide et le bouchon.

Art. 6. *Mode de puisement et soins à apporter dans cette opération.* — Si la disposition des sources et si la température du liquide le permettent, on doit faire le puisement en tenant à plusieurs pouces la bouteille renversée, et en la redressant immédiatement au-dessous de la surface du liquide.

Si cette eau, au contraire, est trop chaude, et si la disposition de la source ou du puits est trop profonde, on agira de la manière suivante : la bouteille sera maintenue à son fond A et à son goulot B par deux cordes. A la partie B, on assujettira un poids qui permettra au vase d'être immergé dans la source en sens inverse. Lorsqu'il sera plongé convenablement, à l'aide de la corde A, on le redressera en tirant celle-ci à soi ; cela fait, on le laissera se remplir complétement du liquide.

Quand les sources sont peu profondes ou d'un difficile accès, ne pourrait-on pas y puiser l'eau à l'aide d'une pompe aspirante de verre ou étamée, munie d'un tube allongé de petit diamètre ?

Dans l'un et l'autre cas, on aura soin de ne jamais plonger les bouteilles jusqu'au fond des sources, pour éviter d'agiter le limon qui s'y trouve, et de le mettre en suspension, ce qui troublerait la limpidité de l'eau minérale.

Art. 7. *Précautions pour les eaux froides et chaudes.* — *Eaux froides.* — Lorsque les eaux sont froides ou lorsqu'elles n'ont qu'une température de 20 à 25 degrés centigrades, on peut, aussitôt le puisement, opérer le *bouchage* avec les soins convenables, c'est-à-dire avec des bouchons neufs, trempés à l'avance dans l'eau minérale, et assez justes pour n'entrer dans le goulot qu'à l'aide d'une certaine pression ; mais si les eaux ont une température assez élevée, il faut agir autrement.

Eaux chaudes. — Après avoir préalablement échauffé les bouteilles en les plongeant dans l'eau des sources, on les remplira du liquide ; et, avant de les boucher, on les laissera refroidir à l'abri du contact de l'air, en les bouchant d'abord imparfaitement, en les plaçant dans un baquet rempli à l'avance d'eau minérale, à quelques pouces au-dessous de la surface liquide, et jusqu'à complet refroidissement ; après quoi on achèvera le *bouchage* de la manière indiquée ci-dessus.

Art. 8. *Soins particuliers pour les diverses espèces d'eaux minérales.* — Quelques espèces d'eaux minérales exigent des soins particuliers pour être mises en bouteilles.

1° Ainsi, pour les eaux *sulfureuses*, il faut remplir presque complétement les bouteilles, afin de laisser dans le vase le moins d'air qu'il est possible.

2° Pour les eaux *ferrugineuses*, on prendra le même soin, et l'on fera usage de bouteilles de verre noir, de préférence, la lumière contribuant à décomposer rapidement certaines eaux de ce genre. Pour cette espèce, on se servira de bouchons qu'on aura abandonnés pendant quelques jours dans la source.

3° Les eaux *acidules* ou *alcalines gazeuses* seront un instant exposées à l'air avant d'être bouchées ; le bouchon devra être ensuite assujetti au moyen d'un fil de fer ou d'une capsule métallique solidement adaptée.

4° Quant aux eaux *salines* naturellement peu gazeuses et moins altérables à l'air, il suffira de les renfermer dans des bouteilles de verre ou dans des cruchons faits d'un grès *non poreux*, recouvert d'un bon vernis à l'intérieur et à l'extérieur, puis bouchés toujours très exactement.

Art. 9. *Goudronnage ou capsulage des bouteilles.* — Les vases ainsi remplis et bouchés, on doit, afin de prévenir l'altération de liége et remédier à sa porosité, le recouvrir de quelques enduits particuliers : c'est l'opération qui porte le nom de *goudronnage*.

Elle s'effectue en faisant fondre à une douce chaleur des mastics (composés de poix résine, de cire, de térébenthine, etc.), et y plongeant le bouchon jusqu'à la naissance du col de la bouteille, retirant et laissant refroidir. Le mastic ne doit pas être trop chaud, mais presque pâteux, et le bouchon recouvert préalablement d'une espèce de *calotte* de toile fine ou de peau amincie. On remplace avantageusement le mastic par des capsules métalliques, qu'on adapte à l'aide d'un appareil approprié. A défaut du mastic (dit *goudron*), on pourra faire usage de cire jaune ramollie par un peu de graisse ordinaire.

Art. 10. *Substances accessoires aux eaux qu'il sera bon de joindre à l'expédition de ces dernières.* — Dans certaines eaux du genre de celles dites *sulfureuses*, surtout, et *alcalines*, on remarque la production plus ou moins abondante de diverses *conferves* ou de matières ayant l'apparence des glaires, formées par des principes particuliers. Ces substances devront être jointes à l'envoi des eaux, et expédiées dans des bouteilles remplies de l'eau minérale qui les a fournies. Il existe, aux sources *ferrugineuses*, dans les bassins et le long des conduits, des dépôts rougeâtres, dont une partie devra être envoyée également dans des flacons. Enfin, on n'omettra pas de joindre à ces expéditions quelques fragments des roches d'où sourdent les sources.

Art. 11. *Essais à faire aux sources par les personnes préposées à leur conservation ou par des hommes de l'art.* — Comme il est souvent très important d'apprécier aux sources mêmes la proportion de certains principes *fugaces* ou facilement *altérables*, tels que ceux qui sont de *nature sulfureuse*, il sera bon, *d'une part*, d'ajouter, dans deux ou trois des bouteilles, 2 *grammes de nitrate d'argent cristallisé*, avec des étiquettes indiquant cette addition. *De l'autre*, s'il existe auprès des sources des médecins ou des pharmaciens, on fera plusieurs essais avec le sulfhydromètre de M. Dupasquier, en variant les épreuves à plusieurs époques de la journée. Rappelons, en quelques mots, la manière d'opérer ces essais. Dans 1000 grammes ou 500 grammes d'eau minérale puisée immédiatement, et mélangée d'une solution *légère et récente* d'amidon, on ajoutera, à l'aide de l'instrument (sulfhydromètre) de la teinture d'iode peu ancienne, refroidie à 12 degrés centigrades, et faite avec *iode pur sec*, 2 grammes, et alcool rectifié à 36°, 1 décilitre. (Cette teinture doit être bien *homogène*, c'est-à-dire tenir toute la quantité d'iode en dissolution.)

On mêlera la teinture à l'eau minérale, et au fur et à mesure de chaque affusion, on ajoutera du liquide iodique jusqu'à ce qu'une teinte bleue apparaisse et se maintienne. On notera le nombre des divisions de l'instrument qui ont été employées, et si l'opération a été faite sur un demi-litre ou un quart de litre d'eau, on les multipliera par deux ou quatre.

100 *divisions du sulfhydromètre* correspondent à *acide sulfhydrique* $0^{gr},1352$ *libre ou combiné*, comme l'analyse le démontrera ultérieurement. Si l'on n'a pas de sulfhydromètre à sa disposition, on pourrait toujours opérer comme ci-dessus, en tenant compte très exactement *du poids de la liqueur iodique précédente* employée à cette expérience :

10 mesures du sulfhydromètre pèsent, en liqueur iodique titrée.	$4^{gr},20$
Par conséquent, chaque mesure.	0 ,42
Équivaut à soufre $0^{gr},001273$, ou acide sulfhydrique.	0 ,001350

Les résultats de ces épreuves sulfhydrométriques seront notés scrupuleusement et annexés aux certificats et aux renseignements demandés.

Art. 12. *Expédition des eaux.* — Quand tous les soins prescrit dans les précédents articles auront été remplis, il sera indispensable de faire *immédiatement* l'envoi de l'eau minérale dans des caisses bien scellées, afin que le chimiste chargé du soin de l'analyse éprouve le moins de retard possible, et examine l'eau peu de temps après son puisement.

Dans ces envois, il faudra avoir bien soin d'assujettir convenablement les bouteilles avec de la paille ou du foin, pour éviter les fractures; et enfin, on devra toujours les adresser *sous le couvert* de M. le ministre du commerce et de l'agriculture, qui les fera transmettre ensuite à l'Académie de médecine, avec les divers documents indiqués précédemment.

Les eaux minérales déjà utilisées par l'administration de la guerre, qui possède des hôpitaux militaires à Vichy, Bourbonne, Bourbon-l'Archambault, Amélie-les-Bains, Baréges et Guano (Corse), méritent de fixer l'attention des médecins et des administrateurs au point de vue de l'assistance publique, c'est-à-dire des ressources qu'elles peuvent fournir pour le traitement des indigents. Mais jusqu'ici nous ne voyons pas qu'aucune mesure d'ensemble ait été prise à ce sujet. Dans la plupart des établissements thermaux, des piscines spéciales ou des cabinets de bains gratuits sont affectés aux porteurs de certificats d'indigence signés par le maire et le curé de la commune ; on exige, en outre, à Vichy, un certificat du percepteur des contributions, constatant que l'on ne paye pas plus de 15 francs d'impositions. Mais partout l'assistance que les pauvres reçoivent dans les établissements thermaux est subordonnée aux ressources de ces établissements et aux coutumes de la localité. Quelques-uns possèdent un hôpital civil ouvert aux indigents dans la saison des eaux : ainsi Vichy, le Mont-Dore, Néris, Plombières, Balaruc, Bagnères-de-Bigorre, Bourbon-Lancy, Bourbon-l'Archambault ; mais la plupart en sont privés. M. Jules François pense qu'une des premières conditions d'un service sérieux des indigents, aux eaux minérales, c'est l'*hospitalisation*. Nous partageons complétement cette opinion ; mais il est certain qu'elle ne peut être mise en pratique que là où il existe déjà des établissements hospitaliers dont on n'aurait qu'à améliorer et à étendre l'organisation. En effet, là où il faudrait en créer, il est évident que les dépenses nécessitées par de telles installations seraient, dans le plus grand nombre des localités, impossibles à réaliser, et qu'il faudrait s'en tenir à une bonne organisation des bureaux de bienfaisance et de l'administration thermale proprement dite.

Une proposition tendant à organiser des moyens d'assistance pour les pauvres dans les établissements thermaux appartenant à l'État et aux communes a été présentée à l'Assemblée législative. D'après cette proposition, l'usage des eaux minérales et thermales serait gratuitement accordé aux indigents. La dépense pour leurs frais de déplacement et de séjour aux eaux serait faite concurremment par le trésor public, les départements et les communes. Il ne paraît pas qu'il ait été donné suite à cette proposition.

Eaux minérales artificielles. — La fabrication des eaux minérales artificielles et des eaux gazeuses qui s'y rattachent, est soumise à une réglementation qui a été très nettement posée par l'ordonnance royale du 18 juin 1823, que n'ont pas abrogée en ce point les dispositions législatives et réglementaires plus récentes qui régissent actuellement les eaux minérales. Nous extrayons de cette ordonnance les articles suivants relatifs à la fabrication des eaux minérales artificielles, au dépôt et à la vente de ces eaux, ainsi que des eaux minérales naturelles.

Art. 12. Tous individus fabriquant des eaux minérales artificielles ne pourront obtenir ou conserver l'autorisation nécessaire, qu'à la condition de se soumettre aux dispositions qui les concernent dans la présente ordonnance, de justifier des connaissances nécessaires pour de telles entreprises, ou de présenter pour garant un pharmacien légalement reçu.

Art 13. Ils ne pourront s'écarter, dans leurs préparations, des formules approuvées par le ministre, et dont copie restera entre les mains des inspecteurs chargés de veiller à ce qu'elles soient exactement suivies.

Art. 14. Les autorisations nécessaires pour tous dépôts d'eaux minérales, naturelles ou artificielles, ailleurs que dans des pharmacies ou dans les lieux où elles sont puisées ou fabriquées, ne seront pareillement accordées qu'à la condition expresse de se soumettre aux présentes règles, et de subvenir aux frais d'inspection.

Art. 15. Il ne peut être fait d'expédition d'eaux minérales naturelles hors de la commune où elles sont puisées, que sous la surveillance de l'inspecteur; les envois doivent être accompagnés d'un certificat d'origine, par lui délivré, constatant les qualités expédiées, la date de l'expédition et la manière dont les vases ou bouteilles ont été scellés, au moment même où l'eau a été puisée à la source.

Les expéditions d'eaux minérales artificielles seront pareillement surveillées par l'inspecteur et accompagnées d'un certificat d'origine délivré par lui.

Art. 16. Lors de l'arrivée desdites eaux aux lieux de leur destination, ailleurs que dans des pharmacies ou chez des particuliers, les vérifications nécessaires pour s'assurer que les précautions prescrites ont été observées, et qu'elles peuvent être livrées au public, seront faites par les inspecteurs; les caisses ne seront ouvertes qu'en leur présence, et les débitants devront tenir registre des quantités reçues, ainsi que des ventes successives.

Il n'est pas inutile d'ajouter quelques remarques à ces dispositions réglementaires. Nous rappellerons en premier lieu que les autorisations des fabriques comme des dépôts d'eaux minérales artificielles appartiennent actuellement aux préfets par le fait du décret de décentralisation du 13 avril 1861, qui, aux termes de la circulaire explicative du 26 avril, est subordonné sur ce point aux conditions déterminées par les articles précités de l'ordonnance royale du 18 juin 1823. MM. les préfets sont formellement invités par S. Exc. M. le ministre de l'agriculture, du commerce et des travaux publics, à prendre l'avis du Conseil d'hygiène publique et de salubrité du département pour l'appréciation des connaissances spéciales des exploitants et pour l'approbation des formules préparatoires.

Il sera certainement utile de faire connaître, pour guider les Conseils dans ces nouvelles attributions, la manière dont ce contrôle a été exercé jusqu'ici par l'Académie impériale de médecine; nous empruntons les détails très pratiques qui vont suivre au digne président de la commission permanente des eaux minérales à l'Académie, M. Boullay : « Consulté par le ministre de l'agriculture et du commerce, ce corps savant émet son opinion, l'appuie sur les lois, ordonnances ou règlements, et c'est ensuite Son Excellence qui décide s'il y a lieu d'accorder l'autorisation. Nous n'avons pas connaissance, toutefois, que l'avis de l'Académie n'ait pas servi de base aux décisions du gouvernement.

» Quand un établissement de ce genre veut se former, les pharmaciens de la localité sont en droit de demander à l'autorité municipale en vertu de quelle autorisation la chose a lieu, et dans le cas négatif, de porter plainte au procureur impérial.

» La commission des eaux minérales, tout en faisant la part du préjudice causé à la pharmacie, s'est attachée surtout à exiger des garanties pour la bonne composition des produits, pour la nature des substances destinées à fournir le gaz, et à préserver les consommateurs des dangers qu'offrent trop souvent les appareils, d'introduire dans les eaux gazeuses des substances délétères ou simplement insalubres.

» Pour guider nos confrères sur les circonstances dans lesquelles l'autorisation doit être accordée ou refusée ; sur la nécessité d'une active surveillance, lorsque cette industrie est exercée par des étrangers, nous allons réunir et résumer nos principales conclusions, accueillies et consacrées par le gouvernement.

» 1° Pour les pharmaciens, c'est un droit acquis. Pour tous autres, il faut, pour composer uniquement des eaux acidulées simples et des limonades gazeuses, avoir la garantie d'un pharmacien, ou, conformément à l'ordonnance du 18 juin 1823, avoir subi un examen spécial, devant la commission d'inspection des pharmacies, substituée aux jurys médicaux; cette commission naturellement doit être chargée de la surveillance de ces établissements.

» 2° Que le vaisseau destiné à l'incorporation du gaz acide carbonique, s'il est en plomb, ou en cuivre, même étamé, soit recouvert dans toute la surface intérieure d'une feuille d'étain de 2 à 3 millimètres d'épaisseur, procédé qui a été adopté dans notre établissement du Gros-Caillou, et suivi avec succès depuis sa fondation en 1820.

» 3° Que les appareils soient bien entendus pour opérer le lavage du gaz ; que les tubes de communication soient en étain, ou mieux en verre ; que le plomb soit exclu.

» 4° Que les inspections soient fréquentes et inattendues, non-seulement pour vérifier la bonne qualité des produits, mais encore pour s'assurer du bon état de l'intérieur des appareils.

» 5° Enfin, qu'il soit interdit d'intituler eau de Seltz une eau simplement gazeuse ne contenant pas les autres éléments de l'eau de Seltz naturelle. »

Bibliographie. — Les publications relatives aux eaux minérales exigeraient pour être mentionnées seulement un livre tout entier. Mais le nombre n'en compense par la stérilité. Il n'est pas de source qui n'ait été l'objet d'une apologie plus ou moins scientifique. Aussi comprendra-t-on que nous nous interdisions toute indication bibliographique spéciale. Nous nous contenterons de citer les traités et ouvrages généraux les plus recommandables sur les eaux minérales, ainsi que les mémoires qui se rapportent aux questions plus particulièrement afférentes à l'étude administrative et hygiénique des eaux. Nous serions cependant infidèle à notre propre opinion si nous ne signalions le mouvement qui se manifeste depuis quelques années et qui, sous l'impulsion féconde de la *Société d'hydrologie de Paris*, a déjà élevé le niveau de la science hydrologique. — *Rapports annuels à Son Excellence le ministre de l'agriculture, du commerce et des travaux publics sur le service des eaux minérales de la France*, par Patissier, Guérard, Tardieu, dans les *Mémoires de l'Académie impériale de médecine*. — *Dictionnaire général des eaux minérales et d'hydrologie médicale, comprenant : la géographie et les stations thermales, la pathologie thérapeutique, la chimie analytique, l'histoire naturelle, l'aménagement des sources, l'administration thermale, etc.*, par MM. Durand-Fardel, Eugène Lebret, J. Lefort, avec la collaboration de M. J. François, pour les applications de la science de l'ingénieur à l'hydrologie médicale. Paris, 1860, 2 vol. in-8. — *Traité thérapeutique des eaux minérales de France et de l'étranger, et de leur emploi dans les maladies chroniques*, par le docteur Max. Durand-Fardel, 2e édit., 1 vol. Paris, 1862. — *Des principales eaux minérales de l'Europe*, par Armand Rotureau, 3 vol. Paris, 1859-1862. — *Traité général pratique des eaux minérales de la France et de l'étranger*, par J.-E. Pétrequin et A. Socquet, 1 vol. Lyon, 1859. — *Les eaux minérales de la France*, par le docteur Félix Roubaud, 1 vol. Paris, 1859. — *Annales de la Société d'hydrologie*. Paris, 1858-1862, 7 vol. in-8. — *Bulletin de l'Académie de médecine de 1836 à 1861, etc.* — Carrère, *Catalogue des ouvrages qui ont été publiés sur les eaux minérales en général, et sur celles de France en particulier*. Paris, 1785. — *Annuaire des eaux de la France*, 1851. — E. Durieu et Roche, *Répertoire de l'administration et de la comptabilité des établissements de bienfaisance*, 1842, t. II. — Patissier et Boutron-Charlard, *Manuel des eaux minérales naturelles*, 1837. — Patissier, *Nouvelles recherches sur l'action thérapeutique des eaux minérales et sur leur mode d'application dans les maladies chroniques.* — *Des eaux minérales considérées au point de vue de l'assistance publique* (*Bulletin de l'Académie de médecine*, 1839, t. III, p. 475 ; 1849, t. XV, p. 117). — J. François, ingénieur des mines, *Des eaux minérales dans leurs rapports avec l'assistance publique*. Bagnères-de-Bigorre, 1849. — Villermé, *même sujet* (*Annales d'hygiène publique, etc.*, 1849, t. XLII, p. 341). — Trousseau et Lasègue, *Études thérapeutiques sur les eaux minérales des bords du Rhin*. Bruxelles, 1847. — *Instruction pour les médecins inspecteurs des eaux minérales, rédigée sur la demande du ministère du commerce*, par l'Académie nationale de médecine (*Bulletin de l'Académie de médecine*, 1849, t. XIV, p. 499 et suiv.). — F.-G. Boullay, *Note sur la préparation et la fabrication des eaux minérales artificielles* (*Journ. de pharmacie et de chimie*).

EAUX SAVONNEUSES. — *Voy.* GRAISSES.

EAUX STAGNANTES. — *Voy.* MARAIS.

EAUX VANNES. — *Voy.* ENGRAIS, FOSSES D'AISANCES, VIDANGES.

EAUX-DE-VIE. — *Voy.* ALCOOLS, DISTILLERIES.

ÉBÉNISTES. — *Voy.* MENUISIERS.

ÉCHAUDOIRS. — *Voy.* ABATTOIRS.

ECLAIRAGE. — L'emploi de la lumière artificielle, en même temps qu'il constitue l'une des plus indispensables nécessités de la vie et du travail de l'homme, soulève les plus graves problèmes d'hygiène publique et privée, et est intimement lié à la salubrité des villes. Les principes généraux que nous avons développés à l'occasion du chauffage, s'appliquent exactement à l'éclairage. La combustion des divers corps destinés à ce dernier usage exige de même une certaine quantité d'oxygène qu'elle emprunte à l'air respirable, et verse dans l'amosphère des produits qui peuvent de même en altérer la pureté. Le choix des combustibles lumineux présente donc, à ce double point de vue, la plus grande importance, et doit être en outre, en raison de l'intensité de la lumière, approprié aux divers usages qu'il doit remplir. Enfin, la distribution de la lumière dans les grandes salles de réunion et d'éclairage de la voie publique réclame d'une façon toute particulière l'attention des administrateurs et des hygiénistes.

Des combustibles et des appareils employés pour l'éclairage artificiel. — Nous nous bornerons à énumérer les diverses substances qui sont employées pour l'éclairage artificiel, soit dans les habitations, soit à l'extérieur, nous réservant d'étudier leurs propriétés spéciales et le mode de préparation et d'action en traitant de chaque sujet en particulier.

Les différents composés d'hydrogène et de carbone, sous quelque forme qu'ils se présentent à l'état solide, liquide ou gazeux, pourraient être utilisés pour produire la lumière. Mais les corps gras surtout sont employés dans ce but. Le *blanc de baleine*, la *cire*, l'*acide stéarique*, les *suifs* du bœuf, du bouc et du mouton, servent à faire les bougies et les chandelles; les *huiles* de graines épurées ou de poisson qui alimentent les lampes et les appareils variés de l'éclairage domestique; certaines *huiles essentielles* de naphte, de schiste ou de goudron, qui, mélangées à l'alcool ou à l'éther, sont consommées sous le nom de gaz liquide ou hydrogène liquide; enfin le *gaz* hydrogène carboné provenant de la distillation de la houille ou des diverses matières grasses, qui se répand de plus en plus dans la consommation publique et privée, tels sont les combustibles les plus employés. Ils donnent des résultats très différents, soit eu égard à l'intensité de la lumière qu'ils fournissent, soit en raison des produits de leur combustion.

On comprend l'intérêt qui s'attache à la puissance lumineuse des différents combustibles et appareils au point de vue de leur action sur les yeux et de leur application à l'éclairage des habitations ou aux divers travaux nocturnes. Aussi croyons-nous devoir reproduire le tableau de l'intensité des diverses lumières dressé par M. Péclet et complété par M. Briquet.

La lampe Carcel de 13 lignes de diamètre étant prise comme étalon au chiffre de 100, on trouve :

Pour le gaz de l'éclairage	127,00
Pour la bougie de blanc de baleine.	14,40
Pour la bougie stéarique.	14,30
Pour la chandelle de six.	10,66

Quant au mode de combustion, on sait que les appareils d'éclairage contribuent puissamment à la viciation de l'air, 1 kilogramme d'acide stéarique, en brûlant, peut verser, dans une capacité de 50 mètres cubes, près de 4 pour 100 d'acide carbonique en volume, c'est-à-dire amener cette atmosphère au même degré d'altération que l'air expiré par nos poumons.

1 kilogr.	d'hydrogène carboné exige pour sa combustion.	13,620 litres d'air.
—	d'huile de colza épurée.	11,219
—	de suif.	10,352
—	de cire.	10,419

De plus, l'éclairage artificiel détermine une élévation de température très notable, qui n'est pas pour peu de chose dans l'insalubrité des lieux où brûlent une grande quantité de lumières. Nous ne parlons pas de la fumée et de l'odeur que peuvent dégager les combustibles consumés dans des appareils imparfaits. Ces détails seront mieux placés à l'occasion de chacun d'eux.

Nous ne pouvons passer sous silence l'emploi de la *lumière électrique*, qui est certainement appelée à des applications beaucoup plus étendues que celles qu'elle a reçues déjà ; mais, quant à présent, le problème économique offre plus d'intérêt que les effets hygiéniques. Aussi lira-t-on avec intérêt, à ce point de vue, la note communiquée il y a quelque temps, par M. Deleuil, à l'Académie des sciences, relativement à l'éclairage électrique des docks Napoléon. M. Regnault, directeur de la télégraphie au chemin de fer de Rouen, qui s'est occupé de cet éclairage, nous a dressé l'état de la dépense dont nous donnons ci-joint les détails.

Ces appareils, qui ont fonctionné pendant quatre mois consécutifs avec une grande régularité, étaient composés chacun d'une pile de cinquante éléments de Bunsen, grand modèle.

La dépense par appareil a été, savoir :

Journée de l'employé. . .	4 fr.	50 c.
Mercure.	5	»
Zinc.	4	50
Baguettes de charbon. . .	1	40
Acide nitrique.	1	80
Acide sulfurique.	1	84
Total.	19 fr.	04 c.

Les frais pour éclairer huit cents ouvriers se sont donc élevés à une somme de 38 fr. 8 cent. par soirée ou 4 cent. 1/2 par homme ; l'économie est considérable ; le travail a pu se faire sans aucun danger et avec une régularité qu'on ne peut obtenir avec tout autre éclairage.

A l'occasion de cette communication, M. le secrétaire perpétuel fait remarquer que l'éclairage électrique, qui pourrait être installé à peu de frais à bord des navires, et qui n'est pas, comme les autres système d'éclairage, exposé à s'éteindre dans un gros temps, serait très propre à prévenir ces rencontres de nuit, si fréquentes et si désastreuses.

Ce mode d'éclairage, sagement distribué, ne peut pas avoir d'inconvénients au point de vue de la salubrité, et l'on commence à utiliser avec succès cette merveilleuse et inépuisable source de lumière pour l'éclairage public. Il n'en serait pas de même de l'emploi de la lumière électrique pour les usages domestiques. M. J. Regnauld a établi par d'ingénieuses expériences le danger qu'offrait pour la vue la généralisation de ce mode d'éclairage.

De la distribution de la lumière artificielle. — La manière dont sont disposés les appareils d'éclairage, et dont la lumière artificielle est distribuée, est d'une extrême importance eu égard à l'action qu'ils peuvent exercer sur la vue, et c'est là pour les lieux de réunions publiques une des conditions essentielles de l'art des constructions. Le principe qui domine, c'est que les rayons n'arrivent pas directement à l'œil sans que leur éclat ait été modéré. Un habile architecte, M. Théodore Lachez, a posé sur ce point des règles excellentes à suivre, en même temps qu'il a montré que trop souvent la lumière éblouit les yeux sans éclairer convenablement les objets à voir. Ce qui importe, c'est de répandre la lumière en quantité suffisante, mais d'en opérer la diffusion de la manière la plus égale. Nous ne pouvons entrer dans les détails techniques que comporte cette intéressante question.

De l'éclairage de la voie publique. — Parmi les progrès qui se sont réalisés dans la salubrité des villes, on doit compter au nombre des plus importants l'extension donnée dans presque toutes les localités à l'éclairage de la voie publique, et surtout l'application du gaz à cet objet. Nous réservons pour ce dernier article les détails très intéressants qui se rapportent à cette question. Nous nous bornerons à quelques renseignements généraux, qui n'ont guère plus aujourd'hui qu'un intérêt historique. M. Trebuchet a fait connaître, dans un mémoire où brillent réunies les qualités de l'érudit et de l'administrateur, les différentes phases de l'éclairage public à Paris. Il a montré cette ville éclairée pour la première fois en 1524, les améliorations importantes introduites dans cette partie du service en 1667, et enfin l'éclairage à l'huile substitué à l'éclairage aux chandelles en 1769. C'est à cette époque que les lampes alimentées par l'huile furent placées dans des lanternes garnies d'une plaque de fer-blanc poli qu'on appela *réverbères*. En 1802, il y avait environ 4200 lanternes de cette espèce ; ce chiffre ne s'augmenta que de 449 de 1802 à 1807 ; mais de cette dernière année à 1829, le nombre des lanternes fut porté à 5527, comprenant 12 670 becs. L'année 1829 fut marquée par les premiers essais à Paris de l'application du gaz à l'éclairage public, qui s'étend maintenant à presque tous les quartiers de la ville et de la banlieue. Outre ce progrès, si utilement réalisé dans l'éclairage public, nous devons signaler une amélioration très notable qui a consisté à rendre l'éclairage général pendant les mois de janvier, février, mars, octobre, novembre et décembre, en allumant tous les becs indistinctement du jour au jour sans interruption, tandis qu'autrefois il y avait un certain nombre de *becs* dits *variables* par opposition aux *becs permanents* qui, comme cela se fait seulement maintenant dans la belle saison, ne servaient que quand la lune ne donnait pas une clarté suffisante. Enfin le mode de transmission de la lumière fournie par chaque bec a été l'objet de perfectionnements récents de la part de M. l'ingénieur Degrand, qui a modifié très heureusement les lentilles adaptées aux vitres des réverbères.

Nous ne pouvons terminer ces courtes considérations sans insister sur l'importance que présente à tant de titres divers l'éclairage de la voie publique, même dans les centres de population les moins considérables. Il appartient aux Conseils d'hygiène et de salubrité de provoquer sur ce point l'attention toute particulière des administrations locales. (*Voy.* BLANC DE BALEINE, BOUGIE, CHANDELLE, CIRE, GAZ, HUILES, HUILES ESSENTIELLES, MINES, SUIFS, ETC.)

Bibliographie. — *Traité de la salubrité dans les grandes villes*, par MM. de Montfalcon et de Polinière. Paris, 1846. — *Recherches sur l'éclairage public de Paris*, par A. Trebuchet (*Annales d'hygiène, etc.*, t. XXX, p. 1, 241, et t. XXXI, p. 103). — *Recherches sur l'éclairage*, par M. Boudin (*Annales d'hygiène, etc.*, t. XLVI, p. 87).

— *Extrait du rapport général sur les travaux du Conseil de salubrité pendant l'année 1822, avec des notes et observations pour servir de réponse aux critiques publiées contre l'éclairage par le gaz hydrogène.* Paris, 1823. — *Dictionnaire de l'industrie* t. IV, p. 305. — *De l'éclairage artificiel*, par M. Briquet (thèse de concours). Paris, 1837. — *Précis de chimie industrielle*, par A. Payen, 4e édit. Paris, 1859. — *Dissertation sur les habitations privées*, par M. Piorry (thèse de concours). Paris, 1837. — *Traité de l'éclairage*, par M. Péclet. — *Acoustique et optique des salles de réunions publiques*, par Théod. Lachez, architecte. Paris, 1848. — *Sur l'éclairage des salles de spectacle*, par A. Tripier (*Ann. d'hyg. et de méd. lég.*, t. X, 2e série, p. 67). — *Recherches sur la composition de l'air confiné*, par M. Félix Leblanc (*Annales de chimie et de physique*, 3e série, t. IV). — *Collection des rapports généraux sur les travaux du Conseil de salubrité du département de la Seine.* Paris, 1830-1860. — *Instruction pratique donnant la marche à suivre pour les expériences relatives à la détermination journalière du pouvoir éclairant et de la bonne épuration du gaz*, par V. Regnault et Dumas, décembre 1860. — *Traité pratique de la fabrication et la distribution du gaz d'éclairage et de chauffage*, traduit de l'anglais et annoté par E. Servier. 1860, in-4 et atlas.

ÉCOBUAGE. — *Voy.* DÉFRICHEMENTS.

ÉCORCES. — *Voy.* BATTAGE.

ÉCURIES. — *Voy.* CASERNES, MORVE, VÉTÉRINAIRE (HYGIÈNE).

ÉDIFICES PUBLICS. — Les édifices publics intéressent l'hygiène sous le double rapport du grand nombre d'individus qu'ils peuvent renfermer, et des causes spéciales d'infection qui peuvent s'y développer par suite de leur destination particulière. Mais on peut établir que, pour les habitations publiques comme pour les habitations privées, l'hygiène a pour objet essentiel et final d'y assurer à l'homme, d'une manière constante, une quantité convenable d'air respirable pur et suffisamment renouvelé.

Parmi les édifices publics, les uns sont constamment habités, comme les hôpitaux, les lycées, les casernes ; les autres, comme les églises, les salles d'assemblée, les ateliers, les théâtres ne servent que de lieux de réunion passagers. Dans quelques-uns, l'air n'est vicié que par les émanations d'un grand nombre de personnes réunies ; dans d'autres, par les gaz ou les poussières qui se dégagent pendant la pratique de certaines professions. Nous ne pouvons entrer dans le détail des conditions hygiéniques particulières que réclament les conditions diverses d'âge, de genre de vie, de profession, etc., des individus qui habitent ou fréquentent les édifices publics. Nous renvoyons aux articles spéciaux qui concernent ces derniers.

ÉGLISES. — Les églises constituent, en général, par le froid et l'humidité qui y règnent, un séjour peu salubre pour les fidèles qui les fréquentent, et surtout pour les desservants qui y passent une partie de leur existence. Il serait à désirer qu'elles pussent toutes être chauffées ; mais il est évident que ce vœu n'est praticable que pour quelques grandes villes, et pour les églises modernes qui peuvent être construites, sinon avec la magnificence du moyen âge, du moins suivant les données de l'hygiène. Ce n'est pas l'aération qui manque dans les églises : outre l'étendue habituellement considérable du vaisseau qu'elles présentent, les vitraux blancs ou coloriés qui garnissent leurs nefs sont composés, suivant la remarque de M. Péclet, de parties nombreuses qui, réunies par des lames minces de plomb, laissent entre elles des intervalles nombreux, d'où il résulte une ventilation naturelle, souvent très puissante quand les portes sont ouvertes.

Mais ce à quoi il faudrait surtout remédier, c'est à l'humidité de l'air des églises, communiquée par les dalles et les pierres qui les revêtent en tout sens, et le défaut de lumière solaire que les vitraux coloriés interceptent presque complétement. Le procédé le plus simple pour y remédier consisterait à ouvrir largement les fenêtres qui demeurent continuellement closes, et à obtenir que l'air s'y renouvelât, non par ces fentes multipliées dont nous parlions tout à l'heure, mais par de larges orifices qui laissassent en même temps pénétrer librement la lumière diffuse. Nous avons indiqué par quel moyen ingénieux M. L. Duvoir a su disposer l'appareil de chauffage et de ventilation de l'église de la Madeleine, à Paris, de manière à empêcher l'air froid de pénétrer dans la nef.

Les inhumations sont aujourd'hui formellement prohibées dans les églises. On sait à quels accidents terribles elles ont parfois donné lieu. (*Voy.* Chauffage, Inhumation.)

ÉGOUTS. — On appelle *égouts* des canaux souterrains destinés à recevoir les eaux infectes ou encombrantes, à leur livrer passage, et à les conduire dans un courant d'eau où elles se perdent. On donne encore le nom d'égouts à des conduits découverts, remplissant le même objet. Quelquefois ce n'est pas dans un cours d'eau, mais dans un puits perdu ou dans un sol absorbant que les égouts portent les eaux qui s'y rendent.

Les égouts sont destinés à recevoir les eaux de pluie, les eaux d'arrosement, les eaux ménagères, les résidus liquides de diverses industries, et quelquefois les produits de vidange ; c'est de leur bonne construction que dépendent en partie les conditions de salubrité des villes. Les Romains l'avaient bien compris, car, en même temps que leur ville s'enrichissait des monuments qui en ont fait la gloire, une ville souterraine se creusait sous le sol, non moins magnifique et non moins durable.

Régime ancien et actuel des égouts. — La *Cloaca maxima*, grand égoût collecteur de Rome ancienne, qui subsiste encore aujourd'hui, a 5 mètres 20 centimètres de hauteur et 4 mètres 20 centimètres de largeur. C'était le plus vaste qui eût jamais été bâti avant celui d'Asnières, à Paris.

Les premiers égouts de Rome furent construits par Tarquin l'Ancien et continués par ses successeurs, pour assainir la vallée du Velabrum, située entre le Capitolin et le Palatin. La *Cloaca maxima*, déversoir commun du réseau, allait du Forum au Tibre. La voûte est à triple rang de voussoirs ; des banquettes règnent sur plusieurs points, le long des murs ; la cunette est au milieu. Des tasseaux de pierre, destinés sans doute à supporter des conduites d'eau pour les fontaines, se remarquent encore d'intervalle à intervalle. A mesure que Rome grandit, le nombre des égouts se multiplia. 400 ans après Tarquin l'Ancien, il fallut dépenser, pour les nettoyer et les réparer, 1000 talents (5 216 600 francs). Aussi les empereurs créèrent-ils un impôt spécial pour cet objet. Les principaux administrateurs qui veillaient à l'entretien des égouts, en même temps qu'au bon état du lit du Tibre, étaient des personnages considérables, qui sont nommés dans les inscriptions : *Curatores alvei Tiberis et cloacarum sacræ urbis.*

Agrippa, qui fit construire sous Auguste un grand nombre d'égouts, y avait ménagé des ouvertures pour y verser les eaux de tous les aqueducs ; il s'embarqua lui-même un jour sur ces ruisseaux souterrains et descendit par la *Cloaca maxima* jusqu'au Tibre. Voici comment s'exprime Pline le Jeune (XXXVI, 13 et suiv.), au sujet des travaux d'Agrippa : Il rassembla les canaux de sept fleuves, dont l'impétuosité, comparable à celle d'un torrent, emporte et nettoie tout ce qui s'y rencontre (dans les égouts). Ce volume d'eau prodigieux, accru encore des pluies qui y tombent et des débordements du Tibre qui y reflue, bat éternellement les murs de ce canal, sans que le choc des masses d'eau qui s'y heurtent sans cesse en ait altéré la solidité et la beauté. Le poids des décombres des édifices en ruines, les maisons qui s'écroulent sous l'effort de l'incendie, les secousses des tremblements de terre, rien depuis sept cents ans n'a pu ébranler ces voûtes indestructibles.

Si, après cet aperçu du système d'assainissement de l'ancienne Rome, nous recherchons quel a été à cet égard, aux diverses époques de notre histoire, l'état de Paris, la Seine, le ruisseau de Ménilmontant et la Bièvre ont été, dès l'origine, les grands exutoires de la ville. C'est vers ces trois voies d'écoulement que les anciens habitants dirigaient les eaux pluviales et ménagères, au moyen de rigoles creusées à travers les terrains en culture dont les groupes de maisons formant la ville étaient environnés. Plus tard, une partie des fossés des enceintes de Philippe-Auguste et de Charles VI reçut aussi les eaux boueuses de Paris.

Tous ces égouts à ciel ouvert, mal nivelés pour la plupart, se remplirent promptement d'immondices, de flaques d'eau stagnante, et répandirent des miasmes pestilentiels. On s'appliqua peu à peu à les curer, à les redresser : on supprima les plus incommodes, on maçonna les parois et le fond des autres ; on songea enfin à les recouvrir de voûtes ou de dalles en pierre.

Vers 1374, Hugues Aubriot, prévôt des marchands, construisit le premier égout proprement dit, en faisant voûter la rigole découverte qui conduisait les eaux du quartier Montmartre vers le ruisseau de Ménilmontant, déjà tari par les changements survenus dans le régime des sources du nord et réduit à n'être plus qu'un lit de torrent ou qu'un ravin fangeux.

Il serait sans utilité de raconter ici les efforts tentés pour rendre salubres les alentours du palais des Tournelles, que l'infection des égouts découverts fit enfin abandonner par les rois du XVIe siècle, et de décrire les travaux exécutés d'âge en âge, à mesure que la surface de Paris se couvrait de maisons, pour ouvrir de nouvelles artères d'assainissement. En 1663, en plein règne de Louis XIV, la longueur totale des égouts voûtés n'était encore que de 1207 toises, tandis que celle des égouts découverts était de 4120 toises.

L'égout formé par l'ancien ruisseau de Ménilmontant, qui avait reçu et qui garde encore le nom de *grand égout de ceinture*, ne fut revêtu de murs et n'eut un radier en pierre qu'au commencement du XVIIIe siècle. C'est vers 1740 que Turgot, prévôt des marchands, entreprit de le faire voûter, en chargeant les propriétaires riverains d'exécuter ce travail à leurs frais, moyennant la concession du terrain, large de 36 pieds, que devait rendre disponible la couverture de l'égout d'une berge à l'autre. L'opération s'accomplit peu à peu ; elle a eu pour résultat fâcheux de faire construire un grand nombre de propriétés particulières au-dessus de ce canal souterrain.

On a vu que, déjà, sous le règne de l'empereur Napoléon Ier, l'amélioration du système des égouts était considérée comme le corollaire obligé de l'arrivée des eaux de l'Ourcq dans Paris. L'active impulsion donnée, dès cette époque, aux travaux de la canalisation souterraine des rues de la ville, s'est continuée jusqu'à nos jours. Il n'existait, avant 1806, que 23 530 mètres de galeries d'égouts ; en 1854, il y en avait 163 000 mètres. Pendant cette période de près de cinquante ans, tous les égouts découverts ont été voûtés successivement. L'exécution du boulevard de Strasbourg, en supprimant l'extrémité de l'égout du Ponceau, a fait disparaître le dernier de ces ruisseaux infects coulant à ciel ouvert. Un certain nombre d'anciennes galeries ont été reconstruites et agrandies. En même temps, le nivellement de Paris s'est complété ; les rues ont été bombées et bordées de trottoirs et de bouches d'égout.

Enfin, trois autres améliorations très notables ont été poursuivies : l'établissement d'égouts-collecteurs parallèles à la Seine; la dérivation d'une partie des affluents du grand égout de ceinture; enfin, l'assainissement de la Bièvre. Pour affranchir le cours de la Seine, dans Paris, du limon fangeux et des matières encombrantes que lui versent incessamment les égouts, on a établi, sur les deux rives, de vastes galeries parallèles au fleuve, où tous les égouts, précédemment poussés jusqu'à lui, vont se dégorger, et dont le débouché n'a lieu qu'en aval de Paris.

Les avant-projets dressés par les ingénieurs du service municipal, pour la canalisation normale de Paris, comportaient la construction de 56 442 mètres courants d'égouts de grande et de moyenne section, de divers types, et 232 890 mètres d'égouts de petite section, soit en tout, 289 332 mètres. Ne sont pas compris dans cette évaluation, d'une part, 11 100 mètres d'égouts existants, dont le radier devra être relevé pour qu'ils se puissent déverser dans les collecteurs ; d'autre part, 80 000 mètres de petits égouts que demanderont, un jour, à mesure de l'accroissement de la population, des parties de la ville aujourd'hui presque désertes. A quelques exceptions près, les égouts existants ont été provisoirement maintenus, quoique la plupart n'aient pas été construits dans les conditions d'un complet service ; mais l'immense entreprise de les remplacer tous ne pouvait s'accomplir que peu à peu, au fur et à mesure des besoins et des ressources ordinaires annuellement disponibles. Le développement total de ces égouts est d'environ 170 000 mètres, qui, ajoutés aux 290 000 mètres à construire, et aux 80 000 mètres qui s'ouvriront peut-être dans l'avenir, forment une longueur de 540 000 mètres, soit 135 lieues, chiffre total de la canalisation souterraine de Paris.

On lira avec intérêt, comme étude comparative, un exposé succinct du régime des égouts en Angleterre, que nous reproduisons d'après un excellent rapport fait au Comité consultatif d'hygiène, par M. Isabelle, sur les renseignements officiels recueillis à Londres touchant ce grave sujet d'hygiène publique.

L'un des premiers documents parvenus à l'administration française sur cette question est un rapport en date du 19 novembre 1847. Il est émané d'une commission chargée par le gouvernement anglais de rechercher les moyens les plus propres à améliorer l'état hygiénique de la métropole, en se préoccupant surtout de ce qui se rapporte au drainage des rues et des maisons, au pavage et au nettoyage des voies publiques, ainsi qu'à l'augmentation du volume d'eau nécessaire aux usages domestiques comme au lavage des rues, et au rapide écoulement des vidanges dans les égouts et dans les drains. Cette même commission devait en outre rechercher les moyens d'utiliser dans ce but les ouvrages existants ou d'en créer de nouveaux, comme aussi d'aviser à une répartition équitable des charges devant résulter de ces mesures.

Cette commission, munie de pouvoirs très étendus, put procéder à son enquête en toute liberté, et elle le fit d'une manière remarquable. Préoccupée d'abord des mesures à prendre contre une nouvelle invasion du choléra, elle consacra à l'exposé de ces mesures la première partie de son rapport; puis, entrant plus directement dans les études qui constituaient principalement sa mission, elle appela devant elle tous ceux qui pouvaient lui apporter quelques lumières. Elle enregistra avec grand soin toutes ces dépositions, et son travail, qui fut suivi de divers appendices relatifs à l'aménagement ou à l'augmentation du volume des eaux, est des plus satisfaisants et des plus complets. Les documents qui se rapportent à ces sortes d'études sont au nombre de cinq.

Un acte du parlement en date du 31 août 1848 vint ensuite réglementer les mesures que paraissaient réclamer alors l'assainissement des villes et la protection de la santé publique. Il constitua le *General board of health*, ce comité supérieur d'hygiène dont nous avons toujours suivi les travaux avec tant d'intérêt; il détermina ses conditions d'existence et ses moyens d'action; il l'autorisa à prescrire directement, dans des circonstances déterminées, les travaux d'assainissement jugés utiles, sauf à recourir ultérieurement à la sanction législative. Enfin, il donna une nouvelle organisation aux *boards of health* locaux, réglementa l'élection de leurs membres, etc. Et c'est essentiellement des dispositions de cet acte, comme des travaux du *General board of health*, qu'est sorti ce système d'assainissement que nous nommerons anglais. Son caractère principal est d'enlever immédiatement, au moyen d'une large circulation d'eau, tous les produits insalubres qui résultent de nos usages domestiques. On a par suite supprimé, dans toutes les villes où il est appliqué, les fosses pestilentielles que nous pratiquons encore dans les étages inférieurs de nos maisons. Le comité n'est pas resté indifférent au mouvement qui se produisait alors chez nos voisins; il en suivait au contraire avec soin le développement. Des ingénieurs français en ont fait l'objet d'études très intéressantes au nombre desquelles il faut placer notamment un rapport de M. Mille, portant la date du 20 juillet 1854. Cet ingénieur distingué a très bien décrit le mode d'assainissement qui nous occupe. Il se compose d'abord de l'aménagement d'une grande provision d'eau pure à des hauteurs suffisantes pour alimenter tous les étages des maisons. Il comprend ensuite la distribution de ces eaux dans toutes les demeures et leur écoulement dans une canalisation souterraine où elles emportent avec elles les matières insalubres. Enfin il se complète par la perte ou la purification des eaux infectes à leur sortie des drains ou des égouts. Les deux premières parties de ce système ont reçu, en Angleterre, de très ingénieuses applications et presque partout on n'a eu que des succès à enregistrer ; mais il ne devait pas en être de même de la dernière. Ce fut dans les cours d'eau qu'on perdit d'abord le dernier produit de tous ces drains, et l'on comprend facilement que les localités situées en aval durent en éprouver un grand dommage. Il en résulta des plaintes très vives qui plusieurs fois ont donné lieu à des actions judiciaires, et cette situation cause encore aujourd'hui de l'autre côté de la Manche de véritables embarras.

Nous avons prévu, toutes ces difficultés, et de là vient la prudente réserve que nous avons cru devoir garder jusqu'à présent à l'égard des propositions anglaises relatives à cet objet. Nous n'avons pas perdu de vue, cependant, ce qui a été fait pour combattre ou prévenir de tels dangers. Indépendamment du rapport de M. Mille, où cette question est exposée, nous avons étudié avec soin une description fort intéressante des procédés employés à Leicester, par M. Wicksteid, pour recueillir une grande partie des principes fertilisants des eaux d'égout et ne verser dans les rivières que des liquides entièrement désinfectés, description due à M. Hervé Mangon. Enfin, nous citerons un très bon rapport adressé par M. le ministre des affaires étrangères et qui vient de M. Austin, ingénieur en chef du *General board of health*. Ce travail, très judicieusement conçu, est intitulé : *Rapport sur les moyens d'utiliser les produits des égouts et de les purger de leurs mauvaises odeurs*.

On y trouve un exposé succinct et méthodique des différents systèmes adoptés dans ce but, soit qu'ils portent un caractère essentiellement chimique, soit qu'ils doivent plus particulièrement leur efficacité à des dispositions d'un autre ordre et à de bonnes installations mécaniques.

M. Austin indique les noms des villes où ces procédés sont appliqués, et ceux des ingénieurs ou des chimistes auxquels ils sont dus. Reconnaissant en principe que les eaux sortant des villes et des usines ne sauraient être déversées dans les rivières sans danger pour la santé publique et sans perte pour l'agriculture, cet ingénieur passe en revue plusieurs modes d'irrigation exécutés dans la Grande-Bretagne ou en Lombardie. Il en décrit quelques-uns qui ont lieu à ciel ouvert et d'autres qui reposent sur un ensemble de conduites souterraines. Enfin, après avoir envisagé tous ces systèmes dans leurs résultats économiques, après avoir énuméré consciencieusement les lacunes qui restent encore à combler pour que ces grandes mesures d'assainissement satisfassent à toutes les exigences de l'hygiène, M. Austin termine en exposant les diverses considérations qui, dans l'état actuel de cette partie de la science, devraient, à son point de vue, faire préférer tel système à tel autre. L'ingénieur en chef du *General board of health* est digne d'une grande confiance, sa position officielle donne à ses assertions comme à ses calculs une autorité exceptionnelle, et, par ces motifs, il paraîtrait très désirable que son excellent travail fût traduit en français. Le rapport de M. Austin est du mois de mars 1857, et un an après, c'est-à-dire le 28 mars 1858, a paru un autre rapport que nous avons également et qui émane d'une commission chargée par le gouvernement anglais de faire une enquête sur le meilleur mode à adopter pour l'écoulement ou la distribution des vidanges des villes, et pour leur application à des usages profitables.

C'est, à peu de chose près, la reproduction des questions que M. Austin s'était posées, et il serait bien utile qu'elles pussent recevoir une solution nette et précise. Malheureusement, le document que nous possédons n'est qu'un rapport préliminaire, et nous ignorons s'il a été suivi d'un travail définitif. Il a été précédé cependant de l'une de ces enquêtes que nos voisins savent si bien faire. Non-seulement les membres de la commission ont voulu se rendre de leur personne dans les localités où les eaux d'égouts sont traitées en vue de les désinfecter ou de les utiliser; mais elle a jugé nécessaire d'entreprendre une série d'expériences; elle a même envoyé plusieurs de ses membres en Lombardie, et elle est parvenue ainsi à formuler des conclusions qui, quoique n'étant pas définitives, ont un réel intérêt. Elles sont un peu longues, et si la commission le permet, je vais m'efforcer d'en faire l'analyse, car elles peignent assez bien les complications qui se produisent en Angleterre, et les efforts tentés jusqu'à ce jour pour en amoindrir les inconvénients.

« Nous avons déduit, dit cette commission, de l'ensemble de notre enquête, les conclusions suivantes :

» 1° La corruption croissante des rivières et des cours d'eau de ce pays est un danger d'une importance nationale qui demande avec urgence l'application d'un remède. La décharge du produit des égouts et des résidus nuisibles des fabriques dans les cours d'eau est une source de dommages et de dangers pour la santé. Ce fait n'est pas seulement dommageable pour les localités où il se produit, mais aussi pour les populations des districts arrosés par ces rivières corrompues. Il a pour conséquence d'empoisonner l'eau qui, dans plusieurs cas, forme la seule boisson de ces populations. Il détruit le poisson et amoindrit enfin les avantages naturels qui dérivent du voisinage des rivières.

» 2° Le danger est sensiblement accru par les nouvelles mesures de propreté et les améliorations opérées dans les villes en ce qui concerne l'approvisionnement de l'eau et l'extension du drainage. L'accroissement de ce danger continuera à être en proportion directe avec l'augmentation de ces améliorations, et comme elles ne sont encore que partielles, le tort causé par les eaux sortant des villes, déjà très sensible, doit être pourtant considéré comme léger comparativement à ce qu'il deviendra quand les travaux d'égout et de drainage seront complets.

» 3° Dans plusieurs villes, les mesures pour compléter l'approvisionnement d'eau et le drainage sont retardées par la difficulté de disposer de l'excédant de vidange qui en résultera, et la loi qui règle cet objet est dans une condition anormale et indéfinie, ce qui donne lieu à des décisions judiciaires contradictoires.

» 4° Les méthodes qui ont été adoptées en vue de tirer un profit du produit des égouts sont de deux sortes. Les unes consistent dans l'application immédiate de tout ce produit à l'amélioration des terres, et les autres dans un procédé de précipitation. L'application directe des vidanges sur les terres favorablement situées, si elle est judicieusement faite et limitée à une étendue convenable de prairie, est profitable à la personne qui y a recours.

» 5° Cette méthode d'application du produit des égouts, conduite sagement, n'est pas dangereuse pour la santé.

» 6° Lorsque les circonstances s'opposent à l'application directe du produit des égouts à l'arrosage des terres, les procédés de précipitation améliorent grandement et obvient dans la pratique aux dangers que présentent ces sortes de produits, surtout dans les lieux où se trouve une grande rivière pour recevoir les liquides purifiés. Une telle méthode de traiter ces produits ne retient qu'une partie comparativement faible de la matière fertilisante, et bien qu'en certains cas la vente des engrais puisse payer le prix de la fabrication, ces procédés ne réussissent que rarement comme spéculation privée.

» 7° Considérés seulement comme moyen de diminuer les inconvénients, ces procédés de précipitation sont satisfaisants. Les frais, dans quelques cas, sont tels que les populations des villes peuvent raisonnablement être appelées à y pourvoir. Les travaux nécessaires ne doivent pas, s'ils sont convenablement conduits, être une source de dommage, et l'on peut, en modifiant les méthodes existantes, obvier entièrement même aux plus légères chances de dangers.

» 8° L'emploi de l'une ou de l'autre méthode de traiter le produit des égouts, ou l'application des deux à la fois, doit dépendre des

BIBLIOTHÈQUE IMPÉRIALE

localités, des conditions de niveau, des occasions de vente et d'une variété d'autres circonstances. Le parti à prendre pour chaque ville doit donc être considéré d'après les particularités qui lui sont propres.

» 9° Il y a de bonnes raisons de croire que les méthodes proposées jusqu'à présent pour tirer un profit des eaux sortant des villes ne sont pas les meilleures qu'on puisse trouver, et qu'il résultera de recherches ultérieures la découverte de procédés supprimant plus exactement les inconvénients, et donnant en même temps des produits d'une plus grande valeur ;

» 10° Que la grandeur des villes ne présente pas de difficultés réelles pour le traitement du produit des égouts, pourvu qu'elles soient considérées comme une réunion de petites villes. »

Et la commission ajoute en terminant : « Cependant, comme les conditions auxquelles le danger peut être évité diffèrent grandement suivant les localités, nous pensons qu'il serait désirable, en vue d'aviser à une mesure législative, d'un caractère général, susceptible d'être sagement adoptée, qu'une investigation fût faite sur l'état de la sortie des égouts des différentes classes des villes et sur la situation des rivières dans les districts populeux. »

Ce rapport préliminaire est signé de lord Essex et de MM. Henry Ker Seymer, Robert Rawlinson, Thomas Way, Bennet Laws, Southwood Smith, John Simon, Henry Austin.

Indépendamment des documents qui viennent d'être énumérés, le Comité a reçu en communication diverses pièces qui se rapportent au même objet. C'est : une lettre de M. Edwin Chadwick, transmise au comité le 28 décembre 1855 ; deux documents relatifs au projet de purifier les eaux de la Tamise, avec une lettre d'envoi de S. Ex. le ministre des affaires étrangères du 2 septembre 1857, et une communication du 20 avril 1860 de MM. James Long et Ce (de Gorleston), proposant un système d'égouts filtrants, qui aurait pour résultat, d'assainir les rivières et de recueillir pour l'agriculture une masse considérable de matières fertilisantes.

La construction d'un système d'égouts doit être envisagée sous plusieurs points de vue : capacité, direction, pente appropriées à l'usage auquel on les destine, conditions propres à assurer la facilité et la sécurité des opérations nécessaires pour les nettoyer, emploi de matériaux aussi peu altérables que possible. Tels sont les différents rapports sous lesquels nous envisagerons successivement les égouts, en suivant les préceptes donnés par Parent-Duchâtelet, à qui l'on doit un traité si remarquable et si complet sur cette matière. Nous parlerons ensuite des procédés de curage et d'assainissement.

Construction des égouts. — Dans la construction d'un

égout, il ne faut pas seulement considérer la quantité d'eau qui doit y passer dans les temps ordinaires, il faut de plus examiner la superficie du bassin qu'il doit desservir, la position horizontale ou plus ou moins inclinée de ce bassin, et la quantité d'eau que fournissent les pluies d'orage dans le point où l'on se trouve. A Paris, les dimensions des égouts varient depuis 2 mètres carrés jusqu'à 50 centimètres. On supprime ceux dont la voûte a peu d'élévation, toutes les fois que l'occasion de le faire se présente.

On peut établir que la pente d'un égout ne saurait jamais être trop considérable ; mais on comprend que l'on peut rencontrer beaucoup d'obstacles à ce sujet : ainsi le peu d'obliquité du sol et de différence entre son niveau et celui de la rivière, la profondeur des fondations ou des caves des habitations, la présence de nappes d'eaux souterraines, comme il arrive dans certains points de Paris. La proportion réglementaire de la pente des égouts de Londres paraît être d'un quart de pouce par pied. Il y a des égouts à Paris qui ne présentent pas une pente semblable.

Le parcours et la direction seront réglés sur le niveau du bassin qu'ils doivent desservir, depuis le point de départ jusqu'à la rivière.

Une des premières conditions de salubrité d'un égout doit être de présenter une hauteur telle qu'un homme puisse le parcourir sans se baisser. On a dû, à Paris, la mort de quelques hommes à la faible élévation de la voûte de quelques égouts.

L'état du radier ou plancher inférieur n'est pas moins important que l'élévation de la voûte ; si ce radier est défoncé, s'il présente des affaissements, les matières putrescibles s'y accumulent, elles s'y altèrent, et peuvent causer la mort de ceux qui respirent les gaz qu'elles fournissent. Il en est de même des obstacles que des saillies ou des éminences peuvent offrir, car ces saillies, en arrêtant les pailles et autres débris semblables, forment une espèce de barrage au-dessus duquel toutes les matières pesantes s'arrêtent et se déposent sur une longueur qui est souvent très considérable, ce qui détermine des inconvénients exactement semblables à ceux que produisent les affouillements.

Parent-Duchâtelet a conseillé de donner au radier à peu près la forme d'une tuile. Le plancher supérieur sera toujours voûté, et les changements de direction de l'égoût soigneusement arrondis ; aucun angle, aucune saillie ne doit se rencontrer dans tout son parcours. Les gaz qui s'y amasseraient, les productions végétales que l'humidité, la température, la nature des émanations y développeraient, pourraient facilement devenir l'origine des plus graves infections. Enfin la voûte des égouts sera percée de jours grillés, multipliés autant que possible. Ceux-ci ont pour objet non-seulement de multiplier les communications des égouts avec l'air extérieur, et de contribuer ainsi directement à leur salubrité, mais de fournir le moyen de les assainir plus complétement encore au moyen de cheminées faisant appel, de permettre d'aborder séparément chacun des points d'un égout, sans y parcourir de longs trajets, de procurer des issues faciles et rapprochées aux ouvriers qui y travaillent, etc.

Le choix des matériaux de construction d'un égout est d'une grande importance. Le meilleur mode de construction sera celui qui se composera de matériaux solides et capables de résister le plus possible non-seulement à l'humidité et aux liquides en général, mais encore à des courants forts et rapides, ainsi qu'aux diverses espèces dissolvantes dont ces courants peuvent se composer (provenant des eaux ménagères ou de liquides industriels), et enfin qui évitera le plus possible toutes cavités, tous joints apparents, tous angles saillants ou rentrants, susceptibles de donner occasion aux eaux et aux immondices de s'y arrêter, d'y séjourner, de s'y accumuler et de former accidentellement des espèces de *barrages* préjudiciables à d'acides et de l'écoulement et au nettoyage. Il faudrait donc arriver à faire en quelque sorte de tout l'ensemble un seul et même bloc, ne présentant à l'intérieur que des surfaces extrêmement lisses, presque sans aucun joint, et dont les angles fussent fortement arrondis. On a d'abord substitué les pierres siliceuses aux carbonates de chaux autrefois employés, et qui se laissaient facilement attaquer par les acides. Ces pierres ont encore l'avantage de ne point se laisser pénétrer comme les autres de gaz délétères.

Le radier ne sera jamais pavé : le courant des liquides et des solides que ceux-ci peuvent entraîner, les rats qui pullulent dans ces canaux, ne tarderaient pas à les dégrader et à creuser des trous profonds, réceptacle de vases et d'émanations infectes. Les dalles elles-mêmes laissent entre elles de légers intervalles qui peuvent s'agrandir, les déchausser, et aboutir au même résultat que les pavés.

On évitera ces inconvénients au moyen d'une bonne maçonnerie, soit en moellons durs, soit surtout en meulière, ou même encore en cailloux, en briques bien cuites, soit enfin en béton, mais dans tous les cas, enduite sur toutes ses faces apparentes d'un mortier hydraulique bien lissé.

Mais de plus il importe de se préoccuper dans la construction des égouts, de l'application qui peut en être faite à l'évacuation des matières des fosses d'aisances. Dans l'état actuel des choses il importe de disposer les égouts pour les divers systèmes de vidanges. Dans l'épaisseur de l'un des pieds-droits ou sous l'une des banquettes, des conduites en ciment seront partout établies. Les fosses d'aisances des maisons riveraines communiqueront, d'une part, avec ces conduites au moyen de tuyaux, d'autre part avec la galerie d'égout, par l'embranchement exécuté conformément au décret de 1852. Ainsi les galeries d'égout seront appropriées à toutes les hypothèses.

Si le système de l'emploi direct par l'agriculture des matières étendues d'eau est un jour adopté, les conduites spéciales seront préparées et n'attendront plus que l'action des machines. Les matières denses seront évacuées, dans tous les cas, à l'aide de brouettes ou tinettes, par la galerie souterraine de chaque maison, jusqu'à l'égout voisin, et de là, si l'égout est de petite ou de moyenne section, vers le collecteur le plus proche. Les galeries de dimension considérable seront pourvues de banquettes, qui pourront porter des rails pour le passage de wagons. Les tinettes, chargées sur les wagons, seront transportées à tel point déterminé qu'il appartiendra, pour être dirigées sur les dépotoirs ou sur les établissements d'engrais.

Assainissement et curage des égouts. — Le nettoiement d'un égout comprend deux opérations : l'assainissement et le curage.

Il arrive souvent que, par suite de défauts de leur construction, ou de la nature des matières qui ont été introduites, il se fait dans les égouts des amas de boues liquides ou pâteuses, ou même complétement solides, pour les canaux les plus anciens. Le cours des eaux en est souvent fort entravé ou même totalement intercepté, lorsque, comme on l'a vu à Paris, la lumière d'un égout est complétement obturée par un dépôt. Il faut alors attaquer ces derniers avec la pelle ou même avec la pioche ; dans les cas ordinaires cependant les éclusiers n'ont besoin que d'un rabot pour traîner ou pousser devant eux les boues liquides ou pâteuses.

Mais ces dépôts boueux ou solides développent, surtout quand on vient à les pénétrer, des gaz dont la respiration peut être instantanément mortelle, et au moins est toujours fort insalubre. On a reconnu que cette atmosphère viciée des égouts renfermait une très faible proportion d'oxygène, mais de l'acide carbonique et de l'hydrogène sulfuré en quantité notable. Il importe donc, dans les cas de ce genre, de substituer à cette atmosphère délétère une atmosphère respirable, en débarrassant l'égout des gaz qui le remplissent. On lira toujours avec un vif intérêt, comme un modèle en ce genre, le rapport de Parent-Duchâtelet sur le curage des égouts Amelot, Saint-Martin et autres, opéré à Paris, au mois de juillet 1826, dans les conditions peut-être les plus difficiles et les plus périlleuses qui se fussent jamais rencontrées.

Il importe d'abord d'avoir une connaissance parfaite du tracé des égouts. Le plan des égouts de Londres est conservé dans une salle voûtée à l'abri du feu. Lorsque l'ouverture des regards ne suffira pas pour assainir l'intérieur des égouts, il faudra y établir un courant d'air, soit au moyen du feu, c'est-à-dire de cheminées portatives établies au niveau des regards, soit au moyen de ventilateurs mécaniques. On établira des barrages dans l'intérieur de l'égout lorsqu'on voudra, dans le but d'augmenter la force de l'appel, limiter l'espace où il devra s'exercer. Tandis que les ouvriers travailleront dans l'intérieur de l'égout, on surveillera avec le plus grand soin l'action du feu, la direction de la flamme des lampes, leur degré de clarté, qui, sans parler de certains symptômes tels que difficulté de respirer, éblouissements, indiqueront aux ouvriers eux-mêmes si l'appel est ouvert suffisamment.

L'un des moyens les plus simples pour remédier à l'infection des égouts est d'y faire passer habituellement, et à des époques rapprochées, une masse considérable d'eau propre ; par ce moyen, on enlève les matières susceptibles de se putréfier, ou, si on ne les enlève pas, l'eau dissout et emporte avec elle les produits de la putréfaction à mesure qu'ils se forment. A mesure que les distributions d'eau se multiplient dans Paris, disait Parent-Duchâtelet en 1835, les accidents d'asphyxie deviennent plus rares dans nos égouts ; il est probable qu'on n'entendra plus parler de ces accidents quand le système de distribution sera devenu général. L'eau que font pénétrer dans les égouts les pluies d'orage agit de la même manière que les lavages artificiels. Si l'on veut, pour chasser hors d'un égout des dépôts considérables et résistants, augmenter la force des courants d'eau, on établit un barrage qui, en s'ouvrant tout à coup, permet à l'eau de se répandre avec une grande force de propulsion.

En résumé, comme l'a fort bien exprimé M. Bourland, si une distribution d'eau potable ne peut avoir lieu dans une ville sans qu'un système d'égout soit construit pour en perdre le surplus, un système d'égouts ne peut être construit dans des conditions hygiéniques et salubres sans que préalablement on se soit assuré des quantités d'eau suffisantes pour les laver.

Mais à la question de l'assainissement des égouts, se lie aujourd'hui celle de l'utilisation des produits, sur lesquels il convient de dire quelques mots.

M. Henri Marquois, dans un travail important sur les procédés d'extraction des engrais contenus dans les eaux d'égouts, a cherché à démontrer tout le parti que l'on pourrait tirer de résidus aujourd'hui négligés, et qui sont, par cela même, une cause d'insalubrité, tandis que, si on savait les utiliser, ils deviendraient une source féconde de richesses. Il suffit d'ajouter à l'eau d'égout une petite quantité de chaux, pour qu'elle se dépouille par précipitation de toutes les matières qu'elle tient en suspension et de près du quart des matières dissoutes.

Ce précipité, qui se rassemble aisément et qu'on peut sécher à l'air, contient des phosphates, de la chaux, des produits ammoniacaux et des matières organiques azotées. La proportion d'azote excède 1,17 p. 100 et représente 30 p. 100 de l'azote total contenu dans l'eau d'égout (certaines poudrettes n'offrent pas cette richesse). Considérés comme engrais, au point de vue de l'azote, 1000 de précipité d'égout équivalent à 2 750 kil. de fumier frais. En évaluant le guano à 30 fr. le quintal, ce produit vaudrait 22 fr. la tonne sur place, de plus, il agirait comme une marne très active. Il résulte d'expériences faites en Angleterre que cette matière est un engrais puissant, mais dont l'action est lente et se fait sentir longtemps. Un seul litre d'eau d'égout produisant 7 à 8 grammes d'engrais, on pense quelle prodigieuse quantité on en pourrait extraire à Paris et dans les grands centres de population, en même temps qu'on ne renverrait aux rivières qu'une eau claire et purifiée.

Terminons par la description intéressante d'un établissement créé sur ces données en Angleterre par M. Wicksteeds, dans la ville de Leicester. La ville de Leicester compte 65 000 habitants et le volume des eaux d'égouts de toute la ville s'élève par an à 5 millions de mètres cubes environ, d'où l'on paraît extraire à peu près 4 millions 500 000 kil. de matières fertilisantes à l'état solide. L'établissement où s'opère la manipulation de cette masse énorme de produits est situé sur le bord de la rivière Soar, à une petite distance au-dessous de la ville. L'eau des égouts y est amenée par une conduite souterraine dans un vaste puits creusé sous l'usine. Une machine à vapeur de vingt chevaux fait manœuvrer une pompe qui élève cette eau pour l'amener au niveau du sol. Une autre petite pompe, mise en mouvement par la même machine, communique avec une citerne munie d'un agitateur, et que l'on entretient constamment remplie de chaux délayée dans l'eau. A chaque coup de piston de la machine, cette petite pompe introduit dans le tuyau de conduite des eaux élevées par la grosse pompe une certaine quantité de lait de chaux, dont la proportion est réglée à l'aide de robinets suivant la nature des eaux et le degré de concentration du lait de chaux.

L'eau d'égout, ainsi mélangée de chaux, arrive dans une caisse étroite et longue dans laquelle tournent des agitateurs à palettes ; le mélange des matières s'effectue dans cette caisse. Après cette opération, le liquide s'écoule lentement, à travers des ouvertures horizontales, dans un réservoir en maçonnerie de ciment, ayant environ 60 mètres de longueur, 13 mètres de largeur et 1 mètre de profondeur. Ce réservoir est partagé en deux parties par une série de chassis verticaux en toile métallique, placés à 18 mètres environ de l'origine, et que l'on peut mettre et ôter à volonté. Ces toiles métalliques sont destinées à retenir les corps flottants, légers, tels que débris organiques, plumes, etc., et à régulariser le mouvement de l'eau dans le réservoir. A l'aval du réservoir sont établies deux petites vannes par lesquelles le liquide purifié s'écoule dans la rivière. C'est dans ce réservoir que se fait le dépôt du précipité qui a été déterminé par l'action de la chaux. Ce dépôt, à l'état de boue liquide, extrait du réservoir est ensuite soumis à l'action de machines à dessécher, qui le transforment bientôt en une pâte assez ferme pour être moulée en briques dont la dessiccation complète s'opère à l'air libre sans difficulté.

Ce travail et ce traitement exigent des réservoirs et des bassins de dépôt, un outillage et des machines, assez simples sans doute, mais qui pour le volume énorme des eaux amenées par un grand égout, comme l'égout collecteur de Paris par exemple, se multiplieraient dans une proportion considérable. C'est là d'ailleurs une industrie qui doit être jugée et appréciée comme toute entreprise commerciale par ses produits ; et disons-le, l'expérience ne lui a pas été favorable. Les essais tentés en Angleterre dans des conditions qui semblaient les plus favorables dans des centres de population restreints, à Leicester, par exemple, et dans de petites localités des environs de Londres, n'ont pas réussi, et les sociétés qui s'étaient formées en vue d'exploiter ces procédés, n'ont le plus souvent recueilli que la ruine.

Depuis longtemps, on applique les eaux d'égout à l'irrigation des prairies des environs d'Édimbourg, et l'on en obtient d'excellents résultats. Mais, comme l'irrigation se fait par immersion, les odeurs qui se répandent aux alentours sont parfois insupportables. Le procédé Kennedy, qui est fort en faveur, consiste à étendre ces eaux par un mélange avec des eaux pures, ce qui atténue tout au moins leur infection, et à les employer en arrosements à la lance, au moyen d'une machine à vapeur, de conduites en fonte ou en grès, et de tuyaux en *gutta percha*.

Quant aux engrais liquides répandus par aspersion avec l'aide de machines, sans mettre en doute leur efficacité, je crois qu'une révolution radicale serait nécessaire pour les faire adopter en France, et que, maintenant, ils ont peu de chance d'emploi.

On est ainsi conduit à reconnaître que les seuls moyens véritablement pratiques d'assainir les eaux des égouts, consistent ou à les perdre en les diluant dans une masse d'eau très supérieure à leur volume, et en les versant dans un courant très rapide, ou si elles sont par elles-mêmes trop abondantes, à les débarrasser autant que possible, par les moyens mécaniques, de tout ce que ceux-ci ne peuvent enlever, avant de les jeter dans les cours d'eau où il importe qu'elles soient mélangées et entraînées le plus vite et le plus loin que l'on pourra. A ce dernier point de vue, il n'est pas inutile de rappeler que les matières qui rendent impure l'eau des égouts sont de trois sortes : les unes formées par des débris lourds, des corps solides, tels que des poteries, fers de chevaux, pierres, sables, qui, gagnant le fond et restant submergés, obstrueraient les conduites s'ils n'étaient extraits; les autres composés de corps flottants, légers, d'un certain volume, tels que pailles, fumiers, bouchons, cadavres d'animaux en décomposition; d'autres enfin, soit très ténus et suspendus dans l'eau, soit même complétement dissous. Cette dernière catégorie échappe aux moyens mécaniques et la partie qui reste en suspension est celle qui forme la vase des dépôts, les attérissements partout où un courant rapide ne l'entraîne pas. Aux deux autres espèces, au contraire, s'appliquent efficacement le filtrage et le drainage, pourvu qu'ils soient convenablement opérés.

Ce sont là les moyens qui nous paraissent devoir être employés pour l'égout collecteur d'Asnières à Paris; ils le sont déjà, il est vrai, mais d'une manière tellement imparfaite qu'on ne peut juger de leur efficacité, d'après l'expérience à laquelle nous avons assisté. Les dispositions de l'embouchure de l'égout, en effet, n'ont pas été appropriées par avance à l'emploi de ces procédés d'assainissement. L'espace est beaucoup trop restreint : des banquettes latérales, extrêmement étroites, permettent difficilement la manœuvre d'une petite brouette sur laquelle des hommes déposent les débris recueillis, sur une claie à mailles beaucoup trop larges et qui ne peut remplacer un véritable filtre. Une petite drague à une seule chaîne mue par une machine à vapeur de la plus petite dimension, n'opère que sur le milieu du radier. Aussi voit-on, après cette purification insuffisante, l'eau s'écouler noire et fangeuse dans la Seine où elle forme d'épais et profonds attérissements.

Nul doute que si ce même système était étendu et perfectionné sur l'établissement d'un draguage permanent opéré plus largement et plus à fond, et de filtres mobiles de plus en plus serrés occupant la dernière partie de l'égout, la bouche de celui-ci verserait dans le fleuve une eau beaucoup moins chargée de ces sables que multiplie dans une proportion énorme l'usage de plus en plus répandu à Paris du macadam, et qui engrave les abords de l'égout de ces vases bourbeuses qui se déposent en attérissements de chaque côté de la berge, et de ces matières putrescibles qui, à l'époque des grandes chaleurs et des basses eaux, infectent les localités riveraines. On n'évitera certainement pas tout dépôt à l'embouchure, car la plus grande partie des attérissements est fournie par une sorte de boue liquide que le filtre ne retiendra pas ; mais la quantité en sera moindre, et le courant dirigé sur ce point par une disposition particulière de l'écluse, du barrage situé en amont, ou par tout autre ouvrage en rivière, pourra peut-être modérer encore la formation des dépôts.

Cet ensemble de moyens qui peuvent être facilement appliqués sans exiger de trop grands frais et dans les conditions actuelles de l'égout collecteur, aussi bien qu'en prévision de l'établissement projeté d'une retenue en amont, suffiraient sinon pour détruire absolument, du moins pour amoindrir beaucoup et neutraliser d'une manière presque complète les causes d'insalubrité inhérentes à tout système d'égouts et constatées au voisinage de l'égout collecteur d'Asnières.

Les premiers ouvriers venus, dit Parent-Duchâtelet, ne sont pas propres au curage des égouts ; il faut les prendre parmi les vidangeurs ou les hommes habitués à des travaux pénibles. Ces ouvriers doivent être bien nourris, bien vêtus, munis de bottes imperméables, et surveillés avec la plus grande attention sous le rapport de l'ivresse. Comme ils pourraient alors compromettre non-seulement leur existence, mais encore celle de leurs camarades, l'entrée d'un égout doit être sévèrement interdite à ceux qui se trouvent dans cet état. Ils doivent employer fréquemment, dans leurs travaux, le chlore et ses diverses préparations. — *Voy.* ASSAINISSEMENT, EAU, ENGRAIS, VIDANGES.

Bibliographie. — Parent Duchâtelet, *Essai sur les cloaques et égouts de la ville de Paris*, 1824. — *Rapport sur le curage des égouts Amelot, de la Roquette, etc.* (*Annales d'hygiène, etc.*, 1829, 1re série t. II, p. 5). — *Rapport au préfet de police sur une modification proposée dans le système des égouts de Paris* (*Annales d'hygiène, etc.*, 1833, t. IX, p. 224). — *Dictionnaire de l'industrie, etc.*, 1835, t. VI, p. 360. — Chevallier, *Mémoire sur les égouts de Paris, de Londres, de Montpellier* (*Annales d'hygiène, etc.*, 1838, t. XIX, p. 366). — Chevallier, *Des égouts de la ville de Bruxelles* (*Annales d'hygiène, etc.*, 1840, t. XXIV, p. 287). — Chevallier, *Notice historique sur l'égout dit le Grand-Pendard de Bicêtre* (*Annales d'hygiène, etc.*, 1848, t. XL, p. 110). — Montfalcon et de Polinière, *Traité de la salubrité dans les grandes villes*, 1846, p. 100. — Husson, *Traité de la législation des travaux publics et de la voirie en France*, 1850, p. 947. — Bourland, *Du meilleur système à suivre pour la construction de l'assainissement des égouts de la ville de Lyon* (*Gazette médicale de Lyon* des 31 mai et 15 avril 1850). — Dupasquier, *Des eaux, des égouts et du curage des fosses d'aisances dans une grande ville* (*Gazette médicale de Lyon* du 30 septembre 1850). — H. Gaultier de Claubry, *Du système d'égouts de l'Angleterre et en particulier de la ville de Londres et des modifications qu'il convient de lui faire subir* (*Annales d'hygiène* t. L, p. 257). — *Eaux des égouts, extractions des engrais qu'elles contiennent* (*Annales*, t. VII, 2e série, p. 227). — T. Herbert-Barker, *De l'influence des émanations des égouts* (*Sanitary review*, London, apr. 1858). *Extrait* par le docteur P. Pietra-Santa (*Ann.* t. X, 2e série, p. 107). — *Report on the means of discove ring and ulitising the sewage of towns addressed to the president of the General board of health*, by Henry Austin, chief superintending inspector of the Board. London, 1857. — *Sewage of the Commission appointed to inquire into the best mode of distributing the sewage of towns and* *applying it to beneficial and profitable uses.* London, 1858. Rédigé au nom d'une commission royale nommée par la trésorerie. — *General board of health. Report and purposes of suggestions on the proposed gathering grounds for the supply of the metropolis from the soft-water springs*, by W. Napier. London, 1851. — *Reports of the several metropolitan water Companies*, London, 1854, relatif au projet d'établir un égout collecteur parallèle au fleuve sur la rive gauche de la Tamise, jusqu'à la mer à travers le comté d'Essex. — *Report to the metropolitan board of works upon the drainage of the metropolis.* London, 1858. 1° preliminary; 2° review, history of the question; 3° examination of the *report of the government referees*: the outfall sewers, the reservoirs; 4° general observations upon the sewage and rainfall; 5° area to be drained; 6° conditions of the river, 7° internal drainage; 8° outfalls proposed by us; 9° expense of the outfalls; 10° conclusion, appendice, maps. — *Metropolitan Commission of sewers. — Report upon the drainage and water supply of Augby, etc.*, by J.-W. Bazalgette esq. 1854. — *On the application of sewage to agricultural purposes*, by Athbert W. Johnson esq. London 1855. — *Metropolitan board of works. — Report on the deodorization of sewage*, by Dr Hofmann and Dr Frankland. London, 1859. — *Id. — Report on the use of lime as a disinfectant of sewage and on the necessity for and advantages to be obtained from the use of perchlorure of iron*, by Drs Miller, Hofmann and Frankland. London, 1860. — *Report on tenders for the supply of perchlorure of iron, and on Drs Adling and Letheby's observations on its use as a deodorising agent* by Drs Miller, Hofmann and Frankland. London, 1860.

ÉJARRAGE. — *Voy.* PEAUX.

ÉMAIL. — *Voy.* PLOMB, VASES, VERRERIES.

EMBAUMEMENT. — On donne le nom d'*embaumement* à une opération qui a pour objet de préserver les cadavres de la décomposition putride que subissent tous les corps organisés privés de vie. Cette opération remonte à une haute antiquité, et l'on n'a pas retrouvé tous les procédés auxquels était due la conservation séculaire des corps dont les restes se rencontrent encore de nos jours; mais de grands progrès ont été faits depuis quelques années, et pour le choix de la substance conservatrice, et pour le procédé à employer.

Nous n'avons pas à énumérer ici les nombreux procédés d'embaumement usités chez les différents peuples; nous dirons seulement quelques mots de l'embaumement au moyen d'aromates appliqués à l'extérieur et à l'intérieur, et de l'embaumement par injection.

Boudet employait le procédé suivant : on ouvre les grandes cavités viscérales, on incise largement les viscères, on les enduit, ainsi que les parois des cavités, d'une dissolution alcoolique de sublimé, puis d'une couche de vernis; on remplit les intervalles d'une poudre astringente et aromatique; puis, on recoud les téguments, et enfin toute la surface de la peau est vernie, saupoudrée et recouverte de plusieurs bandages vernis eux-mêmes.

L'embaumement par injection consiste à introduire au moyen d'une injection dans le système artériel, par l'artère carotide, une substance douée de propriétés conservatrices, qui pénètre ainsi, par l'extrémité du système capillaire, dans toutes les parties du corps, puis se communique de là, par imbibition, dans tous les points qui auraient échappé à la pénétration. Cette méthode une fois donnée, tout dépend du choix du liquide à injecter.

Il est inutile d'insister sur les avantages sans nombre de ce nouveau mode d'embaumement : plus de ces mutilations, de ces soustractions de viscères, qui étaient en contradiction formelle avec l'idée de respect et de conservation qui préside en général aux embaumements; plus de ces opérations longues et coûteuses qui ne permettaient de recourir aux embaumements que dans des conditions à peu près exceptionnelles. Aussi la méthode de Tranchina ou de M. Gannal, suivant qu'on voudra lui donner le nom de celui que l'on a considéré comme l'inventeur, ou de celui qui l'a popularisée parmi nous, est-elle tombée dans le domaine public.

On a essayé les propriétés conservatrices d'un assez grand nombre de substances. Berzelius avait déjà parlé, en 1833, mais sans donner d'autres détails, d'un sujet qui avait été parfaitement conservé au moyen d'une injection de vinaigre de bois. Le docteur Tranchina s'était servi, à Naples, d'une solution de 2 livres d'arsenic, coloré avec un peu de minium ou de cinabre, dans 20 livres d'eau de fontaine, ou mieux encore d'esprit-de-vin. Il est probable que c'était également une solution arsenicale qu'employait, dans le principe, M. Gannal, qui avait gardé le secret sur la nature du liquide qu'il employait. Mais il intervint, en 1846, une ordonnance du roi, insérée au *Moniteur* du 31 octobre, laquelle déclara formellement : « que la vente et l'emploi de l'arsenic et de ses composés sont interdits pour le chaulage des grains, l'*embaumement des corps* et la destruction des insectes. » On comprend en effet que si les liquides en usage dans les embaumements renfermaient de l'arsenic, les empoisonnements par les composés de ce métal étant très fréquents, le crime pourrait être entièrement dissimulé par le liquide conservateur.

Plus tard, sur l'initiative de M. le préfet de police, et à la demande du ministre, l'Académie de médecine et le Comité consultatif d'hygiène publique ont proposé d'interdire l'emploi du sublimé dans les embaumements au même titre que l'arsenic, et d'adresser aux autorités locales des instructions analogues à celles du département de la Seine, ordonnant de surseoir à tout embaumement par les substances toxiques même non interdites.

Le procédé de M. Gannal et celui de M. le docteur Sucquet, don nous allons parler, ont été soumis, par l'Académie de médecine, à l'examen d'une commission qui fit son rapport, le 16 mars 1847, par l'organe de M. Poiseuille.

Le liquide présenté par M. Gannal était une solution aqueuse d'un mélange à parties égales de sulfate d'alumine et de chlorure d'aluminium, marquant 34 degrés à l'aréomètre de Baumé ; mais, soumis à l'appareil de Marsh, ce liquide décela une grande quantité d'arsenic. M. Gannal dut par conséquent faire usage d'une solution exempte de toute préparation arsenicale. Le liquide de M. Sucquet était une solution de chlorure de zinc à 40 degrés aréométriques, ne contenant pas d'arsenic.

Deux cadavres furent embaumés en présence de la commission : l'un par M. Gannal, et l'autre par M. Sucquet, les cercueils soigneusement cachetés, puis inhumés à une profondeur de 70 centimètres dans le jardin de l'École pratique. L'exhumation en eut lieu au bout d'un an et deux mois : le cadavre embaumé par M. Gannal se trouvait dans un état de putréfaction avancée; le cadavre embaumé par M. Sucquet était, au contraire, dans un état complet de conservation extérieure et profonde; abandonné à l'air libre, il se dessécha sans la moindre putréfaction, et acquit une dureté comparable à celle du bois et de la pierre.

M. le docteur Dupré avait proposé de faire passer dans l'appareil sanguin un mélange d'acide carbonique et d'acide sulfureux, résultant de l'action à chaud du charbon sur l'acide sulfurique. Mais les expériences tentées à l'aide de ce procédé lui furent peu favorables. M. Bobierre a encore proposé l'emploi de l'esprit de bois rectifié (bihydrate de méthylène), auquel on ajoute du camphre raffiné. On peut, dans ces différents procédés, compléter l'embaumement en recouvrant le corps d'un vernis particulier, d'enduits aromatiques, etc.

L'histoire des embaumements présente un point de vue que nous ne ferons qu'indiquer ici, mais qui intéresse à un haut degré l'hygiène publique. Si les embaumements devenaient, comme on l'a proposé, d'un usage universel, de sorte que tous les cadavres humains fussent désormais voués à une conservation indéfinie, n'en résulterait-il pas un encombrement qui, tôt ou tard, forcerait à renoncer à cette pratique? Et, d'un autre côté, si les émanations développées par les corps organisés en putréfaction peuvent exercer une action funeste sur les vivants, à moins que ceux-ci ne s'en garantissent par les moyens que l'hygiène leur indique, la décomposition des êtres privés de vie n'est-elle pas nécessaire pour maintenir l'équilibre dont la conservation est la première loi de l'univers et de l'existence des êtres organisés? Mais il n'y a pas de crainte sérieuse à concevoir à cet égard, car il n'y a eu à Paris, dans les deux années 1849 et 1850 réunies, que 134 embaumements : 63 par le procédé Gannal, 67 par le procédé Sucquet, 4 par des procédés divers. (*Voyez*, pour la législation relative aux embaumements, l'article AUTOPSIE.)

Bibliographie. — Berzelius, *Traité de chimie*, 1833, t. VII. — Gannal, *Histoire des embaumements et des préparations des pièces d'anatomie normale*. Paris, 1841. — *Méthode d'embaumement du docteur Tranchina, de Naples* (*Gazette des hôpitaux* du 7 juillet 1835). — *Ordonnance concernant le moulage, l'autopsie, l'embaumement et la momification des cadavres* (*Annales d'hygiène, etc.*, 1840, t. XXXIII, p. 225). — *Rapport de la commission chargée d'examiner les procédés d'embaumement de MM. Gannal, Sucquet et Dupré* (*Bulletin de l'Académie de médecine*, 1847, t. XII, p. 463). — Bobierre, *Nouveaux procédés de conservation des substances animales, etc.*, 1846. — Scoutetten, *Rapport sur les momies d'Égypte et sur la pratique des embaumements depuis les temps anciens jusqu'à nos jours*. Metz, 1859.

ÉMOULEURS. — *Voy.* AIGUISEURS.

ENCRES. — Les fabriques d'encre sont diversement classées suivant la nature de l'encre qui s'y prépare. La fabrique d'*encre d'imprimerie*, mélange d'huile de lin ou de noix épurée et cuite et de noir de fumée, qui donnent lieu à une odeur très désagréable et au danger du feu, sont placées dans la première classe. Mais les fabriques d'*encre à écrire*, solutions très variées de noix de galle et de sels de fer, qui offrent en réalité très peu d'inconvénient, ne sont rangées que dans la troisième classe.

ENFANTS DANS LES MANUFACTURES. — *Voy.* TRAVAIL.

ENFANTS TROUVÉS. — Les enfants *trouvés* ou *assistés* sont ceux qui, nés de pères et de mères inconnus, ont été trouvés exposés dans un lieu quelconque ou portés dans les hospices destinés à les recevoir. Les enfants *abandonnés* sont ceux qui, nés de pères et de mères connus, et d'abord élevés par eux ou d'autres personnes à leur décharge, en sont délaissés, sans qu'on sache ce que les pères et mères sont devenus ou sans qu'on puisse recourir à eux. Les enfants nés dans les hospices de femmes admises pour y faire leurs couches, sont assimilés aux enfants *trouvés*, si la mère est reconnue dans l'impossibilité de s'en charger.

Il doit y avoir au plus, dans chaque arrondissement, un hospice où les enfants pourront être reçus. Dans les villes où il existe plusieurs hôpitaux, ces dépôts sont placés dans les hospices de vieillards, préférablement aux hôpitaux de malades, l'existence et la santé des enfants devant être exposées à plus de dangers dans ces derniers. Si un préfet juge qu'il y a plus d'avantages et qu'il est sans inconvénient d'avoir, pour tout le département, un seul hospice chargé de recevoir les enfants trouvés ou abandonnés, il peut proposer cette mesure au ministre. Lorsqu'un enfant trouvé est admis dans un hospice, on inscrit, sur un registre destiné à cet usage, son sexe, son âge apparent, toutes les circonstances du temps et du lieu où il a été trouvé, la description des vêtements qui l'enveloppent, etc. Enfin, un état civil est constitué à l'enfant qui, d'après une décision en date du 12 janvier 1829, doit être porté à la mairie.

Pour prévenir la substitution des enfants en nourrice, on passe à l'oreille de chaque enfant une petite boucle d'argent que l'on scelle avec une pince portant des caractères distinctifs et devant être gardée jusqu'à six ans au plus.

Les enfants *abandonnés* ne doivent être admis dans les hospices que : 1° d'après l'acte de notoriété du juge de paix ou du maire, constatant l'absence des pères et mères ; 2° sur l'expédition des jugements correctionnels et criminels qui les privent de l'assistance de leurs parents ; jamais passé l'âge de douze ans.

Les enfants nouveau-nés doivent être mis en nourrice aussitôt que faire se peut. Jusque-là ils doivent être nourris au biberon ou même au moyen de nourrices résidant dans l'établissement ; s'ils sont sevrés ou susceptibles de l'être, ils doivent également être mis en nourrice ou sevrage. Ils doivent rester en nourrice jusqu'à l'âge de six ans. Ils doivent aussi être vaccinés dès leur admission dans l'hospice, à moins que l'état de leur santé ou leur prompt départ pour la campagne ne s'y oppose. Dans ce cas, les nourrices doivent les faire vacciner dans les trois mois suivants. On doit exiger des nourrices et autres personnes qui viennent prendre des enfants dans les hospices un certificat du maire de leur commune constatant qu'elles sont de bonne vie et mœurs, et qu'elles sont en état d'élever et soigner les enfants. Il importe que les nourrices soient visitées, à leur arrivée, par les officiers de santé de l'hospice, pour constater leur santé, l'âge de leur lait et sa qualité. Ce n'est que dans le cas où elles sont reconnues saines et propres à allaiter avec succès, que les enfants doivent leur être remis avec la layette. A six ans, tous les enfants doivent être, autant que faire se peut, mis en pension chez des cultivateurs ou des artisans. Les nourrices peuvent conserver jusqu'à l'âge de douze ans les enfants qui leur ont été confiés, à la charge de les nourrir et entretenir convenablement aux prix et conditions déterminées et de les envoyer aux écoles primaires. Les enfants qui ne peuvent être mis en pension, les estropiés et les infirmes, doivent être élevés dans l'hospice, et occupés, dans les ateliers, à des travaux qui ne soient pas au-dessus de leur âge. Il doit être remis à chaque nourrice une layette au moment où on lui confie un enfant nouveau-né. Les vêtures qui suivent les layettes sont données aux enfants d'année en année jusqu'à l'âge de six ans accomplis. Il appartient aux préfets de régler, suivant les usages des localités et les produits des fabriques du pays, la composition des layettes et vêtures. Cependant une circulaire du 21 juillet 1843 règle la composition des layettes et vêtures.

Les commissions administratives des hospices doivent faire visiter, au moins deux fois l'année, chaque enfant, soit par un commissaire spécial, soit par les médecins ou chirurgiens vaccinateurs ou des épidémies. L'inspecteur doit se rendre souvent dans les lieux où les enfants trouvés ou abandonnés ont été placés ; il doit s'assurer de leur existence et de leur identité. Il doit veiller à ce que les enfants reçoivent toujours les soins convenables, à ce qu'ils soient vaccinés, à ce que, dans leurs maladies, ils soient visités par des médecins, à ce qu'ils soient élevés, autant que possible, dans les principes de la religion et de la morale.

Le nombre des enfants trouvés au-dessous de douze ans, qui, d'après Necker, était, en France, de 40 000 en 1784, était de 99 346 en 1819 ; de 118 305 en 1825 ; de 118 073 en 1830 ; de 129 699 en 1833.

Le gouvernement effrayé, avec juste raison, de cette augmentation continuelle et considérable, invita les préfets et les conseils généraux à prendre des mesures nécessaires pour arrêter cet accroissement de dépenses. Ce fut alors, en 1834, qu'on opéra le déplacement des enfants successivement dans soixante départements, et que cent quatre-vingt-cinq hospices dépositaires, avec tours, furent supprimés dans l'espace de cinq ans. Ces mesures eurent pour résultat de réduire le nombre des enfants trouvés, qui, en 1838, ne s'élevait plus qu'à 95 624. Depuis lors, le nombre des expositions et celui des enfants trouvés sont restés à peu près stationnaires. Le chiffre des expositions annuelles est environ le quart du nombre total des enfants trouvés. Le nombre des enfants trouvés était en France, au 31 décembre 1845, de 96 788, ou un enfant trouvé, âgé de moins de douze ans, sur 353 habitants. Le nombre des naissances ayant été, en 1845, de 973 465, et celui des expositions de 25 239, il en résulte qu'il y a 1 abandon d'enfant sur 39 naissances. Il résulterait encore des recherches consciencieuses de M. de Watteville qu'un dixième des enfants envoyés aux hospices sont légitimes, et que la proportion des enfants naturels mis au tour est de 1 sur 3.

On sait que la question de l'opportunité des tours a été singulièrement agitée. Depuis un certain nombre d'années, 45 conseils généraux ont approuvé la fermeture des tours ; 10 l'ont blâmée ; 31 n'ont pas donné d'avis à cet égard. Voici, sur ce sujet, quelques données empruntées au rapport déjà cité de M. de Watteville, que l'on pourra consulter.

Lors de la promulgation du décret du 19 janvier 1811, sur 86 départements, 77 ont ouvert 250 hospices dépositaires avec tour, et 6 sans tour; 9 ont établi 17 hospices dépositaires sans tour. On constata alors que, dans les 9 départements privés de tour, il y avait 1 enfant trouvé sur 1426 habitants, ou 1 abandon sur 121 naissances; que sur les 9 départements qui possédaient le plus de tours, il y avait 1 enfant trouvé sur 324 habitants, ou 1 abandon sur 40 naissances. Depuis 1834, 185 tours et 132 hospices dépositaires ont été supprimés. Il n'y avait plus, en 1849, que 65 hospices dépositaires avec tour, dont 40 surveillés et 25 non surveillés, et 76 hospices dépositaires sans tour. Or, tandis qu'en 1833, on comptait 1 enfant trouvé sur 248 habitants, on n'en comptait plus que 1 sur 353 en 1845. Les différences que l'on observe sous ce rapport dans les diverses localités, ne concordent pas cependant toujours ensemble, ce qui prouve que des circonstances étrangères à l'existence ou à l'absence de tours doivent influer sur l'abandon des enfants :

38 départ.	n'ont pas de tour;	1 enf. tr.	sur 372	habit.;	1 exposé	sur 47 naiss.
34 départ.	ont 1 tour;	1 —	sur 287		1 —	sur 25
11 départ.	ont 2 tours;	1 —	sur 307		1 —	sur 34
3 départ.	ont 3 tours;	1 —	sur 450		1 —	sur 50

La dépense extérieure des enfants trouvés s'est élevée, en 1845, à 6 673 018 fr. 62 c., ainsi répartis :

Mois de nourrice ou pension.	6 121 215	44
Inspection	212 917	17
Frais accessoires et indemnités.	338 886	01
Total.	6 673 018	62

Quant au chiffre de la dépense intérieure, c'est-à-dire de la dépense placée à la charge exclusive des hospices pour fourniture de layettes et de vêtures, M. de Watteville n'a pu se procurer de renseignements qui lui permissent de l'indiquer. Mais nous reproduisons ici de graves observations que cet habile administrateur a faites sur ce sujet. « En général, les administrations d'hospices dépositaires exécutent fort mal le décret de 1811 relatif à la fourniture des layettes et des vêtures. Plus de la moitié de ces administrations ne donnent aucun vêtement à leurs malheureux pupilles. Les quinze seizièmes de la seconde moitié donnent une layette ou deux, ou trois vêtures très incomplètes. Il n'y a guère qu'un seizième environ qui pourvoie un peu convenablement aux besoins des enfants confiés à leurs soins; car l'administration des hospices de Paris, qui, sous ce rapport, est la plus généreuse, ne donne qu'une layette et sept vêtures, ce qui est très insuffisant pour douze années. »

Le déplacement a été exécuté, de 1830 à 1838, dans 60 départements, sur 32 608 enfants. Cette mesure aurait généralement paru plutôt favorable que nuisible à leur santé. Mais on remarquera que lorsqu'elle a été adoptée, 8000 enfants ont été réclamés par leurs parents.

Le nombre des enfants trouvés réclamés par leurs parents varie de 3 à 4000, parmi lesquels on compte environ un dixième d'enfants légitimes.

La mortalité chez les enfants trouvés est considérable ; il suffit, pour s'en convaincre, de se rappeler que la proportion des expositions est de 1 pour 39 naissances, tandis que, quelques années après, la proportion des enfants trouvés est de 1 pour 353 habitants ; que le nombre des expositions annuelles est le quart du nombre total des enfants trouvés, ce qui indiquerait que la vie moyenne des enfants trouvés est de 4 ans. Il a cependant été réalisé un progrès dans ce rapport : en effet, tandis que la mortalité était, en 1838, de 14,02 pour 100, pour les enfants de 1 jour à 12 ans, elle n'était plus, en 1848, que de 11,30.

M. le préfet de la Seine a présenté au conseil général, dans la séance du 9 novembre 1851, un mémoire sur la situation du service des enfants trouvés et abandonnés du département de la Seine, duquel nous extrayons les passages suivants : Le nombre des enfants trouvés admis à l'hospice depuis dix ans a été de 51 417 ; la moyenne de chaque année, de 4198. Les remises des enfants aux parents augmentaient d'une manière sensible. L'administration se montre de moins en moins sévère pour ces remises qu'elle opère sans difficulté, dès qu'elle s'est assurée que les enfants n'auront pas à souffrir sous le rapport moral, et que les parents sont en état de subvenir à leurs besoins matériels. La mortalité à l'hospice des Enfants trouvés est à peu près de 18 pour 100 en moyenne. Elle frappe principalement les nouveau-nés, qui, du reste, sont souvent débiles et maladifs lorsqu'on les apporte à l'hospice. Les anciens élèves qui demandent à contracter mariage sont dans une proportion de 75 pour 100, par rapport aux majeurs qui sortent chaque année de tutelle. M. le directeur de l'assistance publique fait remarquer avec raison, que ce résultat répond aux plaintes exagérées qui se sont souvent produites sur la destinée des élèves des hospices, qu'on ne cesse de représenter comme destinés à peupler les bagnes et les maisons de débauche. Des réformes salutaires ont été introduites en ce qui touche le nombre et le choix des nourrices. Aujourd'hui, chaque nourrice ne donne généralement le sein qu'à un seul enfant. Le nombre des secours accordés aux mères, afin de prévenir l'abandon de leurs enfants, a été considérablement augmenté en 1850 ; ces secours se sont élevés à la somme de 103 705 francs.

Sur la proposition de M. le préfet de la Seine, le conseil a décidé qu'il y avait lieu :

1° D'améliorer le service médical dans les campagnes, et pour cela d'augmenter les allocations accordées aux médecins chargés de donner des soins aux enfants, et de leur fournir les médicaments nécessaires.

2° De charger l'administration des hospices de pourvoir au traitement des élèves hors pension, c'est-à-dire placés chez les nourrices, et qui sont atteints de maladies graves : l'état de ces pauvres enfants réclame des soins et des secours médicaux qu'une négligence coupable ou qu'un intérêt sordide de la part des nourrices empêche souvent de leur procurer.

3° De traiter avec les directeurs des colonies agricoles, soit en France, soit en Algérie, pour le placement des garçons indisciplinés ou vicieux, et avec des maisons religieuses pour le placement des filles dont la conduite donne lieu à des plaintes sérieuses.

Par une autre délibération sur le même objet, le conseil a invité M. le préfet de la Seine à adresser des observations à l'autorité supérieure, pour que le projet de loi adopté par le conseil d'État, sur la réorganisation du service des enfants trouvés et abandonnés en France, soit modifié, de manière à obtenir que l'on classe parmi les enfants abandonnés ceux qui sont nés dans les hôpitaux et les maisons d'accouchement, et dont les mères ne peuvent se charger.

Nous croyons utile de citer une instruction émanée du préfet de police, qui règle, pour le département de la Seine, le service des enfants trouvés, et résume d'une manière très pratique la jurisprudence actuellement suivie sur ce point.

INSTRUCTION DE M. LE PRÉFET DE POLICE RELATIVE AU SERVICE DES ENFANTS TROUVÉS (1853).

Le gouvernement vient d'approuver un arrêté du conseil général des hospices, en date du 6 août 1845, concernant les enfants trouvés. Cet arrêté me met dans le cas de vous adresser quelques instructions à l'exécution desquelles j'attache le plus grand intérêt.

Vous savez, en effet, que, depuis longtemps, l'administration met toute sa sollicitude à améliorer le service des enfants trouvés. Toutefois ce n'est qu'à partir de 1837 que la préfecture de police est intervenue directement dans cette matière. Avant cette époque, les enfants étaient reçus à l'hospice sans formalités et sans aucuns renseignements certains sur leur état civil et les causes de leur abandon. Il résultait de cet usage des abus qui finirent par impressionner vivement la conscience publique.

L'arrêté de 1837 inaugura un système tout à fait nouveau. Il décida qu'aucun enfant ne serait désormais reçu à l'hospice que sur le vu d'un procès-verbal d'un commissaire de police. Par cet arrêté, l'action de la préfecture de police était prédominante et se trouvait véritablement substituée, pour la réception des enfants abandonnés, à celle de l'administration des hospices. D'incontestables améliorations sont résultées de ce régime avec lequel se combinait un système de secours à domicile destinés à prévenir les délaissements. De nombreux abandons ont pu être évités, et, dans la plupart des cas, on est parvenu à constater l'état civil et la filiation des enfants recueillis.

Mais, tout en constatant les bienfaits de l'arrêté de 1837, il faut reconnaître qu'il a laissé subsister encore de regrettables abus : d'un côté il s'est insensiblement introduit dans les commissariats un certain relâchement qui a compromis, à la longue, une partie des bons résultats obtenus dans le principe; d'autre part, l'arrêté lui-même devait amener inévitablement, par diverses lacunes qu'il présentait, des inconvénients qui n'ont pas tardé à se produire : ainsi il laissait l'accès de la maison d'accouchement entièrement libre aux femmes enceintes, sans exiger de leur part aucune justification d'identité ni de résidence; de plus, il affranchissait le tour de toute espèce de surveillance. Or, ces facilités, coïncidant avec la sévérité adoptée dans la plupart des autres départements, ont fait affluer à Paris, de tous les points de la France, un grand nombre de femmes qui viennent s'y débarrasser du fruit de leur faute, le plus souvent sous des noms et des domiciles supposés.

Ce désordre, aussi contraire à la morale qu'aux intérêts financiers du département, a donné lieu à l'arrêté que je vous notifie aujourd'hui. Les principales dispositions de cet arrêté vous permettront d'en saisir facilement l'économie.

Il détermine les conditions d'admission des femmes enceintes à la maison d'accouchement;

Il prescrit la surveillance permanente du tour;

Il institue à l'hospice même un bureau d'admission, substitue l'intervention de ce bureau à la formalité des procès-verbaux pour constater les abandons, et rétablit ainsi l'action directe et à peu près exclusive de l'administration de l'assistance publique sur ce service;

Il maintient l'institution des secours à domicile;

Enfin il réduit à 5 francs le droit des recherches, fixé à 30 francs par l'arrêté de 1837.

Vous remarquerez tout d'abord, messieurs, que ce nouveau système, strictement appliqué, aurait exclu l'intervention des commissaires de police et des maires dans les abandons ordinaires, en les dessaisissant des attributions qu'ils exercent si utilement depuis 1837. J'ai insisté, dans l'intérêt du bien public, pour que ces attributions leur fussent maintenues. Seulement je n'ai pas hésité à reconnaître que leur concours ne pouvait avoir aucune efficacité à l'égard des enfants nés dans les établissements publics ou portés directement au tour, et j'ai moi-même demandé que mon administration fût déchargée de cette partie du service. Mais, de son côté, l'administration de l'assistance publique a compris la nécessité de leur intervention à l'égard des enfants nés en ville et surtout chez les sages-femmes.

Ainsi, messieurs, vous restez investis de la mission délicate qui vous a été déférée en 1837, dans le triple intérêt de l'humanité, de la morale et des finances départementales. J'attache une grande importance à ce que cette mission, si honorable pour vous, soit comprise et exécutée dans toute son étendue. Je ne saurais mieux faire que de confirmer ici les instructions pleines de sagesse que vous avez reçues de l'un de mes honorables prédécesseurs. Reportez-vous donc à ces instructions et pénétrez-vous bien de leur esprit. Vous les trouverez dans l'ordonnance du 25 octobre 1837 et dans la circulaire des 27 octobre de la même année, 25 novembre suivant, 1er novembre 1838, 31 mai 1841 et 22 mai 1844. Dans le cas où quelques bureaux seraient dépourvus d'une partie de ces documents, vous pourriez les faire compléter à ma préfecture.

Il ne vous aura pas échappé que l'une des dispositions fondamentales du système de 1837, l'interdiction absolue aux sages-femmes de déposer des enfants au tour, ou d'en abandonner autrement que par notre intermédiaire, cette disposition subsiste dans toute sa force. Vous redoublerez de zèle pour en assurer fidèlement l'exécution.

J'en viens maintenant avec vous aux observations que comporte le nouveau réglement. Si vous en appréciez bien l'esprit et la portée, vous reconnaîtrez que son principal but est d'exonérer le département de la Seine du fardeau qu'il supporte indûment pour les autres départements.

Je vous ai indiqué plus haut par quelle mesure il essaye d'atteindre ce but.

Aux termes de l'article 1er, les femmes enceintes ne peuvent être admises à la maison d'accouchement que sur la production d'un certificat constatant : 1° qu'elles habitent Paris depuis un an ; 2° qu'elles n'ont pas la possibilité de faire leurs couches en ville. Les certificats que vous êtes appelés à donner, concurremment avec les bureaux de bienfaisance, doivent être des documents certains. Vous ne devrez jamais en faire de ces pièces banales relatant de simples déclarations de témoins. Ceux qui émaneront de vos commissariats seront reçus à la maison d'accouchement avec une entière confiance; j'en ai garanti à l'avance la sincérité, et je me croirais fondé à vous rendre personnellement responsable des inexactitudes commises dans ces actes.

A moins de péril imminent et actuel, votre rôle, en ce qui concerne l'admission des femmes enceintes, se borne à délivrer, lorsqu'il y a lieu, le certificat dont il vient d'être parlé. Vous aurez donc à vous abstenir, dans les cas ordinaires, de tout envoi direct à la maison d'accouchement.

En ce qui concerne la surveillance du tour, vous devez y rester étrangers : c'est l'administration de l'assistance publique seule qui peut déterminer la limite de cette surveillance, dont elle a l'initiative et la responsabilité.

Je vous ai fait connaître qu'il est institué à l'hospice un bureau spécial d'admission ; c'est dire que la préfecture de police n'aura plus de décision proprement dite à prendre en cette matière. Or, pour que le bureau d'admission puisse statuer sur les enfants que vous lui enverrez, il faut qu'il ait tous les éléments d'appréciation que vous aurez pu recueillir. Il a été convenu que vous feriez suivre chaque enfant d'un bulletin dont je vous envoie le modèle, et qui est destiné à reproduire complétement la substance de vos procès-verbaux. Je recommande à tous vos soins la rédaction de ce document qui tiendra lieu désormais des extraits des procès-verbaux que je fournissais par le passé à l'administration de l'assistance publique. Mai j'ai, à ce sujet, une recommandation importante à vous faire : si, par une circonstance exceptionnelle, vous n'aviez pu mentionner tous vos renseignements dans le bulletin, vous auriez soin de me fournir, par un rapport spécial et supplémentaire, ceux que vous auriez recueillis depuis l'envoi dudit bulletin, afin que je pusse moi-même les transmettre exceptionnellement à l'administration de l'assistance publique.

Vos procès-verbaux continueront à m'être envoyés. Ils devront contenir tous les renseignements fournis, soit dans les bulletins, soit dans les rapports spéciaux destinés à les compléter.

J'arrive enfin, messieurs, à l'objet principal de votre intervention : la constatation de l'identité des divers domiciles, et surtout du temps de résidence à Paris des mères. Ce point est décisif, et je le recommande à tout votre zèle. L'expérience a démontré que ces constatations ne sont pas toujours faites avec tout le soin désirable. On se borne trop souvent à prendre acte de simples déclarations qu'on néglige de contrôler. Je désire faire cesser cet abus. A l'avenir, vous aurez soin de procéder à des investigations complètes sur les femmes qui abandonneront leurs enfants entre vos mains. Je sais que les vérifications ne sont pas toujours faciles ; mais je suis persuadé cependant qu'en le voulant sérieusement on peut atteindre le but. Ainsi, en interrogeant les mères sur l'époque de leur arrivée, leurs diverses adresses, leurs relations et l'emploi de leur temps à Paris, toutes circonstances matérielles faciles à vérifier, des hommes aussi exercés que vous, auront bientôt discerné le degré de sincérité de leurs déclarations.

Vous pourrez d'ailleurs exiger, à moins d'impossibilités dont vous resterez juges, la production de papiers. Il sera très rare que des femmes étrangères à Paris ne soient pas munies de quelques pièces ou ou moins de lettres de famille propres à fixer vos incertitudes.

Enfin, à défaut de ces justifications, et lorsqu'il vous restera des doutes, vous exigerez directement des sages-femmes qui réclameront votre ministère la production de certificats constatant la demeure actuelle ou au moins la dernière demeure des femmes accouchées hors de leur domicile ; ces certificats, qui seront joints à vos procès-verbaux, pourront être délivrés par les propriétaires, les logeurs ou les patrons, et surtout par le commissaire de police de la section du domicile, qui devra toujours, en pareil cas, prêter un concours d'urgence. J'ai la conviction que, lorsque vous aurez fait connaître cette nouvelle obligation aux sages-femmes, elles se muniront d'elles-mêmes et à l'avance des justifications nécessaires.

Vous ne devrez pas perdre de vue, dans la réception des enfants, que le département de la Seine entend exclure de ses établissements tout enfant dont la mère n'aurait pas une année de résidence à Paris. Cependant, comme des circonstances d'humanité, dont je vous laisse l'appréciation, vous mettront quelquefois dans le cas de recevoir des enfants de cette catégorie, vous voudrez bien indiquer dans le bulletin les motifs particuliers qui auront nécessité l'abandon.

A l'égard des enfants au-dessus de deux ans, vous continuerez à les envoyer à ma préfecture, en vous conformant simplement aux anciennes instructions.

Vous voyez, messieurs, que mon désir est de seconder efficacement les efforts de l'administration de l'assistance publique. Mais, à cet égard, j'ai stipulé, dans l'intérêt du service et de votre dignité, une réserve que je me hâte de vous faire connaître : jusqu'ici, vos enquêtes étaient suivies d'investigations faites à domicile par des agents secondaires de l'assistance publique ; ces investigations avaient l'inconvénient de présenter des apparences d'un contrôle et de gêner quelquefois votre action. J'ai obtenu que M. le directeur de l'administration de l'assistance publique ne fît compléter vos enquêtes que par mon intermédiaire. D'un autre côté, il se présente quelquefois, dans la matière grave et si délicate qui nous occupe, des cas où la paix et l'honneur des familles font une nécessité du secret le plus absolu. Ici des règles ordinaires s'effacent devant des intérêts d'un ordre supérieur, et c'est véritablement à la droiture et à la conscience des magistrats qu'il faut s'en remettre. Dans les cas de cette espèce, il vous arrivera de ne pouvoir établir la filiation de l'enfant qu'en promettant à la mère, sous la garantie de votre caractère, que ses révélations seront ensevelies dans le secret et ne sortiront jamais de l'administration. Il faut que vous puissiez faire, en toute sécurité, de pareilles promesses, lorsque la nécessité vous en sera bien démontrée. J'ai voulu pour vous, sous mon contrôle exclusif, une liberté complète sur ce point, et l'administration de l'assistance publique en a loyalement compris la nécessité : elle s'abstiendra scrupuleusement de toutes investigations directes, sur la simple demande que vous en ferez dans une case réservée à cet effet au bulletin d'envoi. Seulement, vous aurez soin de me faire connaître, par un rapport confidentiel, les circonstances et les motifs de votre détermination.

Au moyen des facilités qui vous sont ainsi réservées, aucune mère ne pourra légitimement refuser de se faire connaître, et je ne doute pas que vous n'arriviez toujours à constater, au moins confidentiellement, l'état civil des enfants délaissés. Dirigez tous vos efforts vers ce but.

Cette recommandation terminera, messieurs, les instructions que j'avais à vous donner. Je me plais à croire que l'appel que je fais à votre dévoûment sera entendu. Il s'agit d'une œuvre de bien public qui excite vivement ma sympathie et qui tient aux intérêts les plus élevés de la société et de l'administration. Je vous y ai assuré une part honorable, qui a ses difficultés, mais qui aura aussi ses douceurs, puisqu'elle vous permettra de faire le bien et qu'elle vous associera directement à l'exercice de la charité publique. Je désire que, dans tous les cas, vous voyez dans cette mission d'humanité une nouvelle preuve de la haute idée que j'ai de vos fonctions. *Signé* PIÉTRI.

Question pleine de difficulté et d'intérêt, l'assistance à donner aux enfants trouvés n'est pas encore résolue définitivement, nous en sommes convaincu. Aussi est-on heureux de voir les plus grands esprits se livrer à l'étude de ce grave problème. C'est à ce titre que la proposition présentée au sénat par MM. Troplong et Portalis et le rapport auquel elle a donné lieu, doivent trouver place ici, comme les plus importants documents que l'on puisse consulter aujourd'hui.

RAPPORT FAIT AU SÉNAT EN 1856, PAR M. LE COMTE SIMÉON, AU NOM DE LA COMMISSION CHARGÉE D'EXAMINER LA PROPOSITION CONCERNANT LES ENFANTS CONFIÉS A L'ASSISTANCE PUBLIQUE.

Messieurs les sénateurs, une proposition tendant à améliorer le sort des enfants confiés à l'assistance publique a été faite par M. le président du sénat et par M. le comte de Portalis. La commission que vous avez nommée a examiné cette proposition avec l'attention que méritaient un si grave sujet et la grande expérience de ses illustres auteurs. Elle a ouvert une enquête dans laquelle ont été entendus les organes de l'administration, ainsi que les directeurs des principaux orphelinats. C'est le résultat de ces travaux que nous avons l'honneur de vous soumettre aujourd'hui.

La proposition que nous avions à examiner se divise en deux parties :

La première a pour objet de ramener l'uniformité dans le service des enfants abandonnés ; de trancher la question des tours, du déplacement et des secours aux filles-mères ; de régler d'une manière plus convenable le régime des enfants, d'organiser sur de meilleures bases la tutelle et le patronage, d'améliorer le sort des infirmes, d'établir enfin, pour les dépenses, des règles plus précises, afin d'augmenter les ressources sans lesquelles aucune amélioration ne serait possible.

La seconde partie concerne plus particulièrement les enfants de douze à vingt et un ans qui sont aujourd'hui presque partout négligés. Elle règle les conditions de leur apprentissage ou de leur envoi en Algérie et de leur placement dans des colonies agricoles ; elle dispose enfin que les enfants élevés par l'État resteront à sa disposition et pourront être incorporés dans la marine et dans l'armée.

Tel est, en peu de mots, messieurs les sénateurs, le résumé de la proposition.

Ce projet, d'abord mal compris, avait excité certaines inquiétudes : on avait craint de voir doubler le nombre des enfants abandonnés, et décupler les dépenses de ce service.

Mais ces appréhensions n'ont pas tardé à s'évanouir devant les explications des auteurs du projet. Ils ont déclaré que les développements qu'ils lui avaient donnés étaient un simple cadre de discussion et qu'ils n'avaient pas entendu poser les bases définitives d'un rapport à l'Empereur, conformément à l'article 30 de la constitution.

Cette déclaration, qui levait toutes les difficultés, nous a permis d'aborder sans incertitude le sujet que nous avions à examiner.

Nous avons adopté les dispositions qui avaient pour but de reconstituer la tutelle et le patronage, de pourvoir d'une manière plus complète au sort des infirmes, d'envoyer en Algérie, comme essai, un certain nombre d'enfants de douze à vingt et un ans, et de régler la répartition des dépenses en créant des ressources nouvelles.

Nous avons écarté les dispositions qui avaient pour objet de changer le nom sous lequel sont connus les enfants confiés à l'assistance publique, de reviser leur classification, d'uniformiser leur régime, de rendre obligatoire l'établissement des tours, d'interdire le déplacement et la paye aux filles-mères, de mettre les enfants élevés par l'État à sa disposition, et d'affecter les enfants au service de l'armée de terre et de mer.

Si la majorité de la commission n'a pas cru devoir adopter le projet tout entier, vous reconnaîtrez bientôt qu'en réalité il n'y a eu de dissentiment que sur la question des tours et sur celle de la colonisation en Algérie. Cette dernière a été résolue dans le sens d'un essai à tenter dans des proportions plus larges que celui qui a été fait jusqu'ici. Quant à la question des tours, qui depuis longtemps tient les esprits divisés, si elle avait pu être tranchée, tout le reste suivait naturellement, et nous vous aurions apporté les bases d'une législation complète sur les enfants abandonnés.

Mais, obligé d'y renoncer, nous avons pensé que ce n'était pas une raison pour ajourner des améliorations urgentes, dont le pays devra une profonde reconnaissance aux deux hommes éminents qui en ont pris l'initiative. Nous n'avons pas hésité à vous proposer de signaler ces améliorations à l'Empereur comme des mesures d'un grand intérêt national. C'est ce que nous avons fait dans le projet de rapport dont nous allons avoir l'honneur de vous donner lecture.

Sire, une population malheureuse tend vers Votre Majesté ses mains suppliantes. Jamais infortune plus digne d'éveiller votre sollicitude n'étala des plaies plus cuisantes et plus vives. Ce sont ces enfants condamnés à l'abandon en recevant le jour, repoussés par les mains qui devaient protéger leur faiblesse, et pour lesquels la misère n'est que le moindre des maux, car ils n'ont jamais connu le sourire d'une mère.

Le sénat a pensé que c'était pour lui un devoir d'user de son initiative constitutionnelle, pour joindre sa voix à tant de voix charitables qui, depuis quelques années, demandent que la société n'accable pas ces infortunés sous le poids d'un second abandon, après leur avoir généreusement sauvé la vie.

Non pas que les pouvoirs publics aient laissé dans l'oubli ces malheureux enfants. Louis XIV en 1670, Napoléon Ier en 1811, ont rendu des édits et des décrets qui ont amélioré leur sort ; mais la plaie était si grande que, malgré leur bon vouloir, les gouvernements ont dû trop souvent borner leurs efforts à assurer les premiers secours ; quant aux soins ultérieurs, sans lesquels on ne peut procurer à l'homme une existence indépendante, ils ont été négligés, bien plus encore dans la pratique que dans les prescriptions des lois. S'il y a eu des exceptions, il faut reconnaître que le mal n'en est pas moins profond, et que le moment est venu d'y porter remède.

PREMIÈRE PARTIE. — **Faits généraux.**

État de la question. — Le nombre des enfants abandonnés âgés de moins de douze ans est de 100 000. On en expose tous les ans 25 000. Sur 38 naissances il y a un abandon ; sur 36 millions de Français, il y aurait par conséquent près d'un million d'enfants trouvés, si la mort n'exerçait sur eux d'affreux ravages. L'administration, pour subvenir aux besoins de ces enfants, dépense 10 millions par an. Passé l'âge de douze ans, on ne paye plus rien, et, dans soixante départements, on ignore à peu près ce qu'ils deviennent. La tutelle cesse alors, par le fait, de s'exercer pour eux.

Cette situation déplorable a fixé l'attention de tous les hommes qui s'intéressent à la chose publique. Ils ont envisagé la question aux points de vue de l'humanité, de l'économie et d'une bonne politique. Tous ont reconnu qu'il fallait réformer et améliorer. En 1849, une commission nommée par le ministre de l'intérieur s'est livrée à une longue enquête et a préparé un projet de loi. Il n'a pas été présenté. En 1850, un autre projet a été soumis à l'Assemblée législative par la commission de l'assistance publique et examiné par le conseil d'État. Il n'a pas été discuté. En 1853, un nouveau projet a été porté au corps législatif ; sa rédaction avait été adoptée par la commission et le conseil d'État. Il a été retiré. Ces tentatives incessantes et infructueuses révèlent un grand malaise et des difficultés d'exécution devant lesquelles il serait déplorable de reculer. Le sénat manquerait à sa mission en n'apportant pas son concours à l'Empereur pour aider à la solution qui se prépare.

Et d'abord, il a pensé qu'il n'y avait pas lieu de toucher en ce moment à la législation de 1811. La meilleure loi sur les enfants abandonnés sera celle qui, en diminuant leur nombre, augmentera leur bien-être; ce sera celle qui leur donnera la meilleure éducation pour en faire des ouvriers, des laboureurs et des soldats. Cette étude se poursuit depuis plusieurs années, mais elle n'est pas encore complète. Il faut laisser les conseils administratifs libres de suivre les vœux des localités et ne pas contrarier les mœurs ni les habitudes. C'est pour cela que le Sénat ne proposera pas de formuler aujourd'hui un projet complet sur cette matière, et de régler par une loi nouvelle ce qui peut se faire par l'action journalière de l'administration. Mais il y a des améliorations qu'il serait impossible de réaliser sans une loi, c'est de celles-là que nous nous occuperons spécialement. Le décret de 1811 a établi un système complet dont voici en peu de mots toute l'économie.

Législation de 1811. — « L'enfant trouvé est celui qui n'a pas de parents connus et qui est exposé au tour ou apporté à l'hospice; l'enfant abandonné, celui dont les parents sont connus, mais qui en est délaissé, sans qu'on puisse recourir à eux; l'orphelin, celui qui, ayant perdu ses père et mère, n'a aucun moyen d'existence. L'hospice doit donner les premiers soins à l'enfant, et le mettre en nourrice ou en sevrage jusqu'à l'âge de six ans. A six ans, l'enfant doit être placé chez des cultivateurs ou artisans, moyennant un prix de pension qui décroît jusqu'à douze ans. A partir de douze ans, les enfants sont à la disposition du ministre de la marine, et ceux dont il ne dispose pas sont placés en apprentissage. Les enfants qu'on ne peut mettre en apprentissage, et les infirmes qu'on ne trouve pas à placer, doivent rester dans l'hospice à sa charge. Les dépenses faites dans l'intérieur de l'hospice et les layettes sont à la charge de l'hospice. L'État, remplacé depuis par les départements, concourt pour 4 millions au payement des mois de nourrice et des pensions. S'il y a insuffisance, les hospices et les communes doivent y pourvoir. La tutelle est exercée par les commissions administratives des hospices. »

Tel est l'ensemble de cette législation. La base en est excellente. Si elle a porté de mauvais fruits, si les résultats n'ont pas été satisfaisants, disons-le tout de suite, la première cause en a été la question d'argent. Obligée de limiter de plus en plus le taux des pensions, l'administration confie souvent les enfants à de mauvais nourriciers, qui trouvent encore moyen de spéculer sur ces rétributions insuffisantes en négligeant tout à fait les enfants, en les envoyant mendier ou faire de la contrebande. Les hospices, chargés, outre les dépenses intérieures, de recueillir les infirmes, de fournir les layettes et vêtures, n'ont pu y suffire. Ils ont cherché à s'exonérer le plus possible; ils ont négligé les vêtures à tel point que, dans certains départements, les enfants sont à peine couverts. Ils ont oublié les infirmes qu'on a laissés s'éteindre dans la misère et l'abandon.

La seconde cause des mauvais résultats de la législation de 1811 a été la faiblesse de l'organisation de la tutelle et du patronage. Les commissions des hospices, composées d'hommes bienfaisants, sont privées des moyens d'action indispensables pour veiller sur des enfants placés souvent à de grandes distances. Elles n'ont point d'autorité pour agir sur les maires et autres fonctionnaires. De là une impuissance complète qui a fini par se traduire, surtout pour les enfants au-dessus de douze ans, en une abdication complète de la tutelle.

Une troisième cause d'insuccès se trouve dans la disposition qui affecte à la marine les enfants au-dessus de douze ans, et qui, à défaut, décide qu'ils seront placés en apprentissage ou gardés dans les hospices. La marine a bientôt cessé d'exécuter une prescription qui n'était qu'un embarras pour elle. Mais en même temps, le placement en apprentissage a été négligé dans beaucoup de départements. Dès lors, abandon presque absolu de ces enfants dans plus de la moitié de la France.

Il faut donc, d'une part, corriger ce qui est vicieux dans la loi, et de l'autre, y introduire les améliorations que quarante-cinq années d'expérience et de progrès ont rendues réalisables. En 1811, on ne connaissait ni les pénitenciers, ni les colonies agricoles. La marche du temps a amené la création de ces établissements et a fait entrevoir, quoique le problème ne soit pas encore résolu, le parti qu'on pouvait en tirer, sous le rapport de l'économie, des progrès de l'agriculture et de la protection qui se trouve toujours dans une grande association. C'est à ces moyens nouveaux qu'il faut recourir, puisque ceux dont on s'est servi jusqu'à ce jour ont été insuffisants.

Voici, en abrégé, l'ensemble du plan que le sénat pense qu'il conviendrait d'adopter et que nous plaçons tout de suite en regard du décret de 1811, pour le faire mieux comprendre.

Bases de nouvelles dispositions législatives. — « Conserver les catégories établies par le décret de 1811 ;

» Ne rien changer au mode d'admission, tel qu'il se pratique aujourd'hui, afin de continuer l'expérience qui se fait à ce sujet ;

» Conserver le système tracé par le décret de 1811 pour la première éducation des enfants, en décidant, toutefois, que les pensions pourront être prolongées jusqu'à quinze ans ;

» Modifier ce qui est relatif à la seconde éducation, en supprimant l'incorporation dans la marine.

» Ajouter, à la mise en apprentissage, le placement dans les colonies agricoles et dans les orphelinats dirigés par des associations religieuses ou charitables ;

» Partager les dépenses entre les hospices, les communes, les départements et l'État ;

» N'imposer aux hospices que la dépense intérieure des enfants, depuis leur dépôt jusqu'à leur placement ;

» Faire peser sur chaque commune la charge des enfants qui en proviennent, lorsque leur origine est connue ;

» Charger les départements des pensions des infirmes, et de celles des enfants dont l'origine n'est pas connue, du payement des layettes et vêtures, des frais d'inspection d'école et de sépulture ;

» Demander à l'État le payement des dépenses dans les colonies agricoles et dans les orphelinats, et un fonds de secours pour les communes et les départements qui seraient dans l'impossibilité de supporter leurs charges ;

» Donner à l'État, sur les enfants qu'il a élevés, tous les droits de la puissance paternelle ;

» Attribuer la tutelle et le patronage aux préfets, assistés de commissions centrales faisant fonctions de conseils de famille et pouvant déléguer le patronage; donner la surveillance générale du service à un conseil supérieur placé près du gouvernement. »

Ces bases principales étant posées, il nous reste à faire connaître les motifs sur lesquels se fondent nos résolutions.

DEUXIÈME PARTIE. — **Maintien des principales dispositions de la législation de 1811.**

Titre et classification des enfants confiés à l'assistance publique. — L'usage a confondu tous les enfants des hospices sous le nom général d'enfants trouvés, probablement parce que le décret de 1811 les a nommés les premiers dans sa nomenclature. C'est un titre que personne n'ose avouer, et qu'il est injuste de donner aux autres catégories, surtout aux orphelins.

Peut-on réunir sous le nom d'enfants adoptifs de l'État tous ceux dont l'éducation est dévolue à la charité publique? La société est tenue, au nom de la charité, de leur fournir des aliments et de les rendre capables de gagner leur vie par le travail. Elle ne leur doit rien de plus, rien de moins. Dans des temps néfastes, on avait imaginé le nom d'*enfants de la patrie*. Nous avons reculé devant une qualification qui pouvait rappeler ces tristes époques.

Nous avons écarté aussi le titre général d'orphelins, qui indique une position spéciale; celui de pupilles, qui rappelle à peu près la même idée que le mot d'enfants adoptifs; et nous estimons qu'on doit ranger, sous le nom d'*enfants confiés à l'assistance publique*, toutes les catégories énumérées dans le décret de 1811.

Ces catégories sont d'ailleurs si clairement définies qu'il n'y a rien à ajouter; car elles comprennent toutes les positions dans lesquelles peuvent se trouver des enfants sans appui.

Question des tours. — Les esprits sont depuis longtemps divisés sur la question des tours, et c'est ce qui a rendu insurmontables jusqu'ici les difficultés qui se sont opposées à la rédaction d'une loi complète.

On dit, pour défendre les tours, qu'ils n'ont pas été créés au hasard; que leur but est de rappeler à la pudeur, de prévenir la honte, de faciliter le repentir. L'abus que l'on peut en faire n'est rien en comparaison du scandale de l'aveu public; tout ce qu'on imagine pour le remplacer est pire encore; il n'y a pas de système intermédiaire entre l'existence et la suppression totale du tour; le tour surveillé est un piége; le spectacle d'une fille qui élève son enfant est un danger, et cette affiche publique de la maternité un exemple corrupteur.

Si l'administration a pris, avant 1848, des mesures qui tendaient à modifier l'esprit du décret de 1811, ces mesures ont procuré des avantages incontestables sans doute sous le rapport financier, mais nuls sous le rapport moral. Les infanticides ont augmenté depuis quelques années, et d'ailleurs la cause des tours n'a-t-elle pas fait des progrès dans l'opinion publique? Un plus grand nombre de conseils généraux ne s'est-il pas prononcé pour leur maintien? L'assemblée législative n'avait-elle pas, en 1850, préparé un projet de loi qui les consacrait, et ce projet n'avait-il pas été rédigé avec le concours d'hommes d'État versés dans les grandes affaires gouvernementales?

On répond que l'exemple de la fille-mère, loin d'être dangereux, est plutôt salutaire ; car on montre du doigt la fille enceinte, et ses compagnes la fuient. Le vrai moyen d'amener le repentir, c'est de river l'enfant à sa mère, et d'obliger celle-ci à lui consacrer sa vie. Le tour invite à dissimuler la grossesse ; cette dissimulation est la cause essentielle de l'infanticide ; la clandestinité de l'accouchement en est le moyen et le prélude. Il est, en outre, presque toujours la cause des avortements ; la plupart des enfants qu'on expose attestent, par leur faiblesse, les cruels efforts de la mère pour dissimuler sa grossesse.

Il y a au moins un dixième d'enfants légitimes déposés à l'hospice. Cela n'arriverait pas avec le tour surveillé. Déjà, en 1784, M. Necker disait qu'on s'habituait à l'idée que l'État devait élever les enfants pauvres. En 1848, on a vu, dans un département, la population presque entière des campagnes porter ses enfants à l'hospice. Quel que soit le mobile, l'indifférence ou le calcul, on n'en arrive pas moins à violer la loi qui protége l'état des citoyens.

La tendance de l'administration a toujours été de diminuer le nombre des tours. Avant 1811, il y en avait partout ; un seul département en comptait jusqu'à neuf. C'est pour cela que le décret a décidé qu'il y en aurait, au plus, un par arrondissement. Plus tard, l'administration, voulant encore diminuer les abus, a supprimé un grand nombre de tours. Quel en a été le résultat ? Il y a eu moins d'abandons. De 40 000 enfants trouvés qu'il y avait en 1784, de 55 000 en 1811, on était rapidement arrivé à 132 000 en 1833. Dès qu'on a restreint le nombre des tours, on est retombé à 97 000. Ce sont les conseils généraux de 1848 qui se sont montrés les plus favorables aux tours ; la moitié des conseils actuels reste toujours prononcée contre cette institution.

Enfin, la mortalité des enfants déposés au tour est surtout effrayante. En effet, s'il y a par an 140 infanticides légaux, on compte en même temps, parmi les enfants des hospices, 2200 décès en sus du nombre qu'il y aurait eu dans les conditions ordinaires de la vie.

En présence de considérations si puissantes de part et d'autre, nous n'avons pas cru devoir résoudre la question que les trois projets de 1849, 1850 et 1853 avaient infructueusement essayé de trancher ; le premier, en supprimant les tours ; le second, en les rétablissant ; le troisième, en laissant au gouvernement la faculté de les rétablir ou de les supprimer. Nous avons considéré que l'on n'opérait pas sur une table rase ; que 41 départements ont fermé 164 tours, et que 11 n'en ont jamais ouvert ; qu'en même temps 45 départements ont conservé 63 tours.

Il existe des convictions des deux côtés, un système intermédiaire entre les deux opinions, système qui les respecte également. On a commencé une épreuve, il faut la continuer. Dans quelques années on arrivera plus facilement à une solution ; on jetterait le trouble dans les esprits, en décidant quelque chose d'ici là.

Le sénat croit être resté dans la mesure la plus sage en laissant actuellement de côté ce qui concerne les tours. L'ajournement n'offre d'ailleurs pas de grands inconvénients, car cette question des tours n'affecte que la quantité des enfants abandonnés ; les questions qui touchent à leur éducation influent au contraire sur leur qualité. Elles sont bien plus importantes, et c'est de celles-là surtout qu'il est urgent de s'occuper.

Première éducation des enfants. — Nous avons dit qu'il y avait lieu de conserver le système tracé par le décret de 1811 pour la première éducation des enfants.

Il faut en effet reconnaître que le placement des enfants chez des nourriciers, lorsque ceux-ci sont bien choisis, lorsque le prix de la pension est suffisant, est un excellent mode. Les enfants ainsi placés trouvent de véritables familles; ils y sont adoptés, et souvent traités comme les enfants de la maison. Ils se marient ensuite dans la commune où ils ont été élevés; les pères de famille préfèrent même quelquefois à d'autres les enfants de l'hospice, parce qu'il vaut mieux ne pas avoir de parents que d'en avoir de mauvais. La ville de Paris se loue beaucoup de ce mode de placement. Elle le pratique pour 12 ou 13 000 enfants, et elle s'en montre parfaitement satisfaite. Elle a d'ailleurs des inspecteurs et des sous-inspecteurs en grand nombre, et tout le personnel nécessaire pour bien choisir les nourriciers et pour veiller sur les enfants. Mais, dans la plupart des autres départements, l'insuffisance du personnel et des crédits se fait bientôt sentir, et ce qui serait bon, si on le faisait bien, finit par produire des résultats fâcheux.

Nous croyons donc devoir insister sur l'utilité de conserver, pour la première éducation des enfants, les prescriptions du décret de 1811 ; nous demanderons seulement qu'on ouvre des crédits plus larges. Il faut avoir une bonne et sérieuse inspection, convenablement rétribuée, secondée par des auxiliaires lorsque le nombre des enfants excède une certaine proportion, et qui, sans cesse présente dans les villages, connaisse bien les bonnes familles nourricières qu'il faut choisir et les mauvaises qu'il faut éviter; il faut élever le chiffre des pensions à un taux suffisant, et pouvoir les prolonger jusqu'à quinze ans lorsque les enfants sont faibles et ne pourraient que difficilement être placés en apprentissage.

Tel qu'il est rédigé, le décret de 1811 permet d'introduire toutes les améliorations que l'administration jugera utiles.

Il nous semble superflu d'ordonner la fondation d'une crèche dans chaque hospice; car la crèche, telle que l'entend la proposition, est simplement le lieu où l'on reçoit les enfants nouveau-nés, et il y a partout ce qu'il faut pour leur donner les premiers soins.

Quant à l'uniformité du régime, c'est à l'administration qu'il appartient de l'établir. On comprend les variétés qui peuvent résulter des usages et des mœurs des différentes régions de la France; ce qu'il faut, c'est que l'enfant ait partout le nécessaire, comme le commun des enfants du pays où il se trouve.

Il ne nous paraît pas plus opportun d'interdire le déplacement et la paye aux filles-mères.

Le déplacement, exécuté de 1834 à 1837 sur 36 000 enfants, a amené 16 000 retraits. Le mal était alors à son comble; c'est un remède héroïque que l'administration a employé, quoiqu'à regret, et auquel elle n'a plus eu recours d'une manière générale. On ne s'en sert que pour des cas isolés et pour punir des nourriciers infidèles. Le déplacement en masse est nuisible aux enfants; pour rechercher des maternités légitimes, il porte atteinte aux maternités adoptives, et il empêche souvent de trouver de bonnes familles nourricières.

Le secours aux filles-mères est une expression qu'on a eu tort d'employer. Que penserait-on d'une société qui encouragerait la débauche ? On peut pardonner une faute, mais on doit surtout songer à sauver le malheureux enfant qui en est le fruit. Cette assistance n'a jamais eu d'autre but que de prévenir l'abandon de l'enfant, et on ne peut la comprendre qu'ainsi ; la fille-mère n'inspire par elle-même aucun intérêt. C'est pour cela qu'il ne conviendrait pas que ce secours se prolongeât pendant plusieurs années, et qu'il dégénérât ainsi en une sorte de pension, car il en résulterait que la position des filles-mères deviendrait meilleure que celle des mères légitimes.

Quoi qu'il en soit, la législation de 1811, qui a abrogé toutes les précédentes, n'autorise pas ce genre de secours, et il vaut mieux n'en pas parler dans la loi, même pour l'interdire.

TROISIÈME PARTIE. — **Addition ou modifications à la législation de 1811.**

Seconde éducation des enfants. — Les enfants au-dessus de douze ans doivent être placés en apprentissage. Cette prescription, qui s'exécute dans quelques départements, et à Paris notamment, est fort négligée dans les trois quarts de la France. Les enfants y sont entièrement oubliés à partir de douze ans.

Un tel état de choses ne peut subsister ; on doit le réformer. Si c'est un devoir d'humanité envers les enfants, c'est aussi un devoir envers la société, qui ne peut que souffrir de l'augmentation du nombre des vagabonds.

D'où vient le mal ? De ce que le décret porte qu'à défaut de placement, on laissera les enfants dans les hospices, dont les ressources sont insuffisantes.

Il ne se présente qu'un moyen d'y remédier : c'est de décider que, lorsqu'ils ne seront pas placés en apprentissage, les garçons seront conduits dans les colonies agricoles, et les filles dans les orphelinats dirigés par les sœurs.

Placement des garçons dans les colonies agricoles. — On a proposé de lier désormais le sort incertain et précaire de tant de malheureux abandonnés, à l'avenir et à la prospérité de l'Algérie, de donner à l'agriculture africaine, stationnaire faute de bras, le labeur et l'activité des enfants trouvés, et de créer, en retour, à ces derniers des ressources et un état social qui leur ont manqué jusqu'ici. On procurerait ainsi à l'Algérie une population française bien préférable à tous les éléments étrangers venus de Malte, d'Espagne et d'Italie.

C'est un essai qui a déjà été commencé sur une petite échelle : il conviendrait de le continuer dans de plus grandes proportions. On objectera peut-être que l'agglomération des enfants est une mauvaise chose, et qu'en général les colonies agricoles n'ont pas réussi. Mais l'agglomération en colonies agricoles n'a pas plus d'inconvénients que celle des colléges. Il y a d'ailleurs des enfants que la vie de famille ne peut retenir, qui se livrent au vagabondage, et qu'on ne pourra sauver qu'en veillant de plus près sur eux.

Il est vrai que partout où, comme en Hollande, on en a fait des sortes de phalanstères, les colonies ont échoué ; mais lorsque, comme en Suisse, on les a modelées sur la famille, elles ont très bien réussi. Non-seulement les enfants y sont bien élevés, mais on les place au sortir de l'établissement, soit comme laboureurs, soit dans les métiers auxiliaires de l'agriculture.

Il ne s'agit pas de conduire cent mille enfants en Afrique et d'y dépenser 90 millions. Il ne saurait être question non plus de prendre seulement les enfants indisciplinés et de les enfermer dans un pénitencier, de l'autre côté de la mer. Le premier moyen serait impraticable, quoique sa grandeur même offre au premier abord quelque chose de séduisant, par la création en Algérie d'intérêts nouveaux, avantageux à la mère patrie. Le second est tellement restreint qu'il ne changerait rien à ce qui se fait aujourd'hui dans les pénitenciers de France.

C'est entre les deux systèmes qu'il faut chercher la vérité. Nous avons calculé que le nombre des garçons qui pourra se trouver placé en même temps dans les colonies agricoles sera d'environ 6000, qui n'y arriveraient que successivement, et dont le renouvellement annuel serait de 12 à 1500. Ces enfants seraient conduits en Afrique vers l'âge de douze ans, sur l'initiative et la désignation de la commission centrale de leur département. On les placerait dans les colonies dirigées par des associations religieuses ou charitables. Au bout de quatre ou cinq ans d'apprentissage, on les donnerait comme ouvriers aux colons avec qui des contrats seraient passés ; à leur majorité, on leur délivrerait un pécule prélevé sur le produit de leur travail ; par exception, on pourrait accorder aux plus méritants, et comme récompense, des concessions de terrain.

Les congrégations chargées de diriger les colonies agricoles seraient sous l'autorité de l'évêque, car il est impossible, comme on l'a proposé, de donner un même supérieur général à des ordres religieux différents. On leur concéderait des dotations territoriales réversibles à l'État, en cas de cessation du service ; on leur payerait, pour les enfants, des prix de journée qui décroîtraient à mesure que les dotations et le travail donneraient des produits ; on devrait accorder aux contre-maîtres, religieux ou autres, la dispense du service militaire, lorsque, comme les instituteurs, ils se seraient voués pour dix ans à l'instruction pratique de l'agriculture et à l'éducation des enfants abandonnés. L'ordre du Saint-Esprit a formé, en Bretagne, un institut de frères contre-maîtres et surveillants qu'il serait bon d'encourager, car on pourrait en tirer un très utile parti.

Assurément, rien ne convient mieux aux enfants que la vie de famille ; mais il ne faut pas croire que, surtout pour des orphelins, le toit sous lequel leur jeunesse fut abritée ne rappelle pas des idées douces et des souvenirs consolants. Il faut bien le dire, d'ailleurs, les associations religieuses, composées d'hommes qui n'ont pas à songer à leur avenir, conviennent merveilleusement pour l'éducation de la jeunesse. Nous pourrions montrer à ce sujet des faits touchants, des soldats, enfants trouvés, écrivant de Crimée au saint prêtre qui les a élevés, comme des fils le feraient à leur père ; d'autres venant au bout de dix ans, passer leurs jours de fête dans la maison où ils ont été élevés, et servant eux-mêmes de guides aux enfants plus jeunes qui leur ont succédé.

Nous espérons, malgré les craintes qu'une trop défiante prudence a laissé paraître, que l'essai réussira. S'il en est ainsi, rien n'empêchera de le développer ; s'il ne réussit pas, au contraire, on restreindra peu à peu l'émigration des enfants en Algérie, et l'on n'y conservera que des pénitenciers, comme moyen de répression.

Établie dans ces conditions, la colonisation ne présente aucun inconvénient, et, comme elle peut offrir par la suite de grands avantages, si chacun y apporte un loyal concours, le sénat croit devoir la recommander à la bienveillante attention de l'Empereur.

Placement des filles dans les orphelinats. — Les filles doivent être placées en apprentissage chez des ménagères ou dans des manufactures ; nous proposons d'y ajouter les congrégations de sœurs.

Plusieurs de ces associations religieuses, telles que Saint-Vincent de Paul, la doctrine chrétienne de Nancy, les Trinitaires de Valence, ont formé des établissements en Afrique; elles entretiennent en France, dans les communes rurales, ainsi que d'autres congrégations encore, de petites fondations dirigées par trois ou quatre sœurs; elles se chargent du soin des malades, des écoles et des orphelines. Il serait utile de propager ces établissements en France, et d'en appliquer le principe en Algérie. S'il y en avait seulement 25 en moyenne par département, on y trouverait, pour une bien modique pension, pour 20 000 filles, ce qui est beaucoup plus qu'il n'en faut. La même organisation ne pourrait-elle pas se fonder en Algérie, dans les 150 centres de population? On y placerait 1500 filles; élevées pour faire des ménagères, des domestiques, des ouvrières, entourées du respect que méritent les saintes religieuses qui les protégeraient, elles seraient facilement mariées ou placées. Il leur serait donné un trousseau au moment de leur établissement.

Si les placements en Afrique étaient difficiles, et cela n'est pas probable, car on y manque de ménagères et de servantes, on limiterait les envois. Si, au contraire on trouvait facilement à y établir les filles, on augmenterait le nombre de celles qui passeraient des orphelinats de France dans ceux d'Algérie. Les sacrifices qu'on fera pour elles ne seront pas perdus; car ces filles auront rendu de véritables services en fournissant ces bonnes et honnêtes ménagères qui sont partout si utiles dans les campagnes.

Placement des enfants infirmes. — Les hospices se sont affranchis le plus possible de l'obligation d'entretenir les enfants infirmes, parce que leurs revenus suffisent à peine aux besoins des malades ordinaires, dont ils sont plus particulièrement chargés.

Cette dépense devrait être supportée par le fonds général. Sera-t-elle considérable? D'après le calcul que nous avons fait, le chiffre des infirmes serait approximativement de 4000, toutes déductions faites de ceux qui peuvent rester dans les familles nourricières. La dépense ne serait donc pas excessive, surtout en écartant l'établissement des maisons spéciales, pour lesquelles il faudrait faire de nouvelles fondations coûteuses, nécessitant des constructions, des états-majors et des frais généraux. Il serait préférable de les placer dans des maisons choisies parmi les hospices actuels, avec lesquels on ferait des traités. Il serait bien entendu que ces malheureux devraient être soignés non-seulement jusqu'à vingt et un ans, mais pendant toute leur vie, lorsque leur état d'impotence n'aurait pas permis de leur apprendre quelqu'un de ces métiers sédentaires que les infirmes mêmes peuvent exercer pour gagner leur vie.

Dépenses. — Lorsqu'on veut opérer un grand bien, il ne faut pas reculer devant une augmentation de dépenses. Toutes les lois qui ont apporté des améliorations à une branche importante du service public, celles sur l'instruction primaire, sur les chemins vicinaux, sur les aliénés, ont ouvert les crédits nécessaires pour les réaliser.

Le sénat manquerait à son devoir s'il ne le disait pas à l'Empereur. Il s'agit ici, pour obtenir un grand résultat, de ne pas reculer devant des dépenses forcées, productives d'ailleurs, qui rapporteront un jour, en sécurité pour la société, bien plus qu'elles n'auront coûté.

Quel est le chiffre actuel de la dépense? Il s'élève à 10 millions. Il faudra l'augmenter successivement jusqu'à un maximum qui, selon toute apparence, ne dépassera pas un tiers en sus, à supposer que le nombre des enfants ne diminue pas.

Les hospices supporteront la dépense intérieure des enfants, depuis leur dépôt jusqu'à leur placement au dehors. Ils devraient être affranchis de toutes les autres, sauf leur concours, avec les communes et le département, aux dépenses générales du service.

Les communes devront concourir aux dépenses. Il serait à désirer, surtout, que chacune fût chargée de celle des enfants qui lui appartiennent. Cette mesure serait utile pour les intéresser plus directement à veiller sur leur population, et à limiter les abandons dans une juste mesure.

Le département devra continuer à payer, avec le concours des hospices et des communes, les dépenses des enfants placés en nourrice et en pension ; il faudra, toutefois, examiner si, pour les hospices, ce concours est possible, car il ne faudrait pas nuire à un service pour en assurer un autre.

On devra élever la moyenne de la pension des enfants : elle n'est que de 80 francs ; 100 francs au moins paraissent nécessaires. Cette pension cesse à l'âge de douze ans ; il faut pouvoir, dans certains cas, la prolonger jusqu'à quinze ans.

Le département devrait, en outre, prendre la dépense des infirmes, des layettes et vêtures, des frais d'école et de sépulture, et conserver naturellement celle de l'inspection.

Le concours de l'État devrait être formellement assuré par la loi. Il se chargerait des dépenses dans les colonies agricoles et les orphelinats de filles, et il serait indispensable qu'il disposât d'un fonds de secours pour les communes et les départements qui seraient trop grevés par cette nature de dépenses.

Droits de l'État sur les enfants qu'il a élevés. — La législation de 1811 attribuait à l'État le droit d'enrôler les enfants trouvés dans la marine et dans l'armée. L'édit de 1670 contenait des dispositions analogues. Ce droit est promptement tombé en désuétude. On a proposé de lui donner une sanction nouvelle en le reproduisant dans la loi qui se prépare.

Serait-ce une mesure politique et utile ? Nous ne le croyons pas. La marine et l'armée n'ont pas besoin de tant d'enfants de troupe et de mousses. Ce sont d'ailleurs des positions recherchées : les unes sont la récompense donnée aux enfants pour les anciens services de leurs pères ; les autres s'obtiennent par l'apprentissage dans une école, pour laquelle il y plus de concurrents que de places.

Rien ne justifierait, au surplus, une mesure qui affecterait au recrutement de l'armée de terre et de mer une classe spéciale d'individus, marquée d'un stigmate, injuste mais réel, lorsque c'est dans la nation tout entière, sans distinction de catégories, qu'elle doit se retremper. Il faut craindre d'ébranler ce bel édifice de l'armée, en y touchant par une innovation qui ne produirait pas un bon effet, surtout au moment où l'on vient de supprimer le trafic du remplacement.

Les enfants élevés par l'État doivent concourir, comme tous les Français, à la formation de l'armée, mais pas à un titre particulier.

Cependant il faut que l'État ait les pouvoirs suffisants pour agir dans l'intérêt même des enfants qu'il a pris sous sa protection ; on peut avoir à les changer de résidence, à les placer dans le littoral, pour préparer à la marine marchande une population maritime qui lui manque en Algérie; il peut être nécessaire de réprimer la mutinerie et l'indiscipline.

Sans mettre les enfants élevés par l'État à sa complète disposition, il serait bon de donner au gouvernement, qui remplace le père de famille, mais qui n'a pas les mêmes moyens d'action, tous les droits de la puissance paternelle.

Tutelle de patronage. — Les enfants admis dans les hospices sont placés, par les lois existantes, sous la tutelle des commissions administratives de ces établissements.

Cette tutelle n'a presque toujours été que nominale.

S'il y a une exception pour Paris, qui dispose d'immenses ressources en personnel et en argent, et pour quelques départements en petit nombre, cette exception ne pouvait nous empêcher de songer à tant de localités où la tutelle est si incomplétement exercée.

Ce qu'il faut, après que l'État a sauvé un enfant de la mort et l'a élevé, c'est de le mettre en situation de gagner son pain par son travail, et de ne pas devenir un embarras pour la société ; autrement, la vie qu'on lui aurait conservée serait un funeste cadeau : funeste, en effet, s'il doit passer cette vie dans le vagabondage et la mendicité ; plus funeste encore, si cette existence, qui a coûté tant de sacrifices, devait être destinée à troubler le pays, à porter atteinte à la propriété, et finir honteusement dans les prisons.

Convaincus que la tutelle exercée par une commission ne vaut rien, parce que la responsabilité y est trop partagée, nous pensons qu'il faudrait donner aux enfants abandonnés un seul tuteur, armé d'une grande autorité légale, et qui fût toujours connu par eux. Le préfet seul pourrait être ce tuteur sérieux.

La tutelle ne consiste pas uniquement à protéger les biens et l'état civil d'un enfant; elle a le devoir de veiller à son éducation, aux soins nécessaires à sa santé, à son instruction religieuse et morale, à son apprentissage. Sans doute le préfet, par lui-même, ne pourrait remplir une tâche aussi considérable, qui n'embrasse pas moins d'une moyenne de 1000 à 1200 enfants par département. Mais il y a des auxiliaires naturels, l'inspecteur du service, les maires, les commissaires de police, les juges de paix, les curés, les membres des administrations charitables et tant de personnes bienfaisantes, vouées ou non à la vie religieuse, qui se font un devoir de se consacrer au soulagement de toutes les misères. Le préfet ne déléguera pas la tutelle, car elle ne doit pas se déplacer ni se modifier sans cesse ; mais il emploiera des mandataires pour veiller à tout, pour lui rendre compte et pour faire exécuter ses décisions. Outre la tutelle, le préfet dirigerait aussi le patronage de ces malheureux enfants, de telle sorte qu'il fût sérieusement exercé par des personnes notables dans chaque localité. Il faudrait, et cela se peut, et nous ne le demandons que parce que cela est possible, que chaque patron connût personnellement l'enfant ou les enfants dont il accepterait la surveillance, et qu'il pût constamment rendre compte des faits qui les intéresseraient.

A côté de toute tutelle, il doit y avoir un conseil de famille ; on pourrait en attribuer les fonctions à une commission centrale placée près du préfet, et qui compterait dans son sein des ministres du culte, des magistrats, des administrateurs, des médecins, des membres du conseil général et des administrations hospitalières. Cette commission serait consultée sur toutes les parties du service, sur la fixation du taux des pensions, sur la composition des layettes et vêtures, sur la répartition des dépenses entre les hospices, les communes et le département. Elle exercerait la surveillance et le patronage général, de concert avec le préfet. Elle prendrait connaissance des contrats d'apprentissage, et désignerait les enfants dont les pensions devraient être continuées jusqu'à quinze ans, et ceux qu'il y aurait utilité de conduire dans les colonies agricoles.

En vain dirait-on que la commission centrale sera un rouage nouveau et inutile, tandis que les commissions des hospices, étant sur place, ont une connaissance exacte des détails et des personnes.

Cette objection se réfute d'elle-même. Les administrations des hospices ne sont pas partout non plus, et elles ne peuvent se rendre dans toutes les communes pour se livrer à des inspections. Il ne saurait d'ailleurs y avoir d'ensemble dans ces petites commissions indépendantes les unes des autres, et il faut éviter, lorsqu'il s'agit d'affaires d'un intérêt si général, de laisser prédominer l'intérêt local. Les commissions des hospices continueront à s'occuper des nombreux détails d'exécution dont elles sont chargées, et elles recevront, quand il y aura lieu, du préfet et de la commission centrale, la délégation du patronage.

Mais nous pensons qu'il faudrait faire plus. Il ne suffit pas de centraliser l'action dans les départements pour lui donner plus de force. Il conviendrait de créer près du gouvernement un conseil supérieur pour imprimer au service une impulsion salutaire. Il veillerait à ce que le bien se répandît partout, à ce que le mal fût réformé, les négligences relevées, et surtout à ce que les efforts des uns ne fussent pas paralysés par la résistance des autres. Il serait consulté sur le taux des pensions, sur les mesures relatives aux colonies agricoles et aux orphelinats, sur les encouragements à donner aux associations qui les dirigent, et sur le concours financier de l'État. Il recevrait communication des vœux des commissions départementales et des conseils généraux. Composé d'hommes d'une position élevée, ayant à sa disposition tous les renseignements dont le ministre dispose, rendant tous les ans compte à l'Empereur, ce conseil résumerait en quelque sorte dans son sein la tutelle et le patronage de tous les enfants confiés à l'assistance publique.

Telles sont, Sire, les propositions que le sénat a jugé utile de soumettre à Votre Majesté. Il ne se flatte pas d'avoir trouvé un remède infaillible à une plaie immense; mais il espère, du moins, qu'on pourra la cicatriser et que le mal diminuera.

L'État, après avoir donné les premiers soins aux enfants abandonnés, doit veiller sur leur jeunesse, pour en faire des hommes utiles et empêcher surtout qu'on n'en fasse des hommes dangereux.

Le sénat n'a point oublié ce point principal. En examinant le projet qu'il a l'honneur de soumettre à Votre Majesté, il n'a pas séparé le sentiment politique et social du sentiment d'un prince généreux et puissant qui voudra ne pas laisser inachevée l'œuvre de Louis XIV et de Napoléon Ier.

PROPOSITION DE M. LE PREMIER PRÉSIDENT TROPLONG ET DE M. LE COMTE PORTALIS, CONCERNANT LES ENFANTS CONFIÉS A L'ASSISTANCE PUBLIQUE.

PREMIÈRE PARTIE. — I. Déclarer enfants adoptifs de l'État tous les enfants confiés à l'assistance publique.

II. *Des enfants trouvés.* — Rendre le tour obligatoire et disposer que chaque département en aura au moins *un*.

Se référer, pour la définition du mot *enfants trouvés* et pour les formalités de réception, les signes de reconnaissance, etc., aux articles 2, 3 et 4 du décret de 1811 (1).

Établir que les enfants trouvés seront admis au tour avec le *secret* que comportent les circonstances de leur naissance.

III. *Des enfants abandonnés et des orphelins indigents.* — Se référer, pour la définition des mots *enfants abandonnés* et *orphelins indigents*, aux articles 5 et 6 du décret de 1811 (2).

Ajouter à la catégorie des enfants abandonnés celle des enfants sans ressource dont les parents sont ou détenus dans une prison, ou traités dans un hospice.

N'admettre définitivement les enfants abandonnés et les orphelins indigents aux bienfaits de l'assistance qu'après enquête, et sur l'autorisation du président de la commission centrale, dont il sera parlé ultérieurement.

IV. *De l'entretien et de l'éducation des enfants trouvés, abandonnés et orphelins indigents, résidant en France.* — Établir, dans chaque hospice dépositaire, une crèche où les enfants recevront les premiers soins.

Réglementer, d'une manière uniforme pour toute la France, les mesures relatives au choix des nourrices, au bien-être des enfants, au mode de renouvellement des vêtures, etc.

Interdire le déplacement et la paye aux filles-mères.

Disposer : 1° Qu'à partir de *six* ans jusqu'à *dix*, les enfants adoptifs garçons pourront, soit continuer à demeurer chez leurs familles nourricières, soit être placés dans des établissements spéciaux de bienfaisance ;

2° Qu'à partir de *six* ans jusqu'à *seize* les filles adoptives pourront, soit continuer à demeurer chez leurs familles nourricières, soit être confiées à des congrégations religieuses de sœurs ;

3° Que les enfants infirmes des deux sexes seront, à partir de *six* ans, placés dans des maisons hospitalières spéciales.

V. *De la surveillance et de la tutelle des enfants adoptifs des deux sexes*

(1) Décret du 19 janvier 1811 :

Art. 2. Les enfants trouvés sont ceux qui, nés de pères et mères inconnus, ont été trouvés exposés dans un lieu quelconque, ou portés dans les hospices destinés à les recevoir.

Art. 3. Dans chaque hospice destiné à recevoir des enfants trouvés, il y aura un tour où ils devront être déposés.

Art. 4. Il y aura, au plus, dans chaque arrondissement, un hospice où les enfants trouvés pourront être reçus.

Des registres constateront, jour par jour, leur arrivée, leur sexe, leur âge apparent, et décriront les marques naturelles et les langes qui peuvent servir à les faire reconnaître.

(2) Décret du 19 janvier 1811 :

Art. 5. Les enfants abandonnés sont ceux qui, nés de pères ou de mères connus, et d'abord élevés par eux ou par d'autres personnes à leur décharge, en sont délaissés sans qu'on sache ce que les pères et mères sont devenus, ou sans qu'on puisse recourir à eux.

Art 6. Les orphelins sont ceux qui, n'ayant ni père ni mère, n'ont aucun moyen d'existence.

résidant en France. — Disposer que la surveillance et la tutelle des enfants adoptifs des deux sexes résidant en France sera exercée, dans chaque département, par une commission centrale présidée par le préfet, et dans laquelle la religion, la charité et la science seront représentées; que cette commission pourra déléguer son patronage et sa surveillance, soit à des associations religieuses, soit au curé de la commune, soit à des personnes bienfaisantes;

Que cette commission pourra autoriser, aux conditions déterminées par un règlement d'administration publique, les familles nourricières à garder les enfants adoptifs des deux sexes jusqu'à leur majorité.

VI. *De la dépense des enfants adoptifs des deux sexes résidant en France.* — Disposer que, jusqu'à *dix* ans, toutes les dépenses des enfants sont obligatoirement à la charge des départements, et supprimer leur division en dépenses intérieures et dépenses extérieures.

Se référer, pour la manière dont il sera pourvu par les départements auxdites dépenses, au projet de 1850 (1).

Mettre en outre à la charge des départements les dépenses des enfants infirmes placés dans les maisons hospitalières spéciales.

Inscrire chaque année, au budget général de l'État (chapitre des secours aux établissements charitables), une somme destinée à venir en aide, s'il y a lieu, aux congrégations religieuses de sœurs qui se chargeront de l'éducation et de l'entretien des filles adoptives, de dix à seize ans.

DEUXIÈME PARTIE. — VII. *De la translation des enfants adoptifs garçons en Algérie.* — Conduire en Algérie, à l'âge de dix ans, les enfants adoptifs garçons, et les placer dans des établissements ou colonies destinés à les recevoir.

Assigner à chacun de ces établissements une dotation territoriale dont une partie serait cultivée par les enfants, et l'autre partie affermée à des colons payant une redevance annuelle à l'établissement.

Confier sous la haute autorité du gouverneur général de l'Algérie la direction et la conduite des colonies à des congrégations religieuses ayant à leur tête un supérieur général nommé par l'Empereur.

Donner aux enfants l'instruction religieuse et intellectuelle, et les exercer aux travaux agricoles et aux arts et métiers auxiliaires de l'agriculture.

Disposer que, de *quinze* à *vingt et un* ans, les enfants adoptifs garçons pourront être placés chez des colons ou fermiers, et qu'un contrat approuvé par le supérieur général réglera leur situation vis-à-vis de ceux-ci;

(1) Projet de 1850:

Art. 25. Il est pourvu à ces dépenses au moyen.

1° Des amendes affectées à la dépense des enfants trouvés, abandonnés et orphelins indigents;

2° De la portion des revenus des hospices spécialement destinés à ces enfants par donations, legs ou autrement;

3° Des allocations votées par les conseils généraux et approuvées par le ministre de l'intérieur sur le produit des centimes affectés aux dépenses départementales;

4° Du contingent assigné par le conseil général à chaque commune, d'après les revenus ordinaires combinés avec le chiffre de la population;

5° De la part de contribution assignée par le conseil général à chacun des hospices actuellement existant dans le département, suivant le chiffre de ses revenus propres.

Qu'à leur majorité ou plus tard, suivant les circonstances, les enfants adoptifs garçons recevront soit un pécule pour les aider à s'établir, soit une concession de terrain.

VIII. — *Des enfants adoptifs garçons appelés à entrer dans la marine et dans l'armée.* — Déclarer que les enfants adoptifs élevés par l'État sont complétement à sa disposition ;

Qu'en conséquence ils pourront, à *douze* ans, être enrôlés dans la marine, et à *quinze* ans ou plus tard, dans l'armée de terre ;

Que des règlements d'administration publique détermineront le mode et les conditions de cet enrôlement.

IX. *De la translation des filles adoptives en Algérie.* — Conduire les filles adoptives en Algérie à l'âge de *seize* ans, et les placer, jusqu'à leur mariage ou à leur majorité, dans des établissements dirigés par des sœurs, sous l'autorité et la surveillance du supérieur général des colonies.

Attacher à ces établissements, comme à ceux des enfants adoptifs garçons, une dotation territoriale, laquelle serait exploitée par des fermiers ou colons payant redevance.

Donner aux filles adoptives l'enseignement propre à former de bonnes ménagères, et les exercer aux travaux particuliers aux femmes des colons en Algérie.

A l'époque de leur majorité ou de leur mariage, leur constituer un pécule destiné soit à leur servir de dot, soit à les aider à former un petit établissement.

X. *Dépense des enfants adoptifs des deux sexes en Algérie.* — Décider qu'il sera pourvu aux dépenses des colonies d'enfants adoptifs en Algérie au moyen ;

1° Des produits de l'exploitation directe de chaque établissement par les enfants adoptifs garçons ;

2° Des redevances perçues sur le fermage d'une portion de la dotation territoriale assignée à chaque établissement ;

3° D'une subvention inscrite chaque année au budget de l'Algérie, et calculée sur les besoins probables de l'ensemble des colonies.

XI. *Dispositions générales.* — Pour toutes les autres dispositions concernant les enfants adoptifs et qui ne sont pas mentionnées dans les présentes résolutions, se référer soit au décret de 1811, soit aux projets de 1850 et de 1853.

Signé TROPLONG. Comte PORTALIS.

(*Voy.* ASSISTANCE PUBLIQUE, HOSPICES, MAISONS D'ACCOUCHEMENT).

Bibliographie. — *Abrégé historique de l'établissement de l'hôpital des Enfants trouvés de Paris.* Paris, 1676. — *Histoire des maisons d'enfants trouvés et d'orphelins*, par Buckmann (en allemand), 1778. — *De la mortalité des enfants de l'État dans ses rapports avec la morale universelle et la santé publique.* Paris, 1778. — *Rapport à l'Assemblée nationale sur les hôpitaux civils, les enfants trouvés, etc.*, par La Rochefoucauld-Liancourt. Paris, 1791. — *Tableau historique des établissements répandus dans l'Europe, consacrés à assurer des secours aux enfants abandonnés*, par Schlegel. Strasbourg, 1801. — *Considérations sur les enfants trouvés*, par Benoiston de Châteauneuf. Paris, 1824. — *Rapport sur les enfants trouvés*, par de Gérando. Paris, 1833. — *Instructions sur le service de santé des enfants trouvés placés à la campagne.* Paris, 1833. — *Recherches historiques, politiques et administratives sur les enfants trouvés*, par Carron du Villards. Paris, 1836. — *Recherches* *administratives, statistiques et morales sur les enfants trouvés, les enfants naturels et les orphelins en France et dans plusieurs autres pays de l'Europe*, par l'abbé Gaillard. Paris, 1837. — *Histoire statistique et morale des enfants trouvés, suivie de cent tableaux*, par Terme et Montfalcon. Paris et Lyon, 1837. — *Nouvelles considérations sur les enfants trouvés*, par les mêmes. Lyon, 1838. — *De la mortalité des enfants trouvés, considérée sous ses rapports avec le mode d'allaitement et sur l'accroissement de leur nombre en France*, par M. Villermé. Paris, 1838. — *Des hospices d'enfants trouvés en Europe, et principalement en France, depuis leur origine jusqu'à nos jours*, par Remacle. Paris, 1838. — *Rapports au ministre de l'intérieur et au conseil général des hospices, relatifs aux enfants trouvés dans le département de la Seine*, par Valdruche. Paris, 1838. — *Discours sur les enfants trouvés*, par MM. de Lamartine, Dupin, B. Delessert. Paris, mai 1838. — *Contre-enquête sur les enfants trouvés*. Paris, 1839. — *Recherches sur les enfants trouvés et les enfants illégitimes en Russie, dans le reste de l'Europe, en Asie et en Amérique, précédées d'un essai sur l'histoire des enfants trouvés, depuis les temps les plus anciens jusqu'à nos jours*, par de Gouroff. Paris, 1840. — *Rapport concernant les infanticides et les mort-nés, dans leur relation avec la question des enfants trouvés*, par Remacle. Paris, 1845. — *Avis des conseils généraux sur la fermeture des tours et sur le déplacement des enfants trouvés*. Paris, 1847. — *Rapport à M. le ministre de l'intérieur sur la situation administrative, morale et financière du service des enfants trouvés en France*, par Ad. de Watteville. Paris, 1849. — *Travaux de la commission des enfants trouvés, instituée le 22 août 1849, par arrêté du ministre de l'intérieur*. Paris, 1850. — *Quelques réflexions au sujet du projet de loi sur les enfants trouvés*, par Boicervoise. Paris, 1850. — *Des enfants trouvés et des orphelins pauvres*, par Ed. de Tocqueville. Paris, 1850. — *Dictionnaire de l'économie politique*, art. ENFANTS TROUVÉS, par Fréd. Cuvier. Paris, 1852. — *Note sur la création d'un dépôt d'enfants trouvés de Paris dans l'arrondissement de Vendôme*, par Gendron (*Ann. d'hyg. et de méd. lég.*, t. VI, p. 81). — *De la réduction des tours d'exposition des enfants trouvés dans le département de la Vienne*, par Bouriaud (*Ibid.*, t. XVII, p. 173). — *Recherches sur les causes de l'exposition des fœtus et des enfants nouveau-nés dans la ville de Paris*, par Henri Bayard (*Ibid.*, t. XXXVI, p. 47). — *Statistique des décès dans la ville de Paris*, par Trébuchet (*Ibid.*, t. XLIII, p. 20). — *Des enfants trouvés et du danger de la suppression des tours dans la ville de Paris*, par J.-P. Hamel. Paris, 1838. — *De la loi actuelle sur les enfants trouvés, et de la nécessité de rétablir les tours*, par le docteur Chauffard. Avignon, 1861.

ENGRAIS. — Toutes les substances qui concourent au développement et à l'accroissement des végétaux en fournissant à la terre les éléments dont elle se dépouille sans cesse au profit des plantes qu'elle nourrit, doivent être regardées comme des engrais. On ne saurait donc refuser ce nom, ainsi qu'on l'a voulu pendant si longtemps, aux matières inorganiques dont l'agriculture fait un si fréquent usage, car elles remplissent toutes les conditions que nous venons d'indiquer, et il est parfaitement établi aujourd'hui qu'elles sont tout aussi indispensables à la production végétale que les matières de nature organique. Seulement celles-ci ont, en raison des principes azotés qu'elles contiennent, une importance bien supérieure aux premières ; elles sont, du reste, les seules qui doivent nous occuper ici, car il n'y a qu'elles qui, à cause de la putréfaction qu'elles doivent nécessairement subir pour agir comme matières fertilisantes, puissent donner lieu à des dégagements de gaz et de miasmes fétides capables d'avoir, au point de vue de la salubrité publique, les inconvénients et les dangers que nous aurons à signaler dans le courant de cet article.

Les engrais organiques proviennent de diverses sources. Jusqu'ici ce sont les déjections des animaux entretenus dans un domaine agricole et la litière employée dans un double but de propreté et de salubrité qui en ont fourni la plus grande quantité. Viennent ensuite les débris d'animaux, le rejet des abattoirs et des clos d'équarrissage, les matières fécales accumulées dans les fosses d'aisances, les immondices des villes, et enfin les résidus de certaines fabriques.

L'engrais fourni par les déjections animales est celui qui est généralement désigné sous le nom de *fumier de ferme*. Il offre dans sa composition la totalité des principes nécessaires au développement des végétaux; aussi est-il l'un des engrais les plus précieux dont on puisse faire usage. L'agriculteur, pour lequel il est une véritable source de richesses, ne saurait donc apporter trop de soins à en assurer la production et la conservation. Pour atteindre ce double but, voici, d'après M. Boussingault, les conditions les plus utiles à remplir. Il faut que le lieu dans lequel on dépose l'engrais dans une ferme soit placé à proximité des écuries et des étables ; que les eaux de fumier ne puissent pas s'écouler au dehors ; que ces eaux se rassemblent dans un réservoir commun pratiqué dans le sol, afin de les reporter en temps de sécheresse sur la masse du fumier ; que toutes les mesures soient prises pour empêcher les eaux courantes extérieures de se rendre sur le dépôt, de manière qu'il ne reçoive que la pluie qui tombe à sa surface ; que la place soit assez étendue pour ne pas être obligé d'accumuler le fumier sur une trop grande hauteur ; que le sol soit argileux, imperméable ou couvert d'un bon pavage. Ces règles, si simples qu'elles soient, ne sont malheureusement que très rarement mises en pratique, et aujourd'hui encore, lorsqu'on parcourt la France, si l'on en excepte la Flandre française où l'on met un soin extrême à recueillir tout ce qui doit féconder la terre, on ne peut s'empêcher de déplorer la négligence avec laquelle on laisse perdre les engrais dans la plus grande partie des campagnes. Déposé sans aucune précaution au centre même des cours qu'il finit en général par envahir en totalité, le fumier est sans cesse lavé par les eaux pluviales qui le baignent, et ne s'en séparent qu'en s'infiltrant dans le sol dans lequel elles entretiennent une humidité permanente qui ne tarde pas à pénétrer jusque dans l'intérieur des habitations ; ou bien encore en se transformant, à certaines époques de l'année surtout, en vapeurs fétides qui corrompent l'air. Il y a, dans un pareil état de choses, tout à la fois perte incalculable de richesse pour l'agriculture et danger souvent pour la santé publique. Sous le premier rapport, c'est aux sociétés d'agriculture, aujourd'hui multipliées, qu'il appartient de stimuler le zèle de nos cultivateurs et de les tirer enfin de leur funeste incurie, en encourageant, par tous les moyens dont elles disposent, l'économie des engrais. Quant au second, nous ne saurions trop engager les Conseils d'hygiène à s'en occuper activement. Qu'ils dirigent tous leurs efforts vers l'assainissement de nos habitations rurales ; qu'ils se hâtent de faire disparaître de nos villages ces mares infectes qui encombrent les cours de chaque habitation, et souvent même les chemins, et qui sont, pour un grand nombre de localités, les seules causes d'insalubrité que l'on puisse invoquer pour expliquer les épidémies meurtrières qui viennent si souvent encore, et quelquefois même périodiquement, décimer les populations dans nos campagnes.

Les débris animaux, par leur richesse en produits azotés facilement putrescibles et décomposables en gaz ou matières solubles propres à la nourriture des plantes, doivent être très recherchés comme engrais. Cependant il n'est pas rare de rencontrer encore dans nos campagnes des chevaux et autres animaux morts, abandonnés sur terre, dont on ne songe à tirer aucun profit, et qu'on laisse ainsi infecter l'air, à de grandes distances, des produits de leur décomposition.

Dans les villes où des établissements spéciaux ont dû être construits tant pour équarrir les animaux mis hors de service, que pour abattre ceux qui sont destinés à l'alimentation des habitants, toutes les parties de ces animaux que les arts industriels ne sont point encore parvenus à utiliser sont employées à fertiliser la terre. C'est à cet usage que sont plus particulièrement réservés le sang, la chair musculaire, le cerveau, la langue, les poumons et le foie des animaux morts ou abattus, et le sang des abattoirs. Ce liquide, coagulé soit par l'ébullition, soit par un acide, ou bien mélangé en certaine proportion (un trentième de son poids environ) avec une substance antiseptique et absorbante, comme le charbon poreux ou la terre végétale calcinée, et constituant alors le mélange connu sous le nom de *noir animalisé*, donne, de même que la chair musculaire cuite et séchée, un engrais fort recherché des agriculteurs, et dont le commerce tire un parti très avantageux en l'expédiant en grand dans nos colonies où on l'emploie à fertiliser les champs de cannes. Cette exportation ne laisse pas que de paraître assez étrange, quand on songe qu'un autre engrais à peu près équivalent au précédent est transporté chaque année des côtes du Pérou à Paris. Nous voulons parler du *guano*, formé, a-t-on dit, par les excréments, accumulés depuis un temps immémorial, d'oiseaux aquatiques très nombreux dans les parages des îles du Sud. M. de Humboldt a soulevé contre cette origine de graves objections. Le savant voyageur, en effet, a calculé qu'en trois siècles, les oiseaux pêcheurs auxquels on attribue la production de cette matière ne pourraient en fournir qu'une couche d'un centimètre d'épaisseur. Dès lors l'imagination recule devant l'âge qu'il faudrait, en raison de cette lente progression, assigner aux dépôts actuels qui ont souvent plus de 20 mètres d'épaisseur et sont exploités à ciel ouvert. M. de Humboldt s'est donc demandé si ces dépôts ne seraient pas antédiluviens et n'appartiendraient pas aux époques où se sont produites des couches de lignite. Cette supposition, selon M. Boussingault, paraît aujourd'hui d'autant plus fondée, que, depuis qu'elle a été faite, on a observé des blocs de rochers non-seulement à la surface, mais encore dans l'intérieur des amas de guano.

Le transport des engrais n'est pas toujours sans inconvénient, et il peut même, dans quelques circonstances, occasionner des accidents graves. Ainsi Parent-Duchâtelet parle d'un navire chargé d'engrais, à la destination de la Guadeloupe, et qui perdit en route la moitié de son équipage, dont le reste fut affecté de la manière la plus sérieuse. La matière fertilisante, ayant absorbé de l'humidité, s'était trouvée dans les conditions les plus favorables pour une fermentation active, que rendit encore plus vive la chaleur du tropique. Parent a également vu des accidents analogues, mais moins intenses, se développer sur un petit bâtiment de cabotage transportant de l'engrais de la Rochelle à Nantes, et chargé seulement depuis quinze jours. La température extérieure était de 18 degrés; celle de la cale s'éleva à 44 degrés; quoique les écoutilles fussent toutes ouvertes, une vapeur assez forte pour empêcher de distinguer les objets à 2 mètres de distance s'était répandue dans tout l'espace, où l'on ressentait une odeur forte et mauvaise, rappelant celle de l'ammoniaque et de l'acide hydrosulfurique. Dans ces deux cas, les navires étaient chargés de poudrette ; mais il est bien certain que toute autre substance susceptible de fermentation pourrait, sous l'influence des mêmes causes, déterminer de semblables accidents. Pour obvier aux dangers, Parent avait conseillé de mêler la poudrette avec du plâtre, et de renfermer le tout dans des tonneaux bien clos : l'expérience n'a pas prononcé sur l'emploi de ce moyen, qui rendrait certainement moins dangereux le transport de l'engrais, mais qui peut-être nuirait à son emploi dans quelques circonstances.

Au nombre des matières animales dont on peut tirer une grande ressource comme engrais, doivent également être rangés les poissons ou leurs débris. Sur une grande partie du littoral de la mer, les terres sont fumées avec ces matières. On emploie le plus ordinairement à cet usage les poissons de mauvaise qualité, ou les résidus de la préparation du hareng, des huiles de thon de mer et de morue. Ces substances se décomposent rapidement et exhalent alors une odeur fort désagréable, mais que rien n'autorise jusqu'ici à considérer comme insalubre. C'est à la présence d'une certaine quantité de ces matières animales que les vases de mer et de rivière, fort employées dans beaucoup de contrées, doivent, en grande partie, leurs propriétés fertilisantes.

Les déjections de l'homme sont un des plus puissants agents dont puisse disposer le cultivateur. Utilisées comme engrais, elles rendent au sol les sels minéraux et une grande partie de la matière azotée nécessaires à la nutrition des végétaux. Aussi, dans les pays où l'industrie agricole est en progrès, ces déjections sont-elles recueillies avec le plus grand soin et deviennent-elles l'objet d'un commerce très étendu. On ne saurait donc trop déplorer, dans l'intérêt de l'agriculture, qui se plaint de manquer d'engrais, la négligence qu'on met encore aujourd'hui, en France, à les conserver. Dans un grand nombre de nos villes maritimes, les matières fécales, au lieu d'être reçues dans des fosses, tombent dans des égouts qui les conduisent à la mer. Elles contribuent ainsi, dans nos ports de l'Océan, à augmenter les dépôts vaseux que la mer, en se retirant, laisse à nu, et qui exhalent alors des odeurs si fétides. Dans nos ports de la Méditerranée, où le mouvement de reflux de la mer est toujours très limité, elles forment à la surface de l'eau une croûte épaisse d'où s'échappent sans cesse les émanations les plus repoussantes. Marseille a longtemps mérité à cet égard la plus fâcheuse renommée ; mais l'autorité municipale de cette grande et belle cité s'est enfin émue d'un aussi déplorable état de choses, et elle s'occupe activement d'y porter remède. Dans plusieurs de nos villes de l'intérieur, les matières fécales se perdent dans les rivières. Dans celles qui sont privées de ce déversoir naturel, ou bien dans celles qui, en étant pourvues, sont trop populeuses pour qu'un pareil abus puisse être toléré, des dépôts spéciaux, destinés à recevoir les déjections des habitants, ont été construits. Seulement, dans la plupart de ces dépôts, les vidanges des villes ont presque toujours été traitées d'une manière tout à fait contraire aux plus simples notions de la science, de l'économie et de l'hygiène, et l'on peut même avancer qu'aucun établissement de ce genre n'a jamais plus complétement justifié ces reproches que celui qui exista longtemps à la porte même de Paris, à Montfaucon. Dans ce dépôt, les matières, accumulées dans un vaste réservoir, devaient, dans un but que nous indiquerons au mot VIDANGES, subir de si nombreuses transformations et séjourner si longtemps, qu'elles finissaient par perdre les quatre cinquièmes de leur valeur. A côté de cet inconvénient si grave au point de vue de l'agriculture s'en présentait un autre non moins sérieux à nos yeux. Les matières, en effet, devant rester exposées à l'air pour se transformer en poudrette, répandaient sans cesse dans l'atmosphère des exhalaisons infectes, enveloppaient à peu près constamment tout un quartier de la capitale. Bien que nous n'ignorions pas que des hommes recommandables, parmi lesquels nous citerons Parent-Duchâtelet, ont prétendu que ces exhalaisons n'exerçaient aucune influence fâcheuse sur la santé, nous sommes porté à croire qu'elles peuvent devenir à la longue, pour les populations qui y sont constamment soumises, une cause sérieuse d'insalubrité. Aussi pensons-nous qu'on ne saurait trop encourager les efforts tentés depuis quelques années pour arriver à désinfecter les matières fécales, en les dépouillant de tous les inconvénients qu'elles peuvent avoir au point de vue de la salubrité, mais en les conservant en même temps; car c'est là le double but qu'il faut poursuivre, leurs principes azotés étant utiles à la nutrition des végétaux. Déjà le charbon désinfectant paraît remplir en grande partie cet objet, et la Compagnie des engrais en retire les plus grands avantages en employant également les résidus de plusieurs opérations chimiques, notamment ceux qui renferment des mélanges de sulfate de protoxyde et de sesquioxyde de fer et de sulfate de cuivre.

Le Conseil d'hygiène publique et de salubrité de la Seine a fait des vœux pour que les eaux vannes de Paris soient dirigées par des égouts latéraux en aval de Paris, même des communes placées sur la Seine. On pourrait ainsi ménager les moyens de faire des prises sur le trajet de la conduite, pour les cas où les agriculteurs voisins du parcours demanderaient des concessions. Les travaux de canalisation exécutés dans Paris permettront d'obtenir ces résultats.

Les boues des villes sont très estimées comme engrais; elles proviennent des tas d'ordures disséminés sur la voie publique et du curage des égouts. Les boues fraîches, vertes, ne conviennent pas à l'agriculture; elles doivent être laissées en tas, à l'air libre, pendant six mois au moins avant de pouvoir être utilisées. Comme en fermentant elles répandent une odeur nauséabonde, il convient de les tenir à une assez grande distance des habitations. Aujourd'hui les immondices de Paris sont transportées à 2000 mètres de l'ancien mur d'enceinte, et placées non plus comme autrefois dans des voiries spéciales, mais dans des dépôts disséminés de tous côtés, et pour lesquels il est seulement nécessaire d'obtenir une autorisation.

Les résidus de plusieurs fabriques qu'on laissait autrefois se perdre, et qui infectaient l'air par leur décomposition, sont aujourd'hui très recherchés par l'industrie agricole, à laquelle ils rendent les plus grands services. Le plus estimé de ces résidus est le mélange de noir animal et de sang de bœuf destiné à clarifier le sucre, et connu dans le commerce sous le nom de noir ou résidu charbonneux des raffineries. Viennent ensuite les eaux de lavage des féculeries et des amidonneries, qui laissent déposer avec le temps des matières organiques qui, égouttées et séchées à l'air, constituent un engrais pulvérulent très utile; les os bouillis ou desséchés, puis pulvérisés; le marc de colle; le pain de cretons ou marc des graisses de bœuf, de mouton, de veau, traitées par les fondeurs de suif; les chiffons de laine, la râpure de corne, les tendons, les rognures de peaux, les crins, les plumes; les résidus de colle d'os; les tourteaux; le marc de bière, de raisins, de pommes à cidre. Cette simple énumération des substances employées aujourd'hui à fertiliser le sol suffit pour donner une idée des nombreux et importants bienfaits qu'a déjà procurés à l'agriculture et à l'hygiène la science des engrais, et peut faire entrevoir ceux qu'elle est appelée à leur rendre encore.

Jusqu'ici nous n'avons parlé que des inconvénients ou des dangers que pouvaient avoir pour la salubrité publique les matières organiques avant leur emploi comme engrais, alors que des précautions suffisantes n'étaient pas prises contre les effets de leur décomposition. Mais ne serait-il pas possible aussi que quelques-unes de ces matières, une fois déposées dans le sol, communiquassent aux plantes, en même temps que les aliments utiles à leur nutrition, d'autres éléments capables d'en rendre l'usage ou désagréable ou dangereux. Déjà on a signalé les inconvénients que présentent les matières fécales liquides, telles qu'on les emploie habituellement en Flandre et en Alsace, lorsque les parties foliaires des plantes (certains légumes par exemple) doivent servir de nourriture aux hommes, car alors l'excès de matière infecte qu'elles retiennent et qu'elles ont absorbée donne aux substances alimentaires un goût désagréable. C'est à tort, du reste, que l'on a manifesté la crainte de voir les herbages ainsi arrosés altérer la qualité du lait des vaches qui en auraient fait usage. J'ai pour contredire cette fausse assertion l'autorité d'une expérience que j'ai faite dans mon propre service à l'hôpital Lariboisière, où pendant plus de deux mois j'ai distribué à mes malades, qui le trouvaient très supérieur à celui de l'administration, du lait provenant de la ferme d'essai, établie par M. Mille, entre la Villette et Bondy, et où les prairies étaient arrosées par des dérivations du tuyau de conduite du dépotoir.

Des accidents très graves ont été observés à la suite de l'emploi d'engrais vénéneux, notamment de cendres provenant de fabriques ou fonderies de plomb, de zinc et d'autres métaux. Un cultivateur du faubourg de Flandre, à Segré, avait mis sur de jeunes trèfles une partie des cendres provenant d'une fonderie de plomb; quelques semaines après, il a fait couper ces trèfles et en a nourri quatre vaches qui, au bout de cinq ou six jours, sont mortes empoisonnées. M. Chevallier, qui rapporte cette observation, regarde comme très probable que l'empoisonnement est dû à ce que l'engrais a été répandu et est resté sur les végétaux, et non parce qu'il a été absorbé dans l'acte de la végétation. A ces seuls faits se borne jusqu'a présent tout ce que l'on sait de l'influence fâcheuse exercée par certains engrais sur la composition de quelques végétaux. On s'est également demandé, dans ces derniers temps, si les mucédinées, qui ont exercé tour à tour de si grands ravages sur la pomme de terre et la vigne, ne pourraient pas être produites par les engrais dont on se sert pour la culture de ces plantes. Aucune observation n'est encore venue justifier cette supposition.

Le sujet qui nous occupe laisse, comme on le voit, d'importantes lacunes à combler. Il est devenu, depuis quelques années surtout, l'objet d'études sérieuses de la part de savants distingués; il y a donc lieu d'espérer que bientôt toutes les questions qui s'y rattachent recevront une solution satisfaisante. Sur l'avis des divers Conseils de salubrité, les dépôts d'engrais sont rangés dans les établissements insalubres de première classe; des ordonnances de police les ont réglementés. (*Voy.* ÉGOUTS, VIDANGES, VOIRIES.)

Le commerce des engrais a donné lieu à des fraudes nombreuses, parmi lesquelles il faut signaler les engrais dits *concentrés*, qui ont été justement condamnés par tous les représentants des intérêts agricoles et poursuivis devant les tribunaux. Nous citerons comme un modèle bon à suivre l'arrêté préfectoral que l'on va lire, qui renferme à ce sujet des dispositions très importantes.

ARRÊTÉ DU PRÉFET DU NORD DU 8 SEPTEMBRE 1856.

Nous, préfet du département du Nord, etc.:

Vu les lois du 22 décembre 1789 et 28 pluviôse an VIII, qui chargent les préfets de l'administration générale des départements;

Vu les lois des 14 décembre 1789, et 16-24 août 1790, sur la police municipale, la loi du 18 juillet 1837, et les articles 423, 471 et suivant du Code pénal;

Vu la délibération du conseil général du département concernant les mesures à adopter pour la répression des fraudes auxquelles donne lieu le commerce des engrais, et votant une allocation à cet effet;

Considérant qu'il est du devoir de l'administration d'empêcher qu'une substance soit vendue sous le nom d'une autre substance; que c'est surtout dans le commerce des engrais, qui touche à un intérêt public si considérable, qu'on doit s'efforcer d'atteindre ce but;

Considérant qu'il appartient directement au préfet de faire des règlements sur les objets de police municipale, lorsqu'il s'agit de mesures générales d'un égal intérêt pour toutes les communes du département; Arrêtons :

Art. 1er. Tout commerçant vendant des matières désignées comme propres à fertiliser la terre devra placer à la porte de chacun de ses magasins et sur chaque tas de la marchandise mise en vente un écriteau indiquant le nom de l'engrais qu'il débite.

Art. 2. L'écriteau devra, en outre, indiquer les principaux éléments actifs de l'engrais, exprimés en termes qui rendent possible la vérification chimique. Ainsi les matières organiques, s'il en existe, seront désignées par l'azotate qu'elles contiennent.

Art. 3. Les noms déjà connus dans le commerce ne pourront être donnés qu'aux matières qu'elles désignent habituellement et qui ne seront pas mélangées avec des substances étrangères à leur composition.

Si la substance mise en vente n'a pas un nom spécial consacré par l'usage, le marchand pourra lui donner le nom qui lui paraîtra convenable, pourvu qu'il ne prête ni à erreur ni à équivoque.

Art. 4. Le nom de l'engrais, ainsi que la richesse déclarée par le marchand, seront écrits sur les enseignes extérieures et intérieures, sans abréviations, en lettres d'une grandeur uniforme de dix centimètres au moins de hauteur.

Art. 5. Il ne pourra être vendu plusieurs espèces d'engrais de qualités diverses dans le même magasin, qu'autant que les différentes qualités seront parfaitement séparées les unes des autres, et que des écriteaux, indiquant l'espèce et la richesse de chaque engrais, seront placés, non-seulement sur le tas de substances, mais aussi à la porte du magasin, de manière qu'aucune erreur ne soit possible pour l'acheteur.

Art. 6. Dans le mois qui suivra la publication du présent arrêté, tous les marchands d'engrais devront faire, à la mairie du lieu où sont établis leurs dépôts, la déclaration du nom de leurs engrais, et devront établir les enseignes et écriteaux disposés comme il est dit ci-dessus.

Art. 7. A l'avenir, aucun marchand d'engrais ne pourra commencer ce commerce ou mettre en vente une substance fertilisante autre que celle qu'il aurait précédemment annoncée, avant d'avoir fait la déclaration prescrite par l'article précédent, et avant d'avoir établi les écriteaux et enseignes dans les conditions ci-dessus énoncées.

Art. 8. Les déclarations seront inscrites sur un registre ouvert à la mairie, et qui indiquera : 1° la date de la déclaration : 2° les nom, profession et demeure du déclarant ; 3° la situation du local où le dépôt est effectué ; 4° le nom de chacune des substances fertilisantes qui doivent y être mises en vente.

Copie de ce registre nous sera adressée à l'expiration du délai fixé par l'article 6. Des extraits nous en seront également transmis au fur et à mesure des déclarations nouvelles.

Art. 9. MM. les maires et commissaires de police visiteront fréquemment les dépôts des marchands d'engrais, surtout pendant le temps habituel des ventes, afin de s'assurer si toutes les dispositions prescrites par le présent arrêté sont exactement observées, et de dresser, s'il y a lieu, procès-verbal pour constater les contraventions.

Ils pourront, dans leurs visites, et toutes les fois qu'ils le jugeront nécessaire, exiger du marchand un échantillon de l'engrais du poids de deux cents à deux cent cinquante grammes. Cet échantillon sera clos, cacheté et étiqueté en présence du marchand. — L'étiquette mentionnera textuellement le contenu de l'inscription placée sur le tas d'engrais ; elle devra être signée par le marchand ; s'il refuse de signer, le fonctionnaire requérant dressera procès-verbal de l'opération et de ses circonstances.

Art. 10. — Les échantillons ainsi fermés nous seront adressés dans le plus bref délai, pour être par nous transmis au chimiste chargé de la vérification. Le marchand d'engrais sera prévenu à l'avance des lieu, jour et heure où sera faite l'analyse de son échantillon. En sa présence, s'il s'est rendu à l'invitation reçue, ou, en son absence, s'il ne s'est pas présenté, le cachet sera rompu, l'analyse sera faite immédiatement; et le résultat en sera constaté par un procès-verbal du chimiste vérificateur.

Art. 11. Si le résultat de l'analyse constate que l'engrais mis en vente ne doit pas porter la désignation qui lui a été donnée par le marchand ou qu'il n'a pas la richesse qu'il avait annoncée, les pièces seront transmises à M. le procureur impérial pour la poursuite du délit.

Art. 12. Tout acheteur pourra requérir le marchand de prélever, sur la quantité à lui vendue, un paquet de deux cents grammes environ, cacheté et signé par le marchand ou ses représentants, et rappelant l'inscription portée sur l'écriteau. Cet échantillon devra être déposé à la mairie. Si ultérieurement, d'après les résultats produits, l'acheteur a lieu de supposer que l'engrais n'avait pas les qualités qui lui étaient attribuées, il pourra requérir l'analyse de l'échantillon, en s'engageant à payer les frais de l'opération si la matière est reconnue conforme à l'échantillon et à l'inscription. — L'échantillon nous sera transmis.

Art. 13. Un exemplaire en placard du présent arrêté sera et demeurera affiché dans chaque magasin d'engrais.

Bibliographie. — Girardin, *Des fumiers considérés comme engrais.* — Girardin et Dubreuil, *Cours élémentaire d'agriculture*, 2e édition. Paris, 1862. — Richard et Payen, *Traité d'agriculture.* Paris, 1851. — Gazzeri, *Annales de l'agriculture de France*, t. XIX, 2e série. — Davy, *Chimie agricole*, t. II. — Moride et Bobierre, *Mémoires sur les engrais.* — Parent-Duchâtelet, *Hygiène publique*, t. II. — *Dictionnaire de l'industrie manufacturière, commerciale et agricole.* Paris, 1835, t. IV. — Monfalcon et de Polinière, *Traité de la salubrité.* — A. Payen, *Précis de chimie industrielle*, 4e édit. Paris, 1859. — Boussingault, *Économie rurale.* Paris, 1850, 2e édit. — Becquerel, *Des engrais inorganiques en général.* Paris, 1848. — *Conseil de salubrité du département de la Loire-Inférieure*, 1846. — *Dictionnaire des falsifications*, par Chevallier, art. GUANO. — *Mémoire sur les résidus liquides provenant des établissements industriels*, par Chevallier et Guérard (*Annales d'hygiène, etc.*, t. XXXVI, p. 99). — *Collection officielle des ordonnances de police.* — Abentroth, *La fabrication du guano artificiel au service du bien public général.* Dresde, 1855. — Boudet, *Rapport rédigé en octobre* 1858, *sur la projection dans la Seine des liquides provenant des fosses d'aisances et sur l'emploi des eaux vannes en agriculture.*

ENGRAISSAGE. — *Voy.* VOLAILLE.

ENVASEMENT. — *Voy.* CANAUX.

ÉPIDÉMIES. — Nous n'avons pas ici à définir les épidémies ni à en étudier les diverses espèces au point de vue des doctrines médicales ; nous ne voulons pas même tenter, par un effort stérile, d'en pénétrer les causes générales, persuadé que, suivant la belle expression de M. Littré, les maladies pestilentielles n'ont pas leur origine dans des circonstances que l'homme puisse préparer, que là tout est invisible, mystérieux, et que tout est produit par des puissances dont les effets seuls se révèlent. Mais pour rester fidèle au plan que nous nous sommes tracé et aux vues exclusivement pratiques qui n'ont cessé de nous diriger dans la composition de cet ouvrage, nous voulons indiquer d'une manière générale quels devoirs les épidémies imposent à ceux qui sont chargés de veiller à la sécurité publique, et quelles mesures sont prises pour en prévenir ou pour en arrêter les ravages, nous reportant, pour les détails, à ce que nous avons dit en particulier de chacune des principales maladies épidémiques. Aussi nous n'aurons guère qu'à consigner dans cet article certains documents émanés, soit de l'administration supérieure, soit des corps savants, qui forment le meilleur guide en ce qui touche les épidémies, et nous croyons en cela faire une chose plus utile dans l'intérêt de l'hygiène publique que si nous discutions les théories qui contribuent encore à obscurcir cette question déjà si ténébreuse.

Les épidémies se distinguent : 1° en grandes épidémies ou maladies pestilentielles, en général propres à certains climats, ou s'étendant de proche en proche et sévissant sur les populations comme des fléaux meurtriers : tels sont le typhus, la peste, la fièvre jaune, le choléra ; 2° et en épidémies locales, dont les formes variées, constituées par un très grand nombre d'espèces morbides, fièvres continues, intermittentes, éruptives, phlegmasies catarrhales, diphthéritiques, gangréneuses, hémorrhagies, névroses, peuvent tenir aux causes les plus diverses et qui restent le plus souvent bornées aux lieux où elles ont pris naissance.

A chacune de ces catégories devraient répondre des moyens prophylactiques spéciaux, fondés sur un mode de propagation déterminé. Mais il s'en faut malheureusement de beaucoup que la science fournisse à cet égard des indications suffisantes. A part les cas relativement peu nombreux où l'épidémie est engendrée par l'insalubrité facilement constatée d'une localité, par la mauvaise qualité de l'alimentation, ou par quelque influence atmosphérique appréciable, il n'existe, le plus souvent, aucun élément certain qui puisse faire reconnaître les causes des maladies épidémiques et montrer les moyens de les combattre efficacement. Il est cependant un mode de propagation qui implique par lui-même une prophylaxie systématique. Nous voulons parler de la contagion. Là où elle est démontrée, en effet, l'isolement des malades est le seul remède à opposer aux ravages du fléau. Mais de ce côté encore, la question est loin d'être éclaircie ; car, d'une part, l'épidémicité d'une maladie peut lui imprimer accidentellement le caractère contagieux, comme on le voit fréquemment dans les petites localités, notamment pour la fièvre typhoïde ; et, d'une autre part, les foyers épidémiques peuvent être mobiles et se déplacer par voie d'immigration sans que la maladie importée soit réellement contagieuse, comme il arrive pour le choléra et la fièvre jaune. Ces deux faits, trop souvent méconnus, sont de nature à éclairer d'un jour tout nouveau la question du mode de transmission des maladies épidémiques. Et l'on ne saurait en méconnaître la portée lorsque l'on songe que tout système sanitaire repose nécessairement sur l'idée que l'on se fera de cette transmission. Nous trouvons, sur ce point, une éclatante confirmation de notre opinion dans ces paroles remarquables du rapport sur la fièvre jaune récemment présenté aux deux chambres du parlement d'Angleterre par le Conseil général de santé. « La question de la contagion et celle de l'importation d'une maladie épidémique n'ont point, à la vérité, un rapport nécessaire. De même par rapport à la quarantaine, si l'on admettait que le caractère vrai, inévitable, des maladies épidémiques, fût d'être contagieuses, il ne s'ensuivrait pas que la quarantaine pût en empêcher ou même en modérer le développement. La question de savoir si la quarantaine peut exercer une telle influence resterait, comme tant d'autres, à résoudre par l'observation et l'expérience, et ainsi que nous nous sommes efforcé de le démontrer dans notre premier rapport, la question vraiment pratique pour le public et la législature n'est pas de savoir si les maladies épidémiques sont contagieuses, mais bien si la quarantaine peut en empêcher l'introduction et le développement. »

Les effets des maladies épidémiques sur les populations et leur fréquence intéressent à un haut degré l'hygiène publique, et l'on jugera de l'importance que cette étude peut offrir en particulier pour notre pays, en se rappelant que dans le grand rapport fait par Villeneuve à l'Académie royale de médecine sur les épidémies qui ont régné en France de 1771 à 1829, on ne compte pas moins de 904 épidémies sévissant sur 1370 communes. D'après notre éminent et vénérable collègue Villermé, les épidémies diminuent de fréquence et d'intensité dans tous les pays qui de la barbarie ou de l'ignorance passent à l'état de civilisation, ou d'une civilisation imparfaite à une civilisation perfectionnée. Les classes misérables en sont beaucoup plus souvent atteintes, et par conséquent beaucoup plus souvent victimes que les classes aisées. En faisant disparaître les épidémies, en diminuant leur fréquence et leur intensité, la civilisation a déplacé, dans beaucoup d'endroits, les époques du maximum et du minimum de la mortalité, surtout celle du maximum. Un autre fait, non moins important, c'est que dans les cas d'épidémie, sur un même nombre de malades de chaque âge, la mortalité est d'autant plus forte pour les enfants, qu'ils se rapprochent davantage de la naissance, et pour les vieillards qu'ils sont plus avancés en âge ; de sorte que sous ce rapport la loi de la mortalité épidémique suit la loi de la mortalité ordinaire. De là cette conséquence, que les épidémies qui frappent les deux extrémités de la vie sont, toute proportion gardée, les plus meurtrières. Dans nos pays civilisés, les épidémies les plus meurtrières ne diminuent la population que passagèrement : le vide de celle-ci se comble très vite, et par des étrangers qui viennent prendre les emplois devenus vacants, et par des mariages et des naissances proportionnellement plus nombreux que jamais. En un mot, les épidémies accélèrent le renouvellement des générations et leur absence le ralentit.

C'est à l'administration qu'il appartient de chercher à prévenir les épidémies et de les combattre lorsqu'elles ont éclaté. Chaque localité qui souffre et chaque épidémie qui se produit peuvent réclamer des mesures spéciales qu'il est impossible de prévoir et de déterminer à l'avance. Il est cependant certaines précautions générales que la science conseille, et que le gouvernement, armé par la loi des pouvoirs les plus énergiques à cet égard, n'a cessé de recommander aux autorités locales. — L'organisation de cette partie de l'hygiène publique ne laisserait rien à désirer, si elle était partout appliquée avec tout le zèle et toute l'activité désirable. Des médecins des épidémies, institués régulièrement depuis le 2 mai 1805 dans chaque arrondissement, et dont la nomination a été attribuée aux préfets par le décret de décentralisation du 13 avril 1861 ; les Conseils d'hygiène dans lesquels ces médecins sont appelés par un arrêté spécial du 1er septembre 1851 à siéger de droit ; le Comité consultatif d'hygiène publique, et l'Académie impériale de médecine, dont la vigilance, au double point de vue de l'administration et de la science, n'a jamais fait défaut à l'autorité supérieure, concourent les uns et les autres, dans la mesure de leurs attributions, à protéger la santé publique contre les épidémies qui la menacent ou qui viennent la troubler. Les documents pleins d'intérêt que nous avons cru utile de réunir ici en donneront la preuve la plus frappante, et feront mieux connaître que nous ne le pourrions nous-même les règles à suivre en temps d'épidémie.

CIRCULAIRE MINISTÉRIELLE CONCERNANT LE TRAITEMENT DES ÉPIDÉMIES, DU 30 SEPTEMBRE 1813.

Il doit exister dans chaque arrondissement de votre département, sous le titre de médecin des épidémies, un médecin chargé spécialement de suivre le traitement des maladies épidémiques et de se transporter dans les communes où elles éclatent, à la première invitation qu'il en reçoit du sous-préfet. Je me suis réservé la nomination de ces médecins, sur la proposition des préfets, et je n'ai sans doute pas besoin de vous représenter l'importance de n'appeler mon choix, pour ces fonctions utiles et honorables, que sur des hommes distingués par leur instruction, leur moralité et leurs lumières.

Aussitôt que les malades d'une commune excèdent le nombre ordinaire et qu'il y a apparence d'épidémie, le maire doit en informer le sous-préfet qui y enverra sur-le-champ le médecin des épidémies de l'arrondissement.

Lorsque le médecin est arrivé dans la commune affectée de la maladie, il a à prendre dans les diverses maisons où elle règne des renseignements positifs sur sa nature et sur les moyens employés jusqu'alors pour la combattre ; s'il reconnaît que cette maladie n'est point épidémique et que sa présence n'est pas nécessaire sur les lieux, il peut borner là sa mission, après avoir prescrit aux malades un plan de conduite et leur avoir indiqué les moyens qu'ils doivent opposer à leurs maux, spécialement ceux qui tiennent à l'hygiène privée, beaucoup trop négligée dans les campagnes. S'il se trouve un officier de santé dans cette commune ou dans le canton, il doit lui laisser les instructions convenables pour la direction des malades.

Si la maladie s'annonce avec un caractère grave et que ses symptômes soient alarmants, alors le médecin doit multiplier ses visites, selon que l'état des choses pourra le requérir, ou bien, sans quitter la commune affligée de l'épidémie, il doit instruire le sous-préfet de la situation des habitants et des mesures qu'il aura prises pour l'améliorer. Il ne négligera aucune des dispositions propres à arrêter les progrès du mal et à empêcher sa propagation dans les communes voisines, et il ne se retirera que lorsqu'il jugera que sa présence et ses soins ne sont plus nécessaires.

Dans le cas où, pendant le cours d'une épidémie grave et tenace, le médecin des épidémies jugerait indispensable, soit d'administrer aux malades des remèdes autres que ceux que l'administration pourrait lui procurer, soit de distribuer aux indigents malades ou en convalescence des secours en aliments ou en boissons, tels que bouillon, viande ou vin, vous pouvez, si vous reconnaissez la nécessité de ces secours, et sauf à m'en rendre compte, autoriser l'achat des médicaments ou la distribution des aliments que le médecin réclamera ; mais vous devez veiller à ce que ces secours soient maintenus dans les bornes d'une stricte économie, et à ce que, dans tous les cas, ils ne soient affectés qu'aux véritables indigents. J'ai lieu d'espérer, d'ailleurs, que dans les cas d'épidémies graves vous n'appellerez pas en vain, en faveur des malades indigents, les secours des personnes riches et bienfaisantes, pour suppléer à l'insuffisance de ceux que vous permettront d'accorder les ressources dont vous pourrez disposer ; vous ne négligerez rien pour réunir, dans ces circonstances, les bienfaits de la charité individuelle à ceux de l'administration publique et pour en faire l'emploi le plus utile.

Lorsqu'un médecin des épidémies a été envoyé dans une commune pour y prescrire le mode de traitement d'une maladie épidémique ou pour en suivre les effets et en arrêter les progrès, il doit, après la disparition de la maladie, remettre au sous-préfet de l'arrondissement, pour vous être adressé, un rapport détaillé sur sa mission et sur la manière dont il l'a remplie. Ce rapport doit présenter le tableau fidèle de la maladie que le médecin a traitée et de sa nature, et faire connaître l'époque de son invasion, les causes auxquelles elle peut être attribuée, les symptômes qui l'ont accompagnée, le traitement employé pour la combattre, sa durée, le nombre des personnes qui ont été atteintes et de celles qui ont succombé. Vous me transmettrez ces rapports ou vous m'en enverrez des copies; et, d'après les observations que le médecin aura présentées sur les causes de l'épidémie, vous prendrez les mesures qui sont en votre pouvoir pour en prévenir autant que possible le retour. Très souvent les causes de l'épidémie tiennent à des circonstances locales ou à des usages vicieux, qu'il dépend de vous ou des administrations placées sous votre surveillance de faire disparaître, et je ne saurais trop vous recommander de tenir rigoureusement la main à l'exécution des règlements de police concernant la propreté et la salubrité des villes et des communes rurales.

J'ai récemment encore appelé votre attention sur l'utilité des fumigations de M. Guyton de Morveau, pour la désinfection de l'air, et je ne doute pas que ces procédés ne soient mis en usage dans votre département, dans toutes les circonstances où ils peuvent être nécessaires.

Les médecins des épidémies n'étant employés que dans les cas où il se manifeste des maladies épidémiques dans les communes de leur ressort, ils ne doivent pas avoir de traitements fixes, et ils doivent être payés seulement pour chaque mission qu'ils ont remplie, en proportionnant leur rétribution aux distances qu'ils ont parcourues, aux frais qu'ils ont faits et aux peines qu'ils ont prises. Ainsi, en remettant leur rapport sur leur mission, ils doivent présenter la note des rétributions qu'ils se croient en droit de réclamer, *en établissant séparément le nombre des journées qu'ils ont employées aux traitements de chaque épidémie, et le montant des frais de voyage que leur mission leur a coûtés*; et c'est en me transmettant cette note, avec le rapport sur l'épidémie qui aura été traitée, que vous me proposerez la fixation définitive de l'indemnité qu'il convient d'accorder à chaque médecin. Les médecins des épidémies qui, dans leur titre et dans les fonctions qui leur sont confiées, trouvent un témoignage honorable de la confiance du gouvernement, et un moyen d'augmenter leurs lumières et leur réputation, ne réclament, la plupart, outre le payement de leurs déboursés, qu'une très modique somme à titre d'honoraires. Ainsi, vous fixerez, dans les cas ordinaires, les émoluments dus aux médecins chargés du traitement des épidémies, à 6 ou 9 francs par journée en sus du remboursement de leurs frais de voyage. Je ne me refuserai cependant point à augmenter ce taux, dans les circonstances où, à raison du dévouement qu'ils auront montré, des dangers qu'ils auront courus ou des peines qu'ils auront eues, ces médecins vous paraîtront avoir des droits particuliers à une augmentation d'honoraires.

Les indemnités à payer aux médecins des épidémies, et en général toutes les dépenses que peut occasionner le traitement des maladies épidémiques, doivent être acquittées sur les fonds réservés chaque année dans le budget du département pour dépenses imprévues ; dans le cas toutefois où des circonstances extraordinaires exigeraient des secours plus abondants et des dépenses pour lesquelles ce fonds deviendrait insuffisant, vous aurez soin de m'en rendre compte, et j'aviserai au moyen de subvenir à cette insuffisance.

Je terminerai cette lettre en vous rappelant que vous devez me rendre un compte exact des maladies épidémiques qui viennent à se manifester dans votre département, dès l'époque de leur invasion et pendant leur durée.

CIRCULAIRE MINISTÉRIELLE DU 13 AVRIL 1835, CONCERNANT LE SERVICE DES ÉPIDÉMIES.

Monsieur le préfet, l'Académie royale de médecine est appelée, par l'ordonnance qui l'a instituée, à prendre connaissance des rapports adressés à l'autorité par les médecins des épidémies, et à éclairer l'administration sur les mesures à adopter pour prévenir l'invasion de ces maladies et pour en combattre les effets.

L'Académie a succédé, dans cette mission, à la Société royale de médecine fondée en 1776, et à la Société de la faculté de médecine. Dans diverses publications, ces sociétés ont fourni des documents importants pour l'histoire des épidémies, et des directions utiles pour les médecins qui peuvent avoir l'occasion d'observer et de traiter les maladies épidémiques.

Jalouse de continuer l'œuvre commencée par ses devancières, l'Académie royale de médecine m'a adressé récemment un rapport général sur toutes les relations d'épidémies qui avaient été soumises à son examen. Ce rapport, qui remonte à l'année 1771 et s'arrête à 1830 (*Mémoires de l'Académie royale de médecine*, Paris, 1833, t. III, page 377 et suiv.), comprend le résumé de 1160 rapports particuliers, sur environ 900 épidémies qui ont intéressé 1370 communes et 72 départements ; il offre, comme on peut le croire, un grand nombre de lacunes, soit à cause du manque de matériaux pour plusieurs années, soit à cause de la manière imparfaite dont les observations ont été recueillies et dont les relations ont été rédigées ; il peut donner lieu néanmoins à quelques observations qui ne m'ont point paru sans intérêt pour l'administration.

Un pareil sujet se rattache à des considérations qui embrassent l'état physique et moral du pays tout entier ; car la fréquence ou la rareté des épidémies dépendent généralement de la nature du sol, des influences atmosphériques, des mœurs, des habitudes, des occupations de la population, du plus ou moins d'aisance dont elle jouit, et du degré de culture auquel elle est parvenue.

Parmi ces causes, il en est que l'administration ne peut ni détruire ni modifier, il en est d'autres sur lesquelles son action, quoique lente, doit être plus efficace ; mais, en s'occupant sans relâche, comme c'est sa mission, à seconder le développement de la richesse nationale, à augmenter le bien-être de la population, à combattre les préjugés, à éclairer les esprits, elle travaille, par cela même à l'amélioration de la santé publique. Je pourrais donc me dispenser d'entrer dans aucun détail à ce sujet, s'il ne pouvait être utile de considérer sous le point de vue particulier de la salubrité une tâche qui s'applique à des objets si nombreux et si variés.

L'Académie de médecine, dans son rapport, range les différentes causes auxquelles on peut attribuer l'origine et le développement des maladies épidémiques, sous cinq chefs principaux, à savoir : 1° les altérations de l'air, 2° les habitations ; 3° les aliments, 4° les travaux, 5° les affections morales, l'ignorance, etc.

Personne n'ignore l'influence funeste des marais, des étangs, sur la salubrité. Les moyens de remédier à ce mal sont rarement au pouvoir de l'administration ;

mais, dans beaucoup de localités, il serait facile de combler les mares, d'enfouir les animaux morts, d'enlever les amas de fumier, qui sont, pour un si grand nombre de villages, des foyers d'infection. Les maires négligent trop souvent les obligations qui leur sont imposées à cet égard par les lois du 24 août 1790 et du 6 octobre 1791. Les dispositions du décret du 22 prairial an XII, sur les sépultures, ne sont pas mieux observées, particulièrement en ce qui concerne la profondeur qui doit être donnée aux fosses : il importe d'en recommander l'exécution.

La seconde cause d'insalubrité signalée par l'Académie royale de médecine, c'est la construction vicieuse des habitations, l'humidité, le défaut d'air, l'entassement d'une même famille dans un étroit espace et en communauté avec les animaux domestiques. Il ne dépend pas de l'administration de faire cesser promptement un état de choses qu'on doit attribuer, dans le plus grand nombre de cas, à la misère et à la nécessité ; mais la paresse, l'incurie, sont souvent aussi pour beaucoup dans la continuation d'un genre de vie si préjudiciable à la santé : c'est des progrès de l'instruction qu'on doit attendre surtout le développement des habitudes d'ordre et de propreté qui contribuent puissamment à prévenir les maladies. Tous ceux qui exercent une grande influence morale sur les habitants des campagnes, et particulièrement les curés et les instituteurs primaires, doivent chercher à communiquer à la population le désir d'assainir, autant qu'il est possible, l'intérieur de ses habitations.

La nature et la qualité des aliments dont se nourrit la population sont, plus encore que le mode d'habitation, déterminées par la nécessité. A cet égard, l'administration ne peut rien, si ce n'est de favoriser le travail et d'encourager les cultures qui peuvent fournir à la classe indigente une alimentation saine et économique. L'Académie recommande particulièrement tout ce qui pourrait tendre à augmenter, à propager la culture du maïs dans les départements qui y sont propres. La mauvaise qualité des eaux est une cause très fréquente d'épidémies : on ne sait peut-être pas assez, dans les campagnes, combien il est facile d'y remédier par l'usage des filtres du charbon.

Il est inutile de parler de l'influence des travaux ; on sait quels sont les effets pernicieux de certaines professions, ceux d'un séjour trop prolongé dans les ateliers ; c'est à la science à chercher les moyens de rendre plus salubres quelques professions nécessaires à la société, et, secondée par des fondations philanthropiques, elle a obtenu, depuis quelques années, des résultats importants dans cette carrière. Quant aux travaux dont l'excès est seul à craindre, les règlements des manufactures, l'humanité des fabricants, les conseils d'une autorité paternelle, doivent fixer la mesure qui ne saurait être dépassée sans compromettre la santé de l'ouvrier.

L'abattement, le découragement que la misère entraîne trop souvent après elle, sont les affections morales qui, au jugement de l'Académie, contribuent le plus à faire naître des épidémies ; les pratiques superstitieuses, les préjugés, la confiance aux empiriques, favorisent ensuite les progrès de ces maladies, en en rendant la guérison plus difficile.

Un grand nombre de faits rapportés dans les relations d'épidémies attestent l'influence funeste de ces différentes causes : ici on accable les malades sous le poids des couvertures ; là on croit les guérir en les abreuvant de vin chaud, au début de toute espèce de maladie. Cette dernière pratique est signalée comme une des plus répandues parmi le peuple, et comme l'une de celles dont il est le plus nécessaire de faire sentir le danger.

Les progrès de l'instruction auront, il faut l'espérer, pour résultat, de propager des idées plus saines sur la nature des secours que les malades doivent recevoir de leur famille, en l'absence du médecin.

Tout ce que je viens de dire, monsieur le préfet, vous est déjà connu par votre propre expérience ; je n'insisterai donc pas sur ce sujet, m'en rapportant à votre zèle pour tout ce qui touche aux intérêts généraux auxquels la santé publique est liée d'une manière plus ou moins indirecte : je me borne à recommander à votre attention l'exécution des mesures qui ont pour objet spécial de prévenir la naissance des maladies épidémiques ou d'en arrêter la propagation.

Il existe déjà plusieurs instructions ministérielles sur cette matière, il doit me suffire de vous les rappeler. Vous savez qu'il doit y avoir dans chaque arrondissement un médecin des épidémies, dont le devoir est de se rendre immédiatement, à la demande des préfets et des sous-préfets, dans toute commune où l'on signale l'existence d'une épidémie ; j'ai lieu de croire que cette organisation n'est pas complète dans tous les départements. Il faut s'occuper de nommer des médecins des épidémies pour tous les arrondissements qui en manquent, et cela ne peut présenter aucune difficulté, puisque les médecins des épidémies n'ont droit à aucun traitement, et doivent seulement être indemnisés de leurs frais de voyage et de déplacement, lorsqu'ils ont quelque mission à remplir. Une circulaire du 30 septembre 1813 avait fixé à 6 ou 9 francs par jour l'indemnité qui devait être accordée aux médecins des épidémies, indépendamment du [remboursement de leurs frais de voyage. Cette indemnité a paru trop faible dans quelques départements. Quoique la distinction attachée au titre de médecin des épidémies soit déjà une sorte de récompense des devoirs qu'il impose, ces utiles fonctions ne doivent pas non plus devenir onéreuses pour les médecins qui en sont investis ; dans la fixation des indemnités, il faut prendre en considération le plus ou moins d'éloignement des communes où le médecin des épidémies est appelé, les dangers, les fatigues auxquels il s'expose, le préjudice qu'il éprouve par des absences plus ou moins prolongées ; il est donc impossible d'établir à cet égard une règle uniforme. Mais l'administration doit se tenir également éloignée, et d'une libéralité incompatible avec les ressources des départements, et d'une parcimonie qui décourage le zèle, en excitant de justes réclamations.

Les mêmes observations s'appliquent au règlement des honoraires dus aux médecins ou officiers de santé qui sont chargés de suivre le traitement des malades, sous la direction des médecins des épidémies.

Je vous rappelle que, d'après la circulaire du 28 juin 1816, vous n'avez pas besoin d'autorisation préalable pour faire acquitter sur les fonds départementaux les frais occasionnés par le traitement des épidémies.

Quelque utile que soit l'institution des médecins des épidémies, elle ne produit pas toujours tous les résultats qu'on devrait en attendre. Trop souvent ces médecins ne sont informés de l'existence d'une épidémie que longtemps après son apparition. Leur résidence est quelquefois trop éloignée des communes attaquées, pour qu'ils puissent y porter des secours assez prompts et y faire des visites assez fréquentes ; d'ailleurs, leur attribution est de combattre les épidémies et non de chercher les moyens de les prévenir.

Sous ces différents rapports, on ferait une chose utile en liant l'institution des médecins des épidémies à celle des médecins cantonaux dont j'ai déjà eu occasion de vous entretenir. Dans le département du Bas-Rhin, où ces médecins cantonaux sont établis depuis longtemps, ils sont chargés de propager la vaccine, de surveiller l'exécution des lois et des règlements qui intéressent la salubrité, de signaler à l'autorité tout ce qui peut compromettre la santé des citoyens, de recueillir les matériaux de la topographie médicale.

L'Académie royale de médecine a demandé dans plusieurs circonstances que cette institution fût généralisée. Des mesures législatives seraient nécessaires pour donner aux médecins cantonaux un caractère officiel et pour leur assurer un traitement convenable. Peut-être ces mesures trouveront-elles place dans la loi qu'on prépare sur l'organisation médicale ; mais en attendant on pourrait, au moins dans beaucoup de départements, créer des médecins cantonaux sans traitement. Il est peu de praticiens qui ne fussent flattés d'être ainsi choisis pour exercer une sorte de surveillance sanitaire sur le canton qu'ils habitent ; les médecins vaccinateurs seraient particulièrement propres à remplir de semblables fonctions, et il faut bien remarquer qu'il n'est point nécessaire d'assigner à chaque médecin cantonal une circonscription égale à celle d'un canton dans la division actuelle du territoire : cette circonscription pourrait être plus ou moins étendue, suivant la nature des lieux, la densité de la population et beaucoup d'autres considérations qu'il est inutile d'énumérer ; le médecin cantonal pourrait recevoir des attributions à peu près semblables à celles qui sont données dans le département du Bas-Rhin ; il serait surtout chargé d'avertir l'autorité, aux premiers symptômes d'une maladie épidémique.

Dans plusieurs départements, et notamment dans le département des Bouches-du-Rhône, les membres des jurys médicaux, en procédant à la visite des pharmacies, ont soin de porter leur attention sur tous les objets qui intéressent la salubrité publique ; on ne saurait trop recommander cet exemple à l'imitation des autres jurys médicaux, qui pourraient fournir d'utiles renseignements à l'administration en lui signalant dans leurs rapports les causes d'insalubrité et les divers abus qu'ils auraient eu occasion d'observer dans le cours de leurs inspections.

Je ne puis qu'exprimer le vœu de voir établir dans tous les départements des Conseils de salubrité comme il en existe déjà dans quelques-unes des principales villes du royaume. Ces conseils ne devraient pas être purement médicaux : comme ils peuvent être appelés à traiter des questions qui intéressent l'agriculture, l'industrie, le commerce, il conviendrait d'appeler à en faire partie non-seulement quelques médecins, des chimistes ou des pharmaciens, mais encore des manufacturiers praticiens, de agronomes éclairés, l'architecte ou l'ingénieur du département. Le Conseil de salubrité institué au chef-lieu pourrait avoir des correspondants dans toute l'étendue du département ; il serait consulté par l'autorité sur tous les projets qui pourraient avoir quelque influence sur la santé ; il serait chargé de recueillir et de coordonner tous les matériaux de la statistique médicale du département : des rapports annuels, rédigés d'après un plan uniforme, fourniraient des données utiles à la science de l'administration.

Je termine cette lettre en vous invitant à recommander aux médecins des épidémies de votre département de me transmettre exactement, par votre intermédiaire, l'histoire de toutes les maladies épidémiques qu'ils ont occasion de traiter.

Afin d'obtenir des résultats comparables, l'Académie a adopté un modèle de rapport (1) dont je vous transmets ci-joints quelques exemplaires et auxquels messieurs les médecins des épidémies devront se conformer dans les relations qu'ils sont appelés à rédiger.

Ces relations seront toujours transmises à l'Académie royale de médecine, qui ne laissera pas tomber dans l'oubli les travaux vraiment dignes d'intérêt : déjà, sur la proposition de la commission des épidémies, l'Académie a décidé qu'elle devait insérer, dans la partie historique de ses Mémoires, les noms des médecins des épidémies qui, dans les dernières années, ont fourni les relations les plus remarquables; et elle a renvoyé au comité de publication dix de ces relations qui ont particulièrement fixé l'attention de la commission.

Je vous invite, monsieur le préfet, à m'accuser réception de cette circulaire, et à me rendre compte des mesures que vous aurez prises pour satisfaire aux dispositions qu'elle renferme.

Le Ministre secrétaire d'État du commerce, DUCHATEL.

DÉPARTEMENT
d

ARRONDISSEMENT
d

CANTON
d

COMMUNE
d

RAPPORT

Sur une épidémie de qui a régné, depuis le jusqu'au dans la commune de , par M. , médecin des épidémies pour l'arrondissement d

TOPOGRAPHIE (1).

(1) État du sol. — Configuration. — Existence ou absence des bois. — Cours d'eau. — Qualité des eaux.

MÉTÉOROLOGIE (2).

(2) Vents qui règnent habituellement; — qui ont régné pendant la durée de l'épidémie. — Existence ou absence de la pluie. — Température habituelle de la localité. — Température pendant la durée de l'épidémie. — Phénomènes météorologiques divers : tonnerre, ouragan, etc.

(1) Ce modèle de rapport a été l'objet de remaniements et de modifications. Nous reproduirons plus bas le modèle de tableau adopté en dernier lieu par l'Académie impériale de médecine, et publié par l'administration en septembre 1855.

HYGIÈNE DES HABITANTS (3).

(3) État des habitations en tant que construction, espace, propreté, aération. — Nourriture. — Vêtements. — Travaux habituels. — État général de la population.

ÉPIDÉMIES ANTÉRIEURES (4).

(4) Les indiquer au moins pendant une période de quelques années, s'il en a existé. — Indiquer formellement la négative, s'il y a lieu. — Maladies endémiques.

DÉNOMINATION DE LA MALADIE ACTUELLEMENT EXISTANTE (5).

(5) Employer, à cet effet, la nomenclature usitée dans les livres classiques. — Indiquer la synonymie, et, s'il y a lieu, les différentes manières de voir des médecins de la localité.

HISTOIRE GÉNÉRALE DE LA MALADIE (6).

(6) Donner une description exacte de la maladie actuellement régnante, avec sa marche, ses terminaisons diverses, les complications qui s'y sont jointes.

Y joindre quelques observations détaillées, recueillies avec soin dans les différentes formes et les terminaisons diverses qu'a eues la maladie.

Mentionner les influences favorables ou défavorables que l'épidémie a exercées sur les maladies sporadiques et sur les affections chroniques, et réciproquement les influences de ces dernières sur la maladie épidémique.

DURÉE DE L'ÉPIDÉMIE (7).

(7) Indiquer exactement l'époque à laquelle se sont montrés les premiers cas, le mois, le quantième du mois, la durée qu'elle a eue, l'époque à laquelle elle s'est terminée ; — la marche que l'épidémie a suivie dans le développement successif ou simultané des cas de maladie ; — l'époque de sa durée où elle a atteint le maximum de fréquence, d'intensité, de mortalité, et de même l'époque du décroissement.

RECHERCHES CADAVÉRIQUES (8).

(8) Ne négliger aucune occasion d'ouvrir les cadavres, surtout dans les hôpitaux.

TRAITEMENT (9).

(9) Indiquer ce qui a été fait, ce qui a été conseillé. — Faire connaître les résultats des divers traitements. — Moyens prophylactiques indiqués à la population, aux autorités. — Dire ce qui a été fait.

CHIFFRE DE LA POPULATION (10).

(10) Chiffre total de la population par sexes. — Rapport des naissances et des décès pendant les années précédentes. — Nombre des malades ; — des morts. — Sexes. — Ages. — Mortalité totale pendant l'épidémie, comparée à la mortalité résultant de l'épidémie elle-même.

NOTA. — Dans le cas où il n'y aurait eu pendant l'année aucune maladie régnante dans l'arrondissement, en faire la mention expresse, et envoyer le tableau indiquant ce résultat négatif, attendu qu'il n'est pas moins utile de savoir que la santé générale d'un arrondissement n'a pas été altérée pendant un laps de temps donné, que d'apprendre qu'une épidémie a régné dans cette localité.

Il est bien entendu que les tableaux officiels, remplis exactement par les médecins chargés du service des épidémies, n'empêchent aucunement que ces honorables praticiens y joignent des notes particulières, des observations qui leur sont propres, des dissertations scientifiques, en un mot, d'utiles développements. L'Académie de médecine se fera un devoir de signaler et de récompenser les travaux de tout genre qui lui seront communiqués (11).

(11) Écrire lisiblement et d'une manière invariable les noms des localités. — Signer lisiblement.

CIRCULAIRE MINISTÉRIELLE DU 24 MAI 1836, CONCERNANT LE SERVICE DES ÉPIDÉMIES.

Monsieur le préfet, l'Académie royale de médecine a plusieurs fois exprimé e vœu que les médecins des épidémies fussent invités à suivre une marche uniforme, lorsqu'ils sont appelés à observer et à décrire des maladies épidémiques.

Déjà, pour atteindre ce but, mon prédécesseur vous a adressé, par sa circulaire du 13 avril 1835, des modèles de rapport qui présentent le cadre dans lequel les médecins des épidémies doivent consigner les résultats de leurs observations.

Quoique les divisions même du cadre indiquent suffisamment les principaux points qui doivent fixer l'attention du médecin chargé de traiter des épidémies et de recueillir des matériaux propres à éclairer les questions obscures qui se rapportent à l'origine et au développement de ces maladies, il a paru utile d'entrer dans quelques détails afin de faire mieux sentir et la nature et l'importance de ces questions, et la marche qu'on pourrait suivre pour en préparer la solution.

Je ne puis, au reste, que vous renouveler l'invitation de recommander aux maires d'avertir, sans aucun retard, le sous-préfet de leur arrondissement, ou vous-même, dans l'arrondissement du chef-lieu, aussitôt que l'accroissement de la mortalité ou celui du nombre de malades peut faire soupçonner l'existence d'une maladie épidémique. Le médecin des épidémies doit être envoyé immédiatement sur les lieux, dès qu'il y a quelque sujet de crainte, et vous ne négligerez pas de m'adresser son rapport, rédigé dans la forme prescrite par les instructions.

Certaines maladies se renouvellent périodiquement dans quelques localités, et frappent presque tous les ans une partie considérable de la population. Il est très important de rechercher avec le plus grand soin la nature et les causes de ces maladies endémiques, ainsi que les moyens de les combattre : il faut, pour accomplir cette tâche, des observations suivies, une comparaison attentive des faits qui se sont présentés dans des circonstances analogues, et l'on ne saurait trop recommander aux médecins et aux conseils de salubrité, partout où il en existe, de se livrer avec persévérance à une étude si digne d'intérêt. Dans le cas où la gravité du mal et la divergence d'opinions des hommes de l'art sur les remèdes à employer pour le détruire seraient de nature à exciter vivement la sollicitude de l'administration, l'Académie royale de médecine demande que des médecins choisis dans son sein ou désignés par elle soient envoyés sur les lieux, soit afin d'apporter dans l'examen des questions à résoudre les lumières que peuvent fournir des observations plus étendues, soit afin de réunir, d'après ses propres instructions, les éléments et les données du problème dont elle voudrait se réserver la discussion.

C'est à messieurs les préfets à apprécier les circonstances où il pourrait être utile de réclamer ce secours étranger ; je m'en rapporte à eux sur ce point, disposé que je suis à accueillir, autant qu'il dépendra de moi, toutes les propositions qui peuvent tendre au progrès de la science et à l'amélioration de la santé publique.

Le Ministre du commerce et des travaux publics, PASSY.

Je crois devoir reproduire ici la grande instruction rédigée par l'Académie de médecine sur l'étude et la description des épidémies et des épizooties. Mais je tiens à faire remarquer que les proportions démesurées du programme et les idées surannées, ou même inexactes sur plus d'un point, ne laissent guère à ce document, œuvre de Double, qu'une valeur purement historique.

INSTRUCTION RELATIVE A L'ÉTUDE ET A LA DESCRIPTION DES ÉPIDÉMIES ET DES ÉPIZOOTIES (RÉDIGÉE PAR L'ACADÉMIE DE MÉDECINE).

SECTION I. — *Considérations générales sur l'utilité et sur l'importance de l'étude des épidémies.*

Les épidémies sont, dans l'histoire médicale des peuples, les événements principaux, les accidents les plus remarquables. Il faut en perpétuer le souvenir, afin que les tristes leçons de ces étranges calamités ne soient pas entièrement perdues pour les générations qui suivent, afin que les médecins n'entrent pas tout neufs dans la pénible carrière de ce genre d'études.

Il est sans contredit d'un immense avantage que l'observateur ait acquis une connaissance anticipée des objets qui doivent passer sous ses yeux. Nous étudions avec beaucoup plus de fruit les phénomènes dont nous sommes avertis d'avance ; ceux qui arrivent à l'improviste nous échappent souvent.

On se plaint de ce que les historiographes des temps modernes n'ont guère fait que les généalogies des rois et l'histoire particulière de leurs guerres, au lieu d'écrire l'histoire générale des peuples. On reprocherait certes avec non moins de raison aux historiens de la médecine de n'avoir presque donné que l'histoire privée des médecins et de leurs écrits, et d'avoir beaucoup trop négligé les hautes considérations relatives aux maladies populaires, à leurs caractères, à leurs variations, à leurs causes et à leur traitement.

Sans doute on n'a pas accordé à cette partie des sciences médicales toute l'attention qu'elle mérite. L'étude des épidémies en général, et chaque épidémie en particulier, n'a peut-être pas été assez cultivée. L'art trouve cependant au milieu de ces funestes désastres de puissants moyens de progrès, et les médecins y rencontrent d'éclatantes occasions de constater l'importance de leurs services.

Durant le cours d'une épidémie, les phénomènes de la maladie se répètent au point de lasser la courageuse application du plus intrépide observateur. Les faits se multiplient et se pressent sous les yeux du praticien ; ils se reproduisent sous toutes les formes et dans les modifications infinies dont ils sont susceptibles. On peut revoir ce qu'on a mal vu ; saisir le lendemain ce qui avait échappé la veille ; et, en vérifiant de la sorte tous les faits, on est à même d'éclaircir plusieurs doutes, de dissiper beaucoup d'incertitudes.

Il n'en est pas ainsi dans les maladies sporadiques : là les faits presque toujours fugitifs se laissent à peine remarquer. Ils ne reparaissent sous les mêmes conditions qu'à des distances à la fois infinies et imprévues, lorsque la mémoire a perdu les souvenirs d'un grand nombre de circonstances dont le rapprochement offrirait de lumineux résultats. Il est difficile et long de retrouver ce qui a une fois échappé à l'observation ; de vérifier ce qu'on n'a qu'entrevu ; de confirmer ce qui est resté dans l'indécision ou dans le vague.

Les épidémies sont donc une grande école d'investigation : et qui sait si une étude plus approfondie et plus générale de ces épouvantables phénomènes de l'histoire pathologique de l'homme n'aura pas d'autres résultats pour la science ?

A quelle longue suite d'observations n'a-t-on pas dû se livrer en astronomie ? Que de calculs n'a-t-il pas fallu faire, et combien de temps il s'est nécessairement écoulé avant que l'esprit humain soit arrivé à prédire les éclipses, à reconnaître le mouvement d'une comète et à déterminer l'époque de son retour?

Imitons la patience infatigable des physiciens observateurs : ils suivent avec constance les variations les plus légères de la boussole; ils marquent avec le plus grand soin les oscillations diurnes de la déclinaison de l'aiguille aimantée : et qui oserait limiter les résultats probables de leurs travaux?

Peut-être découvrira-t-on à l'avenir quelque coïncidence ou même quelque dépendance d'action entre les grandes épidémies qui affligent trop souvent l'espèce humaine et les principaux phénomènes que présente l'histoire physique de la terre, ceux qui se passent dans la sphère d'action de notre planète.

Au demeurant, dans l'état actuel des connaissances, l'étude des épidémies est encore d'une haute et d'une puissante instruction, et l'histoire plus complète de ces maladies générales deviendra d'une immense utilité.

Ce n'est pas sans intérêt, ce n'est pas surtout sans profit qu'on voit le médecin observateur d'une épidémie, en présence d'une maladie plus ou moins insolite, plus ou moins grave, employer tous ses moyens à la bien reconnaître, afin de la mieux combattre.

On le suit avec attention dans tous les efforts qu'il fait pour saisir, au travers des nombreux obstacles qu'il rencontre, les caractères de la maladie qu'il observe. On le voit cherchant à démêler, au milieu des symptômes variés qui se présentent, la nature de la fonction ou des fonctions primitivement dérangées et la nature de l'organe ou des organes essentiellement atteints. On s'applique avec lui à découvrir les causes de la maladie, à apprécier ses dangers, à fixer les méthodes curatives qui lui conviennent, à prévoir et à maîtriser ses terminaisons.

En méditant de la sorte chaque épidémie, en s'attachant pour ainsi dire à tous les pas de celui qui l'a observée et qui l'a décrite, on assiste pour ainsi dire à tous ses travaux, on répète toutes ses recherches, et l'on voit dans les divers problèmes qu'il a eu à résoudre la sagacité qu'il y a apportée et la cause des succès qu'il a obtenus aussi bien que celle des erreurs qu'il a pu commettre.

Les succès auxquels on applaudit et qu'on se propose d'imiter, les erreurs qu'on déplore et qu'on tâchera d'éviter, tout est mis à profit par le lecteur judicieux, tout offre des leçons au praticien réfléchi.

Section II. — *Topographie.*

Des notions topographiques exactes et suffisamment détaillées doivent nécessairement précéder l'histoire de toute épidémie.

On commencera par déterminer la position géographique du pays, les degrés de longitude et de latitude entre lesquels il se trouve compris. On déterminera son élévation, son site, son étendue, la pente du terrain, ses aspects et ses expositions.

On fera connaître les montagnes qui se trouvent dans la contrée, et celles qui l'avoisinent; les vallées qui la traversent et leur direction; les fleuves, les rivières qui l'arrosent et la ligne que suivent leurs courants; les sources qui s'y rencontrent et la nature aussi bien que la profondeur de leurs eaux.

On fera connaître la nature des eaux qui servent à la boisson des hommes et des animaux, et l'on étudiera leur influence générale sur l'économie.

On dira quelle est la composition minéralogique de l'écorce de la terre, ce qui constitue la géognosie du pays, et l'on distinguera si le terrain se prête à une prompte absorption, à un facile écoulement des eaux, ou si les eaux pluviales et autres y restent habituellement stagnantes.

Si le pays fournit des eaux minérales, on en donnera l'analyse d'après l'état actuel des sciences chimiques et physiques, et l'on en désignera convenablement les propriétés médicinales, c'est-à-dire par des faits particuliers autant que par des aperçus généraux.

On indiquera les productions spontanées du sol, tirées des trois règnes ; on dira les minéraux qui y gisent, les plantes qui y croissent et les animaux de toutes les classes qui y vivent.

La considération des forêts est d'un haut intérêt dans la topographie d'un pays. Ces masses plus ou moins considérables de grands arbres apportent de notables modifications à l'état de l'atmosphère et à la météorologie.

Les contrées boisées sont plus froides que celles qui sont en culture. Les forêts empêchent la terre de recevoir les rayons du soleil, et l'on sait que les rayons de ce foyer de lumière, quelque concentrés qu'ils soient, ne transmettent directement à l'air qu'une chaleur très faible ; mais ils échauffent la surface de la terre, laquelle communique ensuite sa chaleur à l'atmosphère environnante.

Les bois concourent puissamment, et de plusieurs manières, à la salubrité générale. Ces influences varient selon que les forêts se trouvent situées en plaine ou sur des coteaux, suivant les aspects qu'elles gardent, l'étendue qu'elles présentent, etc.

Il sera avantageux de connaître si cette manière d'être du sol a subi des changements remarquables depuis quelques années, et si les bois sont devenus plus communs ou plus rares.

On tiendra aussi compte des plantations en arbres fruitiers et en arbres d'agrément qui avoisinent et qui entourent les habitations. On parlera des promenades publiques et des jardins privés enclos dans l'intérieur des villes. L'autorité néglige peut-être trop ces deux dernières sources de la salubrité publique ; peut-être la cupidité a-t-elle une latitude trop grande pour diminuer et pour détruire les plantations particulières qui existent dans les grandes cités et qui sont cependant si salubres.

Si, par de légitimes raisons de haute prévoyance et d'économie rurale, les lois ont pu limiter les droits de propriété relativement aux bois et par rapport aux forêts, pourquoi des raisons non moins puissantes de salubrité publique n'auraient-elles pas de semblables effets sur les jardins et les parcs enceints dans les grandes villes ? Plus les assemblages de maisons et de rues sont considérables, plus il deviendrait nécessaire d'y multiplier les promenades et les jardins. Il est du devoir des médecins de signaler aux gouvernements ces utiles améliorations.

On recueillera les observations météorologiques qui se rapportent au pays, ou, si l'on manque des nombreux détails qui les constituent, on en fera du moins connaître les principaux résultats.

Quelle est la température moyenne du pays aux grandes époques de l'année ; quels sont les vents dominants, ceux qui soufflent habituellement et ceux qui y sont insolites ; quels sont les effets généraux sur la végétation, sur les animaux et sur l'homme ; quels sont les météores aériens, aqueux, lumineux ou ignés, qu'on y observe le plus souvent, etc. ?

La science de la météorologie présente de grands avantages, mais elle offre aussi beaucoup de difficultés. L'atmosphère est comme un vaste laboratoire dans lequel les réactifs seraient toujours en présence, et les divers agents sans cesse en mouvement. Ce sont les grands changements, les rapides altérations qui en résultent qui constituent la plupart des phénomènes météorologiques, et dont les plus importants à étudier pour les médecins sont les suivants :

1° La densité et la pesanteur de l'atmosphère, indiquées par le baromètre ;

2° La température de l'air, que l'on mesure à l'aide du thermomètre ;

3° Les vapeurs contenues dans l'air, calculées par les variations de l'hygromètre ;

4° Les différents gaz qui s'y combinent accidentellement et dans des proportions diverses, et que l'on connaît par les divers eudiomètres ;

5° Les phénomènes électriques qui sont tantôt la cause et tantôt l'effet de ces grands mouvements, et sur lesquels les électromètres fourniraient de précieux documents s'ils étaient plus souvent observés ;

6° Les agitations violentes imprimées sans cesse à la masse atmosphérique et dont il est essentiel d'étudier les courants.

L'influence, soit isolée, soit combinée, de ces divers agents sur l'économie vivante, tant en santé qu'en maladie, est incontestable, et ce genre d'études est généralement trop négligé par les médecins.

De toutes les propriétés de l'atmosphère, sa pesanteur, indiquée par le baromètre, est peut-être celle qui exerce une influence moins appréciable sur l'économie. Jusqu'à présent, du moins, les observations à cet égard ne nous ont donné que peu de résultats, et ces résultats ne portent que sur des différences très considérables.

On sait que la densité des couches inférieures de l'atmosphère dépend de la pression exercée par les couches supérieures. Cette densité diminue par conséquent à mesure que l'on s'élève davantage. Aussi la respiration et la circulation ne sont pas absolument les mêmes dans les circonstances diverses où l'air acquiert, soit une grande rareté, comme dans les ascensions aérostatiques, soit une densité considérable, comme dans les mines, ou mieux encore dans les cloches des plongeurs. Ces deux fonctions de l'économie vivante varient sensiblement dans les lieux bas et sur les montagnes très élevées.

Après les fâcheux effets de toutes les grandes et les nombreuses variations atmosphériques, l'humidité est probablement la qualité la plus nuisible : *Siccitates imbribus salubriores*, a dit le modèle des observateurs en médecine. C'est sans doute par la surabondance de l'humidité atmosphérique, encore plus que par quelque agent chimique, que les brouillards exercent leur action délétère. On évite sûrement les mauvais effets qu'ils produisent en s'élevant au-dessus de la région de l'atmosphère qu'ils remplissent.

On sait que le typhus ne se manifeste guère que sous l'influence d'une basse température et de l'humidité ; tandis qu'au contraire une température élevée, combinée également avec l'humidité, est une des conditions inséparables du développement de la fièvre jaune, qui n'a d'ailleurs probablement jamais existé qu'à une petite distance de la mer.

On a cherché à prouver l'influence de la combinaison de divers gaz avec l'air atmosphérique, et l'on s'est attaché à trouver là la cause d'un grand nombre d'accidents morbifiques. C'est surtout vers le gaz hydrogène carboné que se sont portés les soupçons. Dans quelques circonstances, il est vrai, ce gaz paraît se dégager des marais en quantités assez considérables : mais bientôt il n'est plus appréciable dans l'air, et à une très petite élévation de l'atmosphère qui plane sur ces marais, les expériences les plus délicates en saisissent à peine des atomes. MM. de Humboldt et Gay-Lussac ont vu que l'air en pouvait recéler au plus 0,003.

Nous citerons cependant ici les expériences de M. Thenard et Dupuytren, relatives à l'examen comparatif du gaz hydrogène carboné tiré des substances minérales et du même gaz dégagé des matières animales. En délayant l'un et l'autre de ces gaz dans l'eau, ils ont vu que le premier n'en a pas troublé la transparence et s'est perdu peu à peu, tandis que le second a troublé l'eau et y a produit des flocons de nature animale. Les flocons se sont précipités par le repos et le liquide s'est putréfié.

On n'a pas assez étudié en médecine les diverses influences des vents. Ce genre de météores, qui constitue les principaux mouvements dont l'atmosphère est agitée, qui influe beaucoup sur sa température, sert aussi quelquefois de moyen de transport à certaines épidémies. Dans plusieurs circonstances on a vu que la marche des maladies populaires suivait la direction des vents. On l'a particulièrement observé pour les épidémies de petite vérole, de toutes les épidémies celles qui ont été sans contredit le mieux étudiées, sans doute parce qu'elles se présentaient à l'observation beaucoup plus souvent que les autres.

Mais, indépendamment de ces influences indirectes en quelque sorte qu'exercent les vents, il est probable que ces grand phénomènes de météorologie, mieux étudiés, fourniraient aussi aux observateurs d'autres résultats. A l'appui de cette opinion, citons le fait de l'harmatan africain. On appelle *harmatan* un vent qui souffle trois ou quatre fois chaque saison, de l'intérieur de l'Afrique, vers l'océan Atlantique, dans la partie de côte comprise entre le cap Vert (latit. 15° N.) et le cap Lopez (latit. 1° S.). L'harmatan se fait principalement sentir dans les mois de décembre, de janvier et de février. Sa direction est comprise entre l'E.-S.-E. et le N.-N.-E. Sa durée est ordinairement d'un ou de deux jours, quelquefois de cinq ou de six. Ce vent n'a qu'une force modérée. Un brouillard d'une espèce particulière, et assez épais pour ne donner passage à midi qu'à quelques rayons rouges du soleil, s'élève toujours quand l'harmatan souffle. Les particules dont ce brouillard est formé se déposent sur le gazon, sur la feuille des arbres et sur la peau des nègres, de telle sorte que tout paraît alors blanc. On ignore quelle est la nature de ces parties ; on sait seulement que le vent ne les entraîne sur l'Océan qu'à une petite distance des côtes. En mer, par exemple, le brouillard est déjà très affaibli ; à trois lieues il n'en reste plus de traces, quoique l'harmatan s'y fasse encore sentir dans toute sa force.

L'extrême sécheresse de l'harmatan est un de ses caractères les plus tranchés. Si ce vent a quelque durée, les branches des orangers, des citronniers, etc., se dessèchent et meurent ; les reliures des livres (on ne doit pas en excepter ceux-là même qui sont renfermés dans des malles bien fermées et recouvertes de linge) se courbent comme si elles avaient été exposées à un grand feu. Les panneaux des portes et des fenêtres, les meubles dans les appartements, craquent et souvent se brisent. Les effets de ce vent sur le corps humain ne sont pas moins évidents. Les yeux, les narines, les lèvres, le palais, deviennent secs et douloureux. Si l'harmatan dure quatre ou cinq jours consécutifs, les mains et la face se pèlent. Pour prévenir cet accident, les *fantee* se frottent tout le corps avec de la graisse. Après tout ce que nous venons de rapporter des fâcheux effets que produit l'harmatan sur les végétaux, on pourrait croire que ce vent doit être très insalubre. C'est cependant tout l'opposé qu'on a observé. Les fièvres intermittentes, par exemple, sont radicalement guéries au premier souffle de l'harmatan. Les personnes que l'usage excessif qu'on fait de la saignée dans ces climats avait exténuées recouvrent bientôt leurs forces. Les fièvres rémittentes épidémiques disparaissent aussi comme par enchantement. Telle est enfin l'influence de ce vent, que pendant sa durée l'infection ne peut pas être communiquée, même par l'art. Voici le fait sur lequel se fonde cette assertion. En 1770, il y avait à Whydah un bâtiment anglais, l'*Unity*, chargé de plus de trois cents nègres. La petite vérole s'étant déclarée chez quelques-uns de ces esclaves, le propriétaire se décida à l'inoculer aux autres. Tous ceux chez lesquels on pratiqua l'opération avant le souffle de l'harmatan gagnèrent la maladie. Soixante-neuf furent inoculés le deuxième jour après que l'harmatan avait commencé à se faire sentir : aucun d'eux n'eut ni maladie ni éruption. Toutefois, quelques semaines après, à une époque où l'harmatan ne régnait plus, ces mêmes individus prirent la petite vérole, les uns spontanément, les autres par une nouvelle inoculation. Ajoutons que, pendant cette seconde éruption de la maladie, l'harmatan ayant commencé à souffler, les soixante-neuf esclaves qui en étaient attaqués furent tous guéris.

Le pays que traverse l'harmatan avant d'atteindre la côte se compose, jusqu'à la distance de 420 milles, de plaines de verdure entièrement ouvertes et de quelques bois de peu d'étendue : on y trouve çà et là un petit nombre de rivières et de lacs peu considérables. (*Philos. Trans.*, vol. LXXI, année 1781.)

Si les vents ont eu, dans plusieurs circonstances, une influence puissante sur la transmission des maladies, d'autres météores n'ont pas eu une moindre action. Aux Antilles et sur le continent d'Amérique, on a plusieurs fois observé que les violents orages, ces insolites perturbations de l'atmosphère, avaient pour résultat de suspendre ou même de faire cesser les ravages de la fièvre jaune.

Sera-t-il permis d'ajouter que, plusieurs fois, sur des vaisseaux où la fièvre jaune faisait de grands progrès, à la suite d'un combat soutenu par un feu d'artillerie bien nourri et longtemps continué, on a vu la maladie suspendre ses ravages? C'est ce qui arriva sur le vaisseau le *Souverain*, commandé par M. de Glandève, et sur le navire le *Warren*, dont M. Park a donné l'histoire en 1799.

Un coup d'œil général sur l'état de l'agriculture aura plus d'un avantage médical. On prendra ainsi d'avance une idée de la fertilité et de la richesse du sol, de l'industrie des habitants, de leur nourriture, etc.

Mais il faudra donner à ces dernières considérations de bien plus amples développements. Les habitudes et les mœurs des habitants, les principales et plus habituelles occupations; leur subsistance accoutumée et toute mauvaise nourriture fortuitement nécessitée par quelques fâcheuses circonstances; la nature de leurs vêtements; le site, la disposition et le mode de construction de leurs demeures; le genre de vie des différentes classes de la société; la population et l'étendue du terrain sur lequel elle se trouve ou disséminée ou entassée; la statistique des hospices et des hôpitaux, celle des prisons et des maisons d'arrêt, leur administration et leur régime; la quantité des pauvres, leur nature, leurs habitudes; les moyens employés pour prévenir la pauvreté, et ceux que l'on met en usage pour la secourir; les arts et métiers qui sont le plus en vogue dans le pays; l'état approximatif des délits et des peines qui s'y commettent; l'éducation physique et morale que reçoivent les enfants et les jeunes gens, ce qui embrasse les exercices du corps et de l'esprit, l'instruction religieuse, civile et scientifique; le nombre proportionnel des mariages et des naissances, avec la désignation des causes qui, à des époques et dans des circonstances différentes, y apportent de notables variations; la durée probable de la vie; toutes ces considérations ont avec l'état physique de l'homme des relations trop directes pour ne pas mériter une attention spéciale et des détails très approfondis.

Les aliments et les boissons considérés dans leur quantité étrangement diminuée, ou dans leur qualité plus ou moins viciée, ont été plusieurs fois des causes incontestables d'épidémies meurtrières. Les époques marquées par de grandes disettes, les expéditions maritimes et les guerres dans les circonstances malheureuses qui en sont inséparables, en ont fourni trop de preuves. D'un autre côté, c'est surtout par la surveillance non moins active qu'éclairée des aliments et des boissons, que des navigateurs célèbres sont parvenus à se garantir des maladies et de la mortalité qu'entraînent trop souvent les voyages de long cours. Cook, Parry et Krusenstern nous ont laissé à cet égard de grands exemples à suivre et de beaux modèles à imiter.

Bien que ces considérations diverses n'offrent pas au médecin le même genre d'intérêt, elles ont cependant toutes leur degré d'utilité; chacune d'elles servira plus ou moins à répandre quelque jour sur la nature et sur les causes de l'épidémie.

La stagnation des eaux et les grandes décompositions qui en résultent deviennent toujours plus ou moins insalubres; mais ces stagnations sont probablement plus nuisibles lorsqu'elles se composent du concours simultané des eaux salées et des eaux douces, ainsi qu'on le voit à l'embouchure des fleuves ou des rivières dans la mer. C'est particulièrement sous de semblables influences que se développent les désastreuses épidémies de fièvres intermittentes et rémittentes malignes.

Du reste, l'amalgame, le mélange des eaux des fleuves et des rivières avec les eaux de la mer ne s'opère pas toujours et partout de la même manière. Tantôt les eaux de la mer passent au-dessus des eaux du fleuve, et la combinaison ne s'en fait qu'à de grandes distances; tantôt les deux courants cheminent plus ou moins longtemps à côté l'un de l'autre pour ne se confondre que plus tard; quelquefois les deux espèces d'eaux se mêlent aussitôt qu'elles se rencontrent Ces différences, qu'il faudra noter avec soin, ont peut-être quelque influence sur la salubrité des pays dans lesquels elles ont lieu. La manière dont les eaux douces des rivières se mêlent avec les flots de l'Océan n'est-elle pas en effet un des nombreux éléments de la question des épidémies? Doit-on s'attendre à rencontrer les mêmes phénomènes sur la Dée, à Aberdeen, dont les eaux, soulevées tout d'une pièce par celles de la marée montante, coulent constamment vers la mer en formant une couche supérieure et distincte, entièrement séparée des eaux salées qu'elles recouvrent ; et sur la Tamise, par exemple, dont les eaux, après avoir été portées jusqu'à une certaine distance de l'embouchure par la pente naturelle du courant, sont refoulées en sens contraire, à la marée montante, avec tous les corps étrangers qu'elles charrient ?

Ces influences peuvent-elles être les mêmes de la part des rivières qui se mêlent avec l'Océan, et de la part de celles dont l'embouchure est située dans une mer dépourvue de marée ?

Dans ce travail de topographie, on devra faire connaître la marche générale des saisons et les caractères particuliers qu'elles ont offerts, soit avant l'épidémie, soit pendant sa durée. On sait que Sydenham, dans l'estimation des causes générales des épidémies, veut qu'on ait en grande considération les saisons qui ont précédé : c'est surtout à des causes de cette nature qu'il rapporte l'origine de ces maladies.

Toutefois les saisons, dont les caractères propres mais fortement tranchés, dont la durée extraordinairement prolongée, dont les nombreuses irrégularités ont tant de part dans les maladies populaires, n'en sont cependant pas l'unique cause, ni peut-être toujours le principal agent. La disette, la famine, les altérations diverses des productions agricoles destinées à la nourriture de l'homme, les aliments et les boissons de mauvaise nature et de qualités viciées, tous les malheurs inséparables de la guerre, les agitations intestines des peuples, sont autant de circonstances que les observateurs doivent soigneusement comprendre dans le calcul des causes générales des épidémies.

Les diverses émanations du sol et de ses nombreux accidents ; les produits si difficilement appréciables qui se dégagent des différentes substances végétales ou animales en putréfaction, et surtout ceux qui se dégagent des matières animales et végétales mélangées et abandonnées aux effets du travail particulier et lent d'une décomposition spontanée ; les effluves qui se répandent dans l'air et qui s'élèvent à des hauteurs variables de l'atmosphère, devront fixer l'attention des observateurs éclairés. Ces causes générales de maladie seront d'autant plus soigneusement examinées par les médecins, que la physique et la chimie nous offrent moins de moyens de les saisir, de les examiner, d'en déterminer la nature et d'en préciser l'action. Leur influence sur l'économie vivante est encore, dans l'état actuel des connaissances, le point par lequel on peut plus facilement les atteindre, et le médecin en est seul juge compétent.

A côté des influences nuisibles de tous ces agents, on ne négligera pas d'indiquer les circonstances qui ont dû en atténuer ou en aggraver l'action.

Du reste, comme il est probable que la cause de chaque épidémie réside dans un type uniforme, dans une réunion constante de plusieurs de ces diverses conditions, combinées dans des quantités variables et poussées à des degrés divers d'intensité, il faut comprendre toutes ces données dans le calcul général des causes des épidémies, pour arriver à une juste appréciation des conditions inséparables de leur manifestation. En médecine, toutes les questions se présentent sous forme complexe. Les problèmes s'y montrent constamment composés d'éléments divers et non séparables. On n'en peut pas isoler les principes pour apprécier leur valeur spécifique ; on n'en peut pas obtenir les parties une à une pour déterminer leur action respective; et ces éternelles difficultés, ces obstacles insurmontables, on n'en tient pas assez compte à l'art dans le monde savant.

SECTION III. — *Observations particulières.*

Après avoir rassemblé ces notions générales, après avoir réuni ces données préliminaires, si l'on veut débuter avec avantage dans l'étude d'une maladie populaire, si l'on a à cœur de procéder avec méthode dans cette importante carrière, il faut d'abord examiner l'épidémie dans les faits particuliers dont elle se compose.

Lors donc qu'on se trouve appelé à étudier une épidémie quelconque, on ne serait pas pardonnable de ne point recueillir une certaine quantité d'observations isolées. En toutes choses les faits sont les fondements inébranlables de la science. Tous ceux qui ont approfondi les diverses branches de nos connaissances le savent assez : c'est dans les détails des observations particulières soigneusement colligées qu'ils aiment à retremper leurs connaissances; ce genre de lecture est pour eux de la plus attachante et de la plus solide instruction.

Une épidémie est véritablement un fait complexe; il faut en saisir toutes les parties, en étudier tous les éléments. Aussi est-ce surtout dans les collections d'observations particulières qu'on aime à épier la marche de la nature durant le cours de ces maladies. Là ce ne sont pas des rapprochements plus ou moins forcés, des généralités plus ou moins obscures, des abstractions plus ou moins fortes, comme on le voit trop souvent dans les descriptions générales de ces maladies; ce sont les individualités mêmes de l'épidémie que l'on fait passer sous les yeux des lecteurs et des juges avec toutes les circonstances qui les caractérisent.

Ces observations isolées, ces histoires particulières de maladies seront empruntées aux conditions diverses de l'épidémie. Elles embrasseront les sexes, les âges, toutes les professions, toutes les classes de la société, tous les tempéraments que l'épidémie affecte, toutes les formes et toutes les complications qu'elle revêt, les périodes croissantes, stationnaires et décroissantes dont elle se compose, dans le but louable de considérer la maladie sous un plus grand nombre de points de vue.

Ces observations particulières devront être recueillies par plusieurs médecins, afin qu'un seul et même esprit n'ait pas présidé à leur rédaction. Un observateur isolé, qui a déjà aperçu un fait sous tel ou tel point de vue, est naturellement disposé à le voir encore de la même manière. Au contraire, lorsqu'on est plusieurs observateurs ensemble, les phénomènes se trouvent examinés sous des faces variées. Cette sorte d'émulation, ce concours de lumières soutiennent l'attention, multiplient les efforts et garantissent des erreurs du jugement.

Ces faits particuliers destinés à servir de base à l'histoire de l'épidémie qu'on a sous les yeux, il sera fort important de les prendre simultanément parmi les malades de la ville, chez les malades des hôpitaux, des prisons, des maisons d'arrêt, des dépôts de mendicité, et en général dans tous les lieux plus ou moins sévèrement reclus. Par ce moyen, on aura une nouvelle donnée pour arriver à déterminer quelles sont les diverses conditions, quelles sont les différentes influences de l'épidémie régnante à l'égard de ces derniers lieux, où les individus, placés dans une sorte d'isolement, deviennent propres à répandre quelque jour sur plusieurs des grandes questions relatives à la maladie.

Dans la rédaction de ces observations isolées, on aura d'abord soin de faire connaître le physique du malade. On s'attachera à bien établir son signalement médical, si l'on peut s'exprimer de la sorte. Il faut par tous les moyens imaginables, placer le lecteur en présence du malade lui-même ; il faut mettre les médecins dans le cas d'exercer leur tact médical et d'en tirer avantage ; il faut autant que possible leur conserver une si puissante ressource dans la médecine pratique. Quel désavantage n'éprouverait pas au lit des malades un médecin privé de la vue, auquel on rendrait d'ailleurs un compte très fidèle de tous les symptômes et de tous les événements liés à la maladie ! Que de choses manqueraient au jugement du praticien, seulement parce qu'il n'aurait pas de ses propres yeux examiné le malade !

Il est important de présenter les symptômes des maladies dans le même ordre de succession suivant lequel ils se sont offerts. Il y aurait de grands inconvénients sans doute à les grouper arbitrairement selon le genre particulier des systèmes anatomiques auxquels on voudrait les rapporter, à les classer suivant la nature des fonctions auxquelles on supposerait qu'ils se rattachent, etc. L'observateur, au contraire, n'aura d'autre prétention que celle d'écrire en quelque sorte sous la dictée de la nature. Son premier désir sera de faire passer sous les yeux du lecteur, et dans le même ordre qu'ils ont suivi pour leur développement, tous les phénomènes qui se sont offerts. Il emploiera à décrire avec exactitude la méthode qu'il aura suivie pour observer avec soin. Par ce moyen, le lecteur se mettra tellement à la place de l'observateur, qu'il croira lire lui-même dans le livre de la nature.

Quant au choix des faits particuliers, on s'attachera à en présenter un certain nombre qui aient été suivis de la guérison, et aussi un certain nombre qui se soient terminés par la mort ; à peu près dans les proportions de la mortalité générale de l'épidémie.

La série des faits suivis de guérison devra offrir les modifications diverses observées durant le cours de l'épidémie. Ainsi les solutions spontanées, les crises, leur marche et leur nature, l'efficacité des méthodes curatives reconnues plus généralement utiles, la durée totale de la maladie, la durée relative des diverses périodes morbides, la lenteur ou la rapidité des convalescences : toutes ces considérations doivent faire partie de ce tableau.

On devra aussi distinguer ces faits particuliers suivant le temps de la durée totale de l'épidémie auquel ils auront été recueillis. Il faudra donc présenter des observations particulières prises au début même de la maladie, d'autres observations empruntées à son temps moyen, c'est-à-dire à l'époque qui est ordinairement celle de la plus haute intensité des phénomènes, et d'autres aux moments voisins de la cessation ou de la fin de l'épidémie.

Des différences notables sous le rapport du nombre et de l'intensité des symptômes, relativement aux dangers variés de la maladie, et même eu égard à l'effet des médicaments et des méthodes curatives, ont été utilement notées à ces diverses époques. Rush a vu à Philadelphie, en 1793, que la fièvre jaune, dès le principe de l'épidémie, avait une marche plus rapide et plus variable qu'après cette époque, où elle devint plus régulière. Gonzalès a également observé, en 1800, à Cadix, que dans la seconde période de l'épidémie les terminaisons favorables par l'ictère étaient bien plus communes, et qu'alors aussi la maladie cédait bien plus facilement au quinquina.

Sydenham assure que dans la dysenterie qui régnait à Londres en 1669, les malades, au commencement de l'épidémie, furent attaqués d'une manière très violente; les symptômes étaient même tout à fait différents de ceux qui se manifestèrent à des périodes plus avancées. Alors la dysenterie débutait par des déjections copieuses, et l'on administrait l'opium dès les premiers jours avec avantage.

La dysenterie qui régnait à Nimègue, en 1736, et dont Degner nous a laissé l'histoire, avait cela de remarquable que, quoique dangereuse dès le principe, elle offrait cependant des symptômes plus graves et des conséquences plus fâcheuses dans ses périodes plus avancées.

Durant le cours de l'épidémie catarrhale qui régnait à Paris en 1802 (l'an XI), et dont nous avons été tous témoins, la maladie était d'abord bénigne, autant dans ses symptômes que dans ses conséquences. Elle devint grave et souvent même funeste à une époque plus avancée. Vers la fin de l'épidémie elle se montra de nouveau telle qu'elle avait paru d'abord.

SECTION IV. — *Autopsies.*

La série des faits arrivés à la terminaison fatale ne servira pas moins aux progrès de la science et à l'instruction particulière des médecins.

Ici se présente naturellement la considération des avantages qu'il y a à réunir dans les histoires générales des épidémies un nombre suffisant d'autopsies cadavériques.

Dans l'état actuel des connaissances médicales, lorsqu'on est chargé d'observer et de décrire une épidémie, on ne saurait se dispenser sans doute de chercher à constater par de suffisantes perquisitions d'anatomie pathologique le siége et la nature de la maladie qu'on observe.

Malheureusement le zèle des médecins à cet égard est trop souvent mis en défaut. Trop souvent, dans ces circonstances, leur philanthropie est traitée de cruauté; et tous les préjugés se réunissent, tous les pouvoirs semblent être ligués pour multiplier et grossir autour d'eux les obstacles, lorsqu'au contraire tous les intérêts sociaux devraient être d'accord pour encourager ces utiles recherches, pour faciliter ces lumineuses investigations.

Le médecin appelé à suivre la marche, à décrire les caractères et à combattre les effets d'une maladie populaire, emploiera donc tous ses efforts et tous ses soins à faire un grand nombre d'autopsies.

Après s'être convenablement livré à l'examen successif des grandes cavités et des organes qu'elles renferment, il poussera plus loin ses recherches. La nature des divers tissus; l'état du tube intestinal soigneusement examiné sur tous ses points et dans ses deux faces; l'état interne et externe du canal rachidien suivi dans toute son étendue; l'état des vaisseaux sanguins tant artériels que veineux, examinés principalement dans les lieux qui auront semblé le siége plus particulier de la maladie; l'état du système nerveux : tous ces points devront fixer l'attention de l'observateur.

Il y aura aussi beaucoup d'avantages à ce que ces recherches soient faites par plusieurs médecins. Les divers résultats de leurs observations vérifiées les unes par les autres pourront ainsi se servir réciproquement de confirmation et d'appui.

On s'attachera à pratiquer les ouvertures de cadavres sur des individus morts à des époques différentes de la maladie, sur ceux qui ont succombé rapidement et presque dès l'invasion ; sur ceux qui étaient arrivés à la seconde ou à la troisième période ; enfin sur ceux qui, ayant subi la durée totale de la maladie, semblent plutôt être frappés par la convalescence que par la maladie elle-même.

Il ne sera pas moins utile de distinguer les autopsies faites dans les divers temps de l'épidémie en général ; celles qui auront été pratiquées sur les cadavres des premiers individus atteints ; celles qui auront été faites sur les personnes frappées plus avant dans le cours de l'épidémie ; enfin les autopsies des individus tombés malades dans les derniers moments de la maladie régnante. Comme les épidémies ont généralement offert des intensités différentes dans leurs diverses époques, il sera important de vérifier ces résultats généraux de l'observation sur les autopsies cadavériques.

Dans la série des données fournies par l'anatomie pathologique, parmi les altérations d'organes, de tissus, etc., qu'elle montre, il en est de générales, et que l'on rencontre presque indistinctement sur tous les cadavres, quelle que soit d'ailleurs la nature de la maladie qui a précédé la mort ; il y en a de communes à un grand nombre de circonstances pathologiques, et que l'on trouve par exemple chez tous les individus morts par suite de maladies fébriles, de maladies aiguës, ou bien sur tous les cadavres des personnes ayant succombé à des affections chroniques ; on en connaît enfin qui sont propres à tel ou tel genre de maladie, à telle ou telle lésion déterminée. On comprendra facilement combien il est essentiel que les médecins se tiennent instruits de toutes ces modifications, de toutes ces différences. Les observateurs et les historiens des épidémies ne sauraient trop s'attacher à bien saisir ces conditions diverses des autopsies, à les noter et à les faire connaître.

Une précaution fort essentielle et souvent négligée dans les faits d'anatomie pathologique, c'est de réunir des renseignements positifs sur les maladies antérieures à celle à laquelle l'individu a succombé. Souvent les lésions que l'autopsie découvre remontent plus haut dans l'histoire de la vie de l'individu ; elles appartiennent à des maladies antérieures et plus ou moins anciennes. Ce sont là des distinctions qu'il faut établir avec soin, pour arriver à une juste appréciation des causes et des effets organiques de l'épidémie qu'on observe.

On notera soigneusement l'intervalle de temps qui se sera écoulé entre l'instant de la mort et l'heure à laquelle l'autopsie aura été faite. Et, à cet égard, nous ne négligeons pas d'en faire la remarque, il est à propos, surtout dans le cours d'une épidémie, de ne pas trop se hâter de procéder aux ouvertures des cadavres. Si la prévoyante sagesse du législateur en a fait, relativement à la sûreté générale, la matière d'un règlement à part, les puissantes leçons de l'expérience sont là pour en faire, par rapport à l'hygiène, le sujet d'une recommandation expresse. Les autopsies ont bien moins de dangers, faites loin de l'époque de la mort des individus, et lorsque la chaleur animale, entièrement éteinte, ne fournit presque plus au dégagement des vapeurs qui pénètrent toutes les parties du corps, et qui s'évaporent de chacune d'elles avec des effets diversement nuisibles. Les bouchers ne contractent guère la maladie connue sous le nom de charbon que lorsqu'ils dépècent les bœufs peu de temps après les avoir tués.

Mais on devra, non moins soigneusement, éviter de retarder trop longtemps l'heure des autopsies. Il faut les faire avant que la décomposition putride atteigne les cadavres. Les miasmes qui s'échappent des substances animales en putréfaction sont les plus malfaisants de tous.

Il sera avantageux de pratiquer les ouvertures des corps hors de la chambre dans laquelle la maladie aura parcouru ses périodes. Il faudra aussi tâcher de les pratiquer en plein air, et dans une position telle que les courants atmosphériques entraînent hors de la direction des opérateurs et des assistants les diverses émanations inséparables de ces investigations.

Parlerons-nous ici des nombreuses précautions que l'hygiène conseille pour se présenter avec moins de dangers à la visite des malades, durant l'épidémie, et pour se livrer avec quelque sécurité à la pratique des opérations exigées pendant le cours de la maladie? La nature de l'épidémie, les circonstances, les localités et les dispositions individuelles peuvent seules servir de conseil et de règle à cet égard. Nous dirons cependant que, comme influence morale, des précautions superflues ou vaines pourraient devenir funestes. Le médecin doit savoir braver quelques dangers quand il s'agit de la tranquillité d'une population entière ou du salut de toute une armée. Il faut que dans la société chaque individu trouve en lui-même tout le courage de son état ; et le courage du médecin consiste à affronter les dangers de la contagion au milieu des épidémies, tout comme le courage du soldat lui fait affronter la mort au milieu des combats. La médecine et la chirurgie tant civiles que militaires ont offert, de nos jours, de beaux modèles de cette utile et louable intrépidité.

SECTION V. — *Histoire générale de la maladie.*

L'ordre, cette naturelle filiation de toutes choses renfermées dans les justes limites, amène naturellement, à la suite des observations particulières des épidémies, le grand tableau, l'histoire générale de la maladie elle-même et de ses principales circonstances.

Ici on pourra choisir une méthode arbitraire, adopter un principe de son choix pour la distribution des symptômes dont se compose le diagnostic de la maladie.

Sans doute il y aurait quelques avantages à énumérer ces symptômes suivant la série de leur manifestation, tels qu'ils se sont présentés à l'observateur, et à chercher ainsi, même dans cette sorte d'abstraction, à reproduire les individualités de l'épidémie. Mais comme cette marche aura déjà été rigoureusement suivie dans les collections des faits particuliers, on pourra s'en écarter ici. Elle ne sera d'ailleurs pas dépourvue d'utilité, la méthode qui consiste à ranger les symptômes et à les classer d'après la nature des fonctions auxquelles on croit qu'ils se rapportent, à les distribuer selon les organes aux lésions desquels on les attribue.

Cette seconde manière conduira naturellement à la connaissance des fonctions lésées les premières, dans le cours de l'épidémie ; à la recherche de celles qui ne l'ont été que postérieurement ou consécutivement ; à la distinction de celles dont l'altération est essentielle, ou dont le dérangement n'est que secondaire. On pourra également arriver de la sorte à décider quelles fonctions ont été plus tôt rétablies dans le cas de guérison ; et ce sont là autant de points fort importants pour la connaissance de la nature et de la marche de l'épidémie.

On ne négligera pas de noter si, dans le pays, il y a eu antérieurement quelque épidémie analogue. En cas d'affirmative, on fera connaître l'époque, la marche et les terminaisons de ces épidémies. On insistera particulièrement sur les détails des méthodes de traitement qu'on leur aura opposées avec avantage.

Les temps d'apparition des épidémies et leur retour à certaines époques fixeront avec avantage les méditations des médecins. Pouppé-Desportes observe que la fièvre jaune se montre à Saint-Domingue tous les quatorze ou quinze ans. M. de Humboldt rapporte que la fièvre jaune, endémique sur le continent d'Amérique, y devient épidémique à des époques déterminées. Ce savant voyageur atteste aussi que les épidémies de petite vérole, dans ces contrées, s'y manifestent par des retours périodiques, à des distances de dix-sept ou dix-huit ans; encore que, dans ces intervalles, il arrive souvent des vaisseaux qui débarquent impunément des individus atteints de cette maladie. Sydenham et Huxham avaient fait des remarques semblables pour des épidémies de petite vérole, pour des épidémies de fièvres catarrhales, etc.

Il faudra préciser avec soin le nombre des individus frappés par l'épidémie, et comparer ce nombre à la population générale, hors de la sphère d'activité de la maladie. Dans le nombre total des malades, on cherchera à faire la distinction des naturels du pays et des étrangers, des individus qui habitent la contrée depuis longtemps, et de ceux qui ne s'y trouvent que depuis peu. La marche de l'épidémie, par rapport aux âges, aux sexes, aux conditions, aux professions, aux quartiers, trouvera place parmi ces généralités.

On notera aussi avec attention quelles sont les méthodes de traitement qui ont le plus constamment réussi, celles à la suite desquelles les convalescences ont été plus faciles et plus promptes.

En rendant compte de cet ordre de faits, on devra signaler les méthodes funestes adoptées soit par les gens de l'art, soit par le peuple. On aura à calculer les différences qui se seront présentées, dans la mortalité, entre les malades qui auront été traités suivant telle méthode, et ceux que l'on aura dirigés selon telle autre. On établira la même comparaison entre les issues diverses qui auront eu lieu dans les cas où, par quelque chose que ce soit, la maladie aura été volontairement livrée à elle-même, ou accidentellement abandonnée aux seules ressources de la nature, et les cas où la maladie aura été combattue par les secours de la médecine. Enfin on fera connaître les résultats de la mortalité relative parmi les individus des quatre âges, entre les personnes des deux sexes, chez les hommes qui exercent des professions différentes, dans les diverses classes de la société, sur les habitants des principaux quartiers, etc.

Dans cette détermination de la mortalité relative de l'épidémie, on tiendra compte de la mortalité relative des temps ordinaires, laquelle varie, comme on sait, suivant une foule de circonstances. Ainsi, toutes choses égales d'ailleurs, la mortalité est plus considérable dans les villes que dans les campagnes ; elle est plus forte dans les contrées manufacturières que dans les pays agricoles. Sur différents points du globe, elle augmente ou diminue, suivant telle ou telle autre saison : elle est moins forte dans les saisons régulières, elle l'est beaucoup plus aux époques de l'année marquées par de grandes variations atmosphériques, etc.

On observera les effets divers des méthodes de traitement à chacune des grandes époques de l'épidémie. Souvent le traitement qui a été inefficace ou nuisible dans les premiers temps de la maladie se montre salutaire à une autre époque. Les annales de la science en fournissent un grand nombre d'exemples.

On tiendra compte des différences offertes par la mortalité aux diverses époques de l'existence de l'épidémie.

Un individu en proie à la maladie qui règne, transféré loin du foyer où l'épidémie a pris naissance, acquiert-il pour lui-même des chances de guérison plus nombreuses que s'il était resté dans les lieux où le mal s'est développé ? Voilà encore une question qu'il sera utile de décider par les faits.

On cherchera à connaître l'état général de la santé des habitants avant l'invasion de la maladie populaire ; on l'étudiera aussi après que le fléau se sera dissipé. Plusieurs faits portent à penser que les grandes épidémies laissent dans le pays qu'elles ont parcouru des impressions sur les constitutions, et comme des idiosyncrasies nouvelles qu'il est fort essentiel au praticien de connaître. On attribue avec quelque fondement les maladies catarrhales qui ont régné si généralement depuis un grand nombre d'années à l'épidémie catarrhale qui parcourut l'Europe il y a environ cinquante ans.

Il deviendra d'une haute importance et d'une grande utilité d'étudier l'état sanitaire général des différentes espèces d'animaux avant l'épidémie, pendant sa durée et après sa cessation.

On étendra avec avantage ce genre de recherches aux animaux qui planent sans cesse dans les airs, et qui se tiennent à des élévations plus ou moins grandes, en ayant soin de distinguer ceux qui sont fixes dans le pays et ceux qui n'y sont que passagers ; à ceux qui rampent à la surface de la terre, et qui, par leur attitude et par leurs mœurs, portent le plus près du sol les organes de la respiration, de l'olfaction, de la déglutition, etc. ; à ceux qui habitent constamment les rivières et les mers, et qui y restent à des profondeurs diverses et à des distances différentes du rivage.

Mais on étudiera surtout les maladies des animaux domestiques, et plus spécialement les maladies de ceux de ces animaux qui partagent avec l'homme les travaux de l'agriculture, et qui constituent une portion des richesses de l'économie rurale.

Ici les médecins et les vétérinaires auront facilement l'occasion de faire des expériences utiles relativement au mode de propagation de l'épidémie, à son traitement, etc.

Les plantes et les animaux ne partagent pas toujours les maladies de l'espèce humaine. Quelquefois cependant des altérations considérables dans les productions de la végétation et de l'agriculture, plus souvent encore de notables dérangements dans l'état sanitaire des animaux, ont devancé, accompagné ou suivi de près les grandes épidémies. Le comte Morozzo a vu sur les bords de certains amas d'eaux marécageuses les feuilles des plantes recouvertes d'une poudre noire, qu'il présume être le produit du dégagement du gaz hydrogène carboné. Personne n'a oublié les pertes énormes sur lesquelles l'économie agricole eut à gémir jusque sous les murs de Paris et dans la capitale elle-même, pendant l'épidémie de typhus que les dernières armées européennes traînaient à leur suite.

Section VI. — *Naissance et propagation de la maladie.*

Dans toutes les affections populaires, le mode de développement de la maladie et la manière dont elle se propage deviennent des points fort importants à éclairer. D'un côté, les considérations puissantes de la santé et de la vie des hommes, de l'autre les intérêts élevés de leurs relations sociales, politiques et commerciales, réclament la plus sérieuse attention, exigent les efforts les plus soutenus, commandent la plus rigoureuse impartialité.

Il n'est pas aisé, nous devons le dire, d'arriver sur ce point à des résultats incontestables. Les questions de ce genre embrassent un si grand nombre de considérations diverses, qu'il est difficile de les envisager à la fois sous tous les points de vue qu'elles présentent, et de dissiper toutes les incertitudes qu'elles offrent.

On doit d'abord, dans toute maladie populaire, fixer exactement l'époque de son apparition, et chercher à préciser le moment de sa naissance.

On remontera jusqu'au premier individu atteint, et l'on s'assurera des circonstances sous l'influence desquelles la maladie l'aura frappé. On recueillera soigneusement tous les détails de sa maladie, et l'on aura soin de les environner de preuves de la plus grande authenticité.

On suivra ainsi les progrès du mal dans les personnes qui en auront été successivement attaquées, et dans les circonstances diverses de localités, de rapprochements, de communications, etc., qui auront pu servir à la transmission de la maladie. On dressera en quelque sorte la carte géographique de l'épidémie ; on tracera son itinéraire de manière à la suivre pas à pas depuis les premiers faits jusqu'aux derniers, et depuis ses plus légères impressions jusqu'à ses plus désastreux ravages.

Personne n'a jamais contesté que l'on ne pût contracter une maladie régnante, toutes les fois que l'on se trouve placé sous l'influence plus ou moins immédiate des agents qui lui ont donné naissance, dans le domaine du foyer d'action qui lui est propre. Tout le monde convient aussi que, toutes choses égales d'ailleurs, le danger est d'autant plus grand que ce foyer jouit d'une activité plus forte, et que la sphère de son action est moins limitée.

Voilà donc un mode de transmission qui est avéré. Il suffit d'assister à une épidémie pour être exposé à ses fâcheuses influences ; et l'on doit en être d'autant plus sûrement atteint, que l'on y prend une part plus ou moins active. Les médecins surtout savent qu'ils y échappent difficilement, et la conscience de leurs devoirs est leur unique soutien.

Mais qu'arrive-t-il quand on est placé loin du foyer d'action de la maladie, hors de la sphère d'activité des éléments qui l'engendrent ? Voilà précisément ce qu'il faut très clairement déterminer dans toute maladie populaire.

1° Un individu atteint de la maladie qui règne, transporté hors de la sphère d'activité de cette maladie, peut-il la transmettre à d'autres personnes ?

Dans le cas d'affirmative, quelles sont les circonstances qui favorisent cette transmission ? quelles sont au contraire celles qui la retardent ou qui l'empêchent ?

2° Des objets ayant immédiatement servi aux malades atteints de l'épidémie, tels que couvertures, matelas, linges de corps et autres analogues, portés loin du foyer de l'épidémie, conservent-ils plus ou moins longtemps la faculté de transmettre la maladie aux personnes qui se serviraient de ces objets ?

3° D'autres objets touchés et gardés par les malades, tels que bijoux, livres, papiers, etc., jouissent-ils de la fatale propriété de transporter la maladie loin de son foyer d'action et hors des circonstances capables de donner naissance à un nouveau foyer ?

4° Des substances de diverses natures, tant végétales qu'animales, des matières alimentaires, des marchandises et autres, ayant seulement séjourné plus ou moins de temps au milieu du foyer de l'épidémie et sans avoir été immédiatement touchées par des malades, peuvent-elles transmettre au loin la maladie ?

5° Des personnes qui auraient passé par le foyer de l'épidémie, et qui s'y seraient arrêtées, peuvent-elles, sans avoir été elles-mêmes atteintes, emporter des émanations de la maladie, et la transporter ainsi dans d'autres pays ?

Pour obtenir une solution satisfaisante de ces diverses questions, il faudrait pouvoir répéter entre autres les expériences suivantes, et noter fidèlement les résultats de ces audacieux essais.

A. Distribuer sur plusieurs points dont la salubrité antérieure et actuelle serait bien constatée, des individus frappés par l'épidémie et arrivés chacun à une période morbifique différente ; étudier soigneusement les effets de ces hasardeuses entreprises.

B. Envoyer dans des lieux divers, mais salubres, là des objets ayant immédiatement servi aux malades, tels que matelas, couvertures, vêtements et autres ; ici des bijoux, des papiers et autres objets ayant été seulement touchés par les individus malades ; ailleurs des comestibles et autres marchandises conservées dans le lieu ou règne la maladie et sans que ces marchandises eussent aucunement servi aux usages divers des malades.

Les conséquences à déduire de ces essais seraient bien autrement lumineuses si les expériences pouvaient porter sur des objets placés sous ces diverses conditions, et dont les uns auraient été convenablement fumigés, tandis que d'autres ne l'auraient point été du tout.

C. Faire arriver de loin, au milieu de l'épidémie, des hommes jusque-là bien portants, les engager à y séjourner, à diverses reprises, plusieurs heures de suite, mais en observant du reste qu'ils prissent leurs repas et qu'ils couchassent à une certaine distance du foyer de la maladie.

Dans un grand nombre de cas il serait difficile sans doute, et il deviendrait peut-être encore plus imprudent de faire directement de telles expériences. On y suppléera en mettant à profit des circonstances fortuites, et les accidents heureux qui, nés durant le cours de l'épidémie, soit de généreux dévouements, soit d'aventureux calculs, auraient fourni matière à des accidents analogues : et certes les occasions n'en sont pas rares. Mais, pour que de semblables faits puissent être admis en témoignage, il faut qu'ils se présentent avec une grande authenticité, et qu'ils soient appuyés de preuves convaincantes. Il faut qu'ils aient été scrupuleusement examinés dans leur ensemble comme dans leurs détails. Il faut surtout qu'ils soient complets et entourés des moindres circonstances qui leur appartiennent.

On s'attachera à déterminer comparativement la topographie médicale des lieux où la maladie a pris naissance, et la topographie des pays où elle s'est le plus facilement et le plus rapidement développée; enfin la topographie des contrées voisines que l'épidémie n'a pu atteindre. On cherchera à reconnaître les conditions et les causes de ces différences.

On dira si les occasions de grands rassemblements, si les motifs de nombreuses réunions ont été des circonstances qui aient favorisé le développement et les progrès de la maladie; et comment l'épidémie s'est conduite entre les habitants de communes différentes, à la suite d'une foire, d'un marché, etc. On fera connaître la direction des chemins et la direction des rues que la maladie aura suivis dans sa propagation.

Y a-t-il une période de la maladie, une époque de l'épidémie, dans lesquelles la propagation soit plus facile, plus prompte? Quelles sont d'ailleurs les diverses circonstances générales qui contribuent à la communication du mal ou qui s'y opposent?

On déterminera si la puissance de transmission tient plus spécialement à des conditions atmosphériques, à des dispositions idiosyncrasiques, etc.; et aussi si cette puissance de transmission, quel qu'en soit le mode, suit les degrés divers de violence de l'épidémie, si elle s'exerce dans toutes les circonstances, ou seulement sous l'empire de certaines conditions.

Il n'est pas aisé, nous l'avons déjà dit, de décider bien positivement quel est le mode de propagation d'une épidémie donnée; aussi les médecins ne doivent-ils rien négliger pour surmonter tous les obstacles qui les environnent dans ces recherches.

Toutefois les difficultés sont bien autrement grandes quand il s'agit de déterminer à quels degrés et par quels moyens un genre donné de maladie est transmissible. Ainsi il serait bien plus difficile sans doute de résoudre la question pour la fièvre jaune en général que pour l'épidémie de Barcelone en particulier. L'épidémie de Barcelone ne constitue qu'un seul fait, quelque complexe qu'il soit, tandis que la fièvre jaune embrasse toutes les épidémies de cette nature qui ont régné à diverses époques.

Lorsqu'on voudra donc rechercher quelles ont été les propriétés transmissibles d'un genre particulier de maladie, on aura d'autres moyens à employer.

Pour arriver à la solution de ce grand problème, le procédé suivant paraît un des plus sûrs.

Prenons, par exemple, la fièvre jaune, les circonstances nous y autorisent assez.

Il faudrait d'abord rassembler toutes les histoires d'épidémies de fièvre jaune qui ont été recueillies, depuis la première jusqu'à la dernière, c'est-à-dire depuis celle qui fut observée en 1687, à Olinde dans le Brésil, par le médecin portugais Ferreyra de Rosa, jusqu'à l'épidémie de Barcelone, dont nous allons avoir plusieurs descriptions.

Il faudrait aussi réunir avec soin toutes les descriptions de chacune de ces épidémies, publiées par les divers médecins qui s'y sont occupés.

On devrait ensuite extraire loyalement de ces diverses descriptions de chaque épidémie, d'un côté tous les faits à l'appui de l'importation de la maladie, et de l'autre tous les faits qui sont en faveur de son développement spontané. On emprunterait non moins soigneusement à chacun des historiens de ces différentes épidémies les faits propres à constater la contagion, ceux qui sont à l'appui du système de l'infection, et ceux qui semblent favorables à l'une et à l'autre de ces deux opinions à la fois.

On rangerait enfin sur des colonnes distinctes ces divers ordres de faits, pour les comparer ensemble, pour les opposer les uns aux autres, pour les soumettre à une juste et judicieuse critique, pour en déterminer la valeur spécifique, et pour proclamer ensuite les conclusions rigoureuses qui se seraient naturellement présentées.

L'étude comparée des grandes épidémies de typhus, dont nous avons de fidèles tableaux, et des épidémies de fièvre jaune, dont nous possédons des descriptions exactes, ne contribuerait pas peu à éclairer cette grande question. Prenez un certain nombre d'histoires générales d'épidémies de typhus, et autant de fièvre jaune ; réunissez aussi, mais en bien plus grand nombre encore, des observations particulières de faits isolés de fièvre jaune et de typhus ; rapprochez ces deux ordres d'épidémies, ces deux ordres d'histoires particulières ; comparez épidémie à épidémie, observation à observation, et opposez tous ces faits les uns aux autres. Répétez ces longs, ces pénibles procédés en les appliquant successivement à l'aide des principaux points de ces maladies, à leur naissance, à leur développement, à leur propagation, à leur transmission, à leur caractère, à leur marche, à leur traitement, à leur terminaison, à leur anatomie pathologique, et vous noterez fidèlement les résultats auxquels vous serez arrivés.

De sophistiques arguments, des raisonnements insidieux, ne doivent plus entrer dans les débats de cette grande cause. Il ne s'agit point, pour éclairer la matière, de compter ni même de peser l'autorité des noms ; ce n'est que d'après des faits bien constatés que l'on doit prononcer.

CIRCULAIRE MINISTÉRIELLE DU 1er SEPTEMBRE 1851, CONCERNANT LES RAPPORTS DES MÉDECINS D'ÉPIDÉMIES AVEC LES CONSEILS D'HYGIÈNE.

Monsieur le préfet, les conseils d'hygiène et de salubrité institués par l'arrêté du gouvernement du 18 décembre 1848 ayant, entre autres attributions, celle d'indiquer les mesures à prendre pour prévenir et combattre les maladies épidémiques et transmissibles, j'ai reconnu la nécessité de rattacher, autant que possible, à cette institution le service des épidémies, et j'ai pris, à cet effet, conformément aux propositions du comité consultatif d'hygiène publique, l'arrêté dont je vous envoie un exemplaire.

En vous recommandant de porter cet arrêté à la connaissance des Conseils d'hygiène et des médecins des épidémies de votre département, afin qu'il soit mis à exécution sans aucun retard, je me bornerai à vous donner quelques explications.

De même que les médecins des épidémies peuvent devenir membres des Conseils d'hygiène, les membres des Conseils d'hygiène peuvent être appelés aux fonctions de médecin des épidémies ; mais ces deux fonctions n'en restent pas moins distinctes. Il importe donc de déterminer en quelques mots les attributions des deux institutions, et d'indiquer, d'une part, dans quelle mesure les médecins des épidémies auront à prêter leur concours aux travaux des Conseils d'hygiène ; d'une autre part, quels services les Conseils d'hygiène sont appelés à rendre dans les cas d'épidémies.

Je n'ai pas besoin de vous rappeler, monsieur le préfet, que lorsque l'autorité est informée de l'existence d'une épidémie sur un point quelconque d'un arrondissement, son premier soin doit être d'envoyer le médecin du service dans la commune attaquée. Quand la maladie aura peu de gravité, il suffira qu'une copie du rapport du médecin des épidémies soit mise, par les soins de l'administration, sous les yeux du Conseil d'hygiène, dans sa plus prochaine réunion. Les Conseils d'hygiène trouveront dans les communications de cette nature les données les plus utiles pour remplir la tâche qui leur est confiée, de recueillir et de coordonner des documents relatifs à la mortalité et à ses causes, à la topographie et à la statistique de l'arrondissement, en ce qui concerne la salubrité publique.

Les communications verbales des médecins des épidémies compléteront, d'ailleurs, les renseignements écrits ; car ces honorables médecins se feront certainement un devoir d'user de la faculté que leur donne l'article 1er de l'arrêté ci-joint, d'assister aux séances des Conseils de salubrité, avec voix consultative.

Si une épidémie se présentait avec un haut degré d'intensité ; si elle s'étendait sur plusieurs communes ; s'il y avait doute sur la nature, ou divergence entre les médecins sur les meilleurs moyens à employer pour la combattre, alors le sous-préfet devrait, dès le premier rapport du médecin des épidémies, convoquer le Conseil d'hygiène de l'arrondissement, l'engager, au besoin, à envoyer quelques-uns de ses membres sur le théâtre de l'épidémie, et le consulter, conformément à l'article 9 de l'arrêté du 18 décembre 1848, sur les mesures à adopter, dans l'intérêt de la santé publique. Je me réfère, du reste, sur ce point, à ma circulaire du 3 mai 1851.

Le Ministre de l'agriculture et du commerce, L. BUFFET.

ARRÊTÉ DU 1er SEPTEMBRE 1851, CONCERNANT L'INTRODUCTION DES MÉDECINS DES ÉPIDÉMIES DANS LES CONSEILS D'HYGIÈNE.

Vu les instructions relatives au service des épidémies, notamment la circulaire ministérielle du 30 septembre 1813 ;

Vu les articles 1 et 9 de l'arrêté du 18 décembre 1848, relatif à l'institution des Conseils d'hygiène, et l'article 3 de l'arrêté ministériel du 15 février 1849, concernant le mode de composition de ces Conseils ;

Sur l'avis du comité consultatif d'hygiène publique :

Article 1er. Les médecins des épidémies qui n'auraient pas été nommés membres des Conseils d'hygiène publique et de salubrité d'arrondissement assisteront, de droit, aux séances de ces Conseils, avec voix consultative.

Art. 2. Les médecins des épidémies continueront d'adresser au préfet du département un rapport détaillé sur chacune des épidémies dont ils auront été appelés à constater la nature ou à diriger le traitement. Une copie certifiée de ce rapport, qui doit être transmis au ministre et communiqué à l'Académie nationale de médecine, sera adressée au Conseil d'hygiène de l'arrondissement, pour être conservée dans les archives, et consultée au besoin.

CIRCULAIRE MINISTÉRIELLE DU 28 JUIN 1854, SUR LES DÉPENSES RELATIVES AUX ÉPIDÉMIES ET SUR LES MOYENS DE PAYEMENT.

Monsieur le préfet, l'article 12 de la loi du 10 mai 1838 a rangé les frais relatifs aux mesures ayant pour objet d'arrêter le cours des épidémies au nombre des dépenses départementales ordinaires, et vous savez que les dépenses ordinaires des départements sont obligatoires. Aux termes de l'art. 14 de la même loi et de l'art. 410 de l'ordonnance du 31 mai 1838, elles peuvent toujours être inscrites ou augmentées, d'office, à la première section du budget départemental.

A l'occasion de l'épidémie cholérique de 1849, un de mes prédécesseurs s'était concerté avec le ministre de l'intérieur sur l'application à faire de ce principe et de ses conséquences aux diverses hypothèses qui peuvent se présenter à l'occasion des frais dont il s'agit. Depuis cette époque, les règles ont été modifiées sur quelques points, et je crois utile de rappeler ici celles qui sont aujourd'hui en vigueur.

Lorsqu'un conseil général n'a voté aucune allocation pour le service des épidémies, la dépense peut être introduite dans la première section par l'arrêté réglementaire du budget, si la nécessité en est reconnue à l'époque où il y a lieu de provoquer cet arrêté.

Si cette nécessité ne se révèle qu'ultérieurement, l'introduction d'office peut néanmoins être opérée par les soins de l'administration supérieure, sur la demande du préfet, justifiée par des considérations d'urgence reconnue.

Lorsque le budget ne contient qu'une allocation insuffisante, il est encore possible de couvrir cette insuffisance, soit par l'arrêté même qui règle ce budget, soit après règlement, au moyen de virement de crédits spéciaux, qu'il appartient au préfet de prononcer, conformément aux instructions émanées du ministère de l'intérieur, à la date du 27 avril 1852 (circulaire n° 29), pour l'exécution du décret de décentralisation administrative.

Ces dispositions donnent à messieurs les préfets les moyens de pourvoir, en cas d'insuffisance des ressources communales, au traitement des épidémies et aux mesures que ces maladies nécessitent. Cependant il arrive assez fréquemment que ces administrateurs semblent ignorer que ces moyens sont en leur pouvoir, et, même lorsqu'il ne s'agit que d'épidémies fort restreintes, ils ont recours à mon ministère pour solliciter des subventions qu'il ne lui serait possible d'accorder que dans le cas où il aurait à disposer d'un crédit extraordinaire, dont la demande peut être justifiée seulement par les grandes épidémies, telles que celles de 1832 ou 1849.

De plus, on est obligé de reconnaître que, si les règles rappelées ci-dessus permettent aux préfets de prendre à temps les mesures nécessaires, elles ne leur fournissent pas également la possibilité d'en payer les frais sans retard; et l'on ne saurait se dissimuler qu'il peut s'ensuivre de véritables embarras en certaines circonstances. Je pense que, par ce motif, et en vue d'un service aussi urgent que celui des épidémies, il serait de la plus sérieuse importance d'avoir, chaque année, au budget du département, un crédit suffisant pour satisfaire aux éventualités; et je crois devoir vous recommander, monsieur le préfet, d'invoquer hautement ces graves considérations auprès du conseil général, pour obtenir le vote d'un fonds spécial lors de la prochaine session. *Signé* HEURTIER.

CIRCULAIRE MINISTÉRIELLE DU 29 AOUT 1854, SUR LES OBSERVATIONS CONTENUES DANS LES RAPPORTS DE L'ACADÉMIE DE MÉDECINE SUR LES TRAVAUX DES MÉDECINS DES ÉPIDÉMIES.

Monsieur le préfet, par ma circulaire du 15 mars 1853, j'ai eu l'honneur de vous faire part des observations auxquelles avait donné lieu le rapport de l'Académie impériale de médecine sur le service des épidémies pendant l'année 1851.

J'ai sous les yeux les rapports présentés, depuis lors, par cette compagnie savante, au sujet du même service, pour les années 1850 et 1852, et je crois devoir appeler votre sérieuse attention sur les remarques et les conseils qu'ils renferment.

L'Académie signale, comme principales causes d'insalubrité :

1° Les amas de fumier que les habitants des campagnes ont coutume de former à proximité de leurs maisons;

2° Le défaut d'aération, l'humidité et le peu de propreté de ces habitations, qui sont souvent en communauté avec les animaux domestiques ;

3° La situation des cimetières au centre des communes, et la profondeur insuffisante des fosses destinées aux sépultures, qui n'est quelquefois que de 75 ou 80 centimètres, au lieu d'un mètre 50 centimètres à 2 mètres, voulus par les règlements ;

4° Le mauvais état d'entretien et le défaut de pente des rues et des voies publipues des communes rurales ;

5° Les remuements de terrains résultant des entreprises de travaux publics, et qui, produisant, dans les temps de pluie, des marécages artificiels, dégagent des émanations nuisibles, fréquemment suivies de fièvres intermittentes. Pour prévenir ce danger, il importe, dit l'Académie, de combler promptement les excavations, de creuser des rigoles et de placer des tuyaux de drainage pour l'écoulement des eaux.

Je ne saurais trop, monsieur le préfet, vous prier de réclamer ou prescrire éventuellement, suivant les circonstances, l'emploi de ces moyens de préservation. Je vous recommande également d'user de votre influence pour obtenir, dans l'intérêt public, l'abandon des coutumes nuisibles dont la loi n'assurerait pas la répression, et de recourir, à l'égard des autres, aux moyens qu'elle met en votre pouvoir. On ne saurait nier, en effet, que, si ces coutumes ne suffisent pas toujours pour engendrer les épidémies, elles ont, du moins, pour fâcheuse conséquence d'accroître l'intensité de ces maladies dans les localités où elles se déclarent.

L'Académie a exprimé, d'une autre part, le regret que lui cause le retard qu'éprouve trop souvent l'envoi du médecin des épidémies. Je sais que ce retard provient, ordinairement, de la négligence des maires à prévenir l'autorité supérieure, et mes précédentes instructions ont rappelé, sur ce point, les obligations de ces fonctionnaires : je ne puis, monsieur le préfet, que m'y référer.

L'Académie déplore certaines routines, certains préjugés populaires, qui consistent à accumuler, outre mesure, les couvertures sur le lit des personnes atteintes de certaines maladies, telles que la suette miliaire ; à leur administrer des boissons alcooliques dans la variole, et à leur prodiguer les aliments dans la dysenterie. Vous devez vous attacher, monsieur le préfet, avec le concours des Conseils d'hygiène et des médecins des épidémies, à faire comprendre à vos administrés les dangers de ces pratiques funestes.

L'Académie désirerait que les médecins cantonaux, dont l'institution a déjà produit de si utiles effets dans plusieurs départements, fussent généralisés, dans l'intérêt des pauvres des communes rurales : ce vœu s'accorde avec les instructions que vous avez déjà reçues de l'ancien ministère de l'intérieur, de l'agriculture et du commerce, à la date du 3 août 1852, et avec celles qui vous ont été récemment adressées par le ministère de l'intérieur, au point de vue de l'assistance publique. Dans l'intérêt sanitaire, je ne puis, de mon côté, que l'appuyer.

L'Académie demande, enfin, qu'indépendamment des rapports particuliers des médecins des épidémies, l'administration départementale produise, à la fin de chaque année, et par arrondissement, un compte rendu des maladies qui s'y seraient déclarées pendant cette même année, ou un état négatif, le cas échéant.

CIRCULAIRE MINISTÉRIELLE DU 6 SEPTEMBRE 1855, ACCOMPAGNANT L'ENVOI D'UN NOUVEAU MODÈLE DE COMPTE RENDU A FOURNIR ANNUELLEMENT.

Monsieur le préfet, par une circulaire du 29 août 1854, mon prédécesseur vous a prié, suivant la demande de l'Académie impériale de médecine, de produire annuellement un compte rendu des maladies qui se seraient déclarées épidémiquement dans chaque arrondissement. Afin d'assurer l'uniformité qui a manqué jusqu'ici à la rédaction de ces documents, je vous adresse aujourd'hui quelques exemplaires d'un modèle préparé de concert avec l'Académie.

Veuillez, monsieur le préfet, vous y conformer pour l'envoi que vous aurez à me faire à la fin de chaque année, à partir de 1855, indépendamment des rapports plus développés que les médecins du service des épidémies sont, de leur côté, tenus de fournir, en exécution des instructions qui les concernent.

Signé E. ROUHER.

CIRCULAIRE MINISTÉRIELLE DU 15 MAI 1858, ACCOMPAGNANT L'ENVOI DU RAPPORT ACADÉMIQUE POUR 1856.

Monsieur le préfet, j'ai l'honneur de vous envoyer quelques exemplaires du rapport général qui m'a été présenté par l'Académie impériale de médecine sur les maladies qui ont régné épidémiquement en France pendant l'année 1856.

Je me borne à vous recommander, monsieur le préfet, de vous attacher à établir dans le service des épidémies une unité sans laquelle, comme le fait remarquer l'Académie, les études spéciales ne donnent que des résultats imparfaits.

La première condition à faire observer est que MM. les maires ne manquent jamais d'informer immédiatement le sous-préfet de l'arrondissement des épidémies qui peuvent se manifester dans leurs communes respectives ; la santé de leurs administrés y est encore plus intéressée que la science médicale. Vous devrez donc adresser à ces magistrats municipaux des instructions pressantes à cet égard. De leur côté, MM. les sous-préfets auront à faire en sorte que les hommes de l'art puissent étudier les maladies et en diriger le traitement dès le début.

Il est, de plus, indispensable que le personnel des médecins des épidémies soit complété, sans retard, partout où il survient des vacances. Veuillez, en conséquence, monsieur le préfet, m'adresser des propositions pour le remplacement des anciens titulaires des postes qui seraient devenus disponibles.

Les médecins des épidémies devront s'inspirer des savantes et précieuses observations consignées dans les rapports de l'Académie impériale de médecine, et rédiger des rapports substantiels toutes les fois qu'ils auront observé des maladies de cette nature. J'insiste, en outre, expressément pour que, à la fin de

ÉPIDÉMIES.

DÉPARTEMENT d

ANNÉE 186

***RÉSUMÉ**, par commune, des maladies épidémiques observées pendant l'année.*

ARRONDISSEMENTS dans lesquels il y a eu des épidémies.	NOMS des COMMUNES qui ont été envahies (A).	CHIFFRES de la POPULATION pour chaque commune envahie.	NATURE de L'ÉPIDÉMIE. — Indiquer au moins le nom de la maladie (B).	CAUSES les plus APPARENTES de l'épidémie (C).	DURÉE de l'épidémie (D).	NOMBRE de personnes atteintes de l'épidémie.			NOMBRE de personnes mortes de l'épidémie.			GUÉRISONS.			OBSERVATIONS.
						HOMMES (E).	FEMMES (E).	ENFANTS (E).	HOMMES.	FEMMES.	ENFANTS.	HOMMES (F).	FEMMES (F).	ENFANTS (F).	

(A) Une ligne pour chaque commune envahie.

(B) Si plusieurs épidémies de diverses natures ont régné dans une même localité, inscrire une seule fois le nom de la commune et remplir les autres colonnes du tableau *pour chaque épidémie.*

(C) Indiquer les causes probables, ou mentionner l'absence de causes connues, s'il n'y en a pas d'appréciables.

(D) Noter l'époque de l'apparition de l'épidémie et l'époque de la cessation.

(E) Compter comme enfants atteints, morts ou guéris, les individus âgés de moins de douze ans.

(F) Indiquer, outre les individus rétablis, le nombre de ceux qui restent en traitement.

chaque année, MM. les préfets envoient à mon ministère le compte rendu résumé que réclament les circulaires des 29 août 1854 et 6 septembre 1855.

Enfin, monsieur le préfet, je ne puis trop appeler sur le service des épidémies, jusqu'à présent trop négligé, la sollicitude éclairée des conseils généraux, et je vous invite à proposer, dès cette année, au conseil général de votre département d'inscrire au budget départemental un crédit suffisant pour que ce service puisse remplir convenablement la mission d'intérêt public qui lui est dévolue. Il importe, d'ailleurs, de ne pas perdre de vue, en cette circonstance, que les dépenses auxquelles donnent lieu les mesures propres à prévenir ou combattre les épidémies sont rangées par la loi au nombre des dépenses départementales obligatoires.

(*Voy.* CHOLÉRA, CONTAGION, FIÈVRE JAUNE, PESTE, ETC., et SANITAIRE (RÉGIME).

Bibliographie. — *Mémoires de la Société royale de médecine.* Paris, 1776-1789, 10 vol. in-4 ; collection importante à consulter pour les constitutions épidémiques de la France. — *Collection d'observations sur les maladies épidémiques*, par Lepecq de la Clôture. Paris, 1776-1778, 3 vol. in-4. — *Description des épidémies qui ont régné depuis quelques années dans la généralité de Paris, avec la topographie des paroisses qui en ont été affligées, précédée d'une instruction sur la manière de prévenir et traiter ces maladies dans les campagnes*, publiée par ordre de M. l'intendant de Paris, 1783. — *Leçons sur les épidémies*, par Fodéré. Strasbourg, 1823, 4 vol. in-8. —. *Des épidémies sous les rapports de l'hygiène publique, de la statistique et de l'économie politique*, par Villermé (*Ann. d'hyg. et de méd. lég.*, t. IX, p. 1). — *Rapport de la commission de l'Académie royale de médecine chargée de rédiger un projet d'instruction relativement aux épidémies.* — *Rapport sur les épidémies qui ont régné en France de 1771 à 1829.* — *Rapports annuels sur les épidémies qui ont régné en France de 1830 à 1862* (*Mémoires de l'Académie royale de médecine*, Paris, 1828, t. I, p. 245 ; 1833, III, p. 377 ; VI et suiv.). — *Rapport sur les épidémies de l'arrondissement de Rouen depuis vingt-deux ans*, par M. Vingtrinier (*Rapport général sur les travaux du Conseil de salubrité du département de la Seine-Inférieure.* Rouen, 1849, p. 39). — *Des épidémies*, par M. Marchal de Calvi (thèse de concours). Paris, 1852. — *Collection des rapports des Conseils d'hygiène et de salubrité des départements.* — *Dictionnaire d'administration.* — *Deux rapports du Conseil général de santé d'Angleterre sur les quarantaines* (le second, écrit en français, traite de la fièvre jaune). Londres, 1853. — Fonssagrives, *Recherches historiques sur l'épidémie qui, en 1758, ravagea l'escadre de l'amiral Dubois de Lamothe et la ville de Brest* (*Annales d'hygiène*. 1859, 2e série, t. XII, p. 241.)

ÉPILATOIRES. — *Voy.* COSMÉTIQUES.

ÉPINGLES. — *Voy.* AIGUILLES.

ÉPIPHYTIES. — L'histoire des maladies *épiphytiques* est encore tout entière à découvrir et à explorer. Tandis qu'incessamment les esprits sont tendus vers la pathologie de l'homme et des animaux, le règne végétal est laissé, sous le rapport pathologique, dans un oubli presque aussi complet. En effet, on sait actuellement combien l'hygiène publique et l'agriculture sont vivement intéressées à l'étude des maladies des plantes alimentaires, qui, dans ces dernières années, ont tout à coup révélé leur funeste importance par des désastres presque inconnus jusqu'alors.

Ce n'est pas ici le lieu de montrer, par des considérations générales, toute l'étendue d'un pareil sujet : nous devons seulement nous borner à mentionner brièvement les principales maladies des plantes alimentaires, et terminer en indiquant les maladies connues qui se développent chez l'homme sous l'influence des altérations morbides épiphytiques.

Maladie des pommes de terre. — Parmi les phénomènes naturels qui de temps à autre frappent quelques espèces végétales et semblent menacer certaines cultures d'une destruction prochaine, il en est peu qui aient préoccupé l'opinion publique plus vivement et à plus juste titre, que l'affection spéciale désignée sous le nom de *maladie des pommes de terre*. C'est que bien rarement on a vu une altération de ce genre revêtir des formes épidémiques aussi prononcées, manifester sa persistance par des retours périodiques aussi répétés, prendre enfin dans des contrées agricoles tout entières les proportions d'un véritable fléau public.

Nulle part la maladie des pommes de terre n'a eu des conséquences aussi graves qu'en Irlande. Dans cette contrée, les circonstances naturelles d'un climat doux et humide et les habitudes invétérées d'une culture défectueuse semblèrent se réunir pour hâter le développement du mal. Si quelque incertitude règne encore sur la cause première de l'invasion générale de cette affection toute spéciale qui remonte à l'année 1845, du moins ses caractères sont-ils parfaitement définis. On sait quels effets on doit en attendre dans des conditions données ; on connaît plusieurs moyens simples de limiter, parfois même de prévenir ses ravages, et en tout cas d'utiliser souvent une grande partie ou presque en totalité la récolte des tubercules attaqués. L'altération la plus grave, qui est aujourd'hui la plus générale, se manifesta d'abord avec une certaine intensité en 1843 aux États-Unis d'Amérique, au Canada, et s'y reproduisit en 1844. Cette sorte d'épidémie parvint en Europe l'année suivante et y prit rapidement une grande intensité. Depuis le 20 juillet jusqu'au mois d'octobre, elle fut signalée successivement en Allemagne, en Belgique, en Hollande, en France, en Angleterre et en Irlande. De la Westphalie elle s'est propagée dans le Mecklembourg, le Hanovre, le Danemark et la Russie. Introduite en France par le Nord, s'avançant graduellement vers le centre, elle atteignit, dès la première année (1845), nos départements méridionaux. Tous les ans, depuis lors, elle compromit plus ou moins gravement nos récoltes, qu'elle frappa même en quelques localités d'une destruction à peu près complète.

Ses progrès rapides éveillèrent l'attention du gouvernement. Dès le

10 septembre de la même année, le ministre de l'agriculture et du commerce consulta la Société d'agriculture sur cette maladie, qui intéressait à un si haut degré l'hygiène publique et les ressources agricoles. La réponse ne se fit pas longtemps attendre ; une commission spéciale présentait son rapport dans la séance suivante, le 22 septembre. La question y était étudiée avec tant de soin, tellement approfondie, que tous les faits consignés dans une enquête ouverte par la Société centrale d'agriculture sur toute la surface de la France, en 1845 et 1846, et depuis, l'expérience de chaque année, si largement acquise actuellement, sont venus justifier les conclusions de cette commission spéciale en les complétant, et vérifier ses prévisions. La maladie des pommes de terre se déclare en général dans les mois de juillet, août, septembre et octobre ; cependant les plus grandes surfaces se sont généralement trouvées atteintes, en France, depuis le 15 août jusqu'à la fin de septembre de chaque année. On n'en a observé que des cas isolés en juin et à peine un ou deux seulement durant le mois de mai. La température douce et humide est toujours la condition qui favorise le plus le développement et les progrès de la maladie. Aucune nature de sol n'a été exempte de ses atteintes ; toutefois les terrains en pente et bien égouttés y sont presque toujours moins assujettis ; d'ailleurs, elle sévit en général moins fortement.

Les fumures trop abondantes, surtout appliquées directement, ont souvent coïncidé avec le maximum d'intensité du fléau. Souvent aussi les tubercules les moins enterrés ont été plus vite et plus fortement atteints. Aucune variété ne s'est trouvée complétement à l'abri du mal. Cependant une ou deux ont en grande partie résisté à l'invasion, lors même que leurs tiges avaient été frappées ; on continue en Belgique et en France, les essais sur ces variétés nouvelles. On peut assurer d'ailleurs que très généralement les pommes de terre hâtives, notamment la Saint-Jean et le Marjolin, ont échappé à la maladie, surtout lorsqu'on a pu les récolter avant l'époque ordinaire de la plus forte invasion. C'est même là ce qui explique l'immunité des espèces hâtives. Elles échappent tout naturellement à l'épidémie, parce que leur végétation est terminée et que les produits sont enlevés avant que la cause extérieure se répande sur les champs. La marche de la maladie ne varie guère. Ordinairement vers le temps où la maturité s'approche et affaiblit déjà la plante, l'affection spéciale frappe les feuilles, puis elle passe dans les tiges aériennes pour s'introduire par les tiges souterraines dans les tubercules. Ces derniers sont eux-mêmes envahis, d'abord dans la portion attenant à la tige caulinaire ; puis l'altération s'avance, en suivant les vaisseaux, vers les yeux ou bourgeons. Un exemple remarquable de cette pénétration graduelle s'observe dans les variétés dites *coureuses*, offrant deux ou trois tubercules disposés en chapelet, les uns à la suite des autres. Presque toujours on voit le tubercule le plus près de la tige envahi partiellement ou en totalité au moment de l'arrachage, tandis que le deuxième est encore exempt des traces de l'altération.

Des signes extérieurs, faciles à saisir, annoncent l'envahissement d'une culture : les feuilles se fanent, présentent une teinte pâle, puis jaunâtre ; des moisissures légères, visibles à la loupe, apparaissent à la face inférieure, des taches brunes se montrent sur les feuilles ; les tiges alors jaunies, bientôt tachetées de brun, s'affaissent sur le sol. Parfois, du jour au lendemain, cette série de phénomènes s'est manifestée : un quart, un tiers, la moitié de la superficie du champ montre les signes d'une altération profonde, presque subite, tandis que les touffes exemptes du mal restent debout et conservent souvent les caractères de la végétation luxuriante qu'on remarquait la veille sur la surface entière du champ. On distingue très facilement les signes de la maladie en coupant en deux, à partir de la tige souterraine, un des tubercules atteints. On aperçoit sur la coupe des petites taches nombreuses, rousses, plus ou moins foncées, disposées en séries ou lignes, suivant les vaisseaux qui se dirigent vers les yeux ou bourgeons. Ces taches, qui s'étendent irrégulièrement autour des vaisseaux sur leur trajet, forment des sortes de membranes rousses sur le fond blanchâtre ou jaunâtre de la pomme de terre, et envahissent d'abord la partie corticale ou zone la plus abondante en fécule. Si l'on coupe une tranche très mince d'un tubercule ainsi attaqué, puis qu'on l'oppose à la lumière, on remarque tout autour des taches brunes une zone plus transparente que dans les parties saines : c'est qu'en cet endroit la fécule a déjà été attaquée et partiellement dissoute. On n'en voit plus que quelques grains sous le microscope, tandis qu'au delà de cette zone corticale, les grains de fécule remplissent toutes les cellules. On caractérisera bien mieux encore cette sorte de maladie en faisant cuire à l'eau ou dans la vapeur les tubercules atteints. Au bout d'une heure ou deux, selon le volume des pommes de terre, lorsque la cuisson sera complète, toute la portion non attaquée par la matière rousse s'écrasera facilement sous les doigts, tandis que les parties atteintes ou colorées en brun roux formant les marbrures résisteront à la pression et resteront sous forme de grumeaux solides. On pourra même séparer ces parties dures à l'aide d'eau chaude et d'un tamisage qui laissera passer toute la pulpe blanchâtre et saine, délayée ; les portions affectées de la maladie, et formant des agglomérations brunes consistantes, resteront sur le tamis. Lorsque la marbrure est à peine sensible, on parvient à la faire prononcer davantage en quelques jours : il suffit de renfermer les tubercules dans un vase que l'on maintient à une température douce (de 20 à 25 degrés), à l'aide d'un peu d'eau mise au fond du vase pour entretenir l'humidité. Dans ces conditions, prolongées durant un espace de huit à quinze jours, le mal peut même être transmis à un tubercule sain en contact avec un tubercule envahi. A ces caractères, bien suffisants pour reconnaître l'affection spéciale, on peut ajouter la détermination par la chimie, qui montre une notable diminution de fécule dans les portions envahies, et ajoutant une goutte ou deux de solution aqueuse d'iode sur une tranche de tubercule placée sous le champ du microscope, on voit toute la partie saine se colorer en bleu indigo foncé, caractère des parties abondantes en fécule intacte, tandis que la zone où la fécule est attaquée et dissoute autour de la substance rousse reste incolore ou n'offre qu'une très légère teinte bleuâtre.

Les causes de la maladie des pommes de terre ont été très diversement comprises, et il en a été donné un assez grand nombre : nous ne mentionnerons que l'opinion qui a prévalu, d'accord avec tous les faits. Cette opinion reconnaît, dans la maladie spéciale qui nous occupe, les effets d'agents extérieurs irrégulièrement transportés, disséminés par l'air atmosphérique, altérant profondément les plantes atteintes, laissant parfaitement saines, avec toutes leurs qualités premières, les pommes de terre intactes ; elle est occasionnée par une végétation parasite, sorte de moisissure légère, dont les semences, spores ou sporules, d'une excessive ténuité, flottant dans l'air en nombre immense à certaines époques, sont transportées par les vents à toutes les distances. Disséminées irrégulièrement ainsi sur les champs en culture, elles se développent chaque année durant la même saison, au fur et à mesure que les circonstances atmosphériques deviennent favorables dans chaque localité, et que la plante s'affaiblit naturellement vers l'époque de sa maturité. Aussi a-t-on remarqué souvent que l'affection spéciale se trouve limitée par certains obstacles, tels qu'une haie, un mur, susceptibles de modifier les courants d'air, encore bien que toutes les conditions de culture, de terrain et de variété de la plante fussent égales d'ailleurs. On a vu la maladie se manifester tout à coup sur de grandes cultures au moment où une petite pluie ou un fort brouillard venaient ajouter à la température tiède de l'été la condition d'une certaine humidité indispensable pour activer sur les feuilles de pommes de terre le développement de la végétation parasite dont les myriades de semences étaient jusque-là demeurées inertes. Le développement presque subit se manifeste aussitôt par la production de la moisissure qui attaque les feuilles et se montre dans leurs stomates. Cette moisissure, sorte de champignon microscopique, a été observée dans ces circonstances, décrite et figurée par MM. Montagne, Morren, Berkeley, Lindley, etc. Ces savants l'ont classée parmi les *botrytis*, genre qui compte d'autres parasites capables d'attaquer plusieurs plantes en pleine végétation et même certains insectes très vivants, notamment la chenille dite *ver à soie*. Sa fructification ou sa *graine* se reproduit rapidement et en quantité prodigieuse ; l'air en mouvement entraîne ces légers corpuscules comme les plus fines poussières ; chacune de ces minimes semences, invisibles à l'œil nu, se montre, sous le microscope, formée d'une enveloppe ovale remplie de nombreux granules qui constituent sans doute leur partie active. On retrouve des granules semblables dans le tubercule envahi, et l'on a pu en conclure qu'ils étaient une émanation des champignons eux-mêmes. Mais lors même qu'on voudrait ne voir dans la présence constante du botrytis qu'une coïncidence très remarquable et supposer une autre origine aux granulations qui pénètrent dans les tubercules, consomment la substance féculente, s'assimilent les matières albuminoïdes, grasses, salines, dans les proportions qui conviennent aux champignons, ces granules pourraient avoir pour origine un cryptogame parasite tel, par exemple, que celui qui attaque le riz ou qui se développe sur cette plante. En tous cas, la théorie générale serait la même, elle conduirait à des conclusions semblables sur les mesures à prendre contre le fléau, sur les procédés efficaces à employer pour la conservation des tubercules envahis, de leur pulpe et de certaines préparations alimentaires qu'on en obtient.

La présence de cette substance rousse qui pénètre le tissu des tubercules, dissout et consomme la fécule, est aussi l'occasion de plusieurs altérations profondes, consécutives, par un effet analogue à celui que produirait un corps étranger enfoncé dans une pomme de terre qu'on laisserait ensuite dans un sol humide. Durant la saison où l'affection spéciale sévit le plus fortement sur les pommes de terre, elle étend son action délétère sur quelques autres plantes, et l'on reconnaît son identité aux caractères indiqués ci-dessus, notamment à l'induration que produit la cuisson dans l'eau sur les tissus envahis. Un assez grand nombre de fruits des tomates (plante de la famille des solanées, comme la pomme de terre) ont été envahis par le même mal chaque année ; les *baies* ou fruits de la pomme de terre sont souvent aussi atteints de l'affection qui frappe les feuilles, les tiges et les tubercules. C'est encore la même affection qui attaque, depuis plusieurs années, la culture des patates dans le midi de la France. Cette maladie n'est pas la seule qui frappe les pommes de terre : M. Deseaux (d'Angers) a observé une atrophie particulière survenue à des pommes de terre d'un semis de graines du Pérou, altération due au mycélium d'un champignon qui attaque les racines très vivantes et arrête le développement du tubercule. Une autre végétation cryptogamique, pénétrant sous le sol dans les tubercules, a été successivement observée par MM. Élisée Lefebvre, Payen, Brongniart et Montagne.

La pomme de terre est attaquée sur divers points de son épiderme, où l'on peut voir de petites taches étoilées, par des champignons filamenteux dont le volumineux mycélium s'introduit sous forme de cylindre creux, formé d'innombrables filaments, et se prolonge en ramifications également cylindroïdes tubuleuses. De même la végétation bien connue des botanistes et des agriculteurs, qui souvent envahi les champs de luzerne, de safran et de sainfoin, et que l'on a désignée sous le nom de *mort du safran* (*Rhizoctonia violacea* Tul.), peut aussi, en certaines circonstances, attaquer les pommes de terre en pleine végétation.

Tout porte à croire, comme l'a dit M. Payen, qu'il n'y a rien de nouveau dans le fait même de ces maladies ni de leurs causes, que seulement leur étendue actuelle est extraordinaire. On pourrait expliquer cet événement inattendu par les circonstances exceptionnelles d'une température douce et humide pendant une série non interrompue d'années ; or ce sont là précisément les conditions favorables à la production abondante des spores ou semences des différentes espèces de champignons parasites. D'un autre côté, aucun hiver rude n'a régné sur la plus grande partie de l'Europe depuis 1844, tandis qu'une basse température suffisamment prolongée eût été nécessaire pour modérer le développement de ces végétations nuisibles surtout par leur excès. En attendant, il est urgent d'employer tous les moyens dont nous pouvons disposer pour restreindre l'étendue du mal et pour hâter sa disparition.

Les moyens de combattre la maladie principale des pommes de terre sont très nombreux ; nous allons passer rapidement en revue ceux que l'expérience a surtout vérifiés. Le choix du sol mérite une certaine attention. On devra planter de préférence les sols perméables, profonds, peu humides, les terrains en pente ou du moins bien égouttés ou ceux assainis par le drainage. Les pommes de terre hâtives offrent, toutes choses égales d'ailleurs, les plus grandes chances d'éviter la maladie. Le séchage et le chaulage du plant a donné les meilleurs résultats en Angleterre, en France et en Belgique.

Les fumures ordinaires, appliquées directement sur cette culture, ont très souvent paru prédisposer à la maladie ; il vaut donc mieux répandre le fumier sur la culture précédente. L'ameublissement du sol par les labours, les hersages et les sarclages en temps utile concourent à mieux faire résister les pommes de terre aux attaques de la maladie. Les pommes de terre précoces plantées à l'automne ont généralement donné des récoltes très hâtives et exemptes de l'altération spéciale, surtout dans les années à température douce et humide.

M. Savart a indiqué une méthode qui a obtenu en 1849 des récompenses de la Société centrale d'horticulture de France. Ce procédé consiste, après avoir étendu le plant à la lumière et à l'air, pour le faire *verdir* partiellement par des bourgeons, à planter en été une variété hâtive avec les précautions du séchage et les façons convenables ; la récolte a lieu en mai, c'est-à-dire avant l'époque de l'invasion annuelle de l'affection spéciale. Au commencement du même mois, on prépare comme la première fois des tubercules de semence que l'on a mis en réserve ; le terrain convenablement disposé, on procède à la plantation, et la récolte a lieu en octobre. De cette manière, elle échappe comme la première plantation à la maladie, et on le comprend sans peine, puisque l'époque habituelle de l'invasion périodique se trouve passée au moment où la maturité de cette plante approche.

Quelle que soit la méthode de culture adoptée, hâtive ou tardive, on devra surveiller la végétation, surtout aux approches de la maturité : si l'on aperçoit les signes certains de l'envahissement des feuilles et des fanes, il faut se hâter de séparer des tubercules toute la partie aérienne de la plante, soit à la main, soit avec la faux ou la faucille. On recommande de brûler sur place les fanes ; cette précaution est utile au point de vue de la destruction de la maladie et au point de vue de l'amélioration du sol. Les récoltes de pommes de terre doivent être, après l'arrachage, soigneusement examinées : si elles sont toutes saines, on peut les conserver avec les soins ordinaires; cependant, tout le temps que la maladie règne, il est prudent de les garder dans des lieux où l'on puisse de temps à autre les visiter et réitérer l'essai, plutôt que de les mettre dans des silos creusés dans le sol et couverts de terre. On a dû souvent se demander à quel degré d'altération les tubercules peuvent-ils causer des accidents, lorsqu'ils sont employés ainsi envahis pour la nourriture des hommes. On n'a pas encore de solution précise sur ces questions qui intéressent pourtant, au plus haut degré, l'hygiène publique : néanmoins, d'après les premiers essais de M. le docteur Rayer, ils ont occasionné chez les animaux un dérangement sensible des fonctions digestives dans un état d'altération assez considérable. Mais ces tubercules ainsi attaqués n'ont nulle part présenté le moindre inconvénient lorsqu'ils sont cuits et qu'ils n'entrent que pour un cinquième ou un quatrième seulement dans la ration donnée aux animaux. Un des moyens les plus expéditifs, et par conséquent les meilleurs, pour tirer parti des pommes de terre atteintes, consiste à les livrer à une féculerie, lorsqu'un établissement de ce genre se trouve assez rapproché des cultures. On comprend que là, 200 ou 400 hectolitres de tubercules étant chaque jour triturés à la râpe, on puisse en extraire la fécule avant qu'elle ait été détruite en proportion notable par la substance organique étrangère. Toutefois il faut encore se hâter, car bientôt une partie des grains de fécule creusés ou désagrégés deviennent si légers, qu'ils ne déposent plus et sont entraînés en pure perte avec les eaux de lavage : c'est là ce qui explique la diminution de rendement évaluée dans les féculeries un cinquième à un demi au-dessous de ce qu'on obtient des pommes de terre saines. Dès les premiers temps de l'invasion de la maladie spéciale, la Société centrale d'agriculture a conseillé de restreindre assez la culture des pommes de terre pour éviter de faire dépendre, dans chaque localité, la subsistance des hommes et des animaux d'une récolte aussi incertaine.

Une commission, composée de MM. Vilmorin, Rayer, Boussingault, Mallet, Payen, conclut dans un rapport remarquable, afin de mieux assurer la récolte des subsistances, aux propositions suivantes : 1° Favoriser l'augmentation des céréales de printemps; 2° les graines alimentaires de la famille des légumineuses ; 3° les racines tuberculeuses et les plantes légumières, laissant d'ailleurs à la sollicitude si éclairée des comices agricoles et des sociétés locales le soin de répandre des instructions détaillées relatives au choix des plantes de remplacement le mieux appropriées dans chaque région agricole. Ce rapport parut offrir une utilité telle, que le ministre le fit répandre à 10 000 exemplaires, afin de propager dans tous les cantons de la France les indications positives qu'il contenait.

Maladies du blé. — Plusieurs *maladies des blés*, offrant certaines analogies avec celles que nous venons de décrire, sont connues depuis longtemps ; leur détermination précise a été complétée depuis peu, tandis que les moyens de les éviter, constatés par une longue pratique, ont acquis un plus haut degré de certitude. En 1851, l'attention fut appelée sur une altération nouvelle qui, attaquant les froments sur pied longtemps avant l'époque de la maturité, menaçait de compromettre les récoltes de la première de nos céréales. Des premières observations recueillies sur cette maladie on pouvait déjà conclure à l'avortement d'un grand nombre d'épis, ou du moins la coulure d'une partie de leurs épillets coïncidait avec des taches brunes au bas des tiges, espèce d'invasion cryptogamique, désignée dans les campagnes sous le nom de *piétin*, en raison même de la partie de la tige (près du pied) qu'elle attaque. Cette affection, rapidement développée sous l'influence d'une humidité prédominante, s'était arrêtée ou considérablement ralentie sous l'influence de las écheresse qui était survenue, et avait laissé le grain se développer et les épis se remplir en grande partie. Le 7 août 1851, une commission spéciale, nommée pour étudier cette maladie des blés, adressa son rapport à M. de Gasparin, alors commissaire général de l'Institut agronomique de Versailles. On trouve dans ce rapport des observations rigoureuses et divers renseignements précis dont nous profiterons, ainsi que de plusieurs communications faites à la Société impériale et centrale d'agriculture.

Il ne paraît pas juste de vouloir établir que la maladie des blés dont il s'agit soit une maladie nouvelle ; ses caractères particuliers récents tiennent sans doute à l'énergie des causes favorisées par un concours de circonstances favorables. Plusieurs maladies analogues s'étaient, en effet, déjà développées sous les mêmes influences. On put même croire, dès l'apparition de la maladie spéciale, qu'elle n'était qu'une altération consécutive d'une rouille prédominante dans les mêmes localités. Quoi qu'il en soit, on a partout observé le siége de l'affection au bas de la tige sur le premier entre-nœud ou sur le deuxième, parfois simultanément sur les deux. L'altération se reconnaît d'abord en ces endroits, à la coloration brune dans l'intérieur des tiges attaquées. Cette couleur devient graduellement plus foncée, la circulation des sucs paraît entravée ; les épis des pieds malades restent courts et grêles, les organes de la fructification avortent en totalité ou en partie ; les grains qu'ils renferment restent petits et deviennent ridés en se desséchant ; les tiges s'altèrent de plus en plus sous l'influence de la chaleur, des pluies, et brunissent dans toute leur étendue. On ne peut donc obtenir que de petits grains et de la paille de mauvaise qualité de ces pieds qui ont cessé de vivre avant d'avoir accompli leur maturité.

Dès la deuxième quinzaine de juin et les premiers jours de juillet, l'altération observée par M. Duchartre a paru plus prononcée qu'au début du mal : la coloration brune avait envahi les parois des grandes cellules qui forment plus de la moitié du chaume. A cette période, la cavité des entre-nœuds envahis présentait un mycélium filamenteux, blanc de champignon qui paraissait avoir pris naissance à l'intérieur, sous le nœud supérieur de la portion attaquée ; il descendait dans la cavité entre ce nœud et le nœud inférieur jusqu'à la moitié de la longueur de cet entre-nœud. Diverses autres moisissures apparaissent alternativement à la surface des parties malades, comme on en voit sur tous les végétaux plus ou moins fortement altérés par différentes causes. Elles ne tiennent donc pas particulièrement à l'affection dont il s'agit.

Cette maladie, qu'on a crue nouvelle et dont la véritable cause nous échappe, soit qu'elle se développe sous l'influence d'une altération spontanée ou sous les attaques d'un végétal parasite, n'a pas eu, en 1851, la gravité que l'on redoutait, d'après les dommages qu'elle avait produits dans certaines localités. Ainsi que l'a dit la commission de l'Institut agronomique de Versailles, à l'origine de la maladie des blés, on s'en est exagéré l'importance, en songeant surtout à la rapidité de sa marche et à l'étendue qu'elle pouvait embrasser. Plus tard on s'est rassuré en voyant qu'elle restait stationnaire, et que si elle sévissait sur certains points, elle laissait dans des plaines immenses la récolte intacte. Les renseignements parvenus à la Société impériale d'agriculture ont permis d'évaluer à un vingtième la perte totale causée par cette invasion. Les meilleurs moyens de garantir les récoltes contre diverses sortes d'altérations en apparence spontanées, et en particulier contre la maladie spéciale des blés, consistent, comme l'a dit M. Payen, dans l'*assainissement du sol*, le *choix* et la *préparation de la semence*, enfin l'*application des engrais capables de rendre à la terre ce que chaque récolte lui enlève*. C'est, en un mot, l'emploi judicieux d'une méthode économique qui soutienne ou développe la fécondité du sol comme la vigueur des plantes.

L'assainissement du sol dans les lieux humides à l'aide du drainage paraît être appelé à rendre de grands services, non-seulement comme moyen préservatif de la maladie, mais encore comme moyen d'augmenter puissamment la fécondité du sol. En outre, la préparation des blés de semence joue un rôle important dans l'économie rurale pour le succès des cultures, notamment en ce qui touche les moyens de prévenir l'action funeste de certains champignons parasites.

Maladies des céréales. — Quels que soient la cause et les symptômes de la plupart des maladies épiphytiques, il est évident, pour l'hygiéniste, que, dans les rapports si intimes de l'homme avec ses aliments, il existe une cause puissante de modifications considérables pour tout l'organisme. On comprend sans peine que dès qu'une substance devient l'aliment à peu près exclusif, elle s'empare de la santé de l'individu et la place sous sa dépendance : elle donne peu à peu un cachet spécial à toute l'économie sans l'entraîner d'abord hors de l'état physiologique. Mais si l'aliment s'altère lui-même dans ses qualités, ces altérations peuvent produire à leur tour une maladie chez les individus qui s'en imprègnent avec l'aliment. C'est là un sujet d'étude qui mérite toute l'attention des savants. L'histoire médicale des *céréales indigènes* offre des exemples malheureusement trop peu étudiés encore des altérations épiphytiques et des maladies qui en sont la conséquence. Il est à regretter que l'attention des médecins qui sont placés favorablement pour étudier les maladies populaires endémiques ne soit pas plus éveillée sur ces affections, plus nombreuses qu'on ne le croit généralement. La source de certaines maladies est souvent dans les mauvaises qualités de l'aliment principal des classes inférieures. Les céréales ont fourni à l'histoire de l'Europe septentrionale des exemples nombreux de ces faits dont le plus connu est celui de l'*ergotisme*. On sait, en effet, que le seigle entre pour une grande part dans l'alimentation et qu'il est attaqué par l'*ergot;* la santé des populations est aussitôt troublée, et l'*ergotisme* ravage les villages. Dans certaines provinces de France, où le seigle est très sujet à s'ergoter, on a vu cette maladie persister pendant longues années. On sait actuellement, d'après les recherches de Jussieu, Paulet, Saillant, que ces terribles maladies du moyen âge, connues sous les noms de *mal des ardents*, *feu Saint-Antoine* et *Saint-Marcel*, ne sont autre chose que l'*ergotisme* lui-même. Pendant le cours du XVIe siècle, on confondit souvent cette maladie avec le scorbut. Au commencement du XVIIe siècle, Thuillier le père, médecin du duc de Sully, décrivit pour la première fois une de ces nombreuses épidémies dont la Sologne a été le théâtre. La maladie sévissait en même temps dans la Guienne et le Gâtinais et y exerçait de grands ravages.

Plus tard Bourdelin et Perrault appelèrent l'attention de l'Académie des sciences sur cette grande question, et c'est à cette compagnie illustre que la médecine a dû les travaux les plus précieux sur ce fléau inconnu auparavant. Si aujourd'hui, grâce aux progrès de l'hygiène publique, les épidémies d'ergotisme sont devenues plus rares et moins terribles, la maladie n'a pas cessé de se produire sous forme sporadique, ainsi que le prouvent les observations éparses dans les recueils périodiques de médecine. Cependant, en 1814, le département de l'Isère présenta une épidémie considérable dont le docteur Janson (de Lyon) nous a laissé les détails.

On sait par le docteur Roulin, qu'un champignon du genre *Sclerotium*, analogue à celui du seigle et du froment, peut se développer sur le maïs. Ce parasite, encore inconnu en Europe, s'observe souvent dans la Colombie, où M. Roulin l'a étudié; il produit dans ce pays, où on l'appelle *peladero*, une maladie que l'on nomme *pelatina* et qui a certains rapports avec l'*ergotisme gangréneux*. Elle est, en effet, caractérisée par la chute des poils, des ongles et des dents. Il est très probable, comme l'a dit M. Roussel, qu'en étudiant mieux les épidémies d'Allemagne connues sous les noms de *maladies convulsives*, *convulsion céréale*, *mal de la crampe*, *maladie du fourmillement*, etc., on reconnaîtrait qu'elles dépendent d'une maladie du seigle et du blé, très différente de l'*ergot* et très analogue à la maladie du maïs qui produit la pellagre. C'est à tort, en effet, que ces épidémies ont été confondues avec les épidémies d'*ergotisme;* elles n'ont avec celles-ci aucune analogie réelle, tandis qu'elles ressemblent beaucoup à la pellagre.

On pourrait en dire autant de l'épidémie qui s'est montrée à Paris et dans les départements voisins, de 1828 à 1832 ou 1833, et qu'on a désignée sous le nom d'*acrodynie*. L'analogie de cette affection avec la pellagre a été reconnue par plusieurs auteurs, notamment par M. Rayer, et quant à sa cause, on sait que M. Cayol, qui l'a observée le premier, et plusieurs médecins des campagnes, l'ont attribuée à de la farine de froment altéré dont une partie a été consommée à Paris et dans les départements voisins.

En résumé, on peut dire que, malgré les nombreux *desiderata* qui existent sur ce point dans la science, on pourrait faire un groupe nosologique naturel, sous le nom de *maladies céréales* ou *alimentaires*, dans lequel on trouverait une série de causes analogues, tendantes à produire partout des effets semblables qui sont modifiés à l'infini par l'intervention des causes secondaires.

Maladie de la vigne. — Il nous reste à parler de la *maladie de la vigne*, qui n'est pas moins grave que les précédentes; et nous empruntons les détails pleins d'intérêt qui vont suivre au rapport officiel de M. L. Leclerc et à celui de M. Victor Rendu.

La maladie de la vigne, observée pour la première fois en 1845, en Angleterre, passa bientôt sur le continent, où elle atteignit d'abord faiblement un assez grand nombre de vignobles aux alentours de Paris. Le mal demeura latent jusqu'en 1851, époque à laquelle il prit d'effrayantes proportions. Les départements des Basses-Pyrénées, des Pyrénées-Orientales, de la Haute-Garonne, de l'Aude, de l'Hérault, du Gard, de l'Isère, tout le Jurançon, la basse Provence, le Lyonnais, le Beaujolais, et particulièrement les vignobles voisins de la Méditerranée, subirent plus ou moins les atteintes du fléau. Le mal fut si grand dans certains pays vignobles, que des populations entières crurent leurs vignes perdues aussi bien que leurs récoltes; des prières publiques ordonnées par monseigneur l'évêque de Montpellier se faisaient à jours réguliers dans toutes les églises de son diocèse, afin de conjurer les désastres.

Cependant l'infection ravageait les vignobles en Italie et en Hongrie; elle franchit la Méditerranée, apparut en Algérie, en Syrie, dans l'Asie Mineure... C'est au milieu de ces circonstances que M. L. Leclerc reçut de M. le ministre de l'intérieur l'honorable mission de visiter les principaux vignobles de France, et particulièrement ceux du Midi, et de rechercher avec le plus grand soin :

« Les causes du mal, sa véritable nature et ses symptômes;

» Les circonstances qui favorisent son invasion et les développements qu'elle a pu prendre;

» Les moyens qui, dans les diverses localités affectées, ont été employés pour la combattre; ceux, enfin, qui paraîtraient les plus propres, soit à prévenir son retour, soit à centraliser ou à atténuer ses effets. »

M. Leclerc consacra les mois de juillet, août et septembre à l'accomplissement des devoirs qui lui étaient prescrits. Il suivit le cours de la Loire, d'Orléans à son embouchure; parcourut les deux départements de la Charente; examina les vignobles du Médoc et des environs de Bordeaux; visita les départements pyrénéens, le bas Languedoc, une partie de la Provence et du Dauphiné, le Lyonnais, le Beaujolais et la haute Bourgogne, enfin quelques vignobles importants des États sardes. Nous croyons devoir reproduire en partie le rapport intéressant qu'il adressa à ce sujet à M. le ministre de l'intérieur, de l'agriculture et du commerce.

Il serait certainement fastidieux de reproduire ici les détails mille fois donnés déjà sur les commencements de la maladie de la vigne et de ses progrès ; aussi me bornerai-je à rappeler deux ou trois dates seulement, et autant de faits indispensables pour l'intelligence de la question.

C'est au printemps de 1845 que la maladie fut observée pour la première fois, à Margate, en Angleterre, dans les cultures forcées de M. Tucker, jardinier-primeuriste Cette efflorescence d'un blanc grisâtre qui couvrait les grappes du raisin cultivé en serre chaude ne tarda pas à se montrer dans presque tous les établissements anglais du même genre. Le révérend M. Berckley (de Bristol), naturaliste éminent, à qui l'on soumit des grappes malades, reconnut un oïdium de variété nouvelle qu'il nomma *Tuckeri*, dans la louable intention d'honorer l'horticulteur de Margate.

On ne sait rien de positif sur l'époque précise à laquelle les vents jetèrent les *spores* ou semences du fatal *oïdium* sur le continent ; mais, circonstance notable, on le vit en 1847, d'abord dans les cultures forcées des environs de Paris, d'où il passa bientôt sur les treilles, comme il a fait en Angleterre. Probablement, la plante parasite dut s'installer dans plusieurs vignobles avant 1851, mais faiblement, et c'est à cette dernière époque que le mal prit d'effrayantes proportions dans le sud et sud-est de la France, en Italie, en Hongrie.

Lorsque l'oïdium de la vigne fut soumis à l'examen de la science, lorsque la science l'eut nommé, classé et décrit, on se demanda avec inquiétude s'il était effet ou cause. Était-ce une plante parasite inconnue jusque-là, qui s'installait sur un végétal d'ordre plus élevé, sain, à l'état normal, pour y germer, se développer, fructifier, vivre enfin aux dépens de sa proie ? ou bien l'arbuste, atteint d'un mal mystérieux, n'appelait-il point, par une altération profonde et antérieure, le développement d'une sorte de moisissure, ainsi que cela s'observe souvent sur les corps organisés en voie de décomposition ? Ces deux opinions, peut-être moins éloignées l'une de l'autre qu'elles ne le paraissent au premier abord et qu'elles ne le croient elles-mêmes, partagent encore les savants après de longs débats, où l'on a apporté plus d'idées systématiques et d'affirmations que de preuves claires et positives, d'observations scientifiquement entreprises et suivies.

Les symptômes du mal se manifestent exclusivement sur la feuille, le sarment et la grappe ; du moins je n'en ai trouvé aucun jusqu'à présent dans la souche et les racines, malgré les plus attentives recherches. C'est toujours la même maladie inconnue et sans nom, supposée préexistante, ou bien c'est partout la même plante parasite, l'*oïdum Tuckeri* ; mais l'aspect, la physionomie, les effets, varient étrangement. La différence est telle d'un vignoble à l'autre, quelquefois d'un cep à l'autre, qu'li est à peu près impossible de généraliser aucun caractère. Il me semble, à considérer les choses de très près, que chaque pied de vigne soit individuellement affecté selon son tempérament propre.

Tout échappe encore à l'explorateur de grandes surfaces attaquées, dès qu'il veut systématiser ses recherches et classer ses remarques.

Lorsque la feuille est envahie à son développement printanier, ce qui n'arrive guère qu'à la seconde année de l'infection, le mal, ou si l'on veut, l'effet visible du mal est facile à reconnaître : la blancheur anormale produite par le mycélium frappe les yeux. Il n'en est pas tout à fait ainsi quand la feuille est plus tardivement atteinte. Attaquée d'ordinaire sur sa page supérieure, le mal ne se trahit qu'à la longue, bien que le mycélium se soit développé en formant un lacis bizarre qui rappelle jusqu'à un certain point les jeux de la mucédinée du ver à soie, autre fléau terrible connu sous le nom de *muscardine*. Tantôt la feuille, bien que malade, demeure lisse et verte, mais semée de taches d'un jaune livide, demi-transparentes, peu circonscrites, et confluentes parfois; tantôt des taches noires et comme charbonnées ressortent çà et là sur le duvet naturel et blanc qui couvre plus ou moins la page inférieure de la feuille, selon les variétés de vignes; tantôt la feuille se crispe sous l'étreinte dont elle est victime, se recoquille, se flétrit et sèche, ou bien elle noircit du centre à la circonférence, et tombe enfin dès les premiers jours du mois d'août, même pendant la seconde quinzaine de juillet. On conçoit que la plante ainsi maltraitée doive souffrir beaucoup, car dans les trois cas la feuille remplit mal, et même elle cesse de remplir ses importantes fonctions. Le mycélium installé sur les feuilles de vigne pousse verticalement des tiges fécondes, mais en petit nombre; la fructification y est toujours infiniment moins abondante que sur la grappe.

Le sarment est, ou semé de points circonscrits d'un diamètre très variable, ou maculé de plaques irrégulières, souvent confluentes, tantôt d'un rouge-acajou, tantôt brunes, tantôt d'un noir analogue à la couleur de l'encre.

D'ordinaire les points et les taches conservent leur teinte primitive, même après l'aoûtement, et ne passent pas de l'une à l'autre. Dans les vignes les plus gravement affectées, le sarment paraît brûlé par plaques très nettement circonscrites, comme si l'on avait posé un fer rouge sur sa surface herbacée, et il en est ainsi, en plusieurs cas, du pétiole et des feuilles et du pédoncule des grappes. Quelquefois on dirait que le sarment a été sali dans toute son étendue par une sorte de liqueur visqueuse. Je n'y ai point reconnu d'odeur, mais à deux ou trois reprises j'ai cru trouver une saveur imperceptiblement acide et sucrée. Dans les années précédentes, je n'avais vu le sarment atteint qu'à l'épiderme et d'une manière très superficielle; tout comme les observateurs qui font autorité, j'ai eu le tort de prendre ceci pour un fait général. On croyait le jeune bois toujours très sain et la moelle toujours intacte. Mais les malheureux vignobles du Roussillon, de Frontignan, de Lunel, m'ont douloureusement détrompé : j'ai vu, et en très grand nombre, des sarments complétement noircis, secs, fragiles, morts, au tiers supérieur quelquefois, mais rarement à la moitié.

Les symptômes que présente la grappe sont peut-être plus mobiles encore dans leur aspect et dans le résultat. A la première invasion, tantôt avant, tantôt après la feuille ou le bois, un seul point blanchâtre se montre sur l'une des baies et s'élargit en rayonnant dans des directions irrégulières. Souvent le faisceau de mycélium et de tigelles se limite par une cause inconnue; souvent aussi on le voit s'étendre avec rapidité et couvrir totalement la surface de la baie. S'il y a sur le raisin une graine avortée, c'est celle qui présente ordinairement la première trace du mal. Les tiges stériles, ou mycélium, de la plante parasite, bien fixées sur la pellicule par des points d'attache qui ne paraissent point pénétrer au delà de l'enveloppe jusque dans la pulpe cloisonnée du raisin, ces tiges rampantes donnent naissance à des tigelles verticales et fructifères, serrées, pressées l'une à côté de l'autre, droites et toutes à peu près de la même taille au moment de la plus grande vigueur de l'oïdium, comme les filaments verticaux d'un velours de soie plein et bien coupé. Ces tigelles sont cloisonnées ou divisées dans le sens horizontal par des étranglements distincts. La portion supérieure prend immédiatement plus de volume, s'arrondit en ellipse, se détache à maturité, glisse, tombe, ou bien est enlevée au moindre mouvement de l'air. La fructification, favorisée par une température convenable, c'est-à-dire chaude et humide, est quelquefois assez active pour que la deuxième et la troisième division grossissent en même temps que la première, et se détachent ensemble, unies encore l'une à l'autre, en chapelet. Voilà le germe, la graine, la semence, la *spore* de l'oïdium, tantôt plus, tantôt moins allongée, corpuscule enveloppé d'une double tunique transparente, à surface légèrement rugueuse, graine dont aucun mot d'aucune langue ne saurait exprimer le poids, mais à laquelle les instruments d'optique les plus puissants et les plus exacts donnent une longueur de 3 à 5 centièmes de millimètre. Aussitôt que la spore est posée sur un point qui lui est favorable, par une température d'au moins 15 degrés centigrades, et à un degré hygrométrique qu'il m'est impossible de préciser, elle germe immédiatement. Une sorte de bouton irrégulier semble sortir de l'un des petits arcs ou pôles de l'ellipsoïde, et ce bouton s'allonge en tige rampante. Mais l'oïdium a un autre moyen de se propager et même de renaître en quelque sorte. Le mycélium, réduit à l'état d'imperceptible fragment sec et inerte, s'il est placé dans les conditions voulues de chaleur et d'humidité, devient une véritable bouture, qui ne tarde pas à pousser deux ou trois tiges rayonnantes et rampantes, lesquelles vont bientôt donner elles-mêmes naissance à des tigelles verticales et fécondes, composées, comme je viens de le dire, de spores qui mûrissent successivement.

On peut s'expliquer alors l'étonnante rapidité avec laquelle l'infection se propage en certains cas; les yeux perçants distinguent très bien ces tigelles multipliées de l'oïdium en regardant le pourtour d'une graine de raisin dans la direction d'une vive lumière; à l'aide d'une bonne lentille, on reconnaît le renflement supérieur, spore en voie de maturité, à moins qu'un lit épais de ces semences tombées des tigelles, et prêtes pour la dissémination, ne donne un aspect confus.

Le premier effet du mycélium, lorsqu'il adhère à la pellicule de la baie, est de la piqueter de points en relief, bruns quelquefois, plus rarement noirs et même rouges; cette dernière coloration se produit quand de certaines variétés de raisins sont attaquées au moment où elles vont mûrir. De savants physiologistes, pour qui je suis plein de déférence et de respect, ont vu les points ou piquetures apparaître sur la baie avant le mycélium. Pendant trois mois j'ai multiplié les recherches jusqu'à la fatigue pour découvrir un seul exemple de ce phénomène, mais en vain. A la vérité, on trouve souvent ces piquetures à nu, pour ainsi dire, sans aucune tige rampante; mais alors le mycélium a été totalement enlevé, comme je le dirai bientôt. De tels faits, si minces en apparence, sont plus importants qu'ils ne le paraissent au premier abord; car les points antérieurs à l'oïdium, c'est la maladie préexistante dans l'arbuste, c'est l'éruption variolique, mot tout au moins fort original que l'on a jeté dans le débat; les points avant le mycélium, c'est tout un système. Or, les points forment de petites aspérités, des excroissances, des sortes de bourrelets qui, je le répète, ne paraissent pénétrer ni l'épaisseur même de la pellicule, ni conséquemment les cellules de la pulpe avoisinante, qui sont séparées les unes des autres par de légères cloisons. Les points, très confus au premier aspect, procèdent cependant par lignes suivies, mais irrégulières, selon la position qu'ont prise et gardée les ramuscules stériles de l'oïdium. On distingue facilement les points à l'œil nu quand on a tout essuyé avec le doigt, ramuscules, tigelles et spores, ou bien lorsqu'une cause inconnue, que je crois être quelque pluie violente, a fort heureusement arraché toute cette frêle végétation. Que les points couvrent toute la surface de la baie, ou bien qu'ils forment une ou plusieurs taches isolées et circonscrites, leur trace est indélébile, et je ne puis admettre non plus, avec quelques observateurs allemands et italiens, qu'une fois piquetée, la pellicule du raisin recouvre jamais d'elle-même sa couleur verte pour apparaître transparente et pure. C'est toujours sur une de ces lignes ponctuées et dans le sens longitudinal que s'opère la division de la pellicule, quand elle éclate par suite de sa faiblesse ou de son induration, lors de l'afflux des sucs nutritifs qui viennent grossir la baie.

Les cellules de la pulpe se déchirent à leur tour : les pepins apparaissent; la baie se dessèche ou tombe en sphacèle et se putréfie, selon l'état de l'atmosphère et la situation plus ou moins avancée du fruit. La fente n'est pas toujours rectiligne, et même elle ne s'ouvre pas toujours; dans ce dernier cas elle s'affaisse et forme un sillon au fond duquel j'ai quelquefois observé des moisissures bleuâtres ou vertes, qui ne sont point évidemment l'*oïdium Tuckeri*. La baie infectée ne se fend pas nécessairement. Je l'ai vue maintes fois dans cinq autres situations distinctes : 1° La simple flétrissure avec amollissement passager, et sécheresse finale. 2° La baie, à moitié du volume normal, ne grossit plus; elle sèche, durcit, et demeure extérieurement à consistance presque ligneuse. 3° La croissance continue malgré l'ennemi, jusqu'à moitié, jusqu'aux trois quarts du volume normal, et a pour terme la flétrissure suivie de décomposition putride. 4° La baie de la fleur ou pédicelle est totalement couverte par une couche épaisse, serrée, brune ou rougeâtre, composée de tiges accumulées de mycélium desséché, d'apparence et presque de consistance ligneuse. Les tigelles fructifères ou sont absentes, ou sont fort rares. Si, à l'aide d'un tranchant très fin, on enlève avec précaution, partiellement ou bien en totalité, cette espèce d'écorce, on est surpris de retrouver la pellicule intacte, sans piqûre, parfaitement verte alors, et l'intérieur de la baie très sain. 5° Enfin, et pour comble de bizarrerie, des baies couvertes, dès leur formation, à moitié, aux deux tiers, en totalité même, par un abondant mycélium et par d'innombrables tigelles fécondes, ces baies, ces grappes ne s'amollissent, ni se flétrissent, ni ne se fendent, ni ne s'enveloppent d'une couche ligneuse, ni ne tombent en pourriture; elles grossissent, atteignent le volume normal, se colorent et mûrissent parfaitement. On retrouve intacte la saveur propre à la variété du cépage, si l'on enlève avec soin les débris de mycélium encore adhérents à la baie.

Les deux opinions dont j'ai eu l'honneur de vous entretenir, monsieur le ministre, devaient nécessairement servir de point de départ à deux systèmes de recherches et de médications différentes. D'un côté, pour le guérir, on attaqua l'arbuste supposé malade; de l'autre côté, on prit directement l'oïdium à partie pour l'exterminer.

Les praticiens seuls ont beaucoup cherché. Dans la foule innombrable des mixtures que l'empirisme propose, qu'il croit et déclare toujours infaillibles, deux moyens très dignes d'attention font concevoir la possibilité et donnent l'espérance d'un traitement plus complet, conciliant l'économie de main-d'œuvre avec une efficacité qui prévienne de nouvelles invasions toujours menaçantes. Jusqu'ici, à l'aide de l'un ou de l'autre des deux procédés dont il s'agit, les serres et les treilles ont pu sauver la majeure partie de leur raisin; mais le vignoble a été moins heureux, et les produits de haute valeur paraîtraient seuls pouvoir couvrir sans trop de perte les frais que nécessite la répétition éventuelle des manœuvres contre un ennemi disposé sans cesse à des retours agressifs. Sans prétendre présenter ici l'énumération complète des méthodes curatives proposées et préconisées tour à tour, ce qui d'ailleurs me serait bien impossible, permettez-moi, monsieur le ministre, d'en signaler quelques-unes, remarquables ou pour leur mérite réel, ou pour la faveur assez vive et bruyante, mais passagère, dont elles sont l'objet.

On a d'abord cherché dans la culture même les moyens de guérir le mal supposé préexistant chez l'arbuste, ou d'éloigner le parasite en détruisant ses germes; on a essayé la taille prématurée, la taille tardive, l'ablation des jeunes pousses, et l'abstention même de toute espèce de taille; on a enterré les sarments passés à l'état ligneux. Mais, à ma connaissance, aucune de ces pratiques, très vantées d'abord, n'a donné de résultat utile. L'intendant d'une grande maison italienne, préjugeant, ainsi qu'on le fait encore en quelques lieux, que la vigne est malade par surabondance nuisible de la séve, s'est vu logiquement conduit à opérer le patient comme l'art médical traite la pléthore chez les animaux, par d'abondantes saignées. L'honorable M. Guida a donc prescrit une forte incision au pied de la souche, et l'Italie a généralement exécuté l'ordonnance avec un tel espoir de succès, qu'il s'est bientôt trouvé quelqu'un pour disputer à l'inventeur le mérite de sa découverte. Au premier cri d'enthousiasme, grand nombre de nos praticiens français, moins par conviction peut-être que par une sorte d'acquit de conscience, ont beaucoup incisé. Je dois dire qu'en France le résultat est nul partout, et, si j'en juge par le silencieux sourire qui a seul répondu dans l'Italie du nord à mes pressantes questions, il est permis d'affirmer que l'incision n'y a pas mieux réussi; en sorte que l'incision et la taille, comme moyens prophylactiques, paraissent abandonnées décidément. En Italie encore, on a coupé, on a gratté les racines, et sans succès, pendant que M. Régner, ancien vigneron dans la Lorraine, guérissait trois treilles du faubourg Saint-Marceau, en leur faisant subir à peu près la même opération. A la vérité, il y ajoute des lotions avec une eau composée à tout hasard.

Voilà les méthodes culturales, toutes malheureuses, ou sans efficacité démontrée pour une certaine étendue de vignes.

Quelques procédés agissant d'une façon mécanique, soit comme obstacle à l'invasion du mal, soit par frottement pour l'extirper, paraissent être plus heureux, mais seulement pour les treilles, et toujours dans des proportions restreintes. C'est une médication des plus originales, et sur le compte de laquelle on a peut-être tort de s'égayer; car qui sait encore au juste ce qu'il en pourra sortir? M. Eugène Robert, savant entomologiste, jette tout simplement de la poussière sur les grappes malades, lorsqu'elles sont mouillées par la rosée ou la pluie. M. Lachaume, jardinier très intelligent à Choisy-le-Roi, trempe avec succès les raisins infectés dans un vase contenant de la terre argileuse délayée; c'est comme une cuirasse impénétrable dont il les enveloppe, et que la pluie détache en temps opportun. M. Regnault, enfin, propriétaire à Neuilly, fait les choses plus simplement encore. Porteur d'un petit balai de plumes, ou d'une aile de canard, il époussète le bois, les feuilles et le raisin de ses treilles attaquées dès leur jeune âge, et les guérit radicalement ; au moins de graves personnages, qui l'ont suivi dans cet intéressant exercice, en publient et garantissent l'efficacité. Mais ici l'efficacité n'est malheureusement pas la seule question, autrement la main d'une dame adroite et patiente, armée d'un mouchoir de batiste, remporterait une victoire plus éclatante encore sur quelques douzaines de grappes favorites. La question, c'est le vignoble ; la vraie question, c'est la dépense.

La chimie, une chimie de hasard pratiquée par d'honnêtes gens qui n'en possèdent pas même les premières notions, cette pauvre chimie a fourni son large contingent de liquides composés à tort et à travers, n'ayant pas le sens commun, mais réussissant tous à merveille sur trois grappes, surtout dans les prospectus. Je glisse sur de telles misères pour arriver à quelque chose de vraiment sérieux, la fleur de soufre et le sulfate de chaux.

On attribue à un jardinier anglais de Leyton, nommé Kyle, la première idée et les premiers essais du soufre en poudre; mais on parla peu de la fleur de soufre jusqu'à ce que M. Gontier eût trouvé des procédés faciles d'application, et démontré, par des expériences sans réplique, sur ses riches cultures de Montrouge, l'efficacité de cette méthode. Elle est fort simple aussi : on mouille le pampre et les grappes, puis on projette le soufre pulvérulent, à l'aide d'un appareil ingénieusement disposé pour cela. Si l'opération est bien conduite, et renouvelée au besoin, le succès est assuré. Jusqu'à quel point maintenant la méthode de M. Gontier, inspirée par le besoin de sauver les raisins de table, est-elle applicable au vignoble ? Je l'ignore. On dit qu'après mon passage dans le Médoc, le riche propriétaire d'un cru bien classé, où M. Petit-Laffitte avait constaté les commencements de l'infection, a fait venir de Paris une cargaison entière de soufre et de soufflets. Il serait fort curieux de connaître le résultat et le prix de cette expérience faite en grand. Mais trois objections s'élèvent à l'avance contre l'application du procédé Gontier dans les vignobles dont le produit n'a malheureusement qu'une faible valeur, même en tenant compte du renchérissement actuel : 1° Le prix du soufre employé en grand et dans toute l'Europe deviendrait énorme. 2° La main-d'œuvre pour une manipulation qui exige des soins et une dextérité, si l'on veut que rien n'échappe à l'action du soufre, cette main-d'œuvre est facilement payée par le raisin de luxe, ou le sera peut-être par les vins d'élite; mais sur la grande surface des vignobles ordinaires ou inférieurs, elle constituera une aggravation de dépense qu'ils ne pourront probablement pas supporter. 3° La manœuvre n'exige pas seulement des soins délicats et attentifs, il faut encore qu'elle soit possible. Or, praticable sur les treilles et dans les vignobles parfaitement conduits, pourra-t-on l'exercer dans des vignes immenses dont les ceps non échalassés poussent des pampres de quatre, de six mètres qui s'entrelacent et s'enchevêtrent, et traînent à terre dans un inextricable désordre ?

Le procédé de M. Grison, jardinier à Versailles, n'échappe peut-être point à la troisième objection, mais les deux premières ne paraissent pas devoir l'atteindre. Il consiste dans des lotions, répétées au besoin, avec le sulfhydrate de calcium, et il réussit parfaitement sur les treilles. On l'a essayé dans le vignoble :

M. le docteur Turrel, du Var, l'a soumis, cette année, à une très belle expérience, la plus étendue, je crois, que l'on ait tentée jusqu'ici. M. Turrel a traité dix hectares de vignes situées près de Toulon, avec le sulfhydrate de chaux, vignes déjà malades et qu'il a complétement guéries. Mais, hélas! le terrible oïdium a bientôt reparu, lui et ses funestes conséquences. Est-ce la faute de M. Turrel? Non; il a opéré avec talent et, on peut le dire, avec succès. Faut-il s'en prendre au procédé? Nullement, car il réussit; mais l'habileté de l'opérateur et la puissance du liquide sont vaincues par la production nouvelle et la dissémination continue des spores de l'oïdium. Il y a derrière toutes ces médications ingénieuses, dès qu'on les applique sur une grande échelle, des conditions de réussite définitive équivalentes, je le crains, à l'impossibilité. Voici les paroles textuelles du savant et habile viticulteur : « En signalant à la Société nationale et centrale d'agriculture les résultats obtenus sur mon vignoble par le traitement Grison, j'exprimai la crainte que les vignes non traitées ne devinssent des foyers de nouvelles infections, même pour les vignes débarrassées de l'oïdium, et je demandais que l'autorité rendît obligatoire le mode de traitement reconnu le plus efficace. Mes appréhensions n'ont été que trop justifiées. »

Le procédé n'en garde pas moins son efficacité relative, et l'honorable expérimentateur conserve tout le mérite de sa tentative hardie. Il y a plus, je considère comme certaine et complète désormais l'efficacité de la méthode de M. Grison, lorsqu'on en usera avec habileté pour les vignobles tardivement atteints ou donnant encore l'espoir d'une récolte capable de couvrir de nouveaux frais. A une époque rapprochée des vendanges, le mycélium, fatigué en quelque sorte par d'abondantes fructifications, affaibli par une température moins favorable, pousse moins de tigelles qui se courbent languissantes, et n'amènent à maturité qu'un petit nombre de spores dont le germe se développe avec difficulté et lenteur; car, ainsi que j'ai eu l'honneur de vous le dire, monsieur le ministre, 15 degrés centigrades sont nécessaires pour que le mycélium s'accroisse en rampant; mais, sans qu'il me soit possible de rien préciser à cet égard, je suis persuadé qu'une température plus haute est indispensable à la fructification et à la dissémination.

J'ai dit que nos vignerons s'étaient bien peu mis en peine d'expérimenter les découvertes du Nord. M. le docteur Turrel fait exception déjà; mais l'équité exige que je mentionne encore ici l'honorable M. Camille Cambon, de Montpellier. M. Cambon est probablement le viticulteur français qui a le plus cherché et employé de substances capables de détruire les spores de l'oïdium, sur quelque point qu'elles se cachent pendant l'hiver. Il m'appartient en particulier de rendre hommage aux intelligents et immenses travaux de M. Cambon, car ils dépassent de beaucoup, sans être plus heureux, les essais multipliés que nous entreprenions en même temps et dans le même but, M. le professeur Bouchardat et moi, à la vigne du Luxembourg. M. Cambon, plein de courage et de persévérance, est loin de désespérer du succès. Il propose un plan de campagne complet, trop complet, pour l'extermination radicale de l'oïdium. C'est une stratégie à laquelle rien ne manque, pas même l'intervention de l'autorité publique, pour en rendre les manœuvres obligatoires, particularité qui me dispense de plus longs détails, si j'ai vu juste, en démontrant l'impossibilité pratique et l'inutilité d'une mesure aussi grave.

Permettez-moi, monsieur le ministre, en résumant ce rapport, d'y attacher quelques conclusions qui reproduisent la pensée même et le vœu d'un très grand nombre de viticulteurs éminents.

Le mal est considérable, sans doute, il est surtout de nature à frapper les imaginations et à faire naître de vives inquiétudes pour l'avenir ; mais le désastre est moins grand qu'on ne l'a fait, si ce n'est dans une région du sud, au bas Languedoc, où l'on ne peut l'exagérer tant il est grave. Si partout ailleurs la récolte est faible cette année, ou décidément mauvaise, l'oïdium n'est que partiellement cause dans ce malheur ; en plusieurs vignobles étendus ou précieux, il n'y concourt même pas : les gelées tardives, les insectes destructeurs, la coulure, la grêle, les caprices de température y prennent la plus large part.

L'origine réelle, la source primitive de la maladie des vignes est encore un profond, peut-être un impénétrable mystère.

La cause prochaine du mal sera probablement encore l'objet de débats scientifiques prolongés. Pour qu'ils aient une issue satisfaisante et utile, il faudrait autre chose que des argumentations appuyées sur de simples apparences, sur des faits partiels, variables, observés à la hâte, sans suite ni méthode. Une étude intime et pénétrante de la constitution même de l'arbuste, cette étude entreprise simultanément sur plusieurs points, et régulièrement conduite, peut seule avoir quelque autorité ; seule elle aura le droit de conclure.

Un préjugé populaire explique le mal de la façon la plus absurde, par l'influence délétère du gaz d'éclairage et de la vapeur des locomotives. On aurait tort de dédaigner cette erreur, si grossière qu'elle soit ; elle a profondément pénétré dans les convictions d'un nombre incalculable d'hommes qui souffrent, s'irritent, et mêlent des menaces à leurs plaintes.

La haute température de l'atmosphère, la richesse et l'humidité du sol combinées activent singulièrement la fructification de l'oïdium. La culture de la vigne dans les terres basses et humides est donc, en général, une circonstance désastreuse pour les vignobles secs et élevés.

Aucun moyen sérieux de prophylactique n'a encore été découvert.

Parmi les médications directes, plusieurs ont obtenu des succès partiels ou momentanés ; aucune des résultats décisifs et définitifs. Le soufrage et les lotions de sulfhydrate de chaux, procédés auxquels désormais est attaché le nom respectable de M. Gontier et de M. Grison, ces méthodes employées habilement, sont le salut de l'importante culture des treilles. Une surélévation dans la valeur des vins distingués, dont l'importance atteint à peine 10 pour 100 du chiffre de la production totale, cette hausse, si elle est constante, pourra seule conduire les producteurs aisés à l'adoption de l'une ou de l'autre méthode.

Il serait certainement très utile d'encourager et même de provoquer des expériences comparatives et étendues sur tous les procédés que l'on propose ou qui ne manqueront pas de surgir. Il y faudrait un système arrêté et bien réglé. Beaucoup de viticulteurs pleins de zèle et d'intelligence s'y prêteront avec empressement.

RAPPORT DE LA COMMISSION DE LA MALADIE DE LA VIGNE ADRESSÉ A M. LE MINISTRE DE L'AGRICULTURE, DU COMMERCE ET DES TRAVAUX PUBLICS, LE 7 MARS 1854.

Monsieur le ministre, d'après votre invitation, la commission que vous avez chargée d'étudier les procédés curatifs proposés contre la maladie de la vigne, s'est rendue dernièrement à Thomery. Elle avait à examiner les résultats obtenus dans cette commune de l'emploi du soufre à sec, préconisé comme moyen préventif, d'une application facile et peu coûteuse, et dès lors susceptible d'être adoptée dans les grands vignobles.

La commission a visité d'abord les jardins ou enclos de Thomery ; elle s'est ensuite transportée dans les vignobles en plein champ. Les uns et les autres ne laissaient rien à désirer : jets vigoureux, bois parfaitement aoûté, sarments d'une belle couleur, exempts de toute trace de maladie, yeux bien formés, prouvaient clairement que Thomery n'avait pas souffert du fléau en 1853. Cet état satisfaisant se retrouvait partout, à l'exception, cependant, de quatre propriétés où la vigne présentait le plus triste aspect ; ses pousses étaient grêles, son bois noirci de taches livides : la plupart des souches portaient encore leurs raisins desséchés, abandonnés sur place. Nous eûmes bientôt l'explication de cet étrange contraste. Les possesseurs de ces vignobles si maltraités s'étaient abstenus de tout moyen curatif ; tous les autres cultivateurs, au contraire, avaient employé le soufre, et avec le plus grand succès ; ceux-ci avaient complétement sauvé leur récolte, ceux-là l'avaient entièrement perdue. Ces faits concluants s'appuyaient sur une épreuve contradictoire, et ne permettaient plus le doute sur l'heureuse application du soufre à la guérison de la vigne. Mais, dans quelles conditions, à quelles époques, dans quelles proportions le soufrage avait-il été employé et quelle dépense occasionnait-il, c'est ce qu'il importait de rechercher : ces renseignements, monsieur le ministre, la commission les a recueillis avec soin.

Le soufrage, à Thomery, est appliqué indistinctement à toutes les vignes, quel que soit leur mode de culture, en treilles ou par souches disposées en palmettes sur les lignes rapprochées. Le soufre, réduit en poudre bien sèche, est projeté à l'aide du soufflet Gontier, perfectionné par M. Gaffet (de Fontainebleau). Chaque soufrée se fait *par allée et venue*, afin que toutes les surfaces de la plante soient mises en contact avec le soufre ; on y revient à trois reprises, chaque année. Le premier soufrage a lieu dès que les bourgeons ont atteint quelques centimètres de développement ; le second se donne aussitôt après la floraison de la vigne ; on soufre enfin une troisième fois avant la maturité, quand le raisin commence à tourner. La plupart des propriétaires de Thomery choisissent, de préférence, le matin et le soir pour procéder à ces opérations.

Au premier abord, ces deux termes extrêmes de la journée semblent les plus favorables : d'une part, la rosée et le serein contribuent à fixer le soufre sur les diverses parties de la vigne ; de l'autre, l'ouvrier est moins exposé à être contrarié dans son action par le vent, et il poursuit son opération avec moins de difficultés. Malgré ses avantages, il est bien reconnu aujourd'hui que le soufrage a une vertu curative d'autant plus prompte et plus efficace, qu'il s'effectue par un soleil plus ardent, aussi l'applique-t-on de midi à deux heures ; il est alors dans toute son énergie. Ceux-là même qui soufrent le matin et le soir ne contestent nullement la supériorité du soufrage à sec vers le milieu du jour ; ils trouvent seulement que le mode d'emploi expose davantage les yeux de l'ouvrier à des ophthalmies légères résultant souvent, en effet, de l'emploi du soufre pour la guérison de la vigne. On n'est pas tout à fait d'accord à Thomery sur la dose de soufre qu'il convient de répandre par hectare. Les uns n'emploient que 60 kilogrammes, les autres en mettent 70 kilogrammes pour la même étendue dans les trois soufrages que la vigne reçoit chaque année. En calculant d'après la plus forte dose, ce serait une première dépense de 28 francs. Un ouvrier actif peut soufrer par jour de 1 000 à 12,000 mètres superficiels; l'hectare de vignes pleines contenant 1 200 souches dressées chacune sur quatre coursons, exige, pour être soufré, trois journées d'homme, de dix heures chacune, à raison de 2 francs par jour. En additionnant ces 6 francs de main-d'œuvre au prix du soufre, on voit que le soufrage d'un hectare de vigne revient, à Thomery, à 34 francs, et non pas à 18 francs, comme on l'avait avancé par erreur.

Depuis un an, le soufrage de la vigne est vulgairement pratiqué à Thomery; les circonstances qui l'ont fait adopter méritent d'être rapportées. Ce vignoble, d'une contenance de 120 hectares, presque exclusivement planté en chasselas, avait été gravement atteint par la maladie en 1851. Pour la combattre, on eut d'abord recours à l'hydrosulfate de chaux; puis, bientôt après, au procédé Gontier, qui consiste à combiner l'emploi du soufre avec celui de l'eau. C'est alors qu'un des cultivateurs les plus habiles de Thomery, M. Rose Charmeux, eut l'idée de se servir du soufre à sec pour simplifier l'opération. Cette expérience lui réussit à souhait; il n'en fallut pas davantage pour propager l'emploi du soufre à sec; il gagna de proche en proche et ne tarda pas à devenir général. C'est le seul dont on ait fait usage à Thomery en 1853, c'est le seul qu'on se propose de suivre en 1854. Le soufre à sec a réussi, dans la Gironde, sur les vignes de M. le comte Duchâtel, de MM. de Sèze et Pescatore; grâce à lui, les cultivateurs de Thomery ont complétement sauvé leurs récoltes dans la dernière campagne. Cette commune, si laborieuse et si intelligente, a exporté sur Paris, en 1853, près d'un million de kilogrammes de chasselas : toutes les grappes étaient aussi saines et aussi bien développées que dans les meilleures années.

En résumé, monsieur le ministre, la commission est unanime à reconnaître les bons effets de l'emploi de la fleur de soufre à sec dans la maladie de la vigne; elle croit, d'après la pratique habile des cultivateurs de Thomery, qu'il y a avantage à soufrer vers le milieu du jour; elle ne rejette pas toutefois le soufrage du matin et du soir, qui peut en rendre l'emploi plus facile et plus général. L'insuffisance des faits ne lui permet pas de dire si le soufre est un moyen à la fois curatif et préventif; de nouvelles expériences sont nécessaires pour résoudre ce problème. Mais elle n'hésite pas à recommander avec confiance, pour les jardins et la petite culture, l'emploi du soufre à sec. Elle espère qu'on pourra appliquer également ce moyen curatif aux grands vignobles; mais alors il faudra tenir compte des difficultés plus grandes que l'état de l'atmosphère pourrait opposer à l'égale répartition du soufre : la proportion du soufre devra peut-être être augmentée. Les considérations économiques dominent ici la question; les grands propriétaires seuls pourront décider s'il y a intérêt pour eux à adopter le soufrage tel qu'il se pratique à Thomery : il a été couronné d'un plein succès dans cette commune.

En regard des désastres apportés par la maladie de la vigne, il faut s'empresser de reconnaître que jusqu'à présent il n'y a aucun fait authentique connu qui puisse réellement montrer que le fléau offre des dangers pour la santé de l'homme. On peut s'en rendre assez facilement compte, attendu que pour ce qui concerne le raisin, lorsque les grains sont fortement envahis, crevassés et arrêtés dans leur développement, ils ne sont pas alors mangeables, soit par leur défaut de maturité, soit par suite de la saveur désagréable, aigre ou putride, que les diverses altérations successives ont occasionnée. Et lorsque les raisins ont été légèrement attaqués ou guéris dès les premières atteintes et qu'ils sont parvenus à leur maturité, ils conservent dans ce cas à peine des traces du parasite, et ils sont consommés sans inconvénient. La même distinction doit être faite relativement aux grains destinés à la vinification et relativement aux raisins de table. La plupart de ceux qui avaient été fortement attaqués n'ont pu produire que des vins détestables, à moins d'un triage difficile. Quant aux produits faiblement attaqués ou guéris et qui ont pu éprouver une maturation complète, ils ne doivent pas altérer la qualité du vin. Dans tous les cas, ni l'un ni l'autre n'ont donné lieu, jusqu'à présent, à aucun accident.

Maladie des cerises. — Pour la première fois, en 1852, il a été signalé par M. le docteur Léveillé une *maladie* qui sévit, dans les environs de Paris, sur les *merises*, les *cerises anglaises* et principalement sur les *bigarreaux*. Elle n'a point été appréciée dans ses ravages; cependant l'habile observateur estime qu'un quart de la récolte tombe, sèche ou pourrit sur les arbres. Une altération des tissus, principalement appréciable dans la moelle, parut être la cause première du mal; les observations complètes de M. Léveillé ne laissent point de doute à cet égard, mais il reste à savoir sous quelles influences délétères les tissus se désorganisent.

Maladies des betteraves. — De même que les plantes alimentaires précédentes, les *betteraves peuvent être malades.* C'est par l'extrémité profonde du pivot, c'est-à-dire par le point où l'absorption est le plus active, et c'est sur le trajet des vaisseaux vasculaires, c'est aussi le long des voies les plus rapides d'absorption, que l'altération des tissus caractérise le mieux cette maladie dont l'effet est une diminution notable du rendement de sucre. C'est là une différence bien remarquable entre la maladie des betteraves et celle des pommes de terre : tandis que la première détruit le principe sucré, la seconde respecte le principe amylacé et permet au consommateur d'utiliser encore la fécule qu'il recherche dans le précieux tubercule. On a découvert sur les radicelles des betteraves malades des poils résultant de l'élongation des cellules de la surface, et l'on a cru pouvoir expliquer par là la maladie. Cette opinion n'est pas partagée par tous les observateurs; quelques-uns ont dit : C'est encore là faire une confusion, et rattacher comme effet et cause des détails qui coexistent seulement à côté des faits essentiels.

(*Voy.* Blé, Farine, Hygiène rurale, Maïs, Pain, Pellagre, Vin.)

Bibliographie. — *Maladie des pommes de terre, des betteraves, des blés et des vignes*, par M. Payen. Paris, 1853. — *Comptes rendus de l'Académie des sciences*, 1842, 2e partie, p. 314. — *Bulletin de la Société nationale et centrale d'agriculture*, 1849, p. 764. — *Annales de chimie*, 1843. — *Bulletin des sciences de la Société impériale et centrale d'agriculture*, 1852, p. 487. — *Observations sur les maladies régnantes de la vigne*, par Esprit Fabre (*Société centrale d'agriculture de l'Hérault*, 1853). — *Rapport adressé au ministre de l'intérieur*, par Louis Leclerc. Paris, 1852. — *Journal d'agriculture pratique*, juin 1853. — *Rapport* de M. Rendu. Paris, 1853. — *De la maladie des pommes de terre*, par Decaisne. Paris, 1846. — *Mémoires de l'Académie des sciences*, 1748. — *Du seigle ergoté*, par Read. Paris, 1774. — *Mémoires de la Société royale de médecine*. Paris, 1776, 1777, 1778, t. I et II. — *Journal hebdomadaire de médecine*. Paris, 1830, t. VII. — *Histoire des épidémies*, par Ozanam. Lyon, 1853, 4 vol. in-8. — *Journal de chimie médicale*, numéro d'avril 1845. — *Clinique médicale*, par Cayol. Paris, 1830, p. 262. — *Rapport général sur les travaux du Conseil d'hygiène de la Seine-Inférieure*, 1845. — *Journal du progrès*, de Rennes, octobre 1845. — *Action des raisins malades et du vin qui en provient sur l'économie animale*, par Bourguet (*Annales d'hygiène*, t. XLVI, p. 445). — *Recherches sur l'anguillulé du blé niellé*, par le docteur C. Davaine. Paris, 1857, in-8.

ÉPIZOOTIES. — Les épizooties, maladies qui sévissent sur les animaux à la manière des épidémies sur l'homme, sont, ainsi que nous l'avons montré, intimement liées à ces dernières par leurs causes, leur marche, et par les mesures sanitaires qu'elles réclament. Mais au point de vue de l'hygiène publique, il convient de confondre avec les épizooties les maladies contagieuses qui, se propageant parmi les bestiaux et les animaux domestiques, indépendamment de leur transmissibilité à l'homme ou de l'état de la santé des populations environnantes, doivent appeler au même degré la sollicitude de l'administration.

En temps d'épidémie, nous avons vu que les animaux domestiques échappent rarement à l'influence de la maladie régnante qui revêt chez eux des formes variées dont il serait hors de propos d'aborder ici l'étude. Mais il est d'autres affections propres aux animaux et qui, nées d'une cause inconnue ou propagées par contagion, déciment le bétail, détruisent des troupeaux entiers, et peuvent étendre leurs ravages de contrée en contrée à la manière des grandes maladies pestilentielles, comme on l'a vu il y a peu d'années pour la péripneumonie contagieuse.

Les espèces diverses d'animaux domestiques ont presque toutes présenté, dans certaines localités et à différentes époques, des épizooties spéciales. Le gros bétail, les bœufs, les moutons, les porcs, les chevaux, les chiens et les chats, les oiseaux de basse-cour ou de volière, les poissons même, les vers à soie, les abeilles, ont fourni des exemples de mortalité insolite et subite due à de semblables affections. Nous nous bornerons à énumérer : le typhus contagieux des bêtes à cornes ; le typhus charbonneux, qui atteint le bétail, les chevaux, les chats, les oiseaux ; la clavelée des moutons ; la pique ou charbon des porcs ; la maladie aphtheuse qui s'étend sur les bœufs, les brebis, les chèvres, les porcs ; les affections catarrhales, la morve et le farcin des solipèdes ; la péripneumonie contagieuse des ruminants ; la maladie de sang et la pourriture des moutons, maladies qui sont loin d'être également connues dans leurs causes, dans leur nature et dans le traitement qui leur est propre.

Mais ce n'est pas seulement par la perte considérable, par la ruine qu'elles entraînent, que les épizooties prennent place parmi les plus graves questions d'hygiène, c'est encore par l'influence pernicieuse que peuvent exercer sur la santé publique le contact et l'usage alimentaire ou industriel des animaux malades, de leur viande ou de leurs produits. Aussi a-t-on vu toutes les administrations qui ont pris à cœur de veiller au maintien de la santé des populations, s'efforcer de prévenir et de combattre les maux si graves qu'amènent à leur suite les épizooties. Nous croyons utile d'exposer avec quelque détail les prescriptions relatives à cet objet important et dont les principes remontent à 1745 et 1746. Nous commencerons par la citation de l'ordonnance de police la plus récente qui les résume et les complète sur quelques points.

RÉSUMÉ DES PRESCRIPTIONS ET RÈGLEMENTS RELATIFS AUX ÉPIZOOTIES.

Il y a eu de tout temps des règlements de police pour prévenir le danger de toute communication entre les animaux sains et les animaux attaqués de la maladie. Ces anciens règlements ont été résumés et rappelés dans l'arrêté du Directoire en date du 27 messidor an V. Cet arrêté, dont la légalité ne saurait être contestée, puisqu'il a pour base l'article 20, section IV, titre 1er de la loi des 28 septembre-octobre 1791, généralise les anciennes mesures locales et les rend applicables à toute la France. Il est trop important pour que nous n'en rappelions pas les dispositions. Tout propriétaire ou détenteur de bêtes à cornes, à quelque titre que ce soit, qui a une ou plusieurs bêtes malades ou suspectes, est obligé, sous peine de 500 francs d'amende, d'en avertir sur-le-champ le maire de la commune, qui les fait visiter par l'expert le plus prochain ou par celui qui a été désigné pour le département ou le canton. Lorsque, d'après le rapport de l'expert, il est constaté qu'une ou plusieurs bêtes sont malades, le maire veille à ce que les animaux soient séparés des autres et ne communiquent avec aucun animal de la commune. Les propriétaires, sous quelque prétexte que ce soit, ne peuvent les faire conduire ni aux pâturages ni aux abreuvoirs communs, et ils sont tenus de les nourrir dans des lieux renfermés, sous peine de 100 francs d'amende. Le maire en informe dans le jour le sous-préfet de l'arrondissement, auquel il indique le nom du propriétaire et le nombre des bêtes malades. Le sous-préfet fait part du tout au préfet du département. Aussitôt qu'il est prouvé au maire que l'épizootie existe dans une commune, il en instruit tous les propriétaires de bestiaux de cette commune, par une affiche posée aux lieux où se posent les actes de l'autorité publique, laquelle affiche enjoint aux propriétaires de déclarer au maire le nombre des bêtes à cornes qu'ils possèdent, avec désignation d'âge, de taille, de poil, etc. Copie de ses déclarations est envoyée au sous-préfet et par celui-ci au préfet. En même temps le maire fait marquer, sous ses yeux, toutes les bêtes à cornes de sa commune avec un fer chaud représentant la lettre M. Quand le préfet du département est assuré que l'épizootie n'a plus lieu dans son ressort, il ordonne une contre-marque telle qu'il juge à propos, afin que les bêtes puissent aller et être vendues partout, sans qu'on ait rien à craindre. Afin d'éviter toute communication des bestiaux de pays infectés avec ceux de pays qui ne le sont pas, il est fait de temps en temps des visites chez les propriétaires de bestiaux, dans les communes infectées, pour s'assurer qu'aucun animal n'en a été distrait. Si, au mépris des dispositions précédentes, quelqu'un se permet de vendre ou d'acheter aucune bête marquée dans un pays infecté, pour la conduire dans un marché ou une foire, ou même chez un particulier de pays non infecté, il est puni de 500 francs d'amende. Les propriétaires de bêtes qui les font conduire par leurs domestiques ou autres personnes, dans les marchés ou foires, ou chez des particuliers de pays non infectés, sont responsables du fait de ces conducteurs. Il est enjoint à tout fonctionnaire qui trouve sur les chemins ou dans les foires ou marchés des bêtes à cornes marquées de la lettre M de les conduire chez le juge de paix, lequel les fait tuer sur-le-champ en sa présence. Peuvent néanmoins les propriétaires de bêtes saines en pays infecté en faire tuer chez eux, ou en vendre aux bouchers de leurs communes, mais aux conditions suivantes : 1° il faut que l'expert ait constaté que ces bêtes ne sont pas malades ; 2° le boucher ne doit pas entrer dans l'étable ; 3° le boucher tuera les bêtes dans les vingt-quatre heures ; 4° le propriétaire ne pourra s'en dessaisir et le boucher les tuer, qu'ils n'en aient la permission par écrit du maire, qui en fera mention sur son état. Toute contravention à cet égard est punie de 200 francs d'amende ; le propriétaire et le boucher sont solidaires. Il est ordonné de tenir, dans les lieux infectés, les chiens à l'attache, et de tuer tous ceux que l'on trouverait divaguant. Tout fonctionnaire public qui donnerait des certificats et attestations contraires à la vérité serait condamné à 1000 francs d'amende. Dans tous les cas où les amendes pour les objets relatifs à l'épizootie sont appliquées, les juges ne peuvent les modérer. Aussitôt qu'une bête est morte, au lieu de la traîner, on doit la transporter à l'endroit où elle doit être enterrée : endroit qui sera, autant que possible, au moins à 50 toises des habitations. On la jette seule dans une fosse de huit pieds de profondeur, avec toute sa peau, tailladée en plusieurs parties, et on la recouvre de toute la terre sortie de la fosse. Dans le cas où le propriétaire n'a pas la facilité d'en faire le transport, le maire en requiert un autre et même les manouvriers nécessaires, à peine d'amende contre les refusant. Dans les lieux où il y a des chevaux, on fera de préférence traîner par eux les voitures chargées de bêtes mortes ; les voitures seront lavées à l'eau chaude après le transport. Il est défendu de jeter les bêtes mortes dans les bois, les rivières ou à la voirie, et de les enterrer dans les étables, cours et jardins, sous peine de 300 francs d'amende.

Ces règlements sont encore en vigueur. Un arrêté du gouvernement du 27 vendémiaire an II a ordonné que l'arrêté du Directoire, que nous venons de rapporter, et l'arrêt du conseil du 16 août 1784, seraient promulgués dans tous les départements. On a vainement cherché à établir que ces règlements n'étaient applicables que dans les temps et les pays où il régnait des maladies épizootiques.

La cour de cassation a fait justice de ce système et l'a formellement repoussé par arrêt du 18 novembre 1808. Il faut d'ailleurs savoir que ces anciens règlements sont aussi maintenus par l'article 461 du Code pénal, et enfin par l'ordonnance royale du 17 janvier 1815. Voici le texte de cette ordonnance : Dans tous les pays où a pénétré l'épizootie et dans ceux où elle pénétrera par la suite, les préfets continueront de faire exécuter les dispositions des arrêts des 10 avril 1714, 24 mars 1745, 19 juillet 1746, 18 décembre 1774, 30 janvier 1775, 16 juillet 1784. Sur la demande des autorités administratives, les gardes nationales, la gendarmerie, les gardes champêtres, et, au besoin, les troupes de ligne, seront employés pour assurer l'exécution des dispositions rappelées ci-dessus, et notamment pour former des cordons et empêcher la communication des animaux suspects avec les animaux sains. Dans les départements où la maladie n'a pas encore pénétré, les préfets ordonneront la visite des étables, aussi souvent qu'ils le jugeront convenable ; ils exerceront une surveillance active et feront les dispositions nécessaires pour que l'on puisse exécuter sur-le-champ et partout où besoin sera, toutes les mesures propres à arrêter les progrès de l'épizootie, si elle venait à se manifester. A la première apparition des symptômes de contagion dans une commune, il y sera envoyé des vétérinaires chargés de visiter les bestiaux et de reconnaître ceux qui doivent être abattus, aux termes des règlements cités plus haut ; l'abatage aura lieu sans délai, sur l'ordre des maires ou des commissaires délégués par les préfets. Il doit être dressé des procès-verbaux à l'effet de constater le nombre, l'espèce et la valeur des animaux qui ont été ou qui seront abattus pour arrêter les progrès de la contagion. Les extraits des procès-verbaux doivent être transmis par les préfets au ministre de l'agriculture, pour faire établir les indemnités auxquelles les propriétaires de ces animaux ont droit, d'après les bases déterminées par les arrêts du conseil des 18 décembre 1774 et 30 janvier 1775, c'est-à-dire le tiers de la valeur qu'auraient eue les animaux, s'ils eussent été sains. A ces moyens de prévenir ou de combattre l'épizootie, nous ajouterons ceux que mentionne Favard de Langlade (*Répertoire de législation*, v° ÉPIZOOTIE) : « Les préfets des départements où règne l'épizootie doivent charger les vétérinaires de se transporter dans les diverses communes ; de se concerter avec l'autorité locale ; de visiter en sa présence toutes les bêtes à cornes, et de marquer celles qui, étant atteintes, doivent être abattues immédiatement et enfouies conformément aux dispositions de l'article 5 de l'arrêté du parlement de 1745 et de celui du conseil de 1784. Les opérations sont constatées par procès-verbal signé de l'autorité locale, du vétérinaire et du propriétaire des bestiaux abattus. Cette pièce doit indiquer la date de l'ordre d'abatage, le jour où il aura eu lieu, ainsi que l'enfouissement ; les noms, qualités, domicile du propriétaire ; le nombre, l'âge, le sexe, l'espèce des animaux abattus, le prix total d'évaluation, le même prix réduit au tiers. Le maire de chaque commune réunit ces procès-verbaux et les adresse au sous-préfet, qui en vérifie la fidélité, donne son avis sur les évaluations et envoie le tout au préfet. Ces procès-verbaux sont dépouillés à la préfecture et servent à former l'état trimestriel qui doit être transmis au ministère de l'intérieur. Dans les lieux préservés de la contagion, les préfets doivent ordonner de fréquentes visites. Les vétérinaires qui en sont chargés doivent désigner aux sous-préfets les communes qui seraient suspectées de recéler des germes de maladie épizootique, dans lesquelles la circulation des animaux devra être interdite, au moyen de troupes s'il est nécessaire. Les sous-préfets en instruisent les préfets. D'après une décision ministérielle du 13 février 1808, les vétérinaires requis par l'autorité administrative pour combattre les épizooties, doivent joindre à leurs rapports sur les maladies, des certificats des maires et adjoints des communes où ils ont été appelés, et indiquer les jours qu'ils ont passés dans ces communes. Leurs honoraires sont réglés à 8 francs par chacun de ces jours. Si des vétérinaires comprennent dans leurs mémoires, des frais de voyage, de nourriture en route, et même de fourniture de médicaments aux animaux malades, ces frais doivent être rejetés. L'administration peut inviter les vétérinaires à indiquer les moyens préservatifs ou curatifs à employer ; mais les frais de traitement proprement dits des maladies restent à la charge des propriétaires des animaux. Les vétérinaires ne sont chargés par l'autorité administrative que de concourir à l'exécution des mesures de police, propres à prévenir ou à arrêter la contagion, comme la visite des écuries et étables, la marque et l'isolement des bestiaux atteints de la contagion, l'abatage de ceux qui sont reconnus incurables et l'inspection des foires et marchés, sous le rapport de la salubrité.

Au reste, il n'eût pas suffi de prescrire des mesures sanitaires pour prévenir ou arrêter les épizooties; il fallait donner à ces prescriptions une sanction pénale : c'est ce que le législateur a fait. L'article 23 du titre II de la loi du 28 septembre — 6 octobre 1791 porte : Le maître d'un troupeau malade rencontré en pâturage doit être condamné à l'amende de la valeur d'une journée de travail par tête de bête à laine et à une amende triple par tête d'autre bétail. Il peut, en outre, suivant la gravité des circonstances, être responsable du dommage que son troupeau aurait occasionné, sans que cette responsabilité puisse s'étendre au delà des limites de la commune. A plus forte raison, cette amende et cette responsabilité ont lieu, si ce troupeau a été saisi sur des terres qui ne sont pas sujettes au parcours et à la vaine pâture. Le Code pénal renferme les dispositions suivantes : Art. 459. — Tout détenteur ou gardien d'animaux ou bestiaux soupçonnés d'être infectés de maladie contagieuse, qui n'a pas averti sur-le-champ le maire de la commune où ils se trouvent, et qui même, avant que le maire ait répondu à l'avertissement, ne les a pas tenus enfermés, doit être puni d'un emprisonnement de six jours à deux mois et d'une amende de 16 francs à 200 francs. — Art. 460. Seront également punis d'un emprisonnement de deux mois à six mois et d'une amende de 100 francs à 500 francs, ceux qui, au mépris des défenses de l'administration, auront laissé leurs animaux ou bestiaux infectés communiquer avec d'autres. — Art. 461. Si de cette communication, il est résulté une contagion parmi les autres animaux, ceux qui auront contrevenu aux défenses de l'autorité administrative seront punis d'un emprisonnement de deux ans à cinq ans et d'une amende de 100 francs à 1000 francs; le tout sans préjudice de l'exécution des lois et règlements relatifs aux maladies épizootiques et de l'application des peines qui y sont portées.

ORDONNANCE CONCERNANT LES CHEVAUX ET AUTRES ANIMAUX VICIEUX OU ATTEINTS DE MALADIES CONTAGIEUSES (DU 31 AOUT 1842).

Nous, conseiller d'État, préfet de police,

Vu, l'arrêté du conseil d'État de 16 juillet 1784, dont les dispositions sont maintenues par l'article 484 du Code pénal ; la loi des 16-24 août 1790; le § 3 de l'article 20, titre 1er, section 4 de la loi du 6 octobre 1791 ; les arrêtés du gouvernement des 12 messidor an VIII (1er juillet 1800) et 3 brumaire an IX (25 octobre 1800) ; l'article 423 du Code pénal ; les articles 459, 460 et 461 du Code pénal; les ordonnances de police des 17 février 1831 et 15 janvier 1841; le décret du 15 janvier 1813 ; l'arrêté du ministre de l'intérieur en date du 11 septembre 1813 ; les rapports du conseil de salubrité.

Considérant qu'il importe de publier de nouveau les règlements relatifs aux animaux vicieux ou atteints de maladies contagieuses, et d'ajouter à ces règlements les dispositions que réclame la gravité de quelques cas de contagion observés par la science,

Ordonnons ce qui suit :

Article 1er. Il est défendu de vendre et d'exposer en vente, dans les marchés et partout ailleurs, des chevaux ou d'autres animaux atteints ou présentant des symptômes de maladies contagieuses.

Il est également défendu d'employer à un service public quelconque, et même de conduire sur la voie publique, des animaux atteints ou présentant des symptômes de maladies contagieuses, vicieux ou hors d'état de service.

Art. 2. Toute personne qui aurait en sa possession des chevaux ou d'autres animaux atteints ou présentant des symptômes de maladies contagieuses, est tenue d'en faire sur-le-champ sa déclaration, savoir : dans les communes rurales de la préfecture de police, devant le maire, et à Paris, devant un commissaire de police.

Art. 3. Il sera fait de fréquentes visites par un artiste vétérinaire de notre préfecture ou par tout autre préposé que nous désignerons à cet effet, soit dans les marchés, soit sur les places affectées au stationnement des voitures de place ou sur tout autre point de la voie publique, à l'effet de rechercher les animaux atteints de maladies contagieuses, vicieux ou hors d'état de faire le service public auquel ils sont employés.

Art. 4. Les animaux dont il est question dans l'article précédent seront, à Paris, conduits dans une fourrière destinée à les recevoir, et dans les communes rurales, ils seront conduits dans une fourrière semblable, s'il y en a une, ou consignés dans tel endroit que le maire jugera convenable.

Le propriétaire sera requis de se présenter, pour être présent à la visite qui sera faite de l'animal, dans le plus court délai, par un artiste vétérinaire que l'autorité désignera.

Si l'animal est reconnu sain par le vétérinaire, il sera rendu au propriétaire.

Si la maladie est reconnue incurable, et si le propriétaire consent à ce que l'animal soit abattu, il sera marqué d'une M faite au ciseau et d'une manière très apparente, dans le poil de la croupe, et conduit sans délai à l'abattoir. Il sera dressé de la visite un procès-verbal qui contiendra le consentement à l'abatage.

L'abatage devra avoir lieu en présence du vétérinaire ou de tout autre préposé de l'administration, qui nous en rendra compte.

Toutefois le propriétaire, pourra, à ses frais, faire conduire l'animal à l'école d'Alfort, pour y être traité, si l'école juge devoir essayer un traitement.

Si le propriétaire ne consent pas à l'abatage, il nommera un expert breveté des écoles, pour visiter l'animal d'une manière contradictoire. En cas de dissidence, il sera nommé par nous un tiers expert, pour, sur son rapport, être statué ce qu'il appartiendra.

Art. 5. Après l'accomplissement des formalités prescrites par l'article précédent, s'il est décidé que la maladie n'est pas incurable, ou si l'animal est seulement reconnu vicieux ou impropre au service public auquel il est employé, il sera loisible au propriétaire de le faire traiter à l'école d'Alfort, soit dans sa propre écurie, mais, dans ce dernier cas, aux conditions suivantes :

L'animal sera marqué d'un signe représentant une équerre tracée au ciseau d'une manière très apparente, dans le poil au défaut de l'épaule gauche.

L'écurie où devra être placé l'animal en traitement, non-seulement sera isolée de manière qu'elle ne puisse présenter de danger de contagion pour les animaux bien portants, mais encore elle devra être très saine et suffisamment large pour que le traitement et le pansement soient faciles ; elle ne devra même contenir aucun autre cheval ou animal quelconque.

Cette écurie sera désignée au vétérinaire de l'administration, et l'animal ne pourra y être placé que sur l'avis de ce vétérinaire, et d'après la permission de l'autorité ; jusqu'à ce moment, l'animal restera dans la fourrière destinée aux animaux atteints de maladies contagieuses.

L'animal en traitement ne pourra plus ni travailler, ni même être promené sur la voie publique, ou dans tout autre lieu où il pourrait se trouver en contact avec des animaux sains. Il devra toujours être soumis aux visites des préposés de l'administration.

Lorsqu'il paraîtra guéri, le propriétaire en fera la déclaration à l'autorité qui, sur une nouvelle visite du vétérinaire commis par elle, donnera ou refusera l'autorisation de l'employer aux travaux ordinaires.

Art. 6. Les visites ordonnées par l'article de la présente ordonnance seront faites également dans les écuries des entrepreneurs de diligences et de messageries, des aubergistes, des voituriers, rouliers, maîtres de postes, loueurs de voitures, marchands de chevaux et autres établissements renfermant des animaux.

L'expert vétérinaire sera accompagné dans ces visites par le maire de la commune ou par le commissaire de police, toutes les fois qu'il sera nécessaire.

Il sera procédé, dans ces établissements, à l'égard des animaux malades ou vicieux, comme il est dit dans les articles 4 et 5.

Toutefois, faute par les propriétaires de se rendre gardiens des animaux ou de présenter un gardien, les animaux seront conduits à la fourrière, ainsi qu'il est dit en l'article 4 de la présente ordonnance.

Art. 7. Les propriétaires d'animaux conduits à la fourrière, dans les cas prévus par les articles qui précèdent, seront tenus de consigner le montant des frais de nourriture pour huit jours, sauf la restitution d'une partie de ces frais, si l'animal était abattu ou rendu avant l'expiration de la huitaine.

Si le propriétaire se refuse à faire cette consignation ou à faire procéder à la visite contradictoire, après en avoir été requis, conformément aux dispositions qui précèdent, l'animal sera abattu.

Art. 8. Les écuries et autres localités dans lesquelles auront séjourné les animaux atteints de maladies contagieuses ou les chevaux seulement suspectés de morve, seront aérées et purifiées à la diligence des maires ou des commissaires de police par les soins des hommes de l'art.

Ces écuries ne pourront être occupées par d'autres animaux qu'après qu'il aura été constaté, en présence d'un expert vétérinaire, que les causes de l'infection n'existent plus.

Ces dispositions sont applicables aux équipages, harnais, colliers et autres objets à l'usage habituel des animaux malades.

Art. 9. Toute personne qui sera appelée à traiter les animaux atteints de maladies contagieuses devra en faire la déclaration, savoir, dans les communes rurales, au maire, et à Paris, à un commissaire de police : ces fonctionnaires nous en rendront immédiatement compte.

Art. 10. Il est expressément défendu aux personnes qui exercent l'art vétérinaire, de prendre d'autre titre que celui qui leur est conféré par les brevet, diplôme ou certificat de capacité délivré suivant les formes prescrites par les règlements.

Art. 11. Dans un mois, à compter de la publication de la présente ordonnance, les personnes qui exercent l'art vétérinaire dans le département de la Seine et dans les communes de Sèvres, Saint-Cloud et Meudon, seront tenues de faire enregistrer à notre préfecture le titre en vertu duquel elles se livrent à cette profession.

Art. 12. Il est défendu de coucher ou de faire coucher qui que ce soit dans les écuries où il se trouverait des animaux atteints de maladies contagieuses, ou des chevaux seulement suspectés de morve. La même défense est faite en ce qui concerne les écuries servant d'infirmerie ou tout local servant à loger des animaux malades, de quelque espèce qu'ils soient.

Art. 13. Les personnes qui seraient exceptionnellement autorisées à traiter les animaux atteints de maladies contagieuses, ou qui auraient des infirmeries vétérinaires et qui voudraient faire surveiller les animaux pendant la nuit, devront faire établir la chambre du gardien de manière qu'elle ne soit pas en communication avec l'écurie, et que la surveillance s'exerce au moyen d'un châssis vitré.

Art. 14. Les contraventions aux dispositions de la présente ordonnance seront constatées par des procès-verbaux ou rapports qui nous seront adressés pour être transmis aux tribunaux compétents.

Art. 15. L'ordonnance précitée du 17 février 1831 est rapportée.

Le conseiller d'État, préfet de police, G. Delessert.

Bibliographie. — *Recherches historiques et physiques sur les maladies épizootiques*, par Paulet. Paris, 1775, 2 vol. in-8. — *Exposé des moyens curatifs et préservatifs qui peuvent être employés contre les maladies pestilentielles des bêtes à cornes*, par Vicq d'Azyr, Paris, 1776. — *Instructions et observations sur les maladies des animaux domestiques*, par Chabert, Flandin et Huzard, 6 vol. in-8. — *Dictionnaire des sciences médicales*, art. Épizootie, par Guersant. Paris, 1815. — *Dictionnaire de médecine, chirurgie et hygiène vétérinaire*, par Hurtrel d'Arboval. Paris, 1838, 6 vol. in-8. — *Recueil de médecine vétérinaire*, passim. — *Dictionnaire de l'industrie*, art. Épizootie, par Trébuchet. Paris, 1835. — *Traité sur la police sanitaire des animaux domestiques*, par Delafond. Paris, 1838, in-8. — *Traité historique et pratique sur les maladies épizootiques*, par Dupuy. Paris, 1836. — *Dictionnaire général d'administration*. Paris, 1848. — *Collection officielle des ordonnances de police depuis 1800 jusqu'à 1862*.

ÉPONGES. — Les éponges, avant d'être livrées dans le commerce, doivent être soumises au lavage et au séchage. Ces opérations, qui ne produisent aucune odeur désagréable lorsqu'elles sont pratiquées sur des éponges de première et de deuxième qualité, donnent lieu pour les éponges de troisième qualité, ordinairement très grosses, qui renferment dans leurs alvéoles une substance gélatineuse noirâtre dont l'humidité favorise la fermentation, à une odeur désagréable, assez forte pour incommoder les voisins, mais non pas nuisible. Cette opération ne se renouvelle que cinq ou six fois par an. Le Conseil d'hygiène et de salubrité du département des Bouches-de-Rhône, qui a eu souvent son avis à donner sur des établissements de ce genre, a indiqué plusieurs moyens de diminuer ou de faire disparaître ces inconvénients. Il a conseillé notamment d'ajouter une petite quantité de chlorure de chaux dans les cuves destinées au lavage des éponges, et de mêler fréquemment les baquets pour empêcher la fermentation putride.

ÉPURATION. — *Voy.* GAZ DE L'ÉCLAIRAGE, PLUMES, etc.

ÉQUARRISSAGE. — On appelle *chantiers d'équarrissage*, les établissements destinés à déposer les chevaux et autres animaux domestiques morts naturellement ou par accident, ou à abattre des chevaux hors de service, à les écorcher et à mettre quelques-unes de leurs parties à la disposition de différentes industries.

Le spectacle hideux et l'odeur infecte, inséparables jusqu'ici de tels établissements, les rendent fort incommodes pour les villes, qui, si elles ne peuvent les maintenir dans leur enceinte, sont obligées de les conserver à leurs portes.

Il existait, dès le XIVe siècle, à Paris, *une écorcherie aux chevaux, au dessous du castel du Louvre*, en dehors de la ville ; un grand nombre de règlements et d'ordonnances ont été rendus depuis cette époque pour empêcher les écorchères de s'établir dans l'intérieur de la ville ; mais constamment éludés, lorsqu'ils n'étaient pas encore tombés en désuétude, on voit par les termes d'une ordonnance de police du 10 juin 1701, qu'il existait encore dans Paris des chiffonniers et des équarrisseurs qui nourrissaient plus de deux cents chiens avec les produits de leur industrie. Une sentence de police du 18 juillet 1727 enjoignit aux équarrisseurs de sortir de Paris dans l'espace de quinze jours, disant : « Que leur voisinage était devenu insupportable ; que la graisse qu'ils conservaient et qu'ils faisaient fondre corrompait l'air de tout le voisinage, et que les vers qui s'engendraient dans les produits de leur établissement gagnaient les maisons voisines et y causaient des incommodités inexprimables. »

Un ordre du 19 novembre 1645 avait ordonné aux bouchers de transporter les débris et immondices à Montfaucon, où l'on déposait déjà depuis 1595 les matières provenant des vidanges.

Il existait à Paris, il y a soixante ans, deux ateliers d'équarrissage, l'un au nord de la ville, à Montfaucon, l'autre au midi, près la barrière des Fourneaux. Celui-ci fut supprimé à l'époque de la révolution. Il s'en établit depuis à Grenelle et à Charenton. Mais les chantiers d'équarrissage sont bien changés depuis les époques que nous venons de parcourir. Alors que l'industrie n'avait pas encore appris à utiliser la majeure partie des débris des animaux qu'on y abat, ceux-ci s'amassaient indéfiniment, et développaient d'immenses pourritures. Il fallait rassembler les os en de vastes bûchers qui, lorsqu'ils se consumaient, répandaient au loin une puanteur insupportable. La destruction opérée par les rats que nourrissaient par myriades ces sortes d'établissements constituait peut-être le moyen le plus efficace de les débarrasser de cet excès d'encombrement. Il n'en est plus de même aujourd'hui, et, comme le disent fort justement MM. Monfalcon et de Polinière, les chantiers d'équarrissage, ramenés aux véritables termes de la question, ne sont autre chose que des abattoirs, et la question hygiénique de l'équarrissage n'a plus guère actuellement qu'un intérêt historique.

Toutefois, si pour les grandes villes, et pour Paris notamment, les chantiers d'équarrissage sont remplacés par des usines, que nous étudierons en parlant des voiries d'animaux morts, il n'en est pas de même pour les petites villes et dans les campagnes, et nous devons à ce sujet entrer encore dans quelques détails.

M. le professeur Reynal, dans un mémoire qui porte le cachet de son esprit juste et pratique, a décrit les procédés d'équarrissage avec une telle exactitude, que nous ne pouvons mieux faire que de les lui emprunter :

« Ce ne sont pas seulement les cadavres qui sont exploités dans les clos d'équarrissage ; on y conduit encore les animaux vivants, mis hors de service par l'âge ou par des infirmités et ceux atteints de maladies incurables.

» Les animaux vivants sont abattus ordinairement le soir pour être dépecés le lendemain matin. Il serait préférable, ainsi que le prescrivent Parent-Duchâtelet et le conseil de salubrité de Marseille, que tous les sujets fussent abattus et équarris dans la journée, pour qu'il fût possible dans la soirée de laver les lieux à grande eau. La plupart des auteurs parlent de quatre procédés, suivant lesquels les animaux seraient abattus.

» Le premier consisterait à insuffler de l'air dans les veines, et le deuxième à opérer la section de la moelle épinière, en enfonçant un instrument très aigu entre la tête et la première vertèbre du cou. Ces deux procédés ne sont presque jamais employés par les équarrisseurs, parce que l'un, l'insufflation, est incertain dans ses effets, l'animal pouvant résister souvent à l'action d'une grande quantité d'air introduite dans ses veines ; et que l'autre exige de la part de l'ouvrier beaucoup d'adresse et d'habileté ; et comme en raison de la rapidité avec laquelle le cheval tombe sur le sol, il pourrait occasionner quelques accidents, on ne l'emploie que très exceptionnellement pour satisfaire la curiosité des spectateurs.

» La section des vaisseaux est le procédé le plus généralement employé : il consiste à enfoncer un long couteau dans le poitrail de l'animal, de manière à venir couper le tronc aortique et les autres gros vaisseaux qui se trouvent à l'entrée de la poitrine. Immédiatement le sang coule en abondance, le cheval chancelle, tombe, et meurt au milieu de convulsions comme tétaniques.

» L'assommement constitue le quatrième moyen d'abatage. Pour le mettre en pratique, on bande les yeux de l'animal avec des œillères, un mouchoir, ou simplement avec le licol de tresse, et l'on applique un vigoureux coup de massue sur le crâne. Ce procédé est le plus souvent combiné avec le précédent, c'est-à-dire qu'on assomme d'abord le cheval, et qu'on le saigne ensuite.

» Les cadavres, dans les grandes villes, sont enlevés par les équarrisseurs, qui sont munis à cet effet d'une charrette de forme particulière et ayant assez de rapport avec un tombereau, dont les dimensions en longueur l'emportent sur les dimensions en hauteur.

» Cette charrette est montée sur deux roues peu élevées. La caisse est bien planchéiée ; elle porte à sa partie postérieure une espèce d'avance qui lui permet de toucher plus facilement terre, de manière à former un plan incliné ; à sa partie antérieure, elle est pourvue d'un treuil mû par une manivelle. A l'aide de ces deux puissances et de l'inclinaison en arrière de la voiture, le chargement des cadavres se fait facilement par une seule personne. A cet effet, on passe une corde dans la queue au moyen d'une incision, on l'arrête par un nœud très solide, dit *nœud d'équarrisseur;* on place l'arrière de la voiture sous la croupe du cheval, la traction exercée sur la manivelle du treuil engage progressivement le cadavre dans la caisse de la charette ; les membres sont appuyés sur les ridelles, qui sont plus basses et qui vont en mourant de la partie antérieure à la partie postérieure, afin de faciliter le glissement.

» Lorsque le cadavre est chargé, on le couvre avec de la paille ou avec une bâche de manière à le soustraire aux regards des passants, durant le parcours suivi pour le transport au clos d'équarrissage. Là on enlève la peau et l'on dépèce le cadavre pour rendre plus faciles

les opérations auxquelles les produits divers qu'il fournit seront ultérieurement soumis.

» Pour enlever la peau d'un cheval, l'ouvrier le place sur le dos, et le maintient dans cette position, soit en contournant l'encolure de manière à placer la tête contre l'épaule, soit en mettant une pierre ou un corps quelconque sur le côté du corps. Il pratique ensuite une incision qui part de l'espace intermaxillaire et se prolonge jusqu'à l'anus, en suivant le bord inférieur de l'encolure et le plan médian de la poitrine et du ventre. Il dirige ensuite une incision à la face interne des quatre membres, dans le sens de leur longueur, laquelle incision rencontre celle du tronc à angle droit, et s'arrête dans le pli du paturon, près du sabot, où la peau est coupée circulairement. L'ouvrier dépouille ensuite, successivement, la région de l'abdomen, de la poitrine, de l'encolure, les membres et les parties latérales du corps ; pendant cette opération, il a soin de diriger le tranchant du couteau du côté des muscles, pour ne pas entamer la peau. Lorsqu'elle est détachée d'un côté, on retourne le cadavre pour en faire autant du côté opposé ; on coupe près de la racine la queue qui reste adhérente à la peau, ainsi que les oreilles et la presque totalité des lèvres; les pieds, munis des sabots et des tendons fléchisseurs, sont détachés à l'articulation du genou et du jarret ; on ménage les parties tendineuses qui demeurent fixées à la région détachée.

» La peau et les pieds enlevés, les membres postérieurs sont désarticulés à l'articulation coxo-fémorale, de telle sorte que les muscles soient coupés le plus près possible de leur insertion au bassin ; puis ensuite on sépare avec la plus grande précaution les masses musculaires de tous les os, sans exception, afin que, lorsque les viscères et le diaphragme sont enlevés, le cadavre se trouve presque réduit à l'état de squelette. »

Il s'en faut de beaucoup que les chantiers d'équarrissage aient subi toutes les améliorations qu'auraient dû entraîner dans leur installation les progrès de la science ; la plupart ont conservé un aspect propre à inspirer l'horreur et le dégoût, malgré les conditions auxquelles ils sont cependant soumis aujourd'hui par la plupart des Conseils de salubrité, d'après les principes posés par Parent-Duchâtelet et les ingénieux appareils de d'Arcet.

Un mur d'enceinte entourera les chantiers, dont l'isolement sera complet ; il n'y aura pas d'habitation à 150 mètres de distance. Il est bon que les murs de face et de refend soient de pierre de taille et revêtus d'un enduit imperméable. Le sang du cheval mis à mort coulera sur un plan incliné, garni de dalles ou revêtu de bitume ; on le recevra dans un tonneau, et il sera immédiatement desséché ou mêlé aux engrais. Tous les gaz, toutes les émanations seront recueillis par un haut fourneau qui les transportera à une grande hauteur dans l'atmosphère. Aucune des opérations de l'équarrissage, l'abatage excepté, ne se fera à l'air libre; la cuisson des chairs, la principale de ces opérations, aura lieu en vaisseaux clos et à la vapeur; puis les chairs, pressées, desséchées et pulvérisées, seront converties en engrais. Le cheval abattu sera dépecé, soumis à tous les procédés de l'équarrissage, et transporté hors du chantier dans les vingt-quatre heures. On imposera aux chantiers l'obligation d'un dallage de pierres dures, unies entre elles par du bitume, et sillonnées par des rigoles en pente destinées à conduire au dehors les eaux de l'atelier. Chargées de matières organiques, ces eaux répandraient dans l'atmosphère des vapeurs infectes si elles coulaient à l'air libre; elles seront reçues dans des puisards, ou conduites par des canaux voûtés dans des cours d'eau, s'il s'en trouve à portée de suffisants. Celles des matières organiques que l'industrie ne consomme pas seront enfouies dans de grandes fosses parallèles où elles se transformeront en utiles engrais. Tout dépôt de matières organiques à l'état frais, ossements, sang, tendons et peaux, sera expressément interdit; le transport d'animaux dépecés ou de matières organiques quelconques ne sera permis que dans des chantiers couverts. On recommandera encore, dans les établissements en grand, la construction de cases d'abatage munies au-dessus de séchoirs ouverts à tous les vents; celle d'un égout de 1 mètre de largeur sur 1 mètre 80 de hauteur, qui traverserait tout l'établissement; celle d'une voirie pour recevoir momentanément les matières organiques, dallée avec pente ou enduite de bitume, et garnie dans son pourtour de pierres dures à la hauteur de 2 mètres au moins.

Les chantiers d'équarrissage sont rangés dans la première classe des établissements insalubres. Cependant il est hors de doute aujourd'hui, depuis les observations de Parent-Duchâtelet, que leurs émanations ne sont aucunement nuisibles à la santé, même des enfants qui s'élèvent et des ouvriers qui vivent dans ce milieu infect; la végétation voisine ne peut même qu'y gagner. Mais la puanteur que dégagent ces établissements, quelques précautions que l'on emploie, le spectacle hideux qu'ils présenteront toujours, et jusqu'aux rats qui s'y multiplient d'une manière prodigieuse, tout rend impossible qu'aucune habitation existe dans leur voisinage.

Un arrêt du conseil d'État de 1784 prescrivait de *taillader* la peau des animaux morts de maladies contagieuses, et d'enfouir leurs cadavres dans des fosses de dix pieds de profondeur. Ce règlement, tombé en désuétude, ne peut sans doute être remis en vigueur, mais il faut se garder de lui substituer l'optimisme dangereux de Parent-Duchâtelet qui, en ce qui touche notamment la morve et le farcin, si communs chez les animaux livrés à l'équarrissage, exposerait à la contagion de nombreux ouvriers, parmi lesquels ces redoutables affections ont déjà fait plus d'une victime.

Les équarrisseurs sont tenus de remplir certaines formalités et de se conformer à certaines obligations prescrites par les arrêts ou les ordonnances de police relatifs à l'équarrissage. La dernière ordonnance du préfet de police de la Seine peut servir de règle et de modèle dans le cas où les autorités municipales de quelques villes voudraient réglementer la profession d'équarrisseur.

ORDONNANCE DU 15 SEPTEMBRE 1843 CONCERNANT LES ÉQUARRISSEURS.

Nous, conseiller d'État, préfet de police, vu : 1° l'ordonnance de police du 24 août 1811, concernant les équarrisseurs ; 2° l'ordonnance du 15 octobre 1841, concernant la police et l'ouverture de l'abattoir et de l'atelier d'équarrissage d'Aubervillers ; 3° la loi des 16-24 août 1790 ; 4° les arrêtés du gouvernement du 12 messidor an VIII (1er juillet 1800), et du 3 brumaire an IX (25 octobre 1801) ; 5° le décret du 17 mai 1809, article 156 ;

Ordonnons ce qui suit : 1° Toute personne exerçant ou voulant exercer la profession d'équarrisseur, sera tenue d'en faire la déclaration à la préfecture de police, en indiquant le matériel dont elle est pourvue ; ce matériel devra être approuvé par nous.

2° Les charrettes ou voitures destinées au transport des animaux devront être construites de manière à ne laisser échapper aucun liquide et à ne pas laisser voir ce qu'elles contiennent. Elles seront d'ailleurs, préalablement à leur usage, soumises à la vérification des agents que nous désignerons à cet effet. Elles seront ensuite revêtues d'une estampille particulière. Indépendamment de la plaque dont les voitures doivent être pourvues, conformément à l'article 9 de la loi du 3 nivôse an VI, et à l'article 34 du décret du 23 juin 1806, les équarrisseurs seront tenus de faire peindre sur un endroit apparent de leurs voitures, en lettres de 6 centimètres au moins, leurs nom, profession, domicile, ainsi que l'indication du siége de leur établissement.

3° La voiture de l'équarrisseur devra toujours accompagner les convois d'animaux vivants.

4° Il est défendu de faire entrer dans Paris des animaux morts ou vivants destinés à l'équarrissage.

5° Il est défendu d'abattre ou d'équarrir les animaux dans Paris. Ces opérations ne pourront être faites hors de Paris que dans des établissements légalement autorisés.

6° Les animaux morts enlevés dans Paris, de même que les animaux vivants destinés à l'équarrissage, ne pourront être conduits au clos d'équarrissage que de minuit à six heures du matin en été, et à huit heures du matin en hiver. Les animaux qui seront dirigés du marché aux chevaux sur l'abattoir devront suivre, pour y arriver, l'itinéraire suivant : les boulevards, le pont d'Austerlitz, la rue de la Contrescarpe, les quais du canal Saint-Martin jusqu'à la barrière de Pantin, et le chemin de ronde extra muros jusqu'à la barrière des Vertus (ordonnance de police du 15 octobre 1841, article 48).

7° Les chevaux morveux ou farcineux, et tous les autres animaux attaqués de maladies contagieuses, morts ou vivants, devront être conduits directement et immédiatement au clos d'équarrissage, sans qu'on puisse les faire stationner, sous aucun prétexte, dans quelque lieu habité que ce soit.

8° Les équarrisseurs devront, sur la réquisition qui leur en sera faite, enlever immédiatement les animaux morts sur la voie publique ou chez les particuliers.

9° Les contraventions aux dispositions de la présente ordonnance seront déférées aux tribunaux compétents, sans préjudice des mesures administratives qu'il y aurait lieu de prendre suivant les cas.

10° L'ordonnance de police précitée du 24 août 1811 est rapportée.

Nous terminerons par une citation très digne d'intérêt relative à la création, proposée par M. Reynal, de chantiers ambulants d'équarrissage à la suite des armées en campagne :

« Au nombre des causes de destruction que la guerre traîne fatalement à sa suite, il faut comprendre les immenses foyers d'infection résultant de l'accumulation des cadavres des animaux tués. Après une grande bataille, les animaux restent abandonnés sur les lieux où la mort est venue les frapper ; bientôt la putréfaction s'en empare, d'autant plus vite que la température est plus élevée. Pendant que la décomposition de ces matières animales s'opère, il se répand au loin une puanteur insupportable et des miasmes putrides dont l'influence est souvent funeste à la santé du soldat épuisé par les souffrances physiques et morales. Cette influence se fait d'autant plus sentir que souvent, comme cela s'est vu durant le siége de Sébastopol, par exemple, l'armée doit, contrainte par les nécessités de la guerre, séjourner d'une manière continue dans un espace très restreint.

» Je me suis demandé si, pour faire disparaître cette cause d'insalubrité qui, jointe à plusieurs autres, n'est pas étrangère peut-être au développement du typhus de l'homme, il ne serait pas utile de permettre à des équarrisseurs de choix de suivre les armées.

» Un homme actif, intelligent, pourvu d'un matériel et d'un outillage convenable, secondé par des ouvriers habiles, organiserait bien vite un service complet.

» Les cadavres seraient dépouillés comme ils le sont dans les conditions ordinaires. On étendrait les peaux pour les dessécher, ou bien on les salerait et on les expédierait aux tanneurs exactement comme on expédie les cuirs de diverses tanneries de France ou des divers ports de mers étrangers ; puis, au moyen de chaudières montées sur des chariots, à l'instar de ceux qui parcourent les pays vignobles pour la distillation des vins, on pourrait opérer la cuisson, en vase clos, de la chair, des os et des débris, et les transformer en engrais. Un industriel bien pénétré du but qu'il veut atteindre, parviendrait certainement sans difficulté à approprier les procédés de MM. Salmon, Payen, Seguin, etc., à l'équarrissage ambulant et aux conditions exceptionnelles au milieu desquelles il se pratiquerait.

» Quand on voit l'agriculture demander au Pérou et à d'autres parages éloignés un de ses principaux engrais, il est permis d'espérer que les produits animalisés extraits par la cuisson et la calcination des cadavres se placeraient utilement sur les marchés français.

» L'hygiène de l'armée, l'hygiène des populations victimes de la guerre, l'industrie, le commerce et l'agriculture, trouveraient, j'en suis persuadé, d'incontestables avantages à tirer parti des cadavres d'animaux qui couvrent la terre le lendemain d'une bataille. »

Voy. Epizooties, Putrides (Émanations), Voiries.

Bibliographie. — Parent-Duchâtelet, *Des chantiers d'équarrissage de la ville de Paris* (*Annales d'hygiène, etc.*, 1832, t. VIII, p. 1). — Parent-Duchâtelet, *Notice sur cette question : Peut-on, sans inconvénients, laisser tomber en désuétude l'article 6 du conseil d'État du 16 juillet 1724, relatif à l'enfouissement des animaux morts d'une maladie contagieuse?* (*Annales d'hygiène, etc.*, 1833, t. IX, p. 109).— Parent-Duchâtelet, *Préjugés sur l'hygiène* (*Annales d'hygiène, etc.*, 1835, t. XIII, p. 243). — Parent-Duchâtelet, *Projet de construction d'un clos central d'équarrissage pour la ville de Paris*, 1836, t. XVI, p. 1. — Parent-Duchâtelet, *Rapport au Conseil de salubrité sur la désinfection des chevaux morts par les nouveaux procédés de MM. Salmon et Payen* (*Annales d'hygiène, etc.*, 1833, t. X, p. 35). — *Dictionnaire de l'industrie, etc.*, 1835, t. IV, p. 300. — A. Tardieu, *Voiries et cimetières*. Paris, 1852. — Reynal, *De l'équarrissage sous le rapport de l'hygiène publique et de la police sanitaire vétérinaire*. Paris, 1860.

ERGOT. — *Voy.* Epiphyties.

ESPRITS. — *Voy.* Alcools.

ESSAYEURS.—Les ateliers d'essayeurs du commerce sont rangés dans la troisième classe des établissements classés. Leurs principaux inconvénients résultent du bruit fait par le laminoir ou les marteaux, et des vapeurs nitreuses que produit le traitement des métaux précieux par l'acide nitrique.

ESSENCES (Huiles essentielles). — Soumis à la distillation, le goudron de houille donne pour produit une huile volatile employée dans les arts pour la préparation de divers vernis, et pour celle d'un alcool carboné, employé à l'éclairage.

La rectification des huiles provenant de la distillation des goudrons, et celle des huiles de schiste et de pétrole pour la préparation de l'huile dite *gaz astral*, appartiennent à la deuxième classe des établissements dits incommodes et insalubres. Il y a lieu à autoriser la rectification des huiles de goudron, de pétrole et de schiste, et leur alcoolisation par des matières amylacées, pour la préparation de l'huile dite gaz astral, mais aux conditions suivantes : Le nombre des appareils distillatoires destinés à la rectification des huiles de goudron, de pétrole ou de schiste, ne pourra excéder, à moins de nouvelles autorisations, un certain nombre d'alambics, dont la capacité sera déterminée ; aucune limitation ne sera imposée aux appareils d'alcoolisation. Un mur de clôture de 8 mètres de hauteur au-dessus du sol sera construit à 7 mètres environ de distance de l'atelier de distillation, de telle sorte que les ateliers soient isolés ; toute ouverture de fenêtre est interdite dans l'atelier au-dessus du rez-de-chaussée. Il n'est pas permis de faire dans l'établissement toute distillation de goudron, et l'autorisation est expressément limitée à la rectification d'huiles précédemment obtenues dans d'autres lieux par la distillation des goudrons de houille, de schiste et autres goudrons. Enfin, les distillations auront toujours lieu à vases clos, et leurs produits gazeux auront pour unique issue des serpentins immergés dans l'eau froide.

ESSORAGE. — *Voy.* Lavoirs.

ESTAGNONS. — Les estagnons sont les vases dans lesquels l'eau de fleur d'oranger est transportée et livrée au commerce.

La distillation de la fleur d'oranger est un des produits les plus importants de quelques-uns de nos départements méridionaux. La récolte et la vente de cette fleur fait une partie de la richesse du cultivateur, et l'aromate qu'on en retire sous diverses formes occupe un grand nombre d'ouvriers. L'eau de fleur d'oranger est envoyée dans différents pays par la voie du commerce.

On s'était aperçu que l'eau de fleur d'oranger trouvée chez un grand nombre d'épiciers, de droguistes, de parfumeurs, contenait de l'acétate de plomb, de 5 à 30 centigrammes par litre ; Cadet-Gassicourt, un certain nombre d'années auparavant, y avait constaté la présence du cuivre. On avait en même temps reconnu que l'eau de fleur d'oranger prise chez les pharmaciens et chez quelques parfumeurs ayant fait venir l'eau de fleur d'oranger dans des bouteilles nommées *sacoches*, ne contenait pas de traces de plomb ni de cuivre. En voici l'explication :

L'eau de fleur d'oranger est généralement expédiée, du midi de la France, dans des vases de cuivre appelés *estagnons*, très minces, d'une capacité assez considérable, étamés en dedans, et dont la surface est recouverte avec du papier collé pour lui donner plus de force. Ces vases sont étamés avec de l'étain impur, et pour qu'ils puissent tenir sur leur fond, on est dans l'usage d'y appliquer une assez forte couche de soudure de basse qualité, qui, par conséquent, contient beaucoup de plomb. Lorsqu'on vient de distiller l'eau de fleur d'oranger, celle-ci est légèrement acide, et cet acide augmente par la conservation ; ainsi, à chaque instant, il se trouve en contact avec un étamage qui contient du plomb, et il s'en sature progressivement. Ceci explique pourquoi on a rencontré des quantités variées de ce métal dans les différentes eaux de fleur d'oranger du commerce, suivant qu'elles étaient plus ou moins vieilles.

Le Conseil de salubrité, consulté à plusieurs reprises sur ce sujet, fut d'avis que l'on n'étamât les estagnons qu'à l'étain pur, et que les eaux de fleur d'oranger, après leur transport, ne fussent conservées que dans des vases de terre ou de verre.

Un fabricant de Grasse proposa que les estagnons étamés à l'étain pur, et livrés au commerce, fussent poinçonnés par un agent de l'autorité. Malgré ces précations ou ces conseils, en 1844, on constata que des eaux de fleur d'oranger, saisies chez divers épiciers, contenaient des proportions de plomb tellement fortes, que l'on chercha de nouveau à faire rejeter l'emploi des estagnons de cuivre étamé. Quelques années après, l'école de pharmacie publiait une instruction, approuvée par le préfet de police, dans le but de mettre à même les personnes qui se livrent au commerce de l'eau de fleur d'oranger de se servir d'un moyen indiqué par M. Chevallier pour lui enlever les sels de plomb qu'elle peut contenir, et qui consiste à la traiter par le charbon animal pur.

Après avoir reconnu la présence des sels de cuivre, de fer ou de plomb, au moyen d'une dissolution de sulfhydrate de soude, on agite la fleur d'oranger avec du noir animal purifié (25 grains de charbon animal pour 25 litres d'eau de fleur d'oranger) huit ou dix fois dans une journée, puis on laisse reposer, on décante et l'on filtre.

On a essayé de remplacer le cuivre par le fer dans la fabrication des estagnons ; mais le fer finit par être attaqué lui-même quand l'eau devient acide. On a encore imaginé de revêtir intérieurement les estagnons de cuivre d'une couche d'argent déposé par les procédés électro-chimiques. Le verre et le grès, que l'on a encore proposés, sont ou trop fragiles ou trop pesants. On a proposé récemment d'employer dans la fabrication la *tôle vitrifiée*, c'est-à-dire recouverte d'un verre dont la base est le silicate de plomb dans lequel on fait souvent entrer un peu d'acide borique, et qui, susceptible de s'appliquer en couches très variées, adhère de la manière la plus complète au métal qu'il recouvre, et le rend par là même inaltérable. Le maire de Grasse a sollicité du ministre l'autorisation de faire estampiller les estagnons par des inspecteurs experts ; et M. le ministre, sur l'avis du comité consultatif d'hygiène publique jugeant qu'il y avait lieu d'étendre cette mesure partout où se fabrique l'eau de fleur d'oranger, a prescrit en 1853 un modèle d'arrêté qui dispose que les estagnons seront entièrement neufs, parfaitement étamés à l'étain fin, et marqués d'une estampille indiquant le nom et l'adresse du fabricant, ainsi que l'année et le mois de l'étamage, et garantissant l'étamage à l'étain fin exclusivement.

ESTAMPAGE. — *Voy.* BATTAGE.

ÉTABLISSEMENTS INSALUBRES. — Les établissements industriels sont souvent incommodes ou insalubres; les odeurs qu'ils exhalent, les vapeurs ou les fumées qu'ils développent, le bruit qui s'y produit, peuvent en rendre le voisinage désagréable ou même dangereux. Aussi l'administration a dû prendre des mesures pour satisfaire aux plaintes légitimes que suscitent en général ceux de ces établissements qui se fondent au milieu ou aux abords des centres de population.

Il n'y a cependant qu'un petit nombre d'années qu'il règne à ce sujet une législation précise et prévoyante. Il est vrai que, dès le XVe siècle, nous voyons une sentence du Châtelet de Paris, en date du 4 novembre 1486, ordonner la suppression d'une fabrique de poterie, sur les réclamations du voisinage. Un règlement général pour la police de Paris et des autres villes du royaume, de 1567, éloigna de l'intérieur des villes certaines industries, telles que celles des chiffonniers, des équarrisseurs, des tanneurs, etc. Mais, jusqu'au commencement de ce siècle, les établissements industriels n'étaient l'objet d'aucuns règlements généraux; on statuait isolément et pour chaque industrie, suivant la nature des inconvénients attachés à son exploitation et les contestations qui s'élevaient entre les manufacturiers et leurs voisins.

Cependant, par une ordonnance du 12 février 1806, le préfet de police défendit d'établir dans Paris aucun atelier, manufacture ou laboratoire qui pourraient compromettre la salubrité ou occasionner un incendie, sans avoir préalablement fait à la préfecture de police déclaration de la nature des matières qu'on se proposait de préparer, et des travaux qui devaient y être exécutés. Ces déclarations devaient être suivies de visites et d'enquêtes *de commodo et incommodo.* Mais ces règlements furent mal exécutés. Le ministre de l'intérieur consulta l'Institut sur les mesures générales dont l'industrie manufacturière pourrait être l'objet, dans l'intérêt de la salubrité C'est le rapport de Guyton-Morveau, Chaptal et G. Cuvier, qui servit de base au décret du 15 octobre 1810 et à l'ordonnance réglementaire du 14 janvier 1815, qu'il est indispensable de reproduire, mais que nous allons d'abord résumer.

Tout établissement industriel réputé insalubre, dangereux ou incommode, réclame pour être fondé une autorisation préalable. Une série d'enquêtes doit précéder les autorisations pour les établissements de première classe. Les voisins de l'établissement projeté sont préalablement avertis; ils ont un mois pour formuler leur opposition et préciser leurs griefs; vient ensuite l'enquête *de commodo et incommodo*, faite par le maire ou par un commissaire de police; puis un rapport du conseil de salubrité, une délibération du conseil de préfecture; et enfin le conseil d'État peut être appelé à instruire l'affaire de nouveau, et à réformer la décision des premiers juges.

Telles sont les garanties que la loi offre aux populations contre les dangers ou les inconvénients du voisinage des établissements incommodes ou insalubres, et à ces établissements eux-mêmes, qui ne sauraient plus être inquiétés dans leur existence, une fois qu'ils ont franchi ce cercle de formalités et de juridictions.

Mais une autorisation peut encourir la déchéance dans plusieurs circonstances que la législation a déterminées.

Pour qu'elle soit valable, il faut que l'établissement reste fidèlement dans les conditions dont l'observation lui a été imposée. L'autorisation énonce quels produits doit fabriquer l'usine, par quels procédés et souvent dans quelle mesure. L'industriel ne peut ni dépasser ces limites, ni s'annexer l'exploitation d'industries appartenant à la seconde ou à la troisième classe. Une fabrique autorisée perd encore son privilége si elle est transférée d'un local dans un autre ou si les travaux y ont été suspendus pendant six mois.

Les établissements dangereux, insalubres ou incommodes, ont été divisés en trois classes, et l'on exige pour leur exploitation des autorisations et des formalités indispensables. Les Conseils de salubrité sont appelés aujourd'hui à donner leur avis sur la formation des établissements classés.

Les établissements de *première classe*, dit M. Trébuchet, sont ceux qui doivent être éloignés des habitations particulières; mais il n'est pas nécessaire qu'ils soient éloignés de l'enceinte des villes. C'est à l'autorité qu'il appartient d'examiner si l'isolement est suffisant, eu égard à l'importance de l'établissement, à la nature, à la configuration du sol, à l'importance des habitations environnantes. La demande en autorisation est adressée au préfet du département, et au préfet de police pour le ressort de la préfecture de la Seine. Elle doit être accompagnée de deux plans : l'un indiquant les rapports de l'établissement avec les terrains ou habitations avoisinantes; l'autre, ses dispositions intérieures. La demande en autorisation est affichée dans toutes les communes à 5 kilomètres de rayon, et doit rester apposée pendant un mois. Il est en outre procédé, par le maire de la commune où doit être formé l'établissement, à une enquête *de commodo et incom-*

modo auprès des plus proches voisins. Cette enquête, dirigée par les maires, se compose des renseignements recueillis personnellement par eux-mêmes, ou communiqués par tous les intéressés; elle constitue une des formalités les plus importantes de celles qui doivent précéder l'*autorisation*.

Le décret de décentralisation de 1852 a remis aux préfets le droit d'annuler les autorisations; nous citerons textuellement les circulaires qui précisent les conditions du mode actuellement suivi en France et en Algérie.

Les établissements de *seconde classe* sont ceux dont l'éloignement des habitations n'est pas rigoureusement nécessaire, mais dont il importe néanmoins de ne permettre la formation qu'après avoir acquis la certitude que les opérations qu'on y pratique sont exécutées de manière à ne plus incommoder le voisinage, et à ne leur causer aucun dommage. Ce sont les préfets qui, après avoir consulté le Conseil de salubrité, autorisent les établissements de seconde classe.

Les établissements de *troisième classe* sont ceux qui peuvent rester sans inconvénient auprès des habitations, mais qui doivent rester soumis à la surveillance de la police. Ces établissements sont autorisés par les sous-préfets dans les arrondissements de sous-préfecture, par les préfets dans l'arrondissement du chef-lieu du département, et par le préfet de police dans le ressort de sa préfecture.

Les dispositions que nous venons de retracer n'ont pas d'effets rétroactifs. Tous les établissements existant au moment de la promulgation de ces règlements ont continué à être exploités librement, et peuvent être vendus sans que l'acheteur ait besoin d'une autorisation nouvelle, à moins toutefois qu'ils ne viennent à se déplacer ou à changer quelque chose aux conditions dans lesquelles ils s'étaient formés.

Les établissements industriels ont encore été l'objet d'instructions ou de règlements spéciaux qui, plutôt relatifs à la question industrielle qu'à la question hygiénique, ne nous arrêteront pas ici. Nous signalerons seulement une ordonnance réglementaire du 22 mai 1843, sur les machines à vapeur.

Cette ordonnance, qui a classé indistinctement tous les appareils à vapeur, quelle que soit leur pression, dans la deuxième classe des établissements classés, a apporté, en ce qui concerne ces appareils, quelques modifications aux formalités prescrites par le décret de 1810 et par l'ordonnance de 1815. Les demandes en autorisation doivent faire connaître la pression maximum de la vapeur, exprimée en atmosphères et en fractions décimales d'atmosphère, sous laquelle les machines ou les chaudières doivent fonctionner; la force des machines exprimée en chevaux; la forme des chaudières, leur capacité et celle de leurs tubes bouilleurs, exprimées en mètres cubes; le lieu et l'emplacement où elles doivent être établies, et la distance où elles se trouvent des bâtiments appartenant à des tiers de la voie publique; la nature des combustibles que l'on emploiera; enfin, le genre d'industrie auquel les machines ou les chaudières doivent servir. Un plan des localités et le dessin géométrique de la chaudière doivent être joints à la demande.

On trouvera réunis dans les pages qui vont suivre les documents officiels qui constituent les bases de la législation et de la réglementation actuelle en matière d'établissements classés.

DÉCRET DU 15 OCTOBRE 1810, SUR LE CLASSEMENT DES ÉTABLISSEMENTS.

Art 1er. A compter de la publication du présent décret, les manufactures et ateliers qui répandent une odeur insalubre ou incommode ne pourront être formés sans une permission de l'autorité administrative.

Ces établissements seront divisés en trois classes :

La première classe comprendra ceux qui doivent être éloignés des habitations particulières;

La seconde classe, les manufactures et ateliers dont l'éloignement des habitations n'est pas rigoureusement nécessaire, mais dont il importe néanmoins de ne permettre la formation qu'après avoir acquis la certitude que les opérations qu'on y pratique sont exécutées de manière à ne pas incommoder les propriétaires du voisinage, ni à leur causer des dommages;

Dans la troisième classe seront placés les établissements qui peuvent rester sans inconvénient auprès des habitations, mais doivent rester soumis à la surveillance de la police.

Art. 2. La permission nécessaire pour la formation des manufactures et ateliers compris dans la première classe sera accordée avec les formalités ci-après, par un décret rendu en notre conseil d'État.

Celle qu'exigera la mise en activité des établissements placés dans la seconde classe le sera par les préfets sur l'avis des sous-préfets.

Les permissions pour l'exploitation des établissements placés dans la dernière classe seront délivrées par les sous-préfets, qui prendront préalablement l'avis des maires.

Art. 3. La permission pour les manufactures et fabriques de première classe ne sera accordée qu'avec les formalités suivantes : la demande en autorisation sera présentée au préfet, et affichée par son ordre, dans toutes les communes, à cinq kilomètres de rayon; dans ce délai, tout particulier sera admis à présenter ses moyens d'opposition. Les maires des communes auront la même faculté.

Art. 4. S'il y a des oppositions, le conseil de préfecture donnera son avis, sauf la décision du conseil d'État.

Art. 5. S'il n'y a pas d'opposition, la permission sera accordée, s'il y a lieu, sur l'avis du préfet et le rapport de notre ministre de l'intérieur.

Art. 6. S'il s'agit de fabrique de soude, ou si la fabrique doit être établie dans la ligne des douanes, notre directeur général des douanes sera consulté.

Art. 7. L'autorisation de former des manufactures et ateliers compris dans la seconde classe ne sera accordée qu'après que les formalités suivantes auront été accomplies. L'entrepreneur adressera d'abord sa demande au sous-préfet de son arrondissement, qui la transmettra au maire de la commune dans laquelle on projette de former l'établissement, en le chargeant de procéder à des informations *de commodo et incommodo*. Ces informations terminées, le sous-préfet prendra, sur le tout, un arrêté qu'il transmettra au préfet; celui-ci statuera, sauf le recours à notre conseil d'État par toutes parties intéressées. S'il y a opposition, il y sera statué par le conseil de préfecture, sauf le recours au conseil d'État.

Art. 8. Les manufactures et ateliers, ou établissements portés dans la troisième classe, ne pourront se former que sur la permission du préfet de police, à Paris, et sur celle du maire dans les autres villes (1). S'il s'élève des réclamations contre la décision prise par le préfet de police ou les maires, sur une demande en formation de manufacture ou d'atelier compris dans la troisième classe, elles seront jugées en conseil de préfecture.

Art. 9. L'autorité locale indiquera le lieu où les manufactures et ateliers compris dans la première classe pourront s'établir, et exprimera sa distance des habitations particulières. Tout individu qui ferait des constructions dans le voisinage de ces manufactures et ateliers après que la formation en aura été permise ne sera plus admis à en solliciter l'éloignement.

Art. 10. La division en trois classes des établissements qui répandent une odeur insalubre ou incommode aura lieu conformément au tableau annexé au présent décret. Elle servira de règle toutes les fois qu'il sera question de prononcer sur des demandes en formation de ces établissements.

Art. 11. Les dispositions du présent décret n'auront point d'effet rétroactif. En conséquence, tous les établissements qui sont aujourd'hui en activité continueront à être exploités librement, sauf les dommages dont pourront être passibles les entrepreneurs de ceux qui préjudicient aux propriétés de leurs voisins : les dommages seront arbitrés par les tribunaux.

Art 12. Toutefois, en cas de grave inconvénient pour la salubrité publique, la culture ou l'intérêt général, les fabriques et ateliers de première classe qui les causent pourront être supprimés en vertu d'un décret rendu en notre conseil d'État, après avoir entendu la police locale, puis l'avis des préfets, reçu la défense des manufacturiers ou fabricants.

Art. 13. Les établissements maintenus par l'art. 11 cesseront de jouir de cet avantage dès qu'ils seront transférés dans un autre emplacement, ou qu'il y aura une interruption de six mois dans les travaux. Dans l'un et l'autre cas ils rentreront dans la catégorie des établissements à former, et ils ne pourront être remis en activité qu'après avoir obtenu, s'il y a lieu, une nouvelle permission.

ORDONNANCE DE POLICE DU 5 NOVEMBRE 1810, CONCERNANT LES MANUFACTURES ET ATELIERS QUI RÉPANDENT UNE ODEUR INSALUBRE OU INCOMMODE.

Nous, Étienne-Denis Pasquier, préfet de police,

Vu les articles 2 et 23 de l'arrêté du gouvernement du 12 messidor an VIII, et l'article 1er de celui du 3 brumaire an IX,

(1) Voyez l'article 3 de l'ordonnance du 14 janvier 1815.

Ordonnons ce qui suit :

1. Le décret impérial du 15 octobre 1810, relatif aux manufactures et ateliers qui répandent une odeur insalubre ou incommode, ensemble le tableau y annexé, seront imprimés, publiés et affichés, avec la présente ordonnance, dans le ressort de la préfecture de police.

2. Les demandes en autorisation pour former des manufactures ou ateliers compris dans la première classe du tableau annexé au décret précité nous seront adressées pour être par nous procédé conformément aux articles 3, 4, 5, 6 et 9 du décret.

3. Les demandes en autorisation pour former des manufactures ou ateliers compris dans la deuxième classe seront adressées, savoir :

Pour Paris, au préfet de police;

Pour les communes rurales du département de la Seine, aux sous-préfets de Saint-Denis et de Sceaux;

Et pour les communes de Saint-Cloud, Sèvres et Meudon, aux maires de ces communes.

Il sera par nous statué sur ces demandes conformément à l'article 7 du décret.

4. Les demandes en autorisation pour former des manufactures ou ateliers compris en la troisième classe nous seront adressées pour être par nous statué conformément à l'article 8 du décret.

5. Les propriétaires ou entrepreneurs énonceront dans leurs demandes la nature des matières qu'ils se proposent de préparer dans leurs manufactures ou ateliers, et des travaux qui devront être exécutés; ils déposeront en même temps un plan figuré des lieux et des constructions projetées.

6. Indépendamment des formalités prescrites par le décret, il sera procédé, par le Conseil de salubrité établi près la préfecture de police, assisté de l'architecte commissaire de la petite voirie, à la visite des lieux, à l'effet de s'assurer si l'établissement projeté ne peut nuire à la salubrité ni faire craindre un incendie.

7. Les propriétaires d'une manufacture ou d'un atelier aujourd'hui en activité, dans le ressort de la préfecture de police, seront tenus d'en faire la déclaration avant le 1er janvier prochain, savoir :

Dans Paris, à la préfecture de police;

Dans les communes rurales du département de la Seine, aux sous-préfets de Saint-Denis et de Sceaux;

Dans les communes de Saint-Cloud, Sèvres et Meudon, aux maires de ces communes.

8. Les sous-préfets des arrondissements de Saint-Denis et de Sceaux, et les maires des communes de Saint-Cloud, Sèvres et Meudon enverront à la préfecture de police l'état des déclarations qu'ils auront reçues.

Le conseiller d'État, préfet de police, baron PASQUIER.

CIRCULAIRE ET INSTRUCTION DU MINISTRE DE L'INTÉRIEUR AUX PRÉFETS, CONCERNANT L'EXÉCUTION DU DÉCRET DE 1810.

Vous connaissez le décret du 15 octobre 1810, qui règle les formalités à remplir par les entrepreneurs d'établissements qui répandent une odeur insalubre ou incommode. Quelques-unes de ces dispositions ayant fait naître des demandes d'explications, je crois devoir suppléer par des détails aux lacunes qui peuvent s'y trouver. Vous savez qu'il divise les établissements en trois classes, et que ni les uns ni les autres ne peuvent être mis en activité *sans une permission de l'autorité administrative.* La formation de ceux qui sont compris dans la première classe ne pouvant avoir lieu qu'en vertu d'un décret rendu en conseil d'État, et qu'après qu'il a été apposé des affiches dans un rayon de 5 kilomètres, il était nécessaire de déterminer la durée de ces affiches; j'ai pensé qu'elle devait être d'un mois. Vous voudrez bien veiller à l'accomplissement de cette formalité, dont le but est de faire connaître le projet de former l'établissement, afin que ceux qui auraient des réclamations à présenter ne puissent se plaindre de n'avoir pas été avertis en temps utile; que ce projet donne naissance ou non à des oppositions, le certificat des maires des communes dans lesquelles les affiches auront été apposées devra mentionner cette circonstance. S'il est adressé un mémoire, il conviendra de le joindre aux pièces de l'affaire, afin que l'autorité qu'indique le décret du 15 octobre 1810 pour statuer sur les oppositions puisse juger si elles sont fondées.

Il est arrivé quelquefois que des conseils de préfecture ont pris des décisions contraires à des demandes en formation d'établissements ou en suppression de ceux en activité avant le décret du 15 octobre; ces décisions ont donné lieu à des particuliers de m'écrire, pour me prier de les annuler. Ce n'est point à moi qu'ils auraient dû s'adresser pour obtenir cette annulation. Le décret trace aux parties la marche qu'elles ont à suivre. Elles doivent se pourvoir à la commission du contentieux du conseil d'État, en employant le ministère d'un avocat près le conseil. Il conviendrait de faire connaître la marche à ceux dont on n'aurait pas accueilli les demandes; on leur épargnerait ainsi une correspondance qui ne saurait leur faire atteindre le but qu'ils se proposent, et à moi, des réponses dans lesquelles je ne puis que les renvoyer aux dispositions qui régissent la matière.

Quoique la nomenclature annexée au décret du 15 octobre ait été rédigée avec soin, le temps a néanmoins fait connaître qu'on avait oublié d'y comprendre quelques fabrications qui ont des rapports avec celles dont il parle. Ces fabrications ayant été l'objet de demandes d'instructions de la part de plusieurs préfets, je crois devoir vous indiquer la classe dans laquelle elles doivent être rangées. Vous trouverez ci-joint une nomenclature supplémentaire à ce sujet, nomenclature qui servira dorénavant de règle aux autorités du département dont l'administration vous est confiée.

Voilà les instructions que je crois devoir vous adresser. Il serait inutile d'entrer dans des détails pour faire sentir l'importance des dispositions du décret du 15 octobre : elle est telle qu'il ne saurait recevoir une trop grande publicité. Les mesures qu'il prescrit intéressent toutes les communes, puisque, dans toutes, il existe ou il peut se former des établissements qui ne nuisent ni à la salubrité publique ni aux propriétés d'autrui; il serait, d'un autre côté, contraire aux vues du gouvernement de dégoûter par des tracasseries injustes les personnes qui auraient le projet de former des ateliers de la nature de ceux dont il est ici question. Leur industrie nous procure des produits, ou qui sont indispensables pour la consommation journalière, ou que nous serions obligés de tirer de l'étranger, s'ils ne les fabriquaient pas. On a plusieurs fois exprimé le désir de voir déterminer d'une manière positive la distance où ces établissements doivent être des habitations particulières. Si cette détermination avait été possible, il n'est pas douteux qu'il n'eût fallu déférer à ce vœu; mais, quelque bonne volonté qu'ait eue l'administration à cet égard, elle n'a pu en remplir l'objet. Un établissement peut, en effet, quoique très rapproché des maisons, être placé de manière à n'incommoder personne; tandis qu'un autre, qui en est assez éloigné, va, par sa situation, les couvrir de vapeurs qui en rendront le séjour désagréable. Un pareil état de choses s'oppose donc à ce qu'il soit établi des règles fixes, et l'on est dans la nécessité de laisser aux autorités locales le soin de déterminer les distances. Si l'on doit s'en rapporter à leur sagesse sur ce point et pour cet objet, j'aime à croire que, dans l'examen des demandes, elles se mettront au-dessus de toutes les petites passions, et que, mues uniquement par des motifs d'utilité publique, elles donneront des avis dictés par des considérations d'un ordre supérieur, telles que le besoin d'occuper la classe ouvrière et de procurer à la localité un établissement dont l'exploitation doit augmenter ses richesses. Il ne tiendra pas à vous que ces vues ne soient remplies; j'en ai pour garant votre zèle pour tout ce qui peut ajouter à la prospérité de notre industrie. Je désire qu'en donnant la plus grande publicité au décret, vous fassiez connaître en même temps aux sous-préfets et aux maires les principes qui doivent les diriger. Les éléments de la lettre que vous leur écrirez peuvent être pris, en partie, dans celle que j'ai l'honneur de vous adresser. Vous ajouterez d'autres détails si vous les jugez utiles. Veuillez m'informer de ce que vous aurez fait sur cet objet.

RAPPORT MINISTÉRIEL ET ORDONNANCE ROYALE DU 14 JANVIER 1815.

D'après le décret du 15 octobre 1810, les établissements qui répandent une odeur insalubre ou incommode sont divisés en trois classes, et ne peuvent être mis en activité sans une autorisation du gouvernement. Dans quelques circonstances, les permissions sont accordées par Votre Majesté; dans d'autres, elles le sont par les préfets ou par les sous-préfets, après avoir pris l'avis des maires. Si les demandes en formation d'établissements donnent naissance à des oppositions, ces oppositions sont jugées par les conseils de préfecture, et, en cas d'appel, par le conseil d'État. L'expérience a fait connaître la sagesse de cette marche, et l'on n'a qu'à se féliciter de l'avoir adoptée.

La formation des établissements insalubres ou incommodes n'était autrefois assujettie à aucune règle fixe. De cet état de choses il résultait, ou que le propriétaire près duquel ils étaient placés éprouvait des dommages dans sa propriété, ou que les entrepreneurs étaient exposés à des tracasseries souvent suscitées par la malveillance, et même à voir ordonner la clôture de leurs ateliers par l'autorité publique, ce qui entraînait quelquefois la ruine de ces entrepreneurs. Le décret du 15 octobre a fait cesser ces inconvénients en présentant aux uns et autres une garantie; et, sous ce rapport, il est un grand bienfait pour toutes les classes de la société. Il y avait d'abord été annexé une nomenclature des établissements qui ne peuvent être formés sans une permission de l'autorité administrative. Depuis, le ministre de l'intérieur avait senti la nécessité d'en ajouter une seconde. Des réclamations qui me sont survenues de divers points de l'empire m'ont convaincu qu'elle ne suffisait pas, et qu'une nouvelle était encore nécessaire. Au lieu de rédiger une troisième nomenclature, il m'a paru qu'il était préférable d'en faire une générale, qui comprendrait tous les établissements, et c'est cette nomenclature que j'ai l'honneur de présenter à Votre Majesté. Si on la compare aux deux précédentes, on y voit que des fabrications nouvelles sont assujetties à l'obligation de remplir les formalités prescrites par le décret du 15 octobre; et qu'il en est quelques-unes qu'on a changées de classe, en les plaçant, dans certains cas, à la première, et, dans d'autres, à la seconde ou à la troisième. Des perfectionnements qui, depuis la publication du décret du 15 octobre, ont été apportés à des branches d'industrie, ont nécessité cette disposition. Alors on ne connaissait pas les moyens à employer pour absorber les miasmes. Ces moyens ayant été trouvés, la mesure précédemment en vigueur ne pouvait plus être la même, il fallait lui faire éprouver des modifications.

Il n'est pas seulement convenable de faire une nouvelle nomenclature, il importe encore de mettre en harmonie les articles 2 et 8 du décret du 15 octobre, dont l'un décide que les permissions pour la mise en activité des établissements compris dans la troisième classe seront délivrées par les sous-préfets, et l'autre par les maires. Ces articles ont donné lieu à plusieurs demandes d'explications. Le projet de décret qui accompagne la nomenclature règle ce point, en donnant l'attribution aux sous-préfets, qui ne peuvent statuer qu'après avoir pris l'avis du maire et de la police du lieu.

La nomenclature que j'ai l'honneur de présenter à Votre Majesté a été examinée avec le plus grand soin par le comité consultatif des arts et manufactures attaché à mon ministère. Comme elle est le résultat de l'expérience et des observations suggérées par l'exécution du décret du 15 octobre, Votre Majesté jugera peut-être utile de la faire servir de règle, toutes les fois qu'il sera question de former des ateliers dont l'activité donne lieu à des exhalaisons insalubres ou incommodes. J'ai l'honneur de lui proposer de l'approuver, ainsi que le projet de décret auquel elle est jointe.

Louis, etc., vu le décret du 15 octobre 1810, qui divise en trois classes les établissements insalubres ou incommodes dont la formation ne peut avoir lieu qu'en vertu d'une permission de l'autorité administrative; le tableau de ces établissements qui y est annexé; l'état supplémentaire arrêté par le ministre de l'intérieur le 22 novembre 1811; les demandes adressées par plusieurs préfets à l'effet de savoir si les permissions nécessaires pour la formation des établissements compris dans la troisième classe seront délivrées par les sous-préfets ou par les maires; notre conseil d'État entendu, nous avons ordonné et ordonnons ce qui suit :

1. A compter de ce jour, la nomenclature jointe à la présente ordonnance servira seule de règle pour la formation des établissements répandant une odeur insalubre ou incommode.

2. Le procès-verbal d'information *de commodo et incommodo*, exigé par l'article 7 du décret du 15 octobre 1810, pour la formation des établissements compris dans la seconde classe de la nomenclature, sera pareillement exigible, en outre de l'affiche de demande, pour la formation de ceux compris dans la première classe. Il n'est rien innové aux autres dispositions de ce décret.

3. Les permissions pour la formation des établissements compris dans la troi-

sième classe seront délivrées, dans les départements, conformément aux art. 2 et 8 du décret du 15 octobre 1810, par les sous-préfets, après avoir pris préalablement l'avis des maires et de la police locale.

4. Les attributions données aux préfets et aux sous-préfets par le décret du 15 octobre 1810, relativement à la formation des établissements répandant une odeur insalubre ou incommode, seront exercées par notre directeur général de la police, dans toute l'étendue du département de la Seine, et dans les communes de Saint-Cloud, de Meudon et de Sèvres, du département de Seine-et-Oise.

5. Les préfets sont autorisés à faire suspendre la formation ou l'exercice des établissements nouveaux qui, n'ayant pu être compris dans la nomenclature précitée, seraient cependant de nature à y être placés; ils pourront accorder l'autorisation d'établissement pour tous ceux qu'ils jugeront devoir appartenir aux deux dernières classes de la nomenclature, en remplissant les formalités prescrites par le décret du 15 octobre 1810, sauf, dans les deux cas, à en rendre compte à notre directeur général des manufactures et du commerce.

CIRCULAIRE CONCERNANT L'EXÉCUTION DE L'ORDONNANCE DE 1815 (4 MARS 1815).

Le décret du 15 octobre 1810 a prescrit différentes mesures au sujet des établissements qui répandent une odeur insalubre ou incommode. Vous savez qu'il les divise en trois classes, et qu'on ne peut les former sans une permission de l'autorité administrative. La nomenclature annexée à ce décret ne les comprenant pas tous, il m'a paru nécessaire d'en faire dresser une plus complète. Sa Majesté a bien voulu, sur la proposition du ministre de l'intérieur, l'approuver le 14 janvier dernier; et, dorénavant, elle doit servir de règle aux autorités, toutes les fois qu'il leur sera adressé des demandes en formation d'établissements de la nature de ceux dont il est question.

Je n'ai pas besoin de vous rappeler que les dispositions du 15 octobre sont de la plus haute importance : elles présentent à la fois une garantie aux propriétaires et aux entrepreneurs d'établissements insalubres ou incommodes : aux propriétaires, en les assurant qu'il ne sera point formé dans leur voisinage, à leur insu et sans des précautions, des ateliers dont l'activité peut, par des exhalaisons nuisibles ou désagréables, préjudicier à leurs propriétés; aux entrepreneurs, en leur donnant la certitude que, lorsqu'ils auront obtenu une permission, ils ne seront plus troublés dans l'exercice de leur industrie. Sous ce double rapport, la législation actuelle est, pour les uns et les autres, un véritable bienfait, en ce qu'elle prévient les difficultés qui s'élevaient souvent entre eux. Auparavant, les fabriques de produits chimiques n'avaient, à certains égards, qu'une existence précaire. Des dispositions positives n'étant pas établies, la clôture de manufactures dont la formation avait entraîné des dépenses considérables était quelquefois ordonnée. De là la ruine de l'entrepreneur, et, par suite, celle d'une industrie dont l'exploitation nous procurait des marchandises qu'il fallait souvent tirer de l'étranger.

L'ordonnance du 14 janvier renferme deux dispositions nouvelles d'un grand intérêt. La première met en harmonie les articles 2 et 8 du décret du 15 octobre, qui ne s'expliquait pas positivement sur l'autorité qui doit délivrer les permissions nécessaires pour la mise en activité des établissements portés dans la troisième classe; elle donne cette attribution aux sous-préfets, qui ne peuvent l'exercer qu'après avoir pris préalablement l'avis des maires; par l'autre, les préfets sont autorisés à suspendre la formation ou l'exploitation de certains établissements que l'on pourrait créer, bien qu'ils ne soient compris dans aucune des classes de la nouvelle nomenclature. Ce qui a fait penser que ces dispositions seraient utiles, c'est, d'une part, d'empêcher la continuation des travaux dont le résultat nuirait à la salubrité publique ou aux intérêts des propriétaires du voisinage, et, de l'autre, de ne pas retarder la formation de fabriques dont l'activité ne peut présenter aucun inconvénient. S'il survenait, dans votre département, des affaires qui fussent de la nature de celles dont il est ici question, je vous serai obligé de m'en informer, afin que j'examine ce qu'il sera convenable de prescrire.

Le décret du 15 octobre, en déterminant les formalités à remplir pour la mise en activité des établissements compris dans la première classe, n'a point parlé de la durée des affiches, qui doivent être apposées dans un rayon de cinq kilomètres. Une décision du ministre de l'intérieur a réparé cette omission en la fixant à un mois. Depuis, il a été réglé qu'indépendamment des affiches, de la visite des lieux par un architecte, et d'un rapport fait par des hommes chargés, dans la localité, de ce qui concerne la salubrité publique, il serait dressé un procès-verbal *de commodo et incommodo, dans lequel tous les voisins de l'établissement projeté seraient entendus.*

Il importe beaucoup de veiller à la stricte exécution de cette disposition : elle a été prescrite pour prévenir les plaintes que des particuliers pourraient adresser au moment de la mise en activité des travaux, pour n'avoir pas été avertis en temps utile, et pour s'être trouvés, de cette manière, dans l'impossibilité de présenter des réclamations. Que le projet de former l'établissement fasse naître ou non des oppositions, les certificats des maires de communes dans lesquelles il aura été apposé des affiches devront faire mention de cette circonstance. S'il s'en élève, elles seront soumises au conseil de préfecture, afin qu'aux termes de l'article 4 du décret du 15 octobre, il donne son avis sur leur objet. Vous voudrez bien ensuite m'adresser toutes les pièces de l'affaire, afin que je propose d'accorder, s'il y a lieu, la permission.

La marche à suivre ne sera pas entièrement la même lorsqu'il sera question des établissements de deuxième et troisième classe. Vous savez que ce sont les préfets, sous-préfets qui accordent, après qu'il a été rempli diverses formalités, les permissions pour la mise en activité de ces établissements. Au lieu de m'adresser, ainsi que l'ont fait plusieurs préfets, la délibération du conseil de préfecture sur les oppositions, vous la notifierez directement aux parties intéressées, afin que celle qui n'en sera pas satisfaite puisse, si elle le juge convenable, se pourvoir au comité contentieux du conseil d'État. Vous ne suspendrez cette notification que dans le cas où vous ne partageriez pas l'opinion du conseil de préfecture : alors toutes les pièces de l'affaire me seront transmises avec vos observations, afin que j'examine, s'il y a lieu, de provoquer une décision contraire à celle qu'aura prise le conseil.

Le même décret du 15 octobre indique les formalités à remplir lorsque, en cas de graves inconvénients pour la salubrité publique, la culture ou quelque autre motif d'intérêt général, on sollicite le déplacement d'un atelier de première classe. Ce déplacement ne peut avoir lieu qu'en vertu d'une ordonnance de Sa Majesté, rendue sur le vu du rapport de la police locale, de l'avis du conseil de préfecture et des moyens de défense des manufacturiers. — Par ma lettre du 15 juin dernier, je vous ai prié de m'envoyer tous les six mois l'état des établissements de deuxième et troisième classe dont la formation aura été autorisée dans votre département. J'ai l'honneur de vous renouveler cette demande. Je tiens d'autant plus à avoir l'état dont il s'agit, qu'indépendamment des renseignements que j'y trouverai, il me procurera encore la certitude que les autorités locales surveillent l'exécution de mesures qui n'ont pas moins pour objet la salubrité publique que l'intérêt des fabricants et des propriétaires.

Le décret du 15 octobre, l'ordonnance du 14 janvier et la nouvelle nomenclature qui s'y trouve jointe, ne sauraient recevoir une trop grande publicité. Les uns et les autres de ces actes intéressent l'universalité des communes du royaume, puisque dans toutes il existe ou il peut se former des établissements insalubres ou incommodes. Dans leur exécution, il se présentera souvent des cas où la sagesse de l'autorité locale préviendra les difficultés que pourraient faire naître la malveillance ou la rivalité. S'il est juste qu'on ne place pas auprès des habitations des ateliers dont l'activité peut causer du préjudice aux propriétaires, il ne convient pas moins de protéger les hommes utiles qui les forment : leur industrie nous procure des produits souvent indispensables pour la consommation journalière, et, sous ce point de vue, ils méritent un intérêt particulier. Il a été demandé plusieurs fois qu'on déterminât d'une manière positive la distance où les établissements insalubres ou incommodes doivent être des habitations. S'il avait été possible de le faire, l'administration se serait empressée de déférer à ce vœu. Des motifs de plusieurs sortes ont rendu inutile sa bonne volonté à cet égard. Un établissement peut, quoique très rapproché des maisons, être placé de manière à n'incommoder personne ; tandis qu'un autre, qui en est éloigné, les couvrira de vapeurs qui en rendront le séjour fort désagréable ; sa situation sur une hauteur peut amener ce résultat. Il n'est donc pas possible de fixer la distance ; on a dû laisser ce soin à la sagesse des autorités locales. Dans l'examen des demandes de permissions, elles se mettront sans doute au-dessus des petites passions, et, mues uniquement par des motifs d'utilité publique, elles donneront des avis dictés par des considérations d'un ordre élevé. J'en ai pour garants la prudence et le discernement qu'une foule d'entre elles ont déjà montrés dans plusieurs circonstances. Vous jugerez sans doute convenable, en adressant aux sous-préfets et aux maires des principales communes de votre département le décret du 15 octobre, l'ordonnance du 14 janvier et la nouvelle nomenclature, d'entrer dans quelques détails sur les principes qui doivent les diriger. Je me repose sur votre zèle du soin de les éclairer, bien persuadé de votre empressement à seconder mes vues.

CIRCULAIRE MINISTÉRIELLE RELATIVE AUX ÉTABLISSEMENTS DE 1re CLASSE.

J'ai eu occasion de remarquer, dans ces derniers temps, que les instructions relatives aux demandes en autorisation d'établissements dangereux, insalubres ou incommodes, de première classe, entraînaient de longs retards. Ces délais sont d'autant plus fâcheux qu'ils entravent la création d'ateliers nouveaux pouvant offrir, par le travail, des ressources aux populations ouvrières, et qu'ils peuvent causer à des industriels des pertes considérables, en rendant des capitaux improductifs pendant plus ou moins longtemps. Je sais que, par leur nature, ces affaires réclament un examen attentif, et qu'il faut concilier avec les intérêts de l'industrie les garanties qu'on doit aux propriétaires voisins des établissements projetés. Je sais aussi qu'il y a des retards inévitables, puisqu'ils résultent des prescriptions relatives à l'affichage de la demande, à l'enquête *de commodo et incommodo*, et je tiens compte, en outre, du temps nécessaire pour faire dresser les plans à produire, pour soumettre le dossier, s'il y a lieu, au Conseil d'hygiène et de salubrité de l'arrondissement, ainsi qu'au conseil de préfecture ; mais je ne saurais trop vous recommander de tenir la main à ce que toutes ces formalités soient accomplies sans interruption et avec toute la célérité possible, de telle sorte que les intéressés ne puissent accuser l'administration de lenteur et d'incurie.

J'insisterai, de plus, monsieur le préfet, sur la nécessité de ne transmettre les dossiers à mon département que quand ils seront complets, afin que l'on puisse y trouver immédiatement tous les éléments indispensables de la solution. Souvent en effet, les instructions soumises à l'examen de mon administration laissent à désirer, en ce sens que toutes les formalités nécessaires n'ont pas été remplies ; souvent aussi les plans joints aux pièces n'ont pas une étendue suffisante pour qu'il soit possible de se rendre compte exactement de la situation de l'établissement projeté. De là la nécessité de réclamer de nouvelles pièces ou de provoquer des suppléments d'instruction, et la décision s'en trouve retardée quelquefois de plusieurs mois. Il est un autre point, monsieur le préfet, sur lequel j'appelle votre attention particulière : veuillez apporter le plus grand soin à ce que les demandes d'autorisation soient affichées pendant un mois dans un rayon de 5 kilomètres, à partir du point assigné au siége de l'usine, conformément aux dispositions du décret du 15 octobre 1810 et de la circulaire du 22 novembre 1811, et aussi à ce que l'époque d'ouverture et de fermeture de l'enquête soit connue de toutes les communes situées dans le même rayon de 5 kilomètres. Je vous recommande également de ne pas manquer de prendre l'avis du conseil de préfecture quand la demande fait naître des observations, et d'en saisir préalablement le Conseil d'hygiène de l'arrondissement, toutes les fois que la salubrité publique y est intéressée.

Enfin, je vous serai obligé de faire joindre au dossier un plan, en double expédition, sur échelle métrique, ayant au moins 500 mètres de rayon, et indiquant avec précision la situation de l'établissement ainsi que la distance à laquelle il se trouve des maisons voisines, surtout de celles appartenant aux opposants ; ce plan devra être certifié par le maire de la localité et revêtu de votre visa.

J'espère, monsieur le préfet, que ces instructions préviendront, à l'avenir, les causes d'ajournement que présentent le plus souvent les affaires de cette nature, et je vous prie de les porter à la connaissance des autorités locales chargées de réunir les éléments des décisions à prendre sur les demandes en autorisation d'établissements dangereux, insalubres ou incommodes.

CIRCULAIRE MINISTÉRIELLE RELATIVE AUX DEMANDES EN AUTORISATION D'ÉTABLISSEMENTS CLASSÉS (DU 6 AVRIL 1852).

Monsieur le préfet, il vous appartiendra à l'avenir de statuer sur les demandes tendantes à obtenir l'autorisation de créer des ateliers dangereux ou incommodes, de première classe, dans les formes déterminées pour cette nature d'établissements et avec les recours aujourd'hui existants pour les ateliers de deuxième classe.

Vous aurez, en conséquence de cette disposition, à conserver les affaires de cette nature qui pourraient être en cours d'instruction dans votre préfecture ; il vous appartient même de donner suite à celles dont mon ministère avait été saisi et sur lesquelles il n'a pas encore été statué définitivement : à cet effet, j'ai l'honneur de vous en envoyer les dossiers.

Veuillez dorénavant, monsieur le préfet, suivre la nouvelle marche indiquée dans le décret, et prononcer, selon qu'il y aura lieu, l'admission ou le rejet des demandes, après accomplissement des formalités prescrites par le décret du 15 octobre 1810 et l'ordonnance du 14 janvier 1815, et après que vous aurez pris l'avis du Conseil d'hygiène et de salubrité de l'arrondissement dans lequel l'établissement sera projeté ; le conseil de préfecture devra d'ailleurs être consulté, comme par le passé, sur les oppositions qui se produiraient dans le cours de l'instruction, tout en conservant sa juridiction pour le cas où les opposants croiraient devoir y recourir après la décision d'autorisation.

Je me réserve de vous adresser des instructions plus développées sur les diverses questions qui, après un examen approfondi, me paraîtront devoir naître de l'application du décret du 25 mars, en ce qui concerne les établissements dangereux, insalubres ou incommodes ; mais, dès aujourd'hui, je ne saurais trop vous recommander de tenir la main à ce que les affaires de cette nature soient entreprises avec toute la célérité possible, le but des récentes dispositions adoptées par monseigneur le prince-président étant d'abréger les délais qui pouvaient retarder la solution des demandes en création d'ateliers, et porter ainsi préjudice à l'industrie et aux populations ouvrières.

INSTRUCTION SUR LA DÉCENTRALISATION ADMINISTRATIVE, EN CE QUI CONCERNE LES ÉTABLISSEMENTS INSALUBRES DE PREMIÈRE CLASSE (15 DÉCEMBRE 1852).

Monsieur le préfet, je viens, ainsi que ma circulaire du 6 avril dernier l'énonçait, compléter mes instructions pour l'application du décret du 25 mars précédent, en ce qui concerne les établissements insalubres ou incommodes.

Le premier point sur lequel j'appellerai votre attention, parce qu'il a été déjà l'objet d'une interprétation erronée, c'est le cas où il s'agit de suppression d'un établissement, par application de l'article 12 du décret du 15 octobre 1810 ; les affaires de ce genre doivent être instruites comme elles l'étaient avant le décret du 25 mars et soumises ensuite à l'administration supérieure, qui ne statuera qu'après avoir pris l'avis du conseil d'État. Le décret ne décentralise, en effet, que les demandes en autorisation, et ses motifs ne sauraient s'appliquer à des instances qui se présentent en général très rarement, n'offrent pas un caractère d'urgence et peuvent entraîner une sorte d'expropriation.

Pour ce qui concerne les établissements nouveaux qui, n'ayant pas été compris dans la nomenclature des ateliers classés, vous sembleraient de nature à être rangés dans la première classe, vous n'aurez point à en déterminer le classement, même provisoire ; mais vous en référerez à mon ministère, afin que la mesure puisse être l'objet d'un décret, vous bornant à suspendre au besoin la formation ou l'exploitation de l'usine.

A l'égard des établissements non encore classés qui vous paraîtraient devoir entrer dans l'une ou l'autre des deux dernières classes, vous pouvez, d'après l'ordonnance du 14 janvier 1815, art. 5, en permettre provisoirement la formation, en portant immédiatement cette décision à ma connaissance. Toutefois vous comprendrez facilement qu'il convient de n'user de cette faculté que dans les cas urgents, et je vous recommande de me soumettre, en général, la question du classement avant de laisser ouvrir l'usine, même à titre provisoire. C'est le moyen de prévenir, pour l'administration, l'inconvénient d'avoir à revenir sur ses décisions, et, pour les industriels, des dépenses qui deviendraient inutiles, si le classement primitif n'était pas maintenu.

La marche que je viens d'indiquer aura, en outre, l'avantage de permettre à l'administration de procéder par mesure générale, de telle sorte qu'une même industrie ne soit plus rangée dans des classes différentes, suivant les appréciations diverses des autorités départementales.

Votre responsabilité s'étant accrue en raison de l'extension de vos pouvoirs, je ne saurais trop vivement vous engager à provoquer, dans l'examen des demandes en autorisation d'établissements de première classe, tous les avis qui pourraient être utiles; je vous ai déjà invité, par ma circulaire du 6 avril, à consulter sur toutes ces affaires le Conseil d'hygiène et de salubrité de l'arrondissement. Je tiens en outre à votre disposition, pour les cas les plus graves, les hautes lumières du comité consultatif des arts et manufactures ; les dossiers que vous m'enverrez pour lui être soumis seront l'objet d'un examen attentif, et vous trouverez toujours dans les rapports du comité de précieux éléments de décision.

Désirant vous aider dans l'accomplissement de cette nouvelle et importante partie de vos devoirs administratifs, j'ai fait dresser un tableau (annexe A indiquant les conditions d'exploitation qu'il est dans l'usage d'exiger à l'égard des établissements qui présentent le plus d'inconvénients pour le voisinage. Vous y trouverez les garanties qu'il importe d'exiger communément dans les autorisations. Elles m'ont paru applicables dans la plupart des cas ; mais vous aurez à y ajouter ou à y retrancher certaines conditions suivant les différences des situations, et en tenant compte des divers modes de système et de fabrication. Ainsi comprises, les indications de l'annexe précitée seront souvent un guide utile, et elles produiront, autant que possible, l'uniformité si désirable dans cette partie de la jurisprudence administrative.

Je vous recommande de nouveau, et très instamment, de procéder à l'instruction des affaires avec la plus grande activité, afin d'éviter des délais préjudiciables à l'industrie.

Aux termes de l'article 6 du décret du 25 mars, vous avez à me rendre compte des actes de votre administration, dans les formes à déterminer. Pour vous faciliter l'accomplissement de cette obligation, en ce qui concerne les établissements insalubres, je vous adresse un modèle de tableau que vous voudrez bien faire remplir et m'envoyer à la fin de chaque trimestre. Ce tableau est destiné à présenter la situation des affaires d'établissements insalubres de toute classe. Il est divisé en trois parties : l'une relative aux autorisations accordées, la seconde aux autorisations refusées, et la troisième aux autorisations en instance.

Je vous prie de tenir la main à ce que ce document soit établi avec le plus grand soin, et à ce qu'il me parvienne exactement dans la première quinzaine des mois de janvier, avril, juillet et octobre de chaque année. Le premier envoi devra avoir lieu avant le 15 janvier prochain, et je pourrai ainsi, tout en vérifiant si mes instructions ont été ponctuellement observées, faire continuer le travail de statistique spéciale commencé dans les bureaux de mon ministère.

Enfin le paragraphe 9 du tableau B, annexé à l'article 2 du décret, chargeant les préfets de statuer sur les demandes en autorisation de créer des ateliers insalubres ou incommodes de première classe, avec les recours existants pour les ateliers de deuxième classe, je crois devoir, pour prévenir toute hésitation, vous tracer la marche à suivre en cas de pourvoi.

Lorsqu'une demande en autorisation est admise par l'autorité préfectorale, ceux qui croient avoir à s'en plaindre, qu'ils aient ou non figuré dans l'enquête, sont indistinctement reçus à former opposition devant le conseil de préfecture, qui statue contradictoirement, sauf recours au conseil d'État.

Dans l'hypothèse contraire, c'est-à-dire quand l'autorisation a été refusée, la seule voie ouverte au demandeur est celle du recours au conseil d'État; son appel au conseil de préfecture ne serait pas recevable.

C'est dans ce sens que doit être entendu l'article 7 du décret du 15 octobre 1810, interprété par la circulaire du 3 novembre 1828, et c'est d'après ces principes que doivent être désormais introduits les recours en matière d'établissements de première classe. *Signé* HEURTIER.

ANNEXE A. — CONDITIONS A INSÉRER DANS LES ARRÊTÉS D'AUTORISATION DE CERTAINS ÉTABLISSEMENTS RANGÉS DANS LA PREMIÈRE CATÉGORIE DES ATELIERS DANGEREUX, INSALUBRES OU INCOMMODES.

§ I. *Fabrique d'acide sulfurique.* — 1° Élever la cheminée de l'usine servant au dégagement du gaz à une hauteur convenable, qui sera déterminée d'après l'examen de la localité; 2° condenser complétement les vapeurs ou gaz odorants ou nuisibles.

§ II. *Fabrique d'allumettes chimiques.* — 1° N'employer dans la confection des allumettes ni chlorate de potasse ni aucun autre sel rendant les mélanges explosibles; 2° broyer à sec et séparément les matières premières dont on fait usage; 3° ne jamais préparer à la fois au delà d'un litre de matières mélangées de phosphore, lesquelles devront être conservées à la cave, dans un vase plongé dans l'eau; 4° se livrer à cette fabrication dans un atelier légèrement construit, plafonné et non planchéié, et isolé de toute construction; 5° recouvrir en plâtre tous les bois apparents dans les pièces où l'on confectionne les allumettes; 6° déposer les objets fabriqués dans un local séparé, qui ne présente aucun danger sous le rapport du feu; 7° opérer le transport des allumettes fabriquées dans des boîtes de métal, tel que fer-blanc, zinc, etc.; 8° se conformer en outre à toutes les dispositions des règlements existants, et à toutes celles qui pourraient être prescrites ultérieurement sur le fait des fabriques d'allumettes chimiques.

N. B. L'autorisation devra être limitée à cinq ans.

§ III. *Fabrique d'amorces fulminantes.* — 1° Se conformer à toutes les dispositions prescrites par les ordonnances des 25 juin 1823 et 30 octobre 1836, pour les fabriques de poudre ou matières fulminantes; 2° construire le séchoir et l'atelier de tamisage en matériaux légers, et la poudrière en maçonnerie; séparer les diverses parties de l'établissement par des talus de terre de trois mètres de hauteur ; 3° établir en dehors des talus les fourneaux du séchoir, pour l'élévation de la température duquel il ne sera employé que la vapeur ou l'eau chaude.

N. B. L'autorisation devra être limitée à cinq ans.

§ IV. *Artificiers.* — 1° Établir la poudrière au-dessus du niveau du sol et la couvrir d'une toiture légère ; 2° ne jamais avoir en dépôt plus de quatre à cinq kilogrammes de poudre à la fois pour les besoins de la fabrication.

N. B. L'autorisation devra être limitée à cinq ans.

§ V. *Boyauderies.* — 1° Tenir l'atelier dans un grand état de propreté au moyen de fréquents lavages, soit à l'eau pure, soit à l'eau chlorurée; 2° ne recevoir que des menus convenablement préparés ou nettoyés ; 3° ne conserver aucuns résidus susceptibles de fermenter et de se putréfier ; 4° donner un écoulement rapide aux eaux de lavage.

§ VI. *Calcination des os.* — 1° Clore l'établissement de murs ; 2° apporter les os dans l'établissement complétement décharnés et limiter les approvisionnements aux besoins de la fabrication ; 3° opérer la calcination des os à vases clos, et diriger la fumée des fours dans une cheminée commune, construite en briques et élevée de 10 mètres au-dessus du sol.

§ VII. *Ateliers d'équarrissage et de cuisson de débris d'animaux.*— 1° Clore l'établissement de murs et l'entourer d'arbres ; 2° paver les cours intérieures ; daller les caves à abattre les animaux et y opérer de fréquents lavages ; 3° garnir de dalles cimentées à la chaux hydraulique, jusqu'à un mètre de hauteur, le pourtour de l'atelier d'abatage et celui des ateliers de cuisson ; 4° recevoir les matières liquides résultant du travail de l'équarrissage dans des citernes voûtées et closes ; soumettre les chairs et les autres matières animales à une dessiccation suffisante pour qu'elles ne soient plus sujettes à se corrompre ; 5° ne faire dans l'établissement aucune accumulation d'os ou de résidus ; 6° faire la cuisson des chairs à vases clos, dans les vingt-quatre heures après l'abatage ; 7° ne transporter les animaux morts à l'équarrissage que dans des voitures couvertes et munies d'une plaque indiquant leur destination.

§ VIII. *Dépôts d'engrais, de poudrette*, etc. — 1° Désinfecter les matières fécales dans les fosses d'aisances, et les transporter au moyen de tonneaux hermétiquement fermés; 2° déposer les matières dans des fosses recouvertes de hangars, et les couvrir de charbon, afin d'éviter toute émanation désagréable ; 3° construire les fosses destinées à recevoir les matières fécales en maçonnerie et les cimenter de façon à empêcher le liquide de filtrer à travers les terres et d'infecter les puits ou citernes ; 4° déposer sous les hangars, et à l'abri de l'humidité, les matières converties en engrais.

§ IX. *Fonderies de suif.* — 1° Recouvrir la chaudière dans laquelle la graisse est mise en fusion d'une hotte de planches parfaitement jointes ; 2° mettre cette hotte en communication avec la cheminée de tirage, et luter les joints de manière à forcer les vapeurs de se rendre dans le tuyau d'appel.

§ X. *Gaz d'éclairage.*— Se reporter aux conditions prescrites par l'ordonnance du 27 janvier 1846, portant règlement sur les usines et les établissements d'éclairage par le gaz.

N. B. L'extension que prennent la plupart de ces usines exige qu'elles soient éloignées le plus possible des habitations, et même qu'elles soient établies hors des villes.

§ XI. *Fabriques de toiles cirées, de cuirs vernis, de vernis.* — 1° Faire construire l'étuve en matériaux incombustibles ; 2° construire en plâtre et moellons le local où l'on fait cuire les huiles, et surmonter les chaudières d'une hotte avec un tuyau pour le dégagement des vapeurs.

§ XII. *Triperies.* — N'amener dans la triperie que des matières fraîches parfaitement lavées, et prêtes à être soumises à la cuisson.

Le décret du 19 février 1853 a rangé dans la première classe les *fabriques de farines* par la calcination des résidus provenant de la distillation de la mélasse,

Et dans la deuxième classe les fabriques de *conserves de sardines* situées dans les villes.

DÉCRET DU 4 MARS 1858, RELATIF AUX ÉTABLISSEMENTS CLASSÉS EN ALGÉRIE.

NAPOLÉON, etc.; vu le décret du 15 octobre 1810, relatif aux autorisations d'établissements insalubres ou incommodes, les ordonnances du 14 janvier 1815, 15 avril 1838 et 20 mai 1843, le décret du 25 mars 1852, sur la décentralisation administrative en Algérie ; sur le rapport de notre ministre secrétaire d'État au département de la guerre, avons décrété et décrétons ce qui suit :

Art. 1er. Le décret du 15 octobre 1810, les ordonnances des 14 janvier 1815, 15 avril 1838 et 20 mai 1843, et le décret du 25 mars 1852, sont rendus exécutoires en Algérie, sous la réserve des dispositions énoncées ci-après :

Art. 2. Les autorisations d'établissements insalubres ou incommodes sont accordées en Algérie, savoir : celles relatives aux établissements de 1re classe, par le gouverneur général ; celles de 2e classe : en territoire civil, par les préfets ; en territoire militaire, par les généraux commandant les divisions; celles de 3e classe : en territoire civil, par les sous-préfets ; en territoire militaire, par les commandants de subdivision.

En cas d'opposition, les demandes d'autorisation relatives à chacune des classes seront déférées, tant pour les territoires civils que pour les territoires militaires, à l'examen du conseil de préfecture siégeant au chef-lieu de la province.

Signé, NAPOLÉON.

Malgré la prévoyance de la loi et de l'administration, les établissements classés donnent lieu à de nombreuses difficultés dont nous ne pouvons indiquer, même sommairement, l'origine et la solution. Nous croyons utile cependant de rapporter un arrêt de la cour de cassation du 1er juin 1855 qui fixe sur un point les rapports souvent difficiles de l'autorité municipale et de l'administration départementale en matière d'établissements dangereux, insalubres et incommodes. Il résulte de cet arrêt que les établissements classés au nombre des ateliers dangereux, insalubres ou incommodes, et régis à ce titre par le décret du 15 octobre 1810 et l'ordonnance du 14 janvier 1815, échappent à l'action de la police municipale ; les prescriptions de police, en ce qui regarde ces établissements, ne peuvent émaner que des préfets.

« Vu l'article 1er du décret législatif du 15 octobre 1810, et les ordonnances réglementaires des 14 janvier 1815 et 27 janvier 1837 ;

» Vu les arrêtés du préfet du Nord, des 25 février 1848 et 21 octobre 1854, relatifs aux précautions ordonnées par l'autorité administrative pour l'épuration et l'écoulement des eaux provenant de la fabrique du sucre et de la distillerie de jus de betteraves autorisées au profit du sieur Coquelle et établies dans la commune d'Illies;

» Attendu que la poursuite dirigée contre Coquelle avait pour motif le versement d'eaux sales et impures provenant de son usine dans un ruisseau traversant les communes d'Illies, de Laventie, de Lorgies et de Neuve-Chapelle ; que l'inculpé a été déclaré convaincu d'avoir fait ce versement, et condamné pour ce fait à l'emprisonnement et à l'amende, comme prohibé par un arrêté municipal du 10 février 1848;

» Mais attendu, d'une part, que cet arrêté n'était applicable qu'aux habitants de la commune de Laventie, sur lesquels le maire avait seul compétence, et ne pouvait être étendu aux faits de Coquelle, qui est, ainsi que son usine, établi dans la commune d'Illies;

» Attendu, d'une autre part, que, par les arrêtés précités de 1848 et de 1854, le préfet du Nord avait expressément autorisé Coquelle à verser les eaux de son usine, dont les résidus n'étaient pas consommés dans les bassins à ce prescrits, dans un canal, communiquant de la propriété de cette usine au ruisseau d'Illies et se continuant dans le haut courant de Laventie et autres communes limitrophes, à la charge de se conformer à diverses précautions de police tendant à l'épuration de ces eaux, et s'était réservé d'en prescrire de nouvelles s'il y avait lieu, dans l'intérêt de la sûreté et de la salubrité publiques ;

» Attendu que l'autorité municipale commet un excès de pouvoir et entreprend sur les attributions de l'autorité supérieure, en prenant des arrêtés sur les objets réglés par les préfets, relativement à la police des établissements classés par les lois précitées parmi les ateliers insalubres ; que, par ces arrêtés, elle porterait atteinte à l'existence et au régime de ces ateliers ; que l'autorité municipale doit veiller à l'exécution des mesures de police prises par l'administration supérieure pour assurer la salubrité publique et dresser les procès-verbaux de contravention à ces mesures, ou s'adresser à cette administration pour solliciter de nouvelles mesures, dans le cas ou celles prescrites seraient insuffisantes ;

» Attendu, enfin, que Coquelle n'a pas été poursuivi pour infraction aux conditions de police établies par les arrêtés du préfet pour la transmission des eaux de son usine ;

» D'où il suit que le jugement attaqué, en confirmant la sentence du tribunal de police, et en déclarant Coquelle convaincu de contravention à l'arrêté municipal du 10 février 1848, a commis un excès de pouvoir, faussement appliqué les dispositions des lois du 14-3 décembre 1789, art. 50 ; du 16-24 août 1790, tit. II, n° 5, parag. 3, et du 19-22 juillet 1791, tit. Ier, art. 46, en même temps *qu'elle* (*sic*) a formellement violé l'art. Ier de la loi du 15 octobre 1810.

Nous terminerons en donnant la nomenclature complète des établissements classés depuis 1810 jusqu'en 1862. Nous avons pensé qu'il était convenable de diviser les établissements par classes, afin que l'on pût juger de l'ensemble de chaque catégorie, et les rapprochements auxquels le classement peut donner lieu.

NOMENCLATURE DES ÉTABLISSEMENTS CLASSÉS.

DÉSIGNATION des ateliers et établissements insalubres, ou incommodes, ou dangereux.	INDICATION SOMMAIRE de leurs inconvénients.	DATES des décrets et ordonnances de classement.
	PREMIÈRE CLASSE.	
Abattoirs publics et communs à ériger dans toute commune, quelle que soit sa population. Voy. *Tueries*.	Mauvaise odeur.	15 avril 1838.
Acide nitrique, Eau-forte (Fabrication de l').	Ne se fabrique plus d'après l'ancien procédé. Voyez l'article ci-après.	15 oct. 1810. 14 janv. 1815.
Acide pyroligneux (Fabriques d'), lorsque les gaz se répandent dans l'air sans être brûlés.	Beaucoup de fumée et odeur empyreumatique.	14 janv. 1815.
Acide sulfurique (Fabrication de l').	Odeur désagréable, insalubre, et nuisible à la végétation.	15 oct. 1810. 14 janv. 1815.
Affinage de l'or ou de l'argent par l'acide sulfurique, quand les gaz dégagés pendant cette opération sont versés dans l'atmosphère.	Dégagement de gaz nuisibles.	9 fév. 1825.
Affinage des métaux au fourneau à coupelle ou au four à reverbère.	Fumées et vapeurs insalubres et nuisibles à la végétation.	14 janv. 1815.
Allumettes (Fabrication d') préparées avec des poudres ou matières détonantes et fulminantes. Voy. *Poudres fulminantes*. (Cette classification comprend les allumettes chimiques.)	Tous les dangers de la fabrication des poudres fulminantes.	25 juin 1823.
Amidonniers. Les amidonneries où le travail s'opère sans fermentation putride, par lavages successifs, et quand elles ont un écoulement constant de leurs eaux, sont provisoirement rangées dans la 2e classe. (Décision ministérielle du 22 mars.)	Odeur fort désagréable.	14 janv. 1815.
Amorces fulminantes. Voy. *Fulminate de mercure*.		25 juin 1823. 30 oct. 1836.
Arcansons ou résines de pin (Travail en grand des), soit pour la fonte et l'épuration de ces matières, soit pour en extraire la térébenthine.	Danger du feu et odeur très désagréable.	9 fév. 1825.
Artificiers.	Danger d'incendie et d'explosion.	15 oct. 1810. 14 janv. 1815.
Bleu de Prusse (Fabrique de), lorsqu'on n'y brûle pas la fumée et le gaz hydrogène sulfuré.	Odeur désagréable, insalubre.	15 oct. 1810. 14 janv. 1815.
Bleu de Prusse (Dépôts de sang des animaux destiné à la fabrication du). Voy. *Sang des animaux*.	Odeur très désagréable, surtout si le sang conservé n'est pas à l'état sec.	9 fév. 1825.
Boues et immondices (Dépôts de). Voy. *Voiries*.	Odeur très désagréable et insalubre.	9 fév. 1825.
Boyaudiers.	Idem.	15 oct. 1810. 14 janv. 1815.
Calcination d'os d'animaux lorsqu'on n'y brûle pas la fumée.	Odeur très désagréable de matières animales brûlées portées à une grande distance.	9 fév. 1825.
Cendres d'orfèvres (Traitement des) par le plomb.	Fumées et vapeurs insalubres.	14 janv. 1815.
Cendres gravelées (Fabrication des), lorsqu'on laisse répandre la fumée au dehors.	Fumée très épaisse et très désagréable par sa puanteur.	14 janv. 1815.
Chairs ou **débris d'animaux** (les dépôts, les ateliers ou les fabriques où ces matières sont préparées par la macération ou desséchées pour être employées à quelque autre fabrication).	Odeur très désagréable.	9 fév. 1825.
Chanvre (Rouissage du) en grand par son séjour dans l'eau.	Exhalaisons très insalubres.	15 oct. 1810. 14 janv. 1815.

DÉSIGNATION des ateliers et établissements insalubres, ou incommodes, ou dangereux.	INDICATION SOMMAIRE de leurs inconvénients.	DATES des décrets et ordonnances de classement.
Chanvre (Rouissage du lin et du). Voy. ***Routoirs.***	Emanations insalubres, infection des eaux (fièvres.)	14 janv. 1815. 5 nov. 1826.
Charbon animal (La fabrication ou la revivification du), lorsqu'on n'y brûle pas la fumée.	Odeur très désagréable de matières animales brûlées portées à une grande distance.	15 oct. 1810. 14 janv. 1815.
Charbon de terre (Épurage du) à vases couverts. (Cette classification comprend les fours à coke.)	Fumée et odeur très désagréables.	9 fév. 1825.
Chlorure de chaux (Fabrication en grand du).	Odeur désagréable et incommode quand les appareils perdent, ce qui a lieu de temps à autre.	31 mai 1833.
Chlorures alcalins, eau de Javelle (Fabrication en grand des), destinés au commerce, aux fabriques.	Idem.	9 fév. 1825.
Colle forte (Fabrique de).	Mauvaise odeur.	14 janv. 1815.
Combustion des plantes marines, lorsqu'elle se pratique dans des établissements permanents.	Exhalaisons désagréables, nuisibles à la végétation et portées à de grandes distances.	27 mai 1838.
Cordes à instruments (Fabriques de).	Sans odeur si les eaux du lavage ont un écoulement convenable, ce qui n'a pas lieu ordinairement.	15 oct. 1810. 14 janv. 1815.
Cretonniers.	Mauvaise odeur et danger du feu.	14 janv. 1815.
Cristaux (Fabriques de). Voy. *Verre.*	Fumée et danger du feu.	14 janv. 1815.
Cuirs vernis (Fabriques de), même quand on ne fait qu'appliquer le vernis. Voy. ***Outres de peau de bouc.***	Mauvaise odeur et danger du feu.	15 oct. 1810. 14 janv. 1815.
Débris d'animaux (Dépôts, etc., etc.). Voy. ***Chairs*** et ***Échaudoirs.***	Odeur très désagréable.	9 fév. 1825.
Dégras ou huile épaisse à l'usage des tanneurs (Fabriques de).	Odeur très désagréable et danger d'incendie.	9 fév. 1825.
Désargentage du cuivre par le mélange de l'acide sulfurique et de l'acide nitrique (Les ateliers de).	Dégagement de gaz nuisible.	27 mai 1838.
Eau de Javelle (Fabrication de l'). Voy. ***Chlorures, alcalins.***	Odeur désagréable et incommode quand les appareils perdent, ce qui a lieu de temps à autre.	9 fév. 1825.
Eau forte (Fabrication de). Voy. ***Acide nitrique.***	Odeur désagréable et incommode quand les appareils perdent, ce qui a lieu de temps à autre.	14 janv. 1815.
Échaudoirs ou cuisson des abatis des animaux tués pour la boucherie.	Mauvaise odeur.	14 janv. 1815. 31 mai 1833.
Échaudoirs dans lesquels on prépare et l'on cuit les intestins et autres débris des animaux. (Cette classification ne comprend pas les ateliers destinés à la cuisson des ***issues*** et du ***gras-double***, dont le nettoyage et l'échaudage ont eu lieu préalablement dans l'intérieur des abattoirs. — Décision ministérielle du 11 août 1837.)	Très mauvaise odeur.	14 janv. 1815.
Émaux (Fabrique d'). Voyez *Verre.*	Fumée.	14 janv. 1815.
Encre d'imprimerie (Fabriques d').	Odeur très désagréable et danger du feu.	14 janv. 1815.
Engrais (Les dépôts de matières provenant de la vidange des latrines ou des animaux destinés à servir d'). Voy. ***Poudrette, Urate.***	Odeur très désagréable et insalubre.	9 fév. 1825.
Équarrissage.	Odeur très désagréable.	15 oct. 1810. 14 janv. 1815.
Éther (Fabriques d') et les dépôts d'éther, lorsque ces dépôts en contiennent plus de 40 litres à la fois.	Explosion et danger d'incendie.	27 janv. 1837.

DÉSIGNATION des ateliers et établissements insalubres, ou incommodes, ou dangereux.	INDICATION SOMMAIRE de leurs inconvénients.	DATES des décrets et ordonnances de classement
Étoupilles (Fabrique d'), préparées avec des poudres ou des matières détonantes et fulminantes. Voy. *Poudres fulminantes*.	Tous les dangers de la fabrication des poudres fulminantes.	25 juin 1823.
Feutres vernis (Fabriques de). Voy. *Visières*.	Crainte d'incendie, odeur désagréable.	5 nov. 1826.
Fourneaux (Hauts). La formation de ces établissements est en outre régie par la loi du 21 avril 1810 sur les mines.	Fumée épaisse et danger du feu.	14 janv. 1815.
Fulminate de mercure, amorces fulminantes et autres matières dans la préparation desquelles entre le fulminate de mercure (Fabriques de).	Explosion et danger d'incendie.	25 juin 1823. 30 oct. 1836.
Gaz hydrogène. Extrait des eaux de condensation de gaz hydrogène. Voy. *Sel ammoniac*.		20 sept. 1828.
Goudron (Fabrication du).	Très mauvaise odeur et danger du feu.	14 janv. 1815.
Goudron (Fabriques de) à vases clos. Étaient primitivement rangées dans la 2e classe	Danger du feu, fumée et un peu d'odeur.	14 janv. 1815. 9 fév. 1825.
Goudrons (Travail en grand des), soit pour la fonte et l'épuration de ces matières, soit pour en extraire la térébenthine.	Odeur insalubre et danger du feu.	9 fév. 1825.
Graisses à feu nu (Fonte des). La fonte des graisses *au bain-marie* n'est pas classée.	Très mauvaise odeur et danger du feu.	31 mai 1833.
Gras-double (Cuisson du). Voy. *Echaudoirs*.		
Huiles de lin (Cuisson des).	Odeur très désagréable et danger du feu.	31 mai 1833.
Huile de pied de bœuf (Fabriques d').	Mauvaise odeur causée par les résidus.	15 oct. 1810. 14 janv. 1815.
Huile de poisson (Fabriques d').	Odeur désagréable et danger du feu.	14 janv. 1815.
Huile de résine (Distillation de l'). Voy. *Résine*.		
Huile de térébenthine et huile d'aspic (Distillation en grand de l').	Idem.	14 janv. 1815.
Huile épaisse à l'usage des tanneurs (Fabrique d'). Voy. *Dégras*.	Odeur très désagréable et danger d'incendie.	9 fév. 1825.
Huile rousse (Fabriques d') extraite des cretons et débris de graisse à une haute température.	Odeur très désagréable, danger d'incendie.	14 janv. 1815.
Lin (Rouissage du), Voy. *Routoirs*.		5 nov. 1826.
Litharge (Fabrication de la).	Exhalaisons dangereuses.	14 janv. 1815.
Massicot (Fabrication du), première préparation du plomb pour le convertir en minium.	Exhalaisons dangereuses.	14 janv. 1815.
Ménageries.	Danger de voir des animaux s'échapper des cages.	14 janv. 1815.
Minium (Fabrication du), préparation du plomb pour les potiers, faïenciers fabriques de cristaux, etc.	Exhalaisons moins dangereuses que celles du massicot.	Idem.
Noir animalisé (Fabriques et dépôts de).	Odeur très désagréable et insalubre.	12 janv. 1837.
Noir d'ivoire et noir d'os (Fabrication du), lorsqu'on n'y brûle pas la fumée.	Odeur très désagréable de matières animales brûlées portée à une grande distance.	14 janv. 1815.
Orseille (Fabrication de l'). Voy. 2e CLASSE.	Odeur désagréable.	Idem.
Os d'animaux (Calcination d'). Voy. *Calcination d'os*.	Odeur très désagréable de matières animales brûlées portée à une grande distance.	9 fév. 1825.
Porcheries.	Très mauvaise odeur et cris désagréables.	15 oct. 1810. 14 janv. 1815. 19 fév. 1853.
Potasse (Fabriques de) par la calcination des résidus provenant de la distillation de la mélasse.		

DÉSIGNATION des ateliers et établissements insalubres, ou incommodes, ou dangereux.	INDICATION SOMMAIRE de leurs inconvénients.	DATES des décrets et ordonnances de classement.
Poudres ou matières détonantes et fulminantes (Fabriques de), la fabrication d'allumettes, d'étoupilles ou autres objets du même genre préparés avec ces sortes de poudres ou matières.	Explosion et danger d'incendie.	25 janv. 1823.
Poudres ou matières fulminantes. Voy. *Fulminate de mercure.*		25 juin 1823. 30 oct. 1836.
Poudrette.	Très mauvaise odeur.	15 oct. 1810. 14 janv. 1815.
Résines (Le travail en grand des), soit par la fonte et l'épuration de ces matières, soit pour en extraire la térébenthine. Cette classification comprend les usines qui distillent les résines pour les convertir en huiles.	Mauvaise odeur et danger du feu.	9 fév. 1825.
Résineuses (Le travail en grand de toutes les matières), soit pour la fonte et l'épuration de ces matières, soit pour en extraire la térébenthine.	Idem.	Idem.
Rouge de Prusse (Fabriques de) à vases ouverts.	Exhalaisons désagréables et nuisibles à la végétation, quand il est fabriqué avec le sulfate de fer (couperose verte).	14 janv. 1815.
Routoirs servant au rouissage en grand du chanvre et du lin par leur séjour dans l'eau.	Émanations insalubres, infection des eaux.	Idem. 5 nov. 1826.
Sabots (Ateliers à enfumer les), dans lesquels il est brûlé de la corne ou d'autres matières animales, dans les villes.	Mauvaise odeur et fumée.	9 fév. 1825.
Sang des animaux, destiné à la fabrication du bleu de Prusse (Dépôts et ateliers pour la cuisson ou la dessiccation du).	Odeur très désagréable, surtout si le sang conservé n'est pas à l'état sec.	Idem.
Sel ammoniac ou muriate d'ammoniaque (Fabricat. du) par le moyen de la distillation des matières animales.	Odeur très désagréable et portée au loin.	15 oct. 1810. 14 janv. 1815.
Sel ammoniac extrait des eaux de condensation du gaz hydrogène (Fabriques de).	Odeur extrêmement désagréable et nuisible, quand les appareils ne sont pas parfaits.	20 sept. 1828.
Soies de cochon (Les ateliers pour la préparation des) par tout procédé de fermentation.	Odeurs infectes et insalubres.	27 mai 1838.
Soudes de varech (La fabrication en grand des), lorsqu'elle s'opère dans des établissements permanents.	Exhalaisons désagréables nuisibles à la végétation et portées à de grandes distances.	27 mai 1838.
Soufre (Fabrication des fleurs de)	Grand danger du feu et odeur désagréable.	9 fév. 1825.
Soufre (Distillation du).	Idem.	14 janv. 1815.
Suif brun (Fabrication du).	Odeur très désagréable et danger du feu.	15 oct. 1810. 14 janv. 1815.
Suif en branches (Fonderies de) à feu nu (1).		
Suif d'os (Fabrication du).	Mauvaise odeur et nécessité d'écouler les eaux.	14 janv. 1815.
Sulfate d'ammoniaque (Fabrication du) par le moyen de la distillation des matières animales.	Odeur très désagréable et portée au loin.	Idem.

(1) Les fonderies qui emploient l'acide sulfurique, le bain-marie ou la vapeur, doivent rester néanmoins dans la première classe, quand les appareils sont mal construits. Dans le cas contraire, elles sont de deuxième classe. (Ordonnance du 25 avril 1840 ; décision du ministre du commerce du 18 août 1840.)

DÉSIGNATION des ateliers et établissements insalubres, ou incommodes, ou dangereux.	INDICATION SOMMAIRE de leurs inconvénients.	DATES des décrets et ordonnances de classement.
Sulfate de cuivre (Fabrication du) au moyen du soufre et du grillage.	Exhalaisons désagréables et nuisibles à la végétation.	14 janv. 1815.
Sulfate de soude (Fabrication du) à vases ouverts.	Exhalaisons désagréables, nuisibles à la végétation et portées à de grandes distances.	Idem.
Sulfates métalliques (Grillage des) en plein air.	Exhalaisons désagréables et nuisibles à la végétation.	Idem.
Tabac (Combustion des côtes du) en plein air.	Odeur très désagréable.	Idem.
Taffetas cirés (Fabriques de).	Danger du feu et mauvaise odeur.	15 oct. 1810. 14 janv. 1815.
Taffetas et toiles vernies (Fabriques de). Voy. *Outres de peau de bouc.*	Idem.	Idem.
Térébenthine (Travail en grand pour l'extraction de la).	Odeur insalubre et danger du feu.	9 fév. 1825.
Toiles cirées (Fabriques de). Comprend les toiles grasses d'emballage et toiles goudronnées pour bâches. (Décis. du ministre du comm. du 8 janv. 1844.)	Danger du feu et mauvaise odeur.	Idem.
Toiles vernies (Fabrication des). Voy. *Taffetas vernis.*	Mauvaise odeur et danger du feu.	15 oct. 1810. 14 janv. 1815.
Tourbe (Carbonisation de la) à vases ouverts.	Très mauvaise odeur et fumée.	15 oct. 1810. 14 janv. 1815.
Tripiers.	Mauvaise odeur et nécessité d'écoulement des eaux.	Idem. Idem.
Tueries dans les villes où la population excède 10 000 âmes.	Danger de voir des animaux s'échapper; mauv. odeur.	Idem.
Urates (Fabrication d'), mélange d'urine avec la chaux, le plâtre et les terres.	Odeur désagréable.	9 fév. 1825.
Vernis (Fabriques de).	Très grand danger du feu et odeur désagréable.	15 oct. 1810. 14 janv. 1815.
Verre, cristaux et émaux (Fabriques de), ainsi que l'établissement des verreries proprement dites, usines destinées à la fabrication du verre en grand.	Grande fumée et danger du feu.	14 janv. 1815. 20 sept. 1828.
Visières et feutres vernis (Fabriques de).	Odeurs désagréables, crainte d'incendie.	5 nov. 1826.
Voiries et dépôts de boues ou de toute autre sorte d'immondices.	Odeur très désagréable et insalubre.	9 fév. 1825.

DEUXIÈME CLASSE.

DÉSIGNATION	INDICATION	DATES
Absinthe (Distillerie d'extrait ou esprit d').	Danger d'incendie.	9 fév. 1825.
Acide muriatique (Fabrication de l') à vases clos.	Odeur désagréable et incommode quand les appareils perdent, ce qui a lieu de temps à autre.	14 janv. 1815.
Acide muriatique oxygéné (Fabrication de l'). Voy *Chlore.*	Idem.	14 janv. 1815.
Acide muriatique oxygéné (Fabrication de l'), quand il est employé dans les établissements mêmes où on le prépare. Voy. *Chlore.*	Idem.	9 fév. 1825.
Acide nitrique, eau forte (Fabrication de l') par la décomposition du salpêtre, au moyen de l'acide sulfurique dans l'appareil de Wolf.	Odeur désagréable et incommode quand les appareils perdent, ce qui a lieu de temps à autre.	9 fév. 1825.
Acide pyroligneux (Fabrique d'), lorsque les gaz sont brûlés.	Un peu de fumée et d'odeur empyreumatique.	14 janv. 1815.
Acide pyroligneux (Toutes les combinaisons de l') avec le fer, le plomb ou la soude.	Émanations désagréables qui ont constamment lieu pendant la concentration de ces produits.	31 mai 1833.
Aciers (Fabriques d').	Fumée et danger du feu.	14 janv. 1815.

DESIGNATION des ateliers et établissements insalubres, ou incommodes, ou dangereux.	INDICATION SOMMAIRE de leurs inconvénients.	DATES des décrets et ordonnances de classement.
Affinage de l'or ou de l'argent par l'acide sulfurique, quand les gaz dégagés pendant cette opération sont condensés.	Très peu d'inconvénients quand les appareils sont bien montés et fonctionnent bien.	9 fév. 1825.
Affinage de l'or ou de l'argent au moyen du départ et du fourneau à vent. Voy. *Or*.	Cet art n'existe plus.	14 janv. 1815.
Amidonneries avec séparation du gluten, quand le travail s'opère sans fermentation putride par lavages successifs, et quand elles ont un écoulement constant de leurs eaux.		22 mars 1845. 6 mai 1849.
Battoirs à écorce, dans les villes.	Bruit, poussière et quelque danger du feu.	20 sept. 1828.
Bitume en planche (Fabriques de).	Danger d'incendie.	9 fév. 1825.
Bitumes pissasphaltes (Atelier pour la fonte et la préparation des).	Danger d'incendie.	31 mai 1833.
Blanc de baleine (Raffineries de).	Peu d'inconvénients.	5 nov. 1826.
Blanchiment des tissus et des fils de laine ou de soie par le gaz ou l'acide sulfureux.	Émanations insalubres.	5 nov. 1826.
Blanchiment des toiles et fils de chanvre, de lin et de coton par le chlore.	Émanations désagréables.	14 janv. 1815. 5 nov. 1826.
Blanchiment des toiles par l'acide muriatique oxygéné. Voy. *Toiles*.		15 oct. 1810. 14 janv. 1815.
Blanc de plomb ou de céruse (Fabriques de).	Inconvénient seulement pour la santé des ouvriers.	15 oct. 1810. 14 janv, 1815.
Bleu de Prusse (Fabriques de) lorsqu'elles brûlent leur fumée et le gaz hydrogène sulfuré.	Très peu d'inconvénients si les appareils sont parfaits, ce qui n'a pas lieu constamment.	14 janv. 1815.
Briqueteries. Voy. *Tuileries*.	Fumée abondante au commencement de la fournée.	14 janv. 1815.
Buanderies des blanchisseurs de profession et les lavoirs qui en dépendent, quand ils n'ont pas un écoulement constant de leurs eaux.	Odeur désagréable et insalubre.	5 nov. 1826.
Calcination d'os d'animaux lorsque la fumée est brûlée.	Odeur toujours sensible, même avec des appareils bien construits.	20 sept. 1828.
Caoutchouc. Fabriques où l'on prépare les tissus imperméables au moyen du caoutchouc dissous dans la térébenthine (provisoirement).		9 août 1844.
Carbonisation du bois à air libre, lorsqu'elle se pratique dans des établissements permanents, et ailleurs que dans les bois et forêts, ou en rase campagne.	Odeur et fumée très désagréables s'étendant au loin.	20 sept. 1828.
Cartonniers.	Un peu d'odeur désagréable.	15 oct. 1810. 14 janv. 1815.
Cendres d'orfèvres (Traitement des) par le mercure et la distillation des amalgames.	Danger à cause du mercure en vapeur dans l'atelier.	15 oct. 1810. 14 janv. 1815.
Cendres gravelées (Fabrication des) lorsqu'on brûle la fumée, etc.	Un peu d'odeur.	15 oct. 1810. 14 janv. 1815.
Céruse (Fabriques de). Voy. *Blanc de plomb*.	Inconvénients seulement pour la santé des ouvriers.	14 janv. 1815.
Chamoiseurs.	Un peu d'odeur.	15 oct. 1810.
Chandeliers (Cette industrie comprend la fabrication des bougies stéariques).	Quelque danger de feu, un peu d'odeur.	14 janv. 1815.
Chanvre Voy. *Peignage*.		27 janv. 1837.
Chanvre imperméable (Fabrication du). Voy. *Feutres goudronnés*.		
Chapeaux (Fabriques de).	Buée et odeur assez désagréable, poussière noire occasionnée par le battage après la teinture et portée au loin.	14 janv. 1815.

DÉSIGNATION des ateliers et établissements insalubres, ou incommodes, ou dangereux	INDICATION SOMMAIRE de leurs inconvénients.	DATES des décrets ordonnances de classement.
Chapeaux de soie ou autres préparés au moyen d'un vernis (Fabrication des).	Danger du feu et mauvaise odeur.	27 janv. 1837.
Charbon animal (La fabrication ou la revivification du), lorsque la fumée est brûlée.	Odeur toujours sensible, même avec des appareils bien construits.	9 fév. 1825. 20 sept. 1828.
Charbon de bois (Magasins de Paris).	Danger d'incendie.	5 juil. 1834.
Charbon de bois fait à vases clos.	Fumée et danger du feu.	14 janv. 1815.
Charbon de terre épuré lorsqu'on travaille à vases clos.	Un peu d'odeur et de fumée.	14 janv. 1815.
Châtaignes (Dessiccation et conservation des).	Très peu d'inconvénients, attendu que c'est une opération de ménage.	14 janv. 1815.
Chaux (Fours à) permanents. Étaient primitivement rangés dans la 1re classe).	Grande fumée.	15 oct. 1810. 14 janv. 1815. 29 juil. 1818.
Chiffonniers.	Odeur très désagréable et insalubre.	15 oct. 1810. 14 janv. 1815.
Chlore, acide muriatique oxygéné (Fabrication du), quand ce produit est employé dans les établissements mêmes où on le prépare.	Odeur désagréable et incommode quand les appareils perdent, ce qui a lieu de temps à autre.	9 fév. 1825.
Chlorure de chaux (Ateliers où l'on fabrique en petite quantité, c'est-à-dire dans une proportion de 300 kilogrammes au plus par jour, du).	Idem.	31 mai 1833.
Chlorures alcalins, eau de Javelle (Fabrication des), quand ces produits sont employés dans les établissements mêmes où ils sont préparés).	Inconvénients moindres que ci-dessus les produits étant moins abondants.	9 fév. 1825.
Chlorures alcalins, eau de Javelle (Ateliers où l'on fabrique en petite quantité, c'est-à-dire dans une proportion de 300 kilogrammes au plus par jour, des).	Odeur désagréable et incommode quand les appareils perdent, ce qui a lieu de temps à autre.	9 fév. 1825. 31 mai 1833.
Chromate de potasse (Fabriques de).	Dégagement de gaz nitreux.	31 mai 1833.
Chrysalides (Dépôts de).	Odeur très désagréable.	20 sept. 1828.
Cire à cacheter (Fabriques de).	Quelque danger du feu.	14 janv. 1815.
Colle de peau de lapin (Fabriques de).	Un peu de mauvaise odeur.	9 fév. 1825.
Corroyeurs.	Mauvaise odeur.	14 janv. 1815.
Couverturiers.	Danger causé par le duvet de laine en suspension dans l'air, odeur d'huile rance et de vapeurs sulfureuses, quand les soufroirs sont mal construits.	14 janv. 1815.
Cuirs verts (Dépôts de).	Odeur désagréable et insalubre.	14 janv. 1815.
Cuirs verts et peaux fraîches (Dépôts de).	Idem.	14 janv. 1815. 27 janv. 1837.
Cuivre (Fonte et laminage du).	Fumée, exhalaisons insalubres et danger du feu.	14 janv. 1815.
Cuivre (Dérochage du) par l'acide nitrique.	Odeur nuisible et désagréable.	20 sept. 1828.
Dérochage. Voy. *Cuivre* (Dérochage du).		20 sept. 1828.
Eau de Javelle (Fabriques de l'), chlorures alcalins.	Odeur désagréable et incommode quand les appareils perdent, ce qui a lieu de temps à autre.	31 mai 1833.
Eau-de-vie (Distilleries d').	Danger du feu.	15 oct. 1810. 14 janv. 1815.
Eau forte (Fabrication de l'). Voy. *Acide nitrique*.	Odeur désagréable et incommode quand les appareils perdent, ce qui a lieu de temps à autre.	14 janv. 1815. 9 fév. 1825.
Eaux savonneuses des fabriques (Extraction des) et des autres corps gras contenus dans les eaux savonneuses et des fabriques. Voy. *Huile*.		20 sept. 1828.

DÉSIGNATION des ateliers et établissements insalubres, ou incommodes, ou dangereux.	INDICATION SOMMAIRE de leurs inconvénients.	DATES des décrets et ordonnances de classement.
Éponges. Voy. *Lavage*.		27 janv. 1837.
Faïence (Fabriques de).	Fumée au commencement des fournées.	14 janv. 1815.
Feutre goudronné propre au doublage des navires (Fabrication de). Cette classification comprend la fabrication des chanvres imperméables.	Mauvaise odeur et danger d'incendie.	31 mai 1833.
Filature de cocons. Les ateliers dans lesquels elle s'opère en grand, c'est-à-dire qui contiennent au moins six tours, sont, comme par le passé, soumis à la seule surveillance de l'autorité municipale.	Odeur fétide produite par la décomposition des matières animales.	27 mai 1838.
Fonderies de fer. Voy. *Hauts fourneaux*.		
Fonderies au fourneau à la Wilkinson.	Fumée et vapeur nuisibles.	9 fév. 1825.
Fondeurs en grand au fourneau à reverbère.	Fumée dangereuse, surtout dans les fourneaux où l'on traite le plomb, le zinc, le cuivre, etc.	14 janv. 1815.
Forges de grosses œuvres, c'est-à-dire celles où l'on fait usage de moyens mécaniques pour mouvoir soit les marteaux, soit les masses soumises au travail.	Beaucoup de fumée, crainte d'incendie.	5 nov. 1826.
Fours à cuire les cailloux destinés à la fabrication des émaux.	Beaucoup de fumée.	5 nov. 1826.
Galons et tissus d'or et d'argent (Brûleries en grand des).	Mauvaise odeur.	14 janv. 1815.
Gaz (Ateliers où l'on prépare les matières grasses propres à la production du).	Danger du feu.	31 mai 1833.
Gaz hydrogène. Les usines et ateliers où le gaz est fabriqué, et les gazomètres qui en dépendent.	Odeur désagréable, fumée et danger d'incendie et d'explosion.	20 août 1824. 27 janv. 1846.
Genièvre (Distilleries de).	Danger du feu.	14 janv. 1815.
Hareng (Saurage du).	Mauvaise odeur.	14 janv. 1815.
Hongroyeurs.	Mauvaise odeur.	15 oct. 1810. 14 janv. 1815.
Huile (Extraction de l') et autres corps gras contenus dans les eaux savonneuses des fabriques.	Mauvaise odeur et quelque danger du feu.	20 sept. 1828.
Huile de térébenthine et autres huiles essentielles (Dépôts d'). Doivent être isolés de toute habitation.	Danger du feu d'autant plus grand que l'huile peut se volatiliser dans les magasins, et que l'approche d'une lumière détermine l'inflammation.	9 fév. 1825.
Huiles (Épuration des) au moyen de l'acide sulfurique.	Danger du feu et mauvaise odeur produite par les eaux d'épuration.	14 janv. 1815.
Indigoteries.	Cet art, qu'on avait essayé en France, n'y existe plus.	14 janv. 1815.
Lard (Ateliers à enfumer le).	Odeur et fumée.	14 janv. 1815.
Lavage et séchage d'éponges (Établissement de).	Mauvaise odeur produite par les eaux qui s'en écoulent.	27 janv. 1837.
Lavoir des blanchisseurs de profession. Voy. *Buanderies*.		5 nov. 1826.
Lin. Voy. *Peignage*.		27 janv. 1837.
Liqueurs (Fabrication des).	Danger du feu.	14 janv. 1815.
Machines et **chaudières à haute pression**, c'est-à-dire celles dans lesquelles la force élastique de la vapeur fait équilibre à plus de deux atmosphères, lors même qu'elles brûleraient complétement leur fumée.	Fumée, attendu qu'il n'y en a jusqu'à présent aucune qui la brûle complétement ; danger d'explosion des chaudières.	15 oct. 1810. 14 janv. 1815. 29 oct. 1823. 25 mars 1838. 22 mai 1843.

DÉSIGNATION des ateliers et établissements insalubres, ou incommodes, ou dangereux.	INDICATION SOMMAIRE de leurs inconvénients.	DATES des décrets et ordonnances de classement.
Machines et **chaudières à basse pression**, c'est-à-dire fonctionnant à moins de deux atmosphères, brûlant ou non la fumée.	Fumée, attendu qu'il n'y en a jusqu'à présent aucune qui la brûle complétement ; danger d'explosion des chaudières.	
Maroquiniers.	Mauvaise odeur.	14 janv. 1815.
Mégissiers.	Mauvaise odeur.	15 oct. 1810. 14 janv. 1815.
Moulins à broyer le plâtre, la chaux et les cailloux.	Bruit. Ce travail étant fait par la voie sèche, a des inconvénients graves pour la santé des ouvriers, et même un peu pour le voisinage.	9 fév. 1825.
Moulins à farine dans les villes.	Bruit et poussière.	9 fév. 1825.
Noir de fumée (Fabrication du).	Danger du feu.	15 oct. 1810. 14 janv. 1815.
Noir d'ivoire et d'os (Fabrication du), lorsqu'on brûle la fumée.	Odeur toujours sensible, même avec des appareils bien construits.	14 janv. 1815.
Noir minéral (Carbonisation et préparation de schistes bitumineux pour fabriquer le).	Mauvaise odeur.	31 mai 1833.
Or et argent (Affinage de l') au moyen du départ et du fourneau à vent.	Cet art n'existe plus.	14 janv. 1815.
Orseille (Fabrique d') à vases clos, en n'employant que de l'ammoniaque ou des sels alcalins à l'exclusion formelle de l'urine.	Mauvaise odeur.	6 mai 1849.
Os (Blanchiment des) pour les éventaillistes et les boutonniers.	Très peu d'inconvénients, le blanchiment se faisant par la vapeur et par la rosée.	6 mai 1849.
Os d'animaux (Calcination d'). Voy. *Calcination d'os.*	Odeur très désagréable de matières animales brûlées portée à une grande distance.	9 fév. 1825.
Oxyde de zinc.	Grande fumée, poussière.	21 fév. 1848.
Papiers (Fabriques de).	Danger du feu.	14 janv. 1815.
Parcheminiers.	Un peu d'odeur désagréable.	14 janv. 1815
Peaux de lièvre et de lapin. Voy. *Sécrétage.*		20 sept. 1828.
Peaux fraîches. Voy. *Cuirs verts.*		14 janv. 1815. 27 janv. 1837.
Peignage en grand des chanvres et lins dans les villes (Ateliers pour le).	Incommodité produite par la poussière et danger du feu.	27 janv. 1837.
Phosphore (Fabrique de).	Danger d'incendie.	5 nov. 1826.
Pipes à fumer (Fabrication des).	Fumée comme dans les petites fabriques de faïence.	14 janv. 1815.
Plâtre (Fours à) permanents. Étaient primitivement rangés dans la 1re classe.	Fumée considérable, bruit et poussière.	15 oct. 1810. 29 juil. 1818.
Plomb (Fonte du) et laminage de ce métal.	Très peu d'inconvénients.	15 oct. 1810. 14 janv. 1815.
Poêliers fournalistes. Poêles et fourneaux de faïence et terre cuite.	Fumée dans le commencement de la fournée.	15 oct. 1810. 14 janv. 1815.
Poils de lièvre et de lapin. Voy. *Sécrétage.*		20 sept. 1828.
Porcelaine (Fabrication de la).	Fumée dans le commencement du petit feu, et danger d'incendie.	14 janv. 1815.
Potasse. Voy. *Chromate de potasse.*		31 mai 1833.
Potiers d'étain.	Très peu d'inconvénients.	14 janv. 1815.
Potiers de terre.	Fumée au petit feu.	14 janv. 1815.
Rogues (Dépôts de salaisons liquides, connues sous le nom de).	Odeur désagréable.	5 nov. 1826.
Rouge de Prusse (Fabriques de) à vases clos.	Un peu d'odeur nuisible et un peu de fumée.	14 janv. 1815.
Salaison (Ateliers pour la) et le saurage des poissons.	Odeur très désagréable.	9 fév. 1825.
Salaisons (Dépôt de).	Odeur désagréable.	9 fév. 1825.
Sardines (Fabriques de) situées dans les villes.		19 fév. 1853.

DÉSIGNATION des ateliers et établissements insalubres, ou incommodes, ou dangereux.	INDICATION SOMMAIRE de leurs inconvénients.	DATES des décrets et ordonnances de classement.
Schistes bitumineux. Voy. *Noir minéral.*		31 mai 1833.
Séchage d'éponges. Voy. *Lavage.*		27 janv. 1837.
Sécheries de morues.	Odeur très désagréable.	31 mai 1833.
Secrétage des peaux ou poils de lièvre et de lapin.	Emanation fort désagréable.	20 sept. 1828.
Sel ou muriate d'étain (Fabricat. du).	Odeur très désagréable.	14 janv. 1815.
Soufre (Fusion du) pour le couler en canons, et épuration de cette même matière par fusion ou décantation.	Grand danger du feu et odeur désagréable.	9 fév. 1825.
Sucre (Raffineurs de).	Fumée, buée, et mauvaise odeur.	14 janv. 1815.
Sucre (Fabriques de).	Idem.	27 janv. 1837.
Suif (Fonderies de) au bain-marie ou à la vapeur.	Quelque danger du feu.	14 janv. 1815.
Sulfates de fer et **de zinc** (Fabrication des) lorsqu'on forme ces sels de toutes pièces avec l'acide sulfurique et les substances métalliques.	Un peu d'odeur désagréable.	14 janv. 1815.
Sulfate de soude (Fabrication du) à vases clos.	Un peu d'odeur et de fumée.	14 janv. 1815.
Sulfures métalliques (Grillage des) dans les appareils propres à tirer le soufre et à utiliser l'acide sulfureux qui se dégage.	Un peu d'odeur désagréable.	14 janv. 1815
Tabac (Fabriques de).	Odeur très désagréable,	15 oct. 1810. 14 janv. 1815.
Tabatières de carton (Fabrication des).	Un peu d'odeur désagréable et danger du feu.	14 janv. 1815.
Tanneries.	Mauvaise odeur.	14 janv. 1815.
Tissus d'or et d'argent. Brûleries en grand des). Voy. *Galons.*	Mauvaise odeur.	14 janv. 1815.
Toiles (Blanchiment des) par l'acide muriatique oxygéné.	Odeur désagréable.	15 oct. 1810. 14 janv. 1815.
Tôle vernie.	Mauvaise odeur et danger du feu.	9 fév. 1825.
Tourbe (Carbonisation de la) à vases clos.	Odeur désagréable.	14 janv. 1815.
Tuileries et briqueteries.	Fumée épaisse pendant le petit feu.	14 janv. 1815.
Vernis. Voy. *Chapeaux.*	Danger d'incendie.	31 mai 1833.
Vernis à l'esprit-de-vin (Fabrique de).	Idem.	31 mai 1833.
Vernisseurs. Voy. *Tôle vernie.*	Idem.	31 mai 1833.
Zinc (Usine à laminer le). — L'instruction des demandes en établissement d'usines à fondre le zinc et le minerai de zinc est régie par la loi du 21 avril 1810 sur les mines.	Danger du feu et vapeurs nuisibles.	20 sept. 1828.

TROISIÈME CLASSE.

Acétate de plomb, sel de Saturne (Fabrication de l').	Quelques inconvénients, mais seulement pour la santé des ouvriers.	14 janv. 1815.
Acide acétique, (Fabrication de l').	Peu d'inconvénients.	5 nov. 1826.
Acide tartrique (Fabriques de l').	Un peu de mauvaise odeur.	Idem.
Alcali caustique en dissolution (Fabrication de l'). Voy. *Eau seconde.*	Très peu d'inconvénients.	14 janv. 1815.
Alcali volatil. Voy. *Ammoniaque.*		31 mai 1833.
Alun. Voy. *Sulfate de fer et d'alumine.*		5 oct. 1810. 14 janv. 1815.
Ammoniaque ou alcali volatil (Fabrication en grand avec les sels ammoniacaux de l').	Odeur désagréable.	31 mai 1833.
Ardoises artificielles et mastics de différents genres (Fabriques d').	Odeur désagréable, danger du feu.	20 sept. 1828.
Baleine (Travail des fanons de).	Abondantes vapeurs d'une odeur fade et tenace; putréfaction des eaux quand on n'a pas le soin de les jeter immédiatement.	

DÉSIGNATION des ateliers et établissements insalubres, ou incommodes, ou dangereux.	INDICATION SOMMAIRE de leurs inconvénients.	DATES des décrets et ordonnances de classement.
Battage en grand et journalier de la laine et de la bourre.	Bruit et poussière fétide, ou insalubre et incommode.	31 mai 1833.
Batteurs d'or et d'argent.	Bruit.	14 janv. 1815.
Blanchiment des toiles et fils de chanvre, de lin ou de coton par les chlorures alcalins.	Peu d'inconvénients.	5 nov. 1826.
Blanc d'Espagne (Fabriques de).	Très peu d'inconvénients.	14 janv. 1815.
Bois dorés (Brûleries de).	Très peu d'inconvénients l'opération se faisant très en petit.	Idem.
Borax artificiel (Fabriques de).	Très peu d'inconvénients.	9 fév. 1825.
Borax (Raffinage du).	Idem.	14 janv. 1815.
Bougie de blanc de baleine (Fabr. de).	Quelque danger d'incendie.	9 fév. 1825.
Bourre. Voy. *Battage*.		31 mai 1833.
Boutons métalliques (Fabrication de).	Bruit.	15 oct. 1810. 14 janv. 1815.
Brasseries.	Fumée épaisse quand les fourneaux sont mal construits, et un peu d'odeur.	Idem.
Briqueteries ne faisant qu'une seule fournée en plein air, comme on le fait en Flandre.	Fumée abondante au commencement de la fournée.	Idem.
Briquets phosphoriques et briquets oxygénés (Fabriques de).	Danger d'incendie.	5 nov. 1826.
Buanderies.	Inconvénients graves par la décomposition des eaux de savon quand elles n'ont pas d'écoulement.	14 janv. 1815.
Buanderies des blanchisseurs de profession et les lavoirs qui en dépendent, quand ils ont un écoulement constant de leurs eaux.	Peu d'inconvénients.	14 janv. 1815. 5 nov. 1826.
Camphre (Préparation et raffinage du).	Odeur forte et quelque danger d'incendie.	14 janv. 1815.
Caractères d'imprimerie (Fonderies de).	Très peu d'inconvénients.	15 oct. 1810. 14 janv. 1815.
Caramel en grand (Fabriques de).	Danger du feu, odeur désagréable.	5 nov. 1826.
Cendres (Laveurs de).	Très peu d'inconvénients.	14 janv. 1815.
Cendres bleues et autres précipités du cuivre (Fabrication des).	Aucun inconvénient, si ce n'est celui de l'écoulement au dehors des eaux de lavage.	Idem.
Chantiers de bois à brûler, dans les villes.	Danger du feu exigeant la surveillance de la police.	9 fév. 1825.
Charbon de bois dans les villes (Les dépôts de).	Danger d'incendie, surtout quand les charbons ont été préparés à vases clos, attendu qu'ils peuvent prendre feu spontanément.	9 fév. 1825.
Charbon de bois à Paris. Lieux destinés à leur vente à la petite mesure. (Dépôts de 100 hectolitres.)	Danger d'incendie.	5 juill. 1834.
Chaux (Fours à) ne travaillant pas plus d'un mois par année.	Grande fumée.	14 janv. 1815.
Chicorée, café (Fabriques de).	Très peu d'inconvénients.	9 fév. 1825.
Chromate de plomb (Fabriques de).	Idem.	Idem.
Ciriers.	Danger du feu.	15 oct. 1810. 14 janv. 1815.
Colle de parchemin et d'amidon (Fabrique de). Voy. *Gélatine*.	Très peu d'inconvénients.	Idem
Corne (Travail de la) pour la réduire en feuilles.	Un peu de mauvaise odeur.	15 oct. 1810. 14 janv. 1815.
Cristaux de soude, sous-carbonate de soude cristallisé (Fabrication de).	Très peu d'inconvénients.	Idem.
Cuisson des têtes d'animaux dans les chaudières établies sur un fourneau de construction, quand elle n'est pas accompagnée de fonderie de suif. Voy. *Échaudoirs*.	Fumée; légère odeur.	31 mai 1833.
Dégraisseurs. Voy *Teinturiers-dégraisseurs*.	Très peu d'inconvénients.	14 janv. 1815.

DÉSIGNATION des ateliers et établissements insalubres, ou incommodes, ou dangereux.	INDICATION SOMMAIRE de leurs inconvénients.	DATES des décrets et ordonnances de classement.
Doreurs sur métaux.	On a à craindre les maladies des doreurs, le tremblement, etc., mais ce n'est que pour les ouvriers.	15 oct. 1810. 14 janv. 1815.
Eau seconde (Fabrication de l') des peintres en bâtiments, alcali caustique en dissolution.	Très peu d'inconvénients.	Idem.
Echaudoirs dans lesquels on traite les têtes et les pieds d'animaux, afin d'en séparer le poil.	Fumée et légère odeur.	31 mai 1833.
Encre à écrire (Fabriques d').	Très peu d'inconvénients.	14 janv. 1815.
Engraissage (Etablissement en grand pour l').	Mauvaise odeur et incommodité.	31 mai 1833.
Essayeurs.	Très peu d'inconvénients.	14 janv. 1815.
Etain (Fabrication des feuilles d').	Peu d'inconvénients. l'opération se faisant au laminoir.	Idem.
Fécules de pommes de terre (Fabriques de).	Mauvaise odeur provenant des eaux de lavage quand elles sont gardées.	9 fév. 1825.
Fer-blanc (Fabriques de).	Très peu d'inconvénients.	14 janv. 1815.
Fondeurs au creuset.	Un peu de fumée.	Idem.
Fromages (Dépôts de).	Odeur très désagréable	Idem.
Gaz (Atelier pour le grillage des tissus de coton par le). La surveillance de la police locale établie pour les ateliers d'éclairage par le gaz est applicable aux ateliers pour le grillage.	Peu d'inconvénient, l'opération se faisant en petit.	9 fév. 1825.
Gaz hydrogène (les petits appareils pour fabriquer le gaz), pouvant fournir au plus, en douze heures, 10 mètres cubes, et les gazomètres qui en dépendent.	Odeur, dangers d'explosion et d'incendie.	25 mars 1838. 27 janv. 1846.
Gazomètres (non attenant à des appareils producteurs, et dont la capacité excède 10 mètres cubes); ceux d'une capacité moindre peuvent être établis après déclaration de l'autorité municipale.	Odeur, dangers d'explosion et d'incendie.	27 janv. 1846.
Gélatine extraite des os (Fabrication de la) par le moyen des acides et de l'ébullition.	Odeur assez désagréable quand les matières ne sont pas fraîches.	9 fév. 1825.
Glaces (Battage des).	Inconvénient pour les ouvriers seulement, qui sont sujets au tremblement des doreurs.	14 janv. 1815.
Grillage des tissus de coton par le gaz (Ateliers de). Voy. ***Gaz hydrogène.***	Peu d'inconvénients, l'opération se faisant en petit.	9 févr. 1825.
Laine. Voy. ***Battage.***		31 mai 1833.
Laques (Fabrication des).	Très peu d'inconvénients.	14 janv. 1815.
Lavoirs à laine (Etablissements des).	Doivent être placés sur les rivières et ruisseaux, au-dessous des villes et villages.	9 fév. 1825.
Lavoir des blanchisseurs de profession. Voy. *Buanderies* (v. 2e CLASSE).		
Lustrage des peaux.	Très peu d'inconvénients.	5 nov. 1826.
Mastics. Voy. ***Ardoises artificielles et mastics de différents genres.***		20 sept. 1828.
Moulins à huile.	Un peu d'odeur et quelque danger du feu.	14 janv. 1815.
Ocre jaune (Calcination de l') pour le convertir en ocre rouge.	Un peu de fumée.	Idem.
Papiers peints et papiers marbrés (Fabriques de).	Danger du feu.	15 oct. 1810. 14 janv 1815.
Plâtre (Fours à) ne travaillant pas plus d'un mois par année.	Fumée dans la proportion du travail.	14 janv. 1815.
Plomb de chasse (Fabrication du).	Très peu d'inconvénients.	15 oct. 1810. 14 janv. 1815.
Plombiers et fontainiers.	Idem.	Idem.
Potasse (Fabriques de).	Idem.	Idem.
Précipité de cuivre (Fabrication de). Voy. ***Cendres bleues.***	Très peu d'inconvénients.	Idem.
Sabots (Ateliers à enfumer les).	Fumée.	Idem.

DESIGNATION des ateliers et établissements insalubres, ou incommodes ou dangereux	INDICATION SOMMAIRE de leurs inconvénients.	DATES des décrets et ordonnances de classement.
Salpêtre (Fabrication et raffinage du).	Fumée et danger du feu.	14 janv. 1815.
Savonneries.	Buée, fumée et odeur désagréables.	15 oct. 1810. 14 janv. 1815.
Sel (Raffineries de) (1).	Très peu d'inconvénients.	Idem.
Sel de Saturne (Fabrication du). Voy. *Acétate de plomb*.	Quelques inconvénients, mais seulement pour la santé des ouvriers.	14 janv. 1815.
Sel de soude sec (Fabrication du), sous-carbonate de soude sec.	Très peu de fumée.	Idem.
Sirop de fécule de pommes de terre (Fabrication du).	Nécessité d'écouler les eaux.	9 fév. 1825.
Soude (Fabrication de la), ou décomposition du sulfate de soude.	Fumée.	15 oct. 1810. 14 janv. 1815.
Sulfate de cuivre (Fabrication du) au moyen de l'acide sulfurique et de l'oxyde de cuivre, ou du carbonate de cuivre.	Très peu d'inconvénients.	Idem.
Sulfate de fer et d'alumine; extraction de ces sels des matériaux qui les contiennent tout formés, et transformation du sulfate d'alumine en alun.	Fumée et buée.	15 oct. 1810. 14 janv. 1815.
Sulfate de potasse (Raffinage du).	Très peu d'inconvénients.	Idem.
Tartre (Raffinage du).	Idem.	Idem.
Teinturiers.	Idem.	Idem.
Teinturiers-dégraisseurs.	Buée et odeur désagréable quand les soufroirs sont mal construits.	15 oct. 1810. 14 janv. 1815.
Toiles peintes (Ateliers de) (2).	Mauvaise odeur et danger du feu.	9 fév. 1825.
Tréfileries.	Bruit, danger du feu.	20 sept. 1828.
Tueries dans les communes dont la population est au-dessous de 10 000 habitants Voy. *Abattoirs.*	Danger de voir les animaux s'échapper; mauvaise odeur.	14 janv. 1815.
Vacheries dans les villes dont la population excède 5 000 habitants.	Mauvaise odeur.	15 oct. 1810. 14 janv. 1815.
Verdet (Fabrication du). Voy. *Vert-de gris*	Très peu d'inconvénients.	Idem.
Vert-de-gris et verdet (Fabricat. du).	Idem.	Idem.
Viandes (Salaison et préparation des).	Légère odeur.	Idem.
Vinaigre (Fabrication du).	Très peu d'inconvénients.	Idem.

(1) On doit assimiler aux raffineries de sel les usines destinées à l'élaboration du sel gemme et au traitement des eaux salées. Ces usines sont en outre régies par la loi du 12 avril 1810, sur les usines, par celle du 17 juin 1840, et enfin par l'ordonnance du 7 mars 1841. (Instruction du ministre des travaux publics.)

(2) Cette classification comprend les ateliers d'impression sur étoffes, avec cette différence qu'il peut y avoir lieu à une tolérance pour les ouvriers imprimeurs travaillant en chambre, et n'ayant pas plus de deux ou trois tables d'impression, alors qu'il est démontré que leur travail ne peut donner lieu à aucune espèce d'inconvénient. (Décision du ministre du commerce, du 16 novembre 1836.)

Bibliographie. — Macarel, *Manuel des ateliers dangereux, insalubres ou incommodes.* Paris, 1827. — Trébuchet, *Code administratif des établissements dangereux ou insalubres*, 1832. — Chevallier, *Classification des établissements industriels en Belgique* (*Annales d'hygiène, etc.*, 1840, t. XXIV, p. 285). — D'Arcet, *Des rapports de distances qu'il est utile de maintenir entre les fabriques insalubres et les habitations qui les entourent* (*Annales d'hygiène, etc.*, 1848, t. XXX, p. 321). — Trébuchet, *Note sur les établissements industriels* (*Annales d'hygiène, etc.*, 1848, t. XL, p. 241). — *Dictionnaire de l'industrie, etc.*, 1835, t. IV, p. 528). — Montfalcon et de Polinière, *Traité de la salubrité dans les grandes villes*, 1846, p. 165 et 318. — Vernois, *Traité pratique d'hygiène industrielle et administrative.* Paris, 1860.

ÉTAIN. — La fabrication des feuilles d'étain offre peu d'inconvénients, mais l'opération qui se fait au laminoir produit un bruit incommode qui a motivé le classement dans la troisième classe des établissements où elle s'exécute.

ÉTAMAGE. — On appelle *étamage* une opération qui consiste à appliquer à la surface des objets de cuivre une couche plus ou moins épaisse d'étain, ou d'alliage d'étain et de plomb, destinée à empêcher ce contact, et à prévenir ainsi les conséquences funestes dont on a vu qu'il pouvait devenir l'occasion. L'étamage est également employé pour les vases de fonte, non pour les propriétés nuisibles que ceux-ci pourraient acquérir, mais à cause d'une saveur et d'une couleur particulière qu'ils peuvent communiquer à certains aliments.

Les pièces que l'on veut étamer doivent être d'abord décapées avec grand soin, précaution sans laquelle elles ne prendraient pas bien l'alliage. Ce décapage se fait au moyen du gratteau et du sel ammoniac, celui-ci formant un sel double de cuivre et d'ammoniaque qui se volatilise aisément par l'action de la chaleur.

Quand la surface a été bien décapée, on y applique l'étamage. Pour cela on chauffe le métal, et après y avoir jeté un peu de résine qui enlèverait l'oxyde, s'il en restait quelques traces, on verse dessus l'alliage, l'étain fondu, ou bien on le fait fondre avec un fer à souder, et on l'étale rapidement sur tous les points avec de l'étoupe.

L'étain fin n'est employé que pour les objets d'un prix assez élevé. Des alliages d'étain et de plomb servent pour la plupart des usages: Vauquelin a fait des expériences dans le but de s'assurer si les craintes manifestées à plusieurs reprises au sujet de la présence du plomb dans l'étamage, auraient quelques fondements, et il a reconnu qu'un alliage de 25 pour 100 de plomb n'est pas attaqué même par le vinaigre ni le vin qu'on y laisse aigrir. Proust a poussé encore plus loin ces expériences, et les conséquences que l'on en peut tirer.

Il ne se fait guère d'alliage entre la couche métallique qui sert à l'étamage et la surface du cuivre sur laquelle elle est étendue. Il n'y a qu'une simple adhérence entre les deux surfaces, et le succès de l'opération dépend surtout du soin qu'a l'ouvrier de la répandre sur tous les points et de l'y faire exactement adhérer. Mais il résulte de là que cette couche mince et adhérente doit facilement s'user, moins par des actions chimiques que par l'usage même et le frottement, et qu'une surveillance attentive est nécessaire pour renouveler l'étamage aussitôt qu'il en est besoin.

En 1832, MM. Éticsmal et Vuillemot proposèrent un nouveau mode d'étamage dit *polychrone*, sur lequel le Conseil de salubrité s'exprime ainsi : « L'étamage dont il est question ne se fait pas avec de l'étain pur, comme l'étamage ordinaire, mais avec un alliage d'étain et de fer beaucoup plus dur que l'étain commun, et qui, n'étant pas fusible au même degré, peut être appliqué sur le cuivre en couches beaucoup plus épaisses; c'est à ces deux circonstances qu'il faut attribuer la plus grande durée de l'étamage nouveau. En effet, par la méthode ordinaire et ancienne, il est impossible d'augmenter à volonté l'épaisseur de la couche d'étain; il n'y a de l'alliage qu'au contact de deux métaux, et tout l'étain excédant se sépare et coule aussitôt que la pièce est exposée à une chaleur suffisante; l'alliage proposé, n'étant pas fusible à ce degré de chaleur, peut être employé à l'épaisseur qu'on désire. »

Le Conseil de salubrité rappelle, à cette occasion, que cette invention n'était pas nouvelle; qu'un nommé Biberel l'avait présentée, en 1778, à l'Académie des sciences, et qu'en 1811, le fils de ce Biberel l'adressa de nouveau à la Société d'encouragement pour l'industrie nationale. Celle-ci, après avoir fait faire une série d'expériences de laboratoire et de cuisine, recommanda l'auteur de l'étamage Biberel à la bienveillance du ministre de commerce, en déclarant : que l'étamage Biberel durait sept fois autant que l'étamage ordinaire; que, par sa nature, il n'était pas en état de gâter les mets; qu'il pouvait nuire seulement aux procédés de quelques arts, par exemple dans plusieurs procédés de teinture. Le Conseil de salubrité reproduisit en 1832 les mêmes considérations, et donna à la réapparition de ce procédé le même encouragement.

EXTRAIT DE L'ORDONNANCE DE POLICE DU 28 FÉVRIER 1853.

TITRE III. — **Ustensiles et vases de cuivre et autres métaux; étamages.**

Art. 13. Les ustensiles et vases de cuivre ou d'alliage de ce métal dont se servent les marchands de vins, traiteurs, aubergistes, restaurateurs, pâtissiers, confiseurs, bouchers, fruitiers, épiciers, etc., devront être étamés à l'*étain fin* et entretenus constamment en bon état d'étamage.

Sont exceptés de cette disposition les vases et ustensiles dit d'*office*, et les balances, lesquels devront être constamment entretenus en bon état de propreté.

Art. 14. L'emploi du plomb, du zinc et du fer galvanisé, est interdit dans la fabrication des vases destinés à préparer ou à contenir les substances alimentaires et les boissons.

Art. 15. Il est défendu de renfermer de l'eau de fleur d'oranger, ou toutes autres eaux distillées, dans des vases de cuivre, tels que les estagnons de ce métal, à moins que ces vases ou ces estagnons ne soient étamés à l'intérieur à l'étain fin.

Il est également interdit de faire usage, dans le même but, de vases de plomb, de zinc ou de fer galvanisé.

Art. 16. On ne devra faire usage que d'estagnons neufs, ni bosselés, ni fissurés; ils seront marqués d'une estampille indiquant le nom et l'adresse du fabricant, ainsi que l'année et le mois de l'étamage, et garantissant l'étamage à l'étain fin, sans aucun alliage.

Art. 17. Il est expressément défendu de fabriquer des estagnons en cuivre en dehors des conditions indiquées ci-dessus; il est également défendu à tout distillateur ou détaillant d'en faire usage.

Art. 18. Il est défendu aux marchands de vins et de liqueurs d'avoir des comptoirs revêtus de lames de plomb; aux débitants de sel, de se servir de balance de cuivre; aux nourrisseurs de vaches, crémiers et laitiers, de déposer le lait dans des vases de plomb, de zinc, de fer galvanisé, de cuivre et de ses alliages; aux fabricants d'eaux gazeuses, de bières ou de cidre et aux marchands de vins, de faire passer par des tuyaux ou appareils de cuivre, de plomb ou d'autres métaux pouvant être nuisibles, les eaux gazeuses, la bière, le cidre ou le vin. Toutefois, les vases et ustensiles de cuivre dont il est question au présent article, pourront être employés s'ils sont étamés.

Art. 19. Il est défendu aux raffineurs de sel de se servir de vases et instruments de cuivre, de plomb, de zinc et de tous autres métaux pouvant être nuisibles.

Art. 20. Il est défendu aux vinaigriers, épiciers, marchands de vins, traiteurs et autres, de préparer, de déposer, de transporter, de mesurer et de conserver dans des vases de cuivre et de ses alliages, non étamés, de plomb, de zinc, de fer galvanisé, ou dans des vases faits avec un alliage dans lequel entrerait l'un des métaux désignés ci-dessus, aucuns liquides ou substances alimentaires susceptibles d'être altérés par l'action de ces métaux.

Art. 21. La prohibition portée en l'article ci-dessus est applicable aux robinets fixés aux barils dans lesquels les vinaigriers, épiciers et autres marchands renferment le vinaigre.

Art. 22. Les vases d'étain employés pour contenir, déposer, préparer ou mesurer les substances alimentaires ou des liquides, ainsi que les lames de même métal qui recouvrent les comptoirs des marchands de vins ou de liqueurs, ne devront contenir, au plus, que 10 pour 100 de plomb ou des autres métaux qui se trouvent ordinairement alliés à l'étain du commerce.

Art. 23. Les lames métalliques recouvrant les comptoirs des marchands de vins ou de liqueurs, les balances, les vases et ustensiles en métaux défendus par la présente ordonnance, qui seraient trouvés chez les marchands et fabricants désignés dans les articles qui précèdent, seront saisis et envoyés à la préfecture de police, avec les procès-verbaux constatant les contraventions.

Art. 24. Les étamages prescrits par les articles qui précèdent devront toujours être faits *à l'étain fin*, et être constamment entretenus en bon état.

Art. 25. Les ustensiles et vases de cuivre ou d'alliage de ce métal, dont l'usage serait dangereux, par le mauvais état de l'étamage, seront étamés aux frais des propriétaires, lors même qu'ils déclareraient ne pas s'en servir.

En cas de contestations sur l'état de l'étamage, il sera procédé à une expertise, et, provisoirement, ces ustensiles seront mis sous scellés.

Art. 26. Il n'est rien changé aux dispositions de l'ordonnance de police du 19 décembre 1835, spécialement applicable aux charcutiers, et qui continuera de recevoir sa pleine et entière exécution.

TITRE IV. — **Dispositions générales.**

Art. 27. Les fabricants et marchands, désignés en la présente ordonnance, sont personnellement responsables des accidents qui pourraient être la suite de leurs contraventions aux dispositions qu'elle renferme.

Art. 28. Les ordonnances de police des 20 juillet 1832, 7 novembre 1838 et 22 septembre 1841 sont rapportées.

Art. 29. Les contraventions seront poursuivies, conformément à la loi, devant les tribunaux compétents, sans préjudice des mesures administratives auxquelles elles pourraient donner lieu.

Art. 30. La présente ordonnance sera imprimée et affichée.

Les sous-préfets des arrondissements de Sceaux et de Saint-Denis, les maires et les commissaires de police des communes rurales du ressort de notre préfecture, le chef de la police municipale, les commissaires de police de Paris, les officiers de paix, l'inspecteur général des halles et marchés et autres préposés de la préfecture de police sont chargés, chacun en ce qui le concerne, de tenir la main à son exécution. *Signé* : PIÉTRI.

EXTRAIT DE L'INSTRUCTION DU CONSEIL D'HYGIÈNE PUBLIQUE ET DE SALUBRITÉ DU DÉPARTEMENT DE LA SEINE.

Étamage, Étain, Fer galvanisé, Zinc, etc. — Il est indispensable de soumettre de nouveau les vases de cuivre à l'étamage, lorsque ce dernier vient à être enlevé sur quelque endroit ; il suffit d'un point peu étendu pour déterminer des accidents ; ce n'est pas seulement en laissant séjourner des aliments dans les vases de cuivre mal étamés que le cuivre peut se mêler à ces aliments et causer des empoisonnements, ce mélange peut se produire même pendant la cuisson de certains aliments, et la précaution de les retirer de ces vases immédiatement après leur coction ne produirait qu'une fausse sécurité.

Dans tous les cas, il n'est jamais prudent de laisser séjourner des aliments dans les vases de cuivre, même les mieux étamés ; car il est certains condiments qui peuvent attaquer l'étamage et le cuivre qui est au-dessous ; des accidents ont été déterminés par cette négligence.

Il est surtout fort dangereux de faire bouillir du vinaigre dans des bassines de cuivre, ou de laisser dans ces bassines du vinaigre bouillant dans le but de donner aux légumes ou fruits que contient cette bassine une belle couleur verte ; il est plus dangereux encore, ainsi que cela se pratique souvent, de faire rougir d'abord la bassine, d'y introduire le vinaigre, et de l'y faire bouillir.

Dans l'un et l'autre cas, il se forme des sels solubles de cuivre qui s'introduisent dans les produits et qui peuvent déterminer des accidents.

Les observations qui précèdent s'appliquent également aux vases de maillechort et d'argent au second titre. Les substances acides et le sel de cuisine qui sont mêlés aux aliments peuvent les altérer par la formation des composés de cuivre qui, tous, sont de véritables toxiques.

Le plaqué d'argent lui-même ne doit inspirer de sécurité qu'autant que la couche d'argent est d'une épaisseur convenable, et qu'aucun point rouge n'apparaît dans l'intérieur des vases.

Le zinc et le fer galvanisé ne peuvent être employés pour les usages alimentaires, parce que le zinc forme, avec les acides, des sels émétiques dont l'usage est dangereux.

L'étain de bonne qualité peut toujours être employé sans danger pour les usages alimentaires.

L'étain fin est blanc, brillant, lorsqu'il est neuf, et rappelle la couleur de l'argent; lorsqu'on le ploie, il fait entendre un bruit particulier qu'on appelle *cri de l'étain* ; l'étain allié avec le plomb est gris bleuâtre, et cesse de faire entendre le cri que nous venons d'indiquer lorsqu'il y a plus de 20 p. 100 de plomb.

L'étamage à l'étain fin est blanc, brillant et a un aspect gras ; l'étamage à 75 p. 100 d'étain pour 25 p. 100 de plomb est moins blanc ; celui à 50 p. 100 est bleuâtre.

Pour que l'étamage soit bien fait, il faut que le métal soit répandu sur la pièce à étamer d'une manière égale et sans une trop grande épaisseur; le poids de l'étain employé pour une surface assez étendue est très peu considérable, environ 5 décigrammes par décimètres carrés; on voit que la pureté et le prix de l'étain ne sauraient augmenter d'une manière notable le prix de l'étamage.

Voy. COMPTOIRS, CUIVRE, ESTAGNONS, etc.

Bibliographie. — D'Arcet, *Note sur l'étamage (étamage Biberel) (Annales d'hygiène, etc.*, 1834, t. XII, p. 457). — *Dictionnaire de l'industrie, etc.*, 1835, t. IV, p. 602. — Regnault, *Cours élémentaire de chimie*, 5e édit., t. III, p. 177. — Ch. Sebille, *Note concernant les tubes en plomb étamés intérieurement et extérieurement.* Nantes, 1858.

ÉTANGS. — *Voy.* MARAIS.

ÉTHER. — Les fabriques d'éther et les dépôts qui en contiennent plus de 40 litres à la fois, sont placés dans la première classe des établissements insalubres en raison des dangers d'explosion et d'incendie.

ÉTOFFES. — *Voy.* ARSENIC, CAOUTCHOUC, etc.

ÉTOUPILLES. — Les fabriques d'étoupilles préparées avec des matières détonantes qui participent de tous les dangers de la fabrication des poudres fulminantes, sont rangées dans la première classe des établissements dangereux.

EXHUMATION. — Il est des circonstances où la nécessité de reconnaître l'identité d'un corps ou de retrouver les traces d'un crime, ou bien certaines convenances, font un devoir d'extraire un cadavre de sa sépulture, et autorisent cette opération, tout à fait exceptionnelle, d'après nos mœurs et nos habitudes. C'est ce qu'on appelle procéder à une exhumation.

Mais la décomposition putride dont les cadavres deviennent le siége, et les miasmes qui s'en exhalent, nécessitent des précautions dont nous allons rendre compte. On s'est fort exagéré néanmoins les dangers que peuvent présenter ces opérations. Les exhumations du cimetière et de l'église des Saints-Innocents de Paris, faites en 1785-86, durèrent six mois ; plus de quinze à vingt mille cadavres, appartenant à toutes sortes d'époques, furent exhumés avec leur bière. On remarquait, dit Thouret, toutes les nuances de la destruction, toutes les métamorphoses de la mort rassemblées, depuis le corps qui se dissout et se putréfie jusqu'à ceux qui se changent en momies sèches et fibreuses ; et cependant aucun accident n'en est résulté ni parmi les ouvriers, ni dans le voisinage.

Les fossoyeurs ont eux-mêmes observé, du reste, qu'ils n'étaient exposés à un véritable danger que dans la *première période* de la décomposition des corps, c'est-à-dire quelques jours après leur inhumation, lorsque le ventre, après avoir été distendu par des gaz, se déchire aux environs de l'anneau et quelquefois autour du nombril ; il s'écoule alors par ces ouvertures un fluide sanieux, brunâtre, d'une odeur très fétide, et il se dégage en même temps un gaz très méphitique, et dont on doit redouter les dangereux effets.

Parent-Duchâtelet fait remarquer qu'on pratique tous les ans à Paris, au cimetière du Père-Lachaise, près de deux cents exhumations, pour transporter dans des terrains acquis par les familles ou dans des sépultures convenables, les corps qui ont été provisoirement déposés dans des fosses particulières. Ces exhumations se pratiquent à toutes les époques de l'année, deux, trois ou quatre mois après la mort. On conçoit que la putréfaction est alors dans toute son activité, et cependant on n'a point encore remarqué que le moindre accident soit arrivé aux fossoyeurs chargés de ces travaux, qui leur sont d'autant plus pénibles, et qui devraient être d'autant plus dangereux, qu'ils les obligent de respirer dans la fosse même les émanations qui ont été renfermées pendant longtemps dans un étroit espace.

Relativement à la manière de pratiquer les exhumations *juridiques* et aux précautions à prendre, il faut distinguer avec Orfila le cas où il s'agit simplement d'extraire un cadavre d'une fosse particulière, de celui qui a pour objet l'évacuation des cimetières et des caves sépulcrales, ou l'extraction d'un cadavre d'une fosse commune.

Bien qu'il n'y ait effectivement aucun danger dans l'extraction d'un cadavre enterré dans une fosse particulière, cependant il faut prendre quelques précautions, ne fût-ce que pour en diminuer les désagréments. L'opération se fera de préférence le matin, surtout dans les saisons chaudes ; on emploiera plusieurs ouvriers, afin qu'elle s'achève le plus promptement possible ; on pourra arroser la fosse ou le cercueil avec une solution de chlorure de chaux ; mais Orfila recommande de ne pas en répandre sur le cadavre lui-même, dont les conditions essentielles pourraient en être sensiblement altérées. On fera les recherches nécessaires aussitôt après que le corps aura été retiré du cercueil; car on a remarqué que le contact de l'air en accélérait extraordinairement la décomposition.

Les exhumations qui ont pour objet d'évacuer un cimetière, ou qui nécessitent des fouilles, réclament des précautions plus rigoureuses. Si l'on est libre de choisir l'époque, on ne procédera que par une température peu élevée, et l'on suspendra l'opération si l'atmosphère devient chaude et élevée, ou que le vent souffle du sud. On emploiera un nombre suffisant d'ouvriers pour que l'opération soit promptement achevée, et que les fossoyeurs qui se trouveraient incommodés soient aussitôt remplacés. Les vêtements ne serviront que tous les deux jours et seront soigneusement aérés. Les instruments seront munis de longs manches, afin que les fossoyeurs ne soient pas obligés de se tenir courbés en avant. Le terrain sera arrosé à mesure avec une dissolution de chlorure de chaux.

S'il faut pénétrer dans un caveau, on y établira des courants d'air, et l'on renouvellera l'air qui y était renfermé au moyen d'une cheminée portative allumée vers une de ses issues, ou mieux, dit Orfila, à l'aide d'un manche à air. M. Guérard a proposé de faire jouer à vide, au fond du caveau, une pompe à incendie qui chasserait promptement, grâce à l'air respirable qu'elle y projetterait, les gaz délétères amassés.

On introduira ensuite au fond du caveau une bougie allumée, et l'on n'y descendra que si elle brûle comme à l'air libre. Les premiers ouvriers qui pénétreront dans ces caveaux auront la bouche et les narines garnies d'un mouchoir trempé dans l'eau vinaigrée ; ils seront suspendus par une corde qui passera sous les aisselles, afin de pouvoir être retirés au moindre danger. Ils répandront autour d'eux du chlorure de chaux en dissolution. On agira de même lorsqu'il s'agira d'exhumer un cadavre d'une fosse commune. Lorsqu'on trouvera un caveau rempli d'eau provenant de pluies ou de filtrations, on enlèvera cette eau à l'aide d'une pompe aspirante, et l'on procédera ensuite comme nous l'avons dit plus haut.

Bibliographie. — Thouret. *Rapport sur les exhumations du cimetière et de l'église des Saints Innocents* (*Mémoires de la Société royale de médecine*, 1786, t. VIII, p. 238). — Orfila et Lesueur, *Traité des exhumations juridiques* (*Traité de médecine légale*, 1836, 3ᵉ édit., t. IV). — Guérard, *Des inhumations et des exhumations sous le rapport de l'hygiène* (thèse de concours), 1838. — Guérard, *Asphyxie pendant une exhumation* (*Annales d'hygiène, etc.*, 1840, t. XXIII, p. 131). — *Mémoire sur les mesures qu'il convint de prescrire lors de l'exhumation des restes de l'empereur Napoléon* (*Annales d'hygiène, etc.*, 1841, t. XXV, p. 11). — Pellieux, *Observations* *sur les gaz méphitiques des caveaux mortuaires des cimetières de Paris* (*Annales d'hygiène, etc.*, 1849, t. XLI, p. 127). — Amb. Tardieu, *Voiries et cimetières*. Paris, 1852.

FAIENCE. — Les fabriques de faïence sont rangées dans la deuxième classe des établissements incommodes, en raison de la fumée qui se produit au commencement des fournées. Les produits de cette fabrication n'intéressent l'hygiène qu'au point de vue des émaux et des vernis qui recouvrent les faïences. (*Voy.* ÉMAIL, PLOMB, POTERIES.)

FALSIFICATIONS. — Parmi les substances destinées à la consommation de l'homme sain ou malade, il n'en est presque pas une seule qui en tout pays, en Angleterre comme en France, ne soit l'objet de falsifications ou d'altérations frauduleuses et accidentelles qui sont de nature à compromettre de la manière la plus grave la santé publique. Le pain, le vin, le lait, le sel, qui forment la base de notre alimentation, n'échappent pas à ces mélanges nuisibles ; et quand on considère qu'au nombre des éléments de ces falsifications on doit compter les poisons les plus redoutables, le plomb, l'arsenic, on comprend l'intérêt qui s'attache à l'étude des altérations des substances alimentaires et des moyens de les reconnaître. Par cette raison même nous ne pourrions nous borner à consigner sur ce sujet des généralités plus ou moins vagues, et nous nous sommes attaché à résumer dans chaque article spécial les données les plus précises sur les falsifications des principaux objets de consommation.

Nous croyons utile de donner ici le texte de la loi qui fut votée par l'Assemblée législative en mars 1851, sur la proposition de MM. Mortimer-Ternaux et Riché, représentants du peuple.

LOI TENDANT A LA RÉPRESSION PLUS EFFICACE DE CERTAINES FRAUDES DANS LA VENTE DES MARCHANDISES (DES 10, 19 ET 27 MARS 1851).

L'Assemblée nationale a adopté la loi dont la teneur suit :

Art. 1er. Seront punis des peines portées par l'art. 423 du Code pénal :

1° Ceux qui falsifieront des substances ou denrées alimentaires ou médicamenteuses destinées à être vendues ;

2° Ceux qui vendront ou mettront en vente des substances ou denrées alimentaires ou médicamenteuses qu'ils sauront être falsifiées ou corrompues ;

3° Ceux qui auront trompé ou tenté de tromper, sur la quantité des choses livrées, les personnes auxquelles ils vendent ou achètent, soit par l'usage de faux poids ou de fausses mesures, ou d'instruments inexacts servant au pesage ou mesurage, soit par des manœuvres ou procédés tendant à fausser l'opération du pesage ou mesurage, ou à augmenter frauduleusement le poids ou le volume de la marchandise même avant cette opération ; soit, enfin, par des indications frauduleuses tendant à faire croire à un pesage ou mesurage antérieur et exact.

Art. 2. Si, dans les cas prévus par l'art. 423 du Code pénal ou par l'art. 1er de la présente loi, il s'agit d'une marchandise contenant des mixtions nuisibles à la santé, l'amende sera de 50 à 500 fr., à moins que le quart des restitutions et dommages-intérêts n'excède cette dernière somme; l'emprisonnement sera de trois mois à deux ans.

Le présent article sera applicable même au cas où la falsification nuisible serait connue de l'acheteur ou consommateur.

Art 3. Seront punis d'une amende de 16 à 25 fr. et d'un emprisonnement de six à dix jours, ou de l'une de ces deux peines seulement, suivant les circonstances, ceux qui, sans motifs légitimes, auront dans leurs magasins, boutiques, ateliers ou maisons de commerce, ou dans les halles, foires ou marchés, soit des poids ou mesures faux, ou autres appareils inexacts servant au pesage ou au mesurage, soit des substances alimentaires ou médicamenteuses qu'ils sauront être falsifiées ou corrompues.

Si la substance falsifiée est nuisible à la santé, l'amende pourra être portée à 50 fr., et l'emprisonnement à quinze jours.

Art. 4. Lorsque le prévenu, convaincu de contravention à la présente loi ou à l'art. 423 du Code pénal, aura, dans les cinq années qui ont précédé le délit, été condamné pour infraction à la précédente loi ou à l'art. 423, la peine pourra être élevée jusqu'au double du maximum; l'amende prononcée par l'art. 423 et par les art. 1 et 2 de la présente loi pourra même être portée jusqu'à 1000 fr., si la moitié des restitutions et dommages-intérêts n'excède pas cette somme; le tout sans préjudice de l'application, s'il y a lieu, des art. 477 et 481 du Code pénal.

Art. 5. Les objets dont la vente, usage ou possession constituent le délit, seront confisqués, conformément à l'art. 423 et aux art. 477 et 481 du Code pénal.

S'ils sont propres à un usage alimentaire ou médical, le tribunal pourra les mettre à la disposition de l'administration pour être attribués aux établissements de bienfaisance.

S'ils sont impropres à cet objet ou nuisibles, les objets seront détruits ou refondus, aux frais du condamné. Le tribunal pourra ordonner que la destruction ou effusion ait lieu devant l'établissement ou domicile du condamné.

Art. 6. Le tribunal pourra ordonner l'affiche du jugement dans les lieux qu'il désignera, et son insertion intégrale ou par extrait dans les journaux qu'il désignera, le tout aux frais du condamné.

Art. 7. L'art. 463 du Code pénal sera applicable aux délits prévus par la présente loi.

Art. 8. Les deux tiers du produit des amendes sont attribués aux communes dans lesquelles les délits auront été constatés.

Art. 9. Sont abrogés les art. 475, n° 14. et 479, n° 5, du Code pénal.

FANONS. — *Voy.* BALEINE.

FARCIN. — *Voy.* MORVE.

FARD. — *Voy.* COSMÉTIQUES.

FARINE. — La farine de froment est la seule qui doive nous occuper. Déjà, en parlant du blé, nous avons signalé les différences de composition et de qualité que pouvaient présenter les diverses espèces de farine suivant leurs provenances et la nature des blés qui les avaient fournies. Il nous reste à compléter ces données : non pas que nous croyions devoir indiquer avec détail les caractères et la composition de la farine, mais il est d'autres points de vue auxquels nous devons nous placer. Nous avons à indiquer les effets que peuvent avoir sur la santé publique les farines soit avariées, soit falsifiées, à faire connaître des procédés de conservation nouveaux et intéressants, et à donner enfin les chiffres de la consommation de la farine.

Les farines sont au nombre des substances qui par l'universalité de leur emploi sont le plus exposées à devenir l'objet d'altérations frauduleuses. En effet, il n'est que trop fréquent de rencontrer des farines de blé mélangées de différentes matières et particulièrement de farines d'autres céréales ou de graines de légumineuses. Ces dernières substances n'ont par elles-mêmes, il faut le reconnaître, aucune propriété nuisible. Mais si l'on songe au rôle important, capital, que la farine de froment et notamment certains de ses éléments, tels que le gluten, jouent dans l'alimentation des peuples civilisés, on comprendra que le mélange de certaines substances, qui ne contiennent pas ces éléments, en diminuant les propriétés nutritives de la farine, intéresse au plus haut point la santé publique. Nous devons donc exposer à la fois les différentes espèces d'altérations nuisibles ou non, que peuvent présenter les farines de céréales, en indiquant succinctement les moyens de les reconnaître.

L'humidité, ainsi que nous l'avons vu déjà, altère profondément la farine, en rendant le gluten impropre à la panification et en y développant une pourriture plus ou moins complète. La farine, ainsi gâtée, s'aigrit et prend à la fois une mauvaise odeur, une couleur cerise ou rougeâtre et une saveur âcre. Le pain fait avec de semblable farine a pu dans certains cas donner lieu à des accidents graves. Le moyen le plus vulgaire et le plus simple pour apprécier la quantité proportionnelle et aussi la qualité du gluten est celui qui consiste à faire avec la farine et l'eau une pâte que l'on étire entre les doigts et dont le degré d'élasticité mesure la bonté de la farine. Des procédés plus perfectionnés et des instruments tels que l'*aleuromètre* de M. Roland et l'*appréciateur des farines* de M. Robine, servent à des essais semblables en même temps qu'à établir le rendement des farines.

La farine de blé peut être altérée par le mélange accidentel de certaines graines provenant des plantes parasites qui croissent au milieu des blés, telles que la mélampyre des champs, la moutarde, l'ivraie, etc. Pour la première, M. Dizé a fait connaître que la pâte formée avec la farine suspecte et l'acide acétique étendu, chauffée dans une cuiller jusqu'à dessiccation, présentait à la coupe une couleur rouge violacée, d'autant plus foncée que la matière étrangère est en proportion plus considérable.

On a trouvé sur certains marchés des farines altérées par du cuivre métallique sous forme de petites parcelles provenant des machines employées dans les différentes opérations de la mouture.

Suivant M. Chevallier, les farines de froment peuvent être falsifiées avec la fécule de pommes de terre, les farines de riz, de maïs, d'orge, d'avoine, de seigle, de féverolles, de vesces, de pois, de haricots, de lentilles. Mais, chose plus extraordinaire encore et à peine croyable, il s'est trouvé des êtres assez stupidement coupables pour introduire dans la farine les substances les plus grossières, parfois les plus délétères, des os moulus, des cailloux, du sable, du plâtre, de l'albâtre, de la craie, de la chaux, de l'alun, des carbonates de soude et de magnésie, du sulfate de baryte, de la porcelaine, peut-être même de la céruse.

Il faut bien reconnaître que ces diverses espèces de falsifications n'ont pas toutes la même importance, non-seulement à cause de la rareté exceptionnelle de quelques-unes, mais encore en raison des effets très différents des unes et des autres. Nous ne nous astreindrons pas à indiquer pour chacune d'elles les moyens de les reconnaître; nous nous attacherons aux principales et aux plus communes, en nous bornant à l'énoncé des procédés les plus simples et les plus usités actuellement.

On doit à M. Donny une véritable méthode d'essai des farines, qui consiste dans l'emploi combiné du microscope et des réactifs. Les résultats en sont aussi exacts que faciles à saisir. S'il s'agit de déceler la présence de la fécule, la farine suspecte est étendue sur le porte-objet et délayée dans une solution au 100e ou 200e de potasse caustique. Les grains de farine de blé n'éprouvent que peu ou point de changement, tandis que les globules de fécule s'étendent en grandes plaques minces et transparentes, que l'on rend plus sensibles par l'addition préalable de quelques gouttes d'eau iodée.

La farine de riz et de maïs se reconnaît de même à des fragments anguleux mélangés dans la farine.

Quant aux farines de légumineuses mélangées à la farine de blé, M. Donny a observé qu'elles renferment toujours des fragments de tissu cellulaire, et le procédé indiqué pour reconnaître la fécule permet d'apercevoir distinctement le tissu cellulaire réticulé à mailles hexagonales propre aux légumineuses. Pour découvrir les farines de féverolles et de vesces, on peut en outre exposer successivement la farine suspecte à l'action des vapeurs de l'acide nitrique, puis à celles de l'ammoniaque; la farine de ces légumineuses prend alors une couleur pourpre, tandis que les autres prennent une teinte jaunâtre; et cette différence de nuance est très apparente sous le microscope. M. Lassaigne a ajouté un autre caractère dû à la présence dans les grains de légumineuses du tannin, qu'accuse le contact d'une solution de protosulfate de fer qui donne à la farine de haricots une couleur jaune orange pâle et à la farine de féverolles une teinte vert bouteille, tandis que les farines de blé prennent une faible teinte de jaune paille. Enfin, M. Louyet a remarqué ce fait très important que les diverses espèces de farines donnent des quantités et des espèces de cendres très diverses, et en a su faire une application très heureuse au problème qui nous occupe.

Quant aux substances minérales dont nous avons indiqué la présence possible dans les farines altérées ou falsifiées, on comprend qu'il soit inutile de reproduire ici l'énoncé des procédés communs d'analyse qui seraient applicables à chacune d'elles.

Le volume des farines rend difficiles et coûteux leur transport à de grandes distances et leur conservation. Il était donc fort intéressant, au point de vue de l'alimentation publique, de rechercher si leur compression pouvait être nuisible à leur qualité.

Dès le 6 juillet 1853, l'Empereur avait ordonné que des expériences fussent faites sur cet objet à l'usine de M. Chollet.

Le travail en lui-même n'eut rien que de très simple : on employa une presse hydraulique d'une puissance de 300 000 kilogrammes environ. Dans cette machine, le piston presseur joue dans un coffre de 30 centimètres de côté et de 1^{m},50 de hauteur. Sur la plaque abaissée, on déposa une épaisseur de farine suffisante pour que, réduite autant qu'il était nécessaire, elle n'eût que 30 centimètres de haut et constituât ainsi un cube. Celui-ci fut ensuite placé dans une caisse de fer-blanc ou de zinc, et on souda le côté supérieur. La réduction de volume obtenue de la sorte a été de 24,6 0/0. La farine avait conservé toutes ses qualités; elle était douce au toucher, et reprenait facilement son premier état.

En novembre 1853, une commission a visité cette farine en même temps que de la farine non comprimée, qui avait été mise en caisse à la même époque, et elle a constaté une différence sensible en faveur des échantillons comprimés.

En octobre 1854, un nouvel examen a donné les mêmes résultats; des expériences de panification ont d'ailleurs confirmé l'opinion née de l'aspect des farines, quant à l'avantage de la compression.

En mars 1855, la commission supérieure des subsistances au ministère de la marine a procédé à de nouvelles expériences. Elle a constaté que la farine comprimée n'avait perdu aucune de ses qualités, et que l'autre, au contraire, était sensiblement altérée; celle-ci offrait le goût de moisi à un degré très prononcé. De nouvelles expériences de panification ont confirmé le résultat de ce troisième examen.

La commission a demandé alors que des essais eussent lieu sur des farines préparées pour l'usage des vaisseaux à la mer, et à cet effet, elle en a fait venir trois barils de Cherbourg.

Ces 3 barils ont été divisés en 25 boîtes, dont l'envoi a été fait au port de Brest pour qu'elles fussent soumises, par comparaison avec des farines d'armement non comprimées, aux chances ordinaires d'altération tant dans les magasins à terre qu'à bord des bâtiments; et, d'après les ordres donnés par le ministre, celles qu'on devait expérimenter à la mer ont dû être embarquées à bord d'un bâtiment devant faire une longue campagne.

D'autres ordres vont être donnés pour qu'il en soit placé en plus grandes quantités sur un certain nombre de bâtiments qui navigueront dans des conditions différentes, de telle sorte que les expériences soient aussi complètes que possible.

Nous aurons à traiter de nouveau des farines à un point de vue plus élevé en parlant des SUBSISTANCES. — *Voy.*, de plus, BLÉ, BOULANGERIE, PAIN.

Bibliographie. — *Sur le mélange de la farine de froment avec d'autres farines*, par M. Rodriguez (*Ann. d'hyg. et de méd. lég.*, t. VI, p. 199). — *Note de M. Gay-Lussac sur le même sujet* (*Ann. de chimie et de physique*, t. XLV). — Mareska et Gaultier de Claubry, *Moyens de reconnaître dans la farine de froment le mélange de substance étrangère* (*Ann. d'hyg.*, t. XXXVIII, p. 151). — *Sophistication des farines*, par M. Chevallier (*Ann. d'hyg. et de méd. lég.*, t. XLI, p. 198). — *Dictionnaire des altérations et des falsifications*, par A. Chevallier, 3e édition. Paris, 1857. — *Mémoire sur la falsification des céréales*, par M. Louyet (*Bulletin de l'Académie royale de Belgique*, 1847, t. XIV, p. 322, 383). — *Les consommations de Paris*, par A. Husson. Paris, 1856. — *Du commerce des subsistances à Londres*, par Robert de Massy. Paris, 1861. — Lassaigne, *Des moyens de constater les propriétés panifiables des farines de froment et le degré d'altération qu'elles ont éprouvé, ou faits propres à déterminer les qualités alimentaires du pain préparé avec ces farines* (*Ann. d'hyg. et de méd. lég.*, t. IV, 2e série, p. 84). — *De l'emploi du chloroforme dans les expertises sur les farines mélangées à des substances minérales* (*Ann.*, t. IX, 2e série, p. 199). — *Mémoire sur la conservation des farines, principalement au point de vue de l'alimentation des troupes en campagne*, par M. Scoutetten. Metz, 1859. — *Sur le commerce du blé, des farines et du pain*, par M. le Play. Paris, 1860, in-4°.

FÉCULE, FÉCULERIES. — La fécule, d'une manière générale, est cette substance amylacée qui forme la base de certaines graines et de certaines racines, et notamment du blé et de la pomme de terre. Mais ce nom est plus particulièrement réservé à la fécule de pomme de terre, tandis que l'on désigne sous le nom d'amidon la fécule de blé.

La fécule a reçu dans les arts et dans la fabrication de certains produits alimentaires ou chimiques de nombreuses applications ; et sa bonne qualité non plus que les moyens de la préparer ne sauraient être indifférents à l'hygiène individuelle ou publique. Il suffit en effet de citer son emploi dans la fabrication de la dextrine, des sirops et sucres d'amidon, de blé, de fécule, etc., de la semoule et des pâtes analogues, de certaines eaux-de-vie et vinaigres, de l'acide oxalique, dans l'encollage des toiles, des papiers, dans la chapellerie, etc., pour faire comprendre l'extension qu'a prise dans l'industrie moderne l'emploi de cette substance.

Les falsifications de la fécule consistent principalement dans l'addition de certaines substances minérales terreuses, telles que la craie, le plâtre, l'albâtre, etc. Le traitement de la fécule à chaud par une solution de diastase donnera lieu, si elle est altérée et après la conversion de la véritable fécule en dextrine, à un résidu dans lequel il sera facile, par les réactifs ordinaires, de reconnaître un sel calcaire.

La fabrication de la fécule, suivant les procédés employés, peut présenter un plus ou moins haut degré d'insalubrité. Il n'y a guère qu'une trentaine d'années que l'on vit s'établir dans les grands centres de population des féculeries, qui, après avoir, en raison de leur peu d'importance, échappé d'abord à la surveillance et aux prescriptions de l'autorité, furent bientôt signalées comme donnant lieu à l'écoulement de très grandes quantités d'eaux infectes et rangées dans la troisième catégorie des établissements classés. Primitivement les fabriques d'amidon étaient placées dans la première classe.

Mais pour ces dernières les procédés de fabrication ont été à la fois perfectionnés et assainis. En effet, au lieu d'extraire l'amidon des graines de céréales par la décomposition putride du gluten qui y est contenu, et par les lavages répétés qui donnent une masse d'eau chargée de principes putrescibles, on en est venu à recueillir à la fois le gluten et l'amidon, en soumettant la farine à une malaxation sous l'eau, soit à la main et sur des tamis, soit dans des sacs de toile et à la mécanique. On évite ainsi la formation de ces résidus putrides qui rendent insupportable le voisinage des amidonneries.

La préparation de la fécule de pomme de terre n'exige que le lavage des tubercules préalablement râpés et le tamisage. L'eau qui a laissé déposer la fécule légèrement blanchâtre et écumeuse ne tarde pas, si elle séjourne à l'air, à se décomposer, à fermenter et à répandre des émanations infectes.

Aussi doit-on appliquer aussi bien aux amidonneries qu'aux féculeries les règles les plus sévères relativement à l'écoulement facile, complet et immédiat des résidus liquides dans un cours d'eau voisin ou dans un égout couvert. On doit proscrire le déversement dans des puisards absorbants ou autres qui masquent sans les détruire les graves inconvénients de la fermentation des eaux mères des féculeries et des amidonneries.

Malgré les perfectionnements apportés à l'industrie dont nous parlons, le Conseil de salubrité du département du Nord, en 1850, ne considérait pas les nouveaux procédés d'extraction de l'amidon avec séparation du gluten sans emploï de la fermentation par lavages successifs de la pâte, comme suffisamment praticables en grand, et refusait une autorisation demandée sous ces conditions. Nous dirons en terminant que l'élève des porcs est souvent réuni aux féculeries, et que cette circonstance exige un surcroît de surveillance.

Bibliographie. — *Rapport sur les féculeries de pommes de terre et sur l'influence que peuvent avoir, relativement à la santé des hommes et des animaux, les émanations infectes qui sortent des eaux fournies par ces fabriques*, par Parent-Duchâtelet (*Ann. d'hyg. et de méd. lég.*, t. XI, p. 251). — *Collection des rapports du Conseil de salubrité du département de la Seine*, par V. de Moléon, t. II, p. 228. — F.-V. Raspail, *Nouveau système de chimie organique*. Paris, 1838, t. I, p. 429 et suiv. — *Rapport général sur les travaux du Conseil de salubrité du département des Bouches-du-Rhône*. Marseille, 1840 et 1851.— *Traité de la salubrité*, par Montfalcon et de Polinière, p. 254. — *Sur l'altération de l'eau des puits par les résidus des fabriques d'eau-de-vie de fécule et de cartons*, par M. Frémy (*Ann. d'hyg. et de méd. lég.*, t. IV, p. 1). — *Mémoire sur les résidus liquides provenant des établissements industriels*, par MM. Chevallier et Guérard (*Ann. d'hyg. et de méd. lég.*, t. XXXVI, p. 99).— *Rapport sur les travaux du Conseil central de salubrité du département du Nord*. Lille, 1851. — *Rapport sur les travaux du Conseil d'hygiène publique et de salubrité du département de la Gironde*. Bordeaux, 1851.

FENÊTRES. — *Voy.* HABITATIONS.

FER. — Les inconvénients inhérents aux établissements où l'on travaille le fer sont l'odeur désagréable et incommode de la fumée de charbon de terre, odeur qui varie d'ailleurs suivant la nature du combustible employé; et enfin la possibilité du dégagement d'une certaine quantité d'acide sulfureux résultant de la combustion des sulfures qui existent dans les houilles.

Quant au fer galvanisé, sur la fabrication duquel nous ne dirons rien, ayant donné la description des procédés usuels à l'article DORURE, nous nous bornerons à dire que le Conseil de salubrité du Havre, assimilant l'industrie de la galvanoplastie aux forges, a considéré la création de ce genre d'établissements comme devant être facilement autorisée. Mais néanmoins, à cause des vapeurs de zinc et d'arsenic qui se produisent pendant le travail, et qui ont pour effet de provoquer des courbatures, de la constipation et de l'amaigrissement chez les personnes exposées à ces émanations, le Conseil a imposé les obligations suivantes : 1° construire un large manteau en maçonnerie au-dessus du fourneau à réverbère pour recueillir les produits gazeux ; 2° élever la cheminée du fourneau de 3 mètres au moins au-dessus de celles des maisons voisines ; 3° aérer convenablement et suffisamment les articles.

FER-BLANC. — La fabrication du fer-blanc se divise en deux opérations principales et distinctes, qui sont le décapage parfait des feuilles de tôle et l'étamage des tôles bien dérochées.

Le décapage des feuilles de tôle se pratique en les faisant d'abord tremper dans de l'acide sulfurique faible ou dans de l'acide chlorhydrique étendu d'eau ; les feuilles, retirées du bain d'eau acidulée, sont ensuite ployées en deux, par le milieu et en travers de leur longueur, jusqu'au point de leur donner la forme d'un toit, et ces feuilles sont alors portées, toutes mouillées d'acide, dans un four assez chauffé pour vaporiser promptement l'eau, pour faire réagir l'acide sur le fer et pour détacher et faire tomber les écailles d'oxyde de fer formées sur les surfaces de la tôle. En cet état, les feuilles sont remises dans un bain d'eau acidulée et le décapage s'achève par de simples moyens mécaniques. L'étamage se fait en plongeant la tôle ainsi décapée successivement dans divers bains composés de suif seul, d'étain couvert de suif et d'étain pur, ces bains sont chauffés presque jusqu'au degré de chaleur où le suif peut s'enflammer.

On voit, d'après ce qui précède, qu'il ne peut y avoir insalubrité dans la fabrication du fer-blanc que par suite de la dispersion dans les ateliers du gaz souvent très infect qui se produit lors de l'action des acides faibles sur les tôles, et surtout par les vapeurs fétides et insalubres que dégage le suif rance, continuellement mis en contact avec des oxydes métalliques et chauffé presque jusqu'au point de se vaporiser et de prendre feu. Là sont les deux causes d'insalubrité. Pour assainir l'opération du décapage, il suffit de la pratiquer sous une hotte dont l'ouverture antérieure sera aussi étroite que possible et communiquant avec une cheminée ayant au moins 10 à 12 mètres de hauteur.

L'étamage des tôles dérochées est sans contredit l'opération la plus insalubre de celles qui se pratiquent dans les fabriques de fer-blanc. Aussi Darcet a-t-il donné la description détaillée d'un appareil ventilateur qui a fonctionné avec le plus grand succès dans la fabrique de fer-blanc de M. Mertian, à Montataire (département de l'Oise). Cet appareil se compose d'un grand fourneau adossé à l'un des gros murs de l'atelier, couvert à une hauteur convenable par une grande hotte conduisant au dehors et à une élévation suffisante les produits gazeux pyrogénés auxquels le travail de l'étamage donne lieu. Lorsque les conditions hygiéniques des ateliers de fabrication du fer-blanc ne sont pas suffisamment bonnes, les ouvriers de ces établissements sont exposés à des malaises accompagnés de céphalalgie, de nausées et parfois même de vomissements. Ces accidents, généralement légers, sont par conséquent très faciles à prévenir en apportant quelque attention dans la construction des ateliers. Disons en terminant qu'il existe en Allemagne depuis longtemps un produit industriel, le fer émaillé, qui est destiné dans une foule d'applications usuelles à remplacer le fer-blanc. Ce nouveau genre de produit peut offrir une véritable importance au point de vue de l'hygiène publique, en substituant aux vases de tôle étamée, souvent attaquables par certains agents, des vases, soit de fonte, soit de métaux divers, recouverts d'une couche vitreuse exempte de toute espèce d'altération au contact de presque toutes les substances.

FERRONNIERS. — Les ferronniers sont des ouvriers occupés à fabriquer des objets dits de ferronnerie, tels que pelles et pincettes, boulons, vis, etc., etc.

C'est à M. le docteur Masson que nous devons les détails si intéressants sur les diverses affections qui peuvent frapper ces ouvriers, et sur la possibilité d'y remédier par l'hygiène. Nous avons du reste déjà eu occasion de signaler ce travail dans un de nos précédents articles (*voy.* CLOUTIERS).

L'ouvrier ferronnier, n'étant pas astreint comme le cloutier à un travail assidu et monotone nécessitant une attention soutenue et une attitude toujours la même, est en général plus fort et plus vigoureux. Pendant ses heures de travail, il a encore des moments d'inaction, des instants de repos salutaire.

L'atelier est le plus souvent vaste et aéré. La fatigue de son travail fait que l'on n'emploie guère que des jeunes gens, tandis que nous avons vu des enfants de dix ans occupés déjà à la forge du cloutier. Enfin, le salaire plus élevé lui permet un régime plus substantiel : autant de causes qui rendent le ferronnier robuste et bien portant. Comme l'ouvrier cloutier, le ferronnier est sujet à différentes affections inhérentes pour ainsi dire à sa profession. C'est ainsi que l'exposition au foyer de la forge développe chez lui des ophthalmies et des coryzas qui peuvent prendre un caractère de gravité assez intense pour amener des accidents sérieux.

Les phlegmons de l'aisselle, les panaris, sont très communs chez ces ouvriers. Ils ont le plus souvent pour causes des brûlures, des piqûres, ou de petites parcelles de fer introduites dans le derme.

Certaines infirmités viennent encore atteindre l'ouvrier ferronnier. Les plus fréquentes sont l'amaurose, la surdité, l'asthme, et aussi les varices produites par la station continuellement debout.

FEU GRISOU. — *Voy.* MINES.

FEUILLES ARTIFICIELLES. — *Voy.* ARSENIC.

FEUTRE. — Les établissements destinés à la fabrication du feutre ont été rangés, par ordonnance en date du 5 novembre 1826, dans la première classe des établissements insalubres. Outre, en effet, les mauvaises odeurs que répandent les substances employées, telles que l'huile rousse, l'essence de térébenthine et la résine, l'emploi de ces mêmes substances éminemment combustibles expose sans cesse aux incendies les propriétés voisines.

Aussi voyons-nous le Conseil de salubrité du Havre exiger certaines précautions qui, malgré tout, restèrent sans résultat, puisque peu de temps après l'installation de la fabrique les bâtiments devinrent la proie des flammes.

Il sera pourtant nécessaire que les fourneaux soient bâtis de briques très solides, que les cheminées aient au moins 2 mètres au-dessus du toit, que l'étuve soit bâtie en maçonnerie et chauffée à l'aide d'un calorifère.

Les chaudières à huile et à enduit seront réunies dans un même local et garnies d'un couvercle muni d'un tube pouvant conduire au dehors les odeurs nuisibles dégagées par les matières en ébullition.

FIÈVRES ÉRUPTIVES. — *Voy.* CONTAGION, ÉPIDÉMIES.

FIÈVRE INTERMITTENTE. — *Voy.* MARAIS.

FIÈVRE JAUNE. — La fièvre jaune est une maladie pestilentielle endémique et épidémique, s'observant principalement dans les îles et sur les côtes de l'Amérique centrale, et caractérisée par des vomissements de matières noires, des hémorrhagies et une coloration jaune plus ou moins constante de la peau.

L'origine de la fièvre jaune est dans des causes locales propres à certaines latitudes. Bien qu'elle ait pu être observée dans d'autres contrées, elle ne s'est développée en général qu'aux Antilles, aux États-Unis, et plus rarement en Espagne, en Italie et sur la côte occidentale de l'Afrique. C'est presque uniquement sur le littoral et au-dessous d'un certain niveau d'altitude que la maladie exerce ses ravages. Elle prend naissance également sur les navires qui fréquentent ces parages et qui deviennent alors un foyer où la fièvre sévit épidémiquement. On l'attribue aux miasmes qui se dégagent des végétaux ou des matières ligneuses en décomposition sous l'influence de la chaleur, causes insuffisantes et trop restreintes même, en les supposant bien établies. La fièvre jaune est presque endémique sous les tropiques, et là elle attaque principalement les étrangers non acclimatés avec d'autant plus de violence, que le climat des lieux qu'ils ont quittés était plus différent de celui où ils séjournent. Dans les zones tempérées, la fièvre jaune se montre au printemps et à l'automne sous forme d'épidémie. Elle attaque plutôt les blancs que les noirs, les hommes que les femmes, les adultes que les enfants et les vieillards, les sujets robustes que les sujets faibles. Enfin, l'exposition à une chaleur trop ardente ou à un froid humide, les fatigues, les excès, sont autant de causes occasionnelles qui facilitent le développement de la maladie. La fièvre jaune ne se transmet pas par contagion.

La mortalité varie dans les différentes épidémies. Elle a pu s'élever jusqu'aux trois quarts des individus affectés. En général, la fièvre jaune enlève un tiers à un sixième des malades. Il paraît certain que la mortalité est moins considérable pour les femmes et bien moins encore pour les enfants.

Le mode de propagation de la fièvre jaune est celui qui appartient aux maladies pestilentielles, c'est-à-dire le mode épidémique. Mais il est hors de doute que les foyers épidémiques de cette maladie sont mobiles, et peuvent être transportés, par migration, même dans les latitudes où elle ne se développe jamais spontanément. Ainsi, on l'a vue en Europe, à Lisbonne (1859), à Barcelone, à Gênes et même en France, à Brest (1857), au Havre (1860), à Saint-Nazaire (1861), importée des Antilles ou du Brésil. Ordinairement elle s'éteint sur place, c'est-à-dire sans se répandre hors du point d'arrivée. Cependant les hommes occupés à décharger les navires infectés, et à les assainir, ont été souvent atteints par le fléau; les équipages de bâtiments dans les ports peuvent participer à l'influence épidémique. Enfin, chose plus grave, on a vu à Saint-Nazaire, comme à Gênes et à Lisbonne le mal faire quelques victimes parmi ceux qui n'avaient pas pénétré dans le foyer primitif et s'étaient seulement trouvés en contact avec les malades affectés de seconde main.

La fièvre jaune avec la peste se place au premier rang des maladies pour lesquelles les mesures sanitaires sont reconnues indispensables. La conférence sanitaire internationale a proposé pour ces deux maladies des mesures générales et permanentes, et spécialement les quarantaines et tout ce qu'elles comportent. Pour la fièvre jaune, conformément à la pratique généralement suivie, la quarantaine serait restreinte à l'état épidémique. La cessation des mesures aurait lieu après un délai de quinze jours, à dater de la cessation déclarée de l'épidémie. La durée des quarantaines serait au minimum de cinq jours, au maximum de sept, dans le cas de traversée heureuse, et de dix à douze dans le cas d'accidents ayant eu lieu postérieurement au dixième jour du départ. Nous ne pouvons nous empêcher de faire remarquer qu'il serait extrêmement important d'ajouter à ces précautions celle de ne pas se hâter, comme on le fait d'habitude, de décharger et d'assainir les navires infectés. Il conviendrait de les abandonner et de n'y rentrer qu'après un temps plus ou moins long pendant la saison de l'état sanitaire et la situation du port d'arrivée. [*Voy.* CONTAGION, ÉPIDÉMIES, SANITAIRE (RÉGIME).]

FILATURES. — La fabrication des tissus occupe aujourd'hui une telle place à la tête de notre industrie, qu'il est impossible de ne pas se préoccuper des conditions hygiéniques des établissements qui lui sont consacrés. Il est certain, en effet, que la santé des ouvriers tient en grande partie à la manière dont les filatures sont organisées. On ne peut s'empêcher de faire remarquer dès le principe que bien des perfectionnements ont été apportés dans toutes les parties de la fabrication, et que les conditions hygiéniques ont nécessairement suivi ces progrès et ont subi de grandes modifications. C'est à ce titre que l'état des filatures peut intéresser l'hygiène publique, et c'est à ce point de vue que nous l'étudierons sans nous attacher aux détails spéciaux qui seraient uniquement du domaine de la technologie ou de l'hygiène privée. Nous rappellerons à cette occasion que les principaux points de cette étude ont été déjà touchés ou le seront bientôt dans d'autres articles. Nous parlerons donc ici exclusivement des conditions de salubrité des filatures.

Ces établissements destinés à la fabrication des tissus de coton, de lin, de laine, de soie, présentent en général un grand développement, et sont situés soit dans les grands centres manufacturiers, soit dans les campagnes. Ils ne constituent pas en général de foyers d'insalubrité, et comme ils ne sont réputés ni dangereux, ni très incommodes par leur voisinage, ils ne sont pas classés. Ce n'est que dans le cas où ils sont destinés à la filature des cocons de vers à soie, qu'ils sont soumis à la surveillance de l'autorité municipale, à cause de l'odeur fétide que produit la décomposition des matières animales. On le voit, à part ce cas tout spécial, les filatures n'offrent pas un grand intérêt au point de vue de la salubrité extérieure ; mais pour ceux qui y vivent et pour les nombreux ouvriers qui se pressent dans ces ateliers presque sans distinction d'âge et de sexe, elles présentent des conditions communes de salubrité intérieure, qui importent au plus haut point à l'état sanitaire et à la durée de la vie d'une grande partie de la classe ouvrière. Nous les résumerons en peu de mots.

On doit considérer dans les filatures, abstraction faite des procédés spéciaux de fabrication, de la durée du travail et des habitudes hygiéniques des ouvriers : 1° la température, 2° les émanations qui peuvent vicier l'atmosphère, 3° l'aération, 4° les machines et appareils mécaniques.

Les nécessités de la fabrication entretiennent dans les filatures une température généralement élevée, et d'autant plus haute que l'on fabrique des fils plus fins. Dans les salles du filage proprement dit la chaleur est portée de 16° à 25° et même 30° centigrades. Dans les ateliers de tissage, les salles où l'on pratique l'encollage des chaînes, la température s'élève communément à 34°, 37°, et même plus. Les apprêteurs doivent également travailler dans des lieux très chauds : les ouvrières employées à l'apprêt des écossais sont habituellement soumises à une température habituelle de 35° à 40°. « Il faut, dit M. Villermé, s'être arrêté dans les salles où règnent ces températures excessives pour savoir ce qu'on y éprouve : les ouvriers, bras, jambes et pieds nus et à peine vêtus du reste, y sont continuellement dans un état d'abondante transpiration. » Les apprêteuses ont paru à cet illustre observateur plus pâles que les autres ouvrières des filatures. Quelques-unes, les plus grasses surtout, sont parfois atteintes d'érysipèle. On peut craindre en outre l'effet des refroidissements subits qui résultent des changements brusques de température. Nous ne voulons pas terminer ce qui a trait à la température des filatures, sans parler des séchoirs où l'on employait des brasiers portatifs, généralement abandonnés aujourd'hui et dont il est inutile de signaler les funestes effets. Il en est de même des fourneaux des peigneurs de laine, qui actuellement ont presque partout fait place au peignage à la mécanique.

Outre l'élévation de la température, l'atmosphère des filatures est viciée à la fois, comme tous les ateliers des grandes usines, par les émanations du grand nombre d'individus qui y sont rassemblés, et par les poussières qui se dégagent en abondance des matières employées dans les manufactures. Nous avons déjà signalé les effets attribués au dévidage, au battage et au cardage du coton et de la laine ; nous n'avons pas à y revenir.

On comprend que cette double cause d'insalubrité des filatures exige d'une manière impérieuse des conditions d'aération et de ventilation toutes spéciales. La dimension des ateliers offre en premier lieu une très réelle importance. M. Villermé a fait à cet égard des observations curieuses dans trois filatures de laine très bien tenues, mais où les ouvriers ne lui ont pas paru plus au large que dans d'autres. Recherchant quelle était la quantité d'air que terme moyen chacun avait pour lui seul, notre vénérable collègue a trouvé : 1° dans les cinq principaux ateliers de la plus grande filature de laine cardée, 40 mètres cubes sans distinction d'atelier, 61 dans celui où les ouvriers ont le plus d'espace, et 27 1/2 dans celui où ils en ont le moins ; 2° dans les salles d'une filature de laines peignées et cardées, 39 mètres cubes ; 3° et dans une filature de laines peignées, depuis 30 2/3 jusqu'à 35 1/2. — Le même calcul, appliqué aux filatures de coton, a donné dans les salles du filage et du cardage depuis 20 mètres cubes jusqu'à 60 et même 68 ; dans les salles du filage, rarement moins de 35 et ordinairement de 40 à 47 ; dans les ateliers de tissage à la mécanique de 17 à 28 mètres cubes. On le voit, ce n'est pas par défaut de capacité que peuvent être réputés insalubres les ateliers de filature ; mais en raison des émanations et des poussières qui y sont répandues, il serait nécessaire que l'air y fût fréquemment et suffisamment renouvelé. Ce n'est pas ce qui a lieu en général, car on tient les salles de filatures soigneusement closes, afin de prévenir les courants qui ne manqueraient pas de soulever des nuages de coton, ou de sécher et de briser les fils. Il en résulte que l'air vicié par la poussière fine qui s'échappe des cardes, des batteurs et autres machines, par l'odeur des huiles rances des métiers, par les produits de la respiration et de la transpiration des ouvriers, doit être artificiellement renouvelé. Il n'est pas hors de propos de faire connaître l'ingénieuse disposition d'un ventilateur à force centrifuge, établi avec un plein succès dans une filature de coton par M. Pouyer. « La filature est établie dans un bâtiment de trois étages et d'un rez-de-chaussée : celui-ci a $5^{m},50$ de hauteur ; elle n'est que de $3^{m},50$ à chacun des étages ; la largeur est de 15 mètres et la longueur de 27 mètres. Le ventilateur est placé au rez-de-chaussée ; il se compose d'un tambour, à ouverture centrale de $0^{m},60$ de hauteur sur $0^{m},40$ de largeur. Un axe y met en mouvement quatre ailes de bois, dont le diamètre est de $1^{m},13$; ces ailes font de 360 à 380 tours à la minute. Le tambour est mis en communication avec l'extérieur de l'atelier, au moyen d'un large conduit de bois dont l'orifice extérieur a $0^{m},30$ de haut sur $0^{m},70$ de large. Cette machine attire 40 à 50 mètres cubes d'air par minute ; la force nécessaire pour la mettre en mouvement est d'environ un dixième de cheval. »

Enfin nous avons à signaler seulement pour mémoire les accidents qui surviennent fréquemment dans les filatures par suite du jeu des machines. En effet, ces accidents n'ont rien de spécialement propre à ces sortes de manufactures, et nous aurons à en parler d'une manière plus générale.

Il en est de même des conditions hygiéniques dans lesquelles vivent les ouvriers des filatures. Nous nous bornerons à dire qu'ils sont de ceux à qui s'appliquent, entre tous, les observations si souvent répétées sur les funestes effets des habitudes vicieuses et de la dépravation précoce, qui plus encore que l'insalubrité des lieux de travail, altèrent la santé, détruisent les forces, et abrégent la vie de tant d'hommes, de femmes et d'enfants employés dans les manufactures. (*Voy.* BATTAGE, CARDEUR, COTON, LAINES, MACHINES, SOIE, TRAVAIL DES ENFANTS.)

Bibliographie. — *Rapport fait au Conseil de salubrité établi près de l'administration municipale de la ville de Troyes sur les accidents auxquels sont exposés les ouvriers employés dans les filatures de laine et de coton*, par MM. Lhoste, Gréan et Pigeotte (*Ann. d'hyg. et de méd. lég.*, 1re série, t. XII, p. 1). — *De la santé des ouvriers employés dans les fabriques de soie, de coton et de laine*, par M. Villermé (*Ann. d'hyg. et de méd. lég.*, 1re série, t. XXI, p. 338). — *Considérations sur l'influence des filatures et des tissages sur la santé des ouvriers*, par le docteur J. Gerspach (*Thèses de Paris*, 1827). — *De l'influence des professions sur la phthisie pulmonaire*, par le docteur Lombard, de Genève (*Ann. d'hyg. et de méd. lég.*, 1re série, t. XI, p. 58). — *Souffrances des enfants employés dans les filatures et fabriques d'Angleterre*, par M. Sadler (*Ann. d'hyg. et de méd. lég.*, 1re série, t. XII, p. 272). — *The Philosophy of manufactures, or an exposition of the scientific, moral and commercial economy of the factory system of Great-Britannia*, par M. Ure. London, 1835, trad. franç. — *De l'influence que l'industrie exerce sur la santé des populations dans les grands centres manufacturiers*, par M. le docteur Thouvenin (*Ann. d'hyg. et de méd. lég.*, t. XXXVI, p. 16 et 277). — *Note sur la ventilation des manufactures*, par M. A. Guérard (*Ann. d'hyg. et de méd. lég.*, t. XXX, p. 112). — *De l'influence de certaines professions sur le développement de la phthisie pulmonaire*, par M. Benoiston de Châteauneuf (*Ann. d'hyg. et de méd. lég.*, 1re série, t. VI, p. 1). — *Détails sur la santé des enfants dans les manufactures*, par M. Villermé (*Ann. d'hyg. et de méd. lég.*, t. XIII, p. 344 ; t. XXX, p. 28). — *Du travail des enfants dans les mines et houillères de la Grande-Bretagne*, par Ducpétiaux (*Ann. d'hyg. et de méd. lég.*, t. XXIX, p. 241). — *Rapport sur les travaux du Conseil de salubrité du département du Nord*. Lille, 1850 et 1851. — *Rapport général des travaux des Conseils d'hygiène et de salubrité du département des Bouches-du-Rhône* (filature des cocons). Marseille, 1854.

FILTRAGE, FILTRES. — On désigne par le nom de *filtrage* l'opération par laquelle on rend potables et propres aux usages domestiques, en leur faisant traverser certains appareils appelés *filtres*, les eaux que la présence de matières organiques ou inorganiques en suspension rendrait désagréables aux sens ou nuisibles à la santé.

Il ne sera question dans cet article que des modes de filtrage artificiel ; nous laisserons de côté les filtres naturels ; nous ne ferons aussi que signaler le filtrage à l'aide du papier, moyen employé seulement dans les laboratoires, lorsqu'on expérimente sur de petites quantités de liquide.

L'opération du filtrage consiste donc, comme nous l'avons dit précédemment, à faire traverser à des liquides impurs certains corps qui doivent retenir les matières tenues en suspension dans ces liquides. Pour arriver à ce but plusieurs moyens sont mis en usage.

Bassins filtrants. — Ce moyen est employé à Londres par la compagnie de Chelsea. Il consiste dans la construction de trois grands bassins communiquant entre eux. Dans les deux premiers, l'eau par le repos se dépouille des matières les plus grossières. Dans le troisième seulement se trouve une couche épaisse de sable et de gravier que l'eau doit traverser. L'opération terminée, des ouvriers avec des rateaux enlèvent la couche la plus superficielle du sable souillée par la présence des matières que l'eau tenait en suspension.

Filtres à la laine tannée. — Ces filtres, connus sous le nom de filtres Souchon, et fabriqués par M. Bernard, fonctionnent depuis plus de dix ans avec une incontestable supériorité. La laine tontisse qui sert à leur confection a, par un progrès récent, reçu une préparation qui consiste dans un véritable tannage, et qui la rend imputrescible. Des expériences suivies, faites à la pharmacie centrale des hôpitaux de Paris par M. le professeur Soubeiran, ont établi l'excellence de ce système et la supériorité des tontisses de laine sur les autres matières filtrantes. La quantité d'eau filtrée est six fois plus considérable que celle que fournissent les autres filtres, et ce mode réalise un rabais de 75 p. 100. Il est appliqué déjà à dix-sept fontaines marchandes de la ville de Paris ou de la banlieue, aux palais des Tuileries et de l'Élysée, à l'Ecole polytechnique, à l'hôtel des Monnaies, au collége Rollin, aux casernes et à un grand nombre d'établissements publics ou privés ; à Cognac et à Agen, et enfin au Brésil. Plusieurs grandes usines du département du Nord ont employé le filtre Bernard pour les eaux qui alimentent les machines à vapeur.

Filtres à l'éponge et au gravier. — Ces filtres, dits filtres Fonvielle et Vedel, consistent en un cylindre de bois de 4 centimètres d'épaisseur, cerclé de fer, de $2^{m},20$ de hauteur sur 1 mètre de diamètre intérieur. Ce cylindre est hermétiquement fermé. La capacité en est divisée en neuf compartiments, qui sont remplis de substances destinées à opérer la filtration. Ces substances sont disposées dans l'ordre que nous allons indiquer en comptant de haut en bas : 1° et 2° éponges divisées en fragments de volume variable, 3° gravier, 4° grès pilé, 5° gravier, 6° grès pilé, 7° gravier, 8° grès pilé, 9° gravier. Entre toutes ces couches, et à partir du premier gravier, se trouvent des diaphragmes de bois et de zinc laminé et criblé de trous. L'eau peut être dirigée sur le filtre à l'aide de robinets de haut en bas ou de bas en haut, et même dans les deux sens à la fois. Ce mode de filtrage est mis en usage à Paris sur un assez grand nombre de points. Le choix de ces matières, et notamment de l'éponge, laisserait à désirer, surtout si les filtres chômaient, car quelques préparations qu'ait subies l'éponge, elle se putréfie avec une grande facilité. Dans la pratique, ces inconvénients sont rendus moins sensibles par le bon entretien des filtres, et l'on ne peut nier que les filtres Vedel soient employés avec succès au service d'une grande ville et d'établissements considérables.

Filtres au charbon. — Dans cette espèce de filtres le liquide traverse une couche de charbon réduit en fragments très petits. Le charbon agit non-seulement comme matière filtrante, mais aussi comme matière désinfectante. Ce moyen est employé à l'établissement du quai des Célestins.

Outre ces différents modes de filtrage que nous venons d'indiquer et qui sont employés pour purifier des masses d'eau considérables, il est encore d'autres moyens mis en usage : je veux parler des filtres domestiques. Les plus simples consistent en vases de grès, dont le fond est garni d'une couche de sable. On emploie aussi des fontaines de pierre, dans l'intérieur desquelles on circonscrit un espace plus ou moins étendu au moyen de deux plaques de grès poreux, fixées à l'aide de mastic. Un tube ouvert aux deux extrémités fait communiquer la partie supérieure de cet espace avec l'atmosphère.

Nous dirons aussi un mot des filtres mobiles dont M. Duplany est l'inventeur, et qui consistent en un récipient creusé dans l'intérieur même de la pierre dite de Vergelet. On en compose ainsi non-seulement des bouteilles garnies ou non à leur partie supérieure de verre ou de métal, mais encore des filtres mobiles qui peuvent être plongés dans un réservoir quelconque, naturel ou artificiel, et qui sont munis de robinets.

Enfin, par une innovation très heureuse, ce procédé a été employé à construire des filtres de voyage d'un tout petit volume, ne pesant pas plus de 100 grammes, auxquels est adapté un tube de caoutchouc qui fonctionne soit par aspiration, soit à la manière d'un siphon, et qui, plongé dans une eau bourbeuse, donne très rapidement de l'eau potable, avantage immense pour les armées en campagne.

Quel que soit le mode de filtrage que l'on emploie, au bout d'un certain temps le filtre devient impropre à un service régulier par l'engorgement des conduits capillaires que l'eau a traversés en se dépouillant de ses principes impurs. Alors il faut avoir recours à différents moyens pour nettoyer le filtre. Nous avons déjà dit, à propos des bassins filtrants, comment on nettoyait le filtre du troisième bassin. Nous ne ferons qu'indiquer rapidement, en revenant sur chaque espèce de filtre, les moyens proposés pour le nettoyage.

Le filtre Fonvielle, dans lequel l'eau peut arriver de haut en bas et de bas en haut tout à la fois, sera rapidement nettoyé par le conflit des deux courants, qui entraîneront toutes les matières étrangères que l'eau y avait déposées. Le nettoyage des filtres Souchon et au charbon ne peut se faire que par le renouvellement des matières filtrantes. C'est ainsi que les filtres de l'établissement du quai des Célestins sont lavés six ou sept fois par mois, et qu'on est obligé après ce lavage de soumettre à l'aération pendant quelques jours le charbon employé ; encore ce moyen paraît-il insuffisant. Pour les filtres domestiques, il sera nécessaire de gratter la couche superficielle du grès et de les débarrasser ainsi des matières terreuses qui en obstruent les pores. (*Voy.* EAU).

Bibliographie. — *Note relative à la clarification de l'eau du Nil et en général des eaux contenant des substances terreuses en suspension*, par Félix d'Arcet (*Ann. d'hyg. et de méd. lég.*, t. IV, p. 375). — *Rapport fait à l'Académie des sciences sur les appareils de filtrage* de M. H. de Fonvielle, par Arago, et *Rapport* de M. Gaultier de Claubry *sur l'emploi du charbon pour le filtrage en grand* (*Ann. d'hyg. et de méd. lég.*, t. XXI, p. 224, et t. XXVI, p. 381). — *Rapport à l'Académie de médecine sur le filtre à laine* de M. Souchon, par Soubeiran (*Bulletin de l'Académie de médecine*, t. VI, p. 438). — *Rapport sur les travaux du Conseil de salubrité de Paris* (*Ann. d'hyg. et de méd. lég.*, t. XXXVIII, p. 114). — *Du choix et de la distribution des eaux dans une ville*, par A. Guérard : *thèse de concours*. Paris, 1852. — *Histoire de l'établissement des fontaines à Toulouse*, par d'Aubuisson (*Ann. des ponts et chaussées*, 1838). — *Approvisionnement d'eau de Greenock*, traduit de l'anglais par Ch. Mallet (*Ann. des ponts et chaussées*, 1831). — *Des eaux de sources et des eaux de rivières*, par Dupasquier. Lyon, 1840. — *Des eaux potables*, par J. Terme. — *Des eaux potables en général considérées dans leur constitution physique et chimique, etc., dans leurs applications à l'industrie et à l'agriculture*, par E. Marchant (*Mémoires de l'Académie de médecine*, Paris, 1855, t. XIX, page 121 et suiv.) — *Filtres par ascension pour la clarification et l'épuration de l'eau de pluie, les citernes, etc.*, par V. E. Lecoupeur. Paris. 1839.

FLEURISTES, FLEURS ARTIFICIELLES. — Les fleuristes sont les ouvrières occupées à fabriquer les fleurs artificielles. Ces femmes sont, à cause de leur profession, soumises à un repos absolu, tout en ayant les bras sans cesse en mouvement et le corps dans une attitude gênante. M. le docteur Benoiston de Châteauneuf, dans son mémoire concernant l'influence des professions sur le développement de la phthisie, a rangé les fleuristes, de même que les *gantières*, les *couturières*, etc., dans la classe des professions qui soumettent les muscles de la poitrine et des bras à un mouvement continuel, le corps étant dans une position courbée. Dans son relevé statistique de 1817 à 1827, cet auteur donne pour les fleuristes 31 décès par la phthisie sur 357 malades.

Cette profession n'expose pas seulement aux inconvénients de la plupart de celles qui s'exercent en commun, dans l'immobilité, le tronc penché en avant, l'attention fixée, sans grands mouvements et sans aucun exercice ; elle est encore l'occasion d'accidents spéciaux et très graves produits par l'inspiration de poussières arsenicales. Nous en avons parlé longuement ailleurs (*voy.* ARSENIC).

Bibliographie. — Vernois, *Mémoire sur les accidents produits par l'emploi des verts arsenicaux, chez les ouvriers fleuristes en général, etc.* (*Ann. d'hyg.*, 1859, 2e série, t. XII, p. 319).

FOIE DE MORUE (HUILE DE). — *Voy.* SÉCHERIE.

FONDERIES, FONDEURS. — Le nom de *fonderies* est en général réservé aux établissements dans lesquels on procède à la fonte des métaux, et plus spécialement du fer. Il existe cependant aussi des fonderies de graisse et de suif; mais nous ne nous occuperons ici que des fonderies de métaux, sur lesquelles nous allons donner quelques détails généraux.

La fonte des métaux, considérée au point de vue de l'hygiène publique, offre une double cause d'insalubrité : d'une part, une très haute température et le danger du feu; de l'autre, des émanations plus au moins nuisibles ou incommodes. Les procédés et les appareils divers employés dans les fonderies rendent ces inconvénients plus ou moins sensibles et justifient les différences qui existent dans le classement des usines.

En effet, les fonderies où l'on se sert de fourneaux à la Wilkinson. ou de grands fourneaux à réverbère, sont rangées dans la deuxième classe des établissements insalubres, en raison de la fumée et des vapeurs qui s'en dégagent, et que l'on considère comme nuisibles, surtout quand on opère le traitement du plomb, du zinc ou du cuivre. Les hauts fourneaux, au contraire, ne sont autorisés qu'à des conditions plus sévères, suivant les formes usitées pour les établissements de première classe, et de plus conformément à la loi spéciale sur les usines du 21 avril 1810.

Les Conseils de salubrité se montrent en général disposés à accueillir favorablement les demandes en autorisation pour les fonderies de métaux, qui en réalité ne présentent pas d'inconvénients pour la santé publique. Il est seulement nécessaire de prescrire toutes les précautions convenables pour que la fumée et les émanations arsenicales, cuivreuses ou sulfureuses, qui proviennent des minerais, soient entraînées par des cheminées suffisamment élevées et d'un appel énergique. Le choix des localités n'est pas non plus indifférent au point de vue des dangers de l'incendie. La surveillance n'est pas moins nécessaire, on le comprend, pour les petits ateliers de fonderie au creuset, qui sont le plus souvent établis dans les grandes villes, au centre même des quartiers les plus populeux, et qui sont d'ailleurs rangés dans la troisième classe des établissements incommodes.

Les troubles qui peuvent survenir dans la santé des ouvriers fondeurs tiennent, ainsi que nous l'avons déjà dit, moins aux émanations métalliques qu'à la haute température à laquelle ils sont exposés.

Les fondeurs en cuivre et en bronze subissent en outre des conditions particulières que nous étudierons en parlant des mouleurs en cuivre. (*Voy.* CUIVRE, FER, FOURNEAUX, MOULEURS, etc.)

FONDOIRS (FONDERIES DE SUIF). — *Voy.* ABATTOIRS, SUIF.

FONTAINES. — Les fontaines offrent quelque intérêt au point de vue de l'hygiène, car elles sont destinées à l'assainissement des villes et aux usages domestiques.

Les bornes-fontaines sont distribuées en très grand nombre dans toutes les rues de Paris ; elles lavent 300 mètres de ruisseau. On les ouvre trois fois par jour : le matin, dans le milieu de la journée et le soir.

Les fontaines et les bornes-fontaines sont considérées comme des monuments d'utilité publique. La dégradation est passible de peines correctionnelles dont nous avons déjà parlé antérieurement. (*Voy.* EAU, FILTRAGE.)

FONTE DE GRAISSES. — *Voy.* GRAISSES, SUIF.

FONTENIERS. — *Voy.* PLOMB.

FORÇATS. — *Voy.* BAGNES, PÉNITENTIAIRE (RÉGIME).

FORÊTS (OUVRIERS DES). — L'hygiène des ouvriers employés à l'exploitation des forêts de sapins a été l'objet d'une étude intéressante et neuve de la part de M. le docteur Rouget, médecin cantonal d'Arbois. Nous devons en résumer ici les principaux détails.

L'*élagage* des sapins constitue à lui seul un véritable métier. Ceux qui l'exercent sont, en général, jeunes, agiles, entreprenants. Pour grimper au sommet des sapins dépourvus de branches jusqu'à une grande hauteur, ils ajustent à leur chaussure des crampons de fer qui leur servent de point d'appui. Parvenus à la cime, ils détachent la hachette qui flottait sur leur dos et en attaquent les branches. Celles-ci, au fur et à mesure qu'elles tombent, sont ramassées, dépouillées et entassées dans les endroits rapprochés peu dommageables.

Durant sa longue ascension, l'élagueur est exposé aux hasards d'une chute toujours grave et quelquefois mortelle, car il est rare, si malheur lui arrive, qu'il en soit quitte pour des entorses, des contusions, des fractures simples ou de légères commotions viscérales. L'espèce de déconsidération qui, dans l'opinion publique, pèse sur cette profession, malgré les salaires relativement élevés qu'elle procure, s'explique de reste par ses chances défavorables.

Une enquête pourrait seule fixer sur les causes déterminantes des accidents que l'on rapporte à des circonstances variées. C'est ainsi que les arbres qui se bifurquent à une grande hauteur seraient plus difficiles, que l'élagage exposerait davantage quand l'écorce est couverte de verglas, etc. Ne pourrait-on pas, tout en recherchant un mode d'ascension moins périlleux, dispenser de l'élagage les arbres bifurqués, et l'interdire temporairement dans certaines conditions météorologiques?

Les dangers de l'*abatage* des sapins sont plus grands lorsqu'ils sont déracinés ou brisés par les vents et les orages. Dans ces cas, en effet, il n'est pas aisé aux manœuvres de déterminer d'avance la direction de la chute de l'arbre qu'ils frappent avec la hache : de là, pour eux, la difficulté de gagner à temps utile un refuge sûr. Mais de telles chances ne suffisent point encore à certaines organisations pour qui le danger n'est qu'un jeu. N'a-t-on pas vu des ouvriers s'efforcer de devancer à la course l'arbre qui chancelle, au risque d'en être atteints? M. le docteur Rouget a été appelé à opérer la levée de corps d'un malheureux qui avait ainsi trouvé la mort : le sapin l'avait frappé à la nuque et avait brisé en esquilles la portion cervicale de la colonne vertébrale. On ne pourrait donc trop recommander la prudence aux ouvriers et aux chefs d'exploitation, ainsi qu'aux agents forestiers une active surveillance.

L'arbre abattu se *débite* de diverses manières, suivant son apparence, ses dimensions, etc. Si on ne le recoupe point en plusieurs pièces, on enlève les nœuds qui hérissent l'écorce et l'on équarrit sa grosse extrémité. Ce travail est un des moins pénibles et des moins dangereux. Il n'est pas rare pourtant que les ouvriers se blessent aux jambes; mais ces plaies simples, peu profondes et parallèles à l'axe des membres, guérissent habituellement bien, malgré la mauvaise direction trop souvent imprimée au traitement.

Tel qu'il est pratiqué, l'*équarrissage* à la hache fait perdre beaucoup de bois marchand. Cette circonstance laisse espérer que l'industrie se hâtera de l'effectuer à la scie, ce qui supprimerait les lésions chirurgicales dont il vient d'être parlé.

Déjà, et bien plus fréquemment qu'autrefois, on emploie la scie à débiter le bois suivant la longueur. Mais presque toujours ce travail se fait de main d'homme, comme dans les temps les plus reculés, et l'on observe encore les inconvénients dont parle Ramazzini.

C'est ainsi que l'ouvrier placé sous les tréteaux est fortement incommodé par la poudre du bois qui, lui tombant dans les yeux, l'oblige à un clignotement continuel, et détermine à la longue l'inflammation chronique des conjonctives oculaires et palpébrales. Il pallie ses souffrances en quittant de temps en temps l'ouvrage et en combattant l'ophthalmie par des lotions émollientes. Mais on préviendrait ces affections en effectuant les sciages avec des mécaniques mues à l'eau ou à la vapeur toutes les fois que la disposition de la forêt permettrait l'établissement de ces scieries temporaires. Ce progrès, que réclame l'humanité, servirait en même temps les intérêts des propriétaires du sol boisé; car la valeur de la production forestière s'élèverait en raison de la diminution des dépenses et des difficultés d'exploitation.

On se figure aisément le danger que présente le *chargement* en forêt de ces énormes pièces de bois. Il faut les soulever au-dessus des trains des chariots sur lesquels on les laisse retomber lentement et avec précaution. La vulgarisation de l'emploi du *cric* a simplifié, il est vrai, et rendu plus faciles les manœuvres nécessaires; cependant ce métier exige une grande habitude, du sang-froid et de la prudence.

Des accidents arrivent assez fréquemment lorsqu'on fixe les pièces sur les chariots, car on emploie des leviers flexibles ce bois vert dont les extrémités courbées par la tension sont arrêtées aux chaînes qui unissent le bois à la *ligne* de la voiture. S'ils échappent, ils se détendent comme un ressort et fracturent ou contusionnent à un haut degré les régions qu'ils atteignent.

Le *charriage* des sapins présente aussi ses fatigues et ses chances mauvaises. Il est particulièrement dangereux aux endroits où nos routes de montagnes décrivent des courbes à petit rayon. A chaque instant le conducteur, obligé de faire manœuvrer l'arrière-train du chariot au moyen de la perche qui y est adaptée, est exposé à être écrasé. Ne pourrait-on pas prolonger cette perche en arrière du train, et la manœuvrer par son extrémité libre que l'on couderait au besoin? Il en serait probablement de cette légère modification comme de celle qui a porté sur l'épaisseur des jantes des roues. L'administration, en prescrivant, pour obvier à la dégradation des chemins, d'en augmenter les dimensions, a réussi à faire construire des voitures plus solides et à prévenir nombre d'accidents qui signalaient autrefois leur rupture soudaine et imprévue. La sécurité du conducteur exige aussi que les freins à enrayer soient posés non plus postérieurement aux roues de l'avant-train, mais bien en arrière de celles du train postérieur.

Je mentionnerai seulement chez ces charretiers la fréquence des inflammations de l'appareil respiratoire, inflammations consécutives à des refroidissements brusques, des intempéries, et surtout à des excès de boisson. Chacun sait, en effet, que le plus grand nombre d'entre eux se livrent à la déplorable passion de l'ivrognerie. Qui ne les a pas vus, plongés dans le collapsus, tomber au bord des routes, ou dormir sur les voitures qu'ils sont censés conduire?

J'ai peu à dire des ouvriers qui s'occupent de la carbonisation des bois. Toutefois il m'a paru que l'*héméralopie* à laquelle ils sont quelquefois sujets s'observe plus rarement en été et chez ceux qui habitent dans les sapinières. — *Voy.* RURALE (HYGIÈNE).

Bibliographie. — *Note sur les ouvriers employés à l'exploitation des forêts de sapins*, par le docteur Rouget (*Bulletin de la Société des sciences et des arts de Poligny*, Poligny, 1861, et *Annales d'hygiène*, 1861, t. XVI).

FORGERONS. — *Voy.* CLOUTIERS et FERRONNIERS.

FORGES. — Les forges de grosses œuvres, celles où l'on fait usage de moyens mécaniques pour mouvoir, soit les marteaux, soit les masses soumises au travail, répandent autour d'elles un bruit et une fumée qui, joints au danger d'incendie, ont motivé le classement des usines et des ateliers de cette nature dans la deuxième classe des établissements insalubres.

FOSSES. — *Voy.* CIMETIÈRES.

FOSSES ET CABINETS D'AISANCES. — Au moment d'aborder l'exposé des questions de salubrité si graves qui se rapportent aux fonctions excrémentitielles de l'homme, et à l'influence hygiénique que peuvent exercer dans les grands centres de population les amas de résidus organiques qui en proviennent, il nous est impossible de nous défendre d'un extrême embarras qui tient moins à la nature du sujet qu'à l'état actuel des questions qui s'y rattachent. En effet, quelque nombreux et quelque importants que soient les perfectionnements qui aient été réalisés depuis vingt-cinq ou trente ans dans cette partie des habitations de la plupart des grandes villes, tout porte à croire qu'avant peu le système général des vidanges doit subir de nouveaux changements, peut-être même une complète révolution. Les intérêts mieux compris de l'agriculture, la valeur croissante des engrais, sont venus s'ajouter aux préoccupations de l'hygiène publique, et ont fixé d'une manière toute particulière l'attention des savants et des industriels sur les moyens de combiner l'assainissement des habitations avec l'utilisation complète et immédiate des matières excrémentitielles. On ne peut nier que tel soit le but à atteindre, et les tentatives récemment faites en Angleterre permettent de penser que les efforts dont nous parlons ne demeureront pas stériles. Ces quelques mots suffisent pour faire pressentir l'importance et la gravité du sujet qui nous occupe. On comprend que la construction des fosses d'aisances soit complétement subordonnée au système d'ensemble des vidanges. Il serait donc aujourd'hui sans intérêt de rechercher dans le passé les principes qui doivent présider à la disposition des fosses et des latrines. Cette question appartient surtout à l'avenir, et nous aurons l'occasion de l'exposer dans tous ses détails. Mais en ce moment nous n'avons rien autre chose à faire que de résumer les règles prescrites à ce sujet et actuellement suivies.

Il s'en faut de beaucoup que l'usage des latrines et des fosses d'aisances soit aussi répandu qu'il devrait l'être. Il suffit de parcourir les rapports des Conseils d'hygiène des départements, et particulièrement ceux du midi de la France, pour reconnaître dans combien de cités de premier ordre les habitations sont dépourvues de latrines. Et d'un autre côté nous n'hésitons pas à dire que l'une des principales causes d'insalubrité des logements du pauvre consiste dans le méphitisme des latrines mal disposées et indignement tenues. Alors même que l'on pourrait arriver à obtenir d'une manière générale la suppression des fosses d'aisances, il y aurait toujours à se préoccuper de l'aménagement le plus convenable des latrines. Le congrès d'hygiène qui s'est tenu à Bruxelles en 1852 a donné une attention toute particulière à cette question, et a posé des principes qui peuvent servir de règles dans l'établissement des latrines et des fosses d'aisances.

Le système à suivre pour la construction des latrines doit réunir, autant que faire se peut, les conditions suivantes : absence de miasmes ou d'odeurs nuisibles ou désagréables ; solidité, simplicité et économie des appareils ; conservation des matières à l'état naturel. et enlèvement, aussi prompt que possible, de ces mêmes matières à l'aide de procédés propres à écarter tout danger et tout inconvénient.

Les moyens de réaliser ces conditions varient selon les circonstances et les localités; ils peuvent néanmoins être ramenés à quelques principes généraux.

Les tuyaux de décharge ou d'évacuation doivent communiquer aussi directement que possible avec la fosse permanente ou mobile, ou l'aqueduc destiné à recevoir les matières ; leur surface doit être complétement lisse et polie, et la matière dont ils sont composés non susceptible d'être pénétrée, corrodée ou oxydée par le contact des déjections et l'action des gaz qui se dégagent de celles-ci ; ils doivent enfin être combinés avec un système d'aérage et de ventilation qui donne issue au gaz, entraîne les odeurs, et les empêche ainsi de se dégager par la lunette du siége d'aisance. Les tuyaux de raccordement des siéges aux tuyaux d'évacuation doivent être établis à chute directe, à coupe-air ou à siphon, selon les circonstances; dans ce dernier cas, il convient de pouvoir les laver, de temps à autre, au moyen d'un jet d'eau modéré.

Les siéges d'aisance doivent être munis d'un couvercle fermant hermétiquement; cette fermeture hermétique peut être assurée au moyen d'un rebord en métal de quelques millimètres, plongeant dans une rainure qui entoure la lunette et que l'on remplit d'eau ou de préférence de sable. Comme surcroît de précautions, il convient de maintenir un courant d'air entre l'habitation et le cabinet, ou tout au moins d'établir dans celui-ci un ventilateur d'une certaine activité.

Les matières peuvent s'écouler soit dans une fosse permanente, soit dans une fosse mobile, soit dans un égout commun. Dans la première hypothèse, la fosse doit être construite selon les règles de l'art et les prescriptions des règlements locaux; dans la deuxième hypothèse, on peut adopter, pour les fosses mobiles, les arrangements et les précautions en usage à Paris et à Lyon; enfin, la troisième hypothèse n'est admissible que dans les localités et pour les habitations où l'établissement des fosses permanentes ou mobiles est absolument impraticable : il convient, en tout cas, de combiner cet expédient avec un système d'égouts et de réservoirs qui empêche la perte absolue des matières, mais qui ne permet pas malheureusement de leur conserver toute leur utilité et leur valeur.

Mais ces prescriptions sont trop incomplètes, eu égard à l'importance de la question, et nous devons pénétrer plus avant. Aussi bien devons-nous donner place dans notre livre aux observations si pratiques et si nettes de M. Grassi, qui a véritablement mieux que personne exposé dans un rapport excellent tous les faits qu'il importe à l'hygiène de connaître sur les latrines. Il comprend sous ce nom l'ensemble du système, c'est-à-dire les siéges et cabinets, les tuyaux de chute et les fosses fixes et mobiles. Nous allons les passer successivement en revue en citant le savant que nous avons nommé.

Cabinets d'aisances et siéges. — La disposition de ces deux parties de latrines a une grande influence sur l'infection qu'elles occasionnent dans les habitations publiques et privées : elles peuvent, en effet, donner de l'odeur par elles-mêmes et fournir ainsi leur contingent de méphitisme, ou bien offrir simplement un passage facile aux émanations de la fosse qui se répandent alors dans l'habitation. On peut remédier au premier inconvénient par des soins de propreté; mais, pour vaincre le second, il faut de toute nécessité avoir recours à la ventilation. Entrons dans quelques détails pour bien faire comprendre toute notre pensée.

Si le sol du cabinet d'aisances n'a pas une inclinaison suffisante, n'est pas uni, et présente des cavités où puissent séjourner les liquides ; si le siége est mal construit et ne se prête pas à un nettoyage facile ; si la pièce n'a pas d'ouverture pour le renouvellement de l'air, les liquides urineux et les matières adhérentes à la cuvette peuvent se putréfier, donner de l'odeur qui sera tout à fait indépendante de l'état de la fosse, et prendra naissance dans le cabinet et ses annexes pour se propager au loin.

Actuellement, on cherche à remédier à cet inconvénient en donnant au sol une inclinaison suffisante du côté de la fosse, en la construisant en bitume ou en dalles jointes au ciment romain, de manière à procurer un écoulement facile aux liquides urineux tombés par accident ou aux eaux de lavage ; en plaçant dans le siége une cuvette de faïence enchâssée dans du bois dur, ou bien encore de la pierre ou de la fonte ; en pratiquant dans le cabinet une croisée ou un vasistas et une ouverture à la porte d'entrée ; enfin, en ayant recours à des lavages fréquents.

Ces moyens ont du bon sans doute ; mais, selon nous, ils sont insuffisants. Pour arriver à un bon résultat, il faut être très exigeant, et pour atteindre le but, il faut en quelque sorte chercher à le dépasser. Nous sommes disposé à adopter ce principe paradoxal que le cabinet d'aisances doit être le lieu le plus propre d'un établissement. L'exemple est contagieux : l'expérience démontre que la première souillure qui se produit dans un cabinet d'aisances en appelle forcément un grand nombre à sa suite, et les personnes disposées à être propres et soigneuses sont bientôt forcées, par l'état des choses, à changer leurs bonnes habitudes pour en prendre de mauvaises. Il faut, par quelques dispositions particulières, non-seulement empêcher les gens de mal faire ; mais encore, par une propreté parfaite, chercher à inspirer cette qualité à ceux qui ne l'ont pas.

D'après cela, nous pensons qu'il faut proscrire d'une manière absolue les cabinets dits à la turque, parce que cette disposition implique forcément la malpropreté, et qu'elle constitue un écueil contre lequel viendraient échouer toutes tentatives d'amélioration.

Le siége sera de bois de chêne, avec un couvercle également de chêne, le tout bien poli et soigneusement ciré. Il faut, en le surmontant d'une niche ou d'un obstacle quelconque, empêcher les visiteurs de monter dessus et de prendre une position autre que celle indiquée par le nom même de cette partie des latrines. La lunette sera garnie d'une cuvette à entonnoir de faïence ou de terre cuite vernie. Le sol du cabinet sera couvert d'un plancher de chêne ciré ; les murs seront peints.

Il serait très difficile de maintenir la propreté dans des latrines ainsi construites, et cela à cause de la manière même dont l'homme satisfait à ses besoins les plus habituels. Il est très difficile, en effet, d'uriner étant debout, dans une cuvette placée assez bas, comme l'est celle d'un siége où l'on doit s'asseoir, et l'on doit cependant éviter toute souillure du siége. Pour résoudre cette difficulté, nous pensons qu'il convient de réserver, à côté du cabinet qui doit recevoir le siége, une petite pièce, avec cuvettes destinées à servir d'urinoirs et à verser les liquides des vases de nuit.

Le besoin d'épancher les liquides étant de beaucoup plus fréquent, il est clair que si une pièce spéciale lui est réservée, le cabinet au siége ne sera visité que plus rarement, et seulement par des personnes qui auront un autre besoin à satisfaire. Cette circonstance sera très certainement favorable au maintien de la propreté.

Il est clair d'ailleurs que le cabinet aux urinoirs n'a pas besoin de tous les soins, de tout le confortable, si nous pouvons ainsi dire, que nous demandons pour le cabinet au siége. Ainsi le sol pourra être simplement dallé ou bituminé. Un filet d'eau sera dirigé dans les cuvettes dont le conduit de descente portera les liquides au point de décharge de ceux qui viennent de l'appareil séparateur; il serait irrationnel, en effet, de faire communiquer ce conduit avec celui qui vient du siége, et de mélanger ainsi les solides avec les liquides, pour les séparer plus tard.

Cette disposition, qui demande une pièce séparée de celle qui doit recevoir le siége, sera toujours applicable dans les établissements publics, parce que là la place ne manque jamais. Dans les maisons particulières, où la place est plus rare et où il serait difficile d'avoir deux cabinets, on pourra se contenter de placer dans le cabinet au siége une cuvette spéciale, à hauteur convenable, pour recevoir directement les urines au moment de leur émission et les liquides des vases de nuit.

Dans les établissements réservés aux femmes, le siége étant le lieu naturel de l'émission des urines, les cuvettes placées dans le cabinet spécial serviront à recevoir les liquides des vases de nuit.

Nous devons enfin signaler ici, pour la proscrire d'une manière absolue, une disposition qui est cependant encore adoptée dans beaucoup d'établissements. Nous voulons parler de siéges multiples, ou mieux de trous à la turque séparés les uns des autres par une simple barre d'appui. Cette disposition est contraire à la décence, et blesse trop directement des sentiments qu'il faut chercher à maintenir et à développer.

Avec les mesures que nous venons d'indiquer, le maintien de la propreté absolue des cabinets d'aisances n'est plus qu'une affaire de surveillance et de discipline, et pourra être obtenu dans les divers établissements, quand on le voudra sérieusement. Les résultats de ces mesures, adoptées dans le quartier d'aliénés de plusieurs hospices, viennent pleinement confirmer notre assertion. Dans les maisons particulières où les latrines sont fréquentées par un grand nombre de locataires, où la surveillance est difficile, sinon impossible, le résultat se fera longtemps attendre sans doute ; mais ce sera beaucoup déjà que d'avoir introduit dans les hôpitaux et dans les hospices des modifications qui auront non-seulement pour résultat d'assainir les lieux d'aisances, mais encore de mettre sous les yeux de la population ouvrière qui fréquente ces établissements un exemple des résultats que procurent les habitudes de propreté.

Nous avons dit plus haut que l'infection des cabinets pouvait être due aux émanations de la fosse et des tuyaux de chute, c'est le cas le plus fréquent. Examinons la manière dont se produit cette infection, afin de découvrir les moyens de l'éviter.

Dans quels cas les émanations de la fosse peuvent-elles remonter dans le cabinet ? Une seule condition suffit pour cela. Il faut que la force élastique des gaz de la fosse et du conduit soit plus grande que celle de l'atmosphère du cabinet. Cela arrive toutes les fois que la tension du gaz de la fosse augmente, ou que celle du gaz du cabinet diminue. Examinons ces deux cas. Supposons l'atmosphère du cabinet en repos : les matières contenues dans la fosse ou dans le tuyau de descente se décomposent et donnent des produits gazeux qui augmentent la tension de l'atmosphère intérieure. L'équilibre rompu tend à se rétablir, et les gaz remontent par le siége, d'une manière continue si l'ouverture est béante, d'une manière intermittente si cette ouverture est munie d'un opercule qui s'ouvre de temps à autre pour le passage des matières. Dans l'un et l'autre cas l'infection se produit. Supposons maintenant que la fenêtre ou le vasistas, ou bien enfin la porte du cabinet, s'ouvrent sur un mur exposé au midi, ou bien sur une cage d'escalier, comme cela arrive très souvent dans les habitations. La couche d'air échauffée le long du mur exposé au midi, ou la colonne d'air montant par suite de l'appel naturel que produit presque toujours une cage d'escalier, en passant devant le vasistas ou devant la porte, produira dans le cabinet une sorte d'appel, un vide relatif, une diminution de pression, en un mot, et si l'équilibre ne peut être rétabli par l'air entrant par une deuxième ouverture, il se rétablira aux dépens de l'air de la fosse et des tuyaux qui viendront infecter ce cabinet et la maison. Le même effet se produit si la porte du cabinet ferme mal, et si elle communique à des pièces dans lesquelles les fenêtres sont exactement fermées et où les cheminées déterminent un tirage et un vide relatif.

Telles sont les principales causes de l'infection que répandent les latrines. Pour remédier à cet inconvénient, il faut se placer dans des circonstances telles que la force élastique de l'atmosphère du cabinet ne soit jamais inférieure à celle des gaz de la fosse. On peut arriver à ce résultat de plusieurs manières différentes. On peut, au moyen de deux ouvertures opposées, empêcher la pression de diminuer dans le cabinet sous l'influence des appels accidentels. Ce procédé est le plus simple; mais il n'est pas le plus efficace, parce que la pression de l'air dans le cabinet étant toujours égale alors à la pression extérieure, subit les mêmes variations, et peut quelquefois devenir inférieure à celle des gaz de la fosse. On arrive plus sûrement au but en augmentant artificiellement la force élastique de l'atmosphère du cabinet ou en diminuant celle de la fosse.

Dans le pavillon n° 4 de l'hôpital Beaujon, et dans le bâtiment des hommes de l'hôpital Necker, on a établi un système de ventilation par injection. Au moyen d'un ventilateur, on introduit de l'air neuf dans les salles, dont l'atmosphère acquiert ainsi un très faible excès de pression sur l'atmosphère extérieure. Cet excès de pression suffit pour déterminer la sortie de l'air vicié. Les latrines placées à l'extrémité des salles participent à cette ventilation, et ont été complétement assainies par ce procédé très simple.

Une ouverture est pratiquée au bas de la porte qui fait communiquer le cabinet avec la salle : c'est par elle qu'arrive l'air venant de la salle; au plafond du cabinet se trouve l'ouverture d'un tuyau qui monte jusqu'au toit, il est destiné à donner issue à l'air. Celui-ci, entrant par la partie inférieure de la porte, se dirige diagonalement vers l'ouverture de sortie en balayant l'atmosphère du cabinet. A Beaujon, un simple couvercle de bois est placé sur le siége. A Necker, le siége est libre. Cependant aucune odeur ne se manifeste, parce que l'atmosphère du cabinet ayant toujours un très léger excès de pression, les gaz de la fosse ne tardent pas à redescendre.

A l'hôpital Necker, nous avons été témoin d'une expérience décisive. L'appareil de ventilation était arrêté, et les latrines avaient une odeur infecte. Nous avons mis l'appareil en mouvement, et au bout d'une demi-heure, les croisées du cabinet étaient fermées, l'odeur avait complétement disparu. Ce procédé est très bon, c'est le meilleur à notre avis; malheureusement il n'est pas applicable aux maisons particulières et ne peut être employé que dans les établissements où une ventilation énergique étant nécessaire, on a recours à la ventilation mécanique par injection.

Mais s'il n'est pas toujours possible d'augmenter la force élastique de l'atmosphère du cabinet d'aisances, il est toujours possible de diminuer celle des gaz de la fosse et de produire un appel qui force l'air du cabinet à descendre par le siége. Pour atteindre ce but, deux moyens ont été proposés : dans l'un on ventile les tuyaux de descente et la fosse elle-même ; dans l'autre, la ventilation agit seulement sur le siége et sur le conduit sans attirer le gaz de la fosse. Ce dernier moyen a paru préférable à beaucoup de personnes, d'abord parce que la ventilation, ne devant agir que sur une partie de l'appareil, peut s'obtenir plus facilement; ensuite, parce qu'il préserve les matières contenues dans la fosse du contact de l'air qui accélère la putréfaction des matières, qui se conservent au contraire plus facilement dans une atmosphère confinée. Mais si l'on adopte l'usage des appareils séparateurs, ces considérations perdent une partie de leur valeur, parce que les matières solides seules n'ont pas une grande tendance à la putréfaction et n'ont réellement que très peu d'odeur.

M. L. Duvoir est arrivé à un très bon résultat en construisant les latrines placées dans les cellules des détenus au Palais de justice. De la partie inférieure du siége part un tuyau de descente qui se rend dans une contre-cuvette qui reçoit les matières solides et liquides. Cette contre-cuvette se remplit en partie; les liquides atteignent bientôt l'orifice inférieur du tuyau de descente, et produisent une fermeture hydraulique entre ce tuyau et la fosse. Les gaz de la fosse ne peuvent pas alors remonter dans la cellule, et pour assainir celle-ci d'une manière complète, M. Duvoir a branché sur le tuyau de descente, entre la cuvette et la contre-cuvette, un petit tuyau qui communique avec une cheminée d'appel. Les cellules sont ainsi parfaitement désinfectées. On arriverait au même résultat en remplaçant la contre-cuvette par un tuyau de descente recourbé en siphon. Le liquide rassemblé dans la courbure produirait également une fermeture hydraulique. Le système diviseur employé ici est le système Richer. Avec le secours de ce puissant appel il donne de bons résultats.

A la prison Mazas, M. Grouvelle a également assaini 1200 cellules en se servant du tuyau de descente des latrines comme conduit d'évacuation de l'air vicié.

Ce qui précède démontre, selon nous, qu'il est toujours possible d'obtenir une désinfection complète des cabinets d'aisances, en établissant un appel en contre-bas, c'est-à-dire un appel qui, au moyen d'un conduit partant de la partie supérieure de la fosse ou de la partie inférieure du tuyau de chute, force l'air du cabinet d'aisances à descendre par ce tuyau, pour remonter ensuite et se perdre dans l'atmosphère. Cette conclusion paraîtra peut-être forcée à certaines personnes, qui ne manqueront pas de faire remarquer l'état déplorable que présentent actuellement les latrines, malgré la présence d'un tuyau d'évent dont sont munies toutes les fosses, d'après les prescriptions de l'autorité. Nous reconnaissons sans peine que l'état actuel laisse beaucoup à désirer; mais nous pensons que cet état tient surtout à l'insuffisance de ce tuyau d'évent, résultant de la mauvaise installation. En examinant la disposition et le trajet que l'on fait suivre à ce tuyau d'évent, si nous cherchons à pénétrer le but que l'on a voulu atteindre en le rendant obligatoire, nous n'en voyons qu'un seul, celui de donner issue aux gaz de la fosse quand la force élastique augmente, et à les détourner en partie de la route qu'ils prendraient naturellement et forcément s'ils n'avaient au-dessus d'eux que le tuyau de chute ouvert à la lunette du siége. A ce point de vue, le tuyau d'évent est chose rationnelle ; malheureusement les cas dans lesquels il peut servir utilement sont rares en comparaison de ceux dans lesquels il produit un effet nuisible. En effet, la présence de ce tuyau est seule jugée nécessaire par l'autorité, tandis que sa construction et surtout son trajet sont abandonnés aux caprices du propriétaire et de l'architecte qui, pour éviter les frais, tout en se conformant aux règlements, *font monter ce tuyau le plus directement possible, ou dans le lieu qui leur paraît le plus commode, sans s'inquiéter le moins du monde si ce tuyau produira ou non un effet utile.* Il en résulte que ce tuyau, souvent enchâssé dans la maçonnerie, est un tube inerte, constituant, dans toute l'acception du mot, une simple route ouverte aux gaz qui peuvent la parcourir dans tous les sens.

Voici ce qui résulte de cet état de choses. Lorsqu'un appel se produit sur le cabinet d'aisances, et nous avons vu que ce cas était fréquent, l'air de la fosse est d'abord attiré, et remonte par le tuyau de chute et le siége. Cet effet s'arrêterait bientôt si la fosse était close ; mais il n'en est rien, puisque la fosse communique librement avec l'atmosphère par le tuyau d'évent. Alors, sous l'influence de l'appel qui se produit dans le cabinet, l'air extérieur descend par le tuyau d'évent, arrive au contact des matières, et, suivant toujours l'impulsion que lui donne l'appel, il remonte par le tuyau de chute et le siége, après s'être saturé de miasmes par son passage dans la fosse. Cet effet se produit tant que dure l'appel du cabinet, et le tuyau d'évent, au lieu de produire un effet utile, ne sert qu'à produire un courant d'air infect qui se propage dans une direction opposée à celle qui devait emporter la mauvaise odeur.

De sorte qu'en réalité ce tuyau d'évent, tel qu'il est établi aujourd'hui, produit, dans quelques cas rares, un effet utile presque insignifiant, tandis que dans le plus grand nombre des cas il ne sert qu'à engendrer et à entretenir l'infection des cabinets et de la maison entière. Si ce tuyau devait rester en cet état, nous n'hésiterions pas à le proscrire d'une manière absolue ; mais si, au lieu d'abandonner l'installation de ce tuyau d'évent aux caprices de l'architecte, comme on le fait actuellement, on le soumet à des règles fixes, dictées par une saine expérience et une étude attentive des phénomènes, on pourra en tirer un bon parti, et transformer cette annexe des latrines, actuellement inutile ou nuisible, en un moyen très puissant de désinfection. Il faut pour cela donner à ce conduit inerte une force qui lui manque, et de simple tuyau d'évent, le transformer en conduit de ventilation.

Si l'on peut, en effet, par un moyen quelconque, élever sa température, l'air qu'il contient s'élèvera pour se perdre dans l'atmosphère, tandis que celui du cabinet attiré par cet appel descendra d'abord dans la fosse, pour s'échapper à son tour par le tube de ventilation, et l'assainissement du cabinet sera la conséquence de cette action.

Ce procédé de désinfection par appel est applicable partout, dans les établissements publics et dans les maisons particulières. Rien n'est plus facile s'il s'agit d'une maison à bâtir. Il suffit, en effet, de construire la fosse au-dessous des cuisines du rez-de-chaussée, ou de la placer à l'aplomb de la principale souche des cheminées de la maison, et de faire communiquer le tuyau de descente avec un tuyau d'appel qui doit passer derrière la plaque de fonte formant le contrecœur de la cheminée de la principale cuisine, et être placé, soit dans l'intérieur de la cheminée de cette cuisine, soit au centre de la plus grande souche de cheminée. Ce tuyau d'appel, construit en poterie ou mieux en fonte, doit être établi de manière à s'élever jusqu'au haut de la souche des cheminées, qu'il doit même dépasser de 1 ou 2 mètres, afin que l'air infect qui le parcourt ne puisse en aucun cas redescendre dans les appartements en retombant dans les tuyaux de cheminée. En construisant ainsi ce tuyau d'appel dans l'intérieur de la cheminée de la principale cuisine de la maison, et en le dévoyant ensuite pour l'entourer aux étages supérieurs de quelques autres tuyaux des principales cheminées, on trouve l'avantage d'y établir en tout temps, sans dépense et sans avoir à s'en occuper, un courant d'air ascensionnel suffisant. Si dans la construction d'une maison on n'a pas songé à profiter de ce moyen, pour ainsi dire naturel, d'obtenir une ventilation sans frais ; s'il s'agit, par exemple, d'assainir les latrines d'une maison déjà construite et mal disposée sous ce rapport, il faut encore profiter de ce moyen en allant le chercher même fort loin. D'arcet a pu profiter d'un moyen d'appel placé à plus de 100 mètres de distance et obtenir un bon résultat.

D'après ce qui vient d'être dit, on voit que l'ascension des gaz de la fosse est la cause la plus puissante et la plus commune de l'infection des habitations. Aussi a-t-on cherché de tout temps à l'éviter, et a-t-on proposé pour cela une foule d'appareils dont le caractère commun réside dans la présence d'un obturateur placé à la partie inférieure de la cuvette. Plusieurs de ces appareils peuvent atteindre le but quand ils sont placés dans des lieux d'appartements habités par des personnes soigneuses et directement intéressées à leur fonctionnement régulier. Mais il n'en est pas de même quand ils sont placés dans des lieux d'aisances fréquentés par un grand nombre d'individus. Leur mécanisme souvent compliqué se détériore rapidement. Aussi, dans ce genre d'invention surtout, ce qu'il y a de plus simple est ce qu'il y a de mieux. Voilà pourquoi nous pensons qu'on peut tirer un bon parti des tubes à siphon pour faire communiquer la cuvette avec le tuyau de descente.

Nous devons cependant une mention spéciale à l'appareil de MM. Rogier-Mothes, qui réunit des conditions de simplicité, de solidité et de prix relativement peu élevé (*voy.* CUVETTE). Cet appareil est bien conçu et fonctionne régulièrement. Placé au bas du tuyau de descente, il arrête les émanations de la fosse. Si un autre appareil ou un tube à siphon se trouve au bas de la cuvette, on peut avec un tube d'évent ventiler le tuyau de descente, qui se trouve ainsi bouché à ses deux extrémités. La ventilation porte sur un volume d'air très restreint, et peut donner un résultat parfait, même avec une très petite énergie.

Tuyau de chute. — Le mauvais état du tuyau de chute est souvent une cause d'infection. Il se fait quelquefois de poterie mal cuite, dont les joints ne sont pas ajustés exactement. Les plâtres qui les entourent s'imprègnent d'une humidité fétide qui s'étend aux murs d'adossement ; ceux-ci se dégradent, leur mortier, leur plâtre se décomposent, les bois de charpente ou de cloisons pourrissent.

Il faut remplacer ces tuyaux de poterie par des tuyaux de fonte, dont les joints sont bouchés avec du mastic. Ils doivent avoir un diamètre minimum de 20 centimètres. Pour plus de précaution, il faut entourer ce tuyau d'un coffre de plâtre libre dans toute la hauteur du bâtiment, ouvert en bas et au-dessus du toit, seulement de manière à laisser entre sa face interne et le tuyau une couche d'air dont le courant entraîne les exhalations.

Fosses d'aisances. — Les fosses d'aisances, comme le nom l'indique, sont des cavités closes, de dimensions variables, dans lesquelles tombent et se rassemblent les déjections humaines, solides et liquides ; ces réservoirs sont situés à la partie inférieure des habitations, au niveau ou au-dessous des caves.

La création des fosses d'aisances, rendue obligatoire à Paris, par un arrêt du parlement, en date du 13 septembre 1533, confirmé de nouveau par un édit de François Ier, daté de 1539, fit faire un pas immense à la salubrité de la capitale ; elle était destinée à détruire l'état déplorable dans lequel se trouvaient les rues de Paris, encombrées d'immondices de toutes sortes.

Mais le progrès fut lent, malgré les peines sévères édictées contre les délinquants. Peut-être même faut-il attribuer ce résultat si lent à la sévérité trop grande de ces peines, sévérité qui ne permettait pas toujours d'en faire l'application. Quoi qu'il en soit, les fosses à cette époque étaient construites d'après les goûts et les caprices des propriétaires, qui ne suivaient aucune règle fixe. On avait seulement prescrit quelques mesures dès 1668, pour mettre obstacle aux fuites qui se déclaraient parfois dans le parcours des tuyaux, de sorte que les déjections se répandaient chez les habitants avant de parvenir à la fosse elle-même. Mais il n'était rien prescrit relativement à la fosse, et aussi ces réservoirs n'étaient-ils souvent que de simples excavations pratiquées dans le sol; les liquides s'infiltraient à travers la terre perméable, et allaient infecter les couches d'eau souterraines qui alimentaient les puits. Ce mélange de matières organiques avec l'eau des puits, qui a partout un immense inconvénient, présentait un plus grand degré de gravité à Paris, où les eaux souterraines sont saturées de sulfate de chaux, qui, sous l'influence de la putréfaction de ces matières, se transforme bientôt en sulfure de calcium, et par suite en hydrogène sulfuré.

Ces fosses perméables présentaient un autre inconvénient très grave : quand on effectuait l'extraction des matières solides, les liquides ambiants étaient résorbés par la fosse vide, et l'ouvrier vidangeur courait risque d'être asphyxié par les gaz abondants qui se dégageaient alors.

Ce déplorable état de choses se perpétua longtemps, car nous sommes obligés d'arriver en 1809 pour voir l'administration imposer, pour la construction des fosses, des règles fixes auxquelles tous les propriétaires devaient se soumettre. Ce décret contient des dispositions importantes, destinées à détruire les inconvénients signalés plus haut :

1° Toutes les fosses auront sous clef une hauteur suffisante pour qu'un homme puisse s'y tenir debout.

2° On n'emploiera plus que des pierres siliceuses, réunies au mortier hydraulique, pour la construction du sol inférieur, les murs latéraux et de la voûte.

3° Les angles seront partout arrondis.

4° L'ouverture pour l'extraction des matières aura une dimension triple de celle qui est nécessaire pour le passage d'un homme.

5° Enfin deux ouvertures seront ménagées, l'une pour la chute des matières et l'autre pour donner issue aux gaz qui seront conduits par un tuyau au-dessus de la toiture des maisons.

Ces dispositions très sages, qui sont encore en vigueur aujourd'hui, après avoir subi quelques améliorations indiquées par l'expérience, ont eu pour résultat de remplacer par des réservoirs étanches les anciennes fosses perméables qui auront bientôt complétement disparu.

Pour obtenir une amélioration plus grande encore, on réalisa l'idée mise en avant par Giraud en 1786, et par Gourlier en 1788, soutenue toujours par le Conseil de salubrité, qui l'adoptait entièrement en 1834, et qui en démontrait les avantages dans le rapport de Parent-Duchâtelet. L'ordonnance du 29 novembre 1854 prescrivait l'installation des séparateurs, c'est-à-dire d'appareils qui, placés dans la fosse même, produisaient la séparation des déjections solides et liquides qui sont alors conservées dans des réservoirs parfaitement distincts.

Par suite de cette ordonnance, un grand nombre de personnes se mirent à l'œuvre et proposèrent des moyens de séparation. Ces séparateurs devaient être examinés, et leur emploi devait recevoir la sanction de la pratique. Une commission nombreuse du Conseil d'hygiène et de salubrité fut chargée de suivre ces expériences. Elle a consigné ses observations dans le rapport que nous avons déjà eu l'occasion de citer. Nous avons nous-même visité plusieurs de ces séparateurs établis dans Paris, et les résultats de cette étude sont conformes à ceux du Conseil d'hygiène.

Les conditions essentielles que doit présenter un appareil séparateur pour remplir le but auquel il est destiné sont : 1° séparation complète et immédiate des liquides ; 2° impossibilité pour les liquides, une fois séparés, de se mêler aux solides ; 3° trou d'extraction spécial pour chacun des compartiments contenant les liquides et les solides.

Mais il faut se hâter d'ajouter que le séparateur n'est pas par lui-même un appareil de désinfection qui dispense de toute autre précaution ; il a pour effet immédiat de rendre les vidanges plus faciles, moins incommodes et moins coûteuses ; mais il ne détruit pas absolument toute odeur. Il faut qu'un séparateur se complète par une addition indispensable, par un système de ventilation. Sans ce complément, les matières seraient séparées, mais donneraient encore de l'odeur. Cependant il faut ajouter que les matières solides et liquides, une fois séparées, ont une bien moindre tendance à entrer en fermentation. Leur altération est très faible, presque nulle pour les solides, et des moyens très simples de ventilation, qui seraient complétement inefficaces dans une fosse ordinaire, ont ici une énergie très suffisante pour faire disparaître toute odeur.

Parmi les séparateurs que nous avons examinés, nous avons remarqué celui de M. Dugléré, qui est installé dans un assez grand nombre de maisons particulières, et que nous avons vu fonctionner à l'hôtel de ville, au grand hôtel du Louvre, et dans l'une des fosses publiques des halles centrales. Ces deux dernières applications offrent surtout de l'intérêt, parce que, étant faites sur une grande échelle, elles sont bien propres à dissiper les doutes des personnes qui pensent que ces moyens seraient difficilement applicables aux établissements destinés aux grandes réunions d'individus, comme hôpitaux, hospices, etc., etc.

M. Dugléré construit deux genres d'appareils, l'un pour les fosses fixes, l'autre pour les fosses mobiles.

Pour les fosses fixes, les matières solides et liquides tombent dans un réservoir de capacité variable, construit en pierre meulière ou en briques réunies avec du ciment romain. En un point du réservoir, ou deux points, si la capacité est fort grande, se trouve le séparateur proprement dit. C'est une cloison ayant la forme d'un demi-cylindre de $0^{m},40$ de diamètre ; elle est faite de ciment romain ; son épaisseur est de $0^{m},07$, et sa surface est criblée de trous d'environ $0^{m},004$ de diamètre. Les matières solides restent dans ce réservoir, tandis que les liquides qui filtrent à travers la cloison cylindrique se rendent dans un réservoir spécial placé latéralement, à un niveau un peu plus bas, ou bien tout à fait au-dessous suivant les localités.

Chacun de ces compartiments présente une ouverture pour la vidange et un tube de ventilation.

Telle est la disposition adoptée au grand hôtel du Louvre. Les séparateurs sont placés un peu au-dessus du niveau du sol des caves ; ils sont au nombre de 25. La capacité totale des réservoirs aux solides est d'environ 100 mètres cubes.

Les réservoirs aux liquides, au nombre de 15, ont une capacité d'environ 500 mètres cubes. Lors de la vidange, qui a lieu à peu près tous les trois mois, tous les liquides se rendent successivement dans la fosse centrale que l'on vide à la pompe après désinfection. Le liquide désinfecté est envoyé dans l'égout voisin. La vidange des solides se fait par les procédés ordinaires. Nous avons visité attentivement plusieurs des réservoirs de l'hôtel du Louvre ; en enlevant le couvercle, il ne se dégageait pas d'odeur. La ventilation est cependant très simple. Elle consiste, en effet, en un tuyau partant de la fosse s'élevant jusqu'au toit. Pour une seule fosse, cette ventilation a été jugée insuffisante par l'architecte, qui a fait rendre le tuyau dans un coffre de cheminée ; mais, pour plus de certitude, nous pensons qu'il conviendrait toujours d'employer ce moyen ou tout autre analogue ; il ne nécessite pas de dépense, et peut toujours être employé, car il n'est guère de localité où l'on ne puisse faire passer le tuyau d'évent dans une cheminée quelconque, et surtout dans une cheminée de cuisine, où l'on fait forcément du feu toute l'année. Les frais d'installation varient de 160 à 200 francs pour un réservoir de 2 mètres cubes, ne se remplissant en moyenne qu'au bout d'un an dans les maisons ordinaires, c'est-à-dire habitées par trente personnes.

La commission du Conseil de salubrité a visité plusieurs maisons particulières et plusieurs établissements publics où fonctionnent les appareils diviseurs. Ses observations peuvent se résumer ainsi : Avec un appareil séparateur et une bonne ventilation, absence d'odeur, assainissement complet ; quand la ventilation manque ou est mal entendue, le séparateur ne donne que ce qu'il peut donner, et n'empêche pas la mauvaise odeur de se produire.

La même observation doit être faite relativement aux fosses mobiles, auxquelles on applique aussi le principe de la division. Presque tous les séparateurs de fosses mobiles se ressemblent et peuvent être employés. Ce sont des récipients d'un hectolitre environ de capacité, de bois ou de métal, dans lesquels tombent les matières. La séparation se fait au moyen de plaques filtrantes ou de tubes percés de trous. Celui de M. Dugléré, que nous avons vu fonctionner à l'hôtel de ville et dans la fosse des halles centrales, est construit en métal, et représente un parallélipipède de 100 litres de capacité ; toute sa surface est criblée de trous destinés au passage des liquides. Le tuyau de chute, dont l'axe correspond au centre de la base supérieure du parallélipipède, est évasé sur les bords. Cette disposition favorise la séparation, en ce que les matières solides tombent suivant l'axe du tuyau, suivant la verticale, tandis que les liquides suivent, en vertu de l'adhésion, les parois évasées, viennent tomber tout près ou au dehors de la surface filtrante. A l'hôtel de ville, l'appareil séparateur est placé à découvert dans l'égout, et les liquides qui s'en échappent coulent et se perdent directement dans ce conduit.

Aux halles centrales, trois de ces appareils sont placés dans une fosse de maçonnerie et reposent sur des tasseaux de fer. Ici encore les liquides sont conduits directement à l'égout au fur et à mesure de la séparation. La fosse est munie d'un simple tuyau d'évent. Nous l'avons visitée quelques heures avant la vidange ; les trois appareils contenaient 3 hectolitres de matières solides et ne répandaient aucune odeur. L'affluence des visiteurs de ces lieux publics est telle que la vidange de cette fosse a lieu tous les deux jours. Elle consiste dans l'enlèvement des réservoirs pleins et leur remplacement par des réservoirs vides et propres. Les réservoirs enlevés sont placés dans une caisse métallique fermant bien, et sont ainsi transportés sans répandre d'odeur. La vidange est effectuée en dix minutes. L'inspection du cabinet d'aisances, placé au-dessus de cette fosse, nous a permis de vérifier une fois de plus la justesse des observations de la commission du Conseil d'hygiène. Ce cabinet présente une odeur extrêmement forte, parce qu'il est dans des conditions déplorables; il n'a que 20 mètres cubes de capacité et contient trois siéges et un urinoir qui règne dans toute sa longueur. Avec cette faible capacité et cet usage continu, il n'offre qu'un renouvellement d'air presque insignifiant. Cette absence presque complète de ventilation est un défaut capital auquel il faudrait remédier.

Dans les maisons particulières qui n'ont pas l'autorisation de perdre directement les liquides à l'égout, la fosse ordinaire peut servir de réservoir aux liquides qui sortent du séparateur.

L'installation d'un appareil séparateur mobile coûte de 50 à 60 francs. Pour un appareil pouvant contenir trois boîtes et par conséquent desservant plusieurs tuyaux de chute, les dépenses varient, suivant les localités, de 160 à 180 francs.

Voici quel est le prix de la vidange des matières solides seules, pour une maison habitée par trente personnes et munie d'un séparateur mobile :

Enlèvement de 12 boîtes par an, à 1 fr. 50 c. chaque.	18 fr.
Location de l'appareil.	20
	38 fr.

Ces chiffres sont encore assez élevés sans doute, puisqu'ils portent à 15 francs par mètre cube le prix de la vidange des solides. C'est un inconvénient qui se lie inévitablement au système des fosses mobiles, mais qui est compensé par le départ facile et prompt des matières putrescibles.

Nous avons vu fonctionner un autre séparateur qui pourra donner aussi de bons résultats. Il n'emploie pas de cloisons filtrantes, mais il utilise l'adhérence que les liquides contractent pour les parois des tubes qu'ils doivent parcourir. Prenons un tuyau de chute dans lequel s'engagent les déjections solides et liquides. Les solides tombent suivant la verticale, mais les liquides qui viennent au contact des parois ne tendent plus à les abandonner ; ils descendent en suivant les inflexions. Si donc le tuyau présente une solution de continuité, comme cela arriverait pour des tuyaux placés dans le même axe et rapprochés l'un de l'autre sans être en contact, et si de plus le bord inférieur du tuyau supérieur est un peu évasé en entonnoir, de manière à recouvrir et dépasser les bords du tuyau inférieur, les liquides qui descendent en suivant la paroi seront portés par la courbure en dehors du tuyau de conduite, s'échapperont par l'ouverture annulaire, et tomberont ainsi sur la paroi externe du tuyau inférieur. Par cet effet mécanique, les liquides quittent l'intérieur de la conduite et se trouvent séparés des solides. Tel est le principe de cet appareil de séparation.

M. Marville l'a mis en pratique en remplaçant un ou deux mètres du tuyau de descente ordinaire par un assemblage de tubes de même diamètre que le conduit, qui ont 20 centimètres de hauteur, sont évasés par la base inférieure en s'emboîtant les uns dans les autres, en laissant entre eux des solutions de continuité qui donnent seulement passage aux liquides. Cet appareil très simple est enfermé dans un manchon muni de portes qui permettent de s'assurer de son fonctionnement. Les solides tombent et se rassemblent dans une fosse ordinaire. Les liquides, qui descendent dans la gaîne comprise entre le diviseur et son manchon, se rassemblent dans une cuvette d'où ils peuvent se rendre dans une fosse aux liquides, ou bien directement à l'égout. Nous avons vu un appareil que M. Marville a établi dans la maison n° 34 du boulevard de Sébastopol, où il fonctionne depuis plus de neuf mois. L'ouverture des portes du manchon nous a permis de voir la séparation s'effectuer, quoique d'une manière incomplète. Le tuyau séparateur présentait un enduit noir, d'un aspect peu flatteur, complétement inodore, mais qui offrait un obstacle au passage des liquides. La vidange de la fosse n'ayant pas été faite, il nous fut impossible d'en bien préciser l'état. Depuis cette époque, cette opération, effectuée sur une fosse semblable placée dans les halles centrales, est venue justifier nos appréhensions. La séparation avait été incomplète. Ainsi, quoique la construction de cet appareil repose sur un bon principe, quoiqu'il présente le grand avantage de n'occuper que peu de volume et permette d'utiliser les anciennes fosses, nous devons dire qu'il ne donne pas actuellement de bons résultats, et qu'il n'atteindra le but qu'après avoir subi de notables modifications.

Il nous reste à examiner un nouveau système dont le but est de permettre d'écouler à l'égout un liquide presque inodore et privé de la majeure partie des matières organiques qui l'accompagnent au moment de son excrétion, et qui seraient retenues dans la fosse par une décomposition et une précipitation continue, et dans un état qui permettrait de les employer utilement pour les besoins de l'agriculture. L'administration voulant mettre à profit, dans l'intérêt de la salubrité, toutes les inventions qui se produisent, et laisser le champ libre à toutes les expériences qui demandent la sanction de la pratique, a autorisé, à titre d'essai, l'installation de la nouvelle fosse d'aisances dite fosse siphon, proposée par M. Deplanque (1).

Étant donnée une fosse vide et en bon état, M. Deplanque supprime la cheminée d'appel ou de dégagement pour les gaz ; il lute avec soin le tuyau de descente et installe dans la voûte de la fosse un

(1) M. F. Boudet a fait au Conseil de salubrité un remarquable rapport sur cet appareil.

tuyau de plomb qui, d'un côté plonge dans l'intérieur de ladite fosse, à la naissance de la voûte, et de l'autre, s'élevant au-dessus du niveau du radier de l'égout voisin, se courbe ensuite pour aller s'introduire dans la paroi de cet égout. L'appareil étant ainsi disposé, on remplit complétement d'eau de chaux la capacité de la fosse, qui se trouve alors prête à fonctionner. La fosse étant entièrement pleine en effet jusqu'à la hauteur du point culminant du tuyau de plomb qui doit lui servir de déversoir, il est clair que les matières solides et liquides qui arrivent par le tuyau de chute déplacent un égal volume de liquide que la fosse contient et qui se déverse par le tuyau de plomb. Les matières organiques solides et celles qui sont en dissolution dans le liquide se combinent avec la chaux et forment un précipité qui se rassemble au fond de la fosse. L'appareil doit fonctionner ainsi jusqu'à ce que le précipité, augmentant peu à peu, ait rempli la fosse jusqu'à la naissance du tuyau de plomb. A ce moment il faut procéder à la vidange.

Depuis longtemps déjà, on sait que la chaux a la propriété de précipiter et de désinfecter les eaux d'égouts et les matières des vidanges. Nous avons déjà mentionné l'application qui a été faite de cette propriété pour enlever aux eaux des égouts de Leicester les matières organiques qu'elles renferment, et les livrer à l'agriculture. M. Deplanque a voulu remplir le même objet pour les fosses d'aisances. Il a cherché à purifier les liquides avant de les envoyer à l'égout, et à retenir du même coup les matières fertilisantes.

La fosse à siphon remplit-elle ces conditions? Examinons. Quand la fosse commence à fonctionner et qu'elle est pleine d'eau de chaux, les matières qui y arrivent se trouvent en présence d'une grande quantité de réactif auquel elles se combinent, et qui les précipite. Mais à mesure que le volume de ces matières augmentera, celui du liquide diminuera, et de plus son action chimique décroîtra dans une grande proportion, surtout si l'on fait arriver dans la fosse une grande quantité d'eau de lavage et les eaux ménagères. Il arrivera donc infailliblement un moment où les matières ne trouveront plus assez de réactif pour les précipiter et empêcher leur putréfaction. Il est vrai que M. Deplanque prétend éviter cet inconvénient en ajoutant de l'eau de chaux dans la fosse, et pour cela il remplace d'abord l'eau ordinaire qui sert au lavage des cabinets par de l'eau de chaux, et de plus il place dans ces mêmes cabinets un réservoir d'eau de chaux qui coule d'une manière continue ou intermittente dans la fosse elle-même.

Ces moyens n'imposeront-ils pas à la population des soins trop multiples et trop assujettissants pour qu'ils puissent entrer dans ses habitudes, et par-dessus tout, ces moyens sont-ils suffisants? Il est permis d'avoir des doutes à cet égard, et ces doutes sont d'autant plus légitimes que les faits acquis jusqu'à ce jour semblent les confirmer. Lorsque la fosse à siphon a commencé à fonctionner aux latrines du quai de la Mégisserie, le tuyau de dégagement donnait un liquide presque incolore et peu odorant. Après trois mois d'expérience, le liquide a changé de nature : il est fortement coloré, très trouble, et présente une odeur fort désagréable, dans laquelle il est facile de démêler celle des matières fécales. La vidange de la fosse n'a pas encore été faite, mais la nature actuelle du liquide permet presque de conclure avec certitude que la précipitation des solides n'est pas complète et qu'une portion occupe la partie supérieure du réservoir, comme cela arrive dans une fosse ordinaire. Le liquide, abandonné à lui-même, se putréfie avec une très grande rapidité, et cette altération est due à la présence de beaucoup de matières organiques en dissolution et en suspension, que la chaux devait précipiter.

Cet insuccès peut très bien s'expliquer et pouvait même être prévu par un examen attentif. En effet, le principe que l'agriculture peut utiliser dans l'urine est l'urée, qui se transforme en carbonate d'ammoniaque et qui, sous cet état, peut être absorbée par les plantes. Or l'eau de chaux versée dans l'urine récente peut bien précipiter l'acide phosphorique, mais elle ne précipite pas l'urée qui reste en dissolution. Si donc l'urine ne séjourne pas assez longtemps dans la fosse pour que l'urée puisse se transformer en carbonate d'ammoniaque, ce principe azoté échappera à l'action de l'eau de chaux, sera entraîné dans l'égout et perdu pour l'agriculture ; si l'urine séjourne au contraire dans la fosse assez longtemps pour permettre la transformation de l'urée en carbonate d'ammoniaque, ce sel, à mesure de sa production, sera décomposé par l'eau de chaux et transformé en carbonate de chaux insoluble et en ammoniaque qui sera entraîné en dissolution et perdu avec les eaux vannes. Dans l'un et l'autre cas, la matière azotée et la combinaison ammoniacale seront perdues pour l'agriculture qui ne pourra utiliser qu'un précipité insignifiant composé surtout de phosphates. A ce point de vue, ce procédé ne nous paraît pas préférable à ceux qui laissent perdre directement les liquides.

Au point de vue hygiénique, il ne nous paraît pas meilleur : les qualités que présente le liquide qui s'échappe actuellement des latrines du quai de la Mégisserie, et que nous avons indiquées plus haut, justifient cette manière de voir. Nous avons, d'ailleurs, comparé ce liquide à celui qui s'échappe des séparateurs placés aux halles centrales, et qui est de l'urine simplement étendue d'eau. Ce dernier est certainement moins infect et moins altérable que l'autre. Les prétentions de la fosse à siphon ne nous paraissent donc pas justifiées, et nous lui préférons de beaucoup un système séparateur.

L'idée qui a guidé M. Deplanque dans la construction de sa fosse à siphon est très bonne sans doute, et elle a été puisée peut-être dans un rapport adressé au conseil municipal par M. le préfet de la Seine, qui s'exprime ainsi : « Le problème de la vidange et de l'assainissement de Paris serait bien simplifié si l'on pouvait transformer les matières en engrais dans la fosse même, au moyen d'appareils ou filtres qui ne se borneraient pas à séparer les liquides des matières denses, mais qui retiendraient avec celles-ci toutes les substances chargées de miasmes, tous les principes fertilisants de ceux-là, et ne verseraient dans l'égout qu'une eau désormais inoffensive et inutile. »

Le but à atteindre est ainsi clairement indiqué ; malheureusement il n'est pas encore atteint. Nous devons dire que les résultats définitifs, constatés aux cabinets du quai de la Mégisserie, sont loin d'être satisfaisants.

C'est pour arriver à ce résultat, indiqué par M. le préfet, que M. Dugléré a proposé dernièrement une modification à son appareil. Après avoir opéré la séparation, au lieu de perdre immédiatement les liquides, il les fait rendre dans un réservoir où ils se trouvent en contact avec un sel magnésien. C'est la réalisation de l'expérience de M. Boussingault, qui propose de retenir l'ammoniaque à l'état de phosphate ammoniaco-magnésien ; mais ce sel ne se forme qu'au bout de quelques jours de contact, c'est-à-dire après la transformation de l'urée, et c'est toujours un inconvénient que d'être obligé d'attendre la putréfaction de l'urine pour en retirer le produit utile. De ce côté la solution est donc encore à trouver, et cette lacune est d'autant plus regrettable que c'est dans l'urine que se trouvent surtout les matières utiles à l'agriculture.

Au point où en est la question, nous adoptons les séparateurs, qui remplissent un rôle réellement utile, qui rendent plus faciles la vidange des fosses, la désinfection des matières, l'assainissement des habitations, et qui ont encore à nos yeux un autre avantage : celui de rendre possibles toutes les améliorations ultérieures.

Il n'est pas sans intérêt, pour compléter cet aperçu, de rappeler les préceptes ingénieux que Darcet a donnés sur la manière d'établir des latrines dans les camps et dans les grandes agglomérations d'hommes, pour éviter le danger de la dysenterie épidémique. On doit commencer par choisir un endroit non sujet à l'infiltration de l'eau, exposé à ce que le vent régnant n'y arrive qu'après avoir passé sur la ligne des travaux. On y trace le plan d'un fossé ayant 1 mètre ou $1^{m},30$ de large, et une longueur telle qu'il puisse suffire au nombre des hommes qui doivent en faire usage. On enfonce dans le sol un système de charpente qui doit servir de siége et de dossier. On creuse ensuite le fossé à la profondeur de 3 à 4 mètres, sans précautions si le sol est compacte, et en contenant les terres avec quelques planches s'il en est besoin. Les déblais sont jetés et disposés en talus. Chaque soir on a le soin de faire ébouler assez de terre du tas de déblais pour bien couvrir et dessécher l'urine, les excréments, etc., jetés dans le fossé pendant le cours de la journée. Quand il est rempli, on le couvre complétement et l'on enlève le système de planches pour aller le placer ailleurs.

Il est indispensable, pour résumer ces détails, de donner ici le texte des règlements de police qui président actuellement à Paris à la construction et à la surveillance des fosses et latrines, et au service des fosses mobiles.

ORDONNANCE DE POLICE CONCERNANT LES FOSSES D'AISANCES (23 OCTOBRE 1850).

Nous, préfet de police, considérant que l'ordonnance de police du 23 octobre 1819, relative à la surveillance des fosses d'aisances dans Paris, prescrit diverses formalités dont l'accomplissement nuit à la célérité désirable dans un service de cette nature, et qu'il y a lieu de la modifier en ce point ;

Considérant qu'à cette occasion il convient d'ajouter à l'ordonnance précitée quelques dispositions dont l'expérience a fait sentir la nécessité ;

Vu l'ordonnance de police du 5 juin 1834, concernant la vidange des fosses d'aisances et le service des fosses mobiles dans Paris ;

En vertu de la loi des 16-24 août 1790 et de l'arrêté du gouvernement du 12 messidor an VIII (1er janvier 1800) ;

Ordonnons ce qui suit :

Art. 1er. Aucune fosse d'aisances ne pourra être construite ou réparée sans déclaration préalable à la préfecture de police.

Cette déclaration sera faite par le propriétaire ou par l'entrepreneur qu'il aura chargé de l'exécution des ouvrages.

Dans le cas de construction ou de reconstruction, la déclaration devra être accompagnée du plan de la fosse à construire ou à reconstruire et de celui de l'étage supérieur.

Art. 2. Seront dispensées de la formalité de la déclaration les reconstructions et réparations que prescriront les architectes de notre administration lors de la visite des fosses à la suite de la vidange.

Art. 3. L'établissement des appareils de fosses mobiles reste soumis aux formalités et conditions énoncées aux art. 28, 29 et suivants de l'ordonnance sus-visée du 5 juin 1834.

Art. 4. Il est défendu de combler des fosses d'aisance ou de les convertir en caves sans en avoir préalablement obtenu la permission du préfet de police.

Art. 5. Il est interdit aux propriétaires ou entrepreneurs d'extraire ou faire extraire par leurs ouvriers ou autres, les eaux vannes et matières qui se trouveraient dans les fosses.

Cette extraction ne pourra être faite que par un entrepreneur de vidanges.

Art. 6. Il leur est également interdit de faire couler dans les rues les eaux claires et sans odeur qui reviendraient dans les fosses après la vidange, à moins d'y être spécialement autorisés.

Art. 7. Tout propriétaire faisant travailler à la réparation ou à la démolition d'une fosse, ou tout entrepreneur chargé des mêmes travaux, sera tenu, tant que dureront la démolition et l'extraction des pierres, d'avoir à l'extérieur de la fosse autant d'ouvriers qu'il en emploiera dans l'intérieur.

Art. 8. Chaque ouvrier travaillant à la démolition et à l'extraction des pierres sera ceint d'un bridage dont l'attache sera tenue par un ouvrier placé à l'extérieur.

Art. 9. Les propriétaires et entrepreneurs sont, aux termes des lois, responsables des effets de contravention aux quatre articles précédents.

Art. 10. Toute fosse, avant d'être comblée, sera vidée, curée à fond.

Art. 11. Toute fosse destinée à être convertie en cave sera curée avec soin, les joints seront grattés à vif et les parties en mauvais état réparées conformément aux dispositions prescrites par les art. 5, 6, 7, 8.

Art. 12 Si un ouvrier est frappé d'asphyxie en travaillant dans une fosse, les travaux seront suspendus à l'instant et déclaration en sera faite dans le jour à la préfecture de police.

Les travaux ne pourront être repris qu'avec les précautions et les mesures indiquées par l'autorité.

Art. 13. Tous matériaux provenant de la démolition de fosses d'aisances seront immédiatement enlevés.

Art. 14. Les fosses neuves, reconstruites ou réparées, ne pourront être mises en service et fermées qu'après qu'un architecte de la préfecture de police en aura fait la réception et aura délivré un permis de fermer.

Art. 15. Pour l'exécution des dispositions de l'article précédent, il devra être donné avis à la préfecture de police de l'achèvement des travaux, savoir : pour les fosses neuves, par une déclaration écrite déposée au bureau de la petite voirie, et pour les fosses reconstruites ou réparées, d'après les indications des architectes de l'administration, par la remise au même bureau du bulletin laissé par l'architecte qui a prescrit les travaux.

Art. 16. Tout propriétaire qui aura supprimé une ou plusieurs fosses d'aisances pour établir des appareils quelconques en tenant lieu, et qui, par suite, renoncerait à l'usage desdits appareils, sera tenu de rendre à leur première destination les fosses d'aisances supprimées ou d'en faire construire de nouvelles.

Art. 17. Il est enjoint à tous propriétaires, locataires et concierges de faciliter aux préposés de notre administration toutes visites ayant pour but de s'assurer de l'état des fosses et de leurs dépendances.

Art. 18. L'ordonnance précitée du 23 octobre 1819 est rapportée.

Art. 19. Les contraventions seront constatées par des procès-verbaux et des rapports qui nous seront transmis sans délai.

ORDONNANCE CONCERNANT LE SERVICE DES FOSSES MOBILES (5 JUIN 1834).

Art. 28. Il ne pourra être établi dans Paris, en remplacement des fosses d'aisances en maçonnerie ou pour en tenir lieu, que des appareils approuvés par l'autorité compétente.

Art. 29. Aucun appareil de fosse mobile ne pourra être placé dans toute fosse supprimée dans laquelle il reviendrait des eaux quelconques.

Art. 30. Nul ne pourra exercer la profession d'entrepreneur de fosses mobiles dans Paris sans être pourvu d'une permission du préfet de police.

Cette permission ne sera délivrée qu'après qu'il aura été justifié par le demandeur :

1° Qu'il a les voitures, chevaux et appareils nécessaires au service des fosses mobiles ;

2° Qu'il a, pour déposer ses voitures et appareils, lorsqu'ils ne sont point en service, un emplacement convenable, agréé à cet effet par l'administration.

Art. 31. Le transport des appareils des fosses mobiles ne pourra avoir lieu dans Paris, savoir : à compter du 1er octobre jusqu'au 31 mars, avant sept heures du matin ni après quatre heures de relevée, et à partir du 1er avril jusqu'au 30 septembre avant cinq heures du matin ni après une heure de relevée.

Art. 32. Aucun appareil de fosses mobiles ne pourra être placé dans Paris sans déclaration préalable à la préfecture de police par le propriétaire ou par l'entrepreneur ; il sera joint à cette déclaration un plan de la localité où l'appareil devra être posé et l'indication des moyens de ventilation.

Art. 33. Les appareils devront être établis sur un sol rendu imperméable jusqu'à un mètre, de manière que tous ces appareils, autant que les localités le permettront, soient disposés en forme de cuvette.

Art. 34. Tout appareil plein devra être enlevé et remplacé avant que les matières débordent ; tout enlèvement d'appareil devra être précédé d'une déclaration qui sera faite à la direction de salubrité.

Art. 35. Les appareils à enlever seront fermés sur place, lutés et nettoyés ensuite avec soin avant d'être portés aux voitures.

Art. 36. Il est défendu de laisser dans les maisons d'autres appareils de fosses mobiles que ceux qui y sont de service.

Art. 37. Il est expressément défendu de faire écouler les matières contenues dans les appareils à l'aide de canules ou de toute autre manière.

Ces prescriptions ont été étendues aux communes rurales du ressort de la préfecture de police, par ordonnance en date du 1er décembre 1853.

EXTRAIT DE L'ORDONNANCE DU 8 NOVEMBRE 1851.

Art. 7. A l'avenir, les appareils de fosses mobiles devront être disposés de telle sorte que la séparation des matières solides et liquides s'opère dans les fosses.

Voy. DÉSINFECTION, ÉGOUTS, HABITATIONS, VENTILATION, VIDANCES, VOIRIES.

Bibliographie. — *Recherches sur la nature et les effets du méphitisme des fosses d'aisances*, par N. Hallé. Paris, 1785. — *Mémoire sur la construction des latrines publiques et sur l'assainissement des latrines et des fosses d'aisances*, par Darcet (*Collection de mémoires relatifs à l'assainissement*, mis en ordre par P. Grouvelle, t. I, p. 137. Paris, 1843). — *Recherches sur le méphitisme des fosses d'aisances*, par Dupuytren, Thenard et Barruel (*Journal de médecine*, t. XI, p. 294). — *Des moyens de prévenir le danger d'être asphyxié*, par M. Marc (*Ann. d'hyg. et de méd. lég.*, t. XIII,

p. 353). — *Rapport sur les améliorations à introduire dans les fosses d'aisances, leur mode de vidange et les voiries de la ville de Paris*, par MM. Labarraque, Chevallier et Parent-Duchâtel et (*Ann. d'hyg. et de méd. lég.*, t. XIV, p. 258). — *Assainissement des villes*, par M. A. Chevallier (*Ann. d'hyg. et de méd. lég.*, t. XXIV, p. 285). — *Rapport des travaux du Conseil de salubrité de Paris*, par M. Trébuchet (*Ann. d'hyg. et de méd. lég.*, t. XXV, p. 61, Paris, 1861). — *Observations sur le méphitisme et la désinfection des fosses d'aisances*, par M. A. Guérard (*Ann. d'hyg. et de méd. lég.*, t. XXXII, p. 326). — *Des logements du pauvre et de l'ouvrier, considérés sous le rapport de l'hygiène publique et privée dans les villes industrielles*, par le docteur Joire (*Ann. d'hyg. et de méd. lég.*, t. XLV, p. 290). — *Rapport général sur les travaux du Conseil de salubrité de Nantes*. Nantes, 1846. — *Rapport adressé à S. Exc. M. le ministre de l'intérieur sur la construction et l'assainissement des latrines et fosses d'aisances*, par Grassi. Paris, 1858 (*Ann. d'hyg. publique*, 1859).

FOURNEAUX. — *Voy.* CHAUFFAGE, VENTILATION.

FOURNEAUX ÉCONOMIQUES. — Parmi les institutions philanthropiques qui honorent la charité moderne, on doit compter les fourneaux économiques, dont la circulaire suivante fera mieux connaître que de plus longs développements l'organisation et les bienfaisants résultats.

CIRCULAIRE ADRESSÉE A MM. LES COMMISSAIRES DU RESSORT DE LA PRÉFECTURE DE POLICE (20 DÉCEMBRE 1855).

Messieurs, pendant le cours des deux derniers hivers, vous avez été chargés de distribuer aux ouvriers sans ouvrage et aux familles nécessiteuses des bons de pain, de viande et de bois de chauffage.

Ces distributions à domicile, faites sous le patronage et avec l'assistance de LL. MM. l'Empereur et l'Impératrice, sont continuées cette année ; mais elles ont paru insuffisantes à la sollicitude de Leurs Majestés, qui ont désiré l'introduction d'un système d'assistance plus général, plus large, mieux adapté aux nécessités spéciales de la vie ouvrière à Paris et dans le département.

Je me suis arrêté à l'établissement de fourneaux qui livreront des aliments à des prix extrêmement réduits ; ils seront ouverts sans distinction à tous ceux qui ont à souffrir des rigueurs de l'hiver et de la crise prolongée des subsistances. M. le ministre de l'intérieur a bien voulu donner son adhésion à ce projet, et, avec cette générosité et cet empressement qu'il met toujours à servir les pensées bienfaisantes de l'Empereur et de l'Impératrice, il m'a assuré les ressources nécessaires pour l'établissement de nos fourneaux. — Les travaux d'installation sont poussés avec une grande activité. Sous peu de jours, l'institution fonctionnera sur divers points de Paris et du département, selon l'ordre des besoins à satisfaire.

Voici, messieurs, comment ont été fixés la nature et le tarif des portions alimentaires qui seront vendues dans les fourneaux :

Un demi-litre de bouillon de bœuf.	5	centimes.
Environ 100 grammes de viande cuite.	5	—
45 centilitres de légumes cuits au gras ou au maigre.	5	—

Un demi-litre de potage au riz gras ou maigre. 5
Portions d'enfants formant environ la moitié des portions ordinaires 2

Ce tarif dispense de tout commentaire sur l'étendue du bienfait.

Ces prix, appliqués à une consommation que rien ne viendra limiter que la volonté des consommateurs eux-mêmes, entraîneront des sacrifices considérables. Leurs Majestés le savent et le veulent ainsi.

Le service des fourneaux sera confié aux filles de la Charité de Saint-Vincent-de-Paul. Ces pieuses sœurs ont saisi avec le plus généreux empressement cette nouvelle occasion de se dévouer et de faire le bien.

Quelques fourneaux, du genre de ceux qui vont être rattachés à vos circonscriptions, existent déjà sur certains points. Ils ont été fondés et subsistent par les ressources de la bienfaisance privée, et n'offrent point en général à leur clientèle, forcément restreinte, les conditions qu'on rencontrera dans les nôtres. N'y a-t-il pas là un danger pour ces utiles établissements? Pour les hommes si dévoués qui les soutiennent, la bienfaisance n'a pas de ces pensées égoïstes, de ces calculs de vanité mesquine. En nous voyant adopter leurs inventions heureuses, leurs procédés ingénieux, et en centupler la puissance en appliquant les ressources publiques, ces hommes honorables n'éprouveront qu'un sentiment, celui de la reconnaissance, et ils seront heureux de nous voir lutter avec eux contre une situation dont le caractère exceptionnel les déborde.

Des craintes d'une autre nature pourraient être exprimées dans l'intérêt de ces petits restaurants qui vivent de la clientèle des ouvriers. Une vue superficielle des choses ferait peut-être penser que nos fourneaux constitueront pour eux une concurrence ruineuse. Il n'en est rien cependant. Ce côté de la question a son importance ; il a éveillé de hautes sollicitudes, et il a été de ma part l'objet de l'examen le plus attentif.

Les consommateurs de ces modestes établissements se recrutent exclusivement parmi les ouvriers qui ont du travail et qui ne sont pas engagés dans les liens de la famille. Quant aux ouvriers sans ouvrage et aux pères de famille, ils ne fréquentent pas les restaurants : les premiers, parce qu'ils n'y seraient pas accueillis; les seconds, parce que ce mode de vivre, plus dispendieux, absorberait une trop forte part des ressources de la communauté. Or, les combinaisons alimentaires de nos fourneaux ne conviendraient en aucune façon aux ouvriers gagnant de l'argent et sans famille ; généralement plus exigeants, il leur faut, dans la nature et dans la préparation des aliments à leur usage, plus de variété que nous n'en offrons. Nous ne verrons donc venir à nous que la classe réellement souffrante. Les ouvriers atteints par le chômage, ceux dont le salaire est insuffisant, ceux surtout qui doivent appliquer leur gain aux besoins d'une nombreuse famille, voilà quels seront nos clients habituels. Dans la plupart des ménages pauvres le père de famille n'est pas seul à gagner le pain du jour, la mère le suit parfois à l'atelier ; plus souvent, elle se charge au dehors ou dans son intérieur même, de travaux pénibles ou mal rétribués. Le temps lui manque pour la préparation du repas commun, qu'elle compose à la hâte d'aliments peu substantiels ou peu salubres. De là, l'altération de la santé, dont les conséquences aggravent ensuite si cruellement la misère. C'est cet ordre de souffrances qui a excité la profonde sympathie de l'Empereur et de l'Impératrice. Leurs Majestés veulent que ces laborieuses femmes d'ouvriers trouvent dans nos fourneaux un repas sain, bien préparé, et dans des conditions de bon marché qui le mettent à la portée des plus minces salaires ; que ces enfants, qui feront un jour la force et la richesse de l'empire, ne voient pas leur vigueur altérée par des privations précoces.—Pénétrez-vous de cette pensée, faites-la comprendre, et aidez de toute votre intelligence et de tout votre zèle à sa réalisation la plus large.

Un avis ultérieur vous fera connaître, avec le détail du service des fourneaux, le jour précis où pourra fonctionner celui de votre circonscription.

Signé, PIÉTRI.

FOURNEAUX (HAUTS-). — *Voy.* FER, MINES.

FOURS. — *Voy.* BOULANGERIE, CHAUX, PAIN.

FROMAGES. — Les fromages sont des aliments formés de crème et de caséum isolés ou réunis en différentes proportions, et préparés de différentes manières. On peut les rattacher, quant à leurs propriétés hygiéniques, à trois espèces :

1° Fromages récents et sans sel, vulgairement nommés fromages *mous* ou à *la pie*, presque entièrement formés de caséum séparé du sérum. Ainsi préparés, ces fromages n'ont d'autres propriétés que celle de la crème et du caséum.

2° Fromages récents et salés. Ceux-ci n'ayant éprouvé encore aucune altération, conservent les mêmes propriétés que les précédents, mais deviennent à l'aide du sel d'une digestion plus facile.

3° Fromages fermentés et alcalescents. Cette espèce comprend tous les fromages qui ont subi un commencement de putréfaction, dans lesquels se sont développés des sels ammoniacaux, tels que l'acétate et le caséate, des acides gras et une huile âcre particulière. Dans ces fromages, les matières caséuse et butyreuse ont totalement changé de propriétés. Elles sont devenues des aliments aussi stimulants que nutritifs, et qui, associés au pain, constituent la matière d'un repas suffisamment réparateur. On ajoute d'ailleurs à quelques-uns de ces fromages certaines substances aromatiques ou colorantes qui en modifient le goût et la couleur.

Les uns, plus ou moins humides et déliquescents, ont été simplement salés, égouttés, séchés à l'air, et se trouvent enveloppés d'une croûte plus ou moins compacte. Les autres ont en outre été soumis à l'action de la presse et à celle du feu, préparation qui en assure la conservation un temps plus long. Parmi les fromages appartenant à cette dernière classe, les moins stimulants sont le gruyère, le hollande, le chester, et enfin les plus stimulants sont ceux dits de Roquefort. Beaucoup de fromages deviennent en vieillissant toxiques comme les viandes corrompues.

Cet aliment fait l'objet d'un commerce important. A Paris, on consomme annuellement plus de cinq millions de kilogrammes de fromages, quantité qui correspond, suivant les chiffres donnés par M. Husson pour 1853, à une consommation moyenne par tête, pour les fromages secs, de 1 kil. 539 par an et de 4 gr. 22 par jour; pour les fromages frais, de 3 kil. 307 par an et de 9 gr. 06 par jour; et pour les deux espèces réunies, 4 kil. 846 par an et 13 gr. 28 par jour.

Les fromages ont été fraudés avec des *pommes de terre* mondées de leur pellicule, et même avec de la fécule. Cette sophistication sera décelée en faisant bouillir dans l'eau une certaine quantité de fromage et traitant la solution par la teinture d'iode. La présence ou l'absence de la coloration bleue indiquera si le fromage soumis à l'essai contient ou non de la pomme de terre ou de la fécule. On a aussi mélangé au fromage de la *mie de pain*, dans le but d'y faire naître des moisissures qui donnent à ce comestible une couleur marbrée.

Le fromage de Brie jouit avec raison d'une grande réputation. Certains auteurs ont prétendu que quelques marchands, à Paris, l'arrosaient avec de l'*urine* pour lui faire acquérir plus promptement une saveur ammoniacale et lui donner l'aspect de fromage *avancé*. Jusqu'à plus ample informé, nous nous plairons à douter de cette dégoûtante manipulation. On a aussi lavé des fromages avec une eau arsenicale, afin de les soustraire aux attaques des insectes, notamment des mouches. Le décoctum aqueux d'un semblable fromage, ou mieux le charbon résultant de son traitement par l'acide sulfurique, introduit dans un appareil de Marsh, donnera un anneau ou des taches caractéristiques.

La fabrication de fromages ne peut avoir d'inconvénients que par son odeur très forte et très pénétrante. Les dépôts sont, par les mêmes motifs, rangés dans la troisième classe des établissements incommodes.

Bibliographie. — *Art de faire le beurre et les meilleurs fromages.* Paris, 1853, in-8. — *Dictionnaire de l'industrie*, t. V. — *Dictionnaire des falsifications*, de M. Chevallier.

FRUITS. — Les fruits forment une partie importante de l'alimentation de l'homme.

Les fruits composés de mucilage, de gélatine végétale, de sucre, d'eau, d'acides végétaux, séjournent peu dans le tube digestif, surtout à l'état frais, et cela d'autant moins que le sucre et le mucilage y sont plus étendus d'eau. Ils ne peuvent nuire que par défaut de maturité ou par une consommation immodérée.

La vente de fruits non encore mûrs, sur les marchés, a fixé l'attention de l'administration. Aussi, en 1837, à Paris, elle consulta le

Conseil de salubrité sur la question de savoir si la consommation de fruits encore verts, parvenus à peine au premier degré de maturité, est nuisible à la santé des habitants de la capitale et surtout des enfants, et si le mal, résultant de cette consommation, nécessite que l'administration intervienne par une ordonnance pour défendre l'apport et l'exposition sur les marchés de tous les fruits qui ne seraient pas arrivés à leur complète maturité.

Le Conseil répondit, après examen, qu'il était impossible d'élever le moindre doute sur la qualité nuisible de fruits mangés encore verts. L'expérience de tous les temps et de tous les pays a prouvé que l'usage de ces aliments donnait lieu à des maladies des organes digestifs, les unes passagères et bornées à la saison des fruits, les autres durables et altérant pour un temps plus long une des fonctions qui importent le plus à la santé des hommes. Desdiarrhées, des dysenteries, des digestions laborieuses et accompagnées de flatuosités, des affections vermineuses, des irritations de l'estomac et des intestins, etc., ont été le plus souvent observées à la suite de ce genre d'alimentation.

Le Conseil termina son rapport en disant qu'il y aurait avantage à ce que l'administration pût encore à ce sujet veiller sur la santé publique, mais qu'il ne serait pas facile d'exercer en cette matière la surveillance nécessaire sans apporter trop d'entraves au commerce de fruits dans la capitale. Aussi le rapporteur pensait-il que l'administration devait s'abstenir et s'en rapporter à l'intérêt privé. Néanmoins, il a existé à plusieurs reprises diverses ordonnances de police qui ordonnent de ne mettre en vente que des fruits mûrs, bons et non défectueux.

FUITES DE GAZ. — *Voy.* Gaz de l'éclairage.

FULMINATES. (Poudres et amorces fulminantes.) — Les fulminates sont des composés éminemment explosifs, dont un seul, le fulminate de mercure, est aujourd'hui employé et sert à la fabrication des poudres et capsules fulminantes. Cette industrie, dont l'origine ne remonte guère à plus de trente ans, a pris une extension considérable, dont on peut facilement se faire une idée si l'on pense que les armes à piston ont universellement remplacé les armes à silex, et qu'en France le nombre des capsules fabriquées annuellement est de plusieurs milliards.

Déjà, en parlant des allumettes chimiques, nous avons signalé les inconvénients et les dangers que présente pour la santé et pour la vie des ouvriers la préparation des mélanges détonants; et nous avons indiqué les mesures particulières et administratives destinées à prévenir ces dangers. Les détails dans lesquels nous sommes entré sont en grande partie applicables au sujet dont nous avons à nous occuper ici ; aussi ne nous arrêterons-nous qu'aux points qui offriront quelque chose de spécial, mettant de nouveau à profit les intéressantes recherches de M. le docteur Roussel.

Mais avant de parler des poudres et des amorces, il est bon de dire quelques mots du corps qui forme la base de ces préparations fulminantes.

Le *fulminate de mercure* est une combinaison de protoxyde de mercure avec l'acide fulminique formé lui-même de cyanogène et d'oxygène.

Le procédé de préparation qui est considéré aujourd'hui comme le plus convenable, est celui qui a été adopté en Angleterre à la suite des recherches du docteur Ure, faites en 1831 au nom de la commission d'enquête, instituée lors du remplacement, dans l'armée anglaise, des fusils à pierre pour les fusils à piston. C'est lui qui donne la plus forte proportion de fulminate.

On dissout à une douce chaleur 100 parties en poids de mercure dans 1000 parties d'acide nitrique, à 35 ou 40 degrés de l'aréomètre de Baumé, et l'on verse cette dissolution, préalablement portée à 55 degrés, dans 830 parties d'alcool à 86 centièmes. Si l'on mesure le mercure, l'acide nitrique et l'alcool au volume, ce qui est plus commode, il faudra, pour 1 partie du premier, prendre 7 parties et demie du second et 10 parties du dernier de ces corps.

On dissout le mercure dans l'acide nitrique ; pour cette opération on emploie une cornue de verre, tubulée, dont le col plonge dans un ballon à deux tubulures, placé dans un vase où arrive constamment de l'eau fraîche et dans lequel se condensent une grande partie des vapeurs acides qui se dégagent de la cornue.

La liqueur condensée est reversée dans la cornue. Quand tout le mercure est dissous, et lorsque la dissolution a atteint la température de 55 degrés, on la verse lentement, à l'aide d'un entonnoir de verre, dans l'alcool renfermé dans un matras de verre, dont le volume doit être au moins six fois plus considérable que celui de la liqueur qu'il doit contenir. Au bout de quelques minutes, il commence à se former sur le fond du matras un léger dégagement de gaz dont la quantité augmente peu à peu jusqu'à produire un bouillonnement très vif et à donner au liquide une apparence mousseuse. C'est alors qu'il se dégage par le col du matras une vapeur épaisse et blanchâtre, formée en grande partie, comme nous l'avons dit, d'éther nitreux, et très remarquable par sa grande inflammabilité.

On avait essayé de condenser la partie de mercure qui est entraînée mécaniquement sans doute par cette vapeur, en faisant passer celle-ci à travers une dissolution de sous-carbonate de soude, mais comme ce procédé avait pour effet de rendre la formation du fulminate beaucoup plus difficile, et d'en altérer la qualité par suite du léger excès de pression qui en résultait, on paraît y avoir généralement renoncé.

Quand le bouillonnement et le dégagement des vapeurs blanchâtres ont cessé, on jette le contenu du matras sur un filtre en double papier sans colle et on lave le précipité du fulminate à l'eau pure et froide, jusqu'à ce que les eaux du lavage n'exercent plus aucune réaction acide sur le papier de tournesol. On enlève alors le filtre de l'entonnoir, et on l'étend sur une plaque de cuivre laminé ou de faïence chauffée en-dessous à 100 degrés par un courant de vapeur. On partage ensuite le précipité desséché en portions de 5 à 6 grammes, que l'on renferme chacune dans un papier et que l'on introduit ensuite dans une caisse, ou dans un grand bocal de verre fermé par un bouchon.

Les conditions d'explosibilité du fulminate de mercure sont très importantes à étudier au point de vue des questions de salubrité que nous aurons à traiter. Ainsi, il faut remarquer que l'explosion est d'autant plus facile sous l'influence du choc, que les corps choqués présentent plus de dureté ; le choc du bois contre du bois ou même du fer contre du bois ne détermine pas l'explosion. Elle n'arrive que très rarement entre le fer et le plomb ; plus souvent, quoique avec difficulté, entre le verre et le verre, le marbre et le marbre. Elle se produit toujours entre le fer et le fer, un peu moins facilement entre le fer et le bronze, le fer et le cuivre. Par le frottement, au contraire, on la détermine aisément entre deux plaques de bois, un peu moins facilement entre deux plaques de marbre ou de fer, ou entre le fer et le marbre ou le bois.

Toutes ces circonstances doivent être bien connues des fabricants, des contre-maîtres et s'il se peut des ouvriers, et l'on verra qu'elles fournissent d'utiles enseignements pour diminuer les dangers de la fabrication des poudres fulminantes.

De même que le mastic inflammable des allumettes chimiques, le fulminate de mercure présente dans sa préparation le double danger des émanations nuisibles et des explosions.

En effet, lorsque l'on ajoute l'alcool à la solution de nitrate acide de mercure, il se produit dans la masse liquide une forte agitation qui s'accompagne d'un dégagement abondant de vapeurs d'éther nitreux. Ce sont ces vapeurs qui, d'une part, en raison de leur inflammabilité extrême, ont donné lieu plusieurs fois à des incendies terribles, et qui, de l'autre, exercent sur ceux qui s'y exposent une action des plus funestes, caractérisée par un mal de tête subit et violent, des vertiges, la perte de connaissance, un engourdissement des membres et un sentiment pénible de constriction à la poitrine avec cyanose de la face. Quelle que soit la cause de ces accidents, qu'ils soient dus à la présence de l'acide cyanhydrique, dont ces vapeurs exhalent parfois l'odeur, ou à l'action hyposthénisante et anesthésique de l'éther, toujours est-il qu'elles doivent être considérées comme très nuisibles et que l'on doit se garder de s'y exposer trop directement. Il faut reconnaître toutefois avec M. T. Roussel, que les accidents provenant de l'action des vapeurs sont devenus de plus en plus rares à mesure que la préparation du fulminate de mercure s'est perfectionnée, et a été entourée des précautions nécessaires. M. le professeur Chandelon (de Liége) a imaginé un appareil spécial destiné à empêcher la diffusion de ces vapeurs délétères.

Cet appareil, qui mérite d'être connu, se compose :

1° De deux ballons de verre, de 40 litres de capacité, reposant sur un chevalet, et dans lesquels on introduit les matières propres à produire le fulminate de mercure. Chacun de ces ballons porte à la partie supérieure du col, qui est dépolie, un collier de bois recouvert d'une feuille de plomb et s'adaptant à frottement. Le collier, par sa rainure circulaire, forme fermeture hydraulique avec les tuyaux qui relient les ballons à l'appareil de condensation. Ces tubes, pour plus de solidité, sont supportés par des tiges de fer implantées dans le sol de l'atelier. 2° D'une série de quatre tourilles de grès cérame commun, munies à leur partie inférieure d'un robinet aussi de grès par lequel les produits condensés s'écoulent dans le tuyau, et portant à leur partie supérieure des tubulures à fermeture hydraulique, dans lesquelles viennent s'adapter les tubes de grès, qui mettent en communication les diverses bombones dont se compose le système. Chaque bombone a une capacité d'environ 90 litres; la première est à trois tubulures, les autres n'en portent que deux. 3° D'un tuyau de grès à fermeture hydraulique, encastré dans la muraille de l'atelier, servant à conduire dans la cheminée les vapeurs délétères non condensées dans les tourilles. 4° D'un tuyau ou conduit de grès placé dans le sol de l'atelier et recevant de chaque robinet les liqueurs condensées dans les bombones, pour les conduire dans le *bac à saturer* qui se trouve en plein air en dehors de l'atelier.

L'appareil étant monté pour fonctionner, on commence par verser dans chaque tubulure l'eau nécessaire pour qu'il y ait fermeture; on enlève le tuyau, et l'on introduit dans un des ballons $4^{lit},2$ d'alcool à 36 degrés; d'autre part, on fait dissoudre à chaud $0^{kil},367$ de mercure dans 4,111 d'acide nitrique à 36 degrés; et aussitôt que cette dissolution est faite et que sa température est à 80 degrés, on la verse au moyen d'un entonnoir à longue tige dans le même ballon qui contient l'alcool.

Le tuyau étant remis à sa place, on remplit d'eau la rainure du collier et on laisse l'opération marcher d'elle-même. Au bout de quelques instants la réaction commence, et la grande masse de vapeurs qu'elle produit passe par les diverses bombones qui, suffisamment refroidies par le contact de l'air froid, en condensent la majeure partie : la portion qui leur échappe se rend par la cheminée à l'extérieur de l'atelier sans nuire aux ouvriers.

Le fulminate de mercure ainsi préparé exige pour la conservation les plus grands soins. Déposé dans un baquet de bois blanc aussi poli à l'intérieur que possible et recouvert d'une toile cirée bien tendue, il doit être maintenu constamment sous une couche d'eau assez épaisse.

La *poudre fulminante* n'est autre chose qu'un mélange de fulminate de mercure et de nitre opéré par le broyage. On comprend combien il est indispensable de prendre pour cette opération des précautions non moins minutieuses que celles qui ont été indiquées pour le broyage du mastic inflammable des allumettes, et qu'il serait inutile de décrire de nouveau. La pâte humide résultant du broyage doit être portée sans délai au séchoir, où elle est divisée et placée sur des étagères.

Lorsque la matière fulminante a été suffisamment *ressuyée* au séchoir, on la *grène* sur un tamis de crin posé au-dessus d'une table de bois, en la pressant légèrement avec la main. Cette opération n'est pas moins périlleuse et n'exige pas moins de précautions que la précédente. Un frottement trop fort, surtout s'il se trouvait dans la masse des parties trop desséchées, entraînerait une explosion, et M. H. Gaultier de Claubry assure qu'un accident qui a causé la destruction d'un atelier et la mort de deux ouvriers a été produit par cette cause. Aussi, malgré tous les soins, comme la masse qu'on tamise arrive facilement à un degré de dessiccation qui la rend dangereuse, il est très important de ne placer sur le tamis qu'une quantité peu considérable de poudre, et de faire passer le tamis lui-même à l'eau après chaque opération, et aussi avant le tamisage lorsqu'un certain laps de temps s'est écoulé entre deux opérations. M. Gaultier de Claubry conseille de garnir d'une lame de plomb le rebord inférieur du tamis, afin d'éviter les détonations qui auraient lieu si le tamis, échappant des mains, tombait sur la poudre déjà grenée.

Nous avons dit qu'on grenait sur une table de bois ; cependant M. Gaultier de Claubry pense qu'il vaut mieux recouvrir cette table d'une toile cirée noire, bien tendue, qui permet d'apercevoir facilement les plus petites quantités de poudre, et de les enlever facilement avec l'éponge mouillée. On rendrait encore l'opération moins dangereuse en étendant sous la toile cirée deux ou trois doubles d'étoffe de laine épaisse. La poudre grenée mêlée de pulvérin est versée dans une boîte de fer-blanc tapissée de feuilles d'étain. Pour sécher la poudre grenée, on la place sur des feuilles de papier gris dans des caisses de bois blanc qu'on porte à l'étuve.

Lorsque la poudre est suffisamment sèche, on la rapporte à l'atelier de grenage, où elle est versée sur un tamis de crin qui en sépare le pulvérin. Lorsque la séparation de la poudre et du pulvérin est faite, on introduit la poudre, à l'aide d'un entonnoir de carton, dans des bouteilles qui ne doivent pas en contenir plus de 5 kilogrammes.

Ces bouteilles doivent être entourées de tresses de jonc recouvertes d'une peau, et placées sur une étagère convenablement disposée.

Lorsqu'on veut employer la poudre pour la préparation des amorces, dont nous allons maintenant parler, on commence par la transvaser. On la verse, au moyen d'un entonnoir de carton, des bouteilles qui la contenaient dans de petites bouteilles de cuir vernissé. Celles-ci sont portées dans l'atelier de charge et placées dans une boîte garnie de cuir, à côté de chaque ouvrière, qui en prend selon les besoins de son travail.

La poudre, terminée et bien sèche, est apportée de la poudrière dans l'atelier *de charge*, où se fabriquent les amorces. On commence, comme nous venons de le dire, par transvaser la poudre, et il importe de ne jamais pratiquer cette opération dans la poudrière, mais en plein air seulement, et la porte de la poudrière étant refermée. On verse la poudre dans les bouteilles de cuir, qui ne doivent jamais contenir que la quantité de poudre nécessaire à une partie du travail de la journée. Ce transvasement doit être opéré sur une table de bois couverte de toile cirée noir bien tendue, placée elle-même sur deux ou trois épaisseurs d'étoffe de laine.

Les *capsules* sont fabriquées séparément, et nous n'avons pas à nous occuper ici de cette partie de la fabrication; disons seulement qu'on les fait de cuivre mince embouti à la mécanique, et qu'on les remet aux ouvrières, qui les rangent et les disposent dans un instrument appelé *main*, qui sert à les amorcer, c'est-à-dire à les charger de poudre fulminante. Lorsque la *main* qui renferme cent capsules a été convenablement chargée, elle est passée à un ouvrier, qui la place sous la *presse*.

Il est aisé de comprendre que cette dernière opération est une de celles qui doivent donner lieu à la plupart des accidents ou du moins aux détonations les plus fréquentes, au moment où la presse agit.

Plusieurs accidents ont appris combien il importe que la presse sous laquelle on passe les mains chargées soit disposée de telle sorte que l'ouvrier ne soit pas devant elle lorsqu'il fait agir le levier, afin que si une détonation a lieu, il puisse éviter au moins le choc de la main projetée.

Les tables destinées à la charge doivent être recouvertes d'une toile cirée tendue, reposant sur plusieurs couches d'étoffe de laine; on pourrait également les couvrir d'une lame de plomb, et l'atelier de charge lui-même, dans la partie au moins qui contient la presse et les tables, doit être garni de lames de plomb : le nettoyage est ainsi très facile, et la poudre n'offre presque aucune détonation sur ces lames.

Le nettoyage doit être fait avec le plus grand soin après chaque partie du travail.

Les amorces terminées, on les met dans des boîtes de carton de 250 à 500, et ces boîtes sont réunies en paquets de 20 à 40 boîtes. On doit ensuite ranger celles-ci avec soin dans des caisses solides pouvant contenir 100 à 200 paquets, et dont l'intérieur est garni d'une peau carrée et de dimensions plus considérables que la boîte elle-même, de manière qu'elle puisse envelopper tout le contenu.

Cette précaution a pour but de diminuer autant que possible les chances d'accidents qui pourraient se présenter pendant le transport des amorces de la fabrique dans les magasins.

D'après les développements dans lesquels nous venons d'entrer, il est facile d'apprécier les dangers de diverse nature auxquels peut donner lieu la fabrication des matières fulminantes, et de reconnaître en même temps quels sont les meilleurs moyens de les prévenir. Ceux-ci consistent, en premier lieu, dans une bonne disposition des ateliers qui doivent être complétement isolés, construits en matériaux très légers, tels que des toiles et des planches, de manière à éviter en cas d'explosion la projection de masses très lourdes, et enfin chauffés par une circulation d'eau chaude. Il est bon que l'endroit où l'on fabrique le fulminate de mercure soit séparé des autres ateliers; mais il ne faudrait pas qu'il dût être transporté après dessiccation à de grandes distances, à moins de précautions toutes spéciales. Nous n'avons pas à revenir sur l'attention extrême qu'exigent les procédés de conservation de la poudre. Mais il est bon de signaler dans la dernière opération, qui a pour but la charge des capsules, l'importance qu'il y a à préserver les ouvrières qui manœuvrent les *mains* à l'aide d'un bouclier de tôle qui les protége contre les explosions. C'est par de semblables perfectionnements et par d'ingénieuses modifications introduites dans la partie mécanique des diverses opérations qui viennent d'être décrites que l'on parviendra à atténuer les inconvénients d'une des industries les plus dangereuses qui existent.

Le Conseil de salubrité du département de la Seine a prescrit des mesures de sûreté qu'il est bon de reproduire ici :

1° Toute usine pour la fabrication des poudres et amorces fulminantes sera complétement isolée de toute habitation et éloignée des routes et des chemins; elle sera close de murs de tous côtés.

2° L'atelier de fabrication du fulminate sera éloigné de tous les autres ateliers, et particulièrement de la poudrière et des dépôts des esprits (alcools) nécessaires pour le travail.

3° Les autres ateliers seront isolés les uns des autres et construits en charpente et plâtre sans moellons; le sol en sera recouvert d'une lame de plomb.

4° Il ne sera pas fait de feu dans ces ateliers, et l'on ne devra pas y travailler à l'aide de lumière artificielle.

5° Les murs du séchoir seront garnis de tablettes de bois blanc, dont la plus élevée ne recevra rien ; ces tablettes seront placées à une telle hauteur que l'on puisse atteindre les objets que l'on y aura placés sans être obligé de monter, soit sur une chaise, soit sur un banc.

6° Il ne pourra être employé de tamis en fils métalliques, et les tamis employés devront être garnis, à leur bord inférieur, d'une bande de plomb.

7° La poudre grenée et séchée sera renfermée dans des bouteilles garnies de jonc, et ces bouteilles seront transportées à la poudrière.

8° La poudrière sera absolument isolée; elle sera munie d'un paratonnerre. La seule rangée de tablettes qui y sera posée, le sera à une telle hauteur, que pour atteindre les bouteilles placées sur ces tablettes, on n'ait pas besoin de monter; le sol de cette poudrière sera recouvert par une lame de plomb (1).

9° Aucun transvasement de poudre ne pourra être fait dans la poudrière, sous quelque prétexte que ce soit.

10° Les boîtes dans lesquelles les ouvriers renferment les bouteilles de poudre seront garnies de cuir rembourré en laine ou en crin.

11° On ne transportera à la fois, dans l'atelier de charge, que la dixième partie au plus de la poudre qui doit être travaillée dans la journée.

12° Le directeur de l'établissement et le chef des ateliers auront seuls la clef de la poudrière.

13° Le chef des ateliers devra posséder des connaissances chimiques et présenter une responsabilité morale.

14° Aucun ouvrier ne pourra être âgé de moins de dix-huit ans ; nul ouvrier ne pourra non plus fumer dans la fabrique ni dans les ateliers.

15° Aucune fabrique de poudres et d'amorces fulminantes ne pourra s'établir sans avoir d'avance déposé un plan exact de toutes les dispositions intérieures, dispositions qui, après leur adoption, ne pourraient être changées, sous aucun prétexte, sans une nouvelle autorisation.

La préparation des fulminates a donné lieu à une question qui

(1) Les membres du Conseil ont reconnu qu'il était difficile de faire détoner le fulminate de mercure placé sur une lame de plomb.

ntéresse à la fois le fisc et la santé publique, et sur laquelle l'administration des contributions indirectes a désiré avoir l'opinion du Conseil de salubrité : il s'agissait de savoir si l'emploi de l'alcool provenant de la fabrication des fulminates pouvait être autorisé dans l'économie domestique.

L'examen qui a été fait de ce liquide a prouvé qu'il renfermait beaucoup de produits cyaniques, et que son emploi devait être sévèrement interdit pour tout autre usage que pour les arts ; aussi le conseil a-t-il pensé que, pour éviter toute chance d'erreur ou de fraude, il était indispensable de dénaturer ces alcools à la sortie des fabriques de fulminate.

Les fabriques de fulminate de mercure, amorces fulminantes et autres matières, dans la préparation desquelles entre le fulminate de mercure, ont été, par ordonnance des 25 juin 1823 et 30 octobre 1836, rangées dans la première classe des établissements insalubres en raison des dangers d'explosion et d'incendie qu'elles présentent. Nous donnerons en terminant un extrait des ordonnances de police qui ont pour but de régler la fabrication, l'emmagasinage, le transport et la vente des produits dont il s'est agi dans cet article.

Ordonnances de police du 21 mai 1838, concernant la conservation, le transport et la vente des capsules et autres préparations détonantes et fulminantes.

Art. 1er. Il est défendu à tout fabricant, débitant ou dépositaire de capsules ou autres amorces fulminantes et d'allumettes fulminantes, de faire aucune expédition de ces objets par la voie des messageries, diligences et autres voitures de transport de voyageurs.

Art. 2. Il est également défendu aux entrepreneurs des messageries, diligences et autres voitures affectées au transport des voyageurs de se charger d'aucune expédition de capsules ou autres amorces fulminantes, ou d'allumettes fulminantes, sous quelque prétexte que ce soit.

Art. 3. Le transport des capsules ou autres amorces fulminantes ne pourra avoir lieu que par la voie du roulage ou par eau.

Les boîtes ou paquets de capsules et d'allumettes fulminantes ne devront pas être placées indistinctement dans les diverses parties d'un magasin. Elles devront être réunies dans une caisse bien assemblée, garnie de roulettes et de poignées, afin de pouvoir les transporter facilement au dehors en cas d'incendie.

Le couvercle devra être fixé avec des lanières de cuir et fermé par le moyen d'une courroie.

Une peau de basane, d'une dimension convenable pour garnir la boîte et recouvrir les paquets, y sera placée, mais non fixée, afin que l'on puisse facilement l'enlever pour retirer la poudre qui pourrait y être tombée.

Art. 4. Les fabricants et marchands détaillants ci-dessus désignés sont tenus de se conformer, dans un mois pour tout délai, aux dispositions ci-dessus prescrites.

Art. 5. Les poudres et matières détonantes et fulminantes ne pouvant être employées qu'à la fabrication d'objets d'une utilité reconnue, il est expressément défendu de préparer, de vendre et de distribuer des bonbons, cartes, cachets et étuis fulminants et autres objets de ce genre, dont l'usage peut occasionner et a déjà causé des accidents. Ces dernières compositions seront saisies partout où elles seront trouvées.

Art. 6. Il est également défendu de vendre sur la voie publique des capsules ou amorces fulminantes, et généralement toute espèce de produits dans la confection desquels il entre des matières détonantes ou fulminantes.

Bibliographie. — *Nouveau manuel complet pour la fabrication des allumettes chimiques, des poudres et amorces fulminantes*, par le docteur Th. Roussel. Paris, 1847. — *Rapport fait au Conseil de salubrité sur la préparation des poudres fulminantes* (*Ann. d'hyg. et de méd. lég.*, t. XIX, p. 241). — *Sur la santé des ouvriers qui manipulent le fulminate de mercure dans les fabriques d'amorces pour les fusils à percussion*, par A. Chevallier (*Ann. d'hyg. et de méd. lég.*, t. XXXII, p. 332). — *Description d'un appareil destiné à éviter les dangers d'empoisonnement dans la fabrication du fulminate de mercure*, par P. Chandelier (*Ann. d'hyg. et de méd. légal.*, t. XXXVII, p. 215). — *Des améliorations apportées dans la fabrication des amorces fulminantes* (*Ann. d'hyg. et de méd. lég.* t. XL, p. 333).—*Traité d'Hygiène industrielle*, par Vernois. Paris, 1860. T. II, p. 357.

FUMÉE, FUMIVORES. — La fumée que versent dans l'atmosphère les nombreux appareils à vapeur qui sont aujourd'hui la vie de l'industrie, est certainement l'une des causes d'incommodités les plus flagrantes et les plus souvent invoquées dans le classement des établissements insalubres. De nombreuses tentatives ont été faites pour remédier à ce grave inconvénient. Certaines administrations locales se sont efforcées, par les prescriptions les plus louables, d'imposer aux industriels l'obligation de se servir d'appareils fumivores; et les progrès de l'art rendent maintenant assuré le résultat que l'on doit se proposer d'atteindre. Cependant il reste encore beaucoup à faire à cet égard et il est de notre devoir de bien faire connaître l'état actuel de la question.

Nulle part elle n'a été mieux posée et mieux étudiée que dans le sein du Conseil d'hygiène et de salubrité, et les documents que nous rassemblons ici la résument de la manière la plus exacte.

RAPPORT SUR UNE DEMANDE TENDANT A IMPOSER DES APPAREILS FUMIVORES A TOUS LES DIRECTEURS D'USINE, FAIT AU CONSEIL D'HYGIÈNE PUBLIQUE ET DE SALUBRITÉ DU DÉPARTEMENT DE LA SEINE, LE 20 MAI 1854, PAR M. VERNOIS.

Monsieur le préfet, dans une lettre en date du 25 novembre 1853, le sieur Lebey, propriétaire à Paris, vous a demandé de vouloir bien imposer à tous les directeurs d'usines, l'obligation de consumer la fumée de leurs fourneaux. Une ordonnance du 18 mars 1852, dit-il, a ordonné à tous les propriétaires de gratter et badigeonner au moins une fois en dix ans la façade de leurs maisons : cette mesure ne remplira qu'en partie l'effet qu'on est en droit d'en attendre, si les usines continuent à projeter dans l'air la fumée épaisse qui est une des causes les plus actives de la détérioration des façades des maisons et de tous les édifices publics ; et il ajoute qu'il y aurait ainsi bénéfice pour la salubrité de la ville, et économie notable de combustible et d'effet utile pour les industriels.

Cette question vous a paru assez importante pour en saisir le Conseil d'hygiène publique et de salubrité ; et, par une lettre en date du 7 février 1854, vous l'avez prié de vous soumettre ses observations sur ce sujet.

Une commission prise dans son sein, et composée de MM. Payen, Combes et du rapporteur soussigné, a été chargée d'étudier cette affaire et de vous transmettre l'avis du Conseil.

La commission, monsieur le préfet, a cru pouvoir résumer dans la solution des deux questions suivantes les réponses qu'elle avait à faire à votre communication.

1° Existe-t-il des moyens connus et déjà sanctionnés par l'expérience d'éteindre complétement ou de diminuer d'une manière très sensible la fumée produite dans les fourneaux des machines à vapeur par la combustion de houilles grasses ?

2° L'administration doit-elle intervenir pour rendre obligatoire l'usage des appareils qui remplissent ce but ?

Sur le premier point : la commission a l'honneur de vous rappeler, monsieur le préfet, que, depuis longtemps en France, et surtout en Angleterre, on s'est évertué avec plus ou moins de succès à combattre les inconvénients attachés à la dispersion dans l'air des fumées épaisses produites par les usines à vapeur. Il y a près de quarante ans qu'un appareil destiné à brûler la fumée a été établi dans une maison de bains située quai de Gèvres. En 1822, un industriel, M. Collier, en inventa et perfectionna plusieurs. Dans les *Annales des mines*, tome II, première série, 1837, M. Cordier, dans une notice sur le chauffage des machines à vapeur, a signalé tous les inconvénients du chauffage ordinaire, et décrit un distributeur dont l'effet était complétement fumivore. M. Payen, dans les *Bulletins de la Société d'encouragement* (année 1840), a fait connaître un appareil de la même nature. Enfin, dans les *Annales des mines*, quatrième série, tome II, 1847, M. Combes a inséré un rapport très étendu fait à la commission centrale des machines à vapeur sur les moyens de brûler et de prévenir la fumée des foyers où l'on consomme de la houille. Ce mémoire contient toutes les indications théoriques et pratiques pour la construction des appareils fumivores, et les conséquences qui en découlent sont le résultat de longues et patientes expériences faites spécialement sur cette question à l'établissement de la pompe à feu de Chaillot, à l'entrepôt des marbres et à la manufacture des tabacs.

Il y a, monsieur le préfet, plusieurs moyens de brûler ou de prévenir la fumée des fourneaux dans les usines. Ces moyens peuvent dépendre du combustible qui est employé : ainsi, toutes les fois qu'on brûlera du coke, du charbon sec de Charleroi ou quelque autre houille sèche analogue à l'anthracite, il n'y aura pas ou peu de fumée produite ; s'il en existe au début du chauffage du fourneau, on pourra encore l'éviter à l'aide de certaines précautions qui sont habituellement prescrites : au contraire, le charbon de terre, et en général toutes les houilles grasses, quand il n'arrive pas assez d'air sur elles, ou qu'il ne s'en mêle pas assez ni suffisamment aux produits gazeux de la combustion, immédiatement après leur sortie du foyer, donnent lieu à une fumée noire et épaisse, dont les inconvénients sont tels, qu'ils ne sauraient être tolérés.

Il existe en outre un certain nombre d'appareils connus sous les noms de : Distributeurs mécaniques, de grilles de Taillefer, de grilles mobiles patentées de Jucker, de distributeurs de Collier, etc., etc., qui peuvent presque tous, avec peu de frais et de modifications graves à apporter à la machine, être adaptés au foyer des fourneaux de toutes les usines.

Enfin, les soins d'un chauffeur intelligent pendant le tirage et dans la manière de charger la grille, diminuent encore considérablement les causes de la production de la fumée, alors même que le fourneau serait pourvu d'un appareil fumivore.

Évidemment, on n'a surtout à s'occuper que des usines dans lesquelles on brûle exclusivement des houilles grasses. Dans ce cas, la fumée peut être consumée : elle doit être entièrement noyée dans une masse considérable d'air et disparaître, comme une goutte d'encre noire peut complétement être effacée dans une quantité suffisante d'eau.

Ainsi donc, monsieur le préfet, à la première question posée, la commission peut répondre : Oui, il est possible d'éviter ou de diminuer considérablement la fumée produite dans les usines par la combustion des houilles grasses. — Plusieurs moyens certains existent, et des appareils, susceptibles d'être perfectionnés, remplissent déjà ce but dans un assez grand nombre d'établissements.

Sur le second point : la commission a été unanime pour vous prier, monsieur le préfet, de vouloir bien rendre obligatoire la mesure de brûler la fumée produite par les fourneaux des usines. Déjà, en 1837, M. Cordier, dans le travail cité plus haut, s'exprime ainsi : L'adoption des appareils fumivores satisferait aux nécessités de l'ordre public, et l'administration serait fondée à intervenir pour la rendre obligatoire. Si cela était vrai en 1837, que dire aujourd'hui à une époque où Paris semble pour ainsi dire prendre une vie nouvelle et où l'édilité communale fait tant et de si justes frais pour en rendre les habitations salubres et somptueuses à la fois ? La fumée, d'ailleurs, ne nuit pas seulement à la propreté des monuments et des maisons particulières, elle est souvent une ruine pour certaines industries voisines des usines ; dans d'autres circonstances, son incommodité devient presque une condition insalubre.

La commission pense donc qu'il y a à la fois opportunité et urgence pour certains quartiers de prescrire aux directeurs d'usines de brûler la fumée que produisent leurs fourneaux. Elle ne croit pas qu'il y ait lieu de recommander un appareil ou un moyen plutôt qu'un autre. Elle est persuadée que, dès qu'une ordonnance sera rendue à ce sujet, la concurrence s'emparera de la production, et, par suite, du perfectionnement de ces appareils. La commission est d'avis que l'adoption de cette mesure ne doit rien changer aux dispositions relatives à la hauteur des cheminées et à leur section suffisante. Malheureusement elle ne remédiera pas tout à fait aux inconvénients de la poussière entraînée souvent par le courant d'air. Mais l'expérience a démontré que les moyens employés jusqu'à ce jour pour s'y opposer gênaient trop le tirage et ne remplissaient pas le but désiré. C'est surtout par les soins du tirage et de la charge régulière de la grille qu'on évitera ces inconvénients.

La commission doit encore vous exprimer son opinion sur la pensée émise dans la lettre du sieur Lebey, et qui pourrait être reproduite d'une manière trop absolue. Il s'agit de l'économie que les industriels réaliseraient sur la quantité du combustible, en adoptant les appareils fumivores. Cette question est encore très problématique : quelquefois ce résultat a pu être obtenu ; plus souvent ce résultat n'a pas eu lieu. La chaleur perdue auparavant est compensée par la déperdition résultant de la grande masse d'air chaud qui s'écoule par la cheminée.

La commission ne saurait trop insister également sur les soins que le chauffeur doit donner aux fourneaux, afin que les industriels ne pensent pas que l'établissement d'un appareil fumivore suffit pour produire l'effet prescrit. Cet appareil n'est bon qu'à la condition, d'abord, d'une excellente disposition, et, en second lieu, des soins intelligents du chauffeur.

Quant à la prescription de faire passer toutes les usines actuellement disséminées dans le département de la Seine, de l'état *fumeux* ou *fumant* à l'état *fumivore*, la commission pense qu'on pourrait peut-être ne l'imposer d'abord que dans les beaux quartiers de la capitale ; là où les préjudices sont les plus grands, où les usines sont en plus petit nombre, et où l'on expérimenterait sur les effets de l'application de la mesure. L'administration, d'ailleurs, conserve toujours le droit d'en étendre la mise en pratique et de la prescrire d'autorité aux polices déjà délivrées au nom de l'intérêt et de la salubrité de la ville. Mais la commission est d'avis avec le Conseil que la nouvelle mesure dont il est ici question n'aura d'effet réel et pratique que si les commissaires de police de chaque quartier en font l'objet d'une surveillance très sévère, et la font exécuter à l'instar des ordonnances les plus importantes.

Ordonnance du 11 novembre 1854 sur la fumée des appareils a vapeur.

Considérant que la fumée des usines où l'on fait usage d'appareils à vapeur donne journellement lieu à de vives réclamations ;

Que cette fumée obscurcit l'air, pénètre dans les habitations, noircit la façade des maisons et des monuments publics, et constitue une cause très grave d'incommodité et d'insalubrité pour le voisinage ;

Qu'il importe dès lors de faire cesser un tel état de choses à une époque surtout où la ville et le gouvernement font des sacrifices considérables pour l'embellissement de Paris et de ses environs, et où l'on s'occupe avec tant de sollicitude de l'assainissement des maisons et de la propagation des meilleures règles d'hygiène et de salubrité ;

Considérant qu'il existe plusieurs moyens pratiques et connus de brûler la fumée produite dans les fourneaux des appareils à vapeur par la combustion de la houille ; que l'expérience a démontré que ces moyens peuvent facilement, et à peu de frais, être appliqués aux usines actuellement existantes ; que, d'un autre côté, l'emploi des houilles sèches et du coke est souvent économique et ne donne lieu qu'à très peu de fumée ;

Considérant d'ailleurs que les appareils à vapeur n'ont été généralement autorisés qu'à la condition de ne pas produire une fumée incommode pour le voisisinage, et qu'en outre les propriétaires des usines sont tenus, aux termes mêmes de leurs permissions, de se conformer à toutes les conditions que l'administration juge convenable de leur prescrire dans l'intérêt de la salubrité;

Vu : 1° les lois des 14 décembre 1789 (art. 50), et 16-24 août 1790, les arrêtés du gouvernement des 12 messidor an VIII, et 3 brumaire, an IX ;

2° Le décret du 15 octobre 1810, et l'ordonnance royale du 14 janvier 1815, concernant les établissements dangereux, insalubres ou incommodes ;

3° L'ordonnance royale du 22 mai 1843, concernant les machines et chaudières à vapeur, et l'instruction ministérielle du 23 juillet suivant;

4° L'article 471, paragraphe 15, du Code pénal ;

5° Les rapports du conseil d'hygiène publique et de salubrité du département de la Seine, et notamment celui du 9 juillet 1854 ;

Ordonnons ce qui suit :

Art. 1er. Dans le délai de six mois, à partir de la publication de la présente ordonnance, les propriétaires d'usines où l'on fait usage d'appareils à vapeur, seront tenus de brûler complétement la fumée produite par les fourneaux de ces appareils, ou d'alimenter ces fourneaux avec des combustibles ne donnant pas plus de fumée que le coke ou le bois.

Art. 2. Les contraventions aux dispositions qui précèdent seront déférées aux tribunaux compétents, sans préjudice des mesures administratives qu'il y aurait lieu de prendre, suivant le cas.

Le préfet de police, Piétri,

Instruction du conseil d'hygiène publique et de salubrité du département de la Seine sur les moyens d'empêcher la production de la fumée et d'en opérer la combustion. (Avril 1855.)

Depuis la promulgation de l'ordonnance de police du 11 novembre 1854, rendue sur l'avis du conseil d'hygiène publique et de salubrité, et portant que, dans un délai de six mois, les propriétaires d'usines où l'on fait usage d'appareils à vapeur seront tenus de brûler la fumée produite par les fourneaux de ces appareils ou de les alimenter avec des combustibles qui ne donnent pas plus de fumée que le coke ou le bois, plusieurs usiniers, auxquels ladite ordonnance est applicable, se sont adressés à l'administration pour lui demander l'indication des moyens à employer afin de satisfaire à ses prescriptions. Quelques-uns d'entre eux ajoutent qu'ils ont fait, à diverses époques, des tentatives pour brûler la fumée, et n'en ont obtenu que des résultats incomplets ou nuls. D'un autre côté, plusieurs personnes ont appelé l'attention de M. le préfet de police sur des procédés ou appareils fumivores pour lesquels elles sollicitaient son approbation. Les procédés ainsi indiqués et les applications qu'on en a faites ont été l'objet de l'examen du Conseil d'hygiène publique et de salubrité. Les nouvelles observations qu'il a recueillies l'ont confirmé dans l'opinion qu'il est possible de prévenir, au moyen de dispositions judicieuses et de soins convenables donnés à la conduite du foyer, l'émission de fumée par les fourneaux alimentés avec de la houille.

L'administration n'a point à prescrire ni à recommander de préférence certains appareils ou procédés fumivores. Elle engagerait ainsi sa responsabilité et risquerait de toucher à des intérêts privés auxquels elle doit et veut rester étrangère. D'ailleurs les moyens de prévenir ou de brûler la fumée sont nombreux et variés ; ils doivent être modifiés non-seulement dans les dimensions, mais dans les parties essentielles des appareils qu'ils comportent, suivant les fourneaux auxquels on les applique. Le but de la présente instruction est donc uniquement de donner des indications générales aux propriétaires d'appareils à vapeur, qui doivent adopter, après examen et informations, le procédé qui leur paraîtra le mieux approprié au genre de foyers qu'ils emploient, et s'adresser pour l'exécution à un ingénieur ou constructeur de leur choix.

L'origine de la fumée est dans les produits volatils qui se dégagent abondamment de la plupart des combustibles, tels que les diverses variétés de houille, la tourbe, le bois, lorsqu'ils sont exposés soudainement à une température élevée. Ces produits sont, en majeure partie, des carbures d'hydrogène, qui sont eux-mêmes très combustibles. Mais, pour qu'ils s'enflamment, deux conditions sont nécessaires : 1° leur mélange avec l'air en proportion convenable ; 2° une haute température de ce mélange. Si ces conditions ne sont pas réalisées dans le foyer lui-même ou dans les conduits que parcourent les produits gazeux de la combustion, les carbures d'hydrogène subissent une décomposition dont le résultat est un dépôt abondant de suie ou de charbon, en particules ténues, qui sont entraînées dans le courant de gaz sortant par l'orifice de la cheminée. Lorsque l'on jette sur une grille, actuellement couverte de coke incandescent, une quantité de houille assez considérable pour la couvrir presqu'en totalité d'une couche de 20 à 25 centimètres d'épaisseur, les parties de houille fraîche qui se trouvent en contact avec le coke subissent une distillation rapide ; la température de l'intérieur du foyer baisse subitement, en même temps que le passage de l'air à travers la grille et la charge de combustible se trouve obstruée. Aucune des deux conditions nécessaires pour l'inflammation des carbures d'hydrogène n'est réalisée ; aussi voit-on des torrents d'une fumée opaque sortir par la cheminée. L'introduction de l'air dans de telles circonstances, par la porte du foyer ou par toute autre ouverture débouchant directement au-dessus du chargement de houille, reste sans effet, parce que la température est insuffisante pour l'inflammation des produits gazeux. La fumée décroît graduellement d'intensité, à mesure que la houille se convertit en coke, par le dégagement des parties volatiles ; que l'air trouve un accès plus libre à travers le combustible aggloméré en morceaux, laissant entre eux d'assez larges intervalles, et que la température s'élève de nouveau par l'effet de la combustion. Si, avant que la distillation soit complète, on agite avec un ringard le mélange de houille et de coke déposé sur la grille, on amène des portions de houille non encore carbonisée au contact des fragments de coke les plus chauds, la distillation devient plus rapide et il y a une recrudescence de fumée.

Les foyers, dont les grilles ont assez d'étendue pour que les charges de combustibles ne les recouvrent qu'en partie et en couche de faible épaisseur, donnent peu de fumée, surtout si la houille y est chargée par petites quantités à la fois, et si le chauffeur a la précaution de déposer la charge sur la partie antérieure de la grille, de telle sorte que les produits gazeux de la distillation arrivent aux carneaux en passant sur la surface du coke embrasé qui recouvre la partie postérieure, et laisse toujours un passage suffisant à l'entrée de l'air. La production de fumée est considérablement accrue par les dimensions trop petites des grilles, eu égard à la quantité de combustible qui doit être brûlée dans un temps donné, et par une mauvaise conduite du foyer de la part des chauffeurs, qui chargent à de trop longs intervalles et par trop grandes quantités à la fois. Elle est d'autant plus abondante, toutes choses égales d'ailleurs, que l'on fait usage de combustibles contenant plus de parties volatiles, et, pour ne parler que de la houille, de variétés plus grasses et plus colorantes. Les houilles sèches de quelques mines du département du Nord et des environs de Charleroi, en Belgique, ne donnent que peu de fumée dans des foyers passablement construits et alimentés avec quelque soin. Le coke n'en donne pas du tout; il ne s'écoule par l'orifice de la cheminée des foyers alimentés avec ce combustible, que des gaz incolores entraînant quelques cendres ou poussières, extrêmement ténues.

Il n'est pas possible de décrire dans une instruction les nombreux appareils et procédés qui ont été imaginés dans le but de prévenir, de brûler ou de condenser la fumée. Nous ne pouvons qu'indiquer d'une manière générale les principes sur lesquels ils reposent (1).

Tous les appareils et procédés fumivores connus ont pour but de réaliser les deux conditions que nous avons indiquées comme nécessaires pour opérer l'inflammation et la combustion complète dans le fourneau des carbures d'hydrogène résultant de la distillation du combustible.

Les uns comportent des appareils mécaniques mis en jeu par la machine à vapeur employée dans l'établissement, et qui ont pour objet de distribuer le combustible sur la grille, soit d'une manière continue, soit par petites portions à la fois, à des intervalles de temps réguliers et courts. Tels sont les distributeurs mécaniques et les grilles mobiles qui sont généralement désignés par les noms de leurs inventeurs.

D'autres comportent seulement des appareils fixes ou mus à la main par le chauffeur ; ils sont destinés à mesurer les charges de combustible que l'on introduit dans le foyer, sans donner accès, par l'ouverture de la porte, à un grand volume d'air qui donnerait et occasionnerait un refroidissement nuisible ; ils sont, le plus souvent, combinés avec les dispositions particulières du foyer et des ouvertures ménagées dans la porte, ou les parois et munis de registres qui sont ouverts, après chaque chargement, pour admettre l'air nécessaire à la combustion des produits de la distillation. Quelques-uns sont disposés de manière que le combustible frais soit jeté dans le foyer en dessous du combustible déjà carbonisé, à l'inverse de ce qui a lieu dans les fourneaux ordinaires, où le combustible frais est jeté à la pelle sur le coke dont la grille est couverte. L'air arrive sur la houille, à l'endroit où elle commence à distiller, de sorte que les produits volatils combustibles s'enflamment au moment même où ils prennent naissance.

Un grand nombre d'appareils comportent deux ou plusieurs foyers qui doivent être chargés alternativement ; des jeux de registres convenablement disposés, et que le chauffeur manœuvre au moment opportun, forcent les produits fumeux du foyer récemment chargé à passer dans celui qui contient du combustible déjà

(1) On trouvera des renseignements et des détails plus étendus sur cette matière dans divers recueils scientifiques et industriels, particulièrement dans une notice, insérée au *Bulletin de la Société d'encouragement pour l'industrie nationale*, du mois de mars 1855, et imprimée séparément par les soins de la Société.

carbonisé, quelquefois même à traverser la grille de ce foyer et le coke embrasé qui la couvre, l'air arrivant d'ailleurs en quantité suffisante, soit entre les barreaux de cette grille, soit, au besoin, par des ouvreaux particuliers, les produits gazeux émanés du premier foyer s'enflamment et sont brûlés complétement dans le second.

D'autres procédés comportent seulement des fourneaux et des grilles de formes spéciales, par exemple, des grilles inclinées et disposées en marches d'escalier, et des ouvreaux pourvus de registres, par lesquels l'air extérieur est admis au milieu des produits gazeux de la combustion, soit d'une manière continue, soit par intervalles.

On a essayé d'éviter la fumée au moyen d'un courant d'air forcé qu'un ventilateur lance sous la grille, ou qui est simplement déterminé par un filet de vapeur venant de la chaudière, et que l'on fait jaillir dans l'axe d'un tuyau cylindrique, ouvert à ses deux extrémités, dont une débouche dans l'atmosphère et l'autre dans le cendrier.

On a appliqué au chauffage des chaudières à vapeur et autres foyers industriels la combustion du gaz oxyde de carbone qui se dégage abondamment par les gueulards des hauts fourneaux à fondre les minerais alimentés au charbon de bois ou au coke. On se procure même l'oxyde de carbone mêlé à d'autres produits gazeux inflammables en traitant dans des appareils spéciaux des combustibles de toute nature, et principalement ceux de qualité inférieure, tels que des poussiers de halle à charbon, des houilles terreuses, de la tourbe, etc. Ces gaz sont amenés dans les foyers où on veut les utiliser en même temps que de l'air atmosphérique en proportion convenable. Le mélange, une fois allumé, continue à brûler sans émission de fumée.

Enfin on a, dans quelques cas, soumis les gaz fumeux qui émanent d'un ou de plusieurs fourneaux à une sorte de lavage qui les dépouille des particules de charbon et des poussières dont ils sont chargés. A cet effet, on les fait passer dans une galerie sur une couche d'eau qui en occupe la partie inférieure. Un appareil approprié relève incessamment l'eau pour la laisser retomber en pluie ou la lancer en gouttelettes au milieu du courant gazeux. On obtient aussi un dépôt de noir de fumée que l'on retire de temps à autre de la galerie de condensation.

Il n'est aucun des procédés énumérés ci-dessus qui n'ait été déjà appliqué pour prévenir ou supprimer la fumée, et qui n'ait donné des résultats satisfaisants sous ce rapport, lorsqu'il a été adapté à des foyers bien disposés, confiés à des chauffeurs attentifs et un peu intelligents. On a cité, il est vrai, un grand nombre d'insuccès, mais ils sont imputables à un défaut d'harmonie entre les appareils et les foyers auxquels on a voulu les appliquer, ou bien à la négligence des chauffeurs, des contre-maîtres et propriétaires d'usines, et, le plus souvent, à ce que l'on a voulu forcer la production de vapeur, en dépassant les limites en vue desquelles les appareils avaient été primitivement établis. L'administration, pressée par de fréquentes et vives réclamations de mettre un terme aux inconvénients sans cesse croissants de la fumée, n'a pas dû se laisser arrêter par des faits négatifs qui ne sauraient prévaloir contre les bons résultats obtenus d'ailleurs d'une manière soutenue au moyen d'appareils judicieusement appliqués et mis en œuvre avec les précautions convenables.

Dans le cas où, par suite des dimensions trop petites de la grille ou de toute autre circonstance, aucun moyen de prévenir la fumée ne serait applicable, l'emploi des combustibles fumeux devrait être remplacé par l'usage exclusif du coke.

EXTRAIT DU RAPPORT FAIT PAR M. COMBES, SUR LA SUPPRESSION DE LA FUMÉE (8 JUILLET 1859).

La fumée émise par les fourneaux de chaudières à vapeur et autres fourneaux appliqués à des fabrications diverses, à la cuisson des aliments en grand et même aux usages domestiques existant dans la ville de Paris et aux environs, a diminué notablement depuis l'ordonnance de police du 11 novembre 1854 ; cela est dû surtout à l'usage de plus en plus répandu des houilles maigres ou demi-grasses, provenant, pour la plus grande partie, de quelques mines de houille des environs de Charleroi et du centre de la Belgique.

Un grand nombre de fourneaux ou d'appareils fumivores ont été proposés ; fort peu d'applications ont été faites, et la plupart ont été presque aussitôt abandonnées comme étant inefficaces, occasionnant une augmentation plutôt qu'une économie de combustible, exigeant trop de soins du chauffeur dans la conduite du feu.

Cependant les essais, suivis avec beaucoup de soins par les ingénieurs du corps impérial des mines et par des ingénieurs libres, ont démontré que plusieurs appareils adaptés à des fourneaux bien construits et pourvus de cheminées suffisamment larges et hautes pour donner un bon tirage font complétement disparaître la fumée, sans que leur emploi entraîne une augmentation de dépense de combustible. Des appareils fumivores continuent d'être employés à la satisfaction des directeurs ou exploitants dans plusieurs établissements publics et privés, où quelques-uns sont placés depuis plus d'une année (les grilles de Taillefer, à la manufacture impériale des tabacs; la grille Kicowelden, à la pompe à feu du quai d'Austerlitz ; la grille Raymondière à l'imprimerie impériale ; les fourneaux Duméry, dans les ateliers de la Compagnie des chemins de fer de l'Est, au Muséum du Jardin des Plantes, dans quelques établissements de restaurateurs et maisons particulières; un appareil Wuitton à la boulangerie centrale, place Scipion ; la porte Grado, sur quelques bateaux à vapeur de la compagnie Piau : des appareils de M. Foucou, chez M. Dugdale, à Courcelles ; au fourneau du journal la *Patrie*; dans la savonnerie de M. Arlot, à la Villette).

Nonobstant l'emploi plus fréquent des houilles maigres ou demi-grasses, il existe encore dans la ville de Paris et dans les environs un grand nombre de fabriques produisant une fumée abondante, opaque, accompagnée, dans quelques cas, de vapeurs acides ou infectes ; cet état de choses est une cause grave d'incommodité et d'insalubrité pour les propriétés et les habitants du voisinage. Les observations qui vous ont été adressées à ce sujet par M. le préfet de la Seine et les réclamations formées par divers particuliers sont bien fondées.

Avec des houilles maigres ou demi-grasses brûlées dans les fourneaux dont les *grilles*, les *carneaux* et la section intérieure de la cheminée en briques dépasse en hauteur le faîte des maisons voisines, les soins d'un chauffeur intelligent suffisent en général pour prévenir une émission de fumée nuisible ou incommode, tandis qu'avec les mêmes houilles et, à plus forte raison, avec des houilles grasses et fumeuses, un fourneau mal construit, surtout si le feu est mal dirigé, produit une fumée opaque extrêmement nuisible et incommode. Les fourneaux munis de cheminée en tôle sont pour la plupart dans ce cas; presque toutes ces cheminées ont un diamètre et une hauteur insuffisants. La combustibilité du métal contribue probablement à augmenter la fumée, parce que le refroidissement diminue le tirage, hâte l'extinction de la flamme et ne fait que favoriser la séparation du carbone sous la forme de suie et de noir de fumée. Une bonne construction des fourneaux, des dimensions suffisantes des grilles, des carneaux et de la section intérieure des cheminées; l'élévation des cheminées, qui peuvent être rétrécies avec avantage à leur orifice supérieur, sont les conditions indispensables auxquelles il doit être satisfait, dans tous les cas, pour toute espèce de fourneaux, qu'ils soient appliqués au chauffage de chaudières à vapeur ou à tout autre usage. Ces conditions suffiront, en effet, surtout avec les soins d'un bon chauffeur et moyennant l'emploi exclusif de houilles maigres ou demi-grasses dont le marché de Paris est abondamment approvisionné, pour prévenir l'émission de fumée incommode. Leur absence rend au contraire la combustion de la fumée impossible ou très difficile. même avec le secours de meilleurs appareils fumivores connus.

Peut-être est-il impossible d'obtenir une combustion complète de la fumée produite par des houilles grasses et menues, même dans les fourneaux bien construits, munis de bons appareils et placés sous la direction d'un chauffeur soigneux; mais il est incontestablement possible et même aisé d'en diminuer considérablement l'intensité. L'administration ne saurait donc tolérer plus longtemps l'émission des torrents de fumée noire que vomissent dans l'atmosphère les cheminées de beaucoup d'usines et de quelques bateaux à vapeur naviguant sur la Seine. dans l'intérieur de Paris.

Un des plus grands obstacles à l'adoption par les manufactures d'appareils fumivores sera vraisemblablement après la construction défectueuse de beaucoup de fourneaux qui seront à modifier, et le défaut d'emplacement convenable, l'exagération des prospectus distribués par les inventeurs ou prétendus tels des appareils de ce genre qui, sans exception aucune, annoncent une économie plus ou moins considérable de combustible comme devant résulter, en même temps que l'absence de fumée, de l'application des appareils qu'ils offrent au public. Ces promesses n'ont été réalisées presque dans aucun cas; nous tenons même pour certain, d'après les faits observés, que, si la fumivorité peut être obtenue sans augmentation de dépense, et même généralement avec une petite économie de combustible, celle-ci sera peut-être récompensée par l'accroissement des frais d'entretien du fourneau et de l'appareil fumivore. Mais, alors même qu'il devrait en résulter pour les manufacturiers une légère augmentation de dépense et quelque gêne, nous ne saurions voir là un motif de laisser subsister plus longtemps un état de choses compromettant pour la salubrité publique et qui cause à des tiers désintéressés des dommages et une incommodité considérables hors de toute comparaison, avec les soins et le petit excès de dépense qu'auront à faire les exploitants d'usines pour supprimer les inconvénients dont le population tout entière a à souffrir.

Nous estimons, en conséquence, qu'il y a lieu de remettre en vigueur l'ordonnance du 11 novembre 1854, en l'étendant, ainsi que le demande M. le préfet de la Seine, à toutes les manufactures, fabriques et ateliers quelconques où la houille est consommée en grand, ou plutôt de rendre une nouvelle ordonnance qui viserait celle de 1854, et dont l'article 1er serait ainsi conçu :

Article 1er. Dans le délai de trois mois à dater de la publication de la présente ordonnance, tout propriétaire ou exploitant d'usine renfermant des fourneaux servant au chauffage des chaudières à vapeur ou à tout autre usage, comme aussi tout propriétaire ou exploitant de bateaux à vapeur stationnant ou naviguant sur la Seine, sera tenu de construire ou de modifier ses fourneaux de manière à faire cesser toute émission de fumée ou de cendre nuisible aux propriétés, ou incommode pour les habitants du voisinage.

(Les articles 2 et 3 de l'ordonnance de 1854 seraient conservés.)

Nous estimons, en outre, qu'il conviendrait, afin de faire exécuter la nouvelle ordonnance mieux que ne l'a été celle de 1854, de prendre les mesures suivantes:

1° Inviter MM. les commissaires de police à vous adresser la liste des usines situées dans leur quartier respectif, qui ont été l'objet de plaintes ou qui sont notoirement incommodes par l'émission de fumée, de cendres ou simplement de buée.

2° Inviter M. l'ingénieur en chef des mines, chargé du service spécial des machines à vapeur, de vous désigner, de son côté, les fourneaux de chaudières à vapeur établies à terre ou sur des bateaux, qui produisent habituellement une fumée épaisse ou incommode, en y joignant pour chacun des fourneaux qui produisent beaucoup de fumée, des renseignements aussi précis que possible sur les quantités de combustible brûlées par heure de travail, la nature des combustibles, et les provenances, les dimensions de la grille et de la surface de chauffe de la chaudière, la section des vides intérieurs de la cheminée, sa hauteur et son mode de construction (en brique ou en tôle), les causes présumées de la production de la fumée.

3° Ces renseignements seraient renvoyés à une commission formée de membres du Conseil d'hygiène publique et de salubrité, lesquels, après avoir visité ensemble ou séparément, les usines désignées, en commençant par celles qui seraient indiquées comme étant les plus incommodes, auraient à vous proposer les mesures spéciales qu'il y aurait lieu de prescrire à leurs propriétaires.

Ce n'est pas seulement à Paris que l'administration s'est préoccupée de soustraire les populations à l'inconvénient de la fumée jusque-là inévitable dans les grands centres industriels. Après une étude approfondie et sur les propositions du Conseil d'hygiène et de salubrité publique de Lyon, où existent et fonctionnent activement plus de cinq cents machines et appareils à vapeur, M. le sénateur Vaïsse, chargé de l'administration du département du Rhône, prit à la date du 7 février 1857 un arrêté presque textuellement conforme à l'ordonnance de police du 11 novembre 1854 que nous avons citée. Une seule différence mérite d'être relevée, c'est que la prescription adressée aux industriels lyonnais de brûler complétement la fumée produite par les fourneaux des appareils à vapeur, ne concerne que ceux dont la force est de plus de trois chevaux.

Nous terminerons par ces paroles empruntées à l'intéressant compte rendu de M. le docteur Glénard, l'habile secrétaire du Conseil d'hygiène de Lyon : « L'industrie est en mesure aujourd'hui, sinon d'anéantir complétement et absolument la fumée qui se produit dans les foyers des chaudières à vapeur, au moins de la réduire à des proportions insignifiantes, et cela sans s'imposer des sacrifices onéreux. On est donc en droit d'exiger d'elle la fumivorité, non plus en lui imposant tel ou tel système, mais en lui laissant le choix de l'appareil qui, tout en produisant l'effet désiré, lui présentera le plus d'avantage à son point de vue. »

FUMIERS. — *Voy.* ENGRAIS, HABITATIONS, RURALE (HYGIÈNE).

FUNÈBRES (POMPES). — *Voy.* INHUMATION.

GALIPOTS. — *Voy.* RÉSINES.

GALONS. — Les brûleries en grand de galons et tissus d'or et d'argent répandent une mauvaise odeur qui les a fait ranger dans la deuxième classe des établissements insalubres.

GALVANISATION DU FER. — *Voy.* FER, ZINC.

GALVANOPLASTIE. — *Voy.* DORURE.

GARDE NATIONALE. — *Voy.* MILITAIRE (HYGIÈNE).

GARNIS. — *Voy.* HABITATIONS.

GAZ DE L'ÉCLAIRAGE. — Un grand nombre de substances du règne organique, comme le bois, les huiles, les résines, et de produits du règne inorganique, provenant de corps organisés, tels que les houilles, lignites, tourbes, etc., soumis à l'action d'une chaleur déterminée, fournissent, parmi d'autres produits, du gaz hydrogène plus ou moins carboné, et doué de la propriété de brûler avec une flamme dont la blancheur et l'éclat dépendent de sa pureté et en particulier de la proportion de carbone qu'il retient.

C'est en 1786 qu'un ingénieur français, Lebon, établit le premier appareil d'éclairage fondé d'après ces propriétés, déjà connues cependant depuis longtemps. Lebon, qui avait recours à la distillation du bois, n'obtint de ce procédé que des résultats peu avantageux, et ne paraît pas avoir mieux réussi avec la houille.

Les Anglais, cependant, mirent à profit les idées de Lebon, et en 1805 plusieurs fabriques de Birmingham furent éclairées au gaz hydrogène. Dès 1815, M. le préfet de la Seine ayant eu connaissance des avantages que les Anglais retiraient du nouvel éclairage, créa une commission à l'effet de l'appliquer à l'hôpital Saint-Louis. Mais les événements politiques ne permirent de mettre ce projet à exécution qu'en 1818. Une usine ne tarda pas à être construite au Luxembourg pour éclairer la Chambre des pairs, le théâtre de l'Odéon et une partie du faubourg Saint-Germain. Peu à peu cette industrie nouvelle se développa, et arriva à remplacer les anciens modes d'éclairage dans les lieux de réunion publique, les rues, et une grande partie des magasins de la capitale.

Comme toutes les industries nouvelles, celle-ci a eu à lutter, dans le principe, contre une opposition routinière et intéressée, et contre l'imperfection du procédé; mais aujourd'hui elle est devenue une des plus importantes de celles qui se rattachent à la police des villes et aux habitudes de leurs habitants.

Le gaz de l'éclairage est obtenu, ordinairement, par la calcination de la houille. Toutes les houilles ne sont pas également propres à cette fabrication; les meilleures sont celles que l'on désigne sous le nom de *houilles grasses à longue flamme* (Regnault). Les houilles de Mons et de Commentry, que l'on emploie généralement à Paris, donnent, en moyenne, 23 mètres cubes de gaz pour 100 kilogr. La distillerie s'effectue dans de grandes cornues cylindriques de fonte, placées parallèlement au nombre de deux, de trois ou de cinq, au-dessus d'un même foyer. Chaque cornue est surmontée d'un tuyau vertical dont l'orifice, bouché par une plaque de tôle, sert à introduire la houille, et sur lequel s'embranche le tuyau qui donne issue au gaz. La température du fourneau doit être portée au rouge cerise clair, et maintenue à ce point; car, si elle est supérieure, le gaz donne peu d'éclat, parce que le gaz hydrogène bicarboné, et les huiles très volatiles auxquelles est due principalement la clarté de la flamme, déposent du charbon, et se changent en hydrogène protocarboné dont la combustion produit peu de lumière. Si, au contraire, la température est plus basse, il se forme beaucoup d'essences volatiles, qui ne peuvent pas rester en suspension dans le gaz, et se déposent dans des réfrigérants. La durée de la distillation varie selon la qualité de la houille, son état hygrométrique et la disposition des appareils. Le résidu se compose d'un coke léger, dont on trouve facilement l'emploi pour les foyers domestiques.

Le gaz produit par la distillation de la houille se compose principalement d'hydrogène protocarboné, mêlé de quantités variables d'hydrogène bicarboné, d'hydrogène, d'oxyde de carbone, d'acide carbonique, d'azote, de matières huileuses plus ou moins faciles à condenser, de produits ammoniacaux et sulfurés et de substances goudronneuses, A cet état, il répand une odeur fétide, et les produits de sa combustion sont eux-mêmes très odorants; il est donc nécessaire de le purifier, surtout lorsqu'on désire s'en servir à l'extérieur des habitations. A cet effet, le gaz est amené, au sortir de la cornue, dans un barillet en partie rempli d'eau, par un tuyau qui plonge dans l'eau de 2 à 3 centimètres, de manière à intercepter la communication des cornues avec les appareils où l'on recueille le gaz. La plus grande partie de l'eau et du goudron se condense dans le barillet, lequel est muni d'un trop-plein qui maintient constant le niveau du liquide, et l'aide à écouler continuellement l'excès des produits condensés. Le gaz traverse ensuite une série de tuyaux plus ou moins refroidis, où s'achève la condensation de l'eau et du goudron, puis des caisses renfermant des sels métalliques, principalement du chlorure de manganèse et du sulfate de fer, qui décomposent les sels ammoniacaux et isolent l'acide sulfurique; enfin, il traverse d'autres caisses contenant de la chaux hydratée, qui absorbe le gaz sulfhydrique, l'acide carbonique et d'autres vapeurs acides. Il est important de ne pas pousser trop loin ces purifications, parce qu'on dépouillerait trop complétement le gaz de ses vapeurs huileuses, et qu'on diminuerait ainsi notablement son pouvoir éclairant.

Celui-ci est évalué, d'une manière qu'il est bon de rappeler, dans le cahier des charges de la concession relative à l'éclairage de la ville de Paris, qui contient les dispositions suivantes : L'éclairage sera fait par le gaz extrait de la houille. Il ne pourra être employé d'autre gaz sans le consentement formel et par écrit du préfet de police, après délibération du conseil municipal. Le gaz sera parfaitement épuré; son pouvoir éclairant devra être tel que, sous une pression ordinaire, il donne, pour les becs de l'éclairage public, les intensités de lumière ci-après :

1re *série*, consommant 100 litres à l'heure, 0,77 de l'éclat d'une lampe Carcel brûlant 42 grammes d'huile à l'heure;

2e *série*, consommant 140 litres à l'heure, 1,10 de l'éclat d'une lampe Carcel brûlant 42 grammes d'huile à l'heure;

3e *série*, consommant 200 litres à l'heure, 1,72 de l'éclat d'une lampe Carcel brûlant 42 grammes d'huile à l'heure.

Il y aura trois séries de becs. La dimension de la flamme de ces becs sera en minimum, savoir :

Pour la	1re série,	0m,057 de largeur	sur	0m,029 de hauteur.	
—	2e —	0m,067	—	0m,032	—
—	3e —	0m,094	—	0m,045	—

Le gaz est recueilli dans des *gazomètres*, espèces de grandes cloches de tôle renversées dans de grandes cuves en maçonnerie hydraulique et remplies d'eau. Le poids du gazomètre est partiellement équilibré par des contre-poids, qui doivent ne lui laisser que le poids nécessaire à la pression qu'exige la distribution du gaz aux becs que ce gazomètre doit alimenter. Cette pression se compose : 1° des résistances que le gaz éprouve en circulant dans les tuyaux, qui ont ordinairement un très grand développement; 2° de l'excès de force élastique qu'il faut lui conserver pour qu'il reste des becs de quantité suffisante; 3° de la pression nécessaire pour le faire arriver dans les quartiers les plus élevés, dont le niveau est souvent supérieur à celui du gazomètre. Cette dernière pression est facile à calculer, quand on connaît la différence du niveau du gazomètre et du bec le plus élevé, et la densité du gaz par rapport à celle de l'air ; elle est alors égale au poids d'une colonne d'eau qui a pour hauteur 0,001293.

Cette industrie, qui a pris aujourd'hui, non-seulement dans les grandes villes, mais même dans les moindres cités, un développement extraordinaire, réclame de la part de l'administration une surveillance sévère et des règlements minutieux, tels que ceux que nous citerons bientôt.

Les immenses foyers indispensables pour fabriquer un produit essentiellement inflammable lui-même entraînent nécessairement des risques d'incendie, en même temps qu'il en résulte une production considérable de fumée et de gaz odorant, fort incommodes pour le voisinage. Aussi l'administration a-t-elle imposé des conditions spéciales aux ateliers dans lesquels le gaz est produit, aux ateliers de condensation et d'épuration, aux gazomètres et aux vases portatifs dans lesquels on comprime le gaz. Les gazomètres notamment sont rangés dans la troisième classe des établissements classés. Cependant le danger d'explosion qu'ils présentent a été fort exagéré. Pour que l'hydrogène carboné d'un gazomètre puisse faire explosion, il faut qu'il contienne au moins sept fois son volume d'air atmosphérique, ce qui, suivant la remarque de MM. Monfalcon et de Polinière, est impossible dans toutes les éventualités. On sait que la quantité d'oxygène nécessaire pour faire détoner de l'hydrogène carboné dépend de la proportion des éléments de ce gaz : pour être complétement brûlé, le bicarbure d'hydrogène exige trois fois son volume d'oxygène ; mais l'oxygène n'entre que pour un cinquième dans la composition de l'air atmosphérique.

Les circonstances sont changées lorsque le gaz, s'échappant par quelque fissure ou d'un robinet mal fermé, s'accumule dans un appartement bien clos : le mélange qui résulte de son union à l'air atmosphérique peut faire explosion au contact d'une lumière, et c'est ce qui est arrivé assez souvent. Il résulte de tels accidents la nécessité de porter un prompt remède aux fuites de gaz, et de bien fermer les robinets.

Lorsque le gaz échappé d'une fissure ou d'un robinet ouvert vient à s'accumuler dans une chambre close, il en peut résulter des accidents beaucoup plus graves. Des personnes surprises dans leur sommeil ont été asphyxiées et ont péri.

Plus le gaz contient d'hydrogène sulfuré, plus son action sur les organes respiratoires est délétère.

On donne le nom de *compteur à gaz* à des appareils destinés à contrôler à la fois la nature et la pureté du produit vendu ; et, c'est le cas le plus fréquent, la quantité journalière du gaz fourni et dépensé. Les compteurs concernent l'hygiène publique, car ils constituent jusqu'à un certain point un danger permanent d'explosion et d'incendie, s'ils ne sont à la fois bien construits, bien placés et bien manœuvrés. Ils sont en général constitués par un mécanisme qui permet, à l'aide de rouages bien mesurés, de déterminer chaque jour la quantité de gaz employé. Ces compteurs sont soumis à la surveillance de l'autorité et doivent être poinçonnés. On fabrique des compteurs de trois, cinq, dix, deux cents litres et au delà ; la quantité de gaz débité par heure est donc de trente-six litres pour trois becs, six cents pour cinquante becs, etc., la capacité des compteurs étant réglée sur le nombre des brûleurs qu'ils doivent alimenter, en prenant pour type de la dépense de chacun d'eux une consommation de cent vingt litres à l'heure. Un compteur ne doit jamais être placé dans un endroit obscur et resserré, mais au contraire dans un lieu apparent : on l'entourera d'une cage de bois, pour préserver ses robinets de toute cause d'incendie, et on laissera toujours à la chambre où il est placé des ouvertures libres communiquant avec l'air extérieur, afin qu'en cas de fuite le gaz ait une issue facile et prompte.

Il convient, en outre, de faire placer près des compteurs ou réservoirs de gaz, un appareil propre à signaler les *fuites de gaz.* Cet appareil peut être un manomètre à mercure mis en rapport avec les conduits de gaz. Si l'on arrête l'écoulement du gaz, son accumulation et l'augmentation de pression font monter la colonne de mercure ; elle baisse si le gaz brûle ; elle reste stationnaire s'il y a une fuite. Les appareils Perrin et cherche-fuite Mackau sont utiles dans toutes les maisons éclairées par le gaz, au point de vue de l'hygiène et de la sécurité publique.

On doit, soit dans les grandes usines, soit dans les habitations particulières, éloigner toujours l'un de l'autre le générateur de vapeur et les compteurs ou réservoirs à gaz, et s'il s'agit du gaz dit *portatif*, exercer une surveillance très grande sur les voitures de transport pour les maintenir dans un parfait état de solidité ; munir ces voitures d'un frein résistant, destiné à les empêcher de se mouvoir au moment du déchargement du gaz ; établir le réservoir à gaz selon les règles imposées aux gazomètres placés dans les habitations privées; remplacer les anciens gazomètres à soufflet par des gazomètres métalliques en fer ou en zinc, qui offrent une bien plus grande solidité et mettent plus sûrement à l'abri des fuites de gaz et des chances d'accidents.

Mais il est une autre conséquence de l'éclairage au gaz qui a dès longtemps préoccupé l'administration : nous voulons parler des inconvénients graves résultant pour la salubrité de l'*infiltration du gaz sous le sol* des voies publiques. En 1849, le Conseil d'hygiène et de salubrité de la Seine fut consulté à cet égard. Comme moyen de remédier au mal signalé, M. l'ingénieur en chef du pavé de Paris avait proposé d'astreindre les compagnies, toutes les fois qu'elles feraient réparer ou renouveler des conduites sur la voie publique, à substituer des terres saines aux terres infectées par le gaz, qui seraient extraites des tranchées.

Mais M. l'ingénieur en chef, directeur du service municipal, fit remarquer que le moyen proposé, qui atteindrait certainement le but, était inexécutable en pratique, attendu les dépenses énormes qu'il entraînerait. Il proposa, en conséquence, de prescrire aux compagnies, lorsqu'elles feraient réparer ou renouveler des conduites, de substituer aux terres imprégnées de gaz, une couche superficielle de sable de 0m,80, cette hauteur étant mesurée à partir de la surface supérieure de la chaussée pavée.

On avait proposé, d'un autre côté, d'essayer la désinfection au moyen de marnes calcaires, de gypses ou de plâtras, mais il paraît que ces moyens n'ont pas produit les résultats qu'on pouvait en attendre. Quoi qu'il en soit, M. le préfet de la Seine a, par un arrêté du 8 avril 1856, réglé les dispositions à prendre pour remédier aux inconvénients produits par les fuites de gaz sous la voie publique, en ce qui concerne les promenades et les plantations. D'un autre côté, dans une instruction récente, concernant l'établissement des conduites de gaz et la surveillance des travaux d'éclairage à Paris, on trouve la disposition suivante : « Si dans les réparations ou le renouvellement de conduites ou de branchements, on trouve des terres fortement imprégnées de gaz, la compagnie doit les faire enlever et les remplacer, pour le comblement de la tranchée, sur une profondeur d'au moins 0m,80, à partir de la surface supérieure de la chaussée, par du sable ou de bonnes terres. »

ARRÊTÉ PRÉFECTORAL DU 8 AVRIL 1856 SUR LES INFILTRATIONS DE GAZ SOUS LE SOL DES VOIES PUBLIQUES.

Vu le traité conclu le 23 juillet 1855 pour la concession, à partir du 1er juillet 1856, de l'éclairage et du chauffage par le gaz dans Paris, et spécialement l'article 12, portant § 4 :

« Elle (l'administration) pourra également prescrire aux compagnies le mode » de canalisation qu'elle jugera le plus propre à garantir des effets du gaz les » arbres des promenades publiques.»

Vu les arrêtés réglementaires des 25 avril 1847 et 25 janvier 1851, sur la pose des conduites de gaz dans Paris ;

Vu le rapport de l'ingénieur en chef des promenades et plantations ;

Vu l'avis de l'inspecteur général, directeur du service municipal, arrête :

Art. 1er. A l'avenir, les conduites de distribution du gaz d'éclairage et de chauffage placées sous le sol des promenades et de toutes les voies publiques plantées de Paris, et les branchements transversaux du service public ou privé, seront renfermés dans des drains ou dans des pierrées, ayant une inclinaison ascendante de $0^{m},05$ au moins par mètre et mis en communication avec l'atmosphère au moyen d'ouvertures ménagées dans le socle des candélabres, ou dans les soubassements des édifices desservis, à une hauteur suffisante, pour éviter toute inondation et tout ensablement des drains ou pierrées.

Art. 2. La section intérieure des drains sera double au moins de la section extérieure qu'ils renferment.

Art. 3. Les pierrées auront une épaisseur de 30 centimètres au moins de chaque côté de la paroi extérieure des conduites. Elles seront formées de pierres qui ne puissent passer dans aucun sens à travers un anneau de 10 centimètres, et revêtues d'une enveloppe qui puisse faire obstacle à l'infiltration des sables et des terres dans l'interstice des pierres.

Art. 4. Les conduites d'un diamètre supérieur à 10 centimètres seront posées sur des fondations de béton ou en maçonnerie de ciment, ayant une profondeur de 30 centimètres et une largeur proportionnée à ce diamètre, avant d'être garnies latéralement et recouvertes de pierres cassées.

Art. 5. La compagnie concessionnaire pourra proposer à l'approbation du préfet de la Seine, et employer, après cette approbation, tout système autre que celui dont la description est faite aux articles précédents, pour rejeter dans l'atmosphère le gaz provenant des fuites des conduites et branchements, comme aussi apporter, sous les mêmes conditions, toutes modifications à ce système qui seraient jugées propres à le rendre plus efficace ou d'une exécution plus facile.

De son côté, l'administration conservera le droit de rendre obligatoires les perfectionnements dont l'expérience aura fait reconnaître la nécessité ou l'avantage.

Art. 6. Les prescriptions contenues dans les articles 1, 2, 3 et 4 ci-dessus seront appliquées, dans un délai de dix ans au plus, aux conduites et branchements transversaux qui existent actuellement sous le sol des promenades et des voies publiques plantées dans Paris.

Elles seront immédiatement appliquées :

1° En cas de remaniement ou de remplacement des anciennes conduites, pour quelque cause que ce soit ;

2° En cas d'établissement de plantations nouvelles ou de renouvellement total ou partiel de celles qui existent.

Un des plus grands embarras qui aient entravé dans le principe l'industrie du gaz, ce sont les résidus fournis par les produits de condensation et d'épuration, et dont il a été longtemps fort difficile de trouver le moyen de se débarrasser ou de faire un emploi utile.

Le goudron, ce produit considérable de la distillation de la houille, a une odeur excessivement infecte, qui se communique à l'eau du lavage et à celle du gazomètre, où il s'unit encore à un autre produit de la distillation, l'hydrogène sulfuré. Ces eaux, dont on ne savait que faire, étaient à Londres, dans l'origine, conduites dans la Tamise, où, pendant plusieurs années, elles infectèrent l'eau du fleuve dans une grande étendue et y détruisirent tous les poissons.

Le même fait est arrivé aussi à Paris, il y a une quarantaine d'années : un énorme bassin de l'usine d'éclairage du Luxembourg ayant éclaté, toutes les matières contenues dans ce bassin gagnèrent la rivière, non sans avoir infecté plusieurs quartiers, et y firent périr une grande quantité de poissons.

L'instruction ministérielle de 1824 exigeait que les produits de condensation et d'épuration fussent immédiatement transportés à la voirie, dans des tonneaux bien fermés, ou qu'ils fussent vidés soit sur les cendriers des fourneaux, soit sur le charbon de terre qui se brûle dans les foyers. Mais cette disposition est bientôt tombée en désuétude, parce que l'on a utilisé ces produits.

M. Payen découvrit que par des mélanges et par des combinaisons particulières, on pouvait convertir ce goudron en un bitume propre à la confection des toitures et à une foule de travaux hydrauliques de la plus haute importance. C'est ainsi, et par un mutuel échange que les industries se font entre elles, qu'un autre produit infect, l'huile pyrogénée, résultat de la distillation des matières animales et particulièrement des os, produit dont on ne sut longtemps comment se débarrasser, put être utilisé, par une heureuse découverte du même chimiste, concurremment avec la houille pour la fabrication du gaz de l'éclairage. Aujourd'hui il existe dans chaque usine un réservoir à goudron, construit en pierre pour prévenir des infiltrations fort à redouter, où l'on conserve les résidus liquides, qui sont vendus à des fabricants pour en extraire divers produits. L'eau, qui contient du carbonate d'ammoniaque, sert à fabriquer du sel ammoniac ; le goudron est desséché dans des appareils convenables pour servir à la fabrication de divers mastics, et l'huile pyrogénée qui résulte de cette distillation sert, parmi d'autres usages, à dissoudre le caoutchouc pour fabriquer des étoffes imperméables.

ORDONNANCE ROYALE CONCERNANT LES USINES A GAZ (27 JANVIER 1846).

Art. 1er. Les usines et ateliers où le gaz hydrogène est fabriqué, et les gazomètres qui en dépendent, demeurent rangés dans la deuxième classe des établis-

sements dangereux, insalubres ou incommodes, sauf les cas réglés par les deux articles suivants.

Art. 2. Sont rangés dans la troisième classe les petits appareils pour fabriquer le gaz, pouvant fournir au plus, en douze heures, 10 mètres cubes et les gazomètres qui en dépendent.

Art. 3. Sont également rangés dans la troisième classe les gazomètres non attenants à des appareils producteurs, et dont la capacité excède 10 mètres cubes. Ceux d'une capacité moindre pourront être établis après déclaration à l'autorité municipale.

Art. 4. Les ateliers de distillation, tous les bâtiments y attenants et les magasins de charbon dépendant des ateliers de distillation, même quand ils ne seraient pas attenants à ces ateliers, seront construits et couverts en matériaux incombustibles.

Art. 5. Il sera établi à la partie supérieure du toit des ateliers, pour la sortie des vapeurs, une ou plusieurs ouvertures surmontées de tuyaux ou cheminées dont la hauteur et la section seront déterminées par l'acte d'autorisation.

Art. 6. Aucune matière animale ne pourra être employée pour la fabrication du gaz.

Art. 7. Le coke sera éteint à la sortie des cornues.

Art. 8. Les appareils de condensation devront être établis en plein air, ou dans des bâtiments ventilés à la partie supérieure, à moins que la condensation ne s'opère dans des tuyaux enfouis sous le sol.

Art. 9. Les appareils d'épuration devront être placés dans des bâtiments ventilés au moyen d'une cheminée spéciale, établie sur la partie supérieure du comble, et dont la hauteur et la section seront déterminées par l'acte d'autorisation.

Le gaz ne sera jamais conduit des cornues dans le gazomètre, sans passer par les épurations.

Art. 10. Tout mode d'éclairage autre que celui des lampes de sûreté est formellement interdit dans le service des appareils de condensation et d'épuration, ainsi que dans l'intérieur et aux environs des bâtiments enfermant des gazomètres.

Art. 11. Les eaux ammoniacales et les goudrons produits par la distillation, qu'on n'enlèverait pas immédiatement, seront déposés dans des citernes exactement closes et étanches, et dont la capacité ne devra pas excéder 4 mètres cubes.

Ces citernes seront construites en pierres ou en briques, à bain de mortier hydraulique et enduites d'un ciment pareillement hydraulique ; elles devront être placées sous des bâtiments couverts.

Art. 12. Les goudrons, les eaux ammoniacales et les laits de chaux, ainsi que la chaux solide sortant des ateliers d'épuration, seront enlevés immédiatement dans des vases ou dans des tombereaux hermétiquement fermés.

Art. 13. Les résidus aqueux ne pourront être évaporés, et les goudrons brûlés dans les cendriers et dans les fourneaux, qu'autant qu'il n'en résultera à l'extérieur ni fumée ni odeur.

Art. 14. Le nombre et la capacité des gazomètres de chaque usine seront tels que, dans le cas de chômage de l'un d'eux, les autres puissent suffire aux besoins du service.

Chaque usine aura au moins deux gazomètres.

Art. 15. Les bassins dans lesquels plongent les gazomètres seront complétement étanches; ils seront construits en pierres ou briques à bain de mortier hydraulique, ou en bois; si les bassins sont de bois, ils devront être placés dans une fosse en maçonnerie.

Si les murs s'élèvent au-dessus du sol, ils auront une épaisseur égale à la moitié de leur hauteur.

Les cuves ou bassins au niveau du sol seront entourés d'une balustrade.

Art. 16. La cloche de chaque gazomètre sera maintenue par des guides fixes, de manière à ne pouvoir jamais dans son mouvement s'écarter de la verticale.

Elle sera, en outre, disposée de manière que la force élastique du gaz dans l'intérieur du gazomètre soit supérieure à la pression atmosphérique. La pression intérieure du gaz sera indiquée par un manomètre.

Art. 17. Les gazomètres, d'une capacité de plus de 10 mètres, seront entièrement isolés, tant des bâtiments de l'usine que des habitations voisines, et protégés par des paratonnerres dont la tige aura une hauteur au moins égale à la moitié du diamètre du gazomètre.

Art. 18. Tout bâtiment contenant un gazomètre d'une capacité quelconque sera ventilé au moyen d'ouvertures pratiquées dans la partie supérieure, de manière à éviter l'accumulation du gaz en cas de fuite. Il sera, en outre, pratiqué dans son pourtour plusieurs ouvertures qui devront être revêtues de persiennes.

Art. 19. Un tube de trop-plein, destiné à porter le gaz au-dessus du toit, sera adapté à chaque gazomètre établi dans un bâtiment.

Si le gazomètre est en plein air, le tube pourra être remplacé par quatre ouvertures de 1 ou 2 centimètres de diamètre, placés à 8 ou 10 centimètres de son bord inférieur et à égale distance les unes des autres.

Art. 20. Ne pourront être placés dans les caves que les gazomètres de 10 mètres cubes au plus, non attenants à des appareils producteurs; ces caves devront être exclusivement affectées aux gazomètres. Elles seront convenablement ventilées au moyen de deux ouvertures placées, l'une près du sol de la cave, l'autre dans la partie la plus élevée de la voûte. Cette dernière ouverture sera surmontée d'un tuyau d'évaporation dépassant le faîte de la maison.

Art. 21. Le premier remplissage d'un gazomètre ne pourra avoir lieu qu'après vérification faite de sa construction, et en présence d'un agent délégué par l'autorité municipale.

Art. 22. Les récipients portatifs pour le gaz comprimé devront être de cuivre ou de tôle de fer; ils seront essayés à une pression double de celle qu'ils doivent supporter dans l'usage journalier, et qui sera déterminée par l'acte d'autorisation.

Art. 23. Le gaz fourni aux consommateurs sera complétement épuré. La pureté sera constatée par les moyens qui seront prescrits par l'administration.

Art. 24. Les usines et appareils mentionnés ci-dessus pourront, en outre, être assujettis aux mesures de précaution et dispositions qui seraient reconnues utiles dans l'intérêt de la sûreté ou de la salubrité publique.

Art. 25. L'ordonnance royale du 20 août 1824, et l'ordonnance du 25 mars 1838, concernant les établissements d'éclairage par le gaz hydrogène, sont rapportées.

Ordonnance concernant les conduites et appareil d'éclairage par le gaz dans l'intérieur des habitations (27 octobre 1855).

Nous, conseiller d'État, préfet de police, considérant que la mauvaise disposition des conduites et des appareils de cuivre placés dans les localités éclairées par le gaz, et la négligence apportée dans les précautions que nécessite ce mode d'éclairage, occasionnent des accidents graves et compromettent la sûreté et la salubrité ;

Considérant, en outre, que la recherche des fuites par le *flambage* est une cause fréquente de graves accidents, et qu'il est d'autant plus important de l'interdire, du moins dans la plupart des cas où il est employé, qu'il existe pour la recherche des fuites des moyens dont l'expérience a démontré les avantages, au double point de vue de la salubrité et de la sûreté publiques ;

Vu : 1° les rapports du conseil d'hygiène publique et de salubrité du département de la Seine, et notamment ceux du 26 mai 1854 sur le nouveau mode de rechercher les fuites par la compression de l'air, et du 12 octobre 1855 ; 2° les rapports de l'inspecteur-général de la salubrité et de l'architecte-commissaire de la petite voirie ; 3° la loi des 16-24 août 1790 ; 4° les arrêtés du gouvernement des 12 messidor an VIII et 3 brumaire an IX, et la loi du 10 juin 1853 ; 5° l'ordonnance de police du 31 mai 1842, ordonnons ce qui suit :

Art. 1er. Aucune localité ne pourra être éclairée par le gaz sans notre autorisation.

A cet effet, toute personne qui voudra placer chez elle des tuyaux de conduites et autres appareils pour l'éclairage au gaz, devra préalablement nous en faire la déclaration.

Cette déclaration devra indiquer le nom de l'entrepreneur chargé des travaux.

Art. 2. L'autorisation d'éclairer ne sera donnée qu'après une visite qui fera connaître si les tuyaux de conduite et autres appareils sont établis conformément aux prescriptions de la présente ordonnance, et *s'ils ne présentent pas de fuites*, après les expériences faites conformément aux prescriptions de l'art. 13 ci-après.

Art. 3. Les compagnies ne pourront délivrer le gaz que sur la présentation qui leur sera faite de l'autorisation prescrite par l'art. 1er.

Art. 4. Aucun robinet de branchement ne pourra être établi sous la voie publique sans une autorisation spéciale ; les robinets devront toujours être placés dans les soubassements des maisons ou boutiques, ou dans l'épaisseur des murs.

Les robinets existant sous la voie publique seront supprimés aux frais de qui de droit, au fur et à mesure de la réfection des trottoirs ou du pavé.

Art. 5. Le robinet extérieur sera renfermé dans un coffre disposé de manière que le gaz qui s'y introduirait ne pût se répandre dans les lieux éclairés ou dans les vides des devantures, et dût, au contraire, s'échapper forcément au dehors.

Ce coffre sera fermé par une porte en métal, dont la compagnie seule aura la clé.

Il est expressément défendu de toucher à la porte du coffre et à l'appareil qui y est renfermé, ces pièces devant être manœuvrées exclusivement par les agents de la compagnie qui fournit le gaz.

Art. 6. Dans le cas où l'éclairage d'une localité serait suspendu, la porte du coffre sera recouverte d'une plaque en métal fixée avec vis, afin que l'agent de la compagnie ne puisse plus l'ouvrir.

Art. 7. Le robinet extérieur sera pourvu d'un appendice disposé de telle sorte ou construit de manière que le consommateur ne puisse point ouvrir ce robinet pour se donner le gaz, sans l'action préalable de la compagnie.

Un agent de la compagnie rendra ledit robinet libre à l'heure où l'éclairage doit commencer, et le fermera de nouveau à l'heure où l'éclairage doit cesser.

Art. 8. Des doubles clés du robinet et de la porte seront déposées chez les commissaires de police.

Art. 9. Les tuyaux de conduite et autres appareils devront rester apparents dans tout leur développement.

Toutefois, si une conduite traverse en quelque sens que ce soit, un mur, un pan de bois, une cloison, un placard, un plancher ou un vide quelconque, elle sera placée dans toute la longueur de ce parcours, dans un tuyau ouvert à ses deux extrémités, ou au moins à l'extrémité la plus élevée.

Ce tuyau sera en métal, et, au besoin, parfaitement soudé ; il dépassera au moins d'un centimètre le parement des murs, cloisons ou planchers dans lesquels il sera encastré. Son diamètre intérieur aura au moins un centimètre de plus que le diamètre extérieur de la conduite qui y sera renfermée.

Art. 10. Les clés de tous les robinets devront être disposées de manière à ne pouvoir être enlevées de leurs boisseaux, même par un violent effort.

Art. 11. Les tuyaux de conduite et les fourneaux pour l'éclairage devront être en fer étiré ou forgé, en fonte, étain, plomb ou cuivre, et parfaitement ajustés (1).

Art. 12. Les *montres* (c'est-à-dire les espaces fermés, destinés à l'étalage des marchandises), dans lesquelles seront placés des appareils d'éclairage, devront toujours être bien ventilées.

Art. 13. Il est défendu de rechercher les fuites par le *flambage*, excepté dans les lieux en plein air ou parfaitement ventilés.

Chaque entrepreneur d'éclairage par le gaz et chaque fabricant d'appareils devront avoir à leur disposition les appareils nécessaires pour rechercher les fuites, sans employer le flambage.

Ces instruments devront être préalablement approuvés par nous et être constamment en bon état.

Les appareils d'éclairage actuellement existants et ceux qui seront placés à l'avenir, devront, en outre, être munis des ajutages et raccords nécessaires pour que l'administration puisse, à tout instant et sans aucun retard, s'assurer que les appareils ne présentent pas de fuites.

Art. 14. La compagnie qui aura reçu avis d'un accident sera tenue d'envoyer immédiatement un agent sur les lieux.

Art. 15. Les dispositions de la présente ordonnance sont applicables aux déplacements, réparations, changements, additions ou modifications dont les conduites ou appareils seraient l'objet.

Art. 16. La présente ordonnance et l'instruction y annexée seront imprimées sur les polices d'abonnement d'éclairage au gaz délivrées par les compagnies.

(1) Le cuivre n'est pas employé ; il s'altère promptement et se perfore avec une grande facilité.

Art. 17. Les consommateurs sont personnellement responsables, sauf leur recours contre qui il appartiendra, de l'exécution des dispositions de la présente ordonnance, concernant les appareils intérieurs.

Art. 18. L'ordonnance de police du 31 mai 1842 est rapportée.

Art. 19. Les contraventions aux dispositions de la présente ordonnance seront déférées aux tribunaux compétents, sans préjudice des mesures administratives auxquelles elles pourront donner lieu, notamment la suppression des branchements particuliers, lesquels, dans ce cas, ne pourront être rétablis que sur notre autorisation.

Art. 20. Les sous-préfets des arrondissements de Sceaux et de Saint-Denis, les maires et les commissaires de police des communes rurales, les commissaires de police de la ville de Paris, le chef de police municipale, les officiers de paix, l'inspecteur général de la salubrité et de l'éclairage, l'architecte-commissaire de la petite voirie et les autres préposés de la préfecture de police, sont chargés, chacun en ce qui le concerne, de l'exécution de la présente ordonnance, qui sera imprimée et affichée dans l'étendue du ressort de notre préfecture.

Signé PIÉTRI.

AVIS RELATIF A L'ÉCLAIRAGE PAR LE GAZ ET AUX PRÉCAUTIONS A PRENDRE DANS SON EMPLOI (ANNEXÉ A LA PRÉCÉDENTE ORDONNANCE).

Pour que l'emploi du gaz n'offre dans l'éclairage aucun inconvénient, il importe que les becs n'en laissent échapper aucune partie sans être brûlée.

Les lieux éclairés doivent être ventilés avec soin, même pendant l'interruption de l'éclairage, c'est-à-dire, qu'il doit être pratiqué, dans la partie supérieure, quelques ouvertures par lesquelles le gaz puisse s'échapper au dehors, en cas de fuite ou de non-combustion.

Sans cette précaution, le gaz non brûlé s'accumule dans la pièce, et peut occasionner des asphyxies, des explosions et des incendies.

Les robinets doivent être graissés de temps à autre intérieurement, afin d'en faciliter le service.

Pour *l'allumage*, il est essentiel d'ouvrir d'abord le robinet extérieur, dont la clef est entre les mains du consommateur, puis de présenter successivement la flamme à l'orifice de chaque bec au moment même où l'on ouvre le robinet particulier de ce bec, afin qu'aucune portion de gaz non brûlé ne puisse s'écouler.

Lors de *l'extinction*, il importe de commencer par fermer le robinet extérieur, dans le cas où il n'aurait pas été déjà fermé par l'agent de la compagnie, et de fermer ensuite avec soin le robinet qui est adapté à chacun des becs d'éclairage. Si l'on négligeait de prendre cette dernière précaution, on s'exposerait à des accidents graves, dont il existe malheureusement de nombreux exemples.

Dès qu'une odeur du gaz donne lieu de penser qu'il existe une fuite, il convient d'ouvrir les portes ou croisées pour établir un courant d'air, et de fermer le robinet général d'admission du gaz.

Il est nécessaire d'en donner avis simultanément au constructeur de l'appareil et à la compagnie qui fournit le gaz, afin que la fuite soit réparée immédiatement.

Le consommateur doit bien se garder de rechercher lui-même les fuites par le *flambage*, c'est-à-dire en approchant une flamme du lieu présumé de la fuite.

Les fabricants d'appareils ne doivent eux-mêmes rechercher les fuites par le flambage que dans les cas spécifiés à l'art. 13 de l'ordonnance de police.

Dans le cas où, soit par imprudence, soit accidentellement, une fuite de gaz aurait été enflammée, il conviendra, pour l'éteindre, de poser dessus un linge imbibé d'eau.

Lorsqu'on exécute dans les rues des travaux d'égout, de pavage, de trottoirs ou de pose de conduites d'eau, les consommateurs, au-devant desquels ces travaux s'exécutent, feront bien de s'assurer que les branchements qui leur fournissent le gaz ne sont point endommagés ni déplacés par ces travaux ; et, dans le cas contraire, d'en donner connaissance à la compagnie d'éclairage et à l'administration.

Signé Piétri.

Bibliographie. — *Rapport sur l'éclairage au gaz* (extrait du *Rapport général sur les travaux du conseil de salubrité de Paris*) pendant l'année 1822. — *Des inconvénients que peuvent avoir dans quelques circonstances les huiles pyrogénées et le goudron provenant de la distillation de la houille*, par Parent-Duchâtelet (*Ann. d'hyg. et de méd. lég.*, t. III, p. 26). — *Asphyxie par le gaz de l'éclairage*, par MM. A. Devergie et Paulin, (*Ibid.*, p. 457). — *Relation médicale des asphyxies occasionnées à Strasbourg par le gaz de l'éclairage*, par G. Tourdes. Paris, 1841.— *Recherches sur l'éclairage public de Paris* par A. Trébuchet (*Ann. d'hyg. et de méd. lég.*, t. XXX et XXXI). — *Éclairage par le gaz* (*Ibid.*, t. XXXVII, p. 198). — *Rapports du Conseil de salubrité de la ville de Paris*, de 1840 à 1845 (*Ibid.*, t. XXXVIII, p. 137). — *Rapport du Conseil de salubrité du département du Nord*. Lille, 1849. — *Rapport du Conseil de salubrité du département des Bouches-du-Rhône*. Marseille, 1840. — *De l'éclairage par le gaz, au point de vue économique et administratif, spécialement de son action sur le corps de l'homme*, par H. Combes, 1844. — *Traité d'hygiène industrielle et administrative*, par Vernois. Paris, 1860. — *Rapport général sur les travaux du Conseil d'hygiène du département de la Seine*, par Trébuchet. Paris, 1861. — *De l'éclairage au gaz*, par le docteur Tavignot. Paris, 1858. — *Note sur un appareil pour reconnaître les fuites de gaz*, par Maccaud (*Ann. d'hyg. et de méd. lég.*, 1854, 2e série, t. II, p. 458).

GÉLATINE. — L'extraction de la gélatine contenue dans les matières animales constitue deux arts industriels, la fabrication de la colle forte et celle de la gélatine ; ces deux produits, quoique chimiquement les mêmes, diffèrent cependant quant à l'usage auquel ils sont destinés, et leur préparation, sous le rapport de la salubrité, est aussi différemment appréciée.

Nous avons traité, à l'article Colle, de la préparation spéciale de la *colle forte;* nous avons, à l'article Bouillon, parlé des propriétés alimentaires de la gélatine. Nous dirons quelques mots ici de la préparation de la gélatine alimentaire, sujet qui, comme on l'a vu, a aujourd'hui singulièrement perdu de son importance.

On sait que Papin, vers la fin du XVIIe siècle, et Hérissant, vers le milieu du siècle dernier, avaient indiqué le moyen d'extraire la gélatine des os, le premier à l'aide de l'eau portée à une température très élevée, le second à l'aide des acides, et de préparer ainsi une substance à laquelle on attribuait des propriétés alimentaires, précieuses surtout sous le rapport économique.

Les procédés de d'Arcet, qui a rendu son nom inséparable de l'histoire de la gélatine alimentaire, sont venus singulièrement perfectionner cette fabrication. Voici en quelques mots en quoi consiste cette dernière.

Quand les os sont employés pour obtenir une substance alimentaire, ils doivent être frais ou conservés avec soin, ce qui se fait en les tenant dans l'eau courante et froide, ou dans une dissolution de sel marin. On les concasse en petits morceaux, en ayant soin de ne pas les échauffer en les brisant, puis on les place dans des cylindres devant avoir une hauteur trois fois plus grande que leur diamètre. Si l'on veut, par exemple, obtenir 1000 rations de dissolution gélatineuse par jour, il faut quatre cylindres d'un mètre de hauteur sur 0,333 de diamètre, cubant 86 litres, et renfermant 34 kilogr. d'os, qui produiront à eux quatre environ 21 litres de dissolution gélatineuse par heure, et exigeant chacun 5 kilogr. de vapeur et 20 litres d'eau froide injectée au centre des cylindres.

Le thermomètre doit marquer constamment 106 degrés; les robinets des quatre cylindres doivent laisser s'écouler la dissolution gélatineuse sans qu'il sorte de vapeur; en les ouvrant aux 9/10es on obtient une dissolution claire.

Si l'on veut se procurer de la gelée, on couvre avec une étoffe de laine le cylindre récemment chargé d'os frais; aussitôt qu'il ne s'écoule plus de graisse, on ferme le robinet qui amène l'eau froide sur le panier, et celui du bas du cylindre que l'on ouvre toutes les heures, de manière à faire couler la dissolution gélatineuse sans perte de vapeur.

La dissolution gélatineuse préparée avec des os frais n'a ni saveur ni odeur; elle s'altérerait facilement, surtout pendant la saison chaude, parce qu'elle est alcaline; on peut la rendre susceptible de se conserver facilement, en l'acidifiant avec de l'acide lactique, tartrique ou acétique : reçue dans un vase non lavé, qui en aurait contenu précédemment, elle s'altère facilement; elle doit être employée immédiatement après qu'elle a été retirée de l'appareil. Les ustensiles de fer-blanc sont les plus commodes et les plus avantageux. On les lave à l'eau bouillante, surtout légèrement acidulée.

Cette fabrication de la gélatine extraite des os par le moyen des acides et de l'ébullition, qui donne lieu à une odeur assez désagréable quand les matières ne sont pas fraîches, est classée dans la troisième classe des établissements incommodes.

L'alimentation par la gélatine n'a pas justifié les espérances que l'on avait fondées sur elle, au point de vue surtout de l'alimentation des classes pauvres. Un rapport favorable fait par la Faculté de médecine sur l'emploi de la gélatine, avait décidé, en 1824, l'administration des hospices à en essayer l'emploi. Des appareils furent montés à l'hôpital Saint-Antoine et à l'hôpital Saint-Louis. Mais des plaintes s'élevèrent contre cette alimentation nouvelle. M. Donné lut à l'institut, en 1831, l'exposé d'expériences propres à soulever les doutes les plus sérieux relativement aux propriétés alimentaires de la gélatine. Depuis, les expériences de Magendie, Edwards et Balzac, Gannal, ont résolu la question dans le sens du rejet complet de la gélatine comme substance alimentaire. Et, après le rapport de Bérard à l'Académie de médecine, elle peut être considérée comme définitivement tranchée.

Bibliographie. — *Recherches statistiques sur l'emploi de la gélatine comme substance alimentaire*, par M. Edwards, 1835. — *Note sur les appareils qui ont été établis, tant en France qu'à l'étranger, pour extraire la gélatine et la graisse des os*, par d'Arcet (*Ann. d'hyg. et de méd. lég.*, 1841, t. XXV, p. 455). — *Dictionnaire de l'industrie*, t. V, p. 567. — *Rapport à l'Institut du royaume des Pays-Bas*, par MM. Vrolik, Swart et van Breda (*Archives de médecine*, 4ᵉ série, t. IV). — *Voy.* Bibliographie de l'article Bouillon, t. I, p. 297. — *Bulletin de l'Académie de médecine.*

GENIÈVRE. — La distillerie de genièvre, en raison du danger du feu, est placée dans la deuxième classe des établissements insalubres.

GIBIER. — *Voy.* SUBSISTANCES, VOLAILLES.

GLACES. — *Voy.* NETTOIEMENT.

GLACES (ÉTAMEURS DE). — *Voy.* MERCURE.

GLUCOSE. — On désigne par le nom de *glucose* le sucre d'amidon extrait, soit du blé, soit de la pomme de terre. Nous n'aurions pas à nous occuper de cette substance, si dans ces derniers temps elle n'avait pris une place assez importante dans la consommation en se substituant au sucre de canne dans la fabrication des sirops.

Les sirops de glucose (*sirop de blé*, *sirop de fécule*) jouissent de propriétés édulcorantes, très suffisantes et n'ont aucune action fâcheuse sur la santé.. Le sirop de blé l'emporte sur le sirop de fécule par une saveur plus douce et plus agréable; ce dernier, en effet, retient une certaine âcreté due à l'action de l'acide sulfurique sur la fécule de pomme de terre. Il est vrai de dire que les glucoses et les sirops de glucose qui sont livrés au commerce ont beaucoup gagné en raison des perfectionnements récemment introduits dans leur préparation. M. Bouchardat les résume de la manière suivante : Il faut employer la plus faible proportion d'acide possible et prolonger l'action plus longtemps, saturer aussitôt que la transformation est complète; préférer la vapeur à l'emploi direct du feu; apporter les plus grands soins dans la saturation de l'acide et dans la clarification. Si l'on ajoute un peu trop de chaux pour la saturation, le principe est altéré; la plus légère trace d'alcali en excès suffit pour noircir le sirop. Le choix du noir exige aussi le plus grand soin. Ceux qui sont alcalins ou qui renferment des sulfures doivent être absolument proscrits; le noir des fabricants de bleu de Prusse, lavé avec l'acide chlorhydrique, donne des résultats excellents. Le sucre de fécule qu'on obtient à l'aide de ces précautions est remarquable par son bon goût, et la saveur particulière et désagréable qui lui est propre peut disparaître en partie.

Quelle que soit leur origine, les glucoses ne diffèrent pas du sucre de canne dans leurs propriétés hygiéniques, et l'on comprend que leur bas prix doive en généraliser l'emploi. C'est ce qui arrive par l'introduction du glucose dans la préparation des sirops d'agrément. Et lorsque l'on voit à Paris ces sirops aromatisés à la merise, à la groseille, à l'orgeat, à la gomme, remplacer dans les habitudes de l'ouvrier les liqueurs fermentées et se débiter chez les marchands de vin à titre de boissons rafraîchissantes, on ne peut s'empêcher de faire remarquer qu'il y a là un progrès intéressant pour les mœurs et pour la santé publiques. Cependant il ne faut pas se dissimuler que certaines difficultés ont pu surgir de cette introduction d'une substance nouvelle dans la consommation et dans le commerce.

D'une part, en effet, le glucose peut être frauduleusement substitué au sucre de canne dont il est loin de posséder la valeur, et de l'autre, il peut être employé contrairement aux prescriptions du Codex, dans la préparation des médicaments. A ce double point de vue, la question est assez neuve pour mériter quelques développements.

La présence du glucose est facilement décelée par le procédé très simple qui consiste à faire bouillir une très petite quantité du sirop soupçonné avec deux ou trois fois son volume d'une solution de potasse caustique. La couleur noire et l'odeur caramélisée ne laissent aucun doute sur la présence du sirop de fécule. Mais il est bon d'être prévenu, ainsi que l'a constaté M. Bouchardat, que du sirop de sucre préparé avec du sucre de canne parfaitement pur et de l'eau peut, par l'effet du temps ou d'une préparation vicieuse, contenir du glucose. Il convient de recourir alors aux moyens de distinction que fournissent les méthodes optiques.

Mais il est une autre difficulté commerciale qui mérite d'être signalée, en raison de la désignation marchande des sirops d'agrément préparés au glucose. Des poursuites correctionnelles ont été la conséquence de ces difficultés, et il n'est pas sans intérêt de citer le texte d'un jugement du tribunal de la Seine, confirmé en appel et qui peut servir à fixer sur ce point les principes de la jurisprudence.

« Attendu qu'au domicile de M.... il a été, le 17 avril 1851, trouvé » deux catégories de sirops, l'une portant l'étiquette de sirop de » gomme et de guimauve, avec sucre de glucose ;

» Attendu qu'il est constaté, par le rapport des experts, que les » sirops de la première catégorie ne contiennent point de glucose et » sont bien préparés ;

» Attendu, quant aux sirops de la deuxième catégorie, que l'éti- » quette dont ils étaient revêtus, et qui indiquait le glucose employé » pour leur composition, s'oppose à ce qu'il puisse être admis que » ledit M....., en vendant lesdits sirops, ait trompé l'acheteur sur la » nature de la marchandise vendue ;

» Le renvoie de ce chef.....

» Mais, attendu qu'il a été toujours reconnu que les sirops de gomme » et de guimauve constituaient des préparations médicamenteuses, » et qu'à ce titre la formule selon laquelle ils doivent être préparés est » insérée au Codex ; que cette formule ne prescrit pas l'emploi du » glucose ; que les sirops préparés par M..... étaient glucosés, et par » conséquent non conformes aux prescriptions du Codex ; que M..... » ne peut invoquer en sa faveur le tort qu'il a eu de s'être indûment » immiscé dans la vente de préparations médicamenteuses spéciale- » ment réservées aux pharmaciens, infraction prévue et punie par les » articles 32 et 36 de la loi du 21 germinal an XI, et l'article unique » de la loi du 19 pluviôse an XIII, dont il a été fait lecture par le » président, et qui est ainsi conçu : « Ceux qui contreviendraient aux » dispositions de l'article 36 de la loi du 21 germinal an XI, relatif à » la police de la pharmacie, seront poursuivis, même par mesure de » police correctionnelle, d'une amende de 25 francs à 600 francs, et » en cas de récidive, d'une détention de trois jours au moins et de » six jours au plus. »

» Condamne M..... à 25 fr. d'amende et aux dépens. »

On voit la nature des difficultés qui se rattachent à cette question de la vente des sirops de glucose. Elles ne pouvaient échapper à l'administration ; elles ont reçu de l'autorité supérieure une solution qu'il nous reste à faire connaître.

CIRCULAIRE MINISTÉRIELLE RELATIVE A LA FABRICATION ET AU DÉBIT DU GLUCOSE (DU 20 OCTOBRE 1851).

Monsieur le préfet, par une circulaire du 10 mai 1850, un de mes prédécesseurs a appelé votre attention sur la falsification des sirops vendus dans le commerce, et vous avez été invité à provoquer sur ce point la surveillance spéciale des écoles de pharmacie et des jurys médicaux.

Depuis cette époque est intervenue la loi du 27 mars 1851, sur la répression des fraudes dans la vente des marchandises, et plusieurs fabricants ont été condamnés pour avoir composé des sirops médicamenteux autrement que ne le prescrit le Codex pharmaceutique, ou des sirops d'agrément, sans y faire entrer les substances que leur dénomination indique.

L'emploi du glucose au lieu de sucre a aussi motivé des saisies.

Ces mesures et ces condamnations ont donné lieu à des réclamations près de mon département. Des fabricants m'ont demandé si, en annonçant dans leurs factures et sur leurs étiquettes la composition de leurs sirops, ils n'éviteraient pas l'inculpation de tromperie sur la nature de la chose vendue, et comme ils alléguaient l'intérêt des consommateurs, qui profitent de la diminution de prix résultant de l'emploi des nouveaux procédés, leurs observations m'ont paru mériter une attention particulière ; mais, avant de m'arrêter à aucun parti, j'ai cru devoir prendre, au point de vue sanitaire, l'avis du Comité consultatif d'hygiène publique.

Après examen de la question, ce comité vient de déclarer :

1° Qu'en aucun cas, les sirops médicamenteux, tels que ceux de gomme, de guimauve, de capillaire, etc., ne doivent être préparés par d'autres moyens que ceux qui sont formulés au Codex, ce qui exclut l'emploi du glucose en remplacement du sucre ;

2° Qu'il doit être permis aux fabricants de vendre, comme sirops d'agrément, tels mélanges qu'ils jugeront convenables, pourvu que les dénominations sous lesquelles ils les vendent n'indiquent ni une préparation du Codex plus ou moins modifiée, ni une autre préparation que la véritable;

3° En ce qui touche particulièrement le glucose, que l'usage n'en doit pas être interdit ; mais que, pour éviter toute confusion, les sirops qui en contiendront devront porter la dénomination commune de sirop de glucose, à laquelle on ajoutera telle ou telle autre dénomination spécifique, pour les distinguer entre eux. Aussi les étiquettes et les factures porteront : *Sirop de glucose à la merise, à la groseille, au limon, à l'orgeat*, etc., et de cette manière, les fabricants n'auraient pas à redouter des poursuites pour fait de fraude ou de tromperie sur la nature de la chose vendue.

J'ai adopté, sur ces divers points, l'avis du Comité d'hygiène publique, et je vous prie, monsieur le préfet, de le porter à la connaissance des fabricants de sirops, des Conseils d'hygiène et de salubrité et du jury médical ou de l'École de pharmacie, s'il en existe une dans votre département. Je vous serai, en outre, obligé de m'accuser réception de la présente circulaire. *Signé* BUFFET.

Les choses avaient donc été réglées comme on vient de le voir dans la circulaire précédente ; mais, depuis lors, des fabricants distillateurs de Paris ont demandé l'autorisation de composer et de débiter une liqueur rafraîchissante qui n'est autre que du sirop de glucose, et pour éviter les erreurs qui pourraient résulter de l'analogie des dénominations entre cette nouvelle liqueur et les autres sirops, ils ont proposé d'adopter pour leurs produits cette étiquette :

« *Liqueur de fantaisie à l'orgeat, la groseille, la gomme et le citron* » (ne pas confondre cette liqueur avec les sirops d'orgeat, de groseille, de gomme ou de citron).

Le comité consultatif d'hygiène publique, consulté à ce sujet par M. le ministre de l'intérieur, de l'agriculture et du commerce, a émis l'avis que, du moment qu'il ne s'agissait pas, dans l'espèce, de sirops médicamenteux, mais seulement d'une boisson rafraîchissante, il n'y avait aucun inconvénient à permettre la vente des liqueurs dont il s'agit, à la condition toutefois d'apposer sur chaque bouteille l'étiquette dont le modèle est indiqué ci-dessus. M. le ministre a adopté l'avis du comité consultatif d'hygiène publique. (*Voy.* FÉCULE et SUCRE.)

Bibliographie. — *Dictionnaire des falsifications*, par Chevallier. — *Mémoire sur les glucoses*, par Bouchardat (*Répertoire de pharmacie*, 1851).

GLUTEN. — *Voy.* AMIDONNERIE, BOULANGERIE.

GOITRE et CRÉTINISME. — Parmi les maladies endémiques qui font sentir leur pernicieuse influence sur les populations, il n'en est pas qui exerce une action plus profonde sur la constitution physique et morale de l'homme que le goître et le crétinisme. L'abâtardissement de générations entières est la conséquence de cette affection, qui forme comme le sceau originel d'une race particulière, et qui, due à des causes locales encore obscures, mérite de fixer au plus haut degré l'attention des pouvoirs publics. Des travaux et des faits récents montrent, du reste, que la sollicitude de la science et de l'autorité est puissamment éveillée sur cette question, et que ce mal, qui n'est pas seulement isolé sur quelques points reculés du globe, mais étend ses ravages jusque dans nos contrées et au seuil de nos provinces les plus riches, est activement poursuivi et combattu dans sa source même. C'est pour nous un devoir de ne pas négliger un sujet si important à tant de titres, et de réunir, autant que le permettent les limites de notre ouvrage, les faits qui peuvent éclairer les recherches que nécessite encore l'histoire du goître endémique. Les traités de M. Niepce et de Ferrus ont rendu cette étude facile; mais il faut reconnaître que c'est aux recherches très importantes entreprises par ordre du roi de Sardaigne que doit être rapportée l'impulsion qu'elle a reçue dans ces derniers temps, et qu'ont été dus des travaux plus récents d'un haut intérêt, notamment les investigations ingénieuses et persévérantes de M. le docteur Grange et les découvertes si neuves de M. Chatin. Nous ferons en sorte de donner une idée exacte de ces différents travaux; mais nous nous attacherons plus spécialement à ce qui a trait à la distribution géographique du goître et du crétinisme, à leurs causes générales et aux moyens les plus propres à en combattre le développement et la propagation. Enfin, nous indiquerons les premiers résultats d'une vaste enquête ordonnée par le gouvernement français et non encore terminée.

Disons, pour terminer ces remarques préliminaires, que nous n'avons pas hésité à réunir le goître et le crétinisme dans cet article, parce que, si l'on ne doit pas les confondre au point de vue pathologique et statistique, il nous a semblé impossible de ne pas les considérer comme des formes diverses d'une même endémie, dont le siége, l'origine et le traitement, ne peuvent pas être utilement distingués. M. Grange affirme que l'on ne rencontre jamais le crétinisme dans une population où le goître n'est pas endémique, et qu'en général le crétinisme ne commence à paraître que lorsque les ravages du goître atteignent un dixième ou un cinquième de la population. Il ne craint pas de taxer d'inexactitude, en ce qui concerne les goîtreux, les tableaux comparatifs publiés par la commission de Turin. Nous ferons remarquer, d'ailleurs, que la commission elle-même ne dissimule pas ce fait; et qu'en récapitulant les chiffres qui donnent un peu plus de trois goîtreux pour un crétin, et un rapport de 2 à 1 entre les crétins avec goître et les crétins sans goître, elle ajoute que le nombre de goîtreux existant dans le royaume de Sardaigne est bien supérieur à celui indiqué. On n'a pas tenu compte des cas isolés ni de ceux qui se rencontrent dans les villages où le crétinisme n'est pas endémique, et l'on n'a noté que les goîtres les plus volumineux des pays où se trouvent des crétins.

On trouve le goître endémique dans les vallées étroites, dans les plaines les plus vastes, les plus aérées, les mieux exposées au soleil. Ainsi les Alpes, les bassins du Rhône et de la Garonne, les plaines de l'Oise, de l'Aisne, du département du Nord, présentent des cantons dans lesquels on compte un dixième de la population atteinte du goître.

Dans les départements de l'Est, dans les Vosges, dans cette magnifique vallée du Rhin, où l'on ne saurait admettre un défaut de ventilation; sur les bords du Rhône, de Lyon à Avignon, dans ces plaines si riches et si fertiles, le goître compte de nombreuses victimes.

Enfin, dans le vaste bassin de la Garonne, on trouve cette affection endémique, et sur les versants exposés au sud, dans les départements de la Dordogne, du Lot, de l'Aveyron, et sur les versants exposés au nord, dans les départements pyrénéens.

Dans les Alpes, le goître est extrêmement fréquent, mais il est exclusivement limité à certains terrains déterminés; dans quelques localités, il atteint la population tout entière, moins les enfants à la mamelle et à de rares exceptions, tandis que dans la même vallée, à quelques lieues au-dessus ou au-dessous, mais sur des terrains différents, ces affections sont entièrement inconnues. Nous citerons, sous ce rapport, les vallées les plus fréquentées : celle de l'Arve, dans laquelle la population de Maglans est entièrement préservée; la vallée de l'Isère, de Grenoble à Conflans, dont la rive gauche, sur une étendue de cinquante lieues, est seule atteinte des maladies endémiques; tandis que, dans la vallée du Rhône, entre Martigny et Merel, dans la même orientation, elles font les plus grands ravages sur les deux versants de la vallée, dans la partie la plus élevée du canton, entre Merel et le glacier du Rhône, sur une étendue considérable, on trouve une population magnifique; enfin, dans la vallée d'Entremont, sur la route du Saint-Bernard, le goître est extrêmement répandu de Martigny à Orcières; il disparaît au-dessus de cette localité, au moment même où l'on change de terrain, et se montre plus hideux aussitôt que l'on a franchi le Saint-Bernard, et qu'on a atteint de nouveau les formations magnésiennes.

D'après les travaux de statistique des médecins allemands, la grande plaine de la Suisse située entre la chaîne du Jura et les grandes Alpes, et qui s'étend sur le versant nord de cette chaîne, sur une étendue de plus de cent lieues, présente presque partout le goître à l'état endémique.

Dans le canton de Berne, la statistique officielle a montré que le nombre des goîtreux, dans cette partie de la vallée, qui a plus de cinquante lieues de largeur, est deux fois plus considérable que celui que l'on rencontre dans les pays montagneux d'Englestighen, de Frutigen et de l'Oberland bernois.

Le goître et le crétinisme sont endémiques dans un grand nombre des provinces de l'Allemagne, dans celles du Wurtemberg, de la Saxe, de la Silésie, de la Bavière, du Tyrol, de la Carinthie, de la Gallicie et de l'empire d'Autriche. En Angleterre, on le trouve spécialement répandu sur une zone de calcaire magnésien qui s'étend de Nottingham à la Tines; dans l'Amérique du Nord, dans les vastes plaines qui entourent la rivière d'Emonstone; dans l'Amérique du Sud, sur les plateaux de la Nouvelle-Grenade, et, d'après les observations de M. de Humboldt, dans des conditions essentiellement opposées, dans les vallées les plus profondes et les plus humides, sur les plateaux les plus arides et les plus dépouillés de bois. Dans l'Inde, le goître est fréquent dans quelques vallées de l'Himalaya et dans quelques-unes des vastes plaines qui s'étendent à ses pieds.

On trouve enfin ces maladies en Asie, dans la Tartarie chinoise, dans le Thibet, à Ceylan, et en Afrique, dans plusieurs localités importantes.

Le goître et le crétinisme sont beaucoup plus répandus en France qu'on ne le croit généralement ; lorsque l'on consulte nos traités de pathologie, on cite les Alpes, les Pyrénées, quelques localités du Jura ; mais, jusqu'à présent, on ne trouve nulle part une étude géographique complète de cette affection. Nous consignerons à la fin de cet article des renseignements statistiques complétement inédits, et qui comblent en partie cette lacune.

Les causes du goître et du crétinisme, ou du moins les influences qui ont été réputées capables de favoriser le développement de ces affections, sont trop nombreuses pour offrir toutes la même importance. Aussi voit-on les auteurs s'efforcer de réduire toutes ces circonstances étiologiques à une seule, et à donner une théorie générale du goître. Peut-être la vérité n'est-elle ni dans l'un ni dans l'autre de ces extrêmes. Nous ne nous arrêterons pas cependant à ces influences générales dont la banalité atteste l'insuffisance. Il est certain que le goître et le crétinisme constituent essentiellement des endémies de causes locales, tout à fait spéciales dans leur nature, et qu'il ne faut pas chercher au dehors les véritables causes productrices du goître. En effet, si l'on se reporte à l'énumération faite par les commissaires sardes et par M. Niepce, configuration du sol, air, vents, température, lumière, phénomènes météorologiques, nature géologique du sol, habitations, exposition des villages, alimentation, habillement, constitution générale et physique de la population, maladies prédominantes, habituelles et continues, aisance et misère, instruction, éducation, état de santé des parents, mariages, grossesses, lésions cérébrales, eaux en général, eaux potables, boissons, on voit combien la plupart de ces circonstances, considérées d'une manière générale, sont impuissantes à rendre compte de la production de l'endémie spécifique dont nous nous occupons ici. Il serait hors de propos de les discuter, nous nous contenterons de reproduire quelques remarques empruntées aux principaux travaux dont nous avons parlé.

Le rapport de la commission de Turin, après avoir discuté les nombreuses circonstances qui prédisposent les populations au crétinisme, admet que les plus générales et les plus constantes sont les suivantes : 1° un air humide ou rendu malsain par la mauvaise exposition des habitations et par la construction vicieuse de maisons privées d'air et de soleil ; 2° des aliments insuffisants ou de mauvaise qualité ; 3° de mauvaises eaux, manquant de sels, d'iode et de brome. Il ajoute que « toutes les autres causes sont secondaires ou ne sont pas assez répandues pour être considérées sous un point de vue général ; c'est tout au plus si elles concourent, par leur nombre, à augmenter en force et en intensité le mal produit par les premières. Quelle que soit, du reste, la manière dont elles agissent, elles ne peuvent être regardées comme cause directe de crétinisme. Ce sont les mêmes causes générales d'insalubrité qui, moins nombreuses, moins permanentes ou moins intenses, produisent dans d'autres pays les écrouelles, le rachitisme et d'autres vices organiques ; on ne peut d'ailleurs attribuer exclusivement à une seule d'entre elles le crétinisme sans se mettre en contradiction avec les faits. »

A ces observations, dont on ne peut se dissimuler le peu de précision, il est bon d'opposer des observations aussi ingénieuses que dignes d'intérêt, dues à M. le docteur Grange : « L'eau de neige et des glaciers, dit-il, ne donne pas le goître ; car cette affection est entièrement inconnue dans les vallées les plus élevées des montagnes, aux sources du Rhône, et dans le haut Valais aux sources de l'Aar, et dans l'Oberland bernois entre Meiringen et le Grimsel, dans la vallée supérieure du Rhin. Toutes ces vallées, ensevelies dans la neige pendant la plus grande partie de l'année, et dans lesquelles on boit véritablement des eaux qui proviennent immédiatement de la fonte des neiges et des glaciers, ne présentent aucun cas de goître. Cette maladie est inconnue en Norvége et en Suède ; inconnue dans les plaines glacées du Nord, où les peuplades vivent dans des huttes creusées dans la terre, se nourrissent de leurs chasses et ne boivent que de l'eau de neige ; d'autre part, le goître se rencontre en Afrique et dans l'île de Sumatra, où il ne tombe jamais de neige.

» Quant aux conditions d'aération, dans la Maurienne, la Tarentaise, le Valais, des brises continues parcourent, la vallée ascendantes de dix heures du matin à cinq heures du soir, et en sens contraire pendant la nuit, et elles sont assez puissantes pour courber les arbres dans le sens du courant diurne. Il ne faut pas avoir la moindre connaissance de la circulation des fluides pour admettre que, dans les vallées les plus étroites, les plus ombragées, il n'y ait pas de ventilation. A Saint-Jean-de-Maurienne, la statue de Fodéré, le grand propagateur de cette opinion, est entourée de peupliers qui, tous les jours, courbés jusqu'à terre par la brise ascendante, donnent un démenti formel aux théories écrites dans le livre qu'il montre à la postérité. La plaine de la Suisse, celles de Turin et de la Lombardie, terminées à l'horizon par la silhouette blanche des Alpes, présentent des cas trop multipliés des ravages des maladies endémiques, pour qu'on puisse les attribuer aux causes météorologiques que nous citions tout à l'heure. Je ne dirai rien des différences et des variations de température, de l'action des miasmes marécageux; car les cantons qui, en France, sont le plus gravement atteints par les fièvres de marais, sont exempts de ces affections.

» La misère et la malpropreté aggravent toutes les maladies; mais elles ne sont pas la cause de celles qui nous occupent. Quelle est la terre bénie où l'on ne rencontre pas ces deux compagnes de l'humanité souffrante? Si des grossesses multipliées, si l'hérédité disposent au développement du goître, il est incontestable que ces circonstances n'ont qu'une influence très secondaire.

» Considérer le goître et le crétinisme comme l'exagération des vices scrofuleux, c'est être en contradiction formelle avec les faits. Dans les Pyrénées, où les scrofules sont rares, les affections dont nous nous occupons sont extrêmement communes, et dans la Nièvre, où la diathèse scrofuleuse fait beaucoup de ravages, le goître est à peine connu. Ces diverses maladies sévissent quelquefois ensemble, et alors leur intensité s'accroît nécessairement de leur double influence.

» Les eaux potables donnent-elles lieu au développement du goître, par le défaut d'aération et d'oxygénation? Le savant auteur de cette théorie qui rendait compte des faits sur les plateaux élevés de l'Amérique méridionale, y a renoncé lui-même, lorsqu'il a vu sur notre continent le goître fixé sur les hauteurs moyennes et dans les plaines, dans les circonstances où les eaux dissolvent le maximum d'air.

» L'opinion qui attribue le développement de ces affections à l'usage de certaines eaux présente des preuves nombreuses de l'action délétère qui leur est attribuée. On cite dans chaque vallée des pays à goître une source ou deux qui ont la propriété de développer cette maladie en peu de temps. Dans la Tarentaise et la Maurienne, M. Grange a vu ces sources qu'on désigne sous le nom de *tuffeuses*, et il connaît des hommes qui, aimant mieux porter une difformité que l'habit militaire, ont pris en quelques mois un goître assez volumineux pour se faire réformer.

» En résumé, d'après les recherches de M. Grange, on rencontre le goître et le crétinisme à toutes les hauteurs, depuis 50 mètres audessus du niveau de la mer jusqu'aux dernières limites où l'homme puisse fixer sa demeure. On le rencontre dans les pays les plus différents, sous le rapport de leur position géographique, de leurs climats, de leurs mœurs, de leur alimentation; là où la température ne varie pas de 4 à 5 degrés par an, là où elle varie de plus de 60 degrés; partout enfin, excepté aux bords de la mer.

» Une seule circonstance est commune à tous les pays à goître :

leur sol est formé de roches magnésiennes, ou contient des sels de magnésie, dolomie, sulfate de chaux et de magnésie, etc., fait constaté par M. Chatin et plusieurs autres observateurs. »

Nous croyons devoir compléter l'exposé de cette théorie en reproduisant les conclusions du savant rapport de M. Élie de Beaumont. « Sans se prononcer sur l'opinion de M. Grange, qui signale la magnésie comme étant l'agent principal de la production du goître, opinion qui ne paraît pas établie jusqu'ici sur des bases irrécusables, votre commission n'a pu s'empêcher de reconnaître que dans les contrées étudiées jusqu'à présent par M. Grange, la magnésie est en effet très répandue dans les terrains sur lesquels le goître est endémique et dans les eaux qui en proviennent ; reste à savoir si, indépendamment de la magnésie, il n'existe pas dans ces eaux un principe actif, mais en très faible dose, et qui jusqu'ici aurait échappé aux analyses. Dans cette supposition, il serait intéressant de diriger les analyses de manière à découvrir ce principe, quel qu'il pût être et quelque minime que fût sa proportion dans les eaux. »

M. Bouchardat, partant de ce même principe, a cherché à déterminer quelle est l'influence des eaux potables sur la production du goître et du crétinisme. Après avoir critiqué les opinions de la commission sarde, les analyses de M. Cantù, dans lesquelles on n'a pas tenu compte de la présence de l'iode, et les théories de M. Grange, que contredit l'innocuité de l'usage prolongé de la magnésie à doses médicamenteuses, de celui des eaux du canal de l'Ourcq et de ses affluents très chargés de sels magnésiens, ou de vins très riches en magnésie, en contenant 1 décigramme et plus par litre, M. Bouchardat admet que « la qualité des eaux, la nature des matières qu'elles contiennent, ou, ce qui revient au même, la constitution géologique, ont une influence dominante sur la production du goître et du crétinisme. » Mais il ne semble pas qu'en attribuant au gypse, ou sulfate de chaux, l'action qu'il refuse à la magnésie, l'auteur que nous venons de citer échappe aux reproches qu'il adresse aux autres.

On sait que M. Chatin, dans des recherches récentes, s'est efforcé de faire prévaloir une autre idée, celle de l'absence de l'iode dans le sol, les eaux, voire même dans l'air des localités où règnent le goître et le crétinisme. Le fait suivant, rapporté dans un de ses derniers mémoires, peut servir à mesurer l'importance de cette donnée.

« Fully et Saillou sont deux gros villages situés presque en face de Martigny, sur la rive droite du Rhône. Tous deux placés sur la pente inférieure de la montagne, au milieu de beaux vignobles, et formés de maisons à un, deux étages élevés pour la plupart sur des hangars; tous deux battus des mêmes vents et plongés dans une atmosphère commune rendue souvent humide par les vapeurs du Rhône, des torrents, et par les émanations des marécages de la vallée; tous deux exposés au sud; tous deux habités par une population qui passe pour être des plus aisées du Valais, et que tente souvent (dans une certaine classe) l'excellence du vin; Fully et Saillou, que sépare seulement une faille du pied de la montagne, se présentent dans des conditions aussi semblables que possible. Et cependant on signale dans tout le Valais Fully comme le pays où le goître et le crétinisme frappent le plus universellement les habitants, tandis que Saillou est cité comme exempt, de temps immémorial, de ces maladies. Comme tout semble commun aux deux villages, on s'étonne du contraste offert par leurs habitants, et l'inutilité des tentatives faites pour découvrir les causes de celui-ci le fait rattacher à un problème insoluble.

» M'étant rendu à Fully et à Saillou afin de vérifier ce qu'on en disait, et recueillir, en tous cas, des produits pour mes analyses, je reconnus bien qu'à Fully, où les crétins sont nombreux, tout le monde a le goître, mais je rencontrai aussi un jeune crétin et un certain nombre de goîtreux à Saillou. Un homme d'une grande sagacité, M. le président Moulin (de Saillou), à qui je fis connaître l'objet de mes recherches et que je priai de m'aider de ses renseignements, m'apprit que l'on avait changé la prise d'eau destinée au village, que c'était seulement depuis cette époque que le goître avait commencé à paraître, remarquant qu'il ne serait pas impossible que la *source chaude* ou *source de fer*, au-dessus de laquelle se trouvait maintenant la nouvelle prise d'eau, n'eût, dans l'ancien état de chose, son utilité; et ajoutant que M. Barman, frère de l'ambassadeur suisse à Paris, avait, à l'époque où allait se faire le changement, exprimé des craintes concernant l'influence qu'il pourrait avoir sur la santé des habitants.

» La coïncidence entre le changement apporté dans les eaux et le développement du goître chez les habitants de Saillou me frappa, et j'attachai surtout une grande importance à la *source chaude* dont le produit, tombant entre la prise d'eau ancienne et la nouvelle, se trouvait nécessairement faire partie du torrent à l'endroit d'où une partie de ses eaux était autrefois dirigée sur le village. Aussi m'empressai-je de recueillir : 1° l'eau qui alimente actuellement Saillou; 2° L'eau de la Salente prise en aval de la source chaude, sur le point même où était l'ancienne prise d'eau; 3° L'eau de la source chaude. Située à quelques mètres au-dessus du torrent, cette belle source sort en bouillonnant des fissures de la roche calcaire à une température d'environ 28 degrés centigrades, et débite de 40 à 50 pouces; bien qu'à peine ferrugineuse, elle rougit assez le rocher pour que les habitants, qui l'emploient contre les fièvres et se baignent parfois dans le bassin qu'ils ont taillé autour d'elle, la désignent habituellement sous le nom de *source de fer*.

» Voici les résultats, en tout point conformes, des analyses que j'ai faites d'abord à Martigny, puis à Paris, avec un soin de détails rendu surtout nécessaire par la portée des déductions.

» *a*. L'eau bue actuellement à Saillou (détournée de la Salente *en amont* de la source chaude) est privée d'iode comme celle qui alimente Fully et ses hameaux (Brançon, Sacet, Mazimbre), tous remplis de goîtreux et de crétins.

» *b*. L'eau bue autrefois à Saillou (détournée de la Salente après que celle-ci a reçu la source chaude) contient plus d'iode que les eaux bues à Paris et dans les autres contrées où le goître est inconnu.

» *c*. L'eau de la source chaude contient *au moins soixante fois plus d'iode* que les eaux normalement iodurées de Paris et de Londres : c'est une véritable eau minérale iodurée.

» D'où il ressort : que le goître devient commun à Saillou depuis qu'on y consomme de l'eau privée d'iode ; que le goître (et le crétinisme) était inconnu, ou du moins fort rare, dans ce pays, lorsqu'on y faisait usage d'eau iodurée ; que c'est à la belle source minérale qui se jette dans la Salente qu'est due l'ioduration des eaux de celle-ci à l'endroit où elles étaient prises de temps immémorial pour les besoins du village.

» Commenter de tels faits serait inutile ; la démonstration qu'ils donnent (sous la réserve d'une vérification que je sollicite), tant de l'existence d'une cause locale spéciale du goître et du crétinisme, que de la possibilité d'utiliser les eaux minérales iodurées qui jaillissent dans les contrées où ces maladies sont endémiques, offre toute la netteté que doivent exiger les esprits sévères. On comprendra que je me suis empressé de les porter à la connaissance de M. le président de Saillou. »

Quoi qu'il en soit de ces diverses opinions, il en résulte un fait capital dont rien ne saurait diminuer la portée, c'est que ces endémies sont dues à une cause locale qui réside très probablement dans la composition particulière du sol, et par suite dans une altération spéciale des eaux qui le traversent et des produits qui le couvrent. Nous répéterons, en terminant cette étude, que de nouvelles recherches sont encore nécessaires, mais que le but est proche, grâce aux belles recherches entreprises dans ces derniers temps.

Il nous reste à faire connaître quels sont les moyens qui, dans l'état actuel de la science, paraissent le plus propres à préserver et à guérir les populations menacées ou atteintes du goître endémique.

Si les esprits sont encore partagés sur les causes originelles du goître, on est plus près de s'entendre sur le remède à lui opposer. Sans contester l'importance qu'il y a à améliorer la condition matérielle et morale des populations dégénérées, soit par une direction intelligente des mariages, soit par un assainissement progressif et sagement poursuivi, soit en conduisant dans des lieux ravagés des eaux de meilleure qualité, il n'est pas douteux qu'il faille recourir à une sorte de spécifique dont l'expérience a permis de constater déjà l'efficacité. Nous laissons parler le docteur Grange, dont les recherches sur ce point méritent les plus grands éloges :

« Pour arriver à guérir les populations rurales, il faut de toute nécessité mettre à leur disposition un remède qui ne coûte rien, un remède facile à employer ; il ne faut leur demander ni soins ni dépenses, sans cela tous les efforts se briseront contre leur inertie. Les paysans connaissent très généralement les moyens de se guérir du goître ; ils n'y ont recours, cependant, que dans des circonstances exceptionnelles, lorsque leur vanité y est intéressée, ou lorsque la gravité de la maladie les empêche de travailler. Partout où je trouverai de bonnes eaux, au voisinage des pays infestés, je ferai tous mes efforts pour engager les communes à les conduire jusque dans leurs fontaines, et à renoncer aux sources qui me paraîtront de mauvaise qualité. Mais lorsque les circonstances ne permettent pas de changer la nature des eaux, je suis intimement persuadé que l'usage journalier des sels iodurés, à la dose d'un décigramme à cinq décigrammes par kilogramme, remplira admirablement le but que l'on doit atteindre. Nos fabriques d'iodure de potassium peuvent livrer des sels convenablement iodurés au même prix que les sels ordinaires, peut-être même à des prix inférieurs ; leur introduction dans les pays à goître, comme remède, ne peut soulever aucune répugnance, ni par son prix, ni par sa qualité, qui sera au moins égale aux meilleurs sels du commerce. Nous aurons donc là un remède simple, pratique, et qui ne pèsera en rien sur le Trésor, ou, tout au moins, pour une somme tout à fait insignifiante.

» Aux personnes qui pourraient craindre que ces sels aient une influence fâcheuse sur l'organisation ou sur certaines fonctions, je répondrai que la dose d'iodure introduite ainsi dans l'alimentation sera encore inférieure à celle que prennent, sans s'en douter, les habitants des bords de la mer, qui vivent de poissons, de mollusques, et à celle que contiennent les sels provenant des sources salines de certaines provinces de la chaîne des Cordillères, et qui sont journellement employés par une population considérable. Au rapport de M. Boussingault, ces sels sont exportés dans les pays à goître où ils sont généralement employés pour guérir ces maladies endémiques ou pour s'en préserver, et personne n'a jamais ouï dire que leur usage ait donné lieu à des accidents de quelque nature que ce soit.

» D'autre part, les sels de soude, imparfaitement purifiés, ont été fréquemment mélangés à Paris aux sels ordinaires ; leur introduction a été défendue, non pas parce qu'ils avaient produit des accidents, mais simplement parce que l'on craignait que leur usage pût entraîner des inconvénients. Mais si ces sels étaient destinés à l'alimentation et à la guérison des populations qui en auraient besoin, il serait extrêmement facile de les livrer purs et de les ramener à une dose ou un titre constant d'iodure de potassium.

» Jusqu'à présent, toutes mes expériences ont été faites avec du sel ordinaire, auquel j'ai ajouté des quantités déterminées d'iodure de potassium, cinq dix-millièmes à un millième au plus. Il n'est jamais survenu d'accident ou d'indisposition qu'on pût rapporter à leur emploi, qui a amené, à la longue, la diminution et la guérison du goître, lorsque cette affection se trouvait dans les conditions où la résorption de la tumeur pouvait encore avoir lieu : je ne doute nullement que ce moyen ne suffise à préserver les populations et à guérir les cas de goître qui ne sont ni kysteux ni sarcomateux, tous ceux enfin qui n'ont pas subi une dégénérescence des tissus. »

Nous n'avons pas besoin d'insister de nouveau sur l'intérêt qui s'attache à une prompte solution des questions relatives à l'origine et à la destruction du goître et du crétinisme endémiques. S'il a été beaucoup fait déjà par les efforts individuels des savants, il importe que ces études soient reprises de plus haut et avec plus d'ensemble. L'exemple donné avec tant d'éclat par le roi de Sardaigne ne pouvait demeurer stérile, et le gouvernement de notre pays n'a pas hésité à le suivre dans cette voie. Une circulaire ministérielle, du 17 novembre 1851, prescrivit à tous les Conseils d'hygiène et de salubrité une enquête dont les résultats, sans répondre complétement à toutes les questions posées, ont cependant répandu quelques lumières sur ce sujet, qui intéresse à un si haut degré la santé publique, au point de vue surtout de la statistique du goître et du crétinisme en France avant l'annexion de la Savoie. Nous allons faire connaître ces premières données, qui devront être étendues et complétées par une enquête nouvelle comprenant les nouveaux départements de l'empire.

D'après la nature des réponses adressées soit par les préfets, soit par les Conseils d'hygiène, on peut diviser les départements en quatre catégories : la première se composant des départements où le goître existe à l'état endémique ; la deuxième se composant des départements où on l'a regardé comme seulement sporadique, le nombre des cas reconnus ne suffisant pas pour caractériser une endémie ; la troisième se composant des départements où l'on n'a rencontré que des cas isolés et peu nombreux ; la quatrième se composant des départements dont les réponses ont été entièrement négatives.

1° *Départements où le goître existe à l'état endémique.* — Ces départements, au nombre de trente-quatre, sont les suivants :

Ain.	Garonne (Haute-).	Puy-de-Dôme.
Aisne.	Hérault.	Pyrénées (Hautes-).
Allier.	Isère.	Pyrénées (Orientales-).
Alpes (Basses-).	Jura.	Rhin (Bas-).
Alpes (Hautes-).	Loire (Haute-).	Rhin (Haut-).
Ardèche.	Marne	Rhône.
Ariége.	Marne (Haute-).	Saône (Haute-).
Aveyron.	Meurthe.	Saône-et-Loire.
Corrèze.	Meuse.	Seine-Inférieure.
Dordogne.	Moselle.	Vosges.
Drôme.	Nièvre.	
Gard.	Orne.	

Parmi ces départements que nous avons énumérés par ordre alphabétique, quelques-uns sont atteints par l'endémie dans toute leur étendue; d'autres ne présentent la forme véritablement endémique que dans un ou deux arrondissements ; dans d'autres la maladie ne frappe que dans quelques cantons, et sur quelques communes seulement dans un certain nombre d'autres. Comme dans tous ces départements le goître se montre à la fois sous la forme sporadique et sous la forme endémique, et que cette distinction n'a pas été établie partout avec le même soin, nous ne croyons pas pouvoir les classer au même point de vue du nombre des goîtreux qu'ils renferment, eu égard à leur population. Une classification faite d'après les données que nous possédons à cet égard serait très inexacte, et donnerait une idée tout à fait fausse des caractères que présente la maladie dans les différentes localités où elle sévit : ainsi, nous verrons dans tel département, l'Allier par exemple, les Conseils déclarer que le goître se montre sous la forme franchement endémique dans trois ou quatre communes, et n'indiquer aucun chiffre pour le nombre de cas sporadiques qu'ils ont pu rencontrer ailleurs.

Les trois catégories suivantes dans lesquelles nous avons cherché à faire entrer les autres départements de la France, sont établies d'une manière tout à fait arbitraire ; chaque département se trouve dans l'une ou l'autre, suivant que les réponses des Conseils ou des autorités civiles ont été plus ou moins explicites.

2° Ainsi, la *deuxième catégorie* se compose des départements suivants :

Aube.	Aude.
Cantal.	Charente.
Charente-Inférieure.	Lozère.
Maine-et-Loire.	Oise.

Dans tous ces départements, on a trouvé des cas de goître assez nombreux, dans le Cantal surtout (2000 sur 280 000 habitants environ) ; mais dans chaque arrondissement, on déclare que ces cas sont répartis sur un trop grand nombre de localités pour qu'on puisse regarder le goître comme endémique.

3° *Départements où l'on n'a signalé qu'un petit nombre de cas isolés.* — Ce sont les suivants :

Cher.	Landes.	Seine.
Corse.	Loire-Inférieure.	Seine-et-Oise.
Côte-d'Or.	Loiret.	Sèvres (Deux-).
Côtes-du-Nord.	Lot-et-Garonne,	Tarn-et-Garonne.
Creuse.	Manche.	Var.
Doubs.	Morbihan.	Vaucluse.
Eure.	Nord.	Vienne.
Indre.	Pas-de-Calais.	
Indre-et-Loire.	Pyrénées (Basses-).	

4° *Départements dont les tableaux sont simplement négatifs.*

Ardennes.	Ille-et-Vilaine.	Somme.
Bouches-du-Rhône.	Loir-et-Cher.	Tarn.
Calvados.	Loire.	Vendée.
Eure-et-Loir.	Lot.	Vienne (Haute-).
Finistère.	Mayenne.	Yonne.
Gers.	Sarthe.	
Gironde.	Seine-et-Marne.	

Nous aurions voulu établir une classification d'après le nombre d'arrondissements où l'on a rencontré le goître endémique dans chaque département ; mais de cette manière on arriverait encore à une appréciation tout à fait inexacte, car tel département, comme la Haute-Marne par exemple, n'a que huit localités où l'on trouve des goîtreux en assez grand nombre pour que la maladie y soit regardée comme endémique, et ces huit localités sont disséminées dans les trois arrondissements ; tandis que dans l'Isère, un seul arrondissement sur quatre est atteint par l'endémie : mais toutes les communes de cet arrondissement sont signalées comme renfermant des goîtreux.

Aussi croyons-nous devoir classer les départements non suivant le nombre de goîtreux qu'ils renferment sur leur territoire, mais suivant le nombre de localités où l'on observe le goître endémique.

En partant de ce point de vue, voici l'ordre dans lequel on peut les ranger.

STATISTIQUE DU GOITRE EN FRANCE

D'après les réponses des Conseils d'hygiène à la circulaire ministérielle du 17 juin 1852.

DÉPARTEMENTS.	POPULATION.	GOITREUX.	PROPORTION	OBSERVATIONS.
Puy-de-Dôme	585 558	15728	1 sur 37	Ce chiffre représente la totalité des cas existant dans le département.
Hautes-Alpes	132 584	2440	1 54	Tous les cas isolés ne sont pas compris dans ce nombre, les cas isolés et répartis dans trois arrondissements ne sont pas compris.
Isère.	218 334	3408	1 64	Id., id.
Hautes-Pyrénées . .	244 196	3611	1 67	Totalité des cas : les chiffres indiqués par le préfet diffèrent pour quelques localités.
Basses-Alpes	156 055	1430	1 109	Ce chiffre est de beaucoup au-dessous de la réalité (note des Conseils).
Cantal.	257 423	2096	1 123	Chiffre représentant la totalité des cas.
Meurthe.	444 594	2091	1 212	Au-dessous de la réalité (on ne désigne pas les cas isolés).
Rhône.	500 831	2164	1 231	On ne signale pas les cas isolés.
Aisne	542 213	2137	1 254	Chiffre approximatif représentant la totalité des cas.
Jura.	316 884	1140	1 277	Id., id.
Ariége.	266 607	795	1 335	On n'indique pas le nombre des cas isolés.
Corrèze	306 480	875	1 350	Chiffre approximatif indiquant la totalité des cas.
Haute-Marne.	257 567	600	1 429	Id., id.
Vosges.	352 619	805	1 438	On n'indique pas le nombre des cas isolés.
Haute-Garonne . . .	468 153	958	1 488	Chiffre représentant les goitreux d'un seul arrondissement. On ne dit pas s'il y a des cas isolés.
Drôme.	311 551	567	1 549	Chiffre approximatif représentant la totalité des cas.
Haut-Rhin.	464 775	756	1 614	Ce chiffre est de beaucoup au-dessous de la réalité (note de la préfecture).
Bas-Rhin	620 113	864	1 717	On n'indique pas le nombre des cas isolés.
Pyrénées-Orientales.	173 592	231	1 751	Les cas isolés (ils sont nombreux) ne sont pas compris dans ce chiffre.
Aveyron.	375 083	495	1 757	Id., id.
Gard.	376 062	496	1 758	Id., id.
Vaucluse.	251 080	299	1 839	Chiffre représentant la totalité des cas.
Doubs.	275 997	279	1 989	Chiffre représentant la totalité des cas (exagéré, note de la préfecture).
Dordogne	405 477	380	1 1067	Chiffre approximatif représentant la totalité des cas.
Haute-Loire.	298 137	268	1 1112	Les cas isolés ne sont pas signalés.
Vienne.	294 240	258	1 1140	Totalité des cas.
Marne.	356 623	263	1 1360	Id.
Moselle	440 312	319	1 1377	Les cas isolés ne sont pas signalés.
Charente.	367 893	265	1 1387	Totalité des cas.
Creuse.	298 029	194	1 1536	Id.
Saône-et-Loire . . .	551 643	358	1 1540	Id.
Var	229 060	147	1 1558	Id.
Ain	355 694	227	1 1566	Les cas isolés ont été négligés.
Orne.	442 072	280	1 1578	Les cas isolés ne sont pas signalés.
Aube	258 180	147	1 1755	Chiffre représentant la totalité des cas.
Côte-d'Or	393 316	221	1 1779	Id., id.
Meuse.	326 372	182	1 1793	Id., id.
Pas-de-Calais. . . .	685 021	342	1 2002	Id., id.
Seine-et-Oise	470 948	217	1 2170	Id., id.
Deux-Sèvres.	310 203	115	1 2697	Id., id. (Chiffre exagéré).
Maine-et-Loire. . .	488 472	181	1 2698	Totalité des cas.
Seine-Inférieure . .	737 197	254	1 2902	Ce chiffre représente les cas d'un seul arrondissement. Les cas isolés ne sont pas signalés.
Hérault	367 345	123	1 2986	Ce chiffre comprenant la totalité des cas.
Loire-Inférieure. . .	486 806	128	1 3803	Id. id.
Corse	221 463	43	1 5150	Id. id.
Nièvre.	305 346	50	1 6106	Ce chiffre représente les cas réunis dans une seule localité. Les cas isolés ne sont pas signalés.

DÉPARTEMENTS.	POPULATION.	GOITREUX.	PROPORTION.	OBSERVATIONS.
Allier.	»	»	»	Quelques cas dans quatre communes. Leur nombre n'est pas indiqué, non plus que celui des cas isolés.
Ardèche.	»	»	»	Assez nombreux; la proportion varie entre 1/8e et 1/50e. Les pièces officielles n'indiquent aucun chiffre.
Oise	»	»	»	Cas assez nombreux. Pas de chiffres indiqués.
Haute-Saône	»	250	»	Chiffre donné comme seulement probable.
Lozère.	»	»	»	Quelques cas. On ne fixe aucun chiffre.
Ardennes	»	»	»	Pour ce département et les suivants les réponses ne portent d'autre mention que celle ci : Le goître endémique n'existe pas dans le département.
Aude.	»	»	»	
Bouches-du-Rhône..	»	»	»	
Calvados.	»	»	»	
Charente-Inférieure.	»	»	»	
Cher	»	»	»	
Côtes-du-Nord. . . .	»	»	»	
Eure.	»	»	»	
Eure-et-Loire	»	»	»	
Finistère.	»	»	»	
Gers.	»	»	»	
Gironde	»	»	»	
Ille-et-Vilaine . . .	»	»	»	
Indre	»	»	»	
Indre-et-Loire. . . .	»	»	»	
Landes.	»	»	»	
Loir-et-Cher	»	»	»	
Loire.	»	»	»	
Loiret	»	»	»	
Lot	»	»	»	
Lot-et-Garonne. . .	»	»	»	
Manches	»	»	»	
Moyenne.	»	»	»	
Morbihan	»	»	»	
Nord.	»	»	»	
Basses-Pyrénées. . .	»	»	»	
Sarthe.	»	»	»	
Seine	»	»	»	
Seine-et-Marne . . .	»	»	»	
Somme	»	»	»	
Tarn.	»	»	»	
Tarn-et-Garonne . .	»	»	»	
Vendée	»	»	»	
Haute-Vienne	»	»	»	
Yonne.	»	»	»	

Bibliographie. — *Traité du goître et du crétinisme*, par Fodéré. Paris, an VIII. — *Mémoire sur le goître et le crétinisme*, par Ferrus, *suivi de la discussion dans le sein de l'Académie impériale de médecine*. Paris, 1852, 2 parties, in-8. — *Traité du goître et du crétinisme, suivi de la statistique des goîtreux et des crétins dans le bassin de l'Isère en Savoie, dans les départements de l'Isère, des Hautes-Alpes et des Basses-Alpes*, par B. Niepce. Paris, 1852, 2 vol. in-8.—*Rapport de la commission créée par S. M. le roi de Sardaigne pour étudier le crétinisme*. Turin, 1848.—*Observations sur le recensement des personnes atteintes de goître et de crétinisme dans les diocèses de Chambéry et de Maurienne*, par Mgr Al. Billiet, archevêque de Chambéry.—*Nouveau recueil de faits et observations sur les eaux de Challes en Savoie*, par le docteur Domenget. Chambéry, 1845.— *De l'influence de la qualité des eaux sur la production du goître et du crétinisme*, par M. Bouchardat (*Annuaire des eaux de la France*, Paris, 1851, in-4).—*Quatre rapports sur les causes du goître et du crétinisme*, par M. Grange (*Archives des missions scientifiques*, décembre 1850). — *Recherches sur la cause qui produit le goître dans la Cordil-

lère de la Nouvelle Grenade, par M. Boussingault (*Ann. de chimie et de physique*, t. XLVIII, p. 55.)—*Recherches sur les causes du goître et du crétinisme*, par M, Grange (*Ann. de chimie et de phys.*, t. XXVI, p. 129.)—*Analyse des eaux de la vallée de l'Isere sur les terrains talqueux, anthracifères et crétacés*, par M. Grange (*Ann. de chimie et de phys.*, 3e série, t. XXIV, p. 364). — *Rapport sur les recherches de M. le docteur Grange, relatives aux causes du crétinisme et du goître, et au moyen d'en préserver les populations*, par M. Élie de Beaumont (*Comptes rendus des séances de l'Académie des sciences*, t. XXXII, avril 1851). — *Programme d'une enquête sur le goître et le crétinisme endémiques, adressé au nom du Comité consultatif d'hygiène publique*, par le ministre de l'agriculture et du commerce aux Conseils d'hygiène et de salubrité (17 novembre 1851). — *Recherches sur l'iode dans l'air, les eaux, le sol et les produits alimentaires des Alpes de la France et du Piémont*, par M. Chatin (*Bulletin de l'Académie de médecine*, 1852, t. XVII, p. 341 ; t. XVIII, p. 609). — *Du goître à Strasbourg. Recherches statistiques et médicales*, par G. Tourdes (*Gaz. méd. de Strasbourg*, juillet 1854). — *Statistique du goître et du crétinisme dans le département du Bas-Rhin* (*ibid.* 1852). — *Du goître endémique dans le département de la Seine-Inférieure. Réflexions sur l'étiologie de cette maladie*, par Vingtrinier (*Ann. d'hyg. et de méd. lég.*, t. L, p. 380 et t. I, 2e série, p. 32). — *Études géographiques et statistiques sur le crétinisme et le goître*, par M. Boudin (*Ann.*, 2e série, t. VII, p. 46). — *Traité du goître et du crétinisme, et des rapports qui existent entre ces deux affections*, par le docteur Fabre de Meironnes. Paris, 1857.

GOUDRON. — On donne le nom de *goudron* à un produit complexe, qui est composé, d'après Berzelius, d'une huile pyrogénée, mêlée à de l'huile de térébenthine, à de la colophane, à de l'acide acétique et à des résines pyrogénées. On obtient ce produit par la distillation étouffée des bois résineux.

Le goudron a été désigné sous différents noms, tels que *brai gras*, *brai liquide*, *tare*, *poix navale*, etc.

On a donné par extension le nom de *goudron* à des produits naturels, au malthe, au pétrole, etc., et ceux de *goudron de houille*, *goudron* et *huile de charbon de terre*, à ces produits que l'on obtient de la distillation à vases clos du charbon de terre.

Le mode de fabrication du goudron et les appareils qu'on emploie ne sont pas les mêmes ; en général, ils sont assez simples, et dans les forêts ils consistent en des fourneaux plus ou moins élevés, construits en briques, et qui sont munis de récipients pour recevoir le goudron. On emploie en Allemagne un cylindre de tôle muni à la partie inférieure d'une gouttière, et fermé hermétiquement par le haut. Après avoir chargé ce cylindre qui se trouve placé au milieu d'un autre cylindre construit en maçonnerie, on fait le feu entre ces deux cylindres ; alors on recueille, au commencement de l'opération, un liquide résineux qui a été appelé *bile de goudron*. Cette matière, laissée en repos, offre à sa surface un liquide peu coloré, qui donne par sa distillation avec l'eau une espèce d'huile de térébenthine infecte, qui dépose dans le vase distillatoire un résidu analogue à la poix blanche. Ensuite le goudron s'obtient. Le goudron de bonne qualité doit posséder les caractères suivants : couleur jaune d'or, liquide et visqueux, doux au toucher et conservant longtemps sa mollesse.

Les usages de ce produit sont nombreux : on l'emploie pour enduire les bois, les cordes, les métaux, afin de les préserver de l'humidité ; il sert à recouvrir les carènes de vaisseaux ; dans ce cas, on l'applique à chaud et sur des surfaces sèches. Le goudron, mêlé à des substances terreuses ou à de la chaux, sert à faire des mastics, des ciments imperméables à l'eau. On se sert également d'une eau goudronnée dans l'opération du tannage. Le goudron est employé en médecine et dans l'art vétérinaire.

Il existe une autre espèce de goudron appelée *goudron de houille*, qui s'obtient en France lors de la carbonisation à vase clos pour préparer le coke, ou bien lors de la distillation de la houille pour obtenir le gaz de l'éclairage.

Parmi les nombreux produits qui sont le résultat de la distillation de la houille pour la fabrication du gaz hydrogène, il en est un qui ressemble à de l'huile bitumineuse, ou, pour parler plus exactement, à du goudron, ce qui lui a mérité le nom de goudron minéral, *coal tar* des Anglais. Ce goudron étant très volatil, il se sépare du charbon en même temps que le gaz, et se condense dans des appareils particuliers immédiatement après sa sortie des cornues ; le gaz en entraîne cependant une petite portion qui se dépose, soit dans l'eau de lavage lorsqu'on emploie ce moyen de purification, soit dans l'eau dans laquelle plonge le gazomètre. L'odeur de cette substance est des plus fortes et des plus pénétrantes ; cette odeur se communique à celle du gazomètre, et s'unissant à l'odeur de l'hydrogène sulfuré, autre produit de la distillation, il en résulte des inconvénients considérables pour le voisinage ainsi que pour les eaux d'alentour. C'est ce procédé qui a été employé récemment comme désinfectant.

Les établissements qu'on appelle *pigoulières*, et où l'on opère la fusion du goudron pour le carénage des navires, n'ont pas été, par le Conseil du Havre, rangés dans la série des établissements insalubres de première classe, attendu que dans les *pigoulières* on se sert du goudron tout préparé, qu'on fait fondre seulement pour les besoins de la navigation. Aussi le Conseil, ayant été consulté sur l'établissement d'une pigoulière mobile, répondit que les vapeurs empyreumateuses qui s'élèvent d'un pareil établissement n'ont aucun caractère insalubre, et qu'on pourrait atténuer les dangers d'incendie en offrant les conditions suivantes : 1° de construire le bateau complétement en tôle; 2° d'édifier le fourneau en forte maçonnerie, et de le disposer de manière que le goudron en ébullition ne pût s'épancher dans le foyer; 3° de ne jamais conserver à bord du bateau plus de deux barils de goudron en approvisionnement; 4° d'amarrer fortement et au moyen de chaînes, et au milieu du canal dit de Vauban; 5° d'exhausser la cheminée de 3 mètres au-dessus du pont des navires environnants à marée haute. Le même Conseil du Havre autorisa sans condition l'établissement d'une fabrique de colle marine. Cette colle est le résultat d'un mélange d'huile de goudron, de gomme laque et de caoutchouc; elle s'obtient à vases clos et au moyen d'un générateur à vapeur. Ce genre d'industrie qui, à cause du danger d'incendie, pourrait être admis dans la catégorie des établissements insalubres de troisième classe, n'offre absolument rien de nuisible.

Enfin, nous terminerons en donnant les conditions exigées par le Conseil d'hygiène de l'arrondissement du Havre à propos d'une fabrique de goudron, de brai et de vernis. Cet établissement fut considéré comme insalubre de première classe. Un isolement absolu put le faire autoriser dans la commune de Graville, aux conditions suivantes : 1° les bâtiments devant servir à l'exploitation devront être solidement bâtis et les murailles auront au moins 33 centimètres d'épaisseur; 2° les fourneaux destinés à la fusion offriront la même solidité; 3° la fusion des substances employées aura toujours lieu dans des vases clos; 4° les bouches des fourneaux par lesquelles on introduira les combustibles seront placées à l'extérieur. — *Voy.* DÉSINFECTION, GAZ DE L'ÉCLAIRAGE, HOUILLE.

GRAISSES (FONTE ET EXTRACTION DES CORPS GRAS). — La fonte des graisses à feu nu, qui répand une très mauvaise odeur et offre le danger du feu, est rangée dans la première classe des établissements insalubres. La fonte des graisses au bain-marie n'est pas classée.

L'extraction de l'huile et des corps gras contenus dans les eaux savonneuses des fabriques nécessite des règles qui ont été bien tracées par le Conseil central de salubrité du département du Nord :

1° Les eaux savonneuses seront neutralisées par l'acide sulfurique chaque jour après leur introduction dans l'usine.

2° Les presses pour l'extraction des matières grasses seront placées sous une hotte en communication avec la cheminée par un conduit offrant au moins une ouverture d'un quart de mètre carré.

3° La cheminée aura au moins 25 mètres de hauteur.

4° Les eaux formant résidu ne seront pas introduites sur la voie publique, et avant de pénétrer dans la rivière, seront neutralisées par la chaux, attendu que, fortement acides, elles feraient mourir le poisson et seraient impropres à l'irrigation.

Bibliographie. — *Rapport sur les travaux du Conseil central de salubrité du dépar-*

tement du Nord, pendant les années 1847, 1848 *et le premier semestre de* 1849. Lille, 1849.

GRAS-DOUBLE. — *Voy.* ABATTOIRS.

GRAVES. — *Voy.* MORUES.

GRENIER. — *Voy.* BLÉ.

GRILLAGE. — Le grillage des tissus de coton par le gaz offre peu d'inconvénient lorsque l'opération se fait en petit, et les ateliers où il se pratique sont rangés dans la troisième classe des établissements incommodes.

Pour le grillage des minerais, *voy.* CUIVRE, FER, MINES, PLOMB, ZINC.

GRIPPE. — La grippe est une maladie qui intéresse l'hygiène publique, et par son caractère épidémique, et parce qu'elle a plusieurs fois, dans des lieux différents, précédé l'apparition plus ou moins prochaine du choléra.

De même que ce fléau pestilentiel, la grippe s'est montrée en Europe sur les points les plus variés sous le rapport de la situation géographique et de la nature du sol.

Cette maladie (fièvre catarrhale épidémique, *influenza*) est caractérisée le plus ordinairement par un catarrhe bronchique ou une angine, et toujours par des douleurs musculaires et un affaissement considérable des forces.

La grippe, dans sa forme la plus simple et la plus commune, s'annonce en général, après quelques jours de malaise, par une lassitude excessive et un affaiblissement musculaire considérable ; de la céphalalgie, des douleurs vagues dans les membres, des crampes légères, de l'anorexie, quelquefois des vomissements, de l'enchifrènement, du larmoiement, un mal de gorge un peu intense, une toux sèche et fatigante, des frissons passagers suivis de chaleur et d'un mouvement fébrile très modéré. La toux augmente et devient quelquefois très violente, tandis que dans d'autres circonstances elle est à peine incommode. Elle se renouvelle par quintes accompagnées de dyspnée et assez longues. Une sensation très pénible de constriction s'étend du sternum à la partie postérieure de la poitrine. Le coryza et l'ophthalmie ajoutent souvent à la douleur de tête lorsqu'elle persiste. L'angine s'accompagne parfois de douleurs d'oreilles. La bouche est mauvaise, la langue humide et peu chargée ; la constipation est habituelle. Des douleurs musculaires, souvent très vives, se font sentir, soit dans le cou, soit dans les reins, soit dans les parois de la poitrine, où elles ont le caractère d'une véritable pleurodynie. Les crampes deviennent quelquefois très fortes, au point de rappeler celles du choléra. Le pouls est très variable, rarement très fort, quelquefois à peine accéléré. L'enchifrènement et l'angine donnent à la voix un caractère de raucité; elle est même dans certains cas complétement éteinte. La toux, d'abord sèche, devient plus humide, et des crachats muqueux, de plus en plus épais, annoncent la résolution du mal ; on peut alors entendre à l'auscultation quelques râles muqueux peu abondants. Les narines s'humectent et sont souvent le siége d'un écoulement de sang. Dans les cas les plus simples, après cinq ou six jours, quelquefois plus tôt, les accidents diminuent d'intensité d'une manière progressive ; le mal de tête et la dyspnée disparaissent complétement; la toux cesse, et la maladie est terminée dans l'espace d'un à deux septénaires. La guérison est, dans quelques cas, précédée de quelques phénomènes critiques, tels que des épistaxis, des urines sédimenteuses, une légère diarrhée, des sueurs, plus rarement une éruption vésiculeuse à la peau. Dans tous les cas, la faiblesse générale persiste pendant un temps assez long à un degré très marqué.

La grippe peut être caractérisée par la prédominance de tel ou tel groupe de symptômes. Les deux formes principales sous lesquelles elle se présente sont : la grippe nerveuse et la grippe inflammatoire ou catarrhale. Dans la première, la céphalalgie persistante et excessive, une altération notable des traits, la prostration, la faiblesse musculaire, les douleurs vagues, la dyspnée, la sensation de resserrement à l'épigastre, sont les phénomènes les plus saillants. La toux manque souvent, ou bien elle est rare et sèche; il y a quelquefois des vomissements, surtout chez les femmes: la fièvre est presque nulle. Dans la seconde, au contraire, le frisson initial et la chaleur sont très marqués, le pouls souvent développé ; le coryza, l'angine, l'ophthalmie, l'enrouement, le catarrhe bronchique caractérisent surtout la maladie et atteignent le plus haut degré d'intensité. Dans des cas plus rares, un état saburral assez marqué domine les autres symptômes.

Les complications de la grippe sont fréquentes, et c'est à elles qu'est due la mortalité souvent assez élevée de quelques épidémies. La plus remarquable est la pneumonie, qui, dans un grand nombre de cas, succède ou s'ajoute au catarrhe de la grippe. Ces pneumonies, dans lesquelles les signes spéciaux manquent, resteraient souvent latentes si l'on ne se tenait en garde contre leur développement. On voit quelquefois les douleurs s'exaspérer et prendre le caractère d'un rhumatisme aigu, et la céphalalgie se lier à des congestions cérébrales plus ou moins graves. Mais les complications les plus graves de la grippe sont certaines affections chroniques des voies respiratoires, sur lesquelles son influence se fait sentir d'une manière funeste ; la phthisie, dont elle accélère la marche ou dont elle hâte le développement ; le catarrhe pulmonaire chronique et l'asthme, qu'elle exaspère et qui déterminent quelquefois une suffocation mortelle. Plusieurs maladies anciennes du système nerveux et de la moelle semblent s'aggraver aussi sous l'influence des épidémies de grippe.

La convalescence de la grippe, même en dehors de toute complication, est toujours lente à cause de la persistance de la faiblesse générale ; elle est quelquefois traversée par des rechutes ou du moins par le retour des douleurs musculaires, lorsque l'on se fie imprudemment à une guérison incomplète.

Quant aux altérations anatomiques de la grippe, elles se bornent à une injection et au boursouflement de la membrane muqueuse nasale et bronchique, et rarement à la formation de fausses membranes, peu épaisses dans les bronches. La pneumonie, que l'on rencontre si souvent chez les sujets qui succombent, offre les caractères ordinaires des pneumonies catarrhales.

La grippe est exclusivement épidémique. Quoique plus spécialement propre au centre et au nord de l'Europe, elle paraît avoir pris dans certaines circonstances une extension presque générale, et avoir suivi, dans ces derniers temps, à peu près exactement la marche du choléra. Les apparitions ont été fréquentes, particulièrement en France et à Paris, et la constitution épidémique sous l'influence de laquelle elle a pris naissance a souvent paru liée à une exagération dans les vicissitudes atmosphériques. Les épidémies sont en général de courte durée, et quelquefois seulement accompagnées ou précédées d'épizooties. La grippe n'est pas contagieuse ; elle se développe sans l'intervention de causes prédisposantes bien manifestes.

La grippe est suffisamment distincte, soit de la courbature et de la fièvre éphémère par sa durée, soit de la bronchite, de l'angine ou du coryza simple, par les symptômes nerveux particuliers. Mais c'est surtout par le caractère épidémique qu'elle se spécialise tout à fait : or, ce caractère est d'autant plus marqué qu'elle attaque toujours un très grand nombre d'individus. On remarque aussi que l'épidémie est annoncée par la difficulté que les convalescents éprouvent à se remettre de toute espèce de maladie aiguë, et surtout de celles qui atteignent la poitrine. Quant à la gravité de la grippe, elle est nulle pour la forme simple, qui ne peut en acquérir que par la lenteur trop grande du rétablissement des forces. Mais les complications sont assez fréquentes et assez graves pour rendre encore trop forte la mortalité qu'entraînent les épidémies de grippe. L'existence d'affections chroniques des organes respiratoires, la prédisposition à la tuberculisation, le développement d'une pneumonie compliquante, sont autant de circonstances qui doivent rendre le pronostic fâcheux. Les signes qui s'y rapportent soit dans la marche, soit dans la forme de la grippe, sont nombreux et faciles à saisir. La dyspnée excessive, la fréquence et la persistance de la toux, l'aphonie, les paroxysmes fébriles, et enfin les signes physiques spéciaux fournis par l'auscultation et la percussion, sont les principaux éléments de ce pronostic.

La grippe simple cède facilement au repos du lit, à la diète, à l'usage des boissons chaudes émollientes et diaphorétiques ; une ou plusieurs saignées générales suivies d'un vomitif ou de légers laxatifs, dans la forme inflammatoire ; des bains, des révulsifs, des cataplasmes, des ventouses ou des sangsues pour les cas de douleurs locales vives dans la forme nerveuse, s'opposent avantageusement aux principaux symptômes. Parmi les complications, la pneumonie prise dès le début cède au traitement antiphlogistique ; la suffocation due à l'exaspération d'un catarrhe chronique ou d'un asthme doit être combattue par les vomitifs ; les autres accidents réclament des traitements spéciaux.

Il n'existe, au point de vue de l'hygiène publique et de la salubrité, aucune indication prophylactique, aucune mesure particulière à prendre contre la grippe.

GROLLES. — *Voy.* CAILLOUTEURS.

GUANO. — *Voy.* ENGRAIS, VOIRIES.

GUTTA-PERCHA. — *Voy.* CAOUTCHOUC.

HABITATIONS. — L'hygiène n'a pas seulement à s'occuper des habitations dans l'intérêt de ceux qui y ont établi leur demeure, elle n'a pas seulement à protéger le citoyen contre sa propre inexpérience, le locataire contre l'avidité ou l'inintelligence d'un propriétaire, l'ouvrier contre la spéculation d'un logeur ; la santé publique est encore gravement intéressée à ce que, dans les villes, une surveillance attentive s'exerce sur la manière dont les maisons sont construites, aménagées et peuplées. Partout où il a existé une police, on n'a jamais contesté à celle-ci le droit de surveiller la construction des maisons, de fixer leur élévation, la largeur des rues, de prescrire ces mêmes pratiques d'assainissement dont les épidémies venaient, au moyen âge surtout, rappeler périodiquement les nécessités, et le temps où nous vivons n'a pas été sans renouveler pour nous de semblables exemples. Mais il est un point de la question des habitations, le plus radical sans doute et le plus fertile en résultats, que ces dernières années ont vu soulever et mettre en pratique : nous voulons parler de la question des logements insalubres. Ce dernier sujet fixera surtout notre attention. Nous devons commencer, cependant, par exposer les règles générales qui doivent présider au choix ou à la construction des habitations, ainsi qu'à la police hygiénique qui les concerne.

Ce sont en général des circonstances indépendantes de la volonté qui fixent le *choix d'une habitation* dans un pays de plaine ou dans un pays de montagne ; mais on choisira, quand ce sera possible, un emplacement d'une élévation moyenne, circonstance aussi avantageuse dans les villes, où l'air circulera plus libre et plus pur que dans les campagnes, où l'on sera plus sûrement à l'abri de ces miasmes que développe l'humidité malsaine entretenue par les cours d'eau, les mares, les chemins creux. M. Odier a trouvé que la probabilité de la vie était plus grande à Genève, dans la partie la plus élevée de la ville, que dans la basse ville ; et en Algérie, la plaine de la Mitidja est un foyer d'épidémies meurtrières, tandis que les contrées élevées qui l'environnent jouissent d'une grande salubrité. Aussi peut-on presque affirmer d'une manière générale, que le degré de salubrité des établissements ou des villes est en rapport avec l'échelle d'élévation des localités.

D'un autre côté, dans les montagnes proprement dites, la vivacité et peut-être la pureté même de l'air ne peuvent pas toujours être supportées par ceux qui n'en ont pas contracté l'habitude dès l'enfance, et la nécessité de gravir et de descendre sans cesse des plans fortement inclinés peut avoir par elle-même de graves inconvénients.

L'*exposition d'une habitation* est importante à considérer. Cependant il est impossible d'établir à ce sujet des règles absolues, presque tout étant relatif et dépendant des circonstances de climat ou de localité. Seulement on doit partout avoir égard aux conditions suivantes : le soleil, les vents qui règnent habituellement, et la nature des localités environnantes.

Ainsi on a remarqué que, dans les pays septentrionaux ou élevés, les ouvertures des habitations regardent, en général, le midi, tandis que les peuples méridionaux, surtout dans les vallées, ont les portes de leurs demeures dirigées vers le nord. En général, dans nos climats tempérés, l'exposition du midi, bien qu'elle rende la chaleur fort incommode à supporter pendant deux ou trois mois de l'année, est meilleure que celle du nord. Cependant une exposition mixte, telle que le sud-est, sera souvent préférable.

Hippocrate avait déjà signalé les inconvénients des vents d'ouest qui arrivent en Europe, chargés du froid humide qu'ils ont puisé sur de vastes mers, et qui exposent les ouvertures des habitations à recevoir le plus directement possible les pluies qui les accompagnent ordinairement.

On prendra en considération, dans les pays de montagnes ou simplement accidentés, les directions locales que donnent aux vents les gorges, les vallées, les abris que l'on peut trouver au penchant d'une montagne ou d'un coteau.

Les conditions de salubrité des pays voisins seront également observées. Ainsi on évitera de se tenir sous le vent de marais, d'étangs, de ruisseaux propres à développer des fièvres intermittentes. Les miasmes paludéens sont souvent portés à de grandes distances; il importe, dans ce cas, par la direction des fenêtres de l'habitation, ou seulement en s'abritant à l'aide d'un coteau ou d'un pli de terrain, de se tenir le moins exposé possible aux vents qui pourraient souffler dans une telle direction.

On évitera avec grand soin le voisinage immédiat des canaux, des ruisseaux torrentiels dont le lit se resserre et s'étend alternativement, des rivières à fond plat et parallèlement irrégulier, des prairies soumises aux irrigations. Si les miasmes nuisibles des étangs et des contrées marécageuses s'étendent quelquefois au loin, on remarquera que les miasmes développés par des eaux courantes en suivent presque toujours les bords de très près.

Les Conseils de salubrité de Paris et des départements ont insisté souvent sur la nécessité de soumettre la *construction des maisons* à des règles sanitaires en rapport avec les connaissances acquises sur l'influence que la santé reçoit des habitations et avec les besoins nés de la condensation d'un grand nombre d'individus sur une surface étroite. Ils ont demandé une loi qui réglât les constructions dans les villes, sous le double rapport de la salubrité publique et privée : tant que le législateur n'interviendra pas plus avant qu'il n'a fait jusqu'ici, la santé des citoyens sera livrée à la cupidité des entrepreneurs.

Il faut que les matériaux d'une maison bien construite au point de vue sanitaire aient une grande solidité et soient d'une qualité excellente. Quelques villes doivent à leur voisinage de carrières estimées un très grand avantage; plusieurs n'ont pas le choix. Les pierres doivent être dans un bon état hygrométrique, et être de mauvais conducteurs du calorique : si les murs sont trop minces, ils n'ont pas une résistance suffisante; s'ils ont une trop grande épaisseur, ils restent longtemps humides. De tous les matériaux avec lesquels on peut les construire, les pierres calcaires sont les meilleures, au moins quant à la solidité. La terre à pisé ne présente pas de conditions d'insalubrité particulière.

On revêt d'un enduit les murailles, soit à l'extérieur, soit à l'intérieur. A l'extérieur elles sont blanchies, tantôt à la chaux, tantôt au plâtre, et quelquefois couvertes d'un enduit à l'huile, le plus cher, mais le plus propre et le plus durable de ces récrépissages. Ce dernier est employé dans quelques villes de la Hollande et de la Belgique; il résiste beaucoup à l'action de l'air et de la fumée, et les pluies le nettoient au lieu de l'altérer. Un bon entretien du récrépissage extérieur des murs est une condition importante, non-seulement de bien-être et d'embellissement, mais encore de salubrité. A l'époque du choléra, la plupart des maisons, dans les villes que menaçait l'épidémie, ont été blanchies à la chaux. Nous citerons plus bas un décret datant de quelques années seulement qui contient à cet égard les prescriptions les plus salutaires.

Il est important qu'à l'entretien des appartements les murailles soient recouvertes de tentures de papier, d'étoffes ou de boiseries.

L'emploi de la brique et du bois dans la construction des maisons constitue un danger d'incendie. Depuis quelques années, les charpentes de fer commencent à être employées de préférence pour les édifices publics et même pour les habitations privées. L'inondation de 1840 a montré les inconvénients inhérents aux constructions en pisé dans le voisinage des rivières.

Le sol étant, en général, par lui-même ou par suite des pluies, de la fonte des neiges ou des infiltrations, un foyer d'humidité, il faut, pour la conservation des édifices et pour la santé de ceux qui les habitent, que les logements en soient le plus isolés possible. Le meilleur moyen est d'employer, pour les fondations, des matériaux secs et non hygrométriques, et de construire sur des caves. Lorsque cette dernière précaution n'aura pas été prise, on devra exhausser le rez-de-chaussée, et établir autour de la maison des moyens d'écoulement aussi complets que possible de l'eau pluviale. Nous ne parlerons pas ici de ces habitations souterraines où vivent les ouvriers dans plusieurs villes industrielles, et dont nous aurons à nous occuper plus loin; mais dans les campagnes, il est un grand nombre de manouvreries et même de fermes qui sont assises sur le sol à peine battu. Cette circonstance ne devra pas échapper à l'attention des commissions chargées en province de l'assainissement des logements insalubres. Il est aisé, au moyen d'un carrelage bien uni, supporté par un lit de cailloux aussi épais que possible, de remédier à peu de frais à ce vice de construction. Les parties carrelées, dallées ou pavées, doivent être, en outre, lavées d'autant plus souvent, que l'écoulement des eaux et l'accès de l'air extérieur seront plus faciles; les planchers et les escaliers de bois doivent être essuyés après le lavage. Le lavage, lorsqu'il entraîne à sa suite un état permanent d'humidité, est plus nuisible qu'avantageux. Le plus ordinairement l'eau suffit pour ces lavages ; mais, dans les circonstances d'infection et de malpropreté invétérées, il faut ajouter à l'eau environ 1 pour 100 de son volume d'eau de Javelle.

Nous ne saurions passer sous silence les inconvénients ou plutôt les dangers qui peuvent résulter de l'habitation de maisons trop récemment construites. J.-P. Frank demandait une loi qui défendît l'habitation des maisons avant un an, à partir du jour où elles sont achevées. L'épaisseur des murs, la nature des matériaux employés, les saisons traversées, peuvent faire varier le temps nécessaire pour qu'une maison neuve puisse être habitée sans inconvénient. Dans tous les cas, il serait fort à désirer que l'administration prît une certaine initiative à cet égard. Cependant la commission des logements insalubres, tout en exprimant dans son rapport pour l'année 1851 ce qu'il y a de regrettable dans l'absence de toute règle à cet égard, ne paraît pas croire qu'il soit possible d'établir de règle rigoureuse sur ce sujet.

Il doit exister un rapport déterminé entre la largeur des rues et la hauteur des maisons qui les bordent. Les ordonnances royales et les règlements de voirie qui déterminent la largeur des rues et la hauteur respective des maisons, excellents comme mesure transitoire, sont insuffisants aujourd'hui. Des maisons de 17^{m},55 centimètres de hauteur dans des rues d'une largeur minimum de 10 mètres, cela paraît hors de toute proportion. Un des inconvénients les plus graves de cet état de choses, c'est que les habitants des étages inférieurs de certaines rues, masqués par les maisons qui leur font vis-à-vis, sont encore dans une espèce d'obscurité lorsque le soleil est parvenu au plus haut point de son élévation. Qu'on puisse se passer du soleil dans les pays où ses rayons brûlent au lieu de réchauffer, cela se conçoit ; mais dans nos climats froids ou tempérés, l'action bienfaisante du soleil augmente trop chez nous l'activité organique pour que personne puisse en être privé.

Plus les maisons ont d'étages, plus le nombre des habitants en est considérable, plus aussi les chances de viciation de l'air sont nombreuses, et plus par conséquent les causes d'insalubrité sont multipliées sur un même point. Donc, de deux choses l'une : ou il faut augmenter la largeur des rues, ou il faut diminuer la hauteur des maisons. Le Conseil de salubrité de la Seine a déterminé d'une manière précise le rapport qui doit exister entre les unes et les autres : selon lui, la hauteur de la maison la plus élevée doit être égale à la largeur de la rue ; c'est-à-dire que dans une rue de 15 mètres, le maximum de hauteur des maisons qui bordent cette rue doit être également de 15 mètres ; c'est à peu près ce qui est pratiqué à Londres, et tous ceux qui ont visité cette grande ville savent combien l'excellente disposition et les justes proportions de ses voies publiques excitent vivement l'admiration des étrangers.

Avec des maisons moins élevées, les cours deviennent relativement plus vastes, les étages inférieurs moins humides ; les habitations, en un mot, mieux éclairées, mieux ventilées, et par conséquent plus agréables et plus saines.

La *disposition des cours* aurait besoin d'être surveillée sévèrement. Puissant moyen d'aération et de salubrité, elles peuvent devenir, au contraire, de véritables foyers d'infection. Ne pourrait-on pas fixer, pour elles comme pour les rues, un rapport entre leurs dimensions et la hauteur des bâtiments ? Il faut surtout exiger qu'elles soient pavées et offrent une déclivité suffisante pour l'écoulement des eaux; on ne doit point y souffrir l'établissement de puisards. Il serait aussi fort à désirer que les cours de petites dimensions ne pussent être closes supérieurement par des châssis vitrés, surtout si des moyens de ventilation convenables ne sont pas combinés avec ce mode de couverture.

Les ruisseaux des cours et passages qui reçoivent les *eaux ménagères* et les conduisent à ceux de la rue, doivent être exécutés en pavés, pierres ou fonte, suivant les dispositions locales. Les joints doivent être faits avec soin et les pentes régulières, de manière à permettre des lavages faciles et empêcher toute stagnation d'eau. Il est très important de ne pas laisser accumuler les eaux ménagères dans l'intérieur des habitations, particulièrement pendant la saison chaude. Les cuvettes destinées à l'écoulement de ces eaux doivent être garnies de *hausses*, ou disposées de telle sorte que les eaux projetées à l'intérieur ne puissent jaillir au dehors. Il faut bien se garder de refouler à travers les ouvertures de la grille qui se trouve au fond des cuvettes, les fragments solides dont l'accumulation ne tarderait pas à produire l'engorgement des tuyaux. Quand les tuyaux sont extérieurs, il convient de s'abstenir, pendant les gelées, d'y verser les eaux ménagères; l'engorgement et quelquefois même la rupture de ces tuyaux pourraient en être la conséquence. Enfin, lorsque l'orifice de l'un de ces tuyaux aboutit à une pierre d'évier placée dans une chambre ou dans une cuisine, on doit le tenir soigneusement fermé par un tampon ou par un siphon. Il y a toujours avantage à diriger les eaux pluviales dans les tuyaux de descente de manière à les laver. Dans tous les cas, lorsqu'ils exhalent une mauvaise odeur, on doit les désinfecter avec de l'eau contenant au moins 1 pour 100 d'eau de Javelle.

Une des pratiques les plus fâcheuses dans les usages domestiques, c'est de vider les urines dans les plombs d'écoulement des eaux ménagères. Il serait à désirer que cette habitude cessât partout où elle existe.

L'ordonnance de police du 23 novembre 1853, qui reproduit celle du 20 novembre 1848, et que nous allons citer ainsi que l'instruction annexe du Conseil d'hygiène et de salubrité de Paris, résumera du reste une partie des préceptes que nous venons d'exposer.

ORDONNANCE SUR LA SALUBRITÉ DES HABITATIONS.

Nous, préfet de police,

Considérant que la salubrité des habitations est une des conditions les plus essentielles de la santé publique ;

Considérant que les importants travaux exécutés pour l'assainissement du sol de Paris doivent trouver leur complément dans les mesures de salubrité applicables dans les maisons mêmes ;

Qu'il ne suffirait pas, en effet, d'avoir établi à grands frais un vaste système d'égouts et de distribution d'eau pour le lavage des rues ; d'avoir, par de nombreux percements, facilité la circulation de l'air dans les divers quartiers de la ville, si des mesures analogues et non moins importantes pour la santé publique n'étaient étendues à chaque maison, et plus spécialement à celles qui sont occupées par la population ouvrière ;

En vertu des lois des 14 décembre 1789 (art. 50), 16-24 août 1790, et de l'arrêté du gouvernement du 12 messidor an VIII ;

Vu : 1° l'art. 471, § 15, du Code pénal ; 2° l'ordonnance de police du 20 novembre 1848 sur la salubrité des habitations ; 3° la loi du 13 avril 1850 sur l'assainissement des logements insalubres ; 4° l'avis du Conseil d'hygiène publique et de salubrité du département de la Seine, ordonnons ce qui suit :

Art. 1er. Les maisons doivent être tenues, tant à l'intérieur qu'à l'extérieur, dans un état constant de propreté.

Art. 2. Les maisons devront être pourvues de tuyaux et cuvettes, en nombre suffisant pour l'écoulement et la conduite des eaux ménagères. Ces tuyaux et cuvettes seront constamment en bon état ; ils seront lavés et nettoyés assez fréquemment pour ne jamais donner d'odeur.

Art. 3. Les eaux ménagères devront avoir un écoulement constant et facile jusqu'à la voie publique, de manière qu'elles ne puissent séjourner ni dans les cours, ni dans les allées ; les gargouilles, caniveaux, ruisseaux, destinés à l'écoulement de ces eaux, seront lavés plusieurs fois par jour et entretenus avec soin. Dans le cas où la disposition du terrain ne permettrait pas de donner un écoulement aux eaux sur la rue ou dans un égout, elles seront reçues dans des puisards, pour la construction desquels on se conformera aux dispositions de l'ordonnance de police du 29 juillet 1838 (1).

(1) Le préfet de police croit devoir rappeler au public qu'en vertu de l'article 6 du décret du 26 mars 1852 sur la grande voirie de Paris, toute construction nouvelle, dans une rue pourvue d'égout, doit être disposée de manière à y conduire les eaux pluviales et ménagères.

La même disposition doit être prise pour toute maison ancienne, en cas de grosses réparations, et, en tous cas, avant dix ans.

Art. 4. Les cabinets d'aisances seront disposés et ventilés de manière à ne pas donner d'odeur. Le sol devra être imperméable et tenu dans un état constant de propreté. Les tuyaux de chute seront maintenus en bon état et ne devront donner lieu à aucune fuite.

Art. 5. Il est défendu de jeter ou de déposer dans des cours, allées et passages, aucune matière pouvant entretenir l'humidité ou donner de mauvaises odeurs.

Partout où les fumiers ne pourront être conservés dans les trous couverts ou sur des points où ils ne compromettraient pas la salubrité, l'enlèvement en sera opéré chaque jour avec les précautions prescrites par les règlements.

Le sol des écuries devra être rendu imperméable dans la partie qui doit recevoir les urines; les écuries devront être tenues avec la plus grande propreté; les ruisseaux destinés à l'écoulement des urines seront lavés plusieurs fois par jour.

Art. 6. Indépendamment des dispositions prescrites par les articles qui précèdent, il sera pris à l'égard des habitations, *et notamment de celles qui sont louées en garni*, telles autres mesures spéciales qui seraient jugées nécessaires dans l'intérêt de la salubrité et de la santé publiques.

Il est d'ailleurs expressément recommandé de se conformer à l'instruction du Conseil de salubrité annexée à la présente ordonnance.

Art. 7. Les ordonnances de police des 23 octobre 1819, 5 juin 1834, 12 décembre 1849, 8 novembre 1851, 3 décembre 1829, 27 mai 1845, 27 février 1838, 20 juillet 1838, 31 mai 1842, 5 novembre 1846 et 1er septembre 1853, concernant les fosses d'aisances, les animaux élevés dans les habitations, les vacheries, les puits et puisards, l'éclairage par le gaz dans l'intérieur des habitations, le balayage et la propreté de la voie publique, et tous autres règlements intéressant la salubrité, continueront de recevoir leur exécution dans celles de leurs dispositions qui ne sont pas contraires à la présente ordonnance.

Art. 8. L'ordonnance de police précitée du 20 novembre 1848 est rapportée.

Art. 9. Les contraventions aux dispositions qui précèdent seront déférées aux tribunaux compétents, sans préjudice des mesures administratives qu'il y aurait lieu de prendre, suivant le cas. *Signé* PIÉTRI.

INSTRUCTION CONCERNANT LES MOYENS D'ASSURER LA SALUBRITÉ DES HABITATIONS.

La salubrité d'une habitation dépend en grande partie de la pureté de l'air qu'on y respire. Tout ce qui vicie l'air doit donc exercer une influence fâcheuse sur la santé des habitants.

L'insalubrité des habitations peut être locale ou générale : *locale*, quand elle existe seulement dans le logement de la famille; *générale*, lorsqu'elle a sa source dans la maison tout entière.

Dans ces diverses questions locales ou générales, l'air peut être vicié au point de faire naître des maladies graves et meurtrières. S'il est moins altéré, il minera sourdement la constitution; il causera l'étiolement et les maladies scrofuleuses.

Enfin, l'expérience a démontré que c'est dans les habitations dont l'air est insalubre que naissent et sévissent avec plus d'intensité certaines épidémies dont les ravages s'étendent ensuite sur des cités entières.

Notons ici que l'insalubrité peut exister aussi bien dans certaines parties des habitations les plus brillantes que dans les plus humbles demeures, comme aussi ces dernières peuvent offrir les meilleures conditions de salubrité.

Moyens d'assurer la salubrité des logements.

Aération. — L'air d'un logement doit être renouvelé tous les jours le matin, les lits étant ouverts; ce n'est pas seulement par l'ouverture des portes et des fenêtres que l'on peut opérer le renouvellement de l'air d'un logement ; les cheminées y contribuent efficacement aussi; les cheminées sont même indispensables dans les maisons simples en profondeur et qui n'ont qu'un seul côté : les chambres où l'on couche devraient toutes en être pourvues. On ne saurait donc trop proscrire la mauvaise habitude de boucher les cheminées, afin de conserver plus de chaleur dans les chambres.

Le nombre des lits doit être, autant que possible, proportionné à l'espace du local, de sorte que, dans chaque chambre, il y ait au moins 14 mètres cubes d'air par individu, indépendamment de la ventilation.

Mode de chauffage. — Les combustibles destinés au chauffage et à la cuisson des aliments ne doivent être brûlés que dans des cheminées, poêles et fourneaux qui ont une communication directe avec l'air extérieur, même lorsque le combustible ne donne pas de fumée. Le coke, la braise et les diverses sortes de charbons qui se trouvent dans ce dernier cas, sont considérés à tort, par beaucoup de personnes, comme pouvant être impunément brûlés à découvert dans une chambre habitée. C'est là un des préjugés les plus fâcheux ; il donne lieu tous les jours aux accidents les plus graves, quelquefois même il devient cause de mort. Aussi doit-on proscrire l'usage des *braseros*, des poêles et des calorifères portatifs de tout genre, qui n'ont pas de tuyaux d'échappement au dehors. Les gaz qui se sont produits pendant la combustion de ces moyens de chauffage et qui se répandent dans l'appartement sont beaucoup plus nuisibles que la fumée de bois.

On ne saurait trop s'élever aussi contre la pratique dangereuse de fermer complétement la clef d'un poêle ou la trappe intérieure d'une cheminée qui contient encore de la braise allumée. C'est là une des causes d'asphyxie les plus communes. On conserve, il est vrai, la chaleur dans la chambre, mais c'est aux dépens de la santé et quelquefois de la vie.

Soins de propreté. — Il ne faut jamais laisser séjourner longtemps les urines, les eaux de vaisselle et les eaux ménagères dans un logement : il faut balayer fréquemment les pièces habitées, laver une fois la semaine les pièces carrelées et qui ne sont pas frottées, les ressuyer aussitôt pour en enlever l'humidité. Le lavage qui entraîne à sa suite un état permanent d'humidité est plus nuisible qu'avantageux, il ne doit donc pas être opéré trop souvent.

Lorsque les murs d'une chambre sont peints à l'huile, il faut les laver de temps en temps pour en enlever les couches de matières organiques qui s'y déposent et qui s'y accumulent à la longue.

Dans le cas de la peinture à la chaux, il convient d'en opérer tous les ans le grattage et d'appliquer une nouvelle couche de peinture.

Tout papier de tenture que l'on renouvelle doit être arraché complétement; le mur doit être gratté et les trous rebouchés avant de coller le nouveau papier.

Les cabinets particuliers d'aisances doivent être parfaitement ventilés, et, autant que possible, à fermeture au moyen de soupapes hydrauliques.

Moyens d'assurer la salubrité des maisons.

Indépendamment du mode de construction d'une maison, quel que soit l'espace qu'elle occupe, et quelle que soit la dimension des cours et des logements, cette maison peut devenir insalubre :

1° Par l'existence de lieux d'aisances communs mal tenus ;

2° Par le défaut d'écoulement des eaux ménagères, le défaut d'enlèvement d'immondices et de fumiers, le mauvais état des ruisseaux ou caniveaux ;

3° Par la malpropreté et la mauvaise tenue du bâtiment.

Cabinets d'aisances communs. — Il n'est guère de cause plus grave d'insalubrité ; un seul cabinet d'aisances mal ventilé ou tenu malproprement suffit pour infecter une maison tout entière. On évite, autant qu'il est possible, cet inconvénient, en pratiquant à l'un des murs du cabinet une fenêtre suffisamment large pour opérer une ventilation et pour éclairer ; en tenant, en outre, les dalles et le siége dans un état constant de propreté à l'aide de lavages fréquents. On doit renouveler souvent aussi le lavage du sol et celui des murs, qui doivent être peints à l'huile et au blanc de zinc ; chacun de ces cabinets doit être clos au moyen d'une porte ; enfin il faut, autant que possible, éviter les angles dans la construction desdits cabinets.

Eaux ménagères. — Les cuvettes destinées au déversement des eaux ménagères doivent être garnies de *hausses*, ou disposées de telle sorte que les eaux projetées à l'intérieur ne puissent saillir au dehors. Il faut bien se garder de refouler, à travers les ouvertures de la grille qui se trouve au fond des cuvettes, les fragments solides dont l'accumulation ne tarderait pas à produire l'engorgement des tuyaux.

On doit placer une grille à la jonction du tuyau avec la cuvette, afin d'empêcher l'obstruction par des matières solides.

Il ne faut jamais vider d'eaux ménagères dans les tuyaux de descente pendant les gelées.

Lorsque l'orifice d'un de ces tuyaux aboutit à une pierre d'évier, placée dans une chambre ou dans une cuisine, on doit le tenir parfaitement fermé au moyen d'un tampon ou d'un siphon.

Il y a toujours avantage à diriger les eaux pluviales dans les tuyaux de descente, de manière à les laver.

Lorsque ces tuyaux exhalent une mauvaise odeur, il faut les laver avec de l'eau contenant au moins 1 pour 100 d'eau de Javelle.

Une des pratiques les plus fâcheuses dans les usages domestiques, et contre laquelle on ne saurait trop s'élever, c'est celle de déverser les urines dans les plombs d'écoulement des eaux ménagères.

Les ruisseaux des cours et les caniveaux destinés au passage des eaux ménagères doivent être exécutés en pavés, en pierre ou en fonte ; les joints doivent être faits avec soin, et les pentes régulières, de manière à empêcher toute stagnation d'eau et à rendre facile le lavage de ces ruisseaux et caniveaux (1).

(1) Un des moyens les plus puissants d'assainir les maisons et leurs dépendances est d'avoir de l'eau en abondance. Beaucoup de propriétaires ignorent qu'avec une somme

Les immondices des cours doivent être enlevées tous les jours ; les fumiers ne doivent pas être conservés plus de huit jours en hiver et de quatre jours en été.

Propreté du bâtiment. — Balayage.

Il faut balayer fréquemment les escaliers, les corridors, cours ou passages ; gratter les dépôts de terre ou d'immondices qui résistent à l'action du balai.

Il est utile de peindre à l'huile les murs des maisons, façades, couloirs, escaliers ; cette peinture empêche les murs de se pénétrer de matières organiques, mais il faut avoir soin d'en opérer le lavage une fois par an.

Lavage du sol. — Les parties carrelées, pavées ou dallées, doivent être lavées souvent quand il s'agit d'escaliers ou de sol de corridors ; il faut les ressuyer aussitôt le lavage pour éviter un excès d'humidité toujours nuisible.

L'eau suffit le plus ordinairement à ces lavages ; mais dans les cas d'infection et de malpropreté de date ancienne, il faut ajouter à l'eau 1 pour 100 d'eau de Javelle ou de chlorure d'oxyde de sodium. — L'emploi du chlorure de chaux (hypochlorite) aurait l'inconvénient de laisser à la longue un sel hygroscopique (chlorure de calcium) qui entretiendrait une humidité permanente contraire à la salubrité.

C'est en pratiquant ces soins si simples, d'une exécution si facile et si peu dispendieuse, que l'on tend à la conservation de la santé, en même temps que l'on s'oppose au progrès des épidémies qui peuvent frapper d'un moment à l'autre toute une population.

Il y a longtemps sans doute que l'insalubrité des logements des ouvriers, cultivateurs ou manufacturiers surtout, avait éveillé les préoccupations des économistes et des philanthropes. Mais la proportion des misères auxquelles il fallait remédier, et l'impuissance où l'administration se trouvait par elle-même d'y porter remède, avaient empêché jusqu'à ces dernières années d'aller au delà d'enquêtes attristantes et de vœux stériles.

C'est à M. de Melun (du Nord) que l'on doit d'avoir vu cette immense question entrer dans les attributions de l'autorité administrative, et c'est du 8 décembre 1849, date du rapport fait par M. de Riancey à l'assemblée législative, que l'on devra faire partir la réforme ou l'*assainissement des logements insalubres*, un des plus grands progrès que la police hygiénique ait certainement faits depuis bien des années.

Avant de faire connaître les mesures qui doivent concourir à ce résultat, il sera bon d'exposer l'état des *logements d'ouvriers*, tels que les ont constatés de nombreuses enquêtes scientifiques ou administratives, et tels qu'on les trouverait encore aujourd'hui en plus d'un

très minime (75 fr. par an pour la plupart des maisons), ils peuvent avoir dans l'intérieur de leurs maisons des robinets auxquels leurs locataires auraient le droit de puiser à discrétion pour tous les besoins domestiques : c'est donc une économie en même temps qu'une excellente mesure d'hygiène.

endroit, car ce n'est qu'avec le temps que les institutions parviennent à changer la nature des choses.

Bien que les habitations des ouvriers adonnés à la culture soient loin de se présenter toujours dans des conditions de salubrité suffisantes, cependant les bonnes conditions atmosphériques qui les entourent, en général, l'absence d'encombrement, les habitudes plus régulières et les travaux plus sains des gens de la campagne, ont dû fixer à peu près exclusivement sur les habitations des ouvriers des villes l'attention du législateur et les mesures qu'il a prescrites.

On peut diviser ces derniers en trois catégories : la première est celle des ouvriers manufacturiers qui habitent dans des centres manufacturiers, ou aux environs ; la seconde est celle des ouvriers que je pourrais nommer *sédentaires*, et qui, agglomérés dans ces centres, y résident dans des logements qu'ils louent et qu'ils occupent d'une façon permanente avec leurs meubles et leur ménage ; la troisième se compose de ceux qu'on peut appeler *nomades*, qui s'entassent dans les habitations communes, dans les maisons *garnies*, qu'ils payent à la nuit, et où ils ne possèdent pas même la paille sur laquelle ils couchent.

La condition des ouvriers de la première catégorie est généralement bonne.

Dans le Midi, où, il est vrai, les grandes manufactures n'existent point, à proprement parler, les logements sont sains et salubres. Dans les villages comme dans les cités du Sud, dit un rapport adressé à l'Académie des sciences morales en 1849, l'existence des classes ouvrières est plus douce ; les logements y sont plus vastes, plus sains ; l'intempérance y est plus rare, la vie de famille plus habituelle. A peine, comme à Lodève, se plaint-on que beaucoup de logements soient placés dans des rez-de-chaussée humides, mal éclairés et mal aérés, d'autres dans des espèces de greniers trop froids pendant l'hiver, trop chauds pendant l'été. A Tarare, les logements sont partout assez bons ; ils consistent presque toujours en une chambre à coucher, un grenier et une pièce appelée *boutique*, située au rez-de-chaussée, parfois enfoncée en terre, et dans laquelle sont les métiers à tisser.

Dans l'Est et dans le Nord, où l'on rencontre tant de misère, le mal n'existe point aux environs et hors des villes. Les tisserands de Sainte-Marie-aux-Mines ne travaillent jamais dans des pièces enfoncées en terre. Si, dans les vallons étroits de la montagne, la position de la maison et l'humidité du sol rendent fréquemment malsains les rez-de-chaussée, la famille habite d'ordinaire au premier étage. A Saint-Quentin, les tisserands à la main, qui sont agriculteurs et possèdent la maison qu'ils habitent, ont presque tous un logement commode, propre et assez bon. Dans la banlieue de Lille, les logements sont généralement sains et habitables. A Réthel, à Sedan, comme dans beaucoup de villages de la Normandie, l'habitation des ouvriers donne lieu aux mêmes observations.

C'est dans l'intérieur des grands centres de population et d'industrie que se rencontre les deux autres catégories.

C'est à Mulhouse, à Amiens, à Reims, à Rouen, à Lyon, à Lille, c'est à Paris surtout, qu'il faut les étudier. « J'ai vu à Mulhouse, dit M. Villermé, dans l'enquête faite au nom de l'Académie des sciences morales et politiques, j'ai vu à Dornach et dans des maisons voisines, de ces misérables logements où deux familles couchaient chacune dans un coin, sur de la paille jetée sur le carreau et retenue par deux planches. Ces logements sont loués fort cher ; et il paraît que le prix de location tente les spéculateurs, qui font bâtir chaque année de nouvelles maisons ; et ces maisons sont à peine bâties, que la misère les remplit d'habitants. » A Amiens, les ouvriers logent dans la partie basse de la ville, dans les rues étroites, où les maisons, fréquemment de bois, sont distribuées en chambres humides, mal éclairées, mal closes et malsaines. Le logement des ouvriers de Reims est plus mauvais. Ce sont de misérables réduits que précèdent des cours mal pavées et couvertes d'ordures.

Tout le monde sait ce que sont les rues de Lyon : tout le monde connaît ces impasses nombreuses, obscures, irrégulières, traversées par des escaliers qui conduisent de l'une à l'autre; ces cours si petites et d'une saleté si repoussante; ces constructions d'une hauteur excessive et d'une malpropreté insigne, où sont entassés les 25 000 métiers de cette illustre cité.

A Rouen, l'état des choses est encore peut-être plus intolérable. On n'entre dans les maisons que par des allées basses, étroites et obscures, où souvent un homme ne peut se tenir debout. Les allées servent de lit à un ruisseau fétide chargé des eaux grasses et des immondices de toute espèce qui pleuvent de tous les étages et qui séjournent dans de petites cours mal pavées, en flaques pestilentielles. On y monte par des escaliers en spirale, sans garde-fous, sans lumière, hérissés d'aspérités produites par des ordures pétrifiées, et l'on aborde ainsi de sinistres réduits bas, mal fermés, mal ouverts, et presque toujours dépourvus de meubles et d'ustensiles de ménage. Il n'y a presque jamais de carreaux aux fenêtres, et les rez-de-chaussée sont parfois si humides, que leurs parois sont tapissées de mousse. Dans plusieurs rues situées le long du ruisseau connu sous le nom d'*eau de Robecq*, on voit jaillir de petites sources aux portes des maisons, quand l'eau ne suinte pas le long des murs. Les propriétaires, souvent aussi pauvres que leurs locataires, ne font jamais de réparation, et ces affreuses maisons deviennent ainsi de jour en jour plus insalubres et plus meurtrières.

Quelque affreuses que soient ces retraites humaines, elles n'approchent pas encore des *caves* de Lille.

Une portion considérable de la population manufacturière de Lille habite dans des caves situées à 2 ou 3 mètres au-dessous du sol et sans communication avec les maisons dont elles font partie... C'est un spectacle vraiment effrayant que celui de ces ombres humaines dont la tête arrive à peine à la hauteur de nos pieds, quand le demi-jour qui les éclaire permet de les apercevoir du haut de la rue. « J'ai, dit M. Blanqui, visité presque toutes ces caves, à plusieurs reprises, tantôt accompagné d'un médecin qui en connaissait tous les habitants, tantôt avec les autorités de la ville, épouvantées des découvertes déchirantes qu'elles faisaient en y entrant.

» Le quartier principal de la misère lilloise est celui de Saint-Sauveur. Toutes les combinaisons semblent y avoir été réunies pour l'insalubrité. C'est une série d'îlots séparés par des ruelles sombres et étroites, aboutissant à de petites cours connues sous le nom de *courettes*, servant tout à la fois d'égouts et de dépôts d'immondices, où règne une humidité constante en toute saison. Les fenêtres des habitations et les portes des caves s'ouvrent sur ces passages infects. Les habitations sont distribuées tout autour de ces foyers pestilentiels. A mesure qu'on pénètre dans l'enceinte des *courettes*, une population étrange d'enfants étiolés, bossus, contrefaits, d'un aspect pâle et terreux, se presse autour des visiteurs et demande l'aumône.

» Mais ceux-là, du moins, respirent à l'air libre, et c'est seulement au fond des caves que l'on peut juger du supplice de ceux que leur âge ou la rigueur de la saison ne permet pas de faire sortir.... Le père de famille habite rarement ces tristes demeures : il se hâte de les fuir au lever du jour et n'y revient que fort tard vers la nuit. La mère seule, par sa tendresse vigilante, brave l'horreur d'y vivre pour assurer la vie de ses enfants. »

Et ce n'est pas seulement M. Blanqui auquel le spectacle de si effroyables misères a arraché des cris de douleur et d'indignation. M. Villermé, dès 1837, l'avait signalé, et M. de Villeneuve-Bargemont, qui a administré pendant plusieurs années le département du Nord, disait : « En 1828, il se trouvait jusqu'à 3687 personnes logées dans ces caves privées d'air et de jour, où règne la malpropreté la plus dégoûtante, et où reposent sur le même grabat les parents, les enfants, et quelquefois des frères et sœurs adultes. »

Enfin, voici un passage d'un rapport adressé en 1832 au préfet par l'intendance sanitaire du département du Nord : « Dans leurs caves obscures, dans leurs chambres qu'on prendrait pour des caves, l'air n'est jamais renouvelé, il est infect. Les fenêtres, toujours closes, sont garnies de papiers et de verres, mais si noirs, si enfumés, que la lumière n'y saurait pénétrer, et, le dirons-nous, il est certains propriétaires qui font clore les croisées pour qu'on ne casse pas les vitres en les ouvrant et en les fermant. Le sol de l'habitation est encore plus sale que tout le reste : partout sont des tas d'ordures, de cendres, de débris de légumes ramassés dans les rues, de paille pourrie, de nids pour les animaux de toutes sortes : aussi l'air n'est-il plus respirable. »

Paris ne présente pas, il faut le dire, des spectacles moins affligeants.

Sans doute l'autorité municipale a, depuis plusieurs années, entrepris d'immenses travaux d'assainissement. Des foyers d'infection ont disparu ; des rues où la mort elle-même avait inscrit son nom comme sur son domaine réservé, ont été condamnées. Toutefois il existe encore, dans certains quartiers, des îlots entiers de maisons vieilles, délabrées et mal tenues, où les chambres, mal éclairées et mal closes, renferment des agglomérations fétides d'êtres humains.

Dans ces constructions spécialement affectées aux pauvres, une malpropreté horrible engendre des maladies sans nombre. Le mauvais état des cuvettes où se versent les eaux ménagères donne lieu à des exhalaisons infectes qui vicient l'air de ces humbles demeures et altèrent la santé de leurs habitants.

Ici ce sont des cours où le soleil ne pénètre jamais, où les détritus et les ordures s'accumulent; là ce sont les fosses d'aisances qui laissent échapper des émanations dangereuses. « A peine, dit le rapport sur la marche et les effets du choléra de 1832, l'air se renouvelle-t-il dans ces sombres réduits où le jour n'arrive qu'en se glissant à travers les murs dans une cour étroite, espèce de puits infect. Les tuyaux de descente, les cuvettes encombrées d'ordures de toute espèce, les versent sur les escaliers des différents étages. »

Enfin, le 8 juillet 1848, un rapport du Conseil de salubrité du département de la Seine, contenant le résultat des visites faites, en 1846, par une commission pour l'assainissement, dit en propres termes : « Le défaut d'air et de lumière, l'humidité, la stagnation des eaux ménagères, la malpropreté générale, et en particulier la mauvaise tenue des lieux d'aisances et des plombs, caractérisent la presque totalité des habitations. Les escaliers sont couverts d'immondices; les cours, les allées, en un mot toutes les parties de ces maisons, sont tenues dans l'état le plus déplorable. »

Qui ne sait ensuite combien dans les maisons, même d'une apparence aisée, il est de réformes urgentes que commandent l'ordre et l'humanité ! Combien de fois n'a-t-on pas eu à gémir sur le sort des portiers, dont les habitations, dont les *loges*, pour se servir du mot énergique qui les peint et les condamne, sont si souvent d'une insalubrité mortelle !

Il reste encore quelques mots à dire sur la troisième catégorie des logements. Ceux-là, ces *hôtels à la nuit*, ces *maisons meublées*, ces *garnis* qui sont soumis aux inspections et à la surveillance de la police, offrent, sous le rapport de la salubrité intérieure et extérieure, des tableaux que la plume a peine à tracer. Non pas qu'il faille jeter un reproche égal à toutes ces maisons, et surtout à leurs habitants. Il y a différents degrés. On a signalé l'ordre, l'esprit de concorde et de bonne conduite qui règne habituellement dans les *chambrées* des ouvriers du bâtiment, de ces 25 à 30 000 hommes, logeant, les maçons de préférence dans le quartier de l'Hôtel-de-Ville, les charpentiers dans le faubourg Saint-Martin, et qui, moyennant 6 francs par mois, sont couchés, ont une soupe par jour dont ils fournissent le pain, et le blanchissage d'une chemise par semaine.

Toutefois, dirons-nous avec Frégier, n'est-il pas regrettable que ces braves gens couchent ainsi agglomérés dans de petits réduits ? Accoutumés à travailler au grand air, l'étroitesse de leurs logements doit leur être plus pénible qu'à tous autres. Aussi les fièvres typhoïdes sont-elles communes parmi eux et attaquent-elles quelquefois une chambrée tout entière.

Il faut bien que l'insalubrité de ces garnis soit redoutable, puisqu'en 1832, selon le rapport officiel sur le choléra, sur 954 maisons garnies qui recevaient des journaliers, des balayeurs, des chiffonniers, des ramoneurs et des maçons, 499, plus de la moitié, ont été attaquées.

Pour la majeure partie, ajoute un rapport de la commission sanitaire du 11e arrondissement, ces maisons sont de vieilles masures, humides, peu aérées, mal tenues, renfermant des chambres contenant huit ou dix lits pressés les uns contre les autres et où plusieurs personnes couchent encore dans le même lit.

De ces retraites sans nom, les plus hideuses sont celles qui abritent les chiffonniers. On voit agglomérés dans des espèces de cages, dit le Rapport général du Conseil de salubrité de Paris en 1843, de malheureux chiffonniers au crochet, qui n'ont pour lit qu'une couche de paille sale pour eux et leurs enfants ; encore est-elle placée au milieu de quelques chiffons triés d'où émane une odeur repoussante. De ces sortes de chenils que l'on décore du nom d'hôtel garni, impossible de les faire sortir ; ils y vivent le jour, ne le quittent que la nuit, et la police seule ose y pénétrer pour exercer une surveillance souvent et trop souvent infructueuse. Les agents de police chargés de la surveillance de ces chambres en garni, ajoute Frégier, en font une peinture effroyable. Chaque locataire garde auprès de lui sa hotte, quelquefois comble d'immondices, et de quelles immondices! Lorsque les agents arrivent chez les logeurs pour y faire leurs relevés ordinaires ou la recherche de quelque individu suspect, ils éprouvent une suffocation qui tient de l'asphyxie. Ils ordonnent l'ouverture des croisées, quand il y a moyen de les ouvrir, et les représentations sévères qu'ils adressent aux logeurs sur cet horrible mélange d'êtres humains et de matières animales en dissolution ne les émeuvent pas. Les logeurs répondent à cela que leurs locataires y sont accoutumés aussi bien qu'eux.

L'immense majorité des individus qui composent la population flottante pauvre des grandes villes britanniques est réduite à fréquenter les garnis (*common lodging houses*), véritables bouges, dont la déplorable situation, au point de vue moral et sanitaire, préoccupait depuis longtemps les esprits sérieux. Pour mettre un terme à cet état de choses, le parlement rendit, en 1851, une loi qui a conféré aux autorités locales le droit de soumettre les logeurs à certains règlements, et d'en assurer l'exécution au moyen d'une surveillance minutieuse et incessante.

Les détails suivants, extraits d'un rapport adressé au ministre de l'intérieur, M. Spencer Walpole, par l'agent chargé de diriger ce service dans la capitale, et dont la Chambre des communes vient d'ordonner la publication, attestent que, depuis un an seulement que la nouvelle loi est en vigueur, elle a déjà produit les effets les plus satisfaisants, grâce à la prudente fermeté de la police, au dévouement infatigable des magistrats, et au concours reconnaissant des malheureux eux-mêmes qu'elle a pour but de protéger.

En vertu des prescriptions législatives, tout logeur qui a été mis en demeure par un avertissement préalable de l'administration compétente (représentée à Londres par les deux commissaires de police), ne peut continuer à pratiquer son industrie qu'après qu'un inspecteur a visité les lieux et en a approuvé l'installation, et à la condition de faire inscrire, sur un registre spécial, son nom, sa résidence, la situation du garni et le nombre d'individus qu'il lui est permis d'y recevoir. Il lui est enjoint de laisser pénétrer chez lui, à toute heure, l'inspecteur qui l'en requiert, et de se conformer scrupuleusement aux règlements en ce qui concerne le nettoyage de toutes les parties de sa maison, qu'il doit d'ailleurs faire blanchir à la chaux deux fois par an. Si un locataire contracte pendant son séjour la fièvre ou toute autre maladie contagieuse, il est tenu d'en donner immédiatement avis, afin que l'autorité puisse faire prendre les précautions convenables. L'amende qui punit les diverses infractions est susceptible d'être augmentée proportionnellement à la durée du délit commis.

Outre ces dispositions générales, la loi se réfère aux règlements, dont elle réserve la rédaction aux administrations locales, mais qui, pour devenir obligatoires, doivent être revêtus de la signature du ministre de l'intérieur. Voici les principales mesures de ce genre qui ont été établies pour la capitale :

Il est défendu à tout logeur de recevoir au delà du nombre d'individus spécifiés dans le permis (*ticket*) qui lui est délivré signé du commissaire, et qu'il est tenu de montrer à toute réquisition. Il doit suspendre à la muraille de chaque chambre, dans un endroit apparent, un autre permis, également signé du commissaire et indiquant combien de personnes peuvent y coucher. Dans cette énumération, deux enfants au-dessous de dix ans comptent pour un adulte. Chaque pièce doit être garnie de lits et de literie en raison des personnes qui doivent y passer la nuit, savoir, pour chaque lit un matelas, deux draps et un tapis (*rug*). On ne peut réunir des individus de sexe différent, si ce n'est des époux, des parents avec leurs enfants au-dessous de dix ans, ou des enfants de cet âge. On ne peut non plus laisser occuper la même chambre par plus d'un couple marié, à moins qu'il n'y ait entre les lits une cloison solide ayant une hauteur déterminée. Les murs et les plafonds doivent être blanchis tous les six mois, les planchers et les escaliers lavés et balayés, les draps de lit, couvertures et tapis entretenus propres. La circulation de l'air doit être assurée par des ouvertures de dimensions suffisantes ; la quantité d'eau nécessaire aux besoins du ménage doit être fournie dans la mesure jugée convenable par l'inspecteur. En cas de maladie dangereuse d'un locataire, le logeur doit en prévenir l'administration, faire évacuer la chambre par ses autres habitants, renvoyer, s'il en est requis, quelques locataires, employer les procédés de désinfection indiqués, et faire purifier ou même détruire, après le départ du malade, les objets de literie qui ont servi à ce dernier. Chaque maison doit être pourvue d'un réceptacle assez grand pour contenir les balayures et débris, en attendant leur enlèvement, qui doit se faire au moins tous les quinze jours. La cour doit être pavée et munie de conduits pour l'écoulement des eaux ménagères ; il doit y être construit un cabinet d'aisances séparé pour chaque vingtaine de locataires, entretenu dans un état de propreté convenable, et garni d'une trappe qui intercepte les émanations de la fosse, laquelle doit être vidée de temps en temps, lorsqu'il n'existe pas dans le voisinage un égout avec lequel on puisse la faire communiquer.

Le personnel placé sous les ordres du commissaire spécialement chargé de tenir la main à l'exécution des règlements précités, se compose d'un inspecteur surveillant, d'un inspecteur supérieur, d'un greffier (*registrar*) assisté d'un sergent et de huit sergents inspecteurs.

Le premier de ces agents a pour fonctions d'examiner les maisons désignées comme garnis, d'en faire connaître la condition sous le rapport des réparations qui manquent, de l'approvisionnement et de l'écoulement de l'eau, de la propreté et de la ventilation ; il signale le nombre de locataires admissibles, et témoigne devant les tribunaux correctionnels des contraventions commises. Les sergents inspecteurs ont chacun leur district ; ils doivent visiter jour par jour un nombre de maisons tel qu'ils l'aient parcouru en entier une fois par semaine. Ils adressent chaque soir au commissaire un rapport indiquant le nombre et la situation des maisons visitées, les infractions qu'ils ont eu occasion de constater, les cas de maladies et les mesures de précaution qu'ils ont dû prendre en conséquence. L'inspecteur visite à son tour les maisons des divers districts et veille à ce que les sergents fassent observer les règlements : il se rend lui-même sur les lieux lorsqu'il devient nécessaire d'intenter des poursuites, et prépare les procès-verbaux qu'il doit soumettre aux magistrats. Enfin le greffier reçoit et conserve les rapports des sergents, en dresse des résumés, fait l'enregistrement et s'occupe en général de la correspondance avec les parties intéressées.

Quelques chiffres donneront une idée de l'activité déployée par ce petit nombre d'agents. Du mois de septembre 1851 au 30 novembre 1852, il a été envoyé des avertissements préalables à 3326 logeurs, soit environ à la moitié des individus qui exercent cette profession dans Londres. Sur ce nombre, 974 ayant satisfait aux conditions imposées, ont vu approuver et enregistrer leurs maisons ; les autres garnis ont été rejetés ou ne sont pas encore complétement examinés. On évalue à 45 861 le chiffre des locataires reçus dans ces maisons, tandis que les règlements n'en autorisent que 40 558. Il y a eu 55 575 visites, 300 poursuites, 67 cas de maladies constatés. De l'eau a été amenée dans 59 maisons, des trappes ont été posées dans 79 cabinets, des communications établies entre les égouts et 84 fosses d'aisances. Le petit nombre des améliorations réalisées sous ces divers rapports tient à ce que la loi n'atteint que les logeurs et non les propriétaires. Le document que nous analysons indique d'autres lacunes de la loi, et formule les clauses qu'il serait utile d'y ajouter pour la rendre plus efficace.

Les garnis de Londres sont dispersés sur une si vaste étendue, que les sergents inspecteurs parcourent par semaine environ 810 milles, sans parler des escaliers à monter et à descendre, et des courses qu'il faut souvent renouveler pour obtenir les secours des médecins. Pour un seul cas cité dans le rapport, le sergent a dû faire quatre visites et marcher pendant 25 milles. Indépendamment des fatigues d'un pareil service, on doit tenir compte des circonstances rebutantes au milieu desquelles il s'accomplit. Hormis un certain nombre d'ouvriers de passage avec leur famille, obligés d'habiter ces réduits faute d'un autre asile, la population nocturne des garnis se compose généralement de vagabonds, de mendiants, de voleurs et de prostituées du plus bas étage. Les agents qui pénètrent dans ces repaires de crime et de débauche, non sans courir le risque de subir des attaques dont les garantit à peine la crainte des châtiments qui frapperaient leurs agresseurs, sont journellement témoins des scènes les plus hideuses et les plus navrantes ; ils respirent une atmosphère toujours fétide et souvent empoisonnée par des miasmes contagieux, et n'en sortent qu'avec des vêtements souillés d'immondices et couverts de vermine.

D'après le rapport, les poursuites intentées ont surtout eu pour objet les garnis tenus et fréquentés par les Irlandais. Par suite d'une coutume qui semble particulière à cette race infortunée, et qui rend très difficile d'atteindre les parties responsables, on rencontre dans les maisons de cette catégorie, d'abord un locataire principal, puis autant de sous-locataires que de chambres, lesquels traitent à leur tour avec plusieurs individus qui se partagent la même pièce en payant un loyer assez onéreux pour offrir un bénéfice à toute cette série d'intermédiaires. On cite telle maison, dans le quartier de Saint-Giles, louée 26 livres sterling par an, sous-louée 58 livres 10 shillings, et dont les malheureux locataires venus en troisième ordre acquittaient une somme totale de 120 livres sterling, c'est-à-dire cinq fois la somme versée entre les mains du propriétaire, pour habiter un cloaque où ils s'entassaient à leur mutuel dommage.

Voici encore quelques exemples pris au hasard parmi les cas de ce genre qui ont provoqué la juste sévérité des magistrats. En visitant, après minuit, une maison de Church-Lane, Saint-Giles, on trouva dans une seule chambre de quatorze pieds six pouces de longueur sur autant de largeur, 37 hommes, femmes et enfants, étendus sur le plancher, comme des animaux, et n'ayant, pour ainsi dire, d'autre couverture que les vêtements dont ils s'étaient dépouillés. Une chaleur et une puanteur insupportables se faisaient sentir en ouvrant la porte de ce lieu, où l'air ne pénétrait que par la cheminée. Dans Pleasant-Court, Gray's-Inn-Lane, des maisons de huit pièces renfermaient 69, 77, 78, et jusqu'à 103 individus : gens mariés et enfants, frères et sœurs, hommes et femmes, dormaient pêle-mêle, sans égard à l'âge ni au sexe. Dans une pièce où les règlements n'autorisaient que trois locataires, on avait réuni huit adultes, hommes et femmes ; il n'y avait qu'un seul lit ; ceux qui n'en pouvaient profiter couchaient par terre. Dans une autre, au lieu de trois personnes seulement, huit adultes et deux enfants étaient étendus sur des amas de copeaux.

Ailleurs, où il n'en fallait recevoir que quatre, huit adultes et un enfant dormaient sur le plancher ; un seul lit renfermait une jeune femme de vingt-deux ans, son frère, âgé de vingt et un ans, et leur beau-père, âgé de cinquante. Les cours de ces maisons, lorsqu'il y en avait, étaient couvertes d'ordures ; les cabinets d'aisances obstrués et inabordables. Ici les matières débordaient jusque dans les passages, et l'on y avait ménagé une espèce de sentier, en y jetant de la paille et des copeaux ; là les fosses étaient situées dans l'étage souterrain, et débouchaient directement dans l'égout, d'où s'élevaient des émanations pestilentielles qui circulaient dans tout l'édifice et occasionnaient des cas de maladie dans presque toutes les chambres. L'eau des citernes placées dans le voisinage des cabinets en absorbait les miasmes et devenait une nouvelle cause d'insalubrité. Parfois le désir d'accroître le revenu d'une maison avait fait admettre des locataires jusque dans les caves, trous humides et mal éclairés dans lesquels il fallait descendre par des escaliers obscurs et dangereux, et dans lesquels l'air était infecté par les mêmes causes. D'autres fois l'étage souterrain de maisons dont la partie supérieure renfermait de nombreux habitants servait d'abattoir à des bouchers, ou d'étable à du bétail provisoire.

Il n'est pas étonnant que de pareilles demeures soient un foyer permanent de contagion. Aussi les localités ci-dessus mentionnées ont-elles fourni une ample moisson aux épidémies cholériques. En 1849, une seule maison de Tyndale's-Buildings offrit jusqu'à 15 ou 20 cas de cette espèce. En 1851, dans le même lieu, 20 cas de fièvre se présentèrent pour une seule maison, en moins de deux mois. Du 18 février au 31 mai, il fallut transporter à l'hôpital 67 patients des *courts* de Gray's-Inn-Lane, dont 11 habitaient le même bâtiment, et les demandes d'admission se renouvelaient chaque jour depuis.

Les détails qui précèdent feront concevoir l'étendue et la gravité des maux auxquels les auteurs de la loi dont il s'agit ont voulu porter un remède, non sans parvenir à des résultats qui doivent encourager de nouveaux efforts. Au document que nous venons d'analyser est annexé un rapport de l'inspecteur supérieur de la section de Greenwich, qui est signalé comme offrant une moyenne des améliorations déjà réalisées. Pour nous servir des expressions mêmes de cet agent : « Il serait impossible de décrire l'état d'abandon des garnis antérieurement à la mise à exécution de la mesure qui les concerne, la saleté des maisons, les lits infects et remplis de vermine, l'entassement des habitants, cause de maladies toujours renaissantes, et la dégradation des individus qui fréquentaient ces lieux, la plupart vagabonds, voleurs ou prostituées. Aujourd'hui, d'après ce que j'ai pu vérifier, tant par moi-même que par mes collaborateurs, ces mêmes établissements sont nettoyés avec soin, les murs et les plafonds blanchis à la chaux, la ventilation mieux assurée, le nombre des locataires limité conformément aux règlements, la literie meilleure à la fois sous le rapport de la quantité, de la qualité et de la propreté. Aussi les cas de maladie ont-ils notablement diminué, ainsi que l'attestent de nombreux certificats ci-joints des médecins et agents de secours attachés au service des paroisses. Les maisons, qui, avant d'être enregistrées, étaient sales au delà de toute idée, où hommes et femmes, jeunes et vieux, étaient entassés indistinctement, n'ayant souvent d'autre lit que le plancher nu, offrent aujourd'hui une installation qui dépasse les exigences de la loi. Des cloisons ont été élevées dans les chambres réservées aux locataires mariés ; les célibataires, hommes et femmes, occupent des pièces séparées. L'eau est fournie avec plus d'abondance, et dans beaucoup de cas de nouveaux cabinets ont été construits. Quant à la population de ces maisons, je crois que les pouvoirs donnés au commissaire en ont modifié le caractère : les individus suspects et les voleurs ont été dispersés, et tous ceux qui violent habituellement les lois sentent que désormais un contrôle efficace s'étend sur leurs asiles les plus secrets. »

Pour ce qui est de Paris, nous résumons les résultats de l'enquête faite à ce sujet par la chambre de commerce de cette ville :

Sur plus de 200 000 ouvriers travaillant à Paris, plus d'un cinquième, et sur 106 000 ouvrières, beaucoup plus d'un vingtième, par conséquent plus de 40 000 hommes et 6000 femmes, logent en garni, deux tiers environ plus ou moins sédentairement, l'autre tiers momentanément et pendant la seule saison des travaux, retournant au pays pendant la morte saison.

Dans ces nombres, il y a beaucoup d'individus des plus déméritants, mais beaucoup aussi dignes d'intérêt : des ouvriers en bâtiment, des maçons surtout dont la conduite est généralement digne d'éloges; des ouvriers, jeunes encore et peu avancés, quelquefois peu favorablement placés chez leurs propres parents, et qui cependant ne sauraient encore faire les frais d'un mobilier.

Une partie de ces garnis, un tiers par exemple, sont dans d'assez bonnes conditions, un autre tiers dans des conditions passables; le surplus est dans des conditions mauvaises, et quelquefois très mauvaises, d'ordre, de propreté, de salubrité et même de moralité. Dans presque tous on entasse dans une même pièce un nombre plus ou moins considérable ou d'hommes ou de femmes, et même, dans quelques-uns, des femmes dans la même chambre que les hommes.

C'est là, sous tous les rapports, un état de choses qu'il faut faire cesser au plus tôt ; et Dieu merci, il en a déjà été ainsi pour une notable partie, grâce aux percements si considérables qui ont eu lieu récemment. Mais cela même est un motif de plus pour préparer des logements convenables à la population des anciens garnis si heureusement détruits.

Ces garnis ne doivent pas d'ailleurs être reportés tous, comme la plupart des habitations dont il a été parlé précédemment, dans les quartiers excentriques ; il faut, au contraire, qu'ils soient disséminés dans les différentes parties de la ville, et, sinon dans les quartiers riches, au moins partout où se porte l'activité du commerce et des affaires.

En ce qui concerne les étages inférieurs, et, en général, le mode de construction, de ventilation, etc., de ces maisons garnies, nous ne saurions que renvoyer à ce que nous avons dit au sujet des habitations à loyer ; et, quant au mode de distribution du logis même, il n'y a rien de plus convenable sous tous les rapports que la division en cellules, chacune de la grandeur nécessaire pour le lit, un petit meuble, une chaise, etc., bien éclairée et aérée. Et, à cet effet, il faut faire en sorte que chaque cellule, chaque locataire ait la libre disposition de la partie inférieure d'une demi-croisée dont la partie supérieure éclaire et aère le surplus des dortoirs. A portée de chacun de ces dortoirs sont des lavabos, des cabinets d'aisances convenablement disposés. Bien entendu, des dortoirs distincts sont affectés à chaque sexe, à chaque âge même, si l'on voulait; et, dans les maisons un peu considérables, le quartier des hommes pourrait être séparé du quartier des femmes par des pièces communes et par l'habitation du logeur et de sa famille ; toutefois il serait bon que le logeur, son fils, son domestique, s'il en avait, occupassent chacun, la nuit, une cellule du dortoir ou du quartier des hommes, et sa femme, sa fille, sa domestique, une cellule du côté des femmes. Le service de ces sortes de maisons doit, sans aucun doute, être fait le plus simplement, le plus économiquement possible ; mais en même temps le meilleur moyen d'économie est que chacune soit établie sur une échelle un peu considérable, et elle exigera dès lors le concours de plusieurs personnes. Toutes choses égales d'ailleurs, la dépense de premier établissement d'une maison de ce genre ne saurait différer beaucoup de celle des autres habitations, sauf toutefois l'addition d'un mobilier simple, mais solide et convenable.

Depuis longtemps déjà les publicistes, les conseils généraux, les chambres de commerce, les conseils de salubrité, avaient appelé l'attention du gouvernement sur les faits que nous venons d'exposer. Ils déclaraient unanimement que les règlements de police sanitaire, que le pouvoir municipal, quelle que fût son étendue dans l'intérêt de la salubrité publique, étaient parfaitement insuffisants pour pourvoir à ces nécessités extrêmes, et que c'était au législateur qu'il appartenait d'intervenir.

« Pourquoi, s'écriait le rapporteur du Conseil général de salubrité du département du Nord (1849), pourquoi les lois sont-elles impuissantes pour défendre à un propriétaire de louer un lieu sombre, infect, où les malheureux vont puiser, eux et leurs générations, les germes de maladies qui les rendent plus malheureux encore? On empêche l'établissement d'une fonderie de suif, d'une mégisserie, d'une fabrique de colle, d'une batterie de fils, parce qu'elles sont incommodes ou malsaines, et l'on ne peut empêcher que des lieux où des ouvriers doivent loger, réparer leurs forces par le sommeil, leur soient livrés à loyer lorsqu'ils sont reconnus inhabitables ! C'est là une lacune dans notre code, et le moment où la maladie nous menace, et où l'on est décidé enfin à faire le plus possible dans l'intérêt de la classe ouvrière, nous semble le plus opportun pour que le législateur s'occupe sérieusement de cette question qui nous paraît capitale. »

« Il serait à désirer, disait le rapport du Conseil général de salubrité de Paris en 1848, que l'assemblée nationale mît à l'étude la question de savoir dans quelles limites il conviendrait d'autoriser l'administration communale à intervenir dans la distribution intérieure des maisons. »

Ces vœux furent entendus et la question fut portée devant l'assemblée législative. La commission parlementaire commença par reconnaître que l'amélioration des logements d'ouvriers dépend de trois ordres distincts de mesures qui correspondent aux trois principales causes de leur insalubrité. Cette insalubrité en effet est le résultat : ou de *causes extérieures* et indépendantes de l'habitation elle-même ; ou de *causes intérieures* qui dépendent de la disposition des lieux, et qui sont le fait ou du propriétaire ou du locataire lui-même ; ou enfin d'un encombrement nécessaire et forcé dans un espace restreint, et de l'absence de tous autres logements à la portée des faibles ressources de l'ouvrier ou du pauvre.

Quant aux causes extérieures d'insalubrité, elles proviennent soit de l'inexécution des lois de police et de sûreté pour l'hygiène publique et l'assainissement des villes et communes, soit de l'inexécution des règlements relatifs à la création des établissements incommodes ou dangereux. A ces deux sortes de périls pour la santé publique, la sagesse du législateur a déjà pourvu. D'une part, il y a une législation et une jurisprudence complète qui prescrivent les précautions à prendre pour que les émanations pernicieuses de telles ou telles industries n'apportent aux habitations et aux habitants un préjudice funeste. Il nous suffira de les avoir rappelées.

D'un autre côté, et pour ce qui tient à l'assainissement des cités, à l'hygiène publique, on sait que cette partie si importante du bien-être des citoyens est confiée d'une manière spéciale et impérative à la vigilance des administrations municipales.

La seconde série des causes d'insalubrité touchait au nœud même de la question. Ce qu'il fallait décider ici, c'était le droit de l'administration d'intervenir dans la manière dont la propriété se comportait, au nom, et de l'intérêt public qui souffre d'un voisinage insalubre, et de l'intérêt privé compromis dans la personne des locataires même des maisons réputées insalubres. Mais cette intervention de l'administration dans l'usage même de la propriété n'était pas aussi nouvelle qu'on paraissait le croire, puisqu'elle l'avait déjà soumise à une série ou de servitudes ou de prescriptions de police, relatives aux démolitions, aux reconstructions, aux fosses d'aisances, à l'éclairage par le gaz, à la présence des animaux dans les habitations des villes, etc. Il ne pouvait donc y avoir une difficulté sérieuse dans la question de droit : car, ainsi que l'a dit Domat, l'ordre qui lie les hommes en société ne les oblige pas seulement à ne nuire en rien par eux-mêmes à qui que ce soit, mais il oblige chacun à tenir tout ce qu'il possède en un tel état que personne n'en reçoive ni mal ni dommage. Le choix des moyens à employer était sans doute plus difficile, mais l'expérience a déjà prononcé sur l'efficacité de ceux dont on a armé l'administration. En effet, la loi du 13 avril 1850, sortie de ces délibérations, a reçu des applications que nous chercherons à faire connaître après en avoir donné ici le texte exact.

LOI SUR LES LOGEMENTS INSALUBRES (DU 13 AVRIL 1850).

Article 1er. Dans toute commune où le conseil municipal l'aura déclaré nécessaire, par une délibération spéciale, il nommera une commission chargée de rechercher et indiquer les mesures indispensables d'assainissement des logements et dépendances insalubres mis en location ou occupés par d'autres que le propriétaire, l'usufruitier ou l'usager.

Sont réputés insalubres les logements qui se trouvent dans des conditions de nature à porter atteinte à la vie ou à la santé de leurs habitants.

Art. 2. La commission se composera de neuf membres au plus et de cinq au moins.

En feront nécessairement partie un médecin ou un architecte ou tout autre homme de l'art, ainsi qu'un membre du bureau de bienfaisance et du conseil des prudhommes, si ces institutions existent dans la commune. La présidence appartient au maire ou à l'adjoint.

Le médecin et l'architecte pourront être choisis hors de la commune.

La commission se renouvelle tous les deux ans par tiers, les membres sortants sont indéfiniment rééligibles. A Paris, la commission se composera de douze membres.

Art. 3. La commission visitera les lieux signalés comme insalubres. Elle déterminera l'état d'insalubrité et en indiquera les causes, ainsi que les moyens d'y remédier. Elle désignera les logements qui ne sont pas susceptibles d'assainissement.

Art. 4. Les rapports de la commission seront déposés au secrétariat de la mairie, et les parties intéressées mises en demeure d'en prendre communication et de produire leurs observations dans le délai d'un mois.

Art. 5. A l'expiration de ce délai, les rapports et les observations produites seront soumis au conseil municipal, qui déterminera : 1° les travaux d'assainissement et les lieux où ils devront être entièrement ou partiellement exécutés, ainsi que les délais de leur achèvement ; 2° les habitations qui ne sont pas susceptibles d'assainissement.

Art. 6. Un recours est ouvert aux intéressés contre ces décisions devant le conseil de préfecture, dans le délai d'un mois à dater de la notification de l'arrêté municipal. Ce recours sera suspensif.

Art. 7. En vertu de la décision du conseil municipal, ou de celle du conseil de préfecture en cas de recours, s'il a été reconnu que les causes d'insalubrité sont dépendantes du fait du propriétaire ou de l'usufruitier, l'autorité municipale lui enjoindra, par mesure d'ordre et de police, d'exécuter les travaux jugés nécessaires.

Art. 8. Les ouvertures pratiquées pour l'exécution des travaux d'assainissement seront exemptées, pendant trois ans, de la contribution des portes et fenêtres.

Art. 9. En cas d'inexécution, dans les délais déterminés, des travaux jugés nécessaires, et si le logement continue d'être occupé par un tiers, le propriétaire ou l'usufruitier sera passible d'une amende de 16 à 100 francs.

Si les travaux n'ont pas été exécutés dans l'année qui aura suivi la condamnation et si le logement insalubre a continué d'être habité par un tiers, le propriétaire ou l'usufruitier sera passible d'une amende égale à la valeur des travaux et pouvant être élevée au double.

Art. 10. S'il est reconnu que le logement n'est pas susceptible d'assainissement et que les causes d'insalubrité sont dépendantes de l'habitation elle-même, l'autorité municipale pourra, dans le délai qu'elle fixera, en interdire provisoirement la location à titre d'habitation.

L'interdiction absolue ne pourra être prononcée que par le conseil de préfecture, et, dans ce cas, il y aura recours de sa décision devant le conseil d'État.

Le propriétaire ou l'usufruitier qui aura contrevenu à l'interdiction prononcée sera condamné à une amende de 16 à 100 francs, et en cas de récidive dans l'année à une amende égale au double de la valeur locative du logement interdit.

Art. 11. Lorsque par suite de l'exécution de la présente loi il y aura lieu à résiliation de baux, cette résiliation n'emportera en faveur du locataire aucuns dommages-intérêts.

Art. 12. L'article 463 du Code pénal sera applicable à toutes les contraventions ci-dessus indiquées.

Art. 13. Lorsque l'insalubrité est le résultat de causes extérieures et permanentes, ou lorsque ces causes ne peuvent être détruites que par des travaux d'ensemble, la commune pourra acquérir, suivant les formes et après l'accomplissement des formalités prescrites par la loi du 3 mai 1841, la totalité des propriétés comprises dans le périmètre des travaux.

Les portions de ces propriétés qui après l'assainissement opéré resteraient en dehors des alignements arrêtés pour les nouvelles constructions, pourront être revendues aux enchères publiques, sans que dans ce cas les anciens propriétaires ou leurs ayants droit puissent demander l'application des articles 60 et 61 de la loi du 3 mai 1840.

Art. 14. Les amendes prononcées en vertu de la présente loi seront attribuées en outre au bureau ou établissement de bienfaisance de la localité où sont situées les habitations à raison desquelles ces amendes auront été encourues.

Cette loi était de nature à modifier profondément l'exercice et le droit de la propriété, et nous croyons utile d'en étudier et d'en apprécier les effets. Il serait superflu de rappeler combien elle offrait de difficulté et exigeait de réserve et de circonspection de la part de ceux qui sont appelés à l'exécuter. A tous ces titres il était d'une extrême importance pour l'administration supérieure, d'être exactement renseignée sur la manière dont cette loi aurait été entendue et appliquée dans toutes les parties de l'empire. A Paris, la commission des logements insalubres, instituée sous la présidence de M. Mêlier, a publié plusieurs rapports pleins d'intérêt qui comprennent une période de neuf années, de 1851 à 1859 inclusivement. Ces rapports, rédigés par MM. Robinet et Trébuchet avec le talent et l'autorité qu'on leur connaît, ont, entre autres mérites, celui de faire voir dans quel esprit la loi doit être comprise, et particulièrement de quelle manière elle l'a été par la commission du département de la Seine. Nous sommes heureux d'y trouver un exposé de principes destinés à fixer, en quelque sorte, la jurisprudence de la commission, et qui nous paraît en tous points digne d'approbation.

Fidèle à la pensée du législateur, elle a compris que, suivant la belle expression du rapporteur de la loi, il s'agissait d'une loi d'ordre public et d'humanité « qui n'aspirait qu'à faire modestement, peu à peu, avec intelligence et charité, un bien réel et pratique aux plus malheureux enfants de la patrie commune »; et elle a préféré avancer lentement au milieu de difficultés de toute sorte que lui suscitaient à chaque pas les mœurs, les intérêts, la législation elle-même, plutôt que de soulever dès le début, par des vexations imprudentes, des résistances qui eussent mis en péril la loi et les améliorations que l'on est en droit d'en attendre. Mais c'est là une question si importante, que nous n'hésitons pas à emprunter au dernier rapport de la commission de Paris (1859) les passages où il est dit dans quelles circonstances et dans quelle mesure les différents degrés de la justice civile ou administrative sont intervenus dans les questions de salubrité de logements habités.

Il est arrivé souvent que la commission a visité des lieux devenus insalubres par le mauvais état des clôtures et des toits. Avant la loi du 13 avril 1850, les locataires qui avaient à se plaindre de pareils inconvénients devaient invoquer l'art. 1720 du Code Napoléon, qui oblige les propriétaires à entretenir l'immeuble en bon état de réparation pendant la durée de la location. Aujourd'hui encore cette voie leur reste ouverte; mais l'administration de la justice en France, malgré sa libéralité, ne laisse pas cependant que d'entraîner des frais toujours trop considérables pour les personnes obligées de recourir à ce genre de réclamations, et qui, le plus souvent, sont peu fortunées. La justice de paix elle-même expose celui qui l'invoque dans l'intérêt le plus légitime à des frais onéreux.

Pénétrée de ces considérations, la commission des logements insalubres a été heureuse de pouvoir, dans certains cas, agir dans l'intérêt des locataires lésés, et leur épargner les chances d'un recours aux tribunaux, même du premier degré. Elle a considéré que la loi du 13 avril 1850, s'exprimant en termes très généraux, l'autorisait à intervenir toutes les fois que, par une défectuosité quelconque inhérente au logement, celui-ci devenait insalubre. Or, une clôture imparfaite qui laisse pénétrer le froid ou l'humidité, une toiture en mauvais état ou mal disposée qui donne passage aux eaux pluviales, constituent évidemment des causes d'insalubrité auxquelles il est facile de porter remède, et qui sont dépendantes du fait du propriétaire (art. 7). En agissant ainsi, la commission a pris à sa charge un grand nombre d'affaires qu'elle aurait pu, à la rigueur, renvoyer à la justice civile; mais il lui a paru qu'elle aurait manqué à une partie de sa mission, qui est de venir en aide aux personnes lésées, de manière à leur épargner toute espèce de frais et même de démarches.

Mais, si la commission a rarement laissé à d'autres le soin de prononcer entre un propriétaire négligent et un locataire menacé dans sa santé, les juges de paix ont plus d'une fois profité des décisions de la commission des logements insalubres pour motiver leurs jugements et faire bonne justice. Notamment, dans une maison du quartier des Carmes, un locataire s'étant plaint de l'insalubrité du logement dans lequel il venait d'entrer, le juge de paix, considérant que les causes d'insalubrité étaient constantes et anciennes, que le propriétaire aurait dû les faire disparaître avant de faire occuper les lieux, et qu'il n'était pas équitable que le locataire fût contraint, soit de souffrir de cette insalubrité, soit de supporter les frais d'un second déménagement à court délai, a autorisé le locataire à quitter les lieux immédiatement, et a condamné le propriétaire à 80 francs, de dommages et intérêts, coût présumé du déménagement.

Ce jugement a une grande importance, en ce qu'il établit la responsabilité des propriétaires vis-à-vis des locataires en matière d'insalubrité de logements. Dans le cas présent, si les réparations demandées par la commission avaient pu être exécutées sans troubler notablement la jouissance du locataire, celui-ci aurait pu, à la rigueur, être tenu de les souffrir; mais, comme il fallait procéder à la réfection d'un gros mur et autres travaux, qui rendaient impossible l'habitation par une famille, il ne restait d'autre alternative que celle de supporter les inconvénients de l'insalubrité des lieux pendant les délais des avertissements, et de donner congé; ou bien de recourir à la justice pour obtenir la résiliation immédiate des conventions et l'abréviation des délais. Le juge de paix est allé au delà encore, puisqu'il a fait indemniser le locataire des frais du déménagement précipité auquel il s'est trouvé contraint.

Pendant les premières années de l'application de la loi du 13 avril 1850, à Paris, l'intervention des tribunaux de première instance n'avait été invoquée par personne. Lorsqu'il y avait lieu d'appliquer les art. 9 et 10 de la loi qui fixent les peines auxquelles peuvent être condamnés, pour inexécution, les propriétaires ou les usufruitiers, c'était au conseil de préfecture qu'on avait recours. Mais, dans cet état de choses, il existait une irrégularité dont on n'avait pas été frappé tout d'abord, principalement en raison du très petit nombre de cas dans lesquels les articles précités avaient dû être invoqués.

Cependant la commission ayant d'elle-même émis des doutes à ce sujet, les autorités compétentes ont examiné la question, et, le 5 février 1858, est intervenue une circulaire de S. Exc. le ministre de l'agriculture, du commerce et des travaux publics, qui, après s'être concerté avec le ministre de la justice, a donné à la loi sa véritable interprétation, en prescrivant qu'à l'avenir l'application des art. 9 et 10 serait déférée aux tribunaux de police correctionnelle. Nous ne croyons pouvoir mieux faire, pour bien établir ce point de jurisprudence, que de rapporter la circulaire elle-même.

CIRCULAIRE MINISTÉRIELLE DU 5 FÉVRIER 1858, SUR L'APPLICATION DE LA LOI DES LOGEMENTS INSALUBRES.

Monsieur le préfet, les art. 9 et 10 de la loi du 13 avril 1850 édictent des peines contre quiconque n'aurait pas exécuté les travaux prescrits par l'autorité compétente pour assainissement d'un logement insalubre, ou aurait contrevenu à l'interdiction régulièrement faite de l'habitation de ce logement; mais la loi n'a pas indiqué la juridiction qui serait chargée de prononcer ces peines.

Il y a lieu, dans le silence du législateur, à s'en tenir aux règles du droit commun.

Cependant, des conseils de préfecture se sont crus saisis du droit de connaître des contraventions à la loi du 13 avril.

Il est de principe, monsieur le préfet, que les conseils de préfecture n'ont de juridiction que dans les cas expressément prévus par la loi, et ce serait à tort qu'on prétendrait que, l'art. 6 de la loi précitée constituant les conseils de préfecture juges de l'opportunité des mesures prescrites par l'autorité municipale, il serait rationnel qu'ils fussent en même temps investis du pouvoir de faire respecter les décisions de ces mêmes autorités. A tous les degrés de la hiérarchie, quand il s'agit, non d'obtenir l'exécution d'un acte administratif, mais de donner à cet acte une sanction pénale, c'est, sauf les exceptions formellement prévues, au pouvoir judiciaire qu'il appartient de prononcer. Pour prendre un exemple qui offre avec l'espèce une très grande analogie, les tribunaux judiciaires connaissent exclusivement des contraventions relatives, soit aux règlements généraux, soit même aux actes administratifs concernant les établissements insalubres, quoique le contentieux en cette matière appartienne aux tribunaux de l'ordre administratif.

Je dois ajouter que cette interprétation des art. 9 et 10 de la loi du 13 avril 1850 est dans l'esprit général de cette loi, qui s'est efforcée d'entourer de toutes les garanties conciliables avec le soin d'un grave intérêt public les droits de la propriété privée.

Par ces motifs, monsieur le préfet, et d'accord avec M. le ministre de la justice qui veut bien adresser des instructions dans ce sens à MM. les procureurs généraux, je vous invite, en ce qui vous concerne, à prendre les mesures convenables pour que désormais toutes les contraventions aux dispositions de la loi sur l'assainissement des logements insalubres soient déférées à l'autorité judiciaire.

Par suite de cette circulaire, toutes les fois que des inexécutions dans les délais déterminés ont exigé l'application des art. 9 et 10 de la loi, les récalcitrants ont été déférés au tribunal de police correctionnelle. La commission de Paris a eu soin de se tenir au courant de la marche de ces affaires, et elle a eu la satisfaction d'apprendre que les tribunaux avaient pleinement adopté les principes de la commission et du conseil municipal ; qu'ils avaient interprété de la même manière les prescriptions de la loi du 13 avril 1850, et n'avaient rien trouvé d'exagéré dans les applications qui en avaient été faites.

Nous croyons devoir rapporter ici quelques-uns des jugements prononcés par le tribunal de police correctionnelle :

Le tribunal, après avoir délibéré conformément à la loi du 13 avril 1850 ;

Attendu qu'il résulte de l'instruction et des débats que M.... a, en 1858, à Paris, contrevenu à la loi sur les logements insalubres, en ne faisant pas exécuter dans sa maison, rue....... habitée par des tiers, les travaux prescrits par arrêté préfectoral en date du 30 juillet 1858, délit prévu et puni par les art. 9 et 14 de la loi du 13 avril 1850,

Condamne M.... à 25 francs d'amende attribués au bureau de bienfaisance, et aux dépens.

Suivant un autre jugement, M... a été condamné à 200 fr. d'amende et aux dépens pour n'avoir pas fait exécuter dans l'année les travaux d'assainissement prescrits par la commission des logements insalubres (art. 9 de la loi du 13 avril 1850).

Nous venons de voir que les conseils de préfecture ne sont plus appelés à faire l'application des peines édictées dans l'art. 9 de la loi ; mais, en vertu des art. 6 et 10, ils demeurent chargés des recours contre les arrêtés des conseils municipaux, d'une part, et, de l'autre, de prononcer l'interdiction absolue des habitations reconnues trop insalubres pour être améliorées par des travaux.

Cette intervention du conseil de préfecture peut donner lieu à des difficultés dont il nous paraît utile de nous occuper ici.

La commission des logements insalubres avait proposé de prescrire certains travaux pour qu'une localité utilisée comme cuisine d'un restaurant pût continuer à recevoir cette destination. Le conseil municipal avait sanctionné l'avis de la commission, par application de l'art. 5 de la loi. Le propriétaire ayant déféré cet arrêté au conseil de préfecture, celui-ci, par application de l'art. 10, a prononcé l'interdiction absolue des lieux. Les propriétaires, revenant alors sur leur appel, ont demandé qu'il fût sursis à l'exécution de l'arrêté du conseil de préfecture, et proposé d'exécuter les travaux prescrits par le conseil municipal.

Il est évident que ce sursis ne pouvait être prononcé que par le conseil d'État. La question très grave qu'il y aurait eu à juger était celle de savoir si, d'un recours au conseil de préfecture, pouvait résulter une aggravation des mesures prescrites par le conseil municipal approuvant l'avis de la commission des logements insalubres.

Nous ignorons si le recours a eu lieu dans l'affaire dont nous venons de parler et qui s'est présentée à Paris ; mais la question, qui s'est présentée dans une autre affaire a été résolue en conseil d'État sur le pourvoi d'un propriétaire d'un département voisin. Nous croyons utile de rapporter ici les considérants de l'arrêt du 14 juillet 1859, qui fixe la jurisprudence en cette matière :

Considérant que, d'après l'art. 6 de la loi du 13 avril 1850 sur l'assainissement des logements insalubres, lorsque le conseil municipal a déterminé, soit les travaux d'assainissement et les lieux où ils devront être entièrement ou partiellement exécutés, ainsi que les délais de leur achèvement, soit les habitations qui ne sont pas susceptibles d'assainissement, les intéressés peuvent former un recours contre ces décisions devant le conseil de préfecture, mais que ce recours, qu'il soit formé par les locataires ou par les propriétaires et les usufruitiers, ne peut avoir pour but de faire aggraver la décision prise par le conseil municipal ;

Qu'en conséquence, le préfet du département de......, agissant au nom du département, comme locataire du bâtiment appartenant au sieur....., n'était pas recevable à déférer au conseil de préfecture la décision par laquelle le conseil municipal avait prescrit les travaux nécessaires pour assainir le bâtiment affecté au casernement de la gendarmerie, et à demander qu'il fût décidé que ce bâtiment n'était pas susceptible d'assainissement, et que la location à titre d'habitation en fût interdite d'une manière absolue ;

Qu'ainsi c'est à tort que le conseil de préfecture a, sur le recours du préfet, interdit la location à titre d'habitation du bâtiment donné à bail par le sieur....... au département :

Art. 1er. L'arrêté du conseil de préfecture du département de....., en date du....., est annulé.

Art. 2. Le département de...... est condamné aux dépens.

Nous ne dirons qu'un mot d'une seconde décision du conseil d'État, en date du 8 juillet 1859, par laquelle a été annulé un arrêté du conseil de préfecture qui prononçait l'interdiction d'une loge de concierge. Cette loge, lorsque le conseil d'État a été appelé à se prononcer, avait été largement modifiée par le propriétaire, de telle sorte qu'elle n'était plus dans l'état qui avait motivé son interdiction, de l'avis unanime de la commission des logements insalubres, du conseil municipal et du conseil de préfecture. On peut donc dire qu'en fait ce n'est pas la décision du conseil de préfecture qui a été annulée.

La commission de Paris a eu plusieurs occasions de discuter la question de savoir si ses propositions, devenues définitives faute d'appel ou par confirmation des juridictions compétentes, pouvaient entraîner la résiliation des baux faisant obstacle à l'application de la loi du 13 avril 1850. La commission a cru pouvoir admettre : 1° que les baux ne devaient pas être un obstacle à l'application de la loi ; 2° que les baux devaient être résiliés, dans la plupart des cas, sans indemnité pour le locataire. En effet, l'art. 11 de la loi est ainsi conçu :

« Art. 11. Lorsque, par suite de l'exécution de la présente loi, il » y aura lieu à résiliation de baux, cette résiliation n'emportera, en » faveur du locataire, aucuns dommages-intérêts. »

Jusqu'à présent la commission n'a pas eu connaissance de résiliations formelles, ni de procès résultant de difficultés de cette nature; mais il lui paraît que la solution de la question n'est pas douteuse.

Supposons, en effet, que le sacrifice d'une localité soit devenu nécessaire, et que ce sacrifice ne permette pas au locataire qui en avait la jouissance de continuer l'occupation des lieux, soit en raison des exigences de sa profession, soit par des raisons de famille ou autres. Si le locataire évincé pouvait réclamer une indemnité du propriétaire, celui-ci aurait à supporter : 1° les travaux prescrits par l'autorité; 2° la diminution de valeur de la location par suite du retranchement d'une partie des lieux ; 3° les chances de vacance des lieux; 4° enfin, l'indemnité exigée par le locataire.

Or, la loi n'a pu vouloir qu'il en fût ainsi et que le propriétaire eût à supporter seul toutes les conséquences du nouvel ordre de choses. Il paraît équitable que le locataire prenne une part quelconque de ces charges nouvelles, soit en souffrant l'exécution des travaux, soit en se privant d'une partie des lieux qu'il occupe, soit enfin en les abandonnant pour chercher ailleurs des conditions égales. Sa position est ici la même que celle des locataires qui sont obligés de supporter, sans réclamer d'indemnité, les réparations de force majeure que nécessitent, soit leurs logements, soit la maison où ils demeurent.

Lorsque la loi est intervenue, elle a trouvé établi un certain état de choses. Elle l'a modifié au profit du locataire seul, puisque le propriétaire et l'usufruitier peuvent, pour eux-mêmes, se loger comme bon leur semble; mais cet avantage attribué au locataire devait avoir des limites : l'art. 11 les pose en disant que la résiliation du bail n'emportera pas de plein droit des dommages-intérêts en faveur du locataire. D'un autre côté, il n'en devra plus être ainsi lorsque le dommage éprouvé par le locataire sera du fait du propriétaire, et qu'il dépendra de celui-ci de le réparer. Si le propriétaire préfère la résiliation du bail, il devra indemniser le locataire de la privation de tout ou partie de sa jouissance.

C'est ce qui nous a paru établi par un jugement du tribunal de première instance de la Seine, rendu dans les circonstances suivantes : Un locataire, en prenant possession d'un appartement, avait trouvé installé au rez-de-chaussée un concierge dont la surveillance incessante assurait la tranquillité de la maison. La loge occupée par ce concierge ayant été signalée comme insalubre, il fut enjoint au propriétaire d'en faire cesser l'habitation ; elle fut transportée dans un local d'où la surveillance ne pouvait plus être exercée avec la même exactitude : de là réclamation du locataire et procès. En cet état de choses, la 4e chambre du tribunal civil de la Seine a rendu, le 18 novembre 1858, le jugement suivant :

Considérant qu'il est constant qu'à l'époque où T..... est entré dans les lieux, le concierge se trouvait établi dans une loge située entre le rez-de-chaussée et l'entre-sol, ce qui lui permettait d'exercer à toute heure sa surveillance ; mais que, depuis, cet état de choses a été changé ; qu'une chambre située au sixième étage a été affectée au logement du même concierge ; que S...... (le principal locataire représentant le propriétaire) offre aujourd'hui de le faire venir pendant le jour et pendant certaines heures de la nuit dans une dépendance de l'ancienne loge ;

Qu'en admettant que la réalisation de ces offres soit possible, elle ne saurait suppléer à l'installation fixe et permanente du concierge au bas de l'escalier, qui assurait aux locataires une surveillance de tous les moments ; que T...... a été, dès lors, bien fondé à protester dès le principe contre ces nouvelles dispositions ;

Que vainement on invoque au nom de S..... la prétendue force majeure à laquelle il aurait dû céder, en rappelant que c'est sur les injonctions de la commission des logements insalubres qu'il a dû déplacer le concierge ;

Que, loin de venir à sa décharge, ce fait accuse son imprévoyance et l'insuffisance des lieux consacrés par lui à usage de loge ; que, dans tous les cas, il ne saurait être opposé à T......;

Attendu qu'il n'y a lieu de s'arrêter davantage à la proposition dernière de S....., d'établir nuit et jour un gardien dans l'ancienne loge ;

Qu'en effet, un pareil état de choses serait encore moins acceptable que celui établi par la commission des logements insalubres, vu les réductions nouvelles que S.... a tout récemment fait subir à l'espace déjà reconnu insuffisant pour l'établissement d'un portier ;

Que T.... est, en résumé, fondé à demander aujourd'hui, ou qu'il soit procédé au rétablissement du concierge au rez-de-chaussée ou à l'entre-sol, ou que S.... lui fournisse les moyens de pourvoir lui-même à la surveillance qu'il a droit de réclamer ;

Dit et ordonne que, dans la huitaine de ce jour, S.... devra procéder, soit au rez-de-chaussée, soit à l'entre-sol, au rétablissement d'une loge propre à l'installation fixe et permanente d'un concierge, et de nature à satisfaire aux règlements de police et de salubrité ;

Dit que les travaux devront être mis à fin dans le délai d'un mois ;

Sinon, le condamne à payer à T....., à l'effet, par celui-ci, de pourvoir, ainsi qu'il l'entendra, à la surveillance des lieux qu'il occupe, la somme de 2 fr. 50 cent. par jour ;

Condamne, en outre S...., pour le préjudice éprouvé jusqu'à ce jour, à la somme de 150 francs.

Il résulte de ce jugement que le propriétaire est responsable vis-à-vis du locataire du trouble qu'éprouve celui-ci par suite d'une application de la loi du 13 avril 1850, lorsqu'il dépend du propriétaire d'éviter ce trouble à son locataire, ou lorsque, par imprévoyance ou ignorance de la loi, il l'a exposé à un préjudice inévitable.

Il est probable que, si le jugement avait prononcé la résiliation du bail au profit du locataire, il lui aurait aussi alloué des dommages-intérêts.

Voici un autre jugement rendu dans une affaire d'une autre nature, par la 4e chambre du tribunal civil de la Seine, le 18 mai 1854 :

Le tribunal :

Attendu que la pièce au premier étage dont M.... prétend exiger l'abandon dépend d'une location qui a été faite à L....;

Que le défendeur se prévaut avec raison de ce bail pour se refuser à distraire des lieux par lui occupés la pièce dont s'agit ;

Que, si ce refus doit avoir pour effet de contraindre M.... à chercher un autre moyen que celui qui a été indiqué par la commission des logements insalubres, il n'en résulte pas pour M.... une impossibilité de satisfaire au vœu de la loi et de la commission ;

Qu'en effet, si M.... n'arrive pas à assainir d'une autre manière le logement dont s'agit, il sera constant que le logement n'est point, quant à présent, susceptible d'assainissement ;

Que, dans ce cas, M.... n'aura pour se soumettre à la loi qu'à laisser ledit logement inhabité jusqu'à ce qu'il soit rentré, par l'expiration du bail de L..., en possession de la pièce que celui-ci refuse de lui rendre aujourd'hui, déboute M.... de sa demande.

Nous ne doutons pas qu'il n'y ait dans les principes de la loi du 13 avril, si bien compris et appliqués avec tant de mesure et de sage prudence par la commission, le germe d'un immense progrès dans la salubrité des logements du pauvre. Si l'on rapproche de ces faits les gigantesques travaux qui renouvellent en ce moment la face de la vieille cité, les encouragements donnés à certains établissements éminemment utiles, tels que les bains et lavoirs gratuits ou à prix réduits, et enfin l'institution, à Paris, des commissions d'arrondissement qui coopèrent si efficacement à l'exécution de la loi sur les logements insalubres, on ne peut s'empêcher de concevoir l'espérance légitime de voir, dans un prochain avenir, la population parisienne recueillir le fruit de tant d'efforts généreusement tentés dans l'intérêt de la santé publique.

Dans les départements, la loi du 13 avril 1850 n'a pas reçu encore une exécution aussi complète qu'on pourrait le désirer.

La circulaire suivante fera connaître où en étaient les choses neuf ans après la promulgation de la loi.

CIRCULAIRE MINISTÉRIELLE DU 27 DÉCEMBRE 1858, SUR L'ASSAINISSEMENT DES LOGEMENTS INSALUBRES.

Monsieur le préfet, j'ai soumis à l'examen du comité consultatif d'hygiène publique institué près de mon ministère les comptes rendus qui m'ont été adressés par MM. les préfets sur les résultats de l'exécution, dans leurs départements, de la loi du 13 avril 1850, touchant l'assainissement des logements insalubres.

Il résulte du rapport de ce conseil que, sauf de très honorables exceptions, la grande majorité des communes a montré, dans cette circonstance, une fâcheuse indifférence pour un moyen sérieux de bien-être et de moralisation.

La loi a reçu une très intelligente application dans onze départements. On regrette cependant que, pour ces départements même, cette application n'ait été que partielle, et que les travaux exécutés ou les améliorations obtenues ne soient pas toujours assez clairement décrits dans les comptes rendus.

Vingt-six départements ont fait des efforts qu'il convient d'encourager, bien qu'ils laissent encore beaucoup à désirer ; on remarque surtout qu'on y a fait une confusion regrettable entre ce qui se rapporte aux logements insalubres et ce qui touche à des causes plus générales d'insalubrité, entre les mesures individuelles d'assainissement et celles dont la charge incombe aux communes ou à l'État. Cette confusion est un obstacle réel à des solutions satisfaisantes, et il importe d'autant plus de la signaler qu'elle tend à se généraliser, et que les départements dans lesquels on a le mieux saisi le but de la loi n'en ont pas toujours été exempts.

Trente départements n'ont pas compris la loi, ou du moins n'en ont obtenu que des résultats insignifiants. J'admets volontiers que, dans quelques-uns d'entre eux, l'état général de la salubrité, ou diverses conditions exceptionnelles, pouvaient ne pas comporter inévitablement l'application de cette loi : mais il en est un trop grand nombre où cette abstention ne peut être attribuée qu'à une regrettable indifférence ; on doit particulièrement classer parmi ces derniers ceux que la statistique comprend au nombre des départements où la mortalité est le plus considérable.

Enfin, dix-neuf départements ont négligé d'envoyer les renseignements qui leur avaient été demandés par mon ministère ; je me plais à croire qu'il n'y a là qu'un retard qui sera promptement réparé ; car il n'est pas possible de penser qu'il y ait, sur aucun point du pays, parti pris de méconnaître le but élevé de la loi du 13 avril 1850 et son influence si féconde en améliorations matérielles et morales.

Dans ma circulaire du 25 avril 1857, j'ai recommandé, monsieur le préfet, l'étude du dernier rapport de la commission des logements insalubres, de la ville de Paris ; j'insiste de nouveau sur les utiles enseignements qu'on peut puiser dans ce remarquable travail, et notamment dans les parties qui se rapportent au caractère de la mission que la loi confie aux commissions d'assainissement des logements insalubres, à leur mode d'action et aux moyens d'assainissement. Tout en reconnaissant que ce rapport doit servir plus particulièrement de modèle dans les départements à grandes agglomérations et à villes manufacturières, je pense, avec le comité, qu'il peut être partout utilement consulté. C'est au zèle éclairé des commissions et des conseils d'hygiène et de salubrité qu'il appartient d'en extraire ce qui peut être applicable à chaque contrée.

Les moyens d'assainissement doivent varier en raison des conditions et des ressources locales ; mais il en est un que je crois devoir recommander spécialement : c'est l'emploi des substances hydrofuges répandues dans une grande partie de la France. Il est permis de penser que le moment est venu où, par suite de l'abaissement des prix de ces substances, l'habitation du pauvre pourra être mise plus complétement à l'abri des désastreux effets de l'humidité. J'ajouterai que la substitution d'un carrelage uni, posé sur une couche de cailloux, à un sol qui, le plus souvent, est à peine battu ; l'exhaussement du sol, quand il est possible ; l'ouverture de jours bien étudiés ; dans les villages, le creusement des fossés, l'établissement d'une sorte de drainage autour des murs, sont des mesures qui ont fréquemment réussi à assainir des locaux humides. Ces moyens sont, en général, trop peu coûteux pour qu'on ne puisse pas les mettre en pratique, et il est à désirer qu'ils soient employés toutes les fois qu'ils sont indiqués par une étude intelligente des causes d'insalubrité.

Des motifs de divers ordres ont entravé, jusqu'à présent, la propagation des heureux effets de la loi sur les logements insalubres.

Le premier est que, dans un trop grand nombre de localités, on croit difficilement à l'influence pernicieuse que le logement peut exercer sur la santé, et que l'on est toujours porté à s'abstenir de l'améliorer, lorsqu'il faut, pour conjurer cette influence, s'imposer une charge privée ou communale.

On voit aussi des commissions arrêtées dans leurs bonnes dispositions, dans leurs efforts intelligents et zélés, par une préoccupation trop exclusive de l'inviolabilité du domicile et de la propriété, ainsi que des charges à imposer à des propriétaires peu aisés. Sans doute, les commissions ne doivent pas oublier que la loi du 13 avril 1850 a un caractère essentiellement paternel, mais lorsqu'elles voient du bien à faire, elles ne doivent s'arrêter ni devant le mauvais vouloir ou l'ignorance des propriétaires, ni devant l'indifférence des locataires, que la loi veut protéger contre leur propre incurie ; il est de leur devoir, enfin, de se pénétrer de cette pensée que, quelque intérêt que méritent certaines situations, l'humanité ne permet aucune tolérance à l'égard des logements qui peuvent compromettre la santé des locataires.

Enfin, monsieur le préfet, peut-être le caractère distinctif de cette loi n'est-il pas encore assez connu ; peut-être ignore-t-on, dans beaucoup de localités, que la création d'une commission des logements insalubres dans une commune appartient au conseil municipal, et se repose-t-on sur l'autorité supérieure du soin de prendre une initiative qui appartient, en réalité, aux autorités locales.

Je compte sur vous, monsieur le préfet, pour combattre avec persévérance, dans votre département, ces différents obstacles, qui s'opposent au développement général d'une institution éminemment utile.

Pour faciliter la rédaction des comptes rendus que vous avez à faire parvenir à mon ministère, en exécution de ma circulaire du 2 octobre 1852, et leur donner en même temps un caractère d'uniformité, je joins à la présente circulaire un modèle de questionnaire qui devra être adressé, par vos soins, à chaque commission. Quoiqu'il soit désirable de voir ce modèle généralement suivi, MM. les préfets resteront juges des modifications de détail que les convenances et les usages de leurs départements respectifs pourraient nécessiter.

Vous trouverez ci-joint un nouveau modèle du cadre que vous aurez à remplir.

Signé E. ROUHER.

DÉPARTEMENT d

ASSAINISSEMENT DES LOGEMENTS INSALUBRES.

QUESTIONS.	RÉPONSES.
1° Quelles sont les communes dans lesquelles le conseil municipal a nommé la commission chargée par la loi de rechercher les mesures indispensables d'assainissement des logements insalubres, ou de leurs dépendances ? 2° Quel a été le mode d'enquête dans les communes où cette commission a été nommée ? Quels ont été, dans chaque commune, les résultats de ses travaux ? Quelles améliorations est-on parvenu à réaliser ?	

QUESTIONS.	RÉPONSES.
3° Par quelles mesures le conseil général a-t-il coopéré à l'application de la loi? Quelles allocations a-t-il accordées à cet effet? Quelles sont les communes qui les ont obtenues? 4° Quelle a été, en cette circonstance, la part d'intervention des conseils d'hygiène et de salubrité? Quel concours ont-ils prêté à l'autorité municipale pour faciliter l'exécution de la loi? 5° Dans le cas où ils sont venus en aide aux communes et aux commissions, ces conseils se sont-ils conformés aux instructions spéciales qui accompagnaient la circulaire adressée, le 3 mai 1851, à votre préfecture, par le ministère de l'agriculture et du commerce? 6° Quelles sont, dans le département, les *grandes villes manufacturières* où il resterait des améliorations à effectuer pour le logement des ouvriers? 7° En quoi consisteraient ces améliorations dans chacune de ces villes? 8° Par quels moyens est-il possible de les obtenir, et quelles sont les mesures qu'on se propose de prendre à cet effet?	

ARRONDISSEMENT d — DÉPARTEMENT d — COMMUNE d

COMMISSION D'ASSAINISSEMENT DES LOGEMENTS INSALUBRES.

QUESTIONNAIRE à remplir en conformité de la circulaire préfectorale du à l'effet de résumer les travaux exécutés et les améliorations réalisées pendant dans l'état des logements insalubres.

Un exemplaire de ce questionnaire, exactement rempli, sera transmis à la sous-préfecture ou à la préfecture pour l'arrondissement chef-lieu, avant le

QUESTIONS.	RÉPONSES.
1. Quelle a été l'époque de renouvellement par tiers de la Commission d'assainissement? 2. Quelle est aujourd'hui sa composition? (Donner les noms, prénoms, professions et fonctions des membres qui en font partie.) 3. Combien de fois la commission a-t-elle visité, pendant les années , les habitations de la commune désignées comme étant insalubres? 4. S'est-elle occupée de la réalisation des mesures indiquées par les instructions, et sur quels points ses recommandations ont-elles porté? 5. Quel est le nombre des habitations visitées en et ? 6. Quel est le nombre des améliorations réalisées dans cette période: 1° Pour faire cesser l'humidité du sol ou des murailles des habitations?	

QUESTIONS.	RÉPONSES.
2° Pour assurer une bonne ventilation des logements ? 3° Pour proportionner le nombre des habitants à l'espace que présentent les différentes pièces et notamment les chambres à coucher ? 4° Pour donner un éclairage suffisant aux chambres habitées ? 5° Pour assainir les portions les plus malsaines de l'habitation au moyen de l'eau chlorurée ou de l'eau de chaux ? 6° Pour faire disparaître des cours et autres parties voisines des logements les dépôts de fumier ou amas de matières végétales en décomposition ? 7° Pour donner aux eaux stagnantes un écoulement régulier ? 8° Pour tenir en bon état de propreté les étables et les écuries ? 9° Pour que les cabinets d'aisances et les fosses à engrais ne deviennent pas des foyers d'infection ? 10° Pour d'autres causes d'insalubrité inhérentes aux habitations ? (En indiquer la nature.) 7. Quelle est la situation générale des logements occupés par la classe laborieuse ? 8. Renseignements généraux sur les améliorations qui restent à réaliser dans l'intérêt de la salubrité des logements.	

A , le 18 .

Les membres de la commission d'assainissement des logements insalubres.

Il ne suffit pas de signaler les causes d'insalubrité des habitations, il importe d'en indiquer le remède. Déjà en parlant des cités ouvrières, nous nous sommes efforcé de faire connaître les tentatives, très dignes d'éloge, qui avaient été faites pour donner aux ouvriers des logements salubres. Nous compléterons ces données en citant ici les projets élaborés, dans ce sens, par un architecte plein de mérite dont le nom est attaché aux découvertes et aux travaux les plus utiles pour l'hygiène publique, M. Gourlier. Nous le laissons décrire lui-même ce spécimen d'une habitation saine et bien construite destinée aux ouvriers et aux familles d'artisans.

« Je dois d'abord dire un mot au sujet de l'emplacement convenable pour ces sortes de constructions.

» Nécessairement cet emplacement devra être choisi, tant par économie que pour la convenance même des ouvriers, hors du centre de la capitale, à portée des grands établissements manufacturiers, par conséquent dans les faubourgs, et, autant que possible, sinon dans les principales voies de communication, au moins à leur portée et dans les rues suffisamment larges et bien aérées. La situation en façade, bien que désirable, ne serait pas non plus indispensable ; et la partie postérieure d'un grand terrain pourrait également convenir, pourvu qu'on y parvînt largement, commodément, et que les constructions fussent accompagnées de cours en partie plantées, autant que possible, et de grands espaces libres. Rien n'empêcherait même que cet emplacement fût choisi hors du mur d'enceinte ; et les ouvriers, sans être trop éloignés de leurs travaux habituels, y trouveraient de grands avantages quant au prix d'une partie au moins des denrées.

» Mais malheureusement, dans cette dernière situation même, le prix du terrain, extrêmement hypothétique et variable en raison de l'emplacement, de la situation, ne saurait manquer, dans tous les cas, d'être assez élevé, par exemple de 50 à 100 francs le mètre, c'est-à-dire en général bien supérieur à celui qu'ont coûté la plus grande partie des terrains employés à Londres au même usage.

» Quant aux dispositions mêmes, c'est pour moi un devoir autant qu'un plaisir de déclarer qu'en un grand nombre de points, je me suis inspiré de ce qui a été fait à Londres, et principalement par M. H. Roberts, le digne architecte honoraire de la Société que j'ai précédemment mentionnée.

» Ainsi, d'abord, pour le bâtiment unique que je suppose placé en bordure sur une rue plus ou moins importante, considérant que, dans une semblable habitation, un grand nombre de caves serait peu nécessaire ; que de plus, surtout dans les quartiers un peu excentriques où ces sortes de constructions devront être plus ordinairement élevées, des boutiques seraient souvent aussi peu nécessaires et peu fructueuses, il m'a semblé que ce pourrait être le cas d'emprunter aux Anglais leur étage de soubassement, en partie en contre-bas du sol de la rue entre deux petites cours basses, en partie aussi en contre-haut de ce sol, et dès lors parfaitement aéré, éclairé, asséché, et même au besoin chauffé, et où pourraient, en conséquence, être établis sans aucuns inconvénients, avec tout avantage, au contraire, des ateliers, des magasins ou autres dépendances utiles et toutes d'un certain revenu.

» Du reste, qu'on adopte ou non cette disposition, si des boutiques étaient reconnues convenables, le rez-de-chaussée pourrait y être consacré, sauf quelques localités que je vais indiquer tout à l'heure : mais peut-être serait-il bon que ces boutiques et leurs logements eussent leurs entrées directes par la rue, et fussent, en général, sans communication immédiate avec la maison même. Obligation pourrait être imposée, comme condition de location de ces boutiques, de traiter avec quelque faveur les locataires de la maison même ; enfin aucune d'elles ne devrait être louée ni pour métiers bruyants et incommodes, ni surtout pour cabarets ou débits de liqueurs.

» Vers le milieu de la façade serait le vestibule d'entrée, de largeur convenable. D'un côté le logement du régisseur, de l'autre celui du concierge ou surveillant, qui pourrait aussi être placé au fond ;

chacun de ces logements, ainsi que chacun de ceux dont je parlerai ci-après, avec son évier et son cabinet d'aisances.

» Le long de la face opposée à la rue, régnerait une galerie de communication, de largeur proportionnée à sa longueur, dont la façade serait entièrement garnie de châssis vitrés et ouvrant, soit au milieu, soit aux deux extrémités, selon l'importance de la maison, sur un ou deux escaliers également larges, faciles et bien éclairés.

» Tout le bâtiment serait du reste distribué par des murs et cloisons de refend en compartiments ayant alternativement à peu près 3 mètres et 4 mètres 1/2 de largeur ; et, soit à rez-de-chaussée, soit à chacun des deux ou trois étages au-dessus (suivant la hauteur que permettrait la largeur de la rue), un petit compartiment seul formerait un petit logement pour célibataire ou ménage sans enfant, composé d'un passage d'entrée, d'un cabinet d'aisances, d'une petite pièce ou cuisine, éclairés l'un et l'autre sur la galerie, et d'une pièce principale sur la rue ; un grand compartiment seul, un logement moyen pour un ménage plus considérable ; enfin, les deux compartiments réunis, un grand logement pour ménage avec enfants des deux sexes, etc.

» Si la maison était d'une certaine importance, et qu'il n'y eût à proximité ni école, ni salle d'asile, un grand et un petit compartiment pourraient y être consacrés, principalement à rez-de-chaussée ; l'école servirait alternativement dans la journée aux garçons et aux filles, et le soir pour classe d'adultes, salle de travail, etc.

» La partie centrale de la maison pourrait, en outre, être surélevée en attique, de façon à former une petite infirmerie composée de deux salles de trois ou quatre lits, l'une pour hommes et l'autre pour femmes, avec toutes les dépendances nécessaires ; et la galerie de communication, également élevée à cet étage, servirait en même temps de promenoir et d'isolement ; disposition que M. le directeur de l'assistance publique et plusieurs hommes considérables de l'art médical ont approuvée comme propre à se prêter à l'extension projetée des secours à domicile, à éloigner le moins possible les malades de leurs familles, à guérir promptement des indispositions peu graves, et à réserver les lits de nos hospices pour les cas plus sérieux, pour les malades sans famille, etc. Le cas échéant, ces diverses localités spéciales donneraient nécessairement lieu à des rétributions indépendantes du prix du loyer ordinaire.

» Dans tous les cas, sous le comble de la partie centrale, ou en tout autre endroit, il serait établi un réservoir recevant les eaux de la ville.

» Les diverses pièces auront toutes des dimensions suffisantes pour leur parfaite salubrité, en raison du nombre de personnes qui devront y séjourner surtout la nuit.

» Les siéges d'aisances et les éviers, tous placés à l'intérieur de chaque logement, ainsi qu'il a été dit, y seraient garnis d'appareils simples et solides, et propres à assurer également la salubrité ; les tuyaux de descente recevraient, en outre, toutes les eaux combles, et seraient, ainsi que les tuyaux d'arrivée et de distribution des eaux, du gaz, au besoin, d'air chauffé, etc., renfermés dans des caissons, en tête des murs et cloisons de refend, à l'abri de toute dégradation et des gelées, et à portée de toute réparation, etc.

» Dans les piles principales de la cloison de face de la galerie seraient réservées des trémies, recevant, à chaque étage, les produits du balayage de chaque logement.

» Ces trémies, ainsi que les divers tuyaux de descente, se réuniraient dans une galerie souterraine, où seraient des appareils de fosses mobiles, etc., les liquides seraient immédiatement conduits aux égouts publics, les solides seraient enlevés, aux époques nécessaires, par les petites cours basses, et sans avoir aucunement à traverser ni escalier, ni galerie, etc. Enfin, la galerie souterraine, habituellement hermétiquement fermée, pourrait être ventilée au moyen soit d'un calorifère servant à échauffer les parties communes de la maison, soit d'un foyer d'appel spécial, et cet appel, en s'exerçant sur les tuyaux de descente mêmes, pourrait, au besoin, assurer la ventilation des logements par les parties mêmes qui les infectent ordinairement.

» Une construction simple, mais convenable et solide, assurerait également l'absence de l'humidité et de toute autre cause d'insalubrité. Les progrès de l'industrie des fers permettraient en même temps de la rendre entièrement incombustible sans augmentation de dépense.

» Ainsi disposé, ainsi exécuté et d'après des détails suffisamment exacts, un pareil bâtiment reviendrait au prix de 250 ou 300 francs le mètre carré, qui est à peu près celui auquel est revenue la cité Rochechouart, ainsi que d'autres constructions analogues (notamment celles exécutées en 1848, pour des maisons d'ouvriers dans le faubourg Saint-Honoré, par mon confrère et ami M. Rohault, à ses propres frais), et, comme je l'ai précédemment annoncé, ce prix est notablement au-dessous de celui des constructions analogues à Londres. Peut-être même pourrait-on espérer de nouvelles diminutions, non d'adjudication au rabais que je conseillerais peu dans ce cas, mais du désintéressement que de bons entrepreneurs seraient disposés à y apporter, enfin des études définitives et de l'expérience que procureraient de premières constructions.

» Mais, d'un autre côté, d'après ce qui a été dit précédemment, le prix de revient ne saurait manquer d'être fortement augmenté par celui du terrain, et pour le bâtiment même, par la cour ou préau à y joindre.

» Enfin, comme je l'ai précédemment annoncé aussi, on ne peut aucunement compter à Paris sur des loyers, des revenus à beaucoup près aussi élevés qu'à Londres. A la cité rue Rochechouart, on retire, en réduite, 150 francs de logements à peu près correspondants aux petits et moyens logements que je viens de décrire. Je ne désespérerais pas que ces derniers, mieux disposés et plus complets, ne pussent se louer plus avantageusement, par exemple à peu près 200 francs. Mais, même dans ce cas, et en apportant en outre dans les frais de gestion toute l'économie compatible avec le bien du service, je n'oserais espérer que, somme toute, il restât un intérêt net un peu élevé. On a fait, à ce sujet, de la meilleure foi et dans les meilleures intentions possibles, sans aucun doute, des annonces, des promesses magnifiques; mais indépendamment des résultats tout contraires de calculs exacts et d'expériences positives, il y a à faire une réflexion bien simple : les ouvriers ont trouvé jusqu'ici, à des prix modiques, il est vrai, des logements plus ou moins incommodes, plus ou moins insalubres, dans des maisons plus ou moins vieilles, plus ou moins mal disposées, mal entretenues. Comment les loger à moindre prix dans des constructions, au contraire, élevées spécialement pour eux, agrandies, perfectionnées, pourvues de toutes les convenances; en un mot, faire beaucoup mieux pour beaucoup moins et en gagnant beaucoup ? Ce serait bien beau, mais c'est probablement impossible ; et tout ce que l'on peut espérer, surtout en commençant, c'est un intérêt modique, mais, répétons-le encore, indéfiniment augmenté par des résultats de bien-être et de moralisation : cela peut et doit, espérons-le, décourager les spéculateurs, mais suffire à tous les gens pieux et charitables. »

Nous ne pouvons omettre la généreuse initiative prise dès les premiers jours de son règne par S. M. Napoléon III, à qui l'on devra la réalisation de ces grandes et nobles idées. En effet, on lit dans le *Moniteur* du 14 mai 1853 : « Après avoir soumis la question à un examen approfondi, le gouvernement a décidé qu'outre les améliorations imposées aux anciennes habitations ouvrières, de nouvelles maisons à plusieurs étages, avec des logements garnis et non garnis, pour les ouvriers célibataires comme pour les ménages, s'élèveraient à la fois dans plusieurs quartiers de Paris, sur des emplacements bien choisis à proximité des travaux, et que ces logements seraient disposés de manière à réunir à l'économie du prix toutes les conditions désirables de salubrité, de bien-être et de moralité.

» Le soin d'exécuter ce projet est confié à des entrepreneurs qui se sont résolûment associés aux vues de l'Empereur et qui sont parfaitement à même de les réaliser.

» Les travaux seront faits conformément aux plans et devis arrêtés par le ministre de l'intérieur, qui fixera le prix des loyers dans des proportions telles que les nouvelles constructions ne puissent être un objet de spéculations; et pour que cette mesure, si avantageuse aux classes ouvrières, ne soit onéreuse à personne, l'État entrera dans la dépense au moyen d'une allocation une fois payée.

» Le traité portant exécution immédiate de ces conditions vient d'être signé par le ministre de l'intérieur.

» Nous verrons donc disparaître successivement ces misérables réduits privés d'air et de lumière, ces chambrées où les ouvriers, où de pauvres familles s'entassaient pêle-mêle au détriment de leur santé et de leur moralité, comme à la honte de notre civilisation.

» A la place de ces logements incommodes et malsains, s'élèveront des habitations où bon nombre d'ouvriers trouveront des logements salubres, chauffés, éclairés, bien aérés, avec de l'eau en abondance.

» A cette mesure si importante pour la population laborieuse, le gouvernement s'occupe d'en joindre une autre dans l'intérêt des habitants peu aisés. Le ministre de l'intérieur est saisi d'une proposition de capitalistes et propriétaires qui offrent de bâtir, dans les conditions les plus favorables, des constructions séparées pour les petits rentiers, les employés peu rétribués ; en un mot, pour les modiques fortunes.

» Paris ne doit pas profiter seul de ces avantages. Le gouvernement est résolu d'étendre ce système aux grandes villes, aux centres manufacturiers où les ouvriers sont agglomérés. »

Terminons cette longue étude par l'indication d'un décret qui touche à la salubrité par plus d'un point, et notamment par les soins exigés pour l'entretien des habitations.

DÉCRET RELATIF AUX RUES DE PARIS (26 MARS 1852).

Louis-Napoléon, président de la République française, sur le rapport du ministre de l'intérieur, etc., décrète :

Article 1er. Les rues de Paris continueront d'être soumises au régime de la grande voirie.

Art. 2. Dans tout projet d'expropriation pour l'élargissement, le redressement ou la formation des rues de Paris, l'administration aura la faculté de comprendre la totalité des immeubles atteints, lorsqu'elle jugera que les parties restantes ne sont pas d'une étendue ou d'une forme qui permette d'y élever des constructions salubres. Elle pourra pareillement comprendre dans l'expropriation, des immeubles en dehors des alignements, lorsque leur acquisition sera nécessaire pour la suppression d'anciennes voies publiques jugées inutiles. Les parcelles de terrain acquises en dehors des alignements, et non susceptibles de recevoir des constructions salubres, seront réunies aux propriétés contiguës, soit à l'amiable, soit par l'expropriation de ces propriétés, conformément à l'art. 53 de la loi du 16 septembre 1807. La fixation du prix de ces terrains sera faite suivant les mêmes formes et devant la même juridiction que celle des expropriations ordinaires. L'article 58 de la loi du 3 mai 1841 est applicable à tous les actes et contrats relatifs aux terrains acquis pour la voie publique par simple mesure de voirie.

Art. 3. A l'avenir, l'étude de tout plan d'alignement de rue devra nécessairement comprendre le nivellement; celui-ci sera soumis à toutes les formalités qui régissent l'alignement. Tout constructeur de maisons, avant de se mettre à l'œuvre, devra demander l'alignement et le nivellement de la voie publique au devant de son terrain et s'y conformer.

Art. 4. Il devra pareillement adresser à l'administration un plan et des coupes cotés des constructions qu'il projette et se soumettre aux prescriptions qui lui seront faites, dans l'intérêt de la sûreté et de la salubrité. Vingt jours après le dépôt de ces plans et coupes au secrétariat de la préfecture de la Seine, le constructeur pourra commencer ces travaux d'après son plan, s'il ne lui a été notifié aucune injonction. Une coupe géologique des fouilles pour fondation de bâtiment sera dressée par tout architecte constructeur et remise à la préfecture de la Seine.

Art. 5. La façade des maisons sera constamment tenue en bon état de propreté. Elles seront grattées, repeintes ou badigeonnées, au moins une fois tous les dix ans, sur l'injonction qui sera faite au propriétaire par l'autorité municipale. Les contrevenants seront passibles d'une amende qui ne pourra excéder 100 francs.

Art. 6. Toute construction nouvelle dans une rue pourvue d'égouts devra être disposée de manière à y conduire ses eaux pluviales et ménagères. La même disposition sera prise pour toute maison ancienne en cas de grosses réparations, et en tout cas avant dix ans.

Art. 7. Il sera statué par un décret ultérieur, rendu dans la forme des règlements d'administration publique, en ce qui concerne la hauteur des maisons, les combles et les lucarnes.

Art. 8. Les propriétaires riverains des voies publiques empierrées supporteront les frais de premier établissement des travaux, d'après les règles qui existent à l'égard des propriétaires riverains des rues pavées.

Art. 9. Les dispositions du présent décret pourront être appliquées à toutes les villes qui en feront la demande par des décrets spéciaux rendus dans la forme des règlements d'administration publique.

Art. 10. Le ministre de l'intérieur est chargé, etc.

Voy. Assainissement, Chauffage, Cités ouvrières, Rurale (Hygiène), Fosses d'aisances, Ventilation, Vidanges, Etc.

Bibliographie. — Consultez la bibliographie de l'article Cités ouvrières, et ajoutez : *Des habitations*, thèse de concours, par M. Piorry. Paris, 1838. — *Des voies publiques* *et des habitations particulières à Paris*, par Ch. Gourlier. Paris, 1853. — *Rapport à la Société centrale des architectes sur l'assainissement des habitations insalubres*, par M. Ad. Lainée. Paris, 1850. — *Des logements insalubres, de leur influence et de leur assainissement*, par Passot. Lyon, 1851. — *Rapports généraux de la commission des logements insalubres du département de la Seine*. Paris, 1852, 1857 et 1860. — *Des classes dangereuses de la population des grandes villes*, par Frégier. Paris, 1840. — *Histoire de la police*, par le même. Paris, 1850. — *Traité des travaux publics*, par A. Husson. — *Rapport fait au nom de la commission d'assistance et de prévoyance, sur la proposition de M. Melun (du Nord), relative à l'assainissement des logements insalubres*, par M. Henri de Riancey. — *Compte rendu officiel du congrès général d'hygiène de Bruxelles*, 1852 (*Ann. d'hyg. publique*, t. XLVIII, p. 443; t. XLIX, p. 204). — Marc d'Espine, *Moyens de juger jusqu'à quel point une maison récemment bâtie est assez sèche pour être habitée impunément* (*Ann. d'hyg.*, 2e série, t. III, p. 291). — Lassaigne. *Constatation directe du degré d'humidité des murs plâtrés dans les habitations récemment bâties* (*Ann.*, 2e série, t. IV, p. 89). — *Rapports généraux sur les travaux de la commission des logements insalubres de Paris* (*Ann.*, t. XLIX, p. 440; 2e série, t. VIII, p. 467, et 2e série, t. XIV, p. 467), et in-4. Paris, 1857 et suiv.

HALLES ET MARCHÉS. — Les halles et les marchés sont des établissements publics où se fait la vente de toutes les denrées nécessaires à la consommation journalière d'une localité. C'est là que se fournissent tous les marchands qui revendent, soit dans les boutiques, soit dans les marchés.

Ces divers établissements intéressent de la manière la plus directe l'approvisionnement des villes, la bonne qualité des comestibles. C'est un des objets qui doit fixer le plus sérieusement la sollicitude des autorités locales. Celles-ci sont chargées, par la loi, de la surveillance de ces établissements. Aussi trouve-t-on, dès les premiers temps de la monarchie française, des règlements sur les halles et les marchés ainsi que sur leur mode d'approvisionnement.

L'importance des marchés et des halles à Paris fut toujours en raison de la population de la ville. Dans le principe, les règlements qui concernaient ces établissements n'avaient guère d'autres résultats que de réprimer la cupidité des marchands, qui, dans les temps difficiles surtout, compromettait le service d'approvisionnement. Mais ce qui était négligé principalement, c'était la tenue des marchés sous le rapport de la propreté et de la qualité des comestibles mis en vente. Rien n'était plus dégoûtant, plus insalubre; toutes les denrées se trouvaient entassées pêle-mêle dans des établissements petits et resserrés, quelques hangars mal construits étaient insuffisants pour mettre les marchandises à l'abri des intempéries des saisons. Les poissonneries répandaient des odeurs infectes, et les rues adjacentes, étroites et constamment couvertes d'immondices de toutes sortes, étaient traversées par des ruisseaux d'eaux bourbeuses et sanguinolentes. Sous Louis XV, le nombre des marchés était considérable, et l'approvisionnement de la capitale constituait déjà un service très important. Dès cette époque, l'administration adopta pour les halles et les marchés, ainsi que pour l'approvisionnement de Paris, un système d'ordre et de prévoyance qui tendait à assurer l'arrivage et la vente des denrées, et à maintenir chaque branche de commerce dans les statuts et priviléges. En 1791, la liberté illimitée du commerce fut proclamée, les statuts et priviléges des différentes corporations furent détruits. Le désordre le plus complet s'introduisit dans toutes les parties de la subsistance, et Paris, pendant plusieurs années, éprouva une disette affreuse, et ce qui est digne de remarque, c'est que le ministre de l'intérieur se crut obligé, pour ramener la confiance sur les marchés de la capitale et pour remédier à la situation fâcheuse dans laquelle se trouvait le commerce d'approvisionnement, de faire revivre les anciens règlements qui, proclamés de nouveau en 1801, sous le consulat, sont encore en vigueur aujourd'hui.

Depuis cette époque, le système d'amélioration adopté pour les halles et les marchés n'a fait que se développer. La ville de Paris, après avoir dépensé plus de 20 millions pour ces établissements qui ont servi de modèle à tous ceux qui ont été construits en France, accomplit en ce moment même un projet de réédification de l'ensemble de ses halles centrales, véritablement digne de cette grande cité. Mais en même temps qu'on donnait aux halles un caractère monumental, on leur appliquait une police sévère, tendant à protéger et à maintenir les arrivages, à prévenir les manœuvres ayant pour but de hausser ou d'abaisser le prix des denrées, à assurer la fidélité du débit et la salubrité des comestibles exposés en vente, en même temps qu'on y exigeait l'ordre et la propreté si nécessaires pour ces établissements, au point de vue de l'hygiène publique. Le nombre des halles et marchés existant aujourd'hui à Paris s'élève à quarante-cinq environ ; ils se divisent en marchés d'approvisionnements et en marchés de détail. Le produit des ventes annuelles opérées dans les marchés de cette ville est considérable, et peut être évalué à une somme d'environ 84 139 654 francs. Ces établissements rapportent à l'administration un produit de 1 800 000 fr. Dans les marchés d'approvisionnement, la ville perçoit un droit de remise sur le prix de la marchandise vendue en gros ou à la criée par le ministère de facteurs attachés aux marchés d'approvisionnement pour recevoir les marchandises qui leur sont consignées, en opérer la vente et en compter le prix aux approvisionneurs. Dans les marchés de détail, la ville perçoit un droit d'abri ou de location de places qui y sont établies : ce droit est classé par la loi de l'an VII, parmi les ressources des communes.

Certains marchés spéciaux réclament une surveillance particulière au point de vue de la salubrité, et c'est là un des sujets d'étude les plus dignes de l'attention des magistrats municipaux et des Conseils d'hygiène.

Parmi les points qui méritent d'être signalés, nous citerons principalement les marchés aux poissons, qui ont à plusieurs reprises éveillé la sollicitude des Conseils, et qui, plus que les autres, ont besoin d'une excessive et rigoureuse propreté ; tout est dans cette règle, et le moyen de s'y conformer, c'est l'arrivage d'une quantité d'eau suffisante. L'attention de l'autorité a été appelée par M. le docteur Deville, inspecteur du service de la vérification des décès, sur la mortalité exceptionnelle qui se serait produite dans des maisons voisines des halles où étaient mis en dépôt des paniers à poisson. M. Chevallier a rappelé à cette occasion que dès 1814 des expériences avaient prouvé l'utilité des lavages à l'eau chlorurée pour la désinfection de ces paniers qui exhalent l'odeur la plus fétide.

Nous citerons encore le mode d'éclairage adopté pour certaines halles. Ainsi, en 1835, l'établissement projeté du gaz souleva à Paris des réclamations fondées sur l'action présumée qu'exerceraient sur le beurre la chaleur et les émanations résultant de ce mode d'éclairage. Le Conseil de salubrité, consulté, fut d'avis : 1° que des becs de gaz placés à 3 mètres au-dessus du sol ne peuvent nuire au beurre en mottes, qui est posé ou sur le sol ou sur des tables de pierre, soit en raison de la chaleur que ces becs développent, soit en raison de l'odeur qui pourrait résulter de la combustion incomplète du gaz ; 2° qu'il y aura avantage à adopter l'éclairage au gaz pour la halle au beurre, par la raison qu'elle sera plus fortement ventilée qu'elle ne l'était auparavant ; 3° que la halle au beurre, qui est très mal éclairée, le sera parfaitement par le moyen du gaz, ce qui est d'un avantage immense.

On comparera avec intérêt l'état de choses que nous venons de décrire avec la situation des halles et marchés de Londres que nous empruntons à l'excellent rapport de M. Robert de Massy (1).

Un grand nombre de petits marchés que possédait Londres il y a trente ou quarante ans ont disparu, et le commerce a pris l'habitude de se restreindre à un marché unique qui lui offre un approvisionnement plus large et un choix plus complet et meilleur pour les achats qu'il veut faire.

Les marchés actuels de Londres ont été institués par lettres patentes ou par actes du parlement. Quelques-uns ont une existence immé-

(1) M. J. Robert de Massy doit compléter son travail *sur les halles et marchés et sur le commerce des objets de consommation à Londres*, par des études analogues qu'il va publier sur les marchés et le mécanisme général de l'approvisionnement à Paris, et un résumé général où il présentera la comparaison des deux régimes adoptés à Londres et à Paris.

moriale et l'origine n'en est pas exactement connue. Tous ces marchés appartiennent soit à la corporation de Londres, soit à des compagnies régulièrement autorisées, soit à des particuliers, soit à des paroisses. Un acte du parlement de 1847 (10 Victoria c. 14) a prescrit des dispositions générales pour la création et la tenue des foires et marchés, non-seulement à Londres, mais encore dans tout le royaume-uni.

Les propriétaires des marchés sont autorisés, par les actes d'institution, à faire des règlements dont les dispositions peuvent être sanctionnées par des amendes plus ou moins élevées. Le statut général de 1847 a indiqué de la manière suivante les points sur lesquels ces règlements pouvaient porter : régler la destination et l'usage des marchés et des bâtiments et emplacements qui les composent; prévenir tout encombrement ou embarras sur les marchés ou dans les places y attenantes ; régler l'inspection des abattoirs ; prendre les dispositions nécessaires pour les maintenir constamment en état de propreté; prescrire l'enlèvement, au moins une fois par vingt-quatre heures, de tous les débris et ordures ; ordonner que ces établissements soient pourvus d'une quantité d'eau suffisante, et empêcher qu'il soit commis aucun acte de cruauté; interdire la vente ou l'exposition en vente sur le marché de denrées gâtées ou malsaines.

En dehors des règlements spéciaux afférents aux marchés il existe des dispositions générales applicables à la vente des denrées alimentaires avariées ou malsaines; la vente de ces marchandises est sévèrement défendue et punie d'amendes qui peuvent aller jusqu'à 10 liv. sterl. pour chaque délit ; les marchandises saisies sont en outre détruites. La surveillance des denrées alimentaires en dehors de la circonscription de la cité est confiée à des inspecteurs désignés sous le nom de *inspectors of nuisances*, nommés par les autorités locales, paroisses ou districts.

Les pièces suivantes feront connaître les règlements principaux qui concernent la salubrité des halles et des marchés de Paris.

ORDONNANCE CONCERNANT LES MESURES DE SALUBRITÉ A OBSERVER DANS LES HALLES ET MARCHÉS (11 OCTOBRE 1831).

Dispositions générales.

Art. 1er. Il est enjoint à tous les détaillants établis dans les halles et marchés d'entretenir dans un état constant de propreté l'intérieur et les abords de leurs places.

Art. 2. Il leur est défendu de jeter, dans les passages réservés pour la circulation, des pailles ou débris quelconques. Tous les débris doivent être rassemblés dans des seaux ou paniers, pour être déposés aux endroits affectés à ces dépôts dans chaque marché.

Art. 3. Il est enjoint aux détaillants de n'avoir que des étalages ou ustensiles mobiles ou transportables. Il leur est expressément défendu de les fixer aux poteaux par des clous ou aux murs par des scellements.

Toute dérogation au présent article qui serait nécessitée par des motifs de salubrité, en faveur de certaines espèces de marchandises, sera l'objet de permissions spéciales délivrées par l'administration.

Art. 4. Il est défendu de placer sur les entraits du comble des abris, des coffres, des paniers pleins ou vides, et généralement des effets, marchandises ou matériaux quelconques, rien ne devant gêner la circulation de l'air sous les combles.

Art. 5. Il est défendu d'élever les étalages latéralement de manière à intercepter la vue et la circulation de l'air d'une place aux places voisines.

Art. 6. Il est défendu de conserver dans les étalages des marchandises avariées, impropres à la consommation.

Art. 7. Tous les mois et plus souvent, s'il est nécessaire, à des jours qui seront désignés par l'administration, les marchands déplaceront leurs étalages et ustensiles quelconques pour nettoyer à fond le sol qu'ils recouvrent.

Dispositions particulières à certaines professions.

Tripiers et marchands d'abats.

Art. 8. Il est enjoint aux tripiers et marchands d'abats de renouveler l'eau des baquets dans lesquels ils font tremper les têtes et fressures de veau, les pieds de mouton, etc., assez fréquemment pour qu'elle ne contracte aucune mauvaise odeur.

Art. 9. Avant d'opérer ce renouvellement, ils doivent faire écouler entièrement l'eau de trempage, rincer et nettoyer les baquets.

Art. 10. Il leur est expressément défendu de jeter dans les passages ou sur le sol de leurs places les marchandises avariées ou les débris quelconques; ils devront les conserver dans des seaux ou baquets qu'ils auront soin de faire enlever tous les jours ou de vider dans des voitures de nettoiement, à leur passage.

Art. 11. Après la vidange des baquets de trempage, il leur est enjoint de laver à grande eau la partie du sol par laquelle se sera fait l'écoulement.

Art. 12. Les tables, et généralement toutes les parties des étalages et ustensiles qui sont en contact avec les marchandises de triperies, seront fréquemment grattées et lavées, et au moins tous les soirs avant la fermeture du marché.

Art. 13. Une fois au moins par semaine, les tables, seaux et baquets devront être lavés sur tous les points avec une solution de chlorure de sodium ou de chlorure de chaux.

Bouchers et charcutiers.

Art. 14. Il est enjoint aux bouchers et charcutiers sur les marchés de gratter et nettoyer leurs tables, et notamment les ais sur lesquels ils coupent leurs viandes, de manière qu'il n'y reste aucuns débris de chair, de graisse et d'os.

Marchandes de volaille et de gibier.

Art. 15. Il est défendu aux marchands de volaille de placer des cages et paniers vides ou contenant des animaux vivants dans les cours et passages intérieurs des marchés ou au dehors sur la voie publique.

Art. 16. Il leur est défendu de saigner et plumer des volailles, y compris les pigeons, soit à leurs places, soit dans des passages ou aux abords des marchés.

Art. 17. Il leur est défendu de jeter sur le sol les intestins de volaille. Ils devront les conserver dans des seaux qui seront vidés dans des voitures de nettoiement et rincés ensuite.

Marchandes de marée et de poisson d'eau douce.

Art. 18. Il est expressément défendu de se servir de tampons de papier pour exposer en vente le poisson. On ne pourra employer à cet usage que des blocs de pierre ou de bois ou des terrines de grès renversées.

Art. 19. Il leur est enjoint de la manière la plus expresse de déposer les débris et la vidange des poissons dans des seaux qui seront vidés fréquemment et au moins une fois par jour, aux points désignés à cet effet, et immédiatement rincés avec soin.

Art. 20. Il est enjoint de gratter et laver tous les jours les tables sur lesquelles le poisson est exposé en vente. Ces marchandes devront en outre les laver, ainsi que les baquets servant à l'usage du poisson, au moins une fois par semaine, avec une solution de chlorure de sodium ou de chlorure de chaux.

Marchandes de saline.

Art. 21. Il est enjoint aux marchandes de saline de renouveler fréquemment l'eau des baquets où elles font dessaler le poisson.

Les inspecteurs des marchés veilleront à ce que, par un trop long trempage, le poisson ne soit pas altéré et rendu impropre à la consommation.

Ces marchandes devront, en ce qui concerne la propreté de leurs étalages et ustensiles, se conformer à ce qui est prescrit aux marchandes de marée.

Marchandes de viandes cuites.

Art. 22. Il est défendu aux marchandes de viandes cuites de jeter, soit dans l'intérieur de leurs places, soit dans les passages ou sur la voie publique, aucuns débris de leurs marchandises. Il leur est enjoint de ne conserver et de n'exposer en vente que des viandes saines. Il leur est enjoint aussi de ne renfermer les marchandises qu'elles conservent d'un jour à l'autre que dans des coffres disposés de manière que l'air puisse s'y renouveler; ces coffres devront être nettoyés au moins une fois par semaine, en les lavant avec une solution de chlorure de sodium ou de chlorure de chaux.

Art. 23. Les contraventions seront constatées par des procès-verbaux ou rapports qui nous seront adressés pour être transmis au tribunal compétent.

Voy. ABATTOIR, BOUCHERIE, CHARCUTERIE, ETC.

Bibliographie. — *Traité de la salubrité*, de Montfalcon. — *Rapport des Conseils de salubrité, de Paris, Nantes, Marseille*, etc. — *Rapport sur la désinfection des tables de vente du marché aux poissons* (*Ann. d'hyg. et de méd. lég.*, t. VII, p. 97). — *Mémoire sur la topographie médicale des* IVe, X^e^, XIe *et* XIIe *arrondissements de Paris*, par le docteur H. Bayard (*Ann. d'hyg. et de méd. lég.*, t. XXVIII, p. 251; t. XXXII, p. 241). — *Dictionnaire de l'industrie.* — *Dictionnaire d'administration.* — *Ordonnances de* *police.— Des dépôts de paniers à poisson* (*Gaz. des hôp.*, octobre 1860). — *Note sur le même sujet*, par A. Chevalier (*Journ. de chim. méd.*, décembre 1860). — *Des halles et marchés et du commerce des objets de consommation à Londres* (*Rapport à S. E. M. le ministre de l'agriculture, du commerce et des travaux publics*), par M. J. Robert de Massy. Paris, 1861.

HARENGS. — *Voy.* SALAISONS.

HERBES (CUISEURS D'). — *Voy.* CUIVRE.

HOMŒOPATHIE. — *Voy.* CHARLATANISME, MÉDECINE, PHARMACIE.

HONGROYEURS. — *Voy.* TANNEURS.

HOPITAUX ET HOSPICES. — On entend communément sous le nom d'*hôpitaux*, des établissements destinés au traitement gratuit des indigents atteints de maladies aiguës, tandis qu'on désigne sous le nom d'*hospices*, les lieux d'asiles où sont recueillis les aliénés, les vieillards, les enfants abandonnés, les incurables et les infirmes non domiciliés. Les hôpitaux et les hospices sont, en France, une des parties les plus importantes de l'assistance publique; ils ont en général servi de modèles aux autres nations.

Si l'on examine l'état politique, moral et religieux des peuples de l'antiquité, il est facile de se convaincre qu'ils n'avaient point et qu'ils ne pouvaient avoir d'hôpitaux. Pour les fonder et pour les desservir, il fallait une vertu que le paganisme n'a pas même entrevue, la *charité;* c'est à cette vertu toute chrétienne qu'on doit ces fondations qui, depuis les premiers temps du christianisme, se sont, sans interruption, continuées jusqu'à nos jours.

La fondation des premiers hôpitaux paraît remonter aux commencements de l'Église. Les évêques étaient chargés des pauvres et des malades de leur diocèse. On connaissait ces établissements sous les noms d'hôpitaux de Saint-Lazare, de léproseries, etc. L'Église consacrait à leur entretien le quart de ses revenus. Grégoire de Tours raconte qu'au ve siècle il existait dans les églises un lieu spécial destiné aux malades; plus tard la piété des princes, d'accord avec les lois d'une sage politique, ne laissa plus aux seuls particuliers l'honneur de ces fondations. Le fils de Clovis, Childebert, la reine Brunehaut, élevèrent les premiers établissements hospitaliers de notre pays, l'Hôtel-Dieu de Lyon, celui de Paris, d'Autun, etc. En outre, les monastères accordaient l'hospitalité aux pauvres, aux voyageurs, et très souvent même soignaient les malades, ce qui, la plupart du temps, leur était enjoint par les statuts de leurs ordres. Charlemagne fonda plusieurs hôpitaux et hospices. Pendant les croisades, ces établissements se multiplièrent, car indépendamment de la charité, une autre cause y contribua puissamment. La lèpre, qui, par son extension, sa violence et sa durée, a ravagé l'Europe pendant le moyen âge, fit couvrir la France d'établissements spéciaux destinés aux victimes de ce fléau. Au XIIIe siècle, il y existait deux mille maladreries, ce qui paraît à peine croyable, eu égard à la population de cette époque. Pourtant le fait est démontré par le testament de Louis VIII qui leur léguait 2000 livres. Saint Louis fit peut-être, à lui seul, plus pour les établissements hospitaliers que tous ses prédécesseurs. En 1254, il fonda les Quinze-Vingts, non pour ses compagnons d'armes revenus de la terre sainte frappés de cécité, comme on le croit généralement, mais simplement pour 300 aveugles pauvres de la ville de Paris. Il établit à Vernon un hospice, le dota de 30 000 livres parisis, paya en outre le mobilier et les habits du personnel. A Pontoise, même fondation. Plus tard il agrandit l'Hôtel-Dieu de Paris, lui alloua des revenus, indépendamment des dons temporaires qu'il accordait sans cesse; enfin il créa l'hôpital de Compiègne et l'inaugura avec une grande solennité. Henri IV fonda le premier hôpital militaire : en 1604, il posa la première pierre de l'hôpital Saint-Louis, un des plus beaux de l'Europe. Ce prince agrandit aussi l'Hôtel-Dieu de deux salles qui existent encore. Quelques années auparavant, Marie de Médicis avait fait venir des frères de Saint-Jean de Dieu pour soigner les malades de l'hôpital de la Charité, qu'elle avait fondé. Sous Louis XIII, les Incurables, la Pitié, la Salpêtrière, furent fondés. La commanderie de Bicêtre fut destinée aux soldats invalides. Ce fut aussi sous ce roi que saint Vincent de Paul commença ses prédications en faveur des enfants trouvés. Louis XIV créa l'hôpital des Enfants trouvés, les Invalides et l'Hôpital général. Le XVIIIe siècle vit s'élever plusieurs établissements hospitaliers par la bienfaisance d'hommes dont les noms seront toujours honorés, tels que Beaujon, Cochin, Necker, etc.

Il en est de même dans les départements : partout on retouve des preuves anciennes ou modernes de l'intérêt et de la sollicitude que les malades et les pauvres ont toujours inspirés à toutes les classes dans notre pays.

Saint Louis, pour faire cesser les abus qui s'étaient glissés dans l'administration des hôpitaux, l'avait fait passer aux mains des laïques solvables et entendus aux affaires. Plus tard, en 1642, on organisa un *bureau des pauvres* composé des premiers magistrats de Paris, avec des règlements pour la distribution des secours à domicile. En 1711, une déclaration établit que les biens des duellistes seraient confisqués au profit des établissements hospitaliers, et que les aumônes faites aux couvents, ainsi que les legs en faveur des pauvres, seraient appliqués aux hôpitaux des villes où ces libéralités auraient eu lieu.

Ces diverses législations se perpétuèrent jusqu'en 1801, époque à laquelle il fut décidé que les hôpitaux et hospices des communes seraient administrés par une commission établie dans la commune. A Paris, la commission fut composée d'un conseil supérieur général et d'une commission administrative.

Ce nouvel état de choses, en donnant des principes généraux et un plan commun, apporta les améliorations les plus nécessaires et les plus heureuses.

La question des hôpitaux et des hospices, comme toutes celles qui dépendent de l'assistance publique, touche aux questions sociales les plus difficiles et les plus graves. La nécessité impérieuse des hôpitaux dans les grands centres de populations manufacturières et industrielles a été déjà démontrée par Montesquieu. Quelques économistes ont pensé pouvoir diminuer l'importance toujours croissante des hôpitaux par les secours à domicile : ce dernier moyen nous semble devoir être efficace, surtout dans les campagnes, mais tout à fait impuissant à remplir le but désiré dans les villes populeuses; et d'ailleurs, comme l'a dit M. Villermé, « les secours à domicile n'ont » de résultats que pour prévenir la misère, mais non pour la sou» lager. »

Toutefois, si l'importance et les heureux résultats des hôpitaux ne sont contestés par personne, il n'en est pas de même pour les hospices destinés exclusivement aux vieillards, attendu que la vieillesse, si digne, à tous égards, de compassion, n'est pas un accident, mais un terme nécessaire auquel la prévoyance de l'homme doit songer. La vieillesse seule ne doit pas être un droit à la charité publique, ce serait alors encourager l'imprévoyance. Il faut bien se garder, tout en veillant avec une sollicitude extrême à tous les besoins des nécessiteux, d'inviter par des fondations permanentes au mépris des lois naturelles, en favorisant ces coupables abandons des vieillards par la famille. Tout en stimulant le zèle de la charité publique et privée, il faut se rappeler que ce sont les aumônes répandues sans discernement et dans des vues étrangères aux intérêts de la société qui ont fait multiplier chez des nations voisines ces lazarroni et ces mendiants qui tiennent sous une véritable contribution les classes laborieuses, et que ce sont les secours obligés des paroisses, au profit souvent de l'imprévoyance, qui, en Angleterre, ont agrandi sans cesse la plaie du paupérisme.

Les conditions principales qui dominent la question des hôpitaux et des hospices peuvent être rapportées à trois ordres : la tutelle administrative, l'hygiène, les soins médicaux.

Ce n'est point le lieu de traiter des soins médicaux. Nous ne devons ici indiquer, d'une façon sommaire, que ce qui regarde l'administration supérieure, les conditions sanitaires qui doivent exister dans ces établissements, et les points principaux sur lesquels l'attention des Conseils d'hygiène et de salubrité peut être appelée à chaque instant.

Administration des établissements hospitaliers. — Aucun établissement de bienfaisance ne peut exister sans une autorisation expresse du gouvernement.

L'administration des hospices est confiée à des commissions administratives composées de cinq membres.

Les maires sont présidents-nés des commissions administratives des hospices, et ils ne doivent pas être comptés dans le nombre des cinq membres dont se composent ces administrations. En cas de partage, leur voix doit être prépondérante.

L'adjoint ne peut remplacer le maire dans les fonctions de président des commissions administratives des hospices, que dans le cas d'absence de ce magistrat; il ne peut le suppléer par délégation spéciale.

Les sous-préfets ont la surveillance des administrations hospitalières.

Le ministre de l'intérieur nomme les membres des commissions administratives des hospices dont il règle les budgets, sur la présentation de trois candidats par la commission administrative en exercice.

Les préfets nomment les membres de ces commissions dans les hospices dont l'approbation du budget leur est réservée, également sur la présentation de trois candidats par les administrateurs en exercice.

La révocation d'administrateurs nommés par le préfet ne peut être prononcée que par le ministre de l'intérieur, sur le compte qui lui est rendu par les préfets. Dans des cas urgents, ces magistrats ont le droit de suspendre ces administrateurs.

Les membres de commissions administratives doivent avoir leur domicile réel dans le lieu où siégent ces administrations.

Il est contraire aux principes de la jurisprudence administrative qu'il y ait dans la même administration charitable des membres qui soient parents ou alliés.

Ils ne peuvent être non plus parents ou alliés du receveur jusqu'au degré de cousin germain inclusivement.

Les mêmes individus peuvent être à la fois administrateurs des hospices et des bureaux de bienfaisance.

Les administrateurs des établissements de bienfaisance se rendent comptables des deniers publics et justiciables du conseil de préfecture ou de la cour des comptes, lorsqu'ils s'immiscent dans le maniement des établissements qu'ils administrent.

Leurs biens peuvent être mis en séquestre jusqu'à reddition des comptes de cette gestion occulte. Ils sont soumis aux mêmes mesures de rigueur que les comptables réguliers.

Pour tout autre fait, ils ne peuvent être poursuivis sans l'autorisation du conseil d'Etat.

Les commissions administratives doivent être renouvelées chaque année par cinquième.

Les vacances survenues dans le cours de chaque année, par mort ou démission, comptent pour la sortie périodique.

Des médecins, chirurgiens et pharmaciens. — Les médecins, chirurgiens et pharmaciens des hospices sont nommés par les préfets, sur la présentation de trois candidats désignés par la commission administrative, ou, comme cela a lieu à Paris et dans quelques grandes villes, par le concours.

Leur révocation n'est définitive qu'après avoir été approuvée par le ministre secrétaire d'État au département de l'intérieur.

Les médecins et chirurgiens chargés en chef du service des hospices ne peuvent être pris que parmi les docteurs en médecine ou en chirurgie.

Des employés et servants. — Les employés, autres que ceux désignés précédemment, les servants domestiques, infirmiers et gens de peine attachés à l'administration et au service des hospices, sont à la nomination de la commission administrative et révocables par elle.

Le nombre et le traitement d'employés et gens de service sont réglés par les préfets, sur la proposition de la commission administrative.

L'expérience a prouvé que, dans les hôpitaux des malades, il suffit, en général, que le nombre des employés et servants attachés au service direct des malades soit réglé à raison d'un pour dix malades, et que, dans les hospices de valides, il peut n'être que d'un pour quinze indigents.

Des sœurs hospitalières. — Le service intérieur des hospices peut être confié à des sœurs hospitalières tirées des congrégations autorisées par le gouvernement.

Les commissions administratives se concertent avec les congrégations hospitalières pour régler le nombre des sœurs à attacher aux hospices, et les conditions de leur admission ; mais les conventions qu'elles arrêtent, à cet égard, ne sont définitives qu'après avoir été approuvées par le ministre de l'intérieur sur l'avis des préfets.

Les religieuses attachées au service des hospices sont placées, quant au temporel, sous l'autorité des commissions administratives des hospices, et tenues de se conformer aux règlements de ces établissements.

Les commissions administratives ne peuvent traiter avec une communauté religieuse pour la mise en ferme de l'administration intérieure des établissements confiés à leurs soins.

Du régime alimentaire. — Le régime des malades doit être déterminé en quantité et en qualité par les médecins, et ceux-ci se concertent avec l'administration pour l'approprier aux ressources de la localité et aux moyens de l'établissement.

Pour assurer l'exactitude du régime alimentaire des malades, les médecins doivent tenir un cahier de visites pour inscrire leurs prescriptions.

De l'admission dans les hôpitaux et hospices. — Tout malade, domicilié de droit ou non qui sera sans ressource, doit être secouru dans l'hospice le plus voisin.

Les voyageurs indigents, atteints par la maladie, en route, doivent être traités et soignés dans l'hôpital le plus voisin aux frais de l'établissement.

Les commissions administratives des hôpitaux ne peuvent se refuser à recevoir dans l'établissement confié à leur soin et à traiter gratuitement les indigents atteints de maladies psorique ou syphilitique.

En cas de refus, les préfets doivent faire admettre les indigents d'office dans l'hôpital, afin de leur donner les soins que réclame leur triste position.

Tout vieillard âgé de soixante et dix ans, et n'ayant point de domicile, ou reconnu infirme avant cette époque, recevra les secours de stricte nécessité dans l'hospice le plus voisin ; d'où il suit que l'indigent malade doit être reçu et traité non-seulement dans le lieu où il a domicile, mais partout où il se trouve.

L'admission des malades dans l'hôpital est prononcée par un des membres de la commission administrative, sur l'avis du médecin de l'établissement. Cette admission, hors le cas d'urgence, ne peut être accordée que sur la présentation d'un certificat de l'autorité compétente, attestant l'indigence du malade.

L'admission des vieillards septuagénaires et des indigents incurables ne peut être prononcée que par délibération de la commission administrative.

Les bureaux de bienfaisance ne peuvent être autorisés à consacrer une partie de leur dotation à entretenir des indigents dans les hospices.

Dans les communes où il n'existe pas d'hôpital militaire, l'arrêté du 24 thermidor an VIII veut que les militaires malades soient reçus dans les hospices civils, et d'après un autre arrêté, en date du 9 frimaire an XII, le service, dans les hospices civils où l'on forme des salles militaires, doit être établi sur les mêmes bases que dans les établissements exclusivement destinés aux malades des corps armés.

Les magistrats chargés de la police des prisons peuvent, en certains cas, faire transporter dans un hospice un détenu malade.

Les commissions administratives font tenir des registres matricules de la population des établissements confiés à leurs soins, et constatant, jour par jour, les entrées et les sorties.

Statistique des établissements hospitaliers. — Si l'on s'en rapporte à Necker, on comptait en France, en 1780, 870 hôpitaux ou hospices qui pouvaient recevoir annuellement 115 000 individus, et qui possédaient un revenu annuel de 20 millions. Aujourd'hui, il existe 1133 administrations qui régissent 1270 établissements hospitaliers qui contiennent 126 150 lits, dont 63 237 dans les hôpitaux, 55 052 dans les hospices, et 7853 pour les aliénés. Plus de 575 000 individus sont reçus annuellement dans ces diverses maisons, dont les revenus dépassent 54 millions, savoir : 24 et demi de revenus réels, 16 de revenus accidentels, et 13 et demi de remboursement de frais. La valeur vénale des propriétés productives des hôpitaux et des hospices est évaluée à 500 millions.

Le nombre des lits d'hôpital destinés aux malades civils n'est en réalité que de 46 538, attendu qu'il faut défalquer du chiffre total 16 699 lits pour les militaires. Par conséquent le nombre de lits d'hospices pour les vieillards et les enfants, qui s'élève à 55 052, est supérieur à celui des adultes. Ce fait est l'indice d'un abus dans l'administration des secours publics. Le nombre de lits réservés aux indigents malades devrait être, au contraire, beaucoup plus considérable que celui réservé aux vieillards, aux enfants qui, en général, seraient plus facilement secourus à domicile. Et d'ailleurs un lit d'hôpital permet de venir en aide, dans le cours d'une année, à plus de huit individus, tandis qu'un lit d'hospice sert seulement à trois personnes dans le cours de deux années.

24 176 enfants en France, orphelins en grande partie, sont entretenus dans les hospices, car les enfants trouvés sont presque tous placés à la campagne chez des cultivateurs. C'est un abus d'élever dans les établissements hospitaliers de jeunes enfants pauvres : ils n'y apprennent point à connaître la vie et la nécessité de pourvoir un jour, par le travail, à tous leurs besoins. Mieux vaudrait pour eux, pour la société, qu'ils fussent élevés à la campagne chez d'honnêtes laboureurs : ce serait un bienfait pour les enfants et une économie

considérable pour les administrations charitables. Chaque enfant élevé dans l'hospice dépense environ 200 francs par an ; avec 100 francs au plus on subviendrait facilement à leurs besoins si on les plaçait à la campagne.

De même il serait nécessaire, par mesure d'économie et dans l'intérêt des indigents, que les commissions administratives des hospices éloignassent ces établissements des villes. Placés dans les campagnes, ces indigents jouiraient de plus de liberté, d'un plus grand bien-être, et leurs dépenses seraient moins considérables.

Les immenses revenus dont dispose l'administration de Paris lui permettent de venir en aide à un nombre tel d'individus, qu'elle donne à elle seule plus du cinquième des secours hospitaliers de toute la France.

Paris possède 9 hôpitaux généraux, 6 hôpitaux spéciaux, 5 hospices, 2 pour la vieillesse hommes et femmes, 9 pour les incurables des deux sexes également, 1 pour les enfants trouvés et orphelins, 3 maisons de retraite, 4 hospices particuliers ; ensemble 28 établissements contenant 16 820 lits. Le budget des hôpitaux et hospices de Paris s'est élevé de 8 millions en 1791, à 15 millions environ à l'époque actuelle. Le prix moyen de la dépense est par jour et en moyenne de 1 fr. à 1 fr. 50 c. par malade.

L'administration de Paris a pris, depuis quelques années, une mesure qui n'a pas été sans utilité, c'est la création de lits payants dans les hôpitaux et hospices. Ce produit, qui n'est en réalité qu'un simple remboursement de frais, profite à la fois aux établissements hospitaliers et aux classes ouvrières. Il existe, en effet, en dehors de l'indigence, un grand nombre d'individus que l'état de maladie fait passer de la gêne à la misère, si l'on ne vient pas à leur aide. De toute part des caisses de secours mutuels s'établissent en France : une des principales conditions imposées par les sociétaires de ces institutions est de payer les journées de maladie. La création de lits payants à l'hôpital est une bonne œuvre qui répond à ces nouvelles tendances et qui produira les meilleurs effets. Il en serait de même de la fondation d'hospices où l'on pourrait être admis moyennant 150 francs à 200 francs de pension par année.

A l'aide de la fondation Montyon, l'administration de Paris donne aux convalescents sortant des hôpitaux le moyen d'attendre du travail ou le retour complet de leurs forces. On a vu quel emploi fécond trouve une partie de cette fondation, qui sert à l'entretien d'un très grand nombre de convalescents sortant des hôpitaux dans les asiles impériaux de Vincennes et du Vésinet.

Conditions hygiéniques des établissements hospitaliers. — L'utilité des hôpitaux ne saurait être contestée au point de vue de l'hygiène publique, mais à la condition expresse qu'ils offrent rigoureusement toutes les garanties efficaces apportées de nos jours par les progrès de l'hygiène.

Une des premières conditions de salubrité des hôpitaux consiste dans le choix du lieu de leur situation. Autant que possible, ils doivent être construits sur des parties hautes et aérées. S'il est utile d'avoir les hôpitaux dans le sein des villes, au milieu des quartiers populeux, à cause de la facilité du transport des malades, il est encore plus urgent que ces établissements soient placés dans des quartiers sains où se rencontrent l'air et l'espace sans l'agitation et le bruit des cités. On doit également consulter la direction habituelle des vents afin de les établir à l'abri des miasmes qui peuvent être de tel ou tel côté. Les bâtiments doivent être larges, spacieux, sans humidité et séparés par de vastes cours au centre desquelles on entretient de la végétation. Les promenoirs, suffisamment grands, doivent être plantés d'arbres et exposés au midi.

Pendant les temps froids et pluvieux il serait convenable que les convalescents pussent se promener dans des galeries couvertes.

C'est surtout la construction et la disposition des salles qui intéressent l'hygiène publique.

Les émanations des malades contribuent singulièrement à rendre plus impérieuses les règles hygiéniques qui régissent habituellement les habitations destinées à la vie en commun. D'après M. le docteur Poumet, chaque malade doit recevoir, par heure, 20 mètres cubes d'air pur à 16 degrés centigrades. On doit considérer ce chiffre comme fort au-dessous de ce que l'on doit désirer. Il est inutile de faire ressortir l'importance, ou plutôt la nécessité absolue d'apporter dans la disposition de salles destinées aux populations malades les bénéfices que l'industrie emploie depuis longtemps dans les théâtres et les autres grands établissements publics. Le même auteur avance que dans les salles de clinique de l'Hôtel-Dieu et de la Charité, les malades ne reçoivent, en moyenne, que 17 pour 100 seulement de la proportion d'air pur qui leur est nécessaire, et à la Salpêtrière les malades de certaines salles n'auraient même pas en suffisante quantité l'air corrompu qu'elles sont condamnées à respirer. Cette nécessité d'une ventilation considérable dans les hôpitaux n'est contestée nulle part.

Le chauffage et la ventilation des salles sont deux faits capitaux d'une égale importance, et, grâce aux modifications ingénieuses des procédés de chauffage, ils sont désormais liés l'un à l'autre d'une façon inséparable. Nous reviendrons ailleurs sur cette question.

On a signalé comme un inconvénient la multiplication des étages dans les hôpitaux. M. Villermé a donné plusieurs faits qui paraissent concluants. Corti rapporte que le docteur Hunter avait remarqué que sur deux salles exactement de même dimension, l'une supérieure et l'autre inférieure, à nombre égal de malades et dans des circonstances absolument semblables, la mortalité avait été plus forte dans celle d'en haut, et qu'il fallait, dans les temps d'encombrement, pour que le nombre des morts fût le même, dans l'une et dans l'autre, diminuer les malades dans la salle supérieure. M. le marquis de Pastoret, dans son rapport sur l'état des hôpitaux et les secours à domicile depuis l'an 1804 jusqu'en 1814, a montré une mortalité toujours plus forte dans les salles supérieures de l'Hôtel-Dieu, là où des salles étaient superposées, tout étant égal d'ailleurs. Il remarquait avec vérité que le service est plus difficile dans les salles hautes que dans les étages inférieurs, que les convalescents ne peuvent se promener aussi facilement que ceux des autres salles, et enfin que dans le cas d'incendie les premiers courraient plus de dangers que les seconds.

Déjà Esquirol avait appelé l'attention des administrations hospitalières sur l'avantage incontestable, dans les hospices, des rez-de-chaussée salubres, à cause de la fréquence des affections dyspnéiques chez les vieillards.

On a plusieurs fois agité la question de savoir si les grandes salles étaient préférables aux petites. L'expérience paraît avoir démontré la supériorité des petites sur les autres ; il est vrai que dans les grandes le service et la surveillance sont rendus plus faciles, mais aussi les malades sont exposés à beaucoup plus de bruit et à des chances plus nombreuses de contagion. Les couchettes doivent être de fer, à une seule place, garnies de rideaux et de sommiers élastiques à jour, dits de Saint-Alban, et séparées les unes des autres par un espace d'un mètre au moins. Les latrines seront assainies par un tuyau d'appel, et chaque salle devra contenir, en nombre suffisant, quoique pouvant varier fréquemment, des siéges portatifs, munis d'appareils qui les rendent inodores.

Il est d'usage en France que les malades soient visités dans la matinée par les médecins, contrairement à ce qui se passe en Angleterre, où les visites se font dans l'après-midi. Nous ne ferons pas ressortir l'avantage de la mesure qui règle les heures du service médical dans nos hôpitaux. Mais nous ne pouvons nous empêcher de reproduire le vœu que M. Ad. de Watteville a émis dans son excellent rapport sur l'assistance publique, à propos des soins médicaux. Cet auteur demande instamment que le nombre de malades confiés à chaque médecin soit considérablement diminué, et qu'en moyenne les services ne puissent contenir plus de 40 lits. Cette opinion si sage est loin encore d'être mise en pratique dans les hôpitaux de Paris, où bon nombre de services, et des plus actifs, contiennent plus de 100 malades.

S'il est incontestable que les hôpitaux et hospices rendent de grands services à l'hygiène publique, c'est en effet, comme nous l'avons dit, lorsqu'ils offrent dans leur construction et dans leur administration, toutes les garanties apportées par l'hygiène actuelle; autrement ces établissements perdent non-seulement leur utilité au point de vue hygiénique, mais encore ils deviennent nuisibles. Il n'entre pas dans notre cadre de retracer longuement les tableaux effrayants de l'état sanitaire des anciens hôpitaux. Tout le monde sait que l'air vicié par les émanations des malades et l'encombrement peut produire les plus terribles résultats. Des épidémies meurtrières se déclarent, et ces lieux de secours deviennent des foyers d'infection.

Mais en dehors de ces calamités exceptionnelles, on attribue avec raison à l'air corrompu de quelques établissements nosocomiaux la mortalité toujours considérable et l'insuccès constant de certaines opérations chirurgicales qui dans d'autres lieux comptent un assez grand nombre de cas de réussite.

Dans un livre publié en 1777, voici ce qu'on lit à l'article Hôtel-Dieu : « Qu'on se représente une longue enfilade de salles contiguës, où l'on rassemble des malades de toute espèce, et où l'on entasse souvent trois, quatre et six malades dans un même lit : les vivants à côté des moribonds et des morts; l'air infecté des exhalaisons de cette multitude de corps malsains, portant des uns aux autres les germes pestilentiels de leurs infirmités, et le spectacle de la douleur et de l'agonie de tous côtés offert et reçu. Voilà l'Hôtel-Dieu ! »

Dans un mémoire sur les hôpitaux et hospices de Paris, publié par Tenon, en 1788, on lit encore : « A l'Hôtel-Dieu, le nombre des lits est de 1219, dont 733, dits grands lits, ayant 52 pouces de largeur, où couchent 4 et même 6 hommes, qui n'ont ainsi que 8 pouces et demi ou 13 pouces à leur disposition, et 486, dits petits, ayant 3 pieds de largeur et dans lesquels les malades couchent seuls. On a vu des salles où les malades étaient tellement entassés, que leur nombre pouvait monter de 558 à 818.

» Il a été prouvé qu'en aucun hôpital les malades n'ont aussi peu d'air à respirer qu'à l'Hôtel-Dieu. Ailleurs on leur en donne depuis 7 toises cubes, tandis qu'à l'Hôtel-Dieu ils n'ont guère, dans quelques salles, que 2 toises et demie, dans d'autres 1 toise; il en est même où ils n'ont pas 1 toise cube. »

Quoique nos hôpitaux actuels soient bien loin d'un pareil état de choses, il est néanmoins encore vrai de dire que plusieurs maladies, presque devenues spéciales, s'y montrent de préférence, à l'exclusion de ce qu'on observe dans les lieux sains et où il n'existe aucun encombrement. Et même on pourrait presque dire qu'il existe une pathologie nosocomiale. Il n'est guère, en effet, de praticiens qui n'ait été frappé par la différence, soit des maladies, soit seulement de leur marche qui se remarque chez les malades des clientèles privées, comparativement aux opérations cliniques de nos grands hôpitaux. Mais il est un point de la plus haute importance sur lequel nous voudrions pouvoir appeler l'attention éclairée du conseil supérieur de l'administration. Nous voulons parler de la *contagion*. En Angleterre il existe un hôpital spécial consacré exclusivement aux varioleux. N'est-il pas déplorable que dans aucun de nos établissements hospitaliers, il n'existe encore de mesures prophylactiques contre cet agent redoutable? S'est-on jamais rendu compte, en France, du nombre des victimes que la contagion fait chaque année dans nos hôpitaux? Les contagions qui s'exercent à distance réclament, avant tout, l'isolement et la séquestration des malades. Entre tous les hôpitaux de Paris, il en est un qui, par-dessus tous, est décimé sans cesse par les maladies contagieuses : c'est celui des Enfants malades.

Nous donnons ci-dessous les deux règlements relatifs à l'admission des malades dans les hôpitaux et au payement des frais de séjour des malades admis dans les services payants des hôpitaux :

Règlement pour l'admission des malades dans les hopitaux (29 avril 1854).

Le directeur, vu la loi du 7 août 1851 sur les hôpitaux et hospices;

Vu la circulaire ministérielle du 31 janvier 1840;

Vu la délibération de la commission municipale du 30 juillet 1852, sur le budget de l'administration de l'assistance publique, pour 1853;

Vu la délibération de la commission départementale du 15 novembre dernier, sur l'admission dans les établissements hospitaliers de Paris, des malades, des vieillards et des infirmes des communes de la banlieue;

Vu l'avis du conseil de surveillance de l'administration de l'assistance publique;

Arrête : 1° Les admissions dans les hôpitaux de Paris sont prononcées, soit d'office, soit sur l'avis des médecins de l'administration, par le directeur de l'assistance, ou par les directeurs qui le représentent dans les établissements hospitaliers. 2° Tout individu qui réclamera son admission dans les hôpitaux de Paris, soit au Bureau central, soit dans les hôpitaux mêmes, devra déclarer s'il est domicilié dans cette ville, et depuis combien de temps. 3° L'attestation de la maladie continuera d'être délivrée par les médecins et chirurgiens de l'administration, soit au Bureau central, soit dans les hôpitaux. En l'absence des médecins et chirurgiens, les directeurs pourront prendre l'avis des élèves de garde. 4° Tous les individus que les médecins ne jugeront pas assez sérieusement malades pour être admis dans les hôpitaux, seront renvoyés au traitement à domicile. Toutefois, s'ils ont un besoin immédiat de médicaments, ils pourront recevoir des médecins une première prescription qui sera exécutée gratuitement dans les pharmacies des hôpitaux et dans celles des bureaux de bienfaisance. 5° Des lits seront, autant que possible, établis dans les divers hôpitaux pour les malades qui demanderont à être admis en payant. 6° Les frais de traitement de ces malades devront être acquittés d'avance pour huit jours. Ils seront calculés sur le prix moyen de la journée, tel qu'il est établi par le compte du dernier exercice. 7° L'administration fera faire des enquêtes au domicile des malades admis gratuitement dans les hôpitaux, à l'effet de s'assurer s'ils appartiennent à la ville de Paris, et s'ils sont hors d'état de pourvoir aux frais de leur traitement. 8° M. le préfet de la Seine sera prié d'exiger des communes rurales, par voie d'abonnement, le remboursement de tout ou partie de la dépense du traitement de leurs malades dans les hôpitaux de Paris. 9° Tous les règlements antérieurs qui seraient contraires au présent règlement sont et demeurent rapportés. *Signé* DAVENNE.

RÈGLEMENT RELATIF AU PAYEMENT DES FRAIS DE SÉJOUR DES MALADES ADMIS DANS LES SERVICES PAYANTS DES HOPITAUX (23 JUIN 1854).

Le directeur, vu la loi du 10 janvier 1849 ;

Vu la loi du 7 août 1851, arrête : 1° Les malades admis, moyennant payement, dans les hôpitaux, seront soumis au même régime alimentaire et réglementaire que les malades traités gratuitement. 2° Le prix de journée, pour chaque hôpital, sera celui qui résultera du dernier compte annuel rendu par l'administration. 3° Tout malade entrant est tenu de consigner à l'avance, entre les mains du comptable de l'hôpital, le prix de huit journées de traitement.

Quelle que soit la durée du séjour des malades, le prix des huit premières journées reste acquis à l'établissement. *Signé* DAVENNE.

(*Voy.* ALIÉNÉS, ASSISTANCE, CHAUFFAGE, CONVALESCENTS, DÉSINFECTION, VENTILATION.)

Bibliographie. — *Recueil des édits et déclarations concernant les hôpitaux et maladreries de France*, in-fol. Paris, 1675. — *Mémoire sur la meilleure manière de construire un hôpital*, par Antoine Petit, in-4. Paris, 1774. — *Observation sur les hôpitaux, relatives à leur construction, aux vices de l'air d'hôpital, aux moyens d'y remédier*, traduit de l'anglais par Verlac de la Battide, in-4. Paris, 1778. — *Mémoire sur les hôpitaux*, par Serviez, 1 vol. in-8. Paris, 1782. — *Code de l'hôpital général, de 1670 à 1784*, in-4. Paris, 1786. — *Abrégé historique des hôpitaux*, par l'abbé Ricaldi. — *Traité sur les abus qui existent dans les hôpitaux*, par le même, 2 vol. in-12. Paris, 1784 et 1786. — *Histoire de l'hôpital général*, in-4. Paris, 1786. — *Idées neuves sur la construction des hôpitaux*, par Chiro (brochure). — *Essai sur les établissements nécessaires et le moins dispendieux pour rendre le service des malades dans les hôpitaux vraiment utile à l'humanité*, par Dulaurens, in-8. Paris, 1787. — *Mémoire sur les hôpitaux de Paris*, par Tenon, in-4. Paris, 1788. — *Mémoire* couronné par l'Académie de Bordeaux, le 25 août 1787, sur cette question : *Quels seraient les meilleurs moyens de corriger les abus qui règnent dans les hôpitaux, relativement au service des malades, et de lier à leur sort l'intérêt de ceux qui les servent?* par Capelle, médecin, in-4. Bordeaux, 1788. — *Observations sur les hôpitaux, suivies d'un projet d'hôpital, avec des plans détaillés*, rédigés et dessinés par Delaunay, par Iberti, in-8. Londres, 1788. — *Plan général d'hospices royaux, ayant pour objet de former à Paris des établissements pour six mille pauvres*, in-4, avec plan, par Tellès Dacosta. Paris, 1789. — *Observations sur les hôpitaux*, par Cabanis, in-8. Paris, 1790. — *Essai sur l'établissement des hôpitaux dans les grandes villes*, par Cocquéan, in-8. Paris, 1797. — *Réflexions sur* *les hôpitaux, et particulièrement sur ceux de Paris*, par Fréron, in-12. Paris, 1800. — *Plan économique et général des administrations civiles des hôpitaux français*, par Desmonceaux, in-8. Paris, 1802. — *Rapports au conseil général des hôpitaux et hospices de Paris*, de 1800 à 1860, in-4 de 400 pages. — *Rapport sur les hôpitaux et hospices, sur les secours à domicile et sur la direction des nourrices*, par Camus, in-4. Paris, 1804. — *Administration des hospices civils et secours de la ville de Paris*, par Benjamin Delessert, in-4. Paris, 1805. — *Description topographique de l'hôpital des enfants malades*, par Jadelot. Paris, 1805. — *Mémoire sur les hôpitaux civils de Paris*, par Clavereau. Paris, 1809, in-8. — *Mémorial historique sur l'hospice de la Maternité*, par Hucherard, Saussere et Girault, in-4. Paris, 1808. — *Recueil général des lois, règlements, décisions et circulaires, sur le service des hôpitaux militaires*, par Ch. Courtin, 2 vol. Paris, 1809. — *Traité historique des hôpitaux de la Maternité et de l'enfance*, à Copenhague, par Demangeon. — *Projet d'une nouvelle organisation des hôpitaux et hospices de Paris, avec plan d'hôpital à construire*, par Duchanoy, in-8. Paris, 1810.— *Proposition sur les bases fondamentales d'après lesquelles les hôpitaux doivent être construits*, par Treden, in-4. Paris, 1811. — *Rapport fait au conseil général des hospices sur l'état des hôpitaux et hospices de Paris*, de 1804 à 1814, par le marquis de Pastoret, in-4. Paris, 1816. — *Notice sur les établissements de charité et de bienfaisance, et sur l'hospitalité en Amérique*, par Louis Valentin, in-8, 2e édit. Marseille, 1816. — *Plan des hôpitaux et hospices de Paris*, in 4. Paris, 1820. — *Histoire de l'administration des secours publics en France*, par le baron Dupin, ancien préfet, in-4. Paris, 1820. — *Tableau des sociétés et des institutions charitables de la ville de Londres*, par Gustave de Gérando. Paris, 1824. — *Code administratif des hôpitaux et hospices civils de la ville de Paris*, 3 vol. in-4. Paris, 1825. — *Plan économique et général de l'administration civile des hôpitaux de France*. — *Note relative à quelques conditions que doivent présenter les hôpitaux destinés à des individus âgés de plus de soixante ans*, par Parent-Duchâtelet, dans les *Annales d'hygiène*. Paris, 1833. — *Des institutions de bienfaisance à Rome*, traduit de l'italien, par Éd. Bazelaire, in-8. Paris, 1835.— *Rapport au roi sur les établissements de bienfaisance*, in-4. Paris, 1835. — *Coup d'œil sur les hospices de Londres*, par Edwin-Lee, in-8 de 40 pages. Paris, 1836. — *Rapport fait au nom du comité des arts mécaniques et économiques sur un lit mécanique pour les malades et les blessés*, présenté par le docteur Nicole, par Herperi, in-8, 1839. — *Notice sur quelques hôpitaux de Londres*, in-8. Paris, 1838. — *Notice sur l'hôpital de la Charité*, par P. Jourdan. Paris, 1837.— *De la bienfaisance publique*, par le baron de Gérando, 4 vol. in-8. Paris, 1839. — *Code de l'administration des établissements de bienfaisance*, par Ad. de Vatteville, in-8. Paris, 1839. — *Des secours à donner aux malades des grandes villes*, par Dupont, brochure in-8. — *Règlement sur le régime alimentaire des hôpitaux de Paris*, 1841. — *Répertoire de l'administration des établissements de bienfaisance*, par E. Durieu, 2 vol. in-8. Paris, 1842. — *Documents à consulter sur la création d'un hôpital de six cents lits que l'administration municipale a proposé de bâtir dans le quartier nord de la ville de Paris*, in-4 avec planches. Paris, 1843. — *Législation charitable*, 1 vol. grand in-8, sur 2 colonnes, par Ad. de Vatteville. Paris, 1843.—*Instruction sur les meilleures dispositions hygiéniques à adopter dans l'établissement des hôpitaux et des hospices*, par L. de la Motte, in-8. Bordeaux, 1843. — *Règlement du service de santé dans les hôpitaux et hospices de Paris*. — *Manuel de l'infirmier militaire*, in-12. Paris, 1843. — *Formulaire du régime curatif et alimentaire dans les hôpitaux civils et militaires*, par de Piis, in-12. Paris, 1843. — *Mémoire sur la ventilation des hôpitaux*, brochure in-8, par F.-G. Poumet. — *Histoire topographique et médicale du grand Hôtel-Dieu de Lyon*, par le docteur Pointe, grand in-8. Lyon, 1843. — *Des hôpitaux et hospices civils de la ville de Paris*, par A. Blaize, in-8. Paris, 1844. — *Rapport sur les établissements de bienfaisance en Italie*, par Cerfbeer, in-4. Paris, 1844.—*Statistique des établissements de bienfaisance de la Gironde*, par L. de la Motte, 1 vol. in-8. Bordeaux. — *Question de l'Hôtel-Dieu de Nantes*, brochure. — *Description des hôpitaux du Caire*. Paris, 1848. — *Recherches historiques et statistiques sur les établissements de bienfaisance de la Gironde*, par L. de la Motte, 1847. — *Sur les hôpitaux*, par le docteur Tanchou, brochure in-8, 1849. — *Projet d'organisation des hôpitaux et hospices civils de Paris*, par Dumon, in-8. Paris, 1849. — *Projet de colonie-hospice*, brochure in-8. Nantes, 1849. — *Compte rendu par le délégué du gouvernement de la gestion des hôpitaux et hospices de la ville de Paris*, 1850 — *Projet d'organisation de l'assistance publique dans la ville de Paris*, par le docteur Neboux. Paris, 1850. — *Description, plans et détails des établissements de bienfaisance*, par L. Heuzé. Paris, 1851, in-4 avec planches. — *Des hôpitaux au point de vue de leur origine, de leur utilité et des conditions hygiéniques qu'ils doivent présenter*, par F. Roubaud. Paris, 1853.

HORLOGERS. — Le travail de l'horlogerie s'exerce dans des conditions dont quelques-unes sont loin d'être favorables à la santé.

En première ligne il faut placer l'influence de la lumière vive qui est nécessaire à leurs minutieuses opérations.

Les horlogers sont exposés, surtout lorsqu'ils travaillent longtemps à la lumière artificielle, à contracter des affections oculaires variées. L'usage du gaz hydrogène carboné, comme moyen d'éclairage, peut assez rapidement causer un affaiblissement graduel de la vue, ou même des amauroses plus ou moins complètes. Plus fréquemment on rencontre chez ces ouvriers des myopies acquises à cause de l'usage fréquent qu'ils font de verres grossissants, et aussi à cause de la petitesse des objets qu'ils manient sans cesse.

En dehors de ces maladies qui, généralement, ne se développent guère qu'après des travaux trop longtemps prolongés, la profession d'horloger ne paraît pas, quoi qu'on en ait dit, exercer sur la santé d'autre influence que les autres occupations sédentaires, mais elle imprime aux mains de certains ouvriers des traces presque caractéristiques. Ainsi, ceux qui sont employés aux réparations, dites *rhabillages* des montres, ont l'ongle du pouce de la main droite considérablement épaissi et comme écaillé par suite de la manière dont ils ouvrent les boîtes de la montre. De plus, l'ongle du pouce et celui de l'index de la main gauche présentent, au point où leurs bords se correspondent en se rapprochant pour maintenir les pièces très délicates que l'ouvrier veut ajuster, une usure et presque une destruction complètes produites par le frottement répété de la lime.

M. le docteur Perron a publié une longue étude sur les maladies des horlogers. Placé au centre même de l'industrie dont il s'agit, à Besançon, où l'on compte plus de trois mille horlogers, et par cette raison même un peu trop renfermé dans une observation circonscrite, cet honorable médecin m'a paru éviter l'écueil sur lequel ont donné trop souvent ceux qui se sont occupés d'hygiène professionnelle. Il a attribué au travail de l'horlogerie, et particulièrement à la manipulation des pièces de cuivre qui, en très grande majorité, comprennent la fabrication des montres, le développement fréquent de la phthisie pulmonaire. Les éléments statistiques et cliniques sur lesquels M. le docteur Perron cherche à fonder son opinion ne me semblent pas autoriser les conclusions trop absolues auxquelles il est arrivé, et si l'horlogerie doit en réalité tenir une place parmi les professions qu'atteint la phthisie pulmonaire, il ne paraît pas qu'elle doive cette place à d'autres influences que les conditions générales d'insalubrité auxquelles sont exposés les ouvriers occupés à des travaux sédentaires.

Bibliographie. — *Des maladies des horlogers produites par le cuivre et l'absorption des molécules cuivreuses*, par le docteur Perron (*Ann. d'hyg. et de méd. lég.*, 2e série, 1861, t. XVI, p. 70).

HOUILLE. — *Voy.* Charbon, Combustible, Mines.

HUILES. — On distingue les huiles en deux classes principales, sous les noms d'*huiles fixes* et d'*huiles volatiles*.

Les premières étant soumises à la chaleur fournissent des produits volatils, mais par suite d'une altération dans leur constitution; tandis que les huiles volatiles se volatilisent en entier sans altération.

Les huiles fixes, ou huiles grasses, sont des produits naturels qui se rencontrent le plus ordinairement dans les cellules des semences et des fruits d'un grand nombre de végétaux, d'où on les extrait par expression, et dans quelques parties de certains poissons, d'où on les retire aussi par expression et par liquéfaction.

Elles sont liquides ou solides, composées, en général, d'*oléine* et de *stéarine* ou de *margarine*. Leur odeur est généralement nulle, leur saveur douce, leur couleur très variable. Elles sont plus légères que l'eau. A une basse température elles se solidifient plus ou moins complétement. Les huiles sont insolubles dans l'eau, et fort peu dans l'alcool (excepté les huiles de ricin et de croton tiglium), très solubles dans l'éther. Elles sont très dilatables par la chaleur, et dans la vente de ces liquides à la mesure, il est important de remarquer qu'en été la mesure d'huile, qui devrait contenir 500 grammes, n'en renferme réellement que 428. Exposées à l'air, les huiles absorbent son oxygène et rancissent. Cette absorption, lente d'abord, se fait ensuite avec une grande rapidité; et si l'huile est en quantité considérable et qu'elle présente une surface étendue, il peut arriver que la chaleur produite soit assez forte pour déterminer l'inflammation de l'huile. On sait, en effet, que de nombreux incendies ont été causés par l'inflammation spontanée de chanvres, de laines, de cotons imprégnés d'huile.

Les huiles grasses se mêlent généralement en toutes proportions avec les essences, elles dissolvent les matières résineuses, le camphre, le soufre, etc.

On les divise en deux grandes classes : 1° Les *huiles grasses siccatives*, ou qui sèchent à l'air en se recouvrant d'une couche transparente, jaune, flexible, et se solidifient comme certains vernis. Telles sont les huiles de *lin*, d'*œillette*, de *chènevis* et de *ricin*, etc. 2° Les *huiles grasses non siccatives*, ou qui ne sèchent pas à l'air, qui deviennent moins combustibles, et enfin rancissent sans se solidifier. Telles sont les huiles d'*olive*, de *colza*, d'*amandes douces*, etc.

Les huiles ont des applications nombreuses et variées dans l'économie domestique, les arts et la pharmacie. A Paris seulement on consomme annuellement environ plus de 100 000 hectolitres d'huiles de toute espèce.

Les huiles animales servent presque exclusivement au corroyage des cuirs. On doit conserver les huiles dans des vases de poterie ou des réservoirs de pierre, placés dans des lieux frais, à l'abri des courants de l'air, sous peine d'altération profonde et assez rapide. En outre, ces liquides peuvent être altérés par la présence de substances métalliques, telles que le *cuivre* et le *plomb*, provenant des vases où ils auraient séjourné. Pour en reconnaître la présence, on agite pendant quelque temps l'huile avec deux fois son poids d'acide nitrique, on sépare ensuite l'acide et l'on verse de l'ammoniaque. S'il y a du cuivre, il se développera une belle couleur bleue ; la liqueur acide, neutralisée par la potasse, donnera, si elle renferme du plomb, un précipité blanc avec la potasse, le sulfate de soude ; un précipité brun noirâtre avec l'hydrogène sulfuré ; un précipité jaune avec l'iodure de potassium et le chromate de potasse.

La fabrication de toutes les huiles de graine repose sur le même procédé : écraser la graine, la presser une première fois afin d'en retirer l'huile la plus pure, dite *huile vierge*, *huile de froissage*, *huile de fleur;* l'écraser de nouveau, la chauffer, la presser une seconde fois pour en extraire complétement l'huile : cette dernière, moins pure, porte le nom d'huile de *rebut* ou de *refait*. Tous les procédés employés arrivent à ce résultat, et, chose remarquable, quelque grossiers qu'ils soient, ils donnent tous à peu près les mêmes quantités de produits. Si puissant que puisse être le moyen de pression employé, il est impossible de séparer instantanément toute l'huile de ses enveloppes solides. Il faut pour qu'elle coule un temps assez long. Les huiles sont encore soumises à une opération qui a pour but de détruire une matière mucilagineuse et une substance colorante qui forment des champignons sur la mèche, s'opposent à l'ascension de l'huile par la capillarité, et développent une fumée et une odeur désagréables. Ce travail s'appelle l'*épuration*. Il consiste à battre fortemennt l'huile avec de l'acide sulfurique à 66 degrés, à l'agiter avec de l'eau, à la laisser reposer pendant quelques jours, à décanter et à filtrer.

Les huiles sont l'objet souvent de falsifications nombreuses qui consistent à les mêler, soit avec d'autres huiles *inférieures en qualité*, soit avec des *graisses* ou des *huiles animales*. Pour reconnaître ces sophistications, il existe divers procédés qu'il serait beaucoup trop long de passer ici en revue; nous nous bornerons à en citer un seul.

L'odeur exhalée par une huile, lorsqu'on l'expose, dans une petite capsule, à la flamme d'une lampe à alcool, peut servir de guide pour des expériences ultérieures; on agit comparativement avec la même espèce d'huile reconnue pure. L'acide oléique du commerce serait décelé par la propriété qu'il possède de rougir le papier de tournesol, sur lequel les autres huiles n'ont pas d'action. On met ensuite à profit les diverses colorations et le temps plus ou moins long que certaines huiles mettent à se solidifier sous l'influence de l'acide hyponitrique, ainsi que M. Félix Boudet l'a montré en 1832. Le tableau suivant indique ces diverses colorations et les temps nécessaires à la solidification de plusieurs huiles.

HUILES.	COLORATION qu'elles prennent immédiatement après leur mélange avec le réactif.	NOMBRE de minutes écoulées avant leur solidification.	RAPPORT des nombres de minutes, celui de l'huile d'olive étant pris pour 10.
Huile d'olive.	Vert bleuâtre.	73	10,0
— d'amandes douces. .	Blanc sale.	160	22,2
— d'amandes amères. .	Vert foncé.	160	22,2
— de noisettes	Vert bleuâtre.	103	14,0
— de noix d'acajou. . .	Jaune soufre.	43	6,0
— de ricin.	Jaune doré.	603	82,6
— de colza.	Jaune brun.	2400	328,0
— d'œillette	Légèrement jaune.	»	»
— de faîne	Rose.	»	»
— de noix.	Rose.	»	»

Les *essences*, ou huiles volatiles, sont des corps volatils contenus dans les plantes, le plus souvent dans la fleur, le fruit ou la feuille, rarement dans la tige ou la racine, et que l'on peut extraire par distillation, ou pour quelques-unes (essence de citron) par expression.

Ce sont des substances qui ont une odeur forte, en général, celle des plantes qui les ont fournies, une saveur âcre et brûlante. Elles sont solides ou liquides : on appelle *stéaroptènes* les essences solides, et *élæoptènes* celles qui sont liquides. Les huiles volatiles sont tantôt plus légères, tantôt plus pesantes que l'eau. On a remarqué que leur volatilité était en raison inverse de leur pesanteur. Celles qui proviennent des plantes venues dans des climats très chauds, comme les essences de cannelle, de girofle, etc., sont denses, tandis qu'au contraire les essences indigènes sont en général plus légères que l'eau.

L'action de la lumière donne de la couleur aux essences, elle les altère et hâte leur épaississement. Il faut, pour les conserver, les placer dans des flacons bien bouchés, couverts de papier noir et mettre ceux-ci dans des lieux obscurs et aérés. Il paraît même que lorsque les vases sont mal bouchés, l'absorption de l'oxygène peut vicier l'air et le rendre dangereux à respirer. Les huiles volatiles sont peu solubles dans l'eau, toutefois elles lui communiquent leur odeur. Elles sont très solubles dans l'alcool, elles se dissolvent aussi très bien dans l'acide acétique et dans quelques acides végétaux. Toutes les essences dissolvent le soufre, les huiles fixes, les résines, le caoutchouc, la cire, etc.

Les essences sont très employées dans l'art du parfumeur, dans l'industrie, en médecine. Dans le commerce, les essences sont souvent falsifiées. Les falsifications les plus ordinaires consistent dans l'addition de l'*alcool*, d'une *huile grasse*, de *résines;* dans le mélange avec d'autres *essences inférieures*, telles que l'*essence de térébenthine*.

Pour reconnaître la présence de l'alcool, M. Béral a indiqué l'emploi du potassium. On met dans l'essence un fragment de ce métal, de la grosseur d'une tête d'épingle : si elle contient 25 pour 100 d'alcool, le potassium s'agite, petille, s'oxyde et disparaît promptement ; si l'essence en contient moins, ces phénomènes sont moins marqués et se manifestent plus lentement. Néanmoins il faut dire que certaines essences agissent sur le potassium lorsqu'elles sont pures, telles sont les essences d'*anis*, d'*aspic*, de *camomille*, de *cannelle*, de *girofle*, de *lavande*, de *roses*, de *sassafras*. Lorsque les huiles volatiles contiennent des huiles grasses, elles sont moins fluides; par l'agitation, on voit des bulles d'air adhérer à la surface du liquide. Pour reconnaître la présence de ces huiles, on peut mêler l'essence avec huit fois son volume d'alcool à 40 degrés : si elle est pure, elle se dissout entièrement; dans le cas contraire, on aperçoit deux couches. La falsification des essences par d'autres de moindre valeur ou de qualité inférieure est très difficile à reconnaître; par cela même, on la pratique souvent. Ce n'est que par comparaison avec des essences reconnues pures qu'on parvient à constater ces adultérations. On évapore doucement un peu d'essence, et l'on compare l'odeur à diverses époques; mais quand le mélange a été fait avec des essences d'odeur analogue, il faut la plus grande habitude pour découvrir la fraude. La préparation de la plupart des huiles volatiles n'offre rien d'intéressant au point de vue de l'hygiène des ouvriers qui l'effectuent. Nous aurons cependant à indiquer quelques faits nouveaux relativement à l'influence de la préparation des oranges amères. On les obtient, à quelques exceptions près, toutes au moyen de la distillation avec l'eau, à laquelle on ajoute souvent quelques sels pour élever le point d'ébullition.

Néanmoins ces huiles étant combustibles, leurs vapeurs répandues dans l'atmosphère peuvent s'enflammer très facilement, et produire même des mélanges détonants. Elles absorbent beaucoup d'oxygène, et peuvent, par suite de cette propriété, rendre impropre à la respiration l'atmosphère dans laquelle elles se trouvent en certaine quantité.

Il est une espèce d'huile connue sous le nom d'*huile de dégras* dont la fabrication a éveillé plusieurs fois l'attention des Conseils de salubrité. L'opération se fait à l'aide de marcs d'huile qu'on fait chauffer avec de l'eau; l'huile vient nager à la surface, et les corps étrangers se précipitent. Ce travail laisse exhaler une odeur très fétide. L'huile qui en provient est mêlée avec de l'huile de poisson employée préalablement par les chamoiseurs; ce mélange constitue l'huile de dégras. Le Conseil de salubrité du Nord, en 1851, fut consulté pour l'établissement d'une fabrique de dégras; la réponse fut favorable, le rapporteur n'ajouta à ses conclusions que des prescriptions tendant à réserver intactes les eaux voisines et protéger les ouvriers par un renouvellement d'air suffisant. Nous croyons devoir citer textuellement les conclusions de ce rapport :

« 1° Établir dans l'intérieur de l'usine un puisard hermétiquement » fermé, destiné à recevoir les eaux provenant de l'usine, les résidus » de toute nature, et principalement ceux de l'huile de poisson.

» 2° Paver en matériaux de bonne qualité, bien jointés au ciment » hydraulique, sur un lit de même matière, les ateliers, les magasins, » et ménager dans l'atelier de la fabrication de l'huile de poisson des » pentes de 2 centimètres par mètre, qui conduisent directement » vers le puisard les eaux de lavage.

» 3° Ménager dans les différentes parties des bâtiments où se » réunissent les ouvriers, au sommet de la toiture, des pannes à ven- » touses, ou tout autre moyen destiné à renouveler constamment l'air » des ateliers.

» 4° Établir au-dessus des chaudières où à l'aide d'un générateur » s'effectuera la séparation des graisses, une ou plusieurs hottes pou- » vant communiquer librement avec la cheminée à vapeur.

» 5° Donner à cette cheminée une élévation d'au moins 18 mètres » au-dessus de l'usine. »

Les établissements où se fabriquent les diverses espèces d'huiles ont été rangés parmi les établissements insalubres et incommodes de la manière suivante. Dans la première classe : la cuisson des huiles de lin; les fabriques d'huile de pied de bœuf, d'huiles de poisson; la distillation de l'huile de résine, la distillation en grand de l'huile de térébenthine et de l'huile d'aspic ; les fabriques d'huile épaisse à l'usage des tanneurs, les fabriques d'huile rousse extraite des cretons. Dans la seconde classe : les ateliers d'extraction de l'huile et des autres corps gras contenus dans les eaux savonneuses des fabriques, des dépôts d'huile de térébenthine et autres huiles essentielles, et les usines d'épuration des huiles au moyen de l'acide sulfurique.

Les inconvénients qui motivent ce classement sont : l'odeur, le bruit et le danger d'incendie, qui paraît avoir été exagéré. Il résulte des recherches de M. Brigandat que sur les 500 moulins à huile qui existent aux environs de Lille, on n'a observé que quatre ou cinq incendies depuis vingt-cinq ans. Lorsque le feu prend à ces usines, il est ordinairement le résultat du frottement de l'arbre tournant sur la pièce qui lui sert d'appui.

Néanmoins le Conseil de salubrité et d'hygiène du Havre a considéré un établissement d'épuration d'huile de baleine au moyen de l'acide sulfurique comme un établissement insalubre de deuxième classe, et afin d'éviter les dangers de l'incendie, exigea que le tuyau de la cheminée devant recevoir les émanations de l'huile en ébullition fût élevé à 30 mètres au moins au-dessus du sol; et, pour éviter au voisinage l'odeur infecte des résidus, il voulut que dans aucune circonstance ils ne pussent être déposés sur la voie publique, et qu'ils fussent emportés par un jet d'eau courante dans un ruisseau pavé et construit *ad hoc*, se terminant à peu de distance dans un grand ruisseau d'eau vive.

HUITRES. — Parmi les coquillages comestibles, l'huître tient incontestablement le premier rang. Elle habite en France deux régions principales : l'une est située sur la côte ouest, près de Marennes, et la pêche qui s'y fait produit environ deux fois autant que celle du poisson ; l'autre région, bien plus étendue et bien plus importante, située dans la Manche, et s'étendant sur une grande partie des côtes de la Normandie et de la Bretagne. C'est dans cette région que se trouve la pêcherie de Cancale. La majeure partie des huîtres draguées dans la baie de Cancale se consomme à Paris ; mais avant de les porter dans cette ville, on les conserve plus ou moins longtemps dans les parcs de la Hogue, de Courseulles, du Havre, etc.

L'usage de cet aliment remonte à la plus haute antiquité, et les Romains en servaient toujours dans les repas les plus somptueux. Les plus estimées alors étaient celles du lac Lucrin, de Brindes, de Tarente, etc. Actuellement ce sont celles de Hollande ou d'Angleterre; néanmoins on recherche beaucoup celles de Marennes et de Cancale. D'après Misson, on pêche une assez grande quantité d'huîtres dans les environs de Venise, mais il s'en faut beaucoup qu'elles aient la saveur des nôtres; on dit même qu'elles sont malfaisantes, et que les étrangers particulièrement peuvent en éprouver de fâcheux effets.

Malgré les excellentes propriétés alimentaires qui sont en général et à juste titre attribuées aux huîtres, on les a vues quelquefois occasionner des accidents plus ou moins sérieux. Depuis longtemps déjà, on s'était aperçu que, dans certains cas, les huîtres acquièrent des propriétés malfaisantes, et l'on rencontre dans les auteurs des observations assez nombreuses d'accidents éprouvés après leur usage. En général ces accidents sont comparables à ceux qui résultent habituellement de l'administration d'un purgatif drastique donné à trop forte dose, et auxquels s'ajoutent quelques phénomènes nerveux, tels que des vertiges, des tremblements, et enfin, d'une façon exceptionnelle, des convulsions plus ou moins violentes. Ces accidents si singuliers, produits par un aliment recherché, ont éveillé l'attention des médecins hygiénistes, et l'autorité plus d'une fois fit faire des enquêtes à ce sujet.

Quelques auteurs ont attribué ces effets nuisibles au séjour des huîtres dans des eaux limoneuses et à leur emploi avant d'avoir séjourné dans un parc, ou après un séjour trop court dans ces dépôts. Si des accidents peuvent avoir été produits par des huîtres pêchées dans les mauvaises conditions ordinaires, nous ne pouvons penser à donner cette cause à tous ceux qu'on a observés dans des conditions toutes différentes. D'autres ont admis que pendant la saison des chaleurs les huîtres sont sujettes à certaines maladies et qu'elles se corrompent alors avec une très grande facilité.

On a remarqué, en effet, que pendant les mois les plus chauds de l'année, la chair de l'huître est molle et bleuâtre, gorgée d'un suc laiteux, qu'elle est insipide et malsaine. Aussi est-il défendu, dans certains pays et notamment en Espagne, de la mariner dans cette saison. C'est que cette époque est le moment du frai, et que cet instant spécial de la reproduction paraît causer aux huîtres une disposition particulière qui altère leur qualité. Voici à cet égard l'opinion de Duméril, qui a été lui-même victime de cet accident en 1817. Les mollusques ou acéphales gardent leurs œufs qu'ils ont eux-mêmes fécondés, car ils sont androgynes ou complétement hermaphrodites. Ces œufs restent entre les feuillets de leurs branchies, jusqu'à ce que les individus qu'ils renferment manifestent les mouvements de leurs petites coquilles. Lorsqu'ils sont expulsés, la coque qui les renferme est enduite d'une matière gluante destinée à la faire adhérer sur les premiers corps solides qu'ils rencontrent. C'est cette matière probablement qui les préserve de devenir la proie d'autres animaux, et notamment des poissons. C'est principalement à la fin d'août ou au commencement de septembre qu'on accuse les huîtres de donner ainsi de fortes coliques, et c'est justement à cette époque qu'on dit que les coquilles sont *lactées*, parce que leurs branchies sont molles et très blanches. C'est, ajoute ce savant, une simple opinion ou une explication plausible qui aurait besoin d'être confirmée. Au reste, la police a signalé au public comme dangereux l'usage des huîtres dans certains moments de l'année; et si des estomacs robustes peuvent les digérer sans inconvénient, même dans les grandes chaleurs, il faut convenir néanmoins que l'usage alors en est très restreint. Enfin, d'autres auteurs ont pensé que certaines huîtres tiraient leurs propriétés malfaisantes du doublage de cuivre de vieux navires auxquels elles s'attachaient parfois. Ainsi Chishalm dit qu'après le naufrage d'un navire sur la côte de l'île Saint-Jean, l'une des îles Vierges, il s'attacha des huîtres à la carcasse doublée de cuivre. Plusieurs personnes mangèrent de ces huîtres, et quoique les suites n'en aient pas été fatales, elles furent dangereuses jusqu'à un certain point. A l'occasion des faits de ce genre, H. Cloquet a remarqué que l'huître ne tire pas sa nourriture du vaisseau pas plus que du rocher auquel elle s'attache. Quoi qu'il en soit de cette remarque, il était important de vérifier ces soupçons d'une façon positive. MM. Chevallier et Duchesne ont sur ce sujet fait un travail dont nous citerons textuellement plusieurs passages.

Ces auteurs ont successivement analysé : 1° des huîtres vendues journellement à la halle de Paris; 2° des huîtres ayant occasionné des accidents; 3° des huîtres prises et recueillies à Toulon sur des navires doublés de cuivre. Voici le résultat de ces recherches :

Des huîtres furent achetées à Paris, elles furent ouvertes; la chair de l'huître fut détachée de la coquille, on en pesa 100 grammes. Cette chair fut desséchée dans une capsule de porcelaine, puis elle fut placée dans un creuset neuf, de grès, et chauffée convenablement afin d'obtenir une macération complète. Les cendres obtenues furent traitées par l'acide nitrique à l'aide de la chaleur; la solution nitrique fut évaporée jusqu'à siccité pour chasser l'excès d'acide, elle fut reprise par l'eau distillée à l'aide de la chaleur. Le liquide provenant de ce traitement fut soumis à un courant d'acide hydrosulfurique qui n'y détermina aucun précipité ni coloration, même après un laps de temps assez considérable. Une expérience semblable a été faite sur des huîtres qui avaient été envoyées de Granville et qui avaient provoqué des accidents. Les résultats obtenus furent les mêmes, c'est-à-dire que les cendres ne contenaient point de combinaison de cuivre.

« Les huîtres qui nous avaient été expédiées de Toulon, ajoutent les mêmes auteurs, étaient au nombre de treize, neuf très grosses et quatre petites. La forme des coquilles renfermant les mollusques est irrégulière ; quelques-unes se sont moulées sur le bordage du navire ; elles ont une forme plate au lieu de l'avoir arrondie, et la partie plate présente des débris très apparents de cuivre provenant du doublage métallique, doublage qui est en partie à l'état de métal, en partie à l'état d'oxyde. Quelques-unes de ces coquilles ont une couleur particulière tirant sur le violet. L'examen de cette matière colorante nous a démontré qu'elle n'était pas due à une substance minérale, mais que c'était un composé organique. D'autres de ces coquilles ont dans quelques parties une couleur verte, couleur qui a été reconnue pour être due à du cuivre. D'autres supportent des madrépores, qui sont aussi tachées en vert par du cuivre. Les huîtres furent ouvertes et l'on en retira la chair. Les quatre petites ne fournirent que $2^{gr},50$ de chair ; les neuf grosses, qui étaient semblables à l'*Ostrea hippopus*, donnèrent $137^{gr},50$ de chair. La chair de ces huîtres ainsi détachées fut carbonisée et incinérée ; les cendres obtenues pesaient $2^{gr},80$. Traitées par l'acide nitrique, elles ont fourni une solution dont la couleur démontrait qu'elle contenait de l'azotate de cuivre. Ces cendres furent traitées à plusieurs reprises par l'acide. Les solutions acides furent réunies, elles furent concentrées, puis elles furent traitées par l'ammoniaque, qui a fourni un liquide ayant une belle couleur bleue. Cette solution concentrée, amenée à l'état sec, puis introduite dans un creuset de porcelaine, fut calcinée à l'air libre. L'oxyde de cuivre obtenu par suite de cette opération pesait 69 milligrammes. Ainsi 107 grammes de la chair des huîtres examinées contenaient donc 69 milligrammes d'oxyde de cuivre. »

Les faits intéressants démontrés par l'analyse chimique, et la présence certaine du cuivre dans des huîtres prises sur des doublages de cuivre, peuvent jusqu'à un certain point donner l'explication de certains accidents éprouvés par diverses personnes, et doivent par conséquent faire proscrire l'usage des huîtres pêchées dans de semblables conditions, ce qui d'ailleurs doit être une exception très rare. Mais on doit admettre que beaucoup plus fréquemment il peut survenir des accidents avec des huîtres pêchées dans des localités où il n'existe pas trace de cuivre. Ce qui d'ailleurs a été démontré, comme nous l'avons indiqué par l'analyse chimique dans la deuxième expérience de MM. Chevallier et Duchesne.

Par conséquent, il semble raisonnable de conclure à la possibilité d'empoisonnements par l'usage d'huîtres dans certaines circonstances données, qu'il importe d'élucider d'une façon plus complète encore.

On remarque que tous les accidents rapportés par les auteurs que nous venons de citer ont eu lieu dans les mois d'août, septembre et octobre, c'est-à-dire au moment où se fait et se termine la reproduction ; on sera porté à conclure comme les hygiénistes, et à attribuer presque toutes ces intoxications, dont la nature intime nous est inconnue, à cette cause physiologique.

L'opinion du professeur Duméril est-elle fondée? ou faut-il n'admettre qu'avec la même réserve apportée par les observateurs l'action d'une huile trouvée en très petite quantité par MM. Chevallier et Duchesne, lors de l'analyse des huîtres envoyées de Granville et qui avaient provoqué des accidents? Cette huile, obtenue par l'éther, jouissait de la propriété d'empoisonner les mouches qui la touchaient; mais cette matière huileuse était en si petite quantité, que les auteurs ont signalé le fait sans en vouloir tirer des conséquences.

Les faits révélés par l'analyse chimique, et démontrant l'existence du cuivre dans certaines huîtres, expliquent très nettement l'opinion de plusieurs auteurs, tels que Zeckert et Frank, qui affirment qu'en Hollande on possède l'art de teindre les huîtres communes, pour les livrer comme huîtres vertes, qui sont les plus estimées. Cet art, disent-ils, est porté si loin, que tous les connaisseurs s'y trompent. Cette prétendue falsification serait pratiquée avec du vert-de-gris, comme on a cru en voir un exemple à la Haye, en 1713. Les moyens employés généralement pour combattre les accidents provoqués par l'ingestion d'huîtres malfaisantes ont été la diète, des infusions légères et excitantes, aidées quelquefois de purgatifs doux.

L'étude de ces faits montre l'importance de certaines mesures concernant les huîtres. Il sera par conséquent nécessaire de s'abstenir de leur usage pendant les chaleurs de l'été. D'ailleurs on sait de reste qu'à cette époque de l'année ces mollusques ont perdu la saveur qui les fait apprécier dans la saison froide. Nous terminerons cet article en rapportant les principaux règlements qui concernent la vente des huîtres.

En 1731, il parut une ordonnance de police qui interdisait la vente des huîtres pendant le cours du mois de novembre. Cette mesure avait été provoquée parce que, « dans Paris, un grand nombre de » personnes en ont été incommodées dangereusement, soit parce » qu'elles n'ont pas eu le loisir de parquer assez longtemps depuis » le frai, ou parce que ceux qui les apportent ou les vendent, sous » prétexte de les conserver, se servent de différentes drogues et » ingrédients qui en altèrent la qualité ordinaire, etc. »

Dans l'ordonnance de police concernant la vente des huîtres, du 19 août 1800, on lit dans le § 3 : « Les commissaires de police, » les commissaires des halles et marchés, les inspecteurs des ports, » sont autorisés à examiner si les huîtres sont saines, et, à cet effet, » d'en faire ouvrir quelques-unes qui seront prises au hasard. »

Et dans le § 11, il est défendu d'exposer en vente et de crier des huîtres en public, du mois de mai au mois d'octobre.

Bibliographie. — *Mémoire sur la pêche, le parcage et le commerce des huîtres*, par P.-A. Lair. Caen, in-8. — *Essai médical sur les huîtres*, par A. Pasquier. Paris, 1818, in-8. — *De l'huître et de son usage comme aliment et comme remède*, par E. Sainte-Marie. Lyon, 1827, in-8. — *Manuel de l'amateur d'huîtres*. Paris, 1828, in-12. — *Considérations hygiéniques et philosophiques sur les huîtres*, par Reveillé-Parise (*Gazette médicale de Paris*, 1846, p. 121, 141.) — *Mémoire sur les empoisonnements par les huîtres, les moules, les crabes et par certains poissons de mer et de rivière* (*Ann. d'hyg. et de méd. lég.* Paris, 1851, t. XLV), par MM. Chevallier et Duchesne. — C. Davaine, *Recherches sur la génération des huîtres*. Paris, 1853, in-8.

HYDROPHOBIE. — *Voy.* Rage.

IDIOTS. — La question de l'éducabilité des idiots est résolue aujourd'hui au point de vue de la possibilité. Quant à la méthode, elle pourra sans doute être perfectionnée encore ; cependant nous devons exposer ici quelque chose des premières tentatives faites par M. Séguin à Bicêtre, et qui ont été l'origine de l'école actuelle instituée dans cet hospice, au bénéfice de ces êtres déshérités de la nature.

Grâce à ces tentatives, les idiots cesseront d'être une charge repoussante et dangereuse pour la société : la faiblesse de leur intelligence et la dépravation de leurs instincts, développées ou dirigées, permettront même quelquefois de les rattacher au monde. A cet égard, l'éducation des idiots intéresse l'hygiène publique et la société tout entière.

Par la gymnastique proprement dite, et dirigée convenablement, on fortifie le système musculaire ; par une excitation mécanique, on exerce les muscles volontaires des membres, du tronc et de la face ; par les *dum-bells* et le balancier, on régularise les forces des deux moitiés du corps, d'où naît l'équilibre dans la station, la marche, etc. ; par la gymnastique des sens, on met le sujet en communication précise et rapide avec lui-même et avec les phénomènes extérieurs ; on fait plus, on le prédispose à la vie intellectuelle par l'étude des notions, et les notions conduisent aux idées concrètes ; par la parole, l'écriture et la lecture, on fait entrer le sujet dans le champ des abstractions, où les nombres lui donnent le sentiment des rapports qu'il devra établir avec ses semblables.

Beaucoup d'enfants abandonnés comme idiots peuvent être conduits jusque-là ; mais nul doute aussi qu'un certain nombre d'entre eux ne puisse jamais franchir la distance qui sépare les notions des idées, ou les idées concrètes des idées abstraites. Il en est même un petit nombre sur lesquels l'éducation ne pourra guère modifier que les habitudes les plus repoussantes : ce sont ceux dont l'idiotisme est compliqué d'épilepsie, de paralysie, de rachitisme, de scrofules, et de toutes les maladies chroniques sur lesquelles la médecine elle-même a peu d'action.

Nous devons nous contenter ici de ce court aperçu, en renvoyant, pour les généralités qui se rapportent à ce sujet, à notre article ALIÉNÉS.

Bibliographie. — *Des maladies mentales*, par E. Esquirol. Paris, 1838, t. II, p. 283 à 397. — *De l'idiotie chez les enfants*, par F. Voisin. Paris, 1843, in-8. — *Essai sur l'idiotie*, par Belhomme. Paris, 1843. — E. Seguin, *Traitement moral, hygiène et éducation des idiots*. Paris, 1846, in-12.

IMMONDICES. — *Voy.* ASSAINISSEMENT, BALAYAGE, BOUES, EGOUTS, VOIRIES.

IMPRIMEURS. — L'hygiène professionnelle des imprimeurs a été l'objet d'une étude spéciale de la part du docteur van Holsbeck.

Après avoir énuméré les maladies qui résultent de l'excès de travail, de l'intempérance, du défaut de propreté, des habitudes vicieuses, des veilles prolongées, l'auteur aborde l'histoire des affections morbides particulières aux imprimeurs.

On rencontre souvent des fissures plus ou moins profondes aux lèvres. D'un autre côté, on trouve des tumeurs développées à la surface interne de la même région, et qui ne sont autre chose que des follicules dont les conduits excréteurs ont été oblitérés. Quelquefois ces tumeurs s'enflamment, elles deviennent alors extrêmement douloureuses, s'ulcèrent rapidement, et présentent l'aspect cancéreux. L'affection dont il s'agit est due à l'habitude prise par certains compositeurs de placer dans leur bouche les caractères encore humides du liquide qui a servi à les laver. La dyspepsie est fréquente, ainsi que la diarrhée ; cette dernière, cependant, est bénigne et de courte durée. Parmi les maladies les plus communes se placent celles des voies respiratoires, et en tête, la laryngite et la bronchite ; la pleurésie est rare, la pneumonie est fréquente et grave. L'attitude inclinée que les imprimeurs sont obligés de prendre pendant toute la durée de leur travail, mais surtout pendant la correction sur des formes, le travail de nuit, la lumière du gaz, les poussières et les émanations dans des espaces confinés et mal ventilés, concourent puissamment à la production de ces maladies. Près de 25 pour 100 des imprimeurs succombent à la phthisie héréditaire ou acquise. Les maladies du cœur dominent chez les pressiers; les hémorrhoïdes sont rares, mais les varices et les ulcères variqueux sont communs. Les compositeurs chargés des corrections souffrent souvent de congestions cérébrales et d'hémorrhagies. Parmi les maladies nerveuses, il faut noter le tremblement des mains contre lequel l'auteur a employé avec avantage les courants électriques. La colique et la paralysie saturnines sont plus rares qu'autrefois. Ce progrès est dû particulièrement à la nature différente des matériaux avec lesquels les caractères sont formés, à la précaution d'en essuyer soigneusement la poussière, et de nettoyer fréquemment les casses, et enfin au soin, de la part des ouvriers, de ne pas tenir les caractères dans leur bouche. Les hernies ne sont pas rares, surtout chez les pressiers, qui présentent aussi parfois une distorsion des jointures des doigts. Les fissures et les callosités que l'on rencontre au pouce et à l'index de la main droite doivent être attribuées aux rugosités des caractères, particulièrement s'ils sont neufs ou revêtus encore de la matière qui a servi à les polir, et en outre à la coutume des imprimeurs de se laver les mains avec de l'eau alcaline ou de mauvais savon. L'amblyopie et la myopie, si habituelles chez les typographes, terminent la liste que l'auteur a dressée des maladies de cette classe intéressante et intelligente d'artisans.

Quant aux moyens prophylactiques, voici ce que conseille M. van Holsbeck :

Les ateliers seront situés de manière à être exempts d'humidité, et à permettre une large ventilation. On y maintiendra une température appropriée à la saison. Le meilleur mode de chauffage est le poêle; le meilleur mode d'éclairage, le gaz. La plus grande propreté est indispensable dans les ateliers.

L'ouvrier doit éviter les excès de travail, mais surtout le travail de nuit.

Il fera usage de conserves et de bas lacés; autant que son travail le permettra, il se servira d'une chaise. Il s'abstiendra des habitudes dont nous avons signalé les inconvénients, notamment de placer les caractères dans sa bouche.

Il devra prendre du repos aussitôt qu'il sentira de la fatigue, ou qu'il éprouvera des douleurs dans les yeux. Il évitera les refroidissements, et observera la plus grande sobriété. Une extrême propreté est de rigueur. L'ouvrier doit autant que possible demeurer près de l'atelier. Les récréations les plus salutaires qu'il puisse prendre sont des promenades au grand air et des exercices gymnastiques.

INCENDIE. — L'incendie est une des calamités les plus terribles qui puissent menacer les agglomérations d'hommes; aussi l'a-t-on rangé par les lois au nombre des fléaux calamiteux, et, comme tel, il se trouve, pour les mesures dont il est l'objet, en dehors du droit commun.

En effet, dans le cas d'incendie, il n'y a pas de règle générale préétablie que l'on puisse appliquer : on ne peut tracer à l'autorité les mesures qu'elle doit prendre, soit pour prévenir ces désastres, soit pour les arrêter; elle a, à cet égard, un pouvoir discrétionnaire qu'elle exerce, comme bon lui semble, sous sa responsabilité personnelle : c'est à elle à prendre conseil des circonstances, de l'intensité du mal, et à prescrire toutes les mesures qu'elle juge utiles dans l'intérêt de tous. Aussi les lois de 1790 et de 1791 chargent-elles d'une manière spéciale les corps municipaux du soin de prendre les mesures nécessaires pour prévenir les incendies, et ces principes se trouvent reproduits dans l'arrêté du gouvernement du 12 messidor an VIII, qui fixe les attributions du préfet de police. Ce texte est le seul qui ait parlé des incendies en termes généraux, et c'est sur lui que l'autorité municipale appuie les règlements qu'elle juge utile de publier dans l'intérêt des administrés.

Ces règlements varient suivant les lieux et suivant les industries pour lesquels ils sont promulgués. Sous ce rapport les Conseils de salubrité, et particulièrement celui de Paris, ont rendu de grands services à l'industrie par l'indication de nouveaux procédés propres à rendre les chances d'incendie moins fréquentes dans quelques usines.

Les effets désastreux des incendies sont trop connus pour que nous ayons à en faire le tableau ; nous nous appliquerons à réunir dans cet article : 1° un exposé des causes des incendies spontanés; 2° les moyens à employer pour combattre les progrès de ce terrible fléau ; 3° enfin les secours utiles à ceux qui s'y trouvent exposés.

Les feux les plus fréquents observés dans les grandes villes sont ceux qui se développent dans les tuyaux de cheminée par l'accumulation de la suie, provenant de l'absence de ramonage. Nous n'insisterons pas sur ces incendies; nous nous bornerons à renvoyer, à propos de la construction des cheminées, comme moyen de prévenir ces accidents, aux articles CHEMINÉES et HABITATIONS.

Mais une question plus intéressante au point de vue de la science et de l'hygiène, est celle des *incendies spontanés*. Nous allons passer en revue les conditions dans lesquelles on les voit le plus souvent se produire.

Le frottement est une cause puissante du développement de certains incendies spontanés, qui dépendent particulièrement des corps qui subissaient le frottement. En effet, si le frottement a lieu entre des corps combustibles, du bois par exemple, la chaleur produite pourra être suffisante pour déterminer la combustion de ces corps ; mais si ceux-ci ne sont pas combustibles, ils peuvent s'échauffer et communiquer aux corps voisins une température suffisante pour déterminer l'incendie. Aussi dans les grandes et puissantes machines industrielles où il y a beaucoup de frottements, on prévient l'échauffement en dirigeant continuellement un courant d'eau froide sur les surfaces qui subissent ces frottements. Dans les machines ordinaires, dans les voitures, on détruit une partie de la chaleur en enduisant les parties frottantes avec des matières grasses, en même temps qu'on atténue la rudesse des frottements. Néanmoins on a de fréquents exemples d'inflammations spontanées, résultant d'une rotation trop rapide des roues sur les essieux des voitures. La plupart des incendies déterminés par les allumettes chimiques sont dus au frottement.

Les rayons solaires peuvent, dans certaines circonstances données, provoquer des incendies. On cite l'exemple d'un incendie développé par un morceau de bouteille, qui fit l'effet d'un verre grossissant sur un tas de paille. Parfois, dans les vitres des croisées, il se rencontre des défauts qui sont suffisants pour dévier les rayons solaires et déterminer la combustion des corps qui se trouvent au lieu de leur foyer. En juillet 1840, la salle d'artifice de la direction d'artillerie de Grenoble, située sous le rocher de la Porte de France, sauta à cinq heures et demie du soir. On n'expliqua cet événement que par l'effet du soleil qui, agissant sur une vitre de croisée comme sur un verre lenticulaire, avait enflammé une des pièces d'artifice chargées de poudre. Enfin, il existe d'assez nombreux exemples d'incendies provoqués par l'action analogue d'un globe de verre contenant de l'eau, et qui remplit également l'office d'une lentille dans les mêmes conditions. La destruction du palais de la duchesse d'Abrantès est un des exemples remarquables de ce genre d'incendie spontané.

Certains corps non combustibles, rapprochés d'autres matériaux, peuvent provoquer la combustion.

La chaux vive est susceptible, par exemple, de déterminer des inflammations spontanées : ainsi on a constaté qu'un incendie avait pris naissance, parce que l'on avait déposé des tonneaux de chaux vive dans une grange au-dessus de laquelle était une écurie ; de l'urine provenant des chevaux avait humecté la chaux, qui avait acquis une telle chaleur, qu'elle avait donné lieu à l'incendie qui s'était communiqué à des feuilles sèches qui se trouvaient dans la grange. Des copeaux de fer réunis en grande quantité peuvent donner lieu à une inflammation spontanée ; sans doute, comme le pense M. Chevallier, par suite de l'oxydation du fer. L'arsenic métallique mêlé avec des substances étrangères, et connu dans le commerce sous le nom de *cobalt*, de *mort-aux-mouches*, est également capable de s'enflammer lorsqu'il est réduit à l'état pulvérulent. Le charbon de bois en morceaux a été cause d'un grand nombre d'incendies spontanés ; il en est de même pour le charbon pulvérisé, et celui connu sous le nom de *noir de fumée*, qui n'est qu'une poussière de charbon très ténue. Cette combustion paraît résulter de l'absorption plus ou moins lente des gaz par le charbon, qui, en les solidifiant, fait abandonner leur grande quantité de calorique dont le charbon est mauvais conducteur. Les charbons de terre et de tourbe peuvent également donner lieu par le même phénomène à des incendies spontanés, surtout lorsque ces combustibles sont entassés et exposés à la continuité des pluies. On a signalé les *pyrites* ou sulfures métalliques, qui se trouvent abondamment dans la nature, comme pouvant dégager une grande quantité de calorique lorsqu'elles sont réunies en masse considérable.

Les matières végétales et animales entassées et humides sont fréquemment la cause d'incendies spontanés.

On sait, en effet, que le foin, la paille, l'avoine, les regains humides, entassés dans les granges ou mis en meules, sont souvent dévorés par l'incendie. Ce fléau dévaste des communes, ruine un grand nombre d'agriculteurs, et fait supposer facilement des cas d'incendies allumés par la malveillance. Des savants et des agronomes habiles ont signalé la cause de ces inflammations spontanées et les précautions qui doivent être prises pour les prévenir ; mais la négligence ou l'insouciance des cultivateurs donnent encore lieu à un grand nombre d'incendies dus à ces causes. La négligence et la routine paralysent les effets qui résulteraient de la mise en pratique des conseils donnés aux agriculteurs. Nous ne pouvons que renouveler ici le vœu que l'administration, pour faire cesser un tel état de choses, conseille ou ordonne même au besoin des mesures de précaution propres à empêcher que de pareils accidents puissent se renouveler. Peut-être ces tentatives auraient-elles un bon résultat, en empêchant non-seulement la ruine de l'agriculteur ignorant, mais encore celle de ses voisins. Quand bien même ces mesures n'auraient d'autre avantage que de prévenir les soupçons qui souvent frappent des innocents, elles auraient déjà rendu un service signalé.

La farine est susceptible, lorsqu'elle est entassée humide, de s'enflammer. Il en est de même du fumier amoncelé en plein champ. Les feuilles tombées des arbres et amassées en grands tas ont pu assez souvent éprouver une fermentation capable de devenir l'occasion d'un incendie. Parent-Duchâtelet a fait remarquer l'énorme élévation de température qui se produit dans les amas de poudrette.

Différents tissus de laine, de coton, lorsqu'ils sont enduits d'huile et entassés, peuvent déterminer des incendies spontanés. En 1780 et 1781 on en observa, en Russie, sur du chanvre imbibé d'huile de chènevis. A cette époque, des expériences, très importantes par les résultats qu'on obtint, furent entreprises. Dans ces expériences, il fut démontré qu'un mélange à diverses doses d'huile et de noir de fumée pouvait prendre feu spontanément avec la plus grande facilité. On sait d'ailleurs que les laines, quel que soit leur état de fabrication, si elles sont graissées et mises en tas, sont susceptibles de s'enflammer d'une manière spontanée. M. Carette, pharmacien à Lille, a rapporté que des enfants avaient fait une balle de vieille laine filée, qu'ils avaient huilée dans le but de la rendre plus élastique ; ils l'avaient ensuite fortement ficelée, puis recouverte d'une peau. Cette balle, très dure d'abord, perdit de sa dureté en peu de temps, si bien qu'on aurait pu penser qu'elle était pleine de cendre ou de son; jetée sur la pierre, elle se brisa, et ne fournit qu'une poussière noire et charbonneuse, dans laquelle on ne retrouva pas le moindre indice de laine et de ficelle : il y avait eu carbonisation, mais non inflammation. En général, les tissus de laine appelés *serges* ont besoin de subir le *dégraissage* pour prévenir leur facile combustion spontanée. M. Montel, de l'Académie de Montpellier, qui étudia cette question, apprit de manufacturiers eux-mêmes : que les accidents d'inflammation spontanée ne se manifestent que pendant l'été, et jamais l'hiver; qu'ils ne se manifestent que par l'entassement et l'échauffement des étoffes; que ces inflammations ne se manifestent plus lorsque les laines sont dégraissées.

Les toiles imprégnées d'huile, dites *toiles à prélart*, et qui sont faites de très gros fil d'étoupes mouillées, puis imprimées d'un côté seulement avec de l'ocre rouge broyée à l'huile, peuvent s'enflammer spontanément.

L'incendie qui se déclara à Rochefort en 1756, en commençant par la voilerie, a été attribué à l'inflammation spontanée de *prélarts* nouvellement peints qu'on avait serrés en cet endroit quelque temps avant que le feu s'y déclarât.

Bartholdi dit que les gaz hydrogènes phosphoré et sulfuré peuvent occasionner des inflammations spontanées. Il est probable que le gaz hydrogène phosphoré, qui s'enflamme au contact de l'air, peut donner lieu, dans quelques cas, à des incendies ; mais d'après M. Chevallier, l'hydrogène sulfuré et l'hydrogène carboné ont besoin d'être mis en contact avec un corps en ignition pour s'enflammer et brûler. Quant au gaz hydrogène phosphoré qui se dégage dans certaines circonstances des lieux où l'on a enfoui des matières animales, qui s'échappe par des fissures et se répand dans l'atmosphère en brûlant et formant les feux dits *feux follets*, on est en droit de se demander s'il offre toujours la même composition. Cela est difficile à admettre d'après l'auteur que nous venons de citer, et qui fit des expériences nombreuses sur la composition et les effets de ce gaz. Toujours est-il qu'on rencontre dans les auteurs un nombre considérable d'incendies provoqués par des gaz qui s'échappaient du sol, et cela sur des points très différents du globe.

Les gaz qui sont susceptibles de s'enflammer par le contact d'un corps en ignition, comme le gaz hydrogène sulfuré et carboné, sont fréquemment rencontrés dans une foule de lieux ; ils peuvent, de même que le gaz hydrogène phosphoré, se former dans le sol et s'échapper par les fissures. L'hydrogène sulfuré se produit en grande quantité dans les latrines, où il a souvent donné lieu à des accidents tels que l'asphyxie et des détonations, etc. Ce gaz des latrines peut donner lieu à des explosions terribles, comme il en existe des exemples, lorsque par imprudence on vient à projeter quelque corps enflammé au milieu de la couche d'air où il se trouve en suffisante quantité.

Après avoir donné, d'une façon bien incomplète sans doute, cette espèce d'énumération des causes les plus connues des incendies spontanés, nous croyons devoir ajouter une liste des matières qui paraissent le plus exposées à ces sortes de combustions, que nous emprunterons, avec la plupart des détails que contient cet article, au mémoire de M. Chevallier.

Les *matières diverses qui peuvent s'enflammer spontanément* sont : 1° le blé mis en tas humide ; 2° le café moulu ; 3° le malt ; 4° la chicorée torréfiée ; 5° le seigle torréfié ; 6° les cendres de tourbe mises en tas ; 7° les os recouverts de noir animal obtenu par révivification ; 8° le cacao torréfié et mis en tas ; 9° le linge repassé, serré chaud en grande quantité ; 10° la sciure de bois humide ; 11° les farines de graminées et légumineuses ; 12° les vieux cordages entassés , 13° les tourteaux de lin ; 14° les mélanges d'herbes qui ont bouilli avec des matières grasses et qui retiennent ces matières ; 15° le tabac en tonneaux ; 16° le bois pourri ; 17° les acides sulfurique et nitrique en contact avec des matières combustibles, de la paille, de la laine, des huiles essentielles ; 18° les briquets phosphoriques préparés avec le phosphore et la magnésie ; 19° les diverses espèces de pyrophores.

Feux de cheminées.—Lorsque le feu se manifeste dans une cheminée, si elle est munie intérieurement d'une trappe, on doit s'empresser de la baisser pour intercepter la communication de l'air : ce moyen suffit, dans beaucoup de cas, pour arrêter l'incendie ; mais si l'ouverture antérieure ne peut être close de cette manière, il faut pourvoir au moyen d'y parvenir. Pour cela, on retire de l'âtre tout le feu qui s'y trouve.

On étale sur l'ouverture un drap mouillé, que l'on maintient sur la tablette à l'aide de corps pesants, et l'on assure la fermeture en y appliquant une planche, une table ou tout autre corps de forme analogue et d'une grandeur convenable ; sans cette précaution les ouvertures que laisse le drap permettent à l'air de passer et d'activer l'incendie, et le courant produit est si violent, que le drap peut être entraîné dans l'intérieur de la cheminée. La combustion ne peut se produire sans air : en empêchant le courant ascensionnel, l'acide carbonique formé et l'azote provenant de la portion d'air décomposé remplissent suffisamment la capacité de la cheminée pour ne pas permettre aux matières enflammées de continuer à brûler. Ce fait explique très bien ce qui se passe dans l'emploi du soufre : si au lieu d'enlever le feu de l'âtre, on l'y étale, et qu'on projette dessus 1 kilogramme de soufre, en fermant aussitôt la partie antérieure, le soufre brûle, absorbe l'oxygène, en formant du gaz sulfureux qui éteint les corps en combustion. Ce moyen, essayé un grand nombre de fois, a fourni de très bons résultats, mais il faut qu'il soit, comme le premier, appliqué dès l'origine de l'incendie ; plus tard il ne produit presque plus d'effet. Dans tous les cas il est important de clore le plus exactement possible toutes les ouvertures qui peuvent donner lieu à un courant d'air. Quand l'incendie est très intense et qu'il est urgent de détacher toute la suie enflammée, on place un drap mouillé sur l'ouverture de la cheminée, de manière qu'il pende tout autour ; on l'assujettit sur la tablette, et le saisissant au milieu avec la main, on l'enfonce profondément, et on le retire avec vivacité : cette espèce de pompe aspirante fait tomber une grande quantité de matières en combustion, que l'on extrait du foyer, et l'on recommence ainsi autant de fois qu'il en est besoin. L'introduction de l'eau par la partie supérieure devient souvent nécessaire ; on la pratique par l'orifice même ou par une ouverture que l'on pratique sur l'une des parois.

Nous avons remarqué à l'Exposition universelle de 1855, et signalé à l'attention du jury dont nous avions l'honneur de faire partie, un appareil très ingénieux imaginé par un honorable citoyen de la ville de Guéret, M. Caillaud, appartenant à la compagnie des sapeurs-pompiers de cette ville. Ce petit appareil, qu'il désigne sous le nom d'ancre-raclette, destiné à enrayer un feu de cheminée, consiste en un système de raclettes fixées par une chaîne à laquelle est adapté un poids. L'ancre, étant introduite par la partie supérieure de la cheminée, est entraînée par le poids et opère en descendant un ramonage complet, de manière à chasser devant elle la suie enflammée. Ce procédé très simple et très ingénieux a été expérimenté avec succès devant l'autorité municipale de Guéret, et est vivement recommandé par le capitaine des pompiers de cette ville.

Différentes préparations chimiques destinées à jeter dans le foyer d'une cheminée incendiée pour y éteindre le feu ont été, avec juste raison, proscrites par l'autorité supérieure; elles sont, pour la plupart, plus nuisibles qu'utiles.

Lorsque l'importance de l'incendie exige l'emploi des pompes, les hommes exercés au genre de manœuvres qu'elles nécessitent sont devenus presque indispensables; cependant, lorsque, dans une fabrique, par exemple, on est pourvu de moyens convenables, des secours suffisants peuvent être administrés par le moyen de petites pompes. Nous pensons qu'il sera utile de faire connaître brièvement ici les divers appareils et moyens nécessaires pour les secours à porter dans les incendies, en nous bornant à ceux dont l'expérience a sanctionné l'emploi.

Les moyens de transport de l'eau sont un des objets les plus importants. Les tonneaux employés à Paris renferment 3 hectolitres; ils sont montés de manière que leur centre de gravité soit placé audessous de la ligne des brancards : par ce moyen, les hommes qui les traînent, très souvent à grande vitesse, n'ont autre chose à faire que d'exercer une traction, sans supporter aucune charge. Sur les brancards on place une certaine quantité de seaux pour le transport de l'eau, dont la nécessité se fait presque toujours sentir dans tous les lieux où se développe un incendie. Les seaux formés d'un tissu de cordes de chanvre sont les meilleurs, à cause de leur légèreté et parce qu'ils peuvent se plier en les affaissant sur eux-mêmes; on en place facilement un grand nombre sur un tonneau. La flexion de leurs anses permet de déverser une moindre quantité de l'eau que l'on transporte en faisant la chaîne.

Lorsqu'il est nécessaire de faire parvenir de l'eau sur des parties élevées d'un édifice, ou d'inonder des murs ou d'autres portions de constructions, pour éviter la propagation de l'incendie, il est nécessaire de faire usage d'une pompe d'une manœuvre facile et sujette à peu d'avaries. On ne peut mieux faire que de conseiller de se munir de pompes exécutées sur le modèle de celles que l'administration de Paris emploie depuis longtemps.

Leurs boyaux de cuir sont munis, à leurs extrémités, d'un pas de vis extérieur, et à l'autre d'un pas intérieur qui s'ajuste facilement et avec rapidité. Tous ces pas de vis sont semblables, et, dans la capitale, ils sont les mêmes que ceux des bornes-fontaines, dont on peut tirer un prompt résultat quand il s'en trouve à proximité du lieu où l'on doit porter du secours. En outre, chaque pompe à incendie est munie de la clef de bornes-fontaines et de celle du robinet d'eau, moyen très important pour accélérer la distribution des secours.

On a proposé à plusieurs reprises de se servir, pour éteindre les incendies, d'eau tenant en suspension ou en dissolution diverses substances destinées à diminuer ou à anéantir la combustion, en s'appliquant à la surface des corps incendiés ou exposés à s'enflammer. Malgré quelques résultats qui ont semblé présenter des chances de succès, on n'a réellement obtenu aucun résultat positif, et ces moyens, en les supposant bons, n'auraient jamais qu'une application extrêmement restreinte, parce qu'au moment d'un incendie, il serait presque toujours difficile, et souvent même impossible de s'en procurer des quantités suffisantes. Cependant si, dans une localité où se développerait un incendie, on avait également à sa disposition de l'eau de rivière ou d'autres sources et de l'eau salée, la dernière devrait être employée de préférence.

Dans quelques circonstances, chez des pharmaciens, des droguistes, dans des magasins ou entrepôts, certaines substances, soit par leur très grande combustibilité, soit par les produits auxquels elles donnent naissance, soit enfin par la possibilité d'en arrêter la combustion par le moyen de l'eau, exigent quelques moyens particuliers. Le phosphore, le soufre, la résine, les poisons volatils tels que l'arsenic, le sublimé, fournissent des vapeurs qui empêchent de pénétrer dans le lieu incendié. Dans le cas où l'on n'aurait pas à sa disposition l'appareil du colonel Paulin, on n'aurait autre chose à faire alors que d'inonder le local incendié, en même temps que l'on en fermerait toutes les ouvertures aussi exactement que possible ; mais les huiles ne sont pas éteintes par l'eau ; elles peuvent même transporter l'incendie en flottant à la surface : on les éteint en projetant dessus de la terre, du sable ou d'autres matières analogues qui s'y mêlent et empêchent le contact de l'air avec elles.

Un grand nombre de *moyens de sauvetage* pour les incendies ont été proposés ou employés. Des échelles plus ou moins ingénieusement disposées et souvent décrites, comme celles de Regnier, de Kermarec, etc., ont pu rendre des services dans quelques cas ; mais leur complication, les difficultés de leur transport et de leur mise en activité, leur prix, devaient nécessairement en limiter l'emploi et surtout le nombre. Les moyens actuellement adoptés à Paris semblent laisser à peine quelque chose à désirer pour toutes les conditions les plus difficiles et les plus contraires. Des échelles de frêne, de 4 mètres de longueur, portant douze échelons, se repliant par moitié, et portant à la partie supérieure un demi-cercle de fer de 38 centimètres de développement, afin qu'il puisse se fixer solidement. Quand il s'agit de porter des secours à des individus placés à la partie supérieure d'un édifice, ou d'en enlever des objets quelconques, le pompier fixe son échelle sur la pierre d'appui de la baie du premier étage, en brisant les vitres au moyen de l'arc de fer, si la croisée n'est pas ouverte, et, par son moyen, il parvient à cette hauteur ; il recommence de la même manière pour les étages supérieurs. Arrivé au point où le sauvetage doit être exercé, il élève l'appareil de sauvetage proprement dit, dont la simplicité est aussi parfaite qu'il est possible de le désirer. Un sac de toile de 16 mètres, longueur suffisante pour que, fixé à l'étage le plus élevé d'un édifice, l'extrémité inférieure soit à peu près à la hauteur du sol, et d'un diamètre de 50 centimètres environ, porte à la partie supérieure un châssis formé de quatre fortes barres de bois qui servent à en tenir l'entrée ouverte : deux sont plus longues que les autres; elles se rapprochent quand l'ouverture n'est pas béante. La partie inférieure du sac est fermée par une coulisse, et peut s'ouvrir à volonté. Un petit cordage est fixé au châssis ; l'un des sapeurs en tient l'extrémité, et quand il est arrivé à la baie où doit s'exécuter le sauvetage, il attire à lui le manche, l'introduit dans la baie en le déployant, pose les deux grandes barres en travers du tableau de la baie : il n'a besoin, pour les fixer, que d'arrêter la courroie qui y est attachée. Les sapeurs placés sur le sol tiennent soulevée l'extrémité inférieure du sac ; par l'ouverture supérieure, on introduit les individus qu'il s'agit de sauver, et que l'on fait sortir en desserrant la coulisse inférieure : le frottement qui s'exerce par le passage dans l'intérieur du sac, pourvu qu'on écarte un peu les coudes, suffit pour modérer le mouvement. Les objets dont le volume permet de les introduire dans le sac sont conduits à la partie inférieure de la même manière. En cinq minutes, au moyen de l'échelle, deux sapeurs arrivent à l'étage supérieur d'un édifice, ont établi le sac, et un individu peut descendre jusqu'au sol.

On jugera facilement, par ce fait, qu'il est difficile d'employer un procédé préférable. Dans quelques circonstances, il peut devenir indispensable de traverser les flammes pour pénétrer dans un lieu quelconque, ou en sortir pour échapper à l'incendie. Les dangers imminents que courent les individus qui se trouvent dans cette position ont fait rechercher les moyens de les en préserver.

Le professeur Aldini a fait l'application des tissus métalliques et de ceux d'amiante à ce genre de préservation; les résultats qu'il avait obtenus en Italie ont été constatés à Paris dans plusieurs expériences.

Lorsqu'un incendie se développe dans une cave ou un autre lieu profond, la quantité d'acide carbonique qui se forme peut devenir telle, qu'un homme qui y descendrait serait asphyxié ; d'ailleurs, la masse de fumée dans laquelle il se trouverait placé rendrait bientôt la respiration presque impossible : il est donc d'une haute importance de trouver des moyens d'éviter ces dangers. Après diverses tentatives plus ou moins heureuses, le colonel Paulin, commandant les sapeurs-pompiers de Paris, a modifié très ingénieusement les diverses tentatives faites jusqu'alors en imaginant l'appareil qui porte son nom, dont nous donnerons une description sommaire. Il se compose d'une casaque de cuir portant un capuchon qui enveloppe complétement la tête, avec des oculaires qui permettent au sapeur de voir tout ce qui se passe autour de lui. Des courroies, serrées autour des poignets, retiennent les manches ; une ceinture assujettit la casaque autour des reins ; des sous-cuisses, que le Conseil de salubrité a engagé M. Paulin à ajouter à son appareil, empêchent qu'il ne se soulève. Sur la partie gauche, se trouve un ajutage sur lequel on visse un boyau de la pompe à incendie, par le moyen duquel, en laissant cette pompe vide, on injecte dans le vêtement de l'air qui enveloppe le corps du sapeur, et lui permet, quelle que soit la nature de l'atmosphère dans laquelle il se trouve placé, de respirer toujours de l'air neuf, et qui en outre, gonflant la casaque, rafraîchit continuellement le corps, et permet au sapeur de rester longtemps au milieu du foyer de l'incendie sans en être incommodé. Le sapeur, revêtu de cet appareil, a tous ses mouvements libres, la vision facile ; armé d'une lance à eau qu'il conduit avec lui, il peut attaquer facilement les points incendiés ; et si une chute ou quelque autre cause l'oblige à solliciter des secours, le tuyau qui lui fournit de l'air sert de cordage pour le retirer. La facilité du transport de cet appareil sur les voitures, la rapidité avec laquelle le sapeur peut en être revêtu, ne sont pas les moindres avantages que présente son emploi. M. Paulin a imaginé d'y adapter une lanterne que le sapeur attache à sa blouse, et qui lui permet de se diriger dans des lieux obscurs et remplis de gaz impropres à la combustion; cette lampe est alimentée par un petit boyau qui donne accès à l'air libre.

M. le docteur Dujardin (de Lille) a proposé, pour chasser l'air du foyer d'un incendie, un agent nouveau : la *vapeur*. Supposons d'abord, dit-il, le cas d'un feu de cheminée : s'il suffit de faire monter dans cette cheminée une colonne de gaz acide sulfureux ou de fumée épaisse pour en éteindre les flammes, il est plus que probable qu'on obtiendra le même résultat en y lançant une colonne de vapeur capable de remplir toute sa capacité. La vapeur d'eau, tout aussi impropre à entretenir la combustion que l'acide sulfureux et les gaz qui composent la fumée, aura l'avantage, selon nous, de balayer plus complétement l'air qui se trouvera en contact avec la suie enflammée, et d'éteindre, par conséquent, plus promptement l'incendie.

Supposons maintenant le cas d'un incendie renfermé dans un

atelier, dans quelques chambres, etc. Nous pensons que, dans ce cas, on pourra encore retirer de très grands avantages de l'emploi de la vapeur; en effet, en lançant dans les locaux incendiés une quantité de vapeur suffisante pour chasser tout ou presque tout l'air qui se trouvera en contact avec la suie enflammée, on parviendra à éteindre l'incendie comme par enchantement : telle est du moins notre conviction. En un mot, voici notre pensée : toutes les fois qu'un incendie sera renfermé dans une enceinte, en l'attaquant avec une quantité suffisante de vapeur, on l'éteindra infailliblement et instantanément. Dans ce siècle où tout se fait par la vapeur, il serait très curieux de voir cet agent universel servir encore à protéger nos habitations, nos manufactures.

M. Fourneyron a fait sur le même sujet les observations intéressantes qu'on va lire : « On a parlé de la vapeur d'eau comme ayant la propriété d'éteindre les incendies; mais les cas dans lesquels on a pu constater cette propriété sont encore trop rares et trop peu connus pour que la communication que j'ai l'honneur de faire à l'Académie ne présente pas l'intérêt d'un fait vérifié.

» Le 24 octobre dernier, je me trouvais dans une grande filature, à Amiens, lorsque le feu prit tout à coup, dans le bâtiment même au-dessous duquel étaient trois grandes chaudières à vapeur en pleine activité. Les ateliers furent aussitôt abandonnés, tous les ouvriers étant accourus, au nombre de quelques centaines, pour porter des secours à l'endroit où des matières très combustibles étaient déjà la proie des flammes. Les machines furent arrêtées et la vapeur lâchée dans l'air extérieur. Le bruit avec lequel elle s'échappait me suggéra l'idée de tirer parti de cet agent et d'essayer d'en remplir tout l'espace occupé par le feu. Je pensai que la vapeur, lancée avec abondance, remplacerait en grande partie l'air de la salle, refroidirait les surfaces en ignition et ralentirait au moins la combustion, si elle ne l'empêchait tout à fait. Il y avait d'autant plus d'urgence à tenter cet essai, qu'une seule pompe à incendie avait pu être mise en jeu, et que, malgré l'activité avec laquelle elle était manœuvrée, elle restait impuissante contre les flammes qui sortaient menaçantes par toutes les fenêtres, et s'étendaient au dehors des murs. Les soupapes furent à l'instant même ouvertes comme il convenait; la vapeur lancée dans l'intérieur du bâtiment, eut bientôt empli tout l'espace envahi par le feu, et en quelques minutes l'incendie fut éteint. Il est bon de dire que chacune des trois chaudrières est capable de fournir la vapeur nécessaire à la production de trente chevaux de force, et que l'on a employé pendant quelques instants toute la vapeur d'un appareil de quatre-vingt-dix chevaux. »

La conclusion que nous tirons des faits qui précèdent est celle-ci :

les propriétaires d'usines et de bateaux à vapeur devraient, par prudence, adapter à leurs chaudières des tuyaux destinés spécialement à éteindre les incendies. Il suffirait, pour chaque usine ou bateau à vapeur, d'un tuyau qui, partant de chaque chaudière, irait, par des ramifications plus ou moins nombreuses, communiquer avec les diverses pièces de l'atelier, les différentes chambres du bateau, où, en cas de sinistre, il pourrait servir à lancer toute la vapeur disponible. Ce moyen aussi simple que peu coûteux pourrait, s'il était généralement adopté, mettre à l'abri des incendies, non-seulement les manufactures et les bateaux à vapeur, mais encore, à l'aide de dispositions particulières faciles à imaginer, les habitations voisines des manufactures.

Mais le véritable progrès, celui vers lequel doivent tendre les hommes de science et les administrateurs pour prévenir le danger du feu, consiste à trouver des préparations capables de rendre les différentes matières ininflammables. Des expériences déjà nombreuses et des résultats importants permettent de prévoir le moment où le but sera atteint, et donnent lieu de s'étonner que les moyens expérimentés, non sans succès, ne se soient pas jusqu'ici propagés davantage.

MM. Versmann et Oppenheim, dans un travail intéressant communiqué, en 1859, à l'Association britannique pour l'avancement des sciences, et que M. Chevallier nous a fait connaître, ont résumé ce que l'on sait à cet égard.

Les essais de ce genre remontent au siècle dernier, et ont consisté, dans le principe, dans l'emploi de dissolutions salines, alun, borax, vitriol. Gay-Lussac avait préconisé le phosphate d'ammoniaque et le sulfate d'ammoniaque, auquel MM. Versmann et Oppenheim accordent la préférence. Une solution contenant 7 pour 100 de sel cristallisé est, suivant ces auteurs, un préservatif parfait. Nous empruntons à leur utile mémoire le tableau qui résume leurs expériences et leurs observations.

NOMS DES SELS.	A. SELS CRISTALLISÉS.	B. SELS ANHYDRES.	REMARQUES.
Soude caustique	8	6,2	Détériore les tissus.
Carbonate de soude	27	10	
Carbonate de potasse	12,6	10	
Bicarbonate de soude	6	5,4	N'est pas assez efficace ou trop volatil.
Borax	25	13,2	Détruit les tissus au-dessus de 212° Fahrenheit (100° centigr.)
Silicate de soude	»	15,5	Nuit à l'apparence de l'étoffe.
Phosphate de soude	80	32	Pas assez efficace.
Sulfate de soude	»	»	Une solution concentrée contenant 72 p. 100 de sel est insuffisante.
Bisulfate de soude	20	18,5	Détruit les étoffes.

NOMS DES SELS.	A. SELS CRISTALLISÉS.	B. SELS ANHYDRES.	REMARQUES.
Sulfite de soude	25	10,3	
Tungstate de soude	20	16	Recommandé par sa propriété d'être le seul sel qui permette de repasser les étoffes.
Stannate de soude	20	15,9	Mauvais.
Chlorure de sodium	»	»	Les solutions concentrées sont insuffisantes.
Chlorure de potassium	»	»	
Cyanure de potassium	»	»	Toxique.
Sesqui-carbonate d'ammoniaque	»	»	Ne peut servir.
Oxalate d'ammoniaque	»	»	
Biborate d'ammoniaque	5	3,6	Détruit les étoffes au-dessus de 212° Fahrenheit (100° centig.).
Phosphate d'ammoniaque	»	10	Bon, mais cher.
Phosphate d'ammoniaque et de soude	15	9,8	Cher et d'une efficacité à peine suffisante.
Sulfate d'ammoniaque	7	6,2	Très bon et recommandé surtout par son bas prix.
Sulfite d'ammoniaque	10	9	Deliquescent.
Chlorure d'ammonium	»	25	
Iodure d'ammonium	»	5	
Bromure d'ammonium	»	5	Trop coûteux.
Urée	»	40	
Thouret (mélange de)	»	12	Bon, mais coûteux.
Chlorure de baryum	»	50	Pas assez efficace.
Chlorure de calcium	19,7	10	Déliquescent.
Sulfate de magnésie	50	24,3	Pas assez efficace.
Sulfate d'alumine	15	7,7	Détruit l'étoffe.
Alun de potasse	33	18	Pas assez efficace, détruit l'étoffe.
Alun d'ammoniaque	25	13	
Sulfate de fer	53	28,8	Pas assez efficace.
Sulfate de cuivre	18	10,00	Poisons.
Sulfate de zinc	20	11,2	
Chlorure de zinc	8	5,8	Déliquescent.
Protochlorure d'étain	5	4,6	Déliquescent.
Protochlorure d'étain et sel ammoniac	5	4,7	Devient jaune par l'exposition à l'air.
Bichlorure d'étain et sel ammoniac	»	7	Détériore l'étoffe.

Nous terminerons cet article en donnant dans sa totalité l'ordonnance de police concernant les incendies à Paris, dont les prescriptions peuvent être mises à profit.

ORDONNANCE CONCERNANT LES INCENDIES (24 NOVEMBRE 1843).

Vu : 1° les règlements et ordonnances des 26 janvier 1672, 11 avril 1698; 28 avril 1719, 20 janvier 1727, 10 février 1735, 15 novembre 1781, 26 janvier 1808, 28 octobre 1815 et 21 décembre 1817, concernant les diverses mesures et précautions à prendre pour prévenir ou arrêter les incendies; la loi des 16 et 24 août 1790; la loi des 19-22 juillet 1791; les arrêtés du gouvernement du 12 messidor an VIII (1er juillet 1800) et 3 brumaire an IX (25 octobre 1800),

Considérant qu'il importe de rappeler aux habitants de Paris les obligations qui leur sont imposées par les règlements, soit pour prévenir les incendies, soit pour concourir à les éteindre, et d'apporter à ces règlements les modifications dont l'expérience a fait reconnaître l'utilité,

Ordonnons ce qui suit :

Titre premier. — *Constructions des cheminées, poêles, fourneaux et calorifères.*

Art. 1er. Toutes les cheminées doivent être construites de manière à éviter les dangers du feu, et à pouvoir être facilement ramonées.

Art. 2. Il est interdit d'adosser des foyers de cheminées, poêles et fourneaux à des cloisons dans lesquelles il entrerait du bois, à moins de laisser, entre le parement extérieur du mur entourant ces foyers et les cloisons un espace de 16 centimètres.

Art. 3. Les foyers des cheminées ne doivent être posés que sur des voûtes de maçonnerie ou des trémies de matériaux incombustibles.

La longueur des trémies sera au moins égale à la largeur des cheminées, y compris la moitié de l'épaisseur des jambages.

Leur largeur sera de 1 mètre au moins, à partir du fond du foyer jusqu'au chevêtre.

Art. 4. Il est interdit de poser les bois des combles et des planchers à moins de 16 centimètres de toute face intérieure des tuyaux de cheminée et autres foyers.

Art. 5. Les languettes des tuyaux de plâtre doivent être pigeonnées à la main, et avoir au moins 8 centimètres d'épaisseur.

Art. 6. Chaque foyer de cheminée doit avoir son tuyau particulier, dans toute la hauteur du bâtiment.

Art. 7. Les tuyaux de cheminée qui n'auraient pas au moins 60 centimètres de largeur sur 25 de profondeur ne pourront être que de forme cylindrique, ou à angles arrondis, sur un rayon de 6 centimètres au moins.

Ces tuyaux ne pourront dévier de la verticale de manière à former, avec elle, un angle de plus de 30 degrés (un tiers de l'angle droit).

L'accès de ces tuyaux, à leur partie supérieure, devra être facile.

Art. 8. Les mitres de plâtre sont interdites au-dessus des tuyaux des cheminées.

Art. 9. Les fourneaux potagers doivent être disposés de telle sorte que les cendres qui en proviennent soient retenues par des cendriers fixes construits en matériaux incombustibles et ne puissent tomber sur les planchers.

Art. 10. Les poêles de construction reposeront sur une aire en matériaux incombustibles d'au moins 8 centimètres d'épaisseur, s'étendant de 30 centimètres en avant de l'ouverture du foyer.

Cette aire sera séparée du cendrier intérieur par un vide d'au moins 8 centimètres, permettant la circulation de l'air.

Les poêles mobiles devront reposer sur une plate-forme de matériaux incombustibles d'au moins 20 centimètres de saillie en avant de l'ouverture du foyer.

Art. 11. Les tuyaux de poêle et tous autres tuyaux conducteurs de fumée, en métal, devront toujours être isolés, dans toute leur hauteur, d'au moins 16 centimètres des cloisons dans lesquelles il entrerait du bois.

Lorsqu'un tuyau traversera une de ces cloisons, le diamètre de l'ouverture faite dans la cloison devra excéder de 16 centimètres celui du tuyau.

Ce tuyau sera maintenu au passage par une tôle dans laquelle il sera percé une ouverture égale au diamètre extérieur dudit tuyau.

Art. 12. Aucun tuyau conducteur de fumée, en métal, ne pourra traverser un plancher ou un pan de bois, à moins d'être entouré au passage par un manchon de métal ou de terre cuite.

Le diamètre de ce manchon excédera de 10 centimètres celui du tuyau; de manière qu'il y ait partout entre le manchon et le tuyau un intervalle de 5 centimètres.

Art. 13. Les prescriptions des articles 2, 3, 4, 10, 11 et 12 relatives aux tuyaux de cheminée et aux tuyaux conducteurs de fumée, en métal, seront applicables aux tuyaux de chaleur des calorifères à air chaud.

Toutefois, sont exceptés les tuyaux de chaleur qui prennent l'air à la partie supérieure de la chambre dans laquelle est placé l'appareil de chauffage.

Art. 14. Il nous sera donné avis des vices de construction des cheminées, poêles, fourneaux et calorifères qui pourraient occasionner un incendie.

Titre II. — *Entretien et ramonage des cheminées.*

Art. 15. Les propriétaires sont tenus d'entretenir constamment les cheminées en bon état.

Art. 16. Il est enjoint aux propriétaires et locataires de faire ramoner les cheminées et tous tuyaux conducteurs de fumée, assez fréquemment pour prévenir les dangers du feu.

Il est défendu de faire usage du feu pour nettoyer les cheminées et les tuyaux de poêles.

Les cheminées qui ne présenteraient pas, à l'intérieur et dans toute la longueur du tuyau, un passage d'au moins 60 centimètres sur 25, ne devront être ramonées qu'à la corde.

Titre III. — *Des couvertures de chaume et de jonc.*

Art. 17. Aucune couverture de chaume ou de jonc ne pourra être conservée ou établie sans notre autorisation.

Titre IV. — *Des fours, forges, usines et ateliers.*

Art. 18. Les fours, forges et usines à feu, non compris dans la nomenclature des établissements classés, lesquels sont soumis à des règlements spéciaux, ne pourront être établis dans l'intérieur de Paris, sans notre permission.

Art. 19. Il est défendu de déposer du bois, ni aucune matière combustible au-dessous des fours et dans aucune partie du fournil.

Les soupentes, resserres, planches et supports à panetons, et toutes constructions établies dans les fournils, seront de matériaux incombustibles.

Les étouffoirs et coffres à braise doivent être également de matériaux incombustibles.

Art. 20. Les charrons, menuisiers, carrossiers et autres ouvriers, qui s'occuperaient en même temps de travailler le bois et le fer, sont tenus, s'ils exercent les deux professions dans la même maison, d'y avoir deux ateliers entièrement séparés par un mur, à moins qu'entre la forge et l'endroit où l'on travaille ou dépose le bois, il n'y ait une distance de 10 mètres au moins.

Il leur est défendu de déposer dans l'atelier de la forge, aucuns bois, recoupes, ni pièces de charronnage, menuiserie ou autres; sont exceptés cependant les ouvrages finis et qu'on serait occupé à ferrer; mais ces ouvrages seront mis à la fin de chaque journée dans un endroit séparé de la forge, en sorte qu'il ne reste dans l'atelier aucunes matières combustibles pendant la nuit.

Art. 21. Dans les ateliers de menuiserie ou d'ébénisterie, les fourneaux ou forges, destinés à chauffer les colles, ne seront établis que sous des hottes ou matériaux incombustibles.

L'âtre sera entouré d'un mur de briques de 25 centimètres de hauteur au-dessus du foyer, et ce foyer sera disposé de manière à être clos pendant l'absence des ouvriers par une fermeture de tôle.

Dans les mêmes ateliers, on ne pourra faire usage des chandeliers de bois.

Titre v. — *Entrepôts, magasins et dépôt de matières combustibles, inflammables, détonantes et fulminantes; théâtres et salles de spectacle.*

Art. 22. Aucuns magasins et entrepôts de charbon de terre, houille, tourbes et autres combustibles, ne pourront être formés dans Paris sans notre autorisation.

Art. 23. Il est défendu d'entrer dans les écuries avec de la lumière non renfermée dans une lanterne.

Art. 24. Il est interdit d'entrer avec de la lumière dans les magasins, caves et autres lieux renfermant des dépôts d'essences ou de spiritueux, et en général de toutes matières inflammables ou fulminantes, à moins que cette lumière ne soit renfermée dans une lanterne.

Les caves et magasins renfermant des essences et des spiritueux, devront être ventilés au moyen d'une ouverture de 3 ou 4 centimètres ménagée au-dessous et dans toute la largeur de la porte d'entrée, et d'une autre ouverture opposée à la première. Cette seconde ouverture sera pratiquée dans la partie supérieure de la cave ou du magasin.

Art. 25. Il est défendu de rechercher les fuites de gaz avec du feu ou de la lumière.

Art. 26. La vente des pièces d'artifice, le tir des armes à feu et des feux d'artifice, la conservation, le transport et la vente des capsules et des allumettes fulminantes, auront lieu conformément aux règlements spéciaux relatifs à ces matières.

Les directeurs des théâtres et des salles de spectacle, les propriétaires des chantiers et entrepôts de bois de chauffage, des magasins de charbons de terre et de fourrages, se conformeront aux dispositions prescrites, pour prévenir les incendies, par les règlements spéciaux qui régissent ces établissements.

Titre vi. — *Halles, marchés, abattoirs, voies publiques.*

Art. 27. Il est défendu d'allumer des feux dans les halles et marchés, et d'y apporter aucuns chaudrons à feu, réchauds ou fourneaux.

Il n'y sera admis que des pots à feu d'une petite dimension et couverts d'un grillage métallique.

Il est défendu de laisser ces pots dans les halles et marchés, après leur clôture, quand même le feu serait éteint.

Il est défendu aussi de se servir, dans les halles et marchés, de lumières non renfermées dans des lanternes.

Art. 28. Il est défendu de faire du feu sur les ports, quais et berges, sans autorisation.

Les personnes autorisées à s'introduire la nuit dans les ports ne peuvent y entrer avec de la lumière qu'autant qu'elle serait renfermée dans une lanterne.

Art. 29. Il est expressément défendu de brûler de la paille sur aucune partie de la voie publique, dans les cours, jardins et terrains particuliers, et d'y mettre en feu aucun amas de matières combustibles.

Art. 30. Il est interdit de fumer dans les salles de spectacle, dans les halles, marchés, abattoirs, et en général dans l'intérieur de tous les monuments et édifices publics placés sous notre surveillance.

Il est également défendu de fumer dans les écuries, dans les magasins et autres endroits renfermant des essences, des spiritueux, ainsi que des matières combustibles, inflammables ou fulminantes.

TITRE VII. — *Extinction des incendies.*

Art. 31. Aussitôt qu'un feu de cheminée ou un incendie se manifestera, il en sera donné avis au plus prochain poste de sapeurs-pompiers et au commissaire de police du quartier.

Art. 32. Si les seaux à incendie, les pompes et autres moyens de secours, transportés par les soins des commissaires de police et du commandant des sapeurs-pompiers, sont insuffisants, les commissaires de police ou le commandant des sapeurs-pompiers mettront en réquisition les seaux, pompes, échelles, etc., qui se trouveront, soit dans les édifices publics, soit chez les particuliers. Les propriétaires, gardiens et détenteurs de ces objets seront tenus de déférer immédiatement à ces réquisitions.

Les commissaires de police requerront aussi au besoin la force armée, pour le maintien de l'ordre et la conservation des propriétés.

Art. 33. Il est enjoint à toute personne chez qui le feu se manifesterait d'ouvrir les portes de son domicile à la première réquisition des sapeurs-pompiers et autres agents de l'autorité.

Art. 34. Les propriétaires et locataires des lieux voisins du point incendié seront obligés de livrer, au besoin, passage aux sapeurs-pompiers et autres agents de l'autorité appelés à porter des secours.

Art. 35. Les habitants de la rue où l'incendie se manifestera, et ceux des rues adjacentes, tiendront les portes de leurs maisons ouvertes et laisseront puiser de l'eau à leurs puits et pompes pour le service de l'incendie.

Art. 36. En cas de refus de la part des propriétaires et des locataires de déférer aux prescriptions des trois articles précédents, les portes seront ouvertes à la diligence du commissaire de police, et, à son défaut, de tout commandant de détachement de sapeurs-pompiers.

Art. 37. Il est enjoint aux propriétaires et principaux locataires des maisons où il y a des puits, de les garnir de cordes, poulies et seaux, et d'entretenir ces puits en bon état, ainsi que les pompes et autres machines hydrauliques qui y seraient établies.

Art. 38. Les porteurs d'eau à tonneaux rempliront leurs tonneaux chaque soir avant de les remiser, et les tiendront pleins toute la nuit.

Au premier avis d'un incendie, ils y conduiront leurs tonneaux pleins.

Il sera accordé une gratification à chacun des deux porteurs d'eau arrivés les premiers au lieu de l'incendie, avec leurs tonneaux pleins.

Cette gratification sera : de 12 francs pour le premier arrivé, 6 francs pour le second.

En cas d'incendie, les porteurs d'eau sont autorisés à puiser à toutes les fontaines indistinctement.

Ils seront payés de leur travail à raison de 35 centimes l'hectolitre d'eau fournie.

Art. 39. Les gardiens des pompes et réservoirs publics seront tenus de fournir l'eau nécessaire pour l'extinction des incendies.

Art. 40. Toute personne requise pour porter secours en cas d'incendie, et qui s'y serait refusée, sera poursuivie, ainsi qu'il est dit en l'article 475 du Code pénal.

Art. 41. Les maçons, charpentiers, couvreurs, plombiers et autres ouvriers, seront tenus, à la première réquisition, de se rendre au lieu de l'incendie, avec leurs outils ou agrès; faute par eux de déférer à cette réquisition, ils seront poursuivis devant les tribunaux, conformément audit article 475.

Art. 42. Tous propriétaires de chevaux seront tenus au besoin de les fournir pour le service des incendies, et le prix du travail de ces chevaux sera payé sur mémoires certifiés par le commissaire de police ou par le commandant des sapeurs-pompiers.

Art. 43. Il est enjoint aux marchands épiciers, ciriers, chandeliers, voisins de l'incendie, de fournir, sur les réquisitions des commissaires de police ou du commandant des sapeurs-pompiers, les flambeaux et terrines nécessaires pour éclairer les travailleurs.

Le prix des fournitures faites sera payé sur des mémoires certifiés, ainsi qu'il est dit en l'article précédent.

Art. 44. Les commissaires de police, les commandants des sapeurs-pompiers, et tous agents de l'autorité, nous signaleront les personnes qui se seront fait remarquer dans les incendies.

Art. 45. Les commissaires de police dresseront procès-verbal des incendies et des circonstances qui les auront accompagnés.

Ils rechercheront les causes des incendies et les indiqueront.

Art. 46. L'ordonnance de police du 21 décembre 1819, concernant les incendies, est rapportée; sont également rapportées les dispositions des anciens règlements ci-dessus visés, qui seraient contraires aux prescriptions de la présente ordonnance.

Art. 47. Les contraventions à la présente ordonnance seront constatées par des procès-verbaux qui nous seront transmis pour être déférés, s'il y a lieu, aux tribunaux compétents.

Il sera pris en outre, suivant les circonstances, telles mesures d'urgence qu'exigera la sûreté publique.

Le conseiller d'État, préfet de police, G. DELESSERT.

INSTRUCTION CONCERNANT LES INCENDIES.

Le poste des sapeurs-pompiers qui aura eu connaissance d'un incendie se rendra immédiatement sur le lieu, avec la pompe.

Le chef du poste en fera donner immédiatement avis à la caserne la plus rapprochée, et en informera le commissaire de police du quartier, qui se transportera aussi sur le lieu de l'incendie.

Si l'incendie présente un caractère alarmant, le commissaire de police fera prévenir le préfet de police, le commandant de place et le colonel de la garde municipale.

Le commandant des sapeurs-pompiers dirigera, sur le théâtre de l'incendie, tous les moyens de secours nécessaires.

Le commissaire de police fera transporter en nombre suffisant les seaux à incendie qui se trouveront dans les dépôts publics, et au besoin ceux des établissements particuliers.

Il prendra, de concert avec le commandant des sapeurs-pompiers, les dispositions convenables pour éclairer les travailleurs.

Il désignera, d'accord avec cet officier, un point central de réunion où les divers agents de l'autorité et toutes autres personnes appelées à concourir à l'extinction du feu pourront recevoir les ordres et les instructions nécessaires.

Ce lieu de réunion sera indiqué par un drapeau et, pendant la nuit, par un fanal.

Le commandant des sapeurs-pompiers prendra la direction des moyens de secours.

Le commissaire de police s'occupera plus spécialement des diverses mesures à prendre dans l'intérêt de l'ordre, de la conservation des propriétés et de la sûreté publique.

Il veillera aussi à ce que les diverses fournitures, et particulièrement celles de l'eau, soient exactement constatées.

Si plusieurs commissaires de police sont présents à l'incendie, ils se partageront le service; mais la direction principale appartiendra toujours au commissaire du quartier.

Les troupes appelées sur le théâtre de l'incendie ne doivent être généralement employées qu'au maintien du bon ordre, à former les chaînes, ou à manœuvrer les balanciers des pompes, la direction des secours et de toutes mesures prises pour combattre les incendies devant être laissée au corps des sapeurs-pompiers.

Afin d'éviter les accidents, et pour ne pas porter le feu dans les parties de bâtiment qu'il n'a pas encore atteintes, le public qui se rend sur le théâtre de l'incendie ne doit, en aucune façon, ouvrir les portes, les croisées et autres issues des lieux incendiés, avant l'arrivée des sapeurs-pompiers, à moins que ce ne soit pour sauver des personnes en danger. Ce sauvetage doit se faire, autant que possible, par les escaliers.

Le déménagement des gros meubles et des gros effets ne doit avoir lieu qu'à l'arrivée des sapeurs-pompiers, qui jugent si ce déménagement est nécessaire.

C'est ainsi qu'on pourra reconnaître à l'état des lieux comment le feu a pris, empêcher les vols et les dégradations, et maîtriser le feu plus facilement, en évitant les encombrements dans les escaliers et autour du point incendié.

Le conseiller d'État, préfet de police, G. Delessert.

Bibliographie. — *Rapport sur l'emploi des tissus métalliques et d'amiante dans les cas d'incendie* (*Ann. d'hyg. et de méd. lég.*, 1re série, t. II, p. 277). — *Art de se préserver de la flamme, appliqué aux pompiers et à la conservation des personnes exposées au feu*, par Aldini. Paris, 1830. — *Mémoire sur les incendies et inflammations spontanées*, par A. Chevallier (*Ibid.*, 1re série, t. XXV, p. 309). — *Notes sur le même sujet*, par le même (*Ibid.*, t. XXVII, p. 211, et t. XXIX, p. 99). — *Dictionnaire de l'industrie*, t. VI. — *De l'emploi de la vapeur pour éteindre les incendies*, par le docteur Dujardin (de Lille). Lille, 1852. — *Comptes rendus de l'Académie des sciences*, t. XI, XXXIV, XXXV. Paris, 1840 et 1852. — *Sur la valeur comparative de certains sels pour rendre les substances fibreuses non inflammables*, par F. Versmann et A. Oppenheim, annoté par A. Chevallier (*Ann. d'hyg. et de méd. lég.*, 2e série, t. XVI, p. 50).

INCOMMODITÉ (Établissements incommodes) — *Voy.* Établissements.

INHUMATION. — Dans tous les temps, dans tous les pays, on a placé au premier rang des questions de salubrité les soins que l'on donne aux morts. La constatation des décès, l'ensevelissement, le transport et la sépulture des cadavres, telles sont actuellement chez tous les peuples civilisés les règles qui président à ces soins, les seules qui doivent nous occuper ; car nous ne pouvons songer à passer en revue, dans un exposé historique complet, les rites funéraires des diverses nations, soit de l'antiquité, soit des temps modernes. Déjà, du reste, nous avons traité quelques points qui s'y rapportent en parlant des Cimetières, de la vérification des Décès et des Embaumements. Reprenant ici la question dans sa généralité, nous nous attacherons particulièrement à faire connaître ce qui touche au mode d'inhumation et aux prescriptions suivant lesquelles elles doivent être faites dans le double intérêt de l'ordre et de la santé publics.

Nous avons dit la garantie dont doit être entourée la constatation de la mort, les délais et les précautions qui doivent précéder l'ensevelissement et l'inhumation du corps. Nous compléterons cette indication en reproduisant quelques nouvelles pièces officielles. Nous voulons, quant à présent, faire connaître les modes de transport des cadavres, les lieux et les procédés d'inhumation.

Le principe qui domine cette grave question de salubrité, c'est de neutraliser autant que possible les inconvénients et le danger des émanations qui proviennent de la décomposition putride ; et c'est dans ce sens que doit être dirigée cette étude.

Des cercueils. — Les corps ensevelis dans un linceul sont placés dans des cercueils ou bières faits, soit de simples voliges, soit de sapin, de chêne ou de plomb. Il n'est pas sans intérêt de remarquer qu'à Paris l'usage des cercueils de chêne et de sapin s'est beaucoup étendu, et que celui des bières de voliges est presque entièrement restreint aux morts pour lesquels on ne peut faire aucune ou presque aucune dépense. En effet, la marche de la décomposition des corps peut être modifiée sensiblement par la nature des cercueils dans lesquels ils sont inhumés.

Orfila s'est assuré, au moyen d'expériences répétées, que plus les corps sont immédiatement en contact avec la terre, plus ils pourrissent facilement, tout étant égal d'ailleurs. Comparant l'influence de l'enveloppe extérieure du cadavre, linceul et cercueil, à celle de la peau, eu égard aux viscères dont elle retarde la destruction, il a vu qu'un cadavre enterré nu se pourrit plus promptement que s'il était enveloppé d'un drap ou d'une serpillière ; que la putréfaction suit une marche plus ou moins rapide, suivant la nature de l'épaisseur du cercueil, suivant que celui-ci était de plomb, de chêne ou de sapin. L'exhumation du corps de l'empereur Napoléon, à Sainte-Hélène, a fourni un exemple remarquable du degré de conservation qui pourrait s'opérer sous l'influence d'une séparation absolue entre le cadavre et le milieu où il est enseveli. La présence de vêtements, en empêchant le contact entre les différentes parties du corps, n'est peut-être pas étrangère au retard de la putréfaction. Les ensevelisseuses ont l'habitude de faire pénétrer les replis du drap qui enveloppe les morts aussi avant que posssible dans l'intervalle des membres.

Les Américains, après avoir inventé des cercueils métalliques, suivant des systèmes assez divers, font quelquefois usage aujourd'hui de cercueils de verre. L'Exposition universelle de 1855 à Paris présentait un modèle de cercueil en fonte avec couvercle de verre envoyé du Canada par un industriel de Montréal.

Quant à l'influence que la nature même du cercueil, indépendamment de son action isolante et protectrice, peut exercer sur les phénomènes de putréfaction, nous citerons les observations du docteur Waller Lewis sur les cercueils de plomb.

Relativement à la qualité et à la quantité des gaz produits par la décomposition des corps dans les cercueils de plomb, je suis persuadé, dit le docteur Waller Lewis, qu'il existe beaucoup d'idées fausses. C'est ainsi que l'on a assuré que le résultat de cette action était des sulfures, carbures et phosphures hydrogénés et cyanogénés. Sans assurer positivement qu'on ne puisse rencontrer de semblables gaz dans certaines conditions, nous nous sommes assuré que dans plus de soixante cercueils contenant des restes de nouveau-nés, d'adultes et de vieillards, enterrés depuis une semaine jusqu'à quatre-vingt-dix ans, il n'a pas été une seule fois possible de découvrir aucune trace de ces gaz, soit à l'aide de réactifs, soit au moyen de l'olfaction.

Dans tous les cas, ces gaz éteignaient la flamme et étaient eux-mêmes incombustibles. Ils paraissaient dans tous les cas formés d'azote et d'acide carbonique, tenant en suspension des matières animales putréfiées. Quelquefois il s'y joignait de grandes quantités d'ammoniaque. Celle-ci se reconnaissait aussitôt à son odeur piquante et aux vapeurs blanchâtres et épaisses qu'elle formait au contact de l'acide hydrochlorique. Une autre preuve de la rareté de la présence des gaz sulfurés, c'est que le plomb était dans tous les cas converti en carbonate, et n'offrait jamais de traces de sulfure. Excepté dans les cas où l'on distinguait l'odeur de l'ammoniaque, l'odeur dominante était celle de la putréfaction.

M. Waller Lewis a trouvé les mêmes gaz dans les cercueils de plomb, soit peu d'heures après la mort, soit après soixante et dix ans, et même dans un cas après cent ans. La présence de l'ammoniaque y était encore très manifeste; la putréfaction est donc fortement retardée par le séjour des corps dans les cercueils de plomb. Il est très rare que les gaz restent enfermés dans ces cercueils; la porosité du métal leur permet de s'échapper par transsudation; mais, dans des cas très exceptionnels, 1 sur 1000 environ, suivant M. Lewis, les cercueils sont distendus par l'expansion des gaz et soufflés, suivant l'expression des fossoyeurs; mais même, dans cet état, ils ne se rompent pas brusquement. L'auteur n'a trouvé aucune preuve authentique de ce fait. Du reste, c'est une pratique habituelle pour les gardiens des caveaux de percer avec une vrille les cercueils soufflés.

Nous devons ajouter maintenant que, indépendamment de la nature ou de la configuration du sol, de la profondeur des fosses, de la nature des cercueils, il est encore d'autres conditions auxquelles la marche de la putréfaction se trouve étroitement soumise : ainsi l'état de conservation ou au contraire de putréfaction commençante du cadavre au moment de l'inhumation, la saison et le temps écoulé entre le décès et l'inhumation, la nature de la maladie, l'âge du sujet, enfin la présence d'œufs qui, en été, sont souvent, en très peu d'heures, déposés par certaines mouches à la surface des cadavres, et qui deviennent un agent très actif de putréfaction.

Du transport des corps et des pompes funèbres. — Le transport des corps des décédés au lieu de l'inhumation s'opère en général suivant des usages locaux qu'il serait hors de propos de rechercher, et s'accompagne de cérémonies funèbres qui, suivant les termes de l'arrêté de l'an IX, sont un des premiers besoins de la civilisation et qui ne sont pas toutes indifférentes au point de vue de l'hygiène publique. A une époque voisine de nous pourtant, pendant la première révolution, ces cérémonies étaient presque complétement abandonnées. Les corps pris à domicile étaient quelquefois transportés par des voitures communes disposées pour recevoir cinq ou six cercueils; le plus souvent ils étaient portés à bras, et les individus décédés dans l'indigence étaient renfermés, pour le temps du transport seulement, dans des cercueils banaux en usage depuis l'an IV, puis versés nus ou presque nus dans la fosse commune. Enfin il n'y avait alors ni personnel d'agents communaux, ni règlements de police pour fixer la marche des convois; aussi voyait-on souvent les pratiques les plus blessantes employées dans les inhumations, et les cercueils banaux confiés à des mercenaires sans surveillance, abandonnés à la porte des cabarets. On comprendra en outre quels inconvénients présentait pour la salubrité un tel état de choses, si l'on songe que des cercueils mal joints s'écoulent souvent des liquides corrompus et s'exhalent toujours des émanations fétides.

Sans entrer dans les détails des améliorations introduites dans le service des inhumations, nous rappellerons que l'arrêté du 21 ventôse an IX mit fin à cet état de choses : cet arrêté proscrivit les transports à bras. Les corps furent désormais transportés isolément dans un char attelé de deux chevaux marchant au pas, et accompagné d'un ordonnateur et de trois porteurs en costume. Un cercueil et un linceul furent fournis gratuitement pour tout individu décédé dans l'indigence. Enfin, le nouveau mode d'inhumation fut déclaré commun à tous; accordée, aux frais de la commune, à ceux qui ne pouvaient payer, la dépense en était remboursée à cette dernière par les familles qui n'étaient point dans l'indigence, au moyen de la taxe d'inhumation instituée en l'an IV et qui fut maintenue.

Ces dispositions réglementaires une fois arrêtées, l'administration traita avec un entrepreneur pour l'exécution du service commun, et, pour prix de ce service, elle lui abandonna le produit de la taxe d'inhumation. Mais comme cette taxe n'était pas suffisante pour couvrir toutes les dépenses du service, M. Frochot imagina de créer un autre produit qui, selon ses expressions, « suppléât au déficit du premier, et qui permît de soutenir un mode d'inhumation décent et convenable. » Ce produit, il le trouva dans la simple faculté laissée à l'entrepreneur de traiter de gré à gré avec les familles pour la fourniture des accessoires plus ou moins dispendieux qu'elles voudraient employer, dans le but d'augmenter la pompe des funérailles. L'entrepreneur fit en conséquence, et à ses risques et périls, l'acquisition d'un matériel spécial, ce qui était alors une entreprise fort chanceuse, et il dut trouver dans la préférence que lui accordait la confiance des familles pour le service facultatif la compensation des sacrifices que lui imposait l'exécution du service obligatoire et communal.

Le moyen imaginé par M. Frochot était ingénieux, et quoiqu'il fût entouré alors de difficultés et d'obstacles, il réussit complétement, et les habitants de Paris durent à l'homme sage et persévérant qui était à la tête de l'administration municipale une organisation qui fut pour l'époque un véritable bienfait.

Le décret du 23 prairial an XII intervint, indépendamment de la constitution du privilége qu'il autorise, et il ne fit guère que consacrer le système qui était suivi à Paris depuis l'an IX. Les choses, sauf quelques améliorations de détail, sont encore les mêmes aujourd'hui. Le service ordinaire fourni pour les indigents et pour tous ceux qui sont inhumés sans l'emploi des objets compris dans les classes consiste dans un char d'une certaine forme, traîné par deux chevaux et conduit par un cocher en deuil. Le cercueil est recouvert d'un drap noir uni, sans franges ni bordure, et le convoi, dirigé par un ordonnateur, est accompagné par quatre porteurs. Pour les enfants, le char est remplacé par un brancard appelé *comète.* Toute ces fournitures sont payées par la taxe dite *taxe d'inhumation.*

Il serait sans doute bien à désirer que le transport par les chars devînt d'un emploi plus général, afin d'empêcher que des hommes ne soient exposés à rester en contact, souvent pendant de longues distances, ainsi que cela se voit dans beaucoup de localités, avec des cercueils d'où s'exhale une odeur fétide, ou qui laissent échapper des liquides corrompus. C'est dans des cas semblables, et pour prévenir autant que possible les dangers qui peuvent en résulter, qu'il est utile de prescrire de mettre dans le cercueil du son ou toute autre substance capable d'absorber les liquides, d'y mêler du chlorure de chaux en poudre, et d'arroser le linceul avec une solution de ce sel. Les mêmes précautions sont encore conseillées pour les personnes décédées de la petite vérole, quelques observations ayant paru prouver que les émanations délétères qui s'échappent des corps en cet état pouvaient avoir des conséquences fâcheuses au point de vue de la contagion.

Le transport des décédés s'effectue habituellement pendant le jour ; l'autorité ne consent à ce qu'il se fasse la nuit que lors de ces épidémies meurtrières dans lesquelles le nombre des morts est si considérable, qu'il devient utile d'épargner aux vivants l'impression fâcheuse que la vue répétée des convois funèbres pourrait leur causer.

Le service des inhumations monopolisé à Paris et dans les grandes villes, n'est cependant pas partout organisé de la même façon. Nous n'aurions pas à nous occuper des systèmes administratifs différents qui sont mis en usage, si la salubrité n'avait paru intéressée jusqu'à un certain point dans cette question. Des plaintes se sont élevées dans quelques localités contre le danger qu'offraient pour le voisinage les établissements où les entreprises de pompes funèbres conservent leur matériel. Nous croyons utile de faire connaître les motifs de ces plaintes, et nous les empruntons textuellement à une pétition adressée au ministre par un honorable propriétaire de la ville de Metz. « Les entreprises de pompes funèbres ont presque toujours leurs corbillards établis dans des quartiers et même dans des maisons où sont entassées des quantités de malheureux. Ces établissements sont essentiellement insalubres, puisqu'ils renferment chaque jour des voitures imprégnées de miasmes infects et morbifiques qui s'attachent aux draperies et pénétrées de matières liquides putrides qui s'échappent des cadavres trop avancés et des cercueils.... Ces établissements pourraient exister sans être nuisibles ou dangereux s'ils étaient relégués au dehors des villes ou tout au moins à une certaine distance des maisons habitées. Pour en venir là, à cette amélioration importante, il suffirait d'un décret qui rangerait les entreprises des pompes funèbres dans la seconde ou la troisième classe des établissements insalubres, et de les soumettre à certains règlements de police. »

S'il ne nous est pas possible d'apprécier jusqu'à quel point pour une localité isolée de telles plaintes peuvent être justifiées, nous n'hésitons pas à déclarer qu'elles s'adresseraient à un état de choses tout à fait exceptionnel et d'ailleurs très facile à corriger, sans recourir aux rigueurs d'un classement pour cause d'insalubrité. Quelques explications sont ici nécessaires et ne paraîtront peut-être pas dénuées d'intérêt, si l'on réfléchit à la nouveauté du sujet.

Les plaintes ont exclusivement en vue le matériel destiné aux cérémonies, aux convois funèbres, et aux magasins qui le recèlent. Or, il s'en faut de beaucoup que ce matériel ait partout la même importance. On sait que dans un grand nombre de villes même d'un certain ordre, les corps des décédés sont encore aujourd'hui transportés à bras au lieu d'inhumation ; et dans les villes où les chars sont en usage, les systèmes de concessions de l'entreprise des pompes funèbres varient beaucoup. Il n'est pas rare que les voitures mortuaires appartiennent à des loueurs ordinaires, qui s'entendent avec les fabriques pour répondre aux besoins de la cité. Dans quelques-unes, enfin, mais nous croyons pouvoir affirmer que c'est le petit nombre, le monopole est adjugé à des entreprises particulières qui exploitent leur privilége sous des conditions déterminées et constituent des établissements véritablement spéciaux.

C'est à la tête de cette dernière catégorie que se place l'administration des pompes funèbres de la ville de Paris, qui est également adjudicataire des entreprises de plusieurs villes de province, notamment de Poitiers, d'Angers, d'Angoulême. Si les établissements de cette nature pouvaient présenter des inconvénients réels au point de vue de la salubrité, ceux-là ne devraient être nulle part plus à craindre que là où se trouve accumulé le matériel considérable qu'exige le service d'une grande ville.

Dans cette pensée, nous avons cru utile de visiter l'établissement récemment fondé par l'administration des pompes funèbres à Paris, où nous étions assuré de trouver, soit les éléments d'insalubrité qui pouvaient être signalés, soit les moyens de la prévenir.

Avant de rendre compte de cette visite, nous devons dire que nous nous sommes renseigné près du chef habile de la division de l'administration municipale qui dirigeait cet important service, M. Husson, et que nous avons acquis la certitude que jamais à aucune époque la moindre plainte ne s'était élevée au sujet de l'insalubrité prétendue du voisinage de l'administration des pompes funèbres.

Le moment que nous avons choisi, sur l'obligeante indication de l'entrepreneur, pour visiter l'établissement, est celui où les chars rentrent après le service de toute la journée, chargés par conséquent, plus qu'à une autre heure, des miasmes dont on a pu les supposer infectés. Les voitures mortuaires, remisées au nombre de plus de cent, et parmi elles les plus pauvres, celles qui sont destinées à ne transporter que les humbles bières de voliges, ont été scrupuleusement scrutées par nous, et aucune ne nous a présenté la moindre fétidité, la moindre souillure qui pût être de nature à faire craindre le développement d'émanations dangereuses ou incommodes. Elles sont lavées immédiatement après leur rentrée.

Mais ce n'est pas sur les chars seulement qu'il était nécessaire de porter son attention, les draperies qui servent à recouvrir les cercueils ou à entourer les catafalques pouvaient retenir ces principes d'insalubrité et devenir par leur accumulation un foyer d'infection. Or, nous avons constaté en premier lieu que les draps mortuaires rapportés sur les chars à la rentrée desquels nous assistions, et qui avaient défrayé le service de la journée entière, n'étaient nullement malpropres et ne portaient aucune odeur. Du reste, il n'en est pas toujours ainsi, et il n'est pas absolument rare de voir, par suite d'un fait que nous signalerons, ces draps grossiers imprégnés de liquides corrompus ou tachés de quelque façon. Nous croyons devoir faire connaître les précautions générales qui sont employées dans l'établissement de Paris. Dès que le service du jour est fini, les tentures de toutes sortes sont emportées dans une salle parfaitement ventilée, où elles sont brossées et nettoyées avec le plus grand soin. Celles qui sont souillées ou humides sont placées dans un séchoir chauffé, après avoir été lavées à la térébenthine, Enfin, chaque pièce est roulée et emmagasinée. Nous pouvons affirmer qu'aucune odeur malsaine ou seulement désagréable ne se fait sentir dans l'une ou l'autre de ces salles. Ajoutons qu'il en est de même dans les magasins où sont placées les boiseries et les charpentes qui servent aux décorations funèbres, et généralement dans toutes les parties de ce grand établissement qui peut être cité comme un modèle.

Il est une particularité qui, quoique indirectement, se rapporte néanmoins à la question dont nous nous occupons, et qui, dans tous les cas, soulève une question de salubrité très digne d'intérêt. La décomposition qui s'empare quelquefois des corps mis en bière, et avant l'inhumation, détermine l'écoulement des liquides et des matières putrides hors du cadavre. Les gaz qui se développent amènent la disjonction des ais dont se compose le cercueil, et les liquides s'échappent à l'extérieur, souillent les draps, les chars mortuaires et jusqu'au sol des églises. Les cercueils de chêne ne sont pas exempts de ce grave inconvénient, quelle que soit la solidité éprouvée de leur construction. Cette circonstance n'a pas manqué d'éveiller la sollicitude de l'administration, et une instruction du Conseil de salubrité du département de la Seine a indiqué comme moyen d'y remédier l'usage d'une poudre que l'on dépose dans le cercueil, de manière à entourer le cadavre. Cette poudre, dont l'usage, prescrit pour les transports lointains, est facultatif dans les circonstances ordinaires, moyennant une modique redevance de 13 francs, cette poudre est un mélange de tan et de charbon. Sa couleur noire inspire aux familles une répugnance presque insurmontable; et, bien qu'elle ait une efficacité que ne présente pas le son trop souvent employé et putrescible par lui-même, elle est presque constamment rejetée. L'entrepreneur des pompes funèbres a heureusement rencontré une autre composition qui lui a été fournie par le sieur Falconi, et qui remplit toutes les conditions que l'on peut désirer pour un tel objet. C'est une poudre d'un blanc légèrement jaunâtre, très ténue, d'une odeur aromatique, qui ne peut souiller la dépouille mortelle des décédés et s'oppose à la formation et à l'écoulement des matières putrides: elle est formée d'un mélange de sciure de bois de peuplier et de sulfate de zinc. L'expérience déjà faite rendrait très désirable l'adoption générale et officielle de ce mélange, qui ne peut sans cette formalité remplacer la poudre de charbon dans les cas où l'usage en est prescrit par les règlements de police.

Telles sont, dans leur ensemble, les dispositions de l'établissement central de l'entreprise des pompes funèbres. Mais il existe, de plus, dans chaque mairie, un magasin où sont mis en réserve un certain nombre de cercueils et de draps mortuaires. Et, bien que ces magasins ne présentent pas l'aménagement et l'installation parfaite de ceux de l'administration, ils ne justifieraient pas la moindre plainte et ne sont en aucune façon des foyers d'insalubrité.

De cet aperçu très succinct de l'état des choses dans la capitale, il n'en résulterait pas sans doute que la négligence ou toute autre cause n'amenât dans quelques localités plus ou moins éloignées un état tout contraire. On comprend que nous ne pouvons à cet égard former notre opinion sur des éléments aussi sûrs et d'après une appréciation directe. Cependant il est permis de dire que, d'une part, aucun des rapports les plus récents des Conseils d'hygiène et de salubrité des plus grandes villes de l'empire ne fait mention de plaintes semblables; et que, d'une autre part, si en quelque lieu que ce fût, les établissements de pompes funèbres se présentaient dans certaines conditions d'insalubrité, rien ne serait plus facile que de corriger le mal en prenant exemple sur l'administration de Paris; et que, dans aucun cas, il ne serait nécessaire de recourir pour cela à une ordonnance de classement, puisque la police locale aurait toujours le droit de prescrire les mesures les plus propres à éloigner toute cause d'insalubrité.

Mais il est un dernier point que nous devons toucher en terminant. Nous tenons de l'honorable directeur de l'entreprise de Paris, qu'un des propriétaires voisins, dont la maison prend jour sur une des cours retirées de l'établissement, l'a instamment prié de dissimuler aux regards de ses locataires des bières dont la vue aurait suffi à les chasser. C'est là le véritable genre d'incommodité que l'on peut attribuer à ce voisinage, et l'on comprend l'impression pénible que le constant spectacle des objets et des appareils funèbres peut laisser dans les esprits les plus forts et les moins prévenus. Il y a là, nous ne craignons pas de le dire, une raison sérieuse pour ces établissements de surveiller d'une manière toute particulière leurs dispositions intérieures, et d'éviter tout ce qui pourrait blesser des susceptibilités respectables. Mais ajoutons en même temps qu'il suffit de signaler ce fait pour être assuré de rencontrer partout un grand empressement à obéir à cette condition qui intéresse moins la salubrité que l'ordre public.

Dans une matière où les questions de salubrité tiennent si étroitement au système administratif et financier mis en usage, rien n'est indifférent de ce qui peut influer sur l'économie de ce système. Aussi pensons-nous qu'on nous saura gré de consigner ici d'intéressantes et récentes remarques sur la taxe d'inhumation dans la ville de Paris. Nous les empruntons au beau rapport de M. Husson. Cette taxe qui est destinée à couvrir les dépenses du service de la vérification des décès et à payer l'indemnité allouée à l'entrepreneur pour le service ordinaire et qui est aujourd'hui de 20 francs pour les adultes et

10 francs pour les enfants, est d'une perception difficile, et nous avons démontré plus haut qu'elle était surtout onéreuse et dure pour les familles pauvres qui ne sont pourtant point indigentes, et qui veulent honorer leurs morts par l'emploi de quelques-uns des accessoires les plus simples. D'un autre côté, la perception de la taxe est entourée de difficultés sérieuses. Les maires, éclairés seulement, pour les individus non indigents, par les médecins vérificateurs qui ne peuvent toujours recueillir des éléments bien certains d'appréciation, sont placés dans l'alternative, soit d'accorder des réductions ou des exemptions de taxe à des familles qui pourraient payer le service ordinaire, soit d'obliger au payement intégral des familles discrètes qui, bien qu'en proie à une misère ignorée, sont jugées extérieurement pouvoir acquitter la taxe.

Le remède à ces inconvénients a paru pouvoir être trouvé dans une nouvelle fixation de la taxe d'inhumation, fixation qui emporterait une réduction notable applicable aux décédés dont les familles sont assez pauvres pour ne pouvoir point recourir à l'usage du matériel extraordinaire, et qui soulagerait un peu les dernières classes du tarif. Dans ce système, la taxe serait fixe pour chaque classe ou chaque mode d'inhumation, et elle serait la même pour les adultes et les enfants.

La taxe modifiée est perçue pour le compte de la ville avec le montant des autres objets de la classe, soit au moment de la signature de la commande (si l'on veut diviser la perception), soit après chaque convoi, avec la somme due à l'entreprise ; elle est fixe pour chaque catégorie d'inhumation :

1re classe	40	francs.
2e —	40	—
3e —	30	—
4e —	30	—
5e —	20	—
6e —	15	—
7e —	10	—
8e —	10	—
9e —	6	—
Convois sans accessoires	6	—

De la translation des corps rapportés de l'étranger. — Il s'est présenté à plusieurs reprises et dans ces derniers temps, de nombreux cas qui ont soulevé des difficultés administratives et en même temps des questions d'hygiène que feront connaître utilement les documents qui vont suivre.

CIRCULAIRE MINISTÉRIELLE DU 30 JANVIER 1856 CONCERNANT LA TRANSLATION EN FRANCE DES PERSONNES MORTES HORS DU TERRITOIRE CONTINENTAL DE L'EMPIRE.

Monsieur, l'administration a, dans plusieurs circonstances, reconnu l'insuffisance des dispositions règlementaires destinées à assurer l'observation des précautions qu'il importe d'exiger, dans l'intérêt de la santé publique, lorsque des personnes mortes hors de France y sont ramenées par mer, pour y recevoir une sépulture définitive. Le seul acte qui fasse règle aujourd'hui, en cette matière, est l'instruction du ministère de la marine et des colonies du 20 août 1844. Cette instruction n'est applicable qu'aux colonies ; elle ne prévoit ni le cas du transport des personnes mortes dans nos possessions d'Afrique ou dans les pays soumis au régime militaire, par suite de l'occupation française, ni celui de la translation des personnes décédées à l'étranger. Les prescriptions de cet acte ne sont plus, d'ailleurs, en rapport avec les progrès de la science.

Je me suis concerté avec mes collègues de la marine et des colonies, de la guerre, des affaires étrangères et de l'intérieur, pour l'adoption d'un ensemble de prescriptions plus satisfaisantes, et des instructions spéciales ont été, en effet, rédigées respectivement par les différents départements ministériels, après avis du Comité consultatif d'hygiène publique. Vous trouverez ci-joint celles qui vous sont spécialement destinées, ainsi que celles dont les autorités coloniales et militaires sont chargées d'assurer l'exécution. Je crois utile, toutefois, d'y ajouter quelques développements.

A l'étranger, la direction matérielle des opérations prescrites et la rédaction des procès-verbaux doivent être abandonnées aux magistrats investis de la police sanitaire locale. Ces autorités se trouveront ainsi appelées à exercer sur leur territoire l'action attribuée, dans nos colonies et dans les pays occupés par nos troupes, aux fonctionnaires relevant des ministères de la guerre et de la marine. Seulement, l'authenticité de leurs attestations devra, à moins d'impossibilité justifiée, être constatée par la légalisation de nos consulats. Dans les pays où la France entretient des médecins sanitaires, le concours de ces derniers pourrait être utilement employé, et, toutes les fois que leur intervention officieuse serait acceptée par les autorités locales, ces fonctionnaires devraient donner leurs soins à ce que les expéditions des restes mortels fussent effectuées dans les conditions indiquées dans les instructions. Les désinfectants dont l'emploi est généralement recommandé sont les sulfates de fer ou de zinc ; toutefois, le Comité consultatif d'hygiène publique a pensé qu'à l'étranger il convenait de laisser une certaine latitude, et que, dans les pays où il serait impossible de se procurer ces sels, il pourrait être fait usage d'un mélange composé de poussière de charbon et de poudre de tan, ou de toute autre substance connue dans la contrée par ses propriétés astringentes et antiseptiques. Suivant la recommandation que leur adressera M. le ministre des affaires étrangères, MM. les consuls de France porteront, d'ailleurs, à la connaissance des capitaines français ou étrangers qui se chargeraient d'expéditions de cette nature les dispositions spéciales dont la négligence les exposerait à l'application des rigueurs sanitaires, à leur arrivée dans nos ports, et, le cas échéant, MM. les médecins sanitaires auraient à leur donner de semblables avertissements.

Un navire se présentant sur les côtes ou dans une rade de l'empire, avec un cercueil renfermant les restes mortels d'une personne décédée dans une de nos colonies ou à l'étranger, devra être immédiatement renvoyé dans un port à lazaret, où le débarquement peut seulement avoir lieu.

J'adresse, monsieur, des recommandations en ce sens aux agents principaux du service sanitaire, et je vous invite à faire parvenir des instructions semblables aux agents placés sous votre direction.

Voici, maintenant, quelle règle de conduite vous devrez suivre lors de l'arrivée du navire au mouillage du lazaret. Vous vérifierez d'abord si les prescriptions ont été accomplies, si les conditions dans lesquelles l'embarquement a été effectué n'ont pas été modifiées d'une manière défavorable pendant la traversée, et si, en un mot, l'introduction des dépouilles mortelles en France ne présente pas de danger pour la santé publique. On n'a pas pensé qu'il fût nécessaire, en général, de se préoccuper trop sérieusement du lieu de provenance, de la cause ou de l'époque de la mort. Dans son double cercueil hermétiquement fermé, isolé au moyen d'énergiques désinfectants, le mort peut ordinairement être considéré comme étant sans danger réel. Mais il a paru prudent que certaines précautions fussent prises, soit pendant la traversée, soit lors du débarquement, quand la mort a été occasionnée par une maladie réputée transmissible, et c'est pour cela que le procès-verbal d'exhumation doit mentionner la maladie à laquelle le défunt a succombé. Dans le cas où cette justification ne paraîtrait pas suffisamment établie, vous auriez à vous enquérir de tout ce qui pourrait être de nature à vous renseigner, afin de pouvoir prendre, suivant les circonstances, les mesures que vous dicterait le soin de la santé publique et de votre responsabilité personnelle.

Aux termes des articles 2 et 3 de l'instruction émanée de mon ministère, l'autorité sanitaire est chargée d'apprécier les mesures que comporte l'état du cercueil. Je ne saurais trop vous recommander, monsieur, d'apporter à l'examen de ce fait important la plus grande prudence. Dans les cas graves, vous auriez à me demander des instructions spéciales.

Vous remarquerez que celles de M. le ministre de la guerre n'ont apporté aucune dérogation à la règle générale, en ce qui concerne les officiers morts pendant les opérations de la guerre ; il y a donc lieu d'espérer que la translation des restes mortels de ces militaires sera opérée, habituellement, avec toutes les précautions requises. Il faut, néanmoins, prévoir le cas où il n'aurait pas été possible de les observer complétement, celui, par exemple, où un cadavre embaumé aurait été renfermé dans un seul cercueil en bois. En semblable circonstance, il vous appartiendrait de faire exécuter la règle commune, avant d'autoriser la sortie du lazaret.

Une fois que le cercueil a franchi l'enceinte du lazaret, le soin et la responsabilité de la surveillance incombent à l'autorité chargée de la police générale du territoire et de la police spéciale des inhumations : avant d'en permettre la translation, vous devrez donc avertir le préfet du département du port d'arrivée, et celui du département dans lequel doit avoir lieu l'inhumation définitive, que vous êtes prêt à en prononcer la libre pratique ; mais vous retiendrez le cercueil jusqu'à ce que l'autorité compétente ait fait connaître qu'elle en autorise le transport. Dans le cas où cette autorisation serait refusée, il y aurait lieu de m'en référer sur-le-champ, et des instructions seraient adressées par M. le ministre de l'intérieur à MM. les préfets.

Vous avez vu, monsieur, par ce qui a été dit plus haut, que l'administration n'admet pas qu'il y ait de motif pour refuser l'admission à libre pratique d'un cercueil, lorsque la personne dont les restes y sont déposés a succombé à une maladie réputée transmissible ; il a été expliqué que des mesures de précautions particulières deviennent seulement nécessaires dans ce cas ; il en est de même, à plus forte raison, du navire qui l'a transporté. Si donc, par suite de la présence à bord de ce cercueil aussi bien que par toute autre cause, le navire était suspect d'infection, il devrait être soumis à telles mesures sanitaires que votre expérience vous suggérerait, et vous pourriez d'ailleurs, en me rendant compte de la situation, provoquer une décision que je m'empresserais de vous faire parvenir.

Les instructions qui vous sont adressées aujourd'hui ont pour but, monsieur, de préciser les mesures que l'expérience et la science ont fait reconnaître utiles et suffisantes dans une partie spéciale du service ; elles n'apportent aucune dérogation aux règlements généraux et aux droits et obligations qui en résultent pour les agents du service sanitaire. C'est ainsi que vous conserveriez la faculté de retarder, si vous jugiez convenable, en raison de l'époque de l'année et de la nature de la maladie, ou de l'absence de tout renseignement sur ce point, l'exhumation des corps que vous auriez fait inhumer dans le cimetière du lazaret, et de soumettre à une quarantaine les personnes qui auraient été mises en contact avec le cadavre d'un sujet qu'on soupçonnerait avoir succombé à une maladie transmissible.

Signé E. ROUHER.

INSTRUCTION DU MINISTRE DE LA GUERRE SUR L'EXHUMATION ET LE TRANSPORT EN FRANCE DES RESTES DES PERSONNES MORTES EN ALGÉRIE OU DANS LES PAYS ÉTRANGERS SOUMIS AU RÉGIME MILITAIRE PAR L'OCCUPATION FRANÇAISE (20 SEPTEMBRE 1855).

Art. 1er. Les familles qui voudront faire revenir en France les restes mortels d'un parent mort en Algérie ou dans des pays étrangers occupés par des troupes françaises, adresseront directement leur demande au gouverneur général de l'Algérie ou au commandant des troupes d'occupation, suivant le cas.

Dans cette demande, elles s'obligeront à se soumettre à toutes les dispositions réglementaires applicables à l'espèce, et à supporter les diverses dépenses nécessitées par l'exhumation et le transport.

Art. 2. Le fonctionnaire militaire statuera sur les demandes et notifiera sa décision aux intéressés, en ayant soin, si la décision est favorable, de leur donner connaissance des ordres d'exécution.

Art. 3. Les médecins ou officiers de santé chargés d'assister à l'exhumation recevront extrait, en ce qui les concerne, de la présente instruction, et en assureront la stricte observation.

Ils seront accompagnés au lieu de la sépulture par un fonctionnaire civil ou militaire qui, avant tout, constatera, dans les formes voulues, l'identité de l'individu décédé.

Art. 4. Le corps exhumé sera placé dans un cercueil en plomb, renfermé lui-même dans une bière en bois. Il sera mis en contact avec des matières désinfectantes ou conservatrices, ainsi qu'il est dit ci-après à l'article 5, afin de prévenir ou arrêter la putréfaction et éviter le dégagement à l'extérieur de tout gaz infect.

Le cercueil en plomb sera confectionné avec des lames de ce métal de 3 millimètres au moins d'épaisseur parfaitement soudées entre elles.

Le cercueil extérieur sera en chêne ou en tout autre bois présentant la même solidité ; les parois auront 4 centimètres au moins d'épaisseur, elles seront fixées avec des clous à vis et maintenues par trois freins en fer serrés à écrous.

Art. 5. Lorsqu'on procédera à l'exhumation, si le cercueil se trouve entier et en bon état de conservation, il suffira de l'ouvrir et d'y introduire un mélange composé, à parties égales, de sciure de bois bien desséchée et de sulfate de zinc (couperose blanche) dont on recouvrira tout le corps de manière à combler la bière. Après avoir été refermée, cette bière sera placée dans le cercueil en plomb, sur une couche de 2 à 3 centimètres du mélange désinfectant.

Si, au moment de l'exhumation, la châsse était ouverte et détériorée, il faudrait, après en avoir retiré le corps et ses débris, les placer dans le cercueil en plomb, sur une couche épaisse du mélange ci-dessus spécifié et les en recouvrir, comme il a été dit plus haut, de telle sorte que tout ballottement soit évité dans le transport. Il serait ensuite procédé à la soudure du cercueil en plomb.

Dans le cas où l'on ne pourrait se procurer du sulfate de zinc, on le remplacerait par le sulfate de fer (couperose verte) employé de la même manière et dans les mêmes proportions.

Enfin, à défaut soit de sulfate de zinc, soit de sulfate de fer, on pourrait employer un mélange composé de poussière de charbon et de poudre de tan, ou de toute autre substance connue dans le pays par ses propriétés astringentes et antiseptiques.

Le cercueil principal sera scellé du sceau de l'autorité militaire.

Art. 6. Les parents du défunt ou leur représentant devront être présents; ils s'entendront avec le capitaine d'un navire du commerce pour l'embarquement du cercueil et son transport en France.

Le capitaine du navire sur lequel le cercueil aura été déposé sera tenu de se rendre dans un port muni d'un lazaret.

Art. 7. Il sera dressé, sur le lieu même de l'exhumation, un procès-verbal de l'état dans lequel le corps aura été trouvé, et des précautions qui auront été mises en pratique pour cette exhumation.

Ce procès-verbal devra mentionner, en outre, d'après l'attestation du médecin qui aura soigné le malade, ou, en l'absence du médecin, d'après des témoignages dignes de foi, la maladie à laquelle le défunt a succombé, et si le corps a été embaumé, on indiquera la substance avec laquelle l'embaumement aura été effectué.

Ce document sera remis à l'autorité militaire qui en fera délivrer une copie certifiée au capitaine du navire sur lequel le corps aura été déposé.

Art. 8. A son arrivée en France, le capitaine remettra ce procès-verbal à l'autorité sanitaire qui autorisera, s'il y a lieu, l'admission à libre pratique, sous les conditions déterminées par le ministre de l'agriculture, du commerce et des travaux publics,

En attendant la décision de l'autorité sanitaire, le cercueil sera déposé au lazaret.

Signé VAILLANT.

INSTRUCTION DU MINISTRE DE LA MARINE ET DES COLONIES SUR LE TRANSPORT EN FRANCE DES RESTES DES PERSONNES DÉCÉDÉES DANS LES COLONIES, EN PAYS ÉTRANGER, OU A BORD DES BATIMENTS DE LA MARINE IMPÉRIALE ET DU COMMERCE (1er DÉCEMBRE 1855).

Art. 1er. Les familles qui demanderont la translation en France du corps d'un parent mort dans les colonies s'obligeront à se soumettre aux dispositions établies par le présent règlement et aux dépenses qu'elles pourront nécessiter.

Art. 2. A toute demande de cette nature, adressée au ministre de la marine et des colonies, devra être joint un permis d'inhumation délivré par l'autorité municipale de la commune dans le territoire de laquelle seront déposés les restes mortels provenant des colonies.

Art. 3. Le gouverneur colonial qui aura reçu du ministre l'ordre de faire transporter en France le corps d'une personne décédée dans les dépendances de son gouvernement fera remettre copie des présentes instructions à l'autorité municipale, pour qu'elles soient communiquées aux médecins, chirurgiens et pharmaciens chargés d'en exécuter les dispositions.

Art. 4. Les officiers de santé des colonies chargés des précautions à prendre pour l'exhumation des corps destinés à être transportés en France seront accompagnés au lieu de la sépulture par un magistrat qui, avant tout, constatera dans les formes voulues l'identité de l'individu.

Art. 5. Les corps exhumés seront placés dans un cercueil en plomb, renfermé lui-même dans une bière *en bois* ; ils seront mis en contact avec des matières désinfectantes ou conservatrices, ainsi qu'il sera dit à l'article 6, de manière à prévenir ou arrêter la putréfaction et éviter le dégagement des gaz infects à l'extérieur.

Le cercueil en plomb sera confectionné avec des lames de ce métal de 3 millimètres, au moins, d'épaisseur, parfaitement soudées entre elles.

Le cercueil extérieur sera en chêne ou en tout autre bois présentant une égale solidité ; les parois auront 4 millimètres, au moins, d'épaisseur ; elles seront fixées avec des clous à vis et maintenues par trois freins en fer, serrés à écrou.

Art. 6. Lorsqu'on procédera à l'exhumation, si le cercueil se trouve entier et en bon état de conservation, il suffira de l'ouvrir et d'y introduire un mélange fait en parties égales de sciure de bois bien desséchée et de sulfate de zinc (couperose blanche), dont on recouvrira tout le corps de manière à combler la bière, qui, refermée, sera placée dans le cercueil en plomb sur une couche de 2 ou 3 centimètres du même mélange désinfectant.

Si, au moment de l'exhumation, la châsse était ouverte et détériorée, il faudrait, après en avoir retiré le corps ou ses débris, les placer dans le cercueil en plomb, sur une couche épaisse du mélange ci-dessus spécifié, et les en recouvrir, comme il a été dit plus haut, de manière à éviter tout ballottement dans le transport. Il serait ensuite procédé à la soudure du cercueil en plomb.

Dans le cas où l'on ne pourrait se procurer du sulfate de zinc, il suffirait de le remplacer par le sulfate de fer (couperose verte), employé de la même manière et dans les mêmes proportions.

Le cercueil principal sera scellé du sceau de l'autorité.

Art. 7. Les parents du défunt ou leur représentant s'entendront ensuite avec le capitaine d'un navire, pour l'embarquement du cercueil et son transport en France.

Le capitaine du navire sur lequel le cercueil aura été déposé sera tenu de se rendre dans un port muni de lazaret.

Art. 8. Il sera dressé, dans la colonie, un procès-verbal de l'état dans lequel le corps aura été trouvé, et des précautions qui auront été mises en pratique pour son exhumation et son transport. Ce procès-verbal devra mentionner, en outre, d'après l'attestation des médecins qui auront soigné le malade, ou, en l'absence de médecin, d'après des témoignages dignes de foi, à quelle maladie le défunt a succombé. Si le corps a été embaumé, il devra indiquer avec quelle substance l'embaumement a été effectué. Ce document sera remis au gouverneur, qui en fera donner une copie, certifiée par lui conforme à l'original, au capitaine du navire sur lequel le corps sera déposé pour être transporté en France.

Art. 9. A son arrivée en France, le capitaine remettra le procès-verbal ci-dessus mentionné à l'autorité sanitaire, qui autorisera, s'il y a lieu, l'admission à libre pratique, sous les conditions déterminées par le ministre de l'agriculture, du commerce et des travaux publics.

Art. 10. Le corps d'un officier général ou supérieur tué dans un combat ou mort de maladie sur son vaisseau, le corps d'un fonctionnaire public mort de maladie pendant la traversée sur un bâtiment de l'État, pourra être conservé à bord, sur la décision de l'état-major réuni en conseil, en le plongeant dans une liqueur alcoolique (eau-de-vie, rhum ou tafia).

Le tonneau employé à cet effet serait placé dans une soute dont la clef resterait entre les mains de l'officier chargé du détail.

Art. 11. L'état-major, dans sa délibération, aura égard à l'état de la température et à la durée du temps que le navire pourra encore passer à la mer.

Si le retour en France ne devait pas avoir lieu immédiatement, le corps serait débarqué et enterré, en attendant une autre occasion pour sa translation en France.

Dans la supposition que le corps sera premièrement enterré, on pourra en retirer le cœur, que l'on renfermera, avec le mélange désinfectant indiqué à l'article 6 ci-dessus, dans une boîte en plomb, qui serait elle-même enchâssée dans une autre enveloppe en bois.

Art. 12. A l'arrivée en France, le corps sera déposé au lazaret, pour qu'il soit procédé conformément aux instructions données par le ministre de l'agriculture, du commerce et des travaux publics, et par le ministre de l'intérieur, concernant l'admission, le transport et la réinhumation des restes des personnes mortes en pays étranger.

Signé HAMELIN.

INSTRUCTION DU MINISTRE DE L'AGRICULTURE ET DU COMMERCE SUR L'ADMISSION DANS LES LAZARETS, LE TRANSPORT ET LA RÉINHUMATION DANS L'INTÉRIEUR DE LA FRANCE, DES PERSONNES MORTES HORS DU TERRITOIRE CONTINENTAL DE L'EMPIRE (25 JANVIER 1856).

Art. 1er. A l'arrivée en France d'un navire à bord duquel se trouveront les restes d'une personne morte hors du territoire continental de l'empire, le capitaine de ce navire devra justifier au directeur de la santé que la translation a été régulièrement autorisée. Il lui remettra, de plus, un acte constatant, dans les formes voulues, l'identité de l'individu.

Ce procès-verbal devra constater, en outre, l'état dans lequel le corps a été trouvé, et les précautions qui auront été mises en pratique pour son exhumation et son transport. Si le corps a été embaumé, il devra indiquer avec quelle substance l'embaumement a été effectué.

Art. 2. Le cercueil sera examiné à bord ou déposé au lazaret. Le directeur de la santé vérifiera l'état du cercueil. Il s'assurera si le cachet apposé au départ n'a pas été brisé pendant le voyage ; si le cercueil se trouve dans de bonnes conditions de construction et de fermeture, et s'il ne s'en échappe aucune exhalaison putride ; s'il ne peut, en un mot, présenter aucun danger sous le rapport de la salubrité.

Le directeur de la santé apposera son sceau sur le cercueil et en autorisera l'admission. Toutefois, il retiendra le cercueil dans l'intérieur du lazaret jusqu'à ce que le préfet du département où l'inhumation devra être opérée lui ait fait connaître que le cercueil peut être transporté. A cet effet, le directeur de la santé avertira immédiatement cet administrateur de sa décision, en même temps que le préfet du département du port d'arrivée.

Dans tous les cas, le navire sera admis à la pratique, à moins que, pour d'autres motifs, il n'y ait lieu de le tenir en état de réserve ou de quarantaine.

Art. 3. Si le cercueil ne se trouvait pas dans les conditions indiquées par l'article précédent, le directeur de la santé devrait, suivant les circonstances, et sous la réserve de mesures à prendre à l'égard des capitaines de navire qui ne se seraient pas conformés aux règles prescrites par les autorités compétentes, soit le faire ouvrir et faire procéder à l'ensevelissement du corps dans un nouveau cercueil, avec les précautions qui seront ci-après déterminées, soit le faire inhumer provisoirement dans le cimetière du lazaret, en attendant que la famille du défunt ou l'autorité supérieure ait pourvu aux dispositions nécessaires pour que l'exhumation puisse avoir lieu et que le transport puisse être opéré.

Si un cercueil arrivait au lazaret dans des conditions tout à fait exceptionnelles ou imprévues, le directeur de la santé devrait en informer sans retard le ministre de l'agriculture, du commerce et des travaux publics, lui soumettre des propositions, adopter des mesures provisoires et attendre des instructions.

Art. 4. Le cercueil dans lequel, le cas échéant, un cadavre ou des débris de cadavre devront être transférés, par les soins de l'autorité sanitaire, sera confectionné avec des lames de plomb de 3 millimètres, au moins, d'épaisseur, et parfaitement soudées entre elles.

Le cercueil en plomb sera renfermé lui-même dans une bière en chêne, ou en tout autre bois présentant une égale solidité. Les parois auront au moins 4 centimètres d'épaisseur ; elles seront fixées avec des clous à vis, et maintenues par trois freins en fer, serrés à écrou.

On introduira dans le cercueil en plomb un mélange désinfectant fait, à parties égales, de sciure de bois bien desséchée et de sulfate de zinc (couperose blanche), dont on recouvrira tout le corps sur une épaisseur moyenne de 4 à 5 millimètres. Ce cercueil sera placé dans le cercueil extérieur, sur une couche de 2 ou 3 centimètres du même mélange.

Il sera ensuite procédé comme il est dit au second paragraphe de l'article 2.

Art. 5. Le cercueil ne pourra sortir du lazaret ou du navire sans une permission de la douane. Il ne sera remis au représentant de la famille du défunt que lorsqu'il aura été pourvu au payement des frais que le placement des restes du corps dans un nouveau cercueil pourrait nécessiter, et sur un engagement écrit de transporter immédiatement ce cercueil au lieu de sa dernière destination, et de se conformer aux dispositions qui pourraient être prescrites par les autorités compétentes, pour le transport et la réinhumation dudit cercueil.

Art. 6. Le sceau apposé par l'autorité sanitaire ne pourra être rompu, même après l'arrivée du cercueil dans la localité où l'inhumation doit avoir lieu, sauf le cas de force majeure. Il ne pourra être procédé, sous aucun prétexte, à l'ouverture du cercueil, sans une autorisation préalablement concertée entre le ministre de l'intérieur et celui de l'agriculture, du commerce et des travaux publics.

Signé E. ROUHER.

Lieux d'inhumation. — Il serait sans doute très intéressant, au point de vue de l'histoire de l'hygiène publique, de faire ressortir ce que les divers rites funéraires offraient de particulier, soit que l'on étudiât les procédés d'embaumement des anciens Égyptiens, si curieusement décrits par Hérodote, ou la substitution si salutaire, faite chez certains peuples, les Romains par exemple, de la combustion des corps à leur inhumation, ou l'emploi si opportun fait par les populations primitives d'Afrique, d'Éthiopie, d'Égypte, de Crimée, de Grèce, d'Italie, de Sardaigne, de Sicile, de ces grottes sépulcrales, de ces hypogées funéraires taillées dans la roche calcaire, dans la tuffa trachitique ou dans les monticules de grès ; soit enfin qu'on admirât ce rare instinct des populations sauvages, qui, comme les nègres de la Sénégambie, utilisent les énormes amas de coquilles d'huîtres déposés derrière leurs villages, pour y enfouir leurs morts.

Mais nous ne pouvons nous livrer ici à cette étude, et nous nous bornerons à compléter ce que nous avons dit de la disposition des cimetières et à parler des divers lieux d'inhumation, notamment de l'inhumation dans les églises. Cette question semblerait n'avoir qu'un intérêt purement historique, si un projet récent ne l'avait fait revivre d'une manière tout à fait inattendue. Les détails dans lesquels nous allons entrer feront comprendre ce qu'aurait de déplorable une mesure si rétrograde au point de vue de la salubrité.

La loi romaine, on le sait, avait énergiquement rejeté hors des villes les lieux de sépulture ; et cette prohibition a traversé tout le cours de l'empire romain, en dépit de la résistance toujours croissante de cet esprit de piété et d'attachement au culte domestique et privé des dieux lares ou pénates, si développé chez les Romains. Les empereurs l'ont énergiquement maintenue, sans cesse renouvelée, et sanctionnée au besoin par les peines les plus sévères, contre cette tendance universelle à la négliger et à la laisser tomber en désuétude. Les conciles et synodes chrétiens l'ont reprise à leur tour, et consacrée dans l'intérêt si précieux de la santé publique ; mais, comme on le verra, la persistance éclairée et prévoyante des autorités laïques et ecclésiastiques ne put prévaloir contre cette ferveur irréfléchie des fidèles qui, pendant le moyen âge et jusqu'au XVIIIe siècle, brûlèrent d'entasser leurs dépouilles mortelles le plus près possible de certaines reliques révérées, dans d'étroites églises, au risque de compromettre le plus gravement du monde les pauvres survivants. Et le mal devint si général et prit de telles proportions ; la santé publique, aussi bien dans les campagnes que dans les villes, en reçut des atteintes si sérieuses et si continues, qu'il fallut bien en revenir aux salutaires prescriptions des anciens, plus sages que leur postérité.

Les canons des conciles, à l'exemple des lois civiles, s'opposèrent, mais sans plus de succès, à l'inhumation des corps dans l'enceinte des villes et dans l'intérieur des églises. C'est, en effet, la persistance des autorités ecclésiastiques et civiles qui, à la longue, a réussi, en provoquant les mesures définitives prises depuis moins d'un siècle, à détruire ces foyers pestilentiels que contenait pour ainsi dire chaque ville, chaque église même de l'Europe chrétienne.

D'ailleurs, les expressions employées dans ces canons sont quelquefois si fortes et si vives de coloris, qu'elles suffisent à peindre l'état épouvantable où cette ferveur inconsidérée et aveugle des fidèles avait réduit les églises et les moindres chapelles ; les descriptions les plus circonstanciées ne diraient ni mieux ni davantage.

Le concile de Brague (Portugal), en 563, renferme un canon fameux, le dix-huitième : « On n'enterrera personne, y est-il dit, » dans les églises, mais au dehors et autour des murs ; car, si les » villes ont le privilége qu'on ne puisse enterrer les morts dans » l'enceinte de leurs murailles, à plus forte raison doit-on observer » la même chose dans les églises, à cause du respect dû aux corps » des saints martyrs qui y sont renfermés. »

Le concile d'Auxerre, en 585, défendit les inhumations dans l'intérieur des baptistères, *non licet in baptisterio corpora sepelire*, soit que par ce nom on entendît ces édifices que l'on construisait dans le voisinage des basiliques pour y administrer le sacrement de baptême, soit qu'on voulût désigner les églises elles-mêmes, dans le vestibule desquelles on commença, dans le XVIe siècle, à élever des fonds baptismaux.

Dans le même concile, il fut défendu de mettre un mort sur un autre, c'est-à-dire sur un corps non encore détruit.

Le sixième canon du concile de Nantes, en 660, contient des prohibitions du même genre.

A la fin du VIIIe siècle (794), Théodulphe, évêque d'Orléans, homme éminent, qui avait toute la confiance de Charlemagne, appela l'attention de l'empereur sur les abus des sépultures, qui, disait-il, avaient fait des églises autant de cimetières, et au grand mécontentement des autres prélats de France, il provoqua, pour un temps, la plus stricte observance des canons relatifs aux sépultures. Voici ses propres paroles, dont on ne pourrait qu'affaiblir l'énergie en les traduisant : « Loco divino cultui mancipata et ad offerendas hostias » præparata, cœmeteria, sive polyandria facta sunt ; unde volumus » ut ab hac re deinceps abstineatur et nemo in ecclesia sepeliatur, » nisi forte talis sit persona sacerdotis aut cujuslibet justi hominis, » quæ per vitæ meritum talem vivendo suo corpori defuncto locum » adquisivit. »

Après avoir marqué les seules exceptions qui, à l'avenir, pourraient être faites à cette règle, Théodulphe s'occupait de rendre aux églises l'aspect qu'elles n'auraient jamais dû perdre ; il fit détruire les anciens tombeaux, et voulut que désormais ils ne fussent point élevés hors de terre ; ajoutant que si l'on ne pouvait exécuter cette prescription, il fallait déplacer l'autel et le porter dans un autre lieu, convertissant le premier purement et simplement en cimetière : « Corpora vero quæ antiquitus in ecclesiis sepulta sunt nequaquam » projiciantur, sed tumuli, qui apparent, profundius in terram » mittantur, et, pavimento desuper facto, nullo tumulorum vestigio » apparente, ecclesiæ reverentia conservetur. Ubi vero est tanta » cadaverum multitudo ut hoc facere difficile sit, locus ille pro » cœmeterio habeatur, ablato inde altari et in eo loco constructo ubi » religiose et pure Deo sacrificium offerri valeat. »

Charlemagne, pour terminer les querelles survenues entre Théodulphe et les autres prélats de France, priva, par ses Capitulaires, les laïques de la sépulture dans l'intérieur des églises, et l'interdit plus tard à toute personne indistinctement : « Nullus deinceps in » ecclesia mortuum sepeliat. » (Anno 797.)

Le vingt et unième canon du sixième concile d'Arles, en 813, le concile de Magouze, le concile de Meaux, en 845 (canon soixante-douzième), et le concile de Tribur, en 895 (canon dix-septième), autorisèrent l'inhumation dans les églises, mais seulement des évêques, des abbés et des ecclésiastiques, ou des laïques de première distinction, maintenant d'ailleurs pour tout autre les anciens statuts dans leur entière et stricte rigueur : « De sepeliendis in » basilicis martyris constitutio illa servetur quæ antiquis patribus » constituta est. »

L'illustre Hincmar, archevêque de Reims, tenta aussi de déraciner cet abus ; il défendit et abolit les sépultures héréditaires, et remit au soin des curés de faire à ce sujet tel règlement qu'ils jugeraient à propos : « Nemo christianorum præsumat, quasi hereditario jure, » de sepultura contendere, sed in sacerdotis providentia sit. » Il voulut même faire prêter aux évêques de son diocèse le serment qu'ils n'exigeraient plus rien désormais pour les sépultures. Le concile de Meaux, année 845, s'explique de même dans son soixante-douzième canon. Le concile de Nantes, sur la fin du IXe siècle, en permettant d'élever des tombeaux dans les vestibules et dans les portiques ou galeries extérieures des églises, défendit formellement d'en construire dans les églises mêmes, dont souvent ils avaient envahi jusqu'au chœur et à l'autel. Les paroles de ce concile méritent d'être ici textuellement relatées : « Prohibendum est etiam secun» dum majorum instituta, ut in ecclesia nullatenus sepeliantur, sed » in atrio aut in porticis, aut in exedris ecclesiæ. Intra ecclesiam » vero et prope altare, ubi corpus Domini et sanguis conficiantur, » nullatenus sepeliantur. » En présence d'une pareille unanimité, on peut affirmer que l'esprit de l'Église était énergiquement opposé à ce nouvel et ruineux usage, et que, sur ce point, il s'accordait sans restriction avec la prévoyance des lois civiles ; les conciles tenus depuis le Xe siècle jusqu'au XVIIIe, dans toutes les parties du monde catholique, l'attestent de la manière la plus formelle. Le concile de Ravenne, tenu sous Gilbert, et ensuite sous Sylvestre II, en 995 ; le sixième de Winchester, en 1076 ; le fameux synode de Toulouse, en 1093, où il fut convenu de faire deux cimetières, l'un pour les évêques et les grands seigneurs, l'autre pour le commun des habitants (c'était accorder fort habilement l'attachement aux distinctions orgueilleuses et mondaines avec le retour nécessaire à l'emploi des cimetières) ; un concile de Londres, tenu en 1107 ; deux de Cognac, en 1255 et 1260 ; un de Bude en 1229 ; un de Nîmes, en 1284 ; un de Chester, en 1292 ; un d'Avignon, en 1326 ; un de Narbonne, en 1551 ; un Tolède, en 1566, un de Malines, en 1570 ; les comités du clergé de France assemblés à Melun, en 1579 ; un synode de Rouen, en 1581 ; un de Reims, en 1583 ; un de Bordeaux et de Tours, en la même année ; un de Bourges, en 1584 ; un d'Aix, en 1585 ; un de Toulouse, en 1590 ; un autre de Bordeaux, en 1624 : tous ont confirmé sur ce point et admis la même doctrine.

Nota. — On peut joindre à ces indications les suivantes, tirées de nos rituels et statuts synodaux qui font éclater le zèle de l'Église de France sur cette partie de l'ancienne discipline : ordonnance de M. Pericard, évêque d'Avranches, art. 75, en 1600 ; de M. le commandeur, évêque de Saint-Malo, en 1620, chap. des *Règlements communs*, art. 8, p. 342 et suiv. ; de M. de Matignon, évêque de Lisieux, en 1650, titre *Des églises et cimetières*, art. 3; de M. de la Guibourgère, premier évêque de la Rochelle, en 1655, titre *Des sépultures*, p. 127; de M. Vialart, évêque de Châlons, en 1661, art. 7, p. 18; de M. Faur, évêque d'Amiens, en 1662, chap. 13, art. 5, p. 45 ; de M. d'Elbene, évêque d'Orléans, en 1664, tit. 14, n° 3, p. 537; de M. de Pavillon, évêque d'Alet, 1670, tit. 2, art. 10, p. 37 ; de M. Sevin, évêque de Cahors, en 1674, chap. 26, n° 11 et suiv., p. 257; de M. de Villeserin, évêque de Senez, en 1678, titre du *Lieu de la sépulture*, p. 474 et suiv., ou p. 477, et son ordonnance de 1672 ; de M. le cardinal le Camus, évêque de Grenoble, en 1690, tit. 4, art. 2, n° 7, p. 163; de M. de Clermont, évêque de Noyon, en 1691, part. I, titre *Des sépultures*, art. 6, p. 64 ; de M. Sillery, évêque de Soissons, en 1700, titre *Des églises et cimetières*, p. 20, etc.; *Rituale Rothomagi*, p. 194 ; *Carnot*, p. 180, etc.; de *Saint-Malo*, p. 125 ; d'*Alet*, p. 256 ; d'*Agen*, p. 187 ; de la *Province d'Auch*, p. 231.

Comment donc concevoir que, contre une pareille réprobation si souvent renouvelée, un abus si désastreux pour la santé de tous ait pu non-seulement tenir, mais croître sans cesse? On a voulu en trouver la cause dans l'avidité du clergé, qui tirait de ces sépultures dans les églises un grand profit : et, en effet, la défense de percevoir aucune rétribution pour les sépultures est souvent jointe, dans les canons des conciles, aux prohibitions plus générales. Mais la cause était ailleurs : elle était dans la ferveur effrénée des fidèles; dans l'ambition des grands, qui voulaient conserver leur rang jusque dans la mort; dans ces offrandes volontaires que l'église se faisait un cas de concience de rejeter, en même temps qu'elle proscrivait les exactions de ses ministres ; elle était surtout dans cette fausse croyance que saint Augustin lui-même a combattue et que l'on peut formuler ainsi : « Cum sanctis martyribus quiescentes evademus inferni tene- » bras, eorum propriis meritis attamen consocii sanctitate. »

Nous avons recherché l'origine de cet abus si funeste de l'inhumation dans les villes et dans les églises; nous avons constaté ses progrès par les efforts mêmes que l'Église a faits pour l'arrêter ; et nous croyons avoir montré combien de graves raisons, touchant à la fois à la morale, à la religion et à l'hygiène, doivent s'opposer d'une manière absolue à ce que les inhumations dans les églises soient désormais autorisées même avec la restriction d'une concession somptuaire ou de services rendus. Il faut s'en tenir aux exceptions posées par le décret du 23 prairial an XII. *Voy.* CIMETIÈRE, DÉCÈS.

Bibliographie. — Nous ajouterons à la bibliographie des articles précédemment cités quelques indications qui la compléteront utilement. *Observations physiques*, par l'abbé Rosier. Paris, 1773, t. I, p. 109. — *Mémoires sur les dangers des inhumations dans les églises*, par Haguenot. Montpellier, 1747. — *Mémoires sur l'usage d'enterrer les morts dans les églises et dans les enceintes des villes*, par Maret. Dijon, 1773. — *Réflexions sur les dangers des inhumations précipitées, sur les abus des inhumations dans les églises*, par Navier. Paris, 1775. — *Sur le temps où l'on a commencé d'enterrer les morts dans les cités*, par l'abbé Lebœuf (*Mém. de l'Acad. des inscriptions*, t. XXVII).—

Essai sur les lieux et les dangers des sépultures, traduit de l'italien de Scipion Piattali, par Vicq d'Azyr. Paris, 1778, et *Œuvres complètes*, t. VI. — *Journal des opérations de M. Hecquet lors des exhumations dans l'église Saint-Éloi à Dunkerque*, 1783. — *Mémoire historique et physique sur le cimetière des Saints-Innocents*, par Cadet de Vaux, (*Journal de physique*, Paris, 1783). — *Rapport sur les exhumations du cimetière et de l'église des Saints-Innocents*, par Thouret (*Mémoires de la Société royale de médecine*, t. VIII, an 1786). — *Rapport sur les mémoires envoyés au concours proposé par le gouvernement sur les questions relatives aux cérémonies funéraires et aux lieux de sépulture*, fait à l'Institut. — *Traité des exhumations juridiques*, par Orfila et Lesueur. Paris, 1830. — *Vues d'un citoyen sur les sépultures*, mémoire couronné par l'Institut. — *La réforme des funérailles*, par E. Forgues (*Revue britannique*, 5e série, t. XXXI, 1844.) — *Dictionnaire d'administration*, art. Communes, Cimetières.

INONDATIONS. — Le fléau des inondations qui s'est à plusieurs reprises étendu sur une grande partie de la France, ne frappe pas seulement les populations en ravageant les villes et les campagnes ; il laisse après lui des foyers d'infection, des causes d'insalubrité auxquels l'hygiène publique ne saurait rester étrangère. La triste expérience acquise a révélé dans quelles circonstances, dans quelles limites et par quelles mesures devaient, en présence des inondations, se manifester la sollicitude et l'action des autorités locales et de l'administration supérieure. A leur demande, les Conseils d'hygiène et de salubrité des départements éprouvés par le fléau, celui du Rhône, de la Loire-Inférieure, ont mis leur zèle et leurs lumières au service d'une administration vigilante, le comité consultatif d'hygiène de France, dont le ministre de l'agriculture, du commerce et des travaux publics a réclamé le concours, a rédigé des instructions conformes aux vues d'un gouvernement tutélaire ; enfin, les pouvoirs publics eux-mêmes, répondant à l'appel du souverain, ont cherché et formulé quelques-uns des moyens qui ont paru les plus propres à conjurer le retour des inondations; nous croirions manquer au but et à l'objet de notre livre si nous ne consignions ici les principaux documents qui se rattachent à cette question si neuve et si importante.

Déjà, après la crue de la Loire, en 1845, le Conseil d'hygiène de Nantes avait rédigé de bonnes instructions converties en prescriptions obligatoires par un arrêté du préfet de la Seine-Inférieure.

Lors des grandes inondations de la Saône et du Rhône, en 1856, le Conseil d'hygiène de Lyon, réuni sur la convocation expresse de M. le sénateur chargé de l'administration du département du Rhône, répondit à son appel par l'avis suivant :

Les médecins soussignés, membres du Conseil d'hygiène publique et de salubrité, consultés par vous sur les mesures sanitaires à prendre à la suite de la retraite des eaux, ont l'honneur de vous soumettre la délibération suivante :

1° Les caves qui ont été submergées devront, aussitôt que les eaux se seront retirées, être soigneusement nettoyées de tous les immondices qu'elles pourraient renfermer, la boue limoneuse en sera extraite et autant que possible remplacée par du sable sec ; les soupiraux seront constamment tenus ouverts.

2° Les magasins, cours et allées, seront lavés à grande eau et dégagés aussi de toute matière limoneuse et putrescible, dont les émanations infesteraient l'atmosphère ; au besoin le sol des magasins devra être lavé avec de l'eau chlorurée et recouvert ensuite d'une couche de sciure de bois qui sera renouvelée chaque jour. Des feux ardents y seront, autant que possible, maintenus et la ventilation favorisée en laissant ouvertes les portes et les fenêtres.

3° Les habitants seront engagés à ne coucher dans leurs rez-de-chaussées que lorsque toute trace d'humidité aura complétement disparu. Cette condition est expressément recommandée;

4° Les allées qui traversent les maisons devront rester ouvertes pour favoriser la ventilation ;

5° Après les inondations, les eaux puisées dans les fontaines publiques ou particulières sont troubles et chargées des infiltrations des égouts et des fosses d'aisance, les habitants seront engagés à ne se servir pour les usages domestiques que de celles plus ou moins éloignées de leurs habitations, qui seraient restées pures et limpides ou d'avoir recours à l'eau de rivière filtrée.

Ces propositions furent dès le lendemain converties en arrêté et les habitants mirent un zèle louable et empressé à s'y soumettre. Un mois plus tard un nouvel appel était adressé au Conseil.

Monsieur le vice-président, les eaux qui avaient envahi les quartiers de la rive gauche du Rhône, laissent, en se retirant, des dépôts de matières animales et végétales sur un grand nombre de points ; déjà, sous l'influence de la chaleur, ces dépôts se corrompent et répandent des miasmes dangereux pour la santé des habitants.

Il importe de prendre immédiatement des dispositions pour rémédier à ce fâcheux état de choses.

En conséquence, je vous prie de réunir d'urgence le Conseil d'hygiène publique et de salubrité du département. Vous voudrez bien faire appeler M. l'ingénieur en chef de la ville de Lyon, qui s'empressera, je n'en doute pas, de se rendre à votre convocation. Je désire que vous recherchiez ensemble et preniez, d'un commun accord, les dispositions que l'administration aurait à faire et les mesures qu'elle aurait à prescrire pour assurer autant que possible l'assainissement de la voie publique et garantir la santé générale. *Signé* VAÏSSE.

Nous empruntons au compte rendu du savant Vice-président du Conseil, M. le docteur Rougier, les détails pleins d'intérêt qui vont suivre. En conséquence de cette invitation, le Conseil immédiatement convoqué, avec l'adjonction de M. l'ingénieur en chef du département, qui s'empressa de se mettre à sa disposition, se déclara en permanence. Il visita successivement tous les lieux dévastés, prescrivit les mesures générales à prendre, et chacun de ses membres eut la mission d'en surveiller l'exécution dans chaque localité.

» La première mesure prescrite fut de favoriser par tous les moyens possibles le prompt écoulement des eaux stagnantes restées dans les bas-fonds, et qui plus tard auraient transformé en marais infect des prairies ensemencées.

» La seconde était de pourvoir à l'enlèvement de tous les détritus végétaux ou animaux qui s'étaient accumulés dans différents points, et qui, avec la chaleur intense qui régnait, n'auraient pas tardé à infecter l'air et auraient amené l'invasion de quelque épidémie ou de fièvres de mauvais caractère, nouveau fléau trop souvent observé à la suite de semblables calamités.

» Tous ces travaux furent promptement exécutés, grâce au zèle et au dévouement de la garnison qui, après avoir tout fait pour prévenir le désastre, sembla doubler encore d'activité pour en atténuer les conséquences. Nous dûmes prescrire un régime tonique, une nourriture substantielle avec du vin généreux, à ces infatigables travailleurs qui, la moitié du corps dans l'eau, creusaient des tranchées jusqu'au Rhône ou transportaient dans le fleuve d'infectes immondices. Bientôt toutes les flaques d'eau disparurent, détournées ou absorbées par la nature même du sol qui, lui-même débarrassé à son tour de tous les détritus qui le recouvraient, se tapissa d'une nouvelle végétation qui vint bientôt assainir l'air et rasséréner les regards.

» Nous n'avons pas à parler ici de l'enlèvement des matériaux de toutes les masures, maisons et fabriques que l'inondation avait abattues, les soins de la voirie et surtout l'intérêt des propriétaires les firent promptement disparaître ; des constructions nouvelles vinrent les remplacer, bâties dans de meilleures conditions pour pouvoir résister au retour d'un semblable danger. L'autorité avait prescrit d'élever les murs en mortier et à la pierre, en n'autorisant le pisé que bien au-dessus du niveau que les eaux avaient atteint.

» Il n'est pas besoin non plus d'ajouter que pour les maisons visitées par l'inondation toutes les mesures hygiéniques que nous avons déjà mentionnées furent de nouveau prescrites, et l'intérêt bien évident des habitants nous assurait de leur ponctuelle exécution.

» Des catastrophes aussi formidables et qui heureusement ne se montrent avec autant d'étendue que rarement dans le cours des siècles, semblent de nature à démontrer la faiblesse de l'homme en face des forces redoutables de la nature, mais ils sont aussi en même temps un puissant stimulant pour son génie. Tant que de pareils événements n'avaient eu qu'une importance locale, on s'était borné à relever les ruines, à secourir les victimes, et l'on prenait à peine quelques mesures insuffisantes contre leur retour. Mais dans cette même année et dans le même temps, un grand nombre de nos plus beaux départements ayant été dévastés, on comprit que l'on ne pouvait plus rester désarmé contre un fléau dont il était peut-être possible de conjurer les conséquences.

» Sous une auguste impulsion, la science s'occupa des moyens de prévenir, d'arrêter, de contenir les débordements des rivières par des travaux d'endiguement, de barrage et de canalisation. Bien des projets ont déjà vu le jour ; tous restent à l'étude, et, de ce concours scientifique, les résultats ne peuvent longtemps se faire attendre, et déjà il en est ressorti la possibilité du succès. Laissons donc à l'esprit humain le temps d'en combiner les moyens et d'en préparer l'application. »

CIRCULAIRE MINISTÉRIELLE DU 18 JUIN 1856, ACCOMPAGNANT L'ENVOI D'INSTRUCTIONS SUR LES MESURES A PRENDRE DANS LES INONDATIONS.

Monsieur le préfet, au nombre des devoirs que les récentes inondations imposent à l'autorité, se place, en première ligne, celui d'aviser aux moyens de prévenir des épidémies dont sont menacées les localités envahies par les eaux. Les mesures à prendre, à cet effet, sont de divers ordres : les unes, du domaine de la police municipale ; d'autres se rattachent à l'assistance publique ; d'autres enfin que l'administration peut seulement conseiller.

Comme il s'agit ici d'un intérêt public des plus graves, et que les dispositions à adopter doivent s'appliquer, dans chaque département, à une étendue de territoire comprenant plusieurs communes, il vous appartient, monsieur le préfet, de prendre et de rendre exécutoire, après vous être éclairé des avis du Conseil d'hygiène publique et de salubrité, de la chambre consultative d'agriculture, et s'il y a lieu, des ingénieurs des mines et des ponts et chaussées, un arrêté de police, motivé sur l'imminence du danger, et appuyé sur les dispositions de la loi des 16-24 août 1790, qui donnent à l'administration les pouvoirs nécessaires pour prévenir, par l'emploi des moyens convenables, les fléaux calamiteux.

Vous trouverez ci-joint plusieurs exemplaires d'une instruction que j'ai fait rédiger par le Comité consultatif d'hygiène publique, et à laquelle j'ai donné mon approbation. Elle indique les précautions, de toute nature, à prendre ou à prescrire, et les communications par lesquelles vous aurez à me rendre compte de leur exécution et des résultats qu'elles auront produits.

Les communes, les bureaux de bienfaisance, et, au besoin, les départements sont essentiellement appelés à vous aider de leur concours, en ce qui concerne les voies et moyens, et vous jugerez si vous pourriez, en outre, recourir à la générosité de ceux de vos administrés dont les propriétés ont été épargnées par le fléau.

Dans le cas où vous auriez, monsieur le préfet, à réclamer, pour un certain nombre de familles momentanément privées d'habitation, le prêt de quelques tentes appartenant au service militaire, vous voudriez bien m'en informer, et je m'empresserai de les demander à mon collègue, M. le maréchal ministre de la guerre, dont la bienveillance me permet d'espérer une réponse favorable.

Signé ROUHER.

Les instructions que nous allons citer ont été rédigées par nous, au nom d'une commission composée de MM. Rayer, Mêlier, Bussy, Michel Lévy, François, A. Latour et A. Tardieu, rapporteur, et adoptées par le comité consultatif d'hygiène publique dans la séance du 12 juin.

INSTRUCTION SUR LES MESURES HYGIÉNIQUES A PRENDRE DANS LES LOCALITÉS ATTEINTES PAR LES INONDATIONS.

En présence des désastres qui viennent de fondre sur une partie de la France, il est du devoir de l'administration de se préoccuper de tout ce qui peut en rendre les suites moins funestes pour les populations. Si aucun effort humain n'a pu arrêter le fléau dévastateur, une sage et active prévoyance peut du moins en atténuer et en circonscrire les effets. Le gouvernement de l'Empereur ne négligera rien pour atteindre ce but, et le ministre auquel est dévolu le soin de veiller sur la santé publique, plein de confiance dans l'empressement que mettront à seconder ses intentions les autorités des départements ravagés, ne veut pas perdre un instant pour appeler leur attention toute spéciale sur l'une des conséquences les plus redoutables des inondations, et pour recommander de la manière la plus énergique, à leur zèle éclairé, les mesures d'hygiène et de salubrité proposées par le comité consultatif d'hygiène publique, et qui lui ont paru les plus propres à prévenir le développement des maladies au sein des populations atteintes par les eaux débordées, et le plus immédiatement applicables dans les diverses localités.

Il n'est pas nécessaire d'insister longuement sur les causes d'insalubrité qui doivent résulter du retrait des eaux et de l'amoncellement dans les vallées momentanément submergées d'une masse de vase limoneuse à laquelle sont mêlés des cadavres d'animaux, des détritus végétaux et des débris de toute sorte.

Sous l'influence des chaleurs de l'été, ces dépôts, amassés sur un sol saturé d'humidité, ne tarderaient pas à constituer de vastes foyers de décomposition putride d'où pourraient sortir des fièvres graves, des maladies pestilentielles dont l'histoire des épidémies offre de trop fréquents exemples. En présence de ce péril imminent qu'il suffit de signaler pour en faire comprendre toute la gravité, il importe de recourir sans retard aux moyens que l'expérience conseille et que la science a consacrés pour faire disparaître, avant qu'elle ait eu le temps de se réaliser, cette menace de calamités nouvelles.

Les mesures dont l'administration supérieure recommande l'application immédiate, et dont l'urgence n'a pas besoin d'être démontrée, sont relatives : 1° à l'assainissement des localités; 2° aux précautions individuelles à prescrire aux habitants et particulièrement aux ouvriers employés aux travaux; 3° à l'assainissement des habitations; 4° à l'assistance médicale et hygiénique. Il est quelques autres prescriptions faites en vue de l'avenir, qui pourront se rattacher utilement aux mesures dès à présent conseillées.

Mais, avant d'entrer dans les développements qu'exige cette instruction, il importe de rappeler à MM. les préfets que leur premier soin doit être de convoquer, sans délai, les Conseils d'hygiène publique et de salubrité, et de provoquer de leur part une étude immédiate des conditions particulières dans lesquelles se trouvent placées les localités qu'a atteintes le fléau, afin de pouvoir faire à chacune d'elles l'application la mieux appropriée des mesures qui ne peuvent être indiquées ici qu'à un point de vue général, et qui devront nécessairement varier suivant les circonstances locales, telles que la nature du sol, la disposition des terres, le genre de culture, le mode de construction, et enfin les habitudes et le caractère des populations. L'appel fait aux lumières et au zèle éprouvés des Conseils d'hygiène ne peut manquer d'être entendu et est une garantie assurée de l'application la plus pratique et la plus efficace des principes qui vont être exposés.

I. — *Assainissement des localités.* — La première condition d'assainissement des localités inondées, le but que l'on doit avant tout se proposer d'atteindre, c'est le desséchement du sol. Ce n'est pas ici le lieu d'indiquer les moyens techniques (saignées des fossés, rigoles, tranchées, etc.) qui sont du domaine de l'art de l'ingénieur ; mais on doit insister avant toute autre recommandation sur l'importance capitale qu'il y a à favoriser, de toutes les manières, le prompt et facile écoulement des eaux qui seraient restées stagnantes, ou qui imprégneraient le sol après la rentrée dans leur lit, des cours d'eau débordés.

2° Les cadavres d'animaux, et particulièrement de gros bétail, qui seraient restés sur les rivages inondés devront être immédiatement enfouis, et recouverts d'un lit de chaux, conformément aux règlements en vigueur dans les épizooties.

3° Les foins et autres végétaux herbacés qui auront été submergés seront traités différemment, suivant leur degré de détérioration, et divisés, à cet effet, en trois catégories. Ceux qui auront été le plus profondément altérés, imprégnés de vase, et menacés ou en voie de décomposition, seront enlevés sans délai, et immédiatement desséchés et brûlés. Si les conditions locales le permettent sans inconvénient, on pourra, comme cela se pratique sur quelques points, à la suite de la crue périodique de certains cours d'eau, se débarrasser de ces débris en les jetant à la rivière. Ceux dont l'altération serait moins avancée pourront être coupés et conservés pour être employés à faire des fumiers, en observant dans cet emploi toutes les précautions désirables. Enfin ceux qui, ayant été simplement mouillés, ne devront donner lieu à aucune émanation nuisible, pourront, après avoir été parfaitement desséchés, être utilisés en litière. Mais il est bien entendu que ce dernier choix devra être l'objet de la plus grande prudence, et que dans aucun cas, les fourrages qui auront subi quelque altération ne pourront servir à l'alimentation du bétail.

4° Les terres labourables cultivées en céréales, en plantes oléagineuses ou autres, dont la récolte aura été détruite par les inondations, pourront être, avec un grand avantage pour l'assainissement, ensemencées ou plantées de végétaux d'une croissance rapide, sur le choix desquels il y aura lieu de demander expressément l'avis des chambres consultatives d'agriculture. Ce qu'il importe de bien établir ici, c'est l'influence favorable qu'exercera sur la salubrité des lieux inondés le travail d'une végétation nouvelle.

5° Il est d'une extrême importance que les travaux d'assainissement qui viennent d'être indiqués soient exécutés très rapidement, non-seulement pour activer ce retour de la végétation, mais encore pour empêcher, autant que possible, le développement de la fermentation putride qui serait la cause des plus redoutables maladies. Aussi est-il à désirer que les autorités locales emploient tous les moyens possibles pour hâter l'exécution de ces travaux, et se mettent notamment en mesure d'aider, à cet effet, les personnes pauvres par une subvention extraordinaire qui pourrait figurer dans les frais auxquels s'appliqueraient les fonds destinés à réparer les désastres causés par les inondations.

II. — *Précautions individuelles à prescrire aux ouvriers employés aux travaux d'assainissement et aux cultivateurs des terres inondées.* — 6° Les travaux de tous genres qui seront entrepris, soit pour l'assainissement, soit pour la culture des terres inondées, devront commencer à l'heure où la brume du matin sera entièrement dissipée, et ne se prolongeront, dans aucun cas, au delà du coucher du soleil.

7° Les ouvriers employés aux opérations diverses d'assainissement seront exclusivement choisis parmi les hommes valides.

8° Ils seront pourvus des vêtements et notamment des chaussures les moins accessibles à l'humidité (toiles imperméables, caoutchouc, si cela est possible, ou tout au moins sabots neufs et guêtres de cuir, etc.).

9° On leur procurera, autant que possible, une nourriture substantielle composée de viandes, d'une boisson fermentée, et complétée avec le plus grand avantage, par l'usage du café noir. Ils ne seront pas admis au travail à jeun.

10° Le travail sera interrompu à intervalles réguliers, et, s'il se peut, réparti alternativement entre plusieurs brigades d'ouvriers. Le temps du repos serait, dans ce cas, passé à une certaine distance des lieux submergés, hors de la direction ou de la portée des vents qui la traversent.

III. — *Assainissement des habitations.* — 11° Les habitations qui auront été envahies par les eaux devront être l'objet d'une attention toute spéciale, afin que ceux que le fléau en aura éloignés n'y rentrent pas avant qu'elles aient été suffisamment assainies.

12° Elles seront d'abord nettoyées aussi rapidement et aussi complétement que possible, et débarrassées de toutes les immondices que l'eau auraient déposées dans leurs diverses parties.

13° Le principal et le plus énergique agent d'assainissement des habitations sera l'aération continue et la ventilation la plus active. Celle-ci sera favorisée, partout où la chose sera possible, par un grand feu allumé et entretenu dans le foyer, toutes les issues de l'habitation étant ouvertes, afin de faire contribuer à l'assainissement l'air ainsi que la lumière, et la chaleur du soleil.

14° En même temps, on prendra soin d'établir autour de chaque chaumière, là où l'intérieur est souvent en contre-bas du sol, une rigole de 3 à 5 décimètres de profondeur, qui réalisera un des moyens les plus simples et les plus actifs d'égouttement.

15° Il sera bon également de gratter à vif les parois des murs dans les parties de l'habitation qui auront été le plus endommagées et où se seront accumulés les dépôts vaseux. Les planchers, là où il en existe, seront aussi réparés avec soin, et le sol sera recouvert, soit d'une substance désinfectante, comme le charbon concassé, soit d'une matière imperméable, telle que le sable ou des dalles de pierre. Lorsque la maison aura plusieurs étages, on commencera d'abord par en habiter seulement les parties les plus élevées.

16° On doit employer en même temps de grandes précautions pour assainir certains objets mobiliers, tels que les lits et paillasses, qu'il faudra renouveler ou remplacer, et qui, dans tous les cas, ne devront resservir qu'après avoir été desséchés complétement.

17° Enfin la nécessité de ne laisser rentrer dans les habitations submergées que le plus tard possible, le temps qu'exigera la reconstruction de celles qui se sont écroulées, peuvent donner lieu de recourir aux ressources du campement sous la tente, éminemment salubre, surtout dans la saison actuelle. L'administration de la guerre pourrait être, dans ce cas, sollicitée de mettre temporairement à la disposition des autorités locales un certain nombre des tentes réglementaires si bien établies qu'elle possède en grande quantité, et qui pourraient contenir des familles entières. Ce campement aurait l'avantage de permettre le choix d'un emplacement à l'abri des miasmes et de l'humidité.

18° Les procédés d'assainissement employés pour les habitations devront être appliqués avec non moins de vigilance aux étables et écuries, dans le but de prévenir les épizooties, dont il n'est pas besoin de faire ressortir, dans les circonstances actuelles, les déplorables conséquences.

19° Il est une particularité qu'il importe de signaler, bien qu'elle ne doive se produire qu'accidentellement : c'est l'altération possible de l'eau des puits et des sources d'eau potable dans le voisinage desquels se seraient trouvés des dépôts de matières en décomposition, ou des amas de vases ou de débris organiques, ou qui auraient été souillées par les matières de fosses d'aisances défoncées. Il suffit d'appeler l'attention sur ce fait.

IV. — *Assistance médicale et hygiénique.* — 20° Dans la prévision des maladies qui pourraient se développer, soit isolément, soit sous forme épidémique, sous l'influence des miasmes qui se dégageraient des terrains inondés, ou de la misère et des privations de tous genres, suite presque inévitable d'une semblable dévastation, il importe que MM. les préfets assurent, par avance, les moyens d'assistance publique qu'il est du devoir de l'administration de répandre partout où les souffrances le rendront nécessaire.

21° L'organisation d'un service médical et l'approvisionnement en médicaments, notamment en sulfate de quinine et de quinquina, devront spécialement préoccuper les autorités locales.

22° Quant à l'assistance proprement dite, qui devra être accordée aux populations nécessiteuses en dehors même de toute maladie, il est à désirer qu'elle puisse s'exercer principalement sous la forme de secours en nature. En effet, des vêtements suffisants, et surtout une alimentation substantielle et réparatrice, sont les meilleurs moyens de résister aux conditions d'insalubrité et aux influences délétères que laisseront après elles les inondations.

V. — *Prescriptions relatives aux effets ultérieurs des inondations.* — 23° Il importe de prévoir, dès à présent, les cas où des amas d'eaux stagnantes persisteraient dans certaines localités, par suite d'affouillements plus ou moins étendus et plus ou moins profonds, et ceux où, au contraire, se formeraient des atterrissements de composition variable suivant la nature du sol. En effet, ces bouleversements de terrains pouvant changer les lieux les plus salubres en foyers permanents d'insalubrité et de maladies endémiques, on doit s'attacher à faire disparaître partout ces changements dans la configuration du sol, et à refaire en quelque sorte les terrains dévastés, en ayant toujours en vue l'assèchement du sol et le libre écoulement des eaux.

24° Enfin, comme règle générale, et en vue d'une amélioration très désirable dans les conditions hygiéniques des populations rurales, on peut, dans les localités où un certain nombre d'habitations détruites devront être reconstruites, exiger qu'elles le soient suivant des principes mieux entendus de salubrité (1). On pourrait faire de cette règle une condition à l'obtention des secours qui seront accordés pour cet objet aux plus malheureuses victimes des inondations.

Tels sont, dans leur généralité, les préceptes dont l'administration supérieure recommande avec confiance l'exécution prompte et énergique à MM. les préfets. L'intérêt sympathique que le gouvernement porte aux populations qui sont en ce moment si cruellement éprouvées lui fera attacher un prix particulier au succès des mesures qui ont pour but de prévenir l'explosion de nouveaux malheurs venant s'ajouter aux premiers désastres que rien n'a pu conjurer. Il tient à être renseigné à cet égard de la manière la plus complète, et MM. les préfets voudront bien adresser au ministère de l'agriculture, du commerce et des travaux publics l'indication de toutes les mesures qu'ils auront prises, soit antérieurement, soit postérieurement à la présente instruction, en même temps qu'une copie des délibérations des Conseils d'hygiène et de salubrité, et des avis ou arrêtés publiés dans leur département pendant la durée ou à la suite des inondations.

L'attention de l'Empereur s'est portée, à différentes reprises, sur les dangers qui résultent du déboisement des montagnes. Au moment des inondations de 1856, Napoléon III signalait ce déboisement comme une des causes des malheurs qui venaient d'affliger le pays; dans le programme tracé par la lettre que l'Empereur écrivait à ce sujet, il comprend, dans l'énumération des grandes mesures administratives propres à développer la prospérité publique, le défrichement des forêts situées en plaine et le reboisement des montagnes. Une loi du mois d'avril 1860 vint réaliser ces vues élevées, en posant les règles du reboisement des montagnes, et en conjurant ainsi dans son principe le fléau des innondatins.

(1) Immédiatement l'attention de l'administration s'est fixée sur ce point, et en présence même du désastre de 1856 (juin), les constructions en pisé ont été formellement interdites dans les localités les plus maltraitées, où l'on a constaté que les maisons de pisé sont presque les seules qui aient été enlevées. M. le préfet de Lyon a prescrit aussi le nettoiement des caves dans un délai déterminé. M. Mêlier, qui a parcouru les lieux inondés du 18 au 23 juin, n'a trouvé nulle part de malades. On a eu beaucoup à se louer des Conseils d'hygiène, qui ont été partout convoqués et ont pris une part active à la direction des mesures hygiéniques. En général, dans les lieux habitués aux inondations on n'est pas inquiet. Des pluies récentes ont lavé les prairies avec grand avantage.

Bibliographie. — *Avis sur les moyens de diminuer l'insalub rité des habitations qui ont été exposées aux inondations*, par M. Cadet de Vaux. Paris, 1784. — *Compte rendu des travaux du Conseil d'hygiène de Troyes*, 1834, p. 10.— *Rapport du Conseil de salubrité de Nantes*, 1846, p. 93. — *Compte rendu des travaux du Conseil d'hygiène du département du Rhône*. Lyon, 1860, p. 84. — *Les inondations en France*, par Champion, 1859-1861, 3 vol. in-8°.

INSALUBRITÉ (ÉTABLISSEMENTS INSALUBRES). — *Voy.* ÉTABLISSEMENTS.

INSECTICIDES. — Les préparations destinées à donner la mort aux insectes qui constituent dans certaines saisons, et dans les campagnes surtout, une véritable plaie, ont une incontestable utilité, et ne pourraient être proscrites d'une manière absolue sans un inconvénient sérieux. Mais composées, pour la plupart, de substances vénéneuses, elles appellent toute la sollicitude de l'administration et doivent être l'objet d'une surveillance spéciale. A plusieurs reprises déjà, l'autorité a eu à se préoccuper des questions diverses soulevées par la vente de ces préparations, et l'espèce de jurisprudence qui s'est établie à cet égard mérite d'être portée à la connaissance des Conseils d'hygiène et même du public. Il faut bien insister sur ce point que les poudres et les papiers *tue-mouches*, dans la composition desquels entrent quelques préparations arsenicales, présentent tous les dangers des poisons les plus actifs, et doivent être proscrits au même degré que toutes les autres substances vénéneuses; et que d'ailleurs ces moyens peuvent être remplacés par d'autres d'une complète innocuité.

Nous ne pouvons mieux faire pour donner une idée exacte de la question qui nous occupe que de citer textuellement l'étude si complète et si lumineuse qui en a été faite au sein du comité consultatif d'hygiène publique par notre savant collègue M. Bussy, dont les rapports ont servi de base aux décisions adoptées par l'administration supérieure.

RAPPORT FAIT PAR M. BUSSY AU COMITÉ CONSULTATIF D'HYGIÈNE PUBLIQUE SUR LA MORT-AUX-MOUCHES (ADOPTÉ DANS LA SÉANCE DU 17 NOVEMBRE 1851).

Le Conseil d'arrondissement de Péronne a émis le vœu que l'interdiction par l'ordonnance du 29 octobre 1846 sur la vente des poisons ne fût pas applicable à la mort-aux-mouches. Le Conseil général, après avoir une première fois repoussé ce vœu, a cru, dans sa dernière session, devoir appeler sur cette question l'attention de M. le préfet de la Somme qui, dans l'impuissance où il se trouve d'apporter aucune modification à la loi existante, en réfère à l'administration supérieure. C'est par suite de ces divers recours que le comité se trouve aujourd'hui saisi.

La mort-aux-mouches, que l'on désigne aussi quelquefois, mais improprement, sous le nom de cobalt, n'est autre chose que de l'arsenic métallique partiellement oxydé sous forme de poudre d'un gris noirâtre. Pour l'employer on en délaye une petite quantité avec du sirop ou avec de l'eau sucrée, ou simplement avec de l'eau ; les mouches qui viennent absorber ces différents liquides ne tardent pas à succomber.

L'effet est produit par la petite quantité d'acide arsénieux qui existe dans la mort-aux-mouches ou qui se forme par le contact de l'arsenic métallique avec l'air. C'est donc en réalité et toujours au moyen de l'acide arsénieux que cette substance agit ; en laisser la vente libre serait mettre l'acide arsénieux aux mains de tout le monde et annuler entièrement l'ordonnance du 29 octobre.

Cependant on ne peut se dissimuler qu'il y ait un certain intérêt, surtout de commodité, à se débarrasser des mouches. Mais on connaît déjà beaucoup d'autres moyens d'arriver au même résultat sans employer l'arsenic, qui n'est en réalité utile que dans un très petit nombre de localités. Parmi tous les moyens qui peuvent être facilement imaginés ou qui sont mis en pratique, nous en citerons un qui est particulièrement employé en Angleterre et sur une très grande échelle : il consiste à placer, dans les lieux fréquentés par les mouches, des papiers imprégnés d'un enduit agglutinatif qui retient et fixe les insectes. Des papiers semblables se vendent pour cet usage chez tous les épiciers de Londres, et remplissent parfaitement le but qu'on se propose. Nous pensons donc que la prohibition de l'arsenic comme mort-aux-mouches peut être maintenue sans préjudicier à aucun intérêt sérieux.

Nous ne terminerons pas sans faire remarquer que c'est par erreur qu'il est dit dans les délibérations du Conseil d'arrondissement de Péronne qu'il n'y a pas d'exemples d'empoisonnement sur l'homme par la mort-aux-mouches : les exemples d'empoisonnement par ce produit ne sont pas rares, non-seulement sur l'homme, mais sur les animaux domestiques qui touchent aux préparations qui ont été disposées pour les mouches.

En résumé, nous avons l'honneur de vous proposer de répondre à M. le ministre que la mort-aux-mouches, pour laquelle on demande une modification à l'ordonnance du 29 octobre, a tous les inconvénients de l'acide arsénieux, qu'elle n'est point indispensable pour la destruction des mouches ; qu'on peut la remplacer avantageusement, pour cet usage, par divers moyens de destruction généralement connus, et particulièrement par les papiers agglutinatifs, tels que ceux qui sont employés en Angleterre ; qu'il n'y a pas lieu, en conséquence, de modifier l'ordonnance du 29 octobre.

Nous pensons, en outre, qu'il pourrait être utile de donner communication du présent rapport au Conseil d'hygiène de l'arrondissement de Péronne, et de l'inviter à rechercher lui-même les moyens pratiques de concilier les habitudes et les convenances des habitants de la localité avec les justes exigences dont la loi, dans son intérêt supérieur, ne doit pas se départir.

RAPPORT FAIT PAR M. BUSSY AU COMITÉ CONSULTATIF D'HYGIÈNE PUBLIQUE SUR LES PAPIERS TUE-MOUCHES (ADOPTÉ DANS LA SÉANCE DU 22 NOVEMBRE 1852).

M. Ferrand, pharmacien à Lyon, qui se dit inventeur d'un papier propre à tuer les mouches, et dans lequel n'entrerait, selon lui, aucun poison de nature à donner la mort à l'homme ou aux animaux domestiques, signale à M. le ministre de la police les dangers qui peuvent résulter de l'emploi des papiers *tue-mouches* dans la préparation desquels il entre des composés arsénieux; il demande que l'on fasse à ces papiers l'application de la législation sur les substances vénéneuses, et qu'on lui délivre une autorisation spéciale pour la vente du papier qu'il fabrique.

Cette demande, adressée d'abord à M. le ministre de la police, comme nous l'avons dit plus haut, a été renvoyée au département de l'intérieur. C'est par suite de ce renvoi que le Conseil s'en trouve saisi.

Il est effectivement vrai que l'on trouve aujourd'hui des papiers dits papiers tue-mouches qui se débitent sans difficulté et sans précaution chez les droguistes et chez les épiciers, quelquefois même chez les pharmaciens. Ces papiers, ordinairement colorés en rouge, portent l'indication de l'usage auquel ils sont destinés, la manière de s'en servir, ainsi que le nom de l'inventeur et son adresse ; ils sont d'un usage commode pour tuer les mouches, mais ils ne sont pas sans dangers, et pourraient devenir, entre les mains de personnes imprudentes ou mal-intentionnées, la cause d'accidents graves.

Ces papiers, en effet, doivent leurs propriétés toxiques à la présence des préparations solubles d'arsenic, acide arsénieux ou arséniate de potasse, dont ils sont imprégnés. On étale sur une assiette un morceau de ce papier que l'on recouvre d'une très légère couche d'eau ; on l'expose ainsi dans les appartements où abondent les mouches, qui ne tardent pas à succomber lorsqu'elles viennent prendre le liquide vénéneux. On comprend parfaitement, d'après la nature du toxique et par la manière dont on l'emploie, qu'il y ait là matière à accident.

C'est sur ce fait que M. Ferrand appelle l'attention de l'autorité.

L'ordonnance du 29 octobre 1845 sur la vente des substances vénéneuses nous semble avoir pourvu suffisamment au danger que signale avec raison M. Ferrand ; il ne s'agit que d'appliquer les dispositions de cette ordonnance et d'en recommander l'exécution aux jurys médicaux et aux autorités chargées des intérêts de la santé publique. Indépendamment des prescriptions générales qui sont imposées aux personnes qui font le commerce des substances vénéneuses et dont aucune n'est observée pour la vente des papiers arsénieux, l'article 10 de l'ordonnance citée précédemment est ainsi conçu :

« La vente et l'emploi de l'arsenic et de ses composés sont interdits pour » le chaulage des grains, l'embaumement des corps et la destruction des in- » sectes. »

L'article 8 s'exprime ainsi :

« L'arsenic et ses composés ne peuvent être vendus pour autres usages que la » médecine, que combinés avec d'autres substances. Les formules de ces pré- » parations seront arrêtées sur l'approbation du ministre secrétaire d'État de » l'agriculture et du commerce, savoir :

» Pour le traitement des animaux domestiques, par les écoles des professeurs » de la Société vétérinaire d'Alfort.

» Pour la destruction des animaux nuisibles et pour la conservation des peaux » et objets d'histoire naturelle, par l'École de pharmacie. »

Il y aurait donc simplement à interdire, aux termes de cette ordonnance et d'une manière absolue, la vente et l'emploi des papiers arsénieux dits papiers tue-mouches.

Mais si, comme le prétend M. Ferrand, on peut préparer des papiers tue-mouches sans arsenic, ou mieux encore sans y employer aucune substance toxique pour l'homme ou les animaux domestiques, ce qui serait aussi avantageux qu'imprévu, il y aurait une distinction à faire. Ces derniers pourront être vendus, et le débit devrait en être favorisé. Quant à ceux qui contiennent une substance vénéneuse autre que l'arsenic, ils pourraient encore être vendus, mais en se conformant aux prescriptions de la loi sur les poisons.

La difficulté sera de reconnaître, parmi tous ces papiers, ceux qui contiendront de l'arsenic, ceux qui contiendront un autre poison, ceux qui n'en contiendront pas du tout; jusqu'à présent ce procédé et cette différence ne se sont pas présentés, attendu que tous ces papiers contiennent de l'arsenic.

M. Ferrand, qui est, à notre connaissance, le premier qui ait vendu du papier tue-mouches, employait l'arsenic à sa préparation, comme nous l'avons reconnu sur tous les échantillons que nous avons examinés; ses imitateurs ou contrefacteurs, qu'il signale à l'autorité, ont employé comme lui l'arsenic. Il est vrai que M. Ferrand pense être possesseur d'un procédé qui le dispense d'employer aucune poudre nuisible à l'homme et aux animaux. Nous avons constaté, en effet, que ces mêmes papiers, dont il a adressé un échantillon à M. le ministre, ne renferment pas d'arsenic; mais nous ignorons s'ils ne contiennent aucune autre substance vénéneuse et nous ne sommes pas complétement édifiés sur leur vertu toxique en ce qui concerne les mouches. Ce serait, comme nous l'avons dit, une chose heureuse et qui mériterait d'être propagée, que la découverte d'une substance non vénéneuse capable de débarrasser nos maisons des mouches qui les envahissent pendant l'été ; mais avant de se prononcer sur une question de cette nature, avant surtout de donner l'autorisation qu'on lui demande et qui est en dehors de ses attributions ordinaires, l'administration a besoin d'être mieux renseignée qu'elle ne l'est sur ce sujet. Il y aurait donc lieu, avant d'exprimer aucune opinion sur ce point, de demander à M. Ferrand la recette de son papier tue-mouches et de soumettre sa préparation à quelques essais.

En résumé, nous avons l'honneur de vous proposer de répondre à M. le ministre qu'il y a lieu de faire aux papiers tue-mouches l'application des dispositions de l'ordonnance du 29 octobre 1846 ;

Qu'il serait nécessaire, si l'administration ne l'a fait déjà, d'adresser à ce sujet une circulaire à MM. les préfets pour les inviter à rappeler aux jurys médicaux, aux écoles de pharmacie et aux autorités locales, qu'aux termes de ladite ordonnance, les papiers arsénieux doivent être proscrits d'une manière absolue ; que ceux qui seront préparés avec d'autres toxiques portés au tableau peuvent être vendus, mais avec les précautions exigées pour les substances vénéneuses.

En ce qui touche M. Ferrand, lui répondre que l'administration verrait avec intérêt qu'il eût imaginé une préparation propre à tuer les mouches et qui fût sans danger pour l'homme et les animaux domestiques, mais qu'il n'est pas dans ses attributions de donner des autorisations spéciales pour la vente de semblables produits ; cependant, que s'il désire que la préparation soit examinée et qu'il en soit fait un rapport à M. le ministre, il doit, avant tout, en faire connaître la formule et en mettre une certaine quantité à la disposition de l'administration.

Quant aux préparations destinées à faire disparaître les insectes autres que les mouches, on sait l'usage de plus en plus répandu de la poudre de Pyrèthre dont les effets sont très sûrs et exempts de tout inconvénient.

Voy. ARSENIC, POISONS.

Bibliographie. — *Des dangers que présentent certaines liqueurs vendues dans le commerce pour donner la mort aux punaises*, par Lassaigne (*Ann. d'hyg. et de méd. lég.*, 2e série, t. VI, p. 65). — *Sur les différents moyens mis en usage pour la destruction des mouches. — Danger que présentent quelques-uns de ces moyens*, par A. Chevallier (*Ibid*, 2e série, t. XIII, p. 292). — S. Caussé, *Mémoire sur l'empoisonnement de quelques animaux nuisibles* (*Ibid.*, 2e série, t. XV, p. 411).

ISSUES. — *Voy.* ABATTOIRS, BOUCHERIE, CHARCUTERIE.

IVOIRE (NOIR D'). — *Voy.* NOIR ANIMAL.

JAVELLE (FABRIQUES D'EAU DE). — *Voy.* EAU DE JAVELLE.

JOUETS D'ENFANTS. — *Voy.* BONBONS, COULEURS, FULMINATES.

JUS DE RÉGLISSE. — *Voy.* RÉGLISSE.

KIRSCH. — *Voy.* ALCOOL.

LAINE. — Depuis vingt-cinq ans, le dépérissement de la classe ouvrière dans les grands centres de population manufacturière a vivement intéressé les gouvernements. En Angleterre, en Autriche, aux États-Unis, en Russie même, on a promulgué des lois pour l'assainissement des manufactures, et c'est principalement le peu d'aptitude de la classe ouvrière au service militaire, par sa débilité et sa petite taille, qui a donné l'éveil à l'autorité.

En France, ce sont les industriels eux-mêmes qui, frappés du décroissement de plus en plus manifeste de la population ouvrière, ont fait appel au gouvernement pour l'engager à remédier à un état de choses si funeste. En 1839, les président et membres du conseil d'administration de la Société industrielle de Mulhouse, et la Société protestante pour l'encouragement de l'instruction primaire en France, ont adressé des pétitions aux deux chambres pour signaler les abus qui résultent de l'emploi des enfants dans les manufactures, et principalement dans les grands ateliers de filatures.

Depuis longtemps la santé des ouvriers des filatures de laine, de coton, avait fixé l'attention. L'industrie de la laine emploie, en France, plus de 500 000 ouvriers répartis dans beaucoup de départements, mais concentrés surtout à Turcoing, Amiens, Abbeville, Louviers,

Elbeuf, Reims, Sedan, Lodève, Carcassonne, Montpellier, etc. Nous ne pouvons entrer dans les détails des diverses opérations que comprend l'industrie lainière ; cependant nous les indiquerons brièvement afin de faire connaître les conditions hygiéniques dans lesquelles se trouvent les ouvriers.

Les premières préparations de la laine sont le triage, le lavage, le battage et le peignage.

Le triage des laines en suint consiste à dérouler chaque toison sur des claies de bois, puis à en extraire, avec la main, les plus grosses ordures et les mèches feutrées qu'elle peut contenir. Ce travail occasionne une saleté extrême et une odeur repoussante parmi les ouvriers qui en sont chargés, et cependant ils possèdent généralement de l'embonpoint et une bonne santé : les affections auxquelles ils sont le plus exposés sont les furoncles, les érysipèles, les dartres. M. le docteur Patissier les regarde comme disposés au charbon et à la pustule maligne. Les laines provenant d'Angleterre, ayant été lavées sur le dos même des moutons, n'ont pas le même inconvénient que celles de France ; il serait à désirer que dans notre pays cet usage fût adopté. Le lavage se fait à froid, mais plus souvent à chaud, dans des cuves remplies d'eau de savon. Au sortir du lavage, la laine est séchée, puis dégraissée avec de l'urine en putréfaction ou avec un alcali dissous dans l'eau chaude ; elle est de nouveau séchée, puis portée à la teinture : ces divers travaux, s'exécutant en plein air, n'offrent rien de particulièrement insalubre.

Ensuite vient le battage, qui se fait à la mécanique dans des machines appelées *diables* ou *loups*, ou à la main, en frappant avec des baguettes la laine posée sur des claies maintenues sur des tréteaux. La poussière qui se dégage n'est pas très abondante, et d'ailleurs le battage de la laine se faisant en plein air, ou permettant du moins l'ouverture des fenêtres, il y a peu d'absorption par les poumons des molécules de poussière, et à part la fatigue considérable des bras qui en résulte, le travail n'a pas une influence défavorable sur la santé des ouvriers. Le peignage se pratique avec des peignes d'acier chauffés, dans certains ateliers, sur des fourneaux de charbon situés au milieu des salles de travail, sans cheminée d'appel ou tuyaux de tôle communiquant à l'extérieur. Cette pratique peut exister sans trop d'inconvénient pendant l'été, parce que les fenêtres sont constamment ouvertes ; mais pendant l'hiver, comme on a soin de fermer les fenêtres, elle peut produire les accidents les plus graves. On voit assez souvent, en effet, des ouvriers tomber asphyxiés, et sans les secours de leurs camarades, ils courraient le risque de perdre la vie. On les porte en plein air et on leur fait des affusions d'eau froide pure ou vinaigrée.

Nul doute que si plusieurs accidents analogues arrivaient au même individu, ils ne portassent une atteinte profonde à son organisation. Il serait facile d'éviter ces dangers, soit en plaçant les fourneaux dans les cours voisines ; soit, ce qui vaudrait beaucoup mieux pour éviter la perte du temps et le refroidissement des fers, en faisant construire, au milieu des ateliers et au-dessus des fourneaux, des cheminées d'appel qui garantiraient les ouvriers de tout accident. Cette opération du peignage laisse à la main gauche des ouvriers une trace caractéristique qui peut avoir quelque valeur dans des questions d'identité. Ils portent presque tous, à la partie externe du doigt indicateur gauche, des durillons très épais, qui ont quelquefois 3 ou 4 centimètres de longueur sur 2 ou 3 de largeur. Ce développement de l'épiderme provient de la forte pression qu'ils exercent sur la laine placée entre le pouce et le doigt indicateur ; ces durillons qui, du reste, ne gênent nullement les ouvriers et augmentent même la force du doigt, peuvent être coupés impunément lorsqu'ils prennent un développement trop considérable. On peut voir que le peignage n'offre rien de contraire à la santé, car l'asphyxie qui résulte du grand dégagement de la vapeur de charbon dans les ateliers peut être évitée avec la plus grande facilité.

La laine qui a été battue, que l'on appelle aussi *courte* ou *grasse*, est envoyée dans les filatures pour être cardée. On commence par l'imbiber d'huile, puis on la fait passer successivement dans cinq ou six métiers à carder qui entremêlent les filaments dans toutes les directions et lui rendent la flexibilité que le dégraissage lui avait fait perdre. La laine cardée sert à la fabrication des draps. La laine peignée ou longue passe dans dix ou douze métiers successivement avant d'être filée.

Ces travaux, très peu fatigants, sont faits d'ordinaire par de jeunes ouvrières appelées *soigneuses*. Le fileur a ordinairement avec lui deux rattacheurs, généralement plus forts que les rattacheurs de coton, parce que la laine, étant plus cassante que le coton, exige un travail plus actif et plus pénible. Les ateliers des filatures de laine sont aussi vastes que ceux des filatures de coton, moins chauds que ces derniers, parce que la laine n'exige pas de chaleur pour être filée, et que trop de chaleur en détériore la qualité et y fait naître des mites ; l'air y est plus pur, moins chargé de poussière, les fenêtres pouvant rester ouvertes sans nuire à la qualité du travail. On peut donc ajouter, en terminant, qu'à part les terribles accidents qui peuvent résulter pour les ouvriers du voisinage de certaines machines dangereuses dont on fait usage dans les filatures de laine, ce n'est point l'industrie lainière, en général, qu'on peut accuser d'être insalubre. On a été plus loin en Angleterre ; mais nous ne nous sentons pas suffisamment édifié pour suivre M. Thomson dans ses assertions sur les avantages qu'offre pour la santé des ouvriers le travail des fabriques de laine, et qu'il attribue au maniement des corps gras. Ce qui enlève d'ailleurs à la thèse du docteur Thompson un peu de sa valeur, c'est que ses paradoxes statistiques étaient destinés à servir d'arguments aux réclamations intéressées des fabricants de laine qui demandaient l'abaissement de la limite d'âge et l'augmentation des heures de travail des enfants admis dans les ateliers. — *Voy.* COTON.

Bibliographie. — *Rapport fait au Conseil de salubrité de Troyes sur les accidents des filatures de laine et de coton*, par MM. Lhoste, Gréau et Pigeotte (*Ann. d'hyg. et de méd. lég.*, t. XII, p. 1). — *Tableau de l'état physique et moral des ouvriers dans les manufactures de coton, de laine et de soie*, par Villermé. Paris, 1840. — *De l'influence que l'industrie exerce sur la santé des populations dans les grands centres manufacturiers*, par le docteur Thouvenin (de Lille) (*Ann. d'hyg. et de méd. lég.*, t. XXXVI, p. 16). — *Rapport des travaux du Conseil de salubrité des Bouches-du-Rhône*. Marseille, 1840. — *De l'influence exercée par les manufactures de laine sur la santé*, par le docteur Thompson, trad. par le docteur Beaugrand (*Ann. d'hyg.*, 2e série, t. XII, p. 308).

LAIT. — Le lait de vache est pour toutes les classes de la société, pour tous les âges et sous des formes diverses, un aliment de première nécessité, et entre dans la consommation des villes et des campagnes pour une part considérable. Il est curieux de comparer à cet égard ce qui se passe à Paris et à Londres, et de signaler une différence très notable.

La quantité de lait consommé à Londres a été l'objet d'évaluations diverses : en prenant pour base le nombre des vaches et leur production moyenne, on arrive à ce résultat que pour l'année entière, on recueille environ 100 millions de litres de lait. La population étant de 2 600 000 habitants, la consommation individuelle serait en moyenne d'un peu plus de 38 litres par an ou 0^{lit},104 par jour.

A Paris, les chiffres recueillis avec la plus sévère exactitude par M. A. Husson, donnent pour l'approvisionnement total de la capitale, 109 291 086 litres, qui, répartis sur la population parisienne, donnent par tête d'habitant une consommation moyenne de 103^{lit},76 par an, et de 0^{lit},28 par jour, chiffre qui dépasse dans une proportion énorme celui de la consommation de Londres, et qui présente pour Paris même un accroissement de 30 litres par an sur les dernières années.

Mais par cela même, les nécessités de la production, les exigences du consommateur qui agissent à la fois sur les difficultés du commerce et sur la valeur vénale du lait, rendent presque inévitables l'altération et la falsification de cet aliment, surtout dans les grands centres de population. Sans doute il existe, à cet égard, bien des préjugés, bien des erreurs répandues et accréditées ; mais, s'il y a eu de l'exagération, il n'en est pas moins vrai que c'est là un sujet digne de toute l'attention des hygiénistes. Du reste, nous ne voulons aborder l'étude du lait qu'à ce seul point de vue, laissant de côté les questions d'ailleurs si intéressantes qui se rattachent, soit à la composition intime du lait, soit au rôle qu'il joue dans l'alimentation de l'homme. Il est bien entendu aussi que nous bornerons ces considérations pratiques au lait de vache, bien que le lait d'ânesse, de chèvre, et dans quelques pays le lait d'autres mammifères, soient employés aux mêmes usages. Par les mêmes raisons, nous nous abstiendrons de parler du lait de femme qui n'intéresse d'une manière directe ni l'hygiène publique, ni la salubrité, et dont il sera seulement question à l'occasion de la surveillance des nourrices.

Les conditions du commerce du lait touchent de trop près à l'hygiène pour qu'il ne soit pas indispensable d'en donner un aperçu. Nous empruntons à M. Chevallier quelques détails relatifs à cet important objet. Le lait passe dans trois mains avant d'arriver au consommateur : les fermiers qui le produisent, les marchands en gros, les crémiers ou les laitiers débitants. Le lait qui se consomme chaque jour, notamment à Paris, peut se diviser en trois classes ou qualités : 1° Le lait des nourrisseurs, vendu à 40 centimes le litre. Il est fourni par les nourrisseurs qui ont des vaches dans Paris même, et qui le débitent sur place au moment de chaque traite. On peut le regarder comme formant la première qualité du lait consommé à Paris. 2° Le lait à 30 centimes le litre, venant des environs de Paris ou des campagnes plus éloignées, à 48 ou 60 kilomètres. Le lait de ces grandes distances arrive en poste dans des voitures suspendues et disposées exprès, ou par les chemins de fer. Il est fourni par des vaches placées à peu près dans les mêmes conditions que celles de Paris, c'est-à-dire qu'elles sont nourries à l'étable et ne sortent pas ou à peine, genre de vie qui paraît plus favorable à la production du lait, quant à sa quantité et à sa richesse, mais non quant à sa qualité. Ce lait peut être considéré comme formant la deuxième qualité du lait de Paris, qualité qui se rapproche beaucoup de la première. 3° Le lait à 20 centimes le litre, qui n'est jamais pur, contient toujours de 20 à 40 pour 100 d'eau, quelquefois, mais rarement, 50 pour 100 ; de plus ce lait est privé de la moitié ou des deux tiers de sa crème. C'est la qualité du lait ordinaire qui se vend dans les rues. Outre ces divers prix, il y en a d'intermédiaires qui varient plutôt selon les marchands et les quartiers que suivant la qualité réelle du lait. Enfin le lait vendu par adjudication à certains établissements est fourni à un prix tellement bas, qu'on ne peut pas l'avoir pur. Ainsi l'administration des hôpitaux et hospices de Paris a obtenu sa fourniture pour certaines années au taux de 14 et 16 centimes le litre; et si dans quelques maisons la qualité a été trouvée assez bonne, dans d'autres des plaintes graves se sont produites.

On comprend, d'après cet exposé succinct, quelles notables différences doit présenter, dans ses qualités, le lait vendu et consommé dans une grande ville comme Paris, et quelles impossibilités radicales s'opposent à ce que le lait soit livré pur dans le commerce. Mais il s'en faut de beaucoup que les falsifications ou les adultérations dont il peut être l'objet soient aussi multipliées, aussi profondes, parfois aussi repoussantes qu'on l'a dit souvent. La lumière est faite aujourd'hui sur ce point, grâce aux consciencieuses et intéressantes recherches de quelques savants, parmi lesquels nous voulons citer, dès le principe, Barruel, Quevenne, Chevallier. Nous chercherons à les faire connaître, ainsi que les divers moyens d'apprécier le degré de pureté du lait.

La principale fraude destinée à diminuer la valeur de cet aliment consiste à enlever une certaine proportion de crème et à ajouter de l'eau au lait ainsi écrémé, altération que l'on cherche à dissimuler à l'aide de certains mélanges destinés, soit à rendre au liquide sa densité, sa couleur, sa consistance, en un mot, ses qualités physiques les plus apparentes. Les substances que l'on indique comme pouvant servir à cet usage sont le sucre de canne ou d'amidon, la farine, la fécule, la dextrine, les décoctions de riz, d'orge, de son, les matières gommeuses, les émulsions de graines oléagineuses, le blanc d'œuf, la gélatine, l'ichthyocolle et jusqu'à la substance cérébrale. Il suffit de cette énumération pour montrer que la plupart de ces mélanges doivent être extrêmement rares, sinon tout à fait impossibles, soit en raison du prix des matières à employer, soit à cause de la difficulté de les masquer. Nous ferons connaître les moyens de reconnaître les principales.

La farine ou toute autre matière féculente sera décelée par l'addition au lait, préalablement bouilli, de quelques gouttes d'iode qui lui communiqueront une couleur bleue.

Pour reconnaître la dextrine, falsification récemment opérée en grand et constatée par M. Chevallier, on précipitera le caséum par l'acide acétique; après filtration, on traitera le sérum par l'alcool, et le précipité sera repris par un peu d'eau qui dissoudra la dextrine, dont la présence serait manifestée par la teinture d'iode avec laquelle elle prend une teinte rouge vineux.

Nous ne poursuivrons pas plus loin l'examen de ces divers mélanges, car, nous ne saurions trop le répéter avec tous les observateurs, le véritable mode de falsification du lait, c'est la soustraction de la crème et l'addition d'une plus ou moins grande quantité d'eau, qui, plus encore que la soustraction de la crème, détériore la qualité du lait. C'est dans le but de constater cette double altération qu'ont été imaginées différentes méthodes d'analyse fondées sur certaines propriétés physiques du lait, telles que la densité, l'opacité du lait, son action sur la lumière polarisée qui peuvent donner la mesure de la crème, ou de la matière grasse et du sucre contenus dans le lait. Nous devons donner un aperçu de ces méthodes auxquelles on peut, cependant, faire le reproche commun de ne pas fournir des procédés analytiques assez sûrs, assez simples et assez rapides, et de ne pas constituer, en un mot, un moyen pratique de vérifier la qualité du lait livré chaque jour à la consommation. Nous ne pouvons mieux faire toutefois à ce sujet que de citer les excellents rapports faits au Conseil d'hygiène de la Seine, par l'un des savants qui se sont le plus activement livrés et avec le plus d'autorité, à l'étude analytique du lait, M. F. Boudet.

RAPPORT GÉNÉRAL SUR LES DIVERSES QUESTIONS RELATIVES AU COMMERCE DU LAIT, PAR M. BOUDET, RAPPORTEUR (30 AVRIL 1857).

Monsieur le préfet, vous avez depuis longtemps soumis à une surveillance incessante le commerce du lait livré à la consommation dans le ressort de votre administration. Par vos ordres, de nombreux échantillons de lait ont été saisis et analysés ; de là des procès multipliés suivis de condamnations plus ou moins sévères ; de là aussi une amélioration plus ou moins notable dans la qualité du lait vendu à Paris.

En même temps que vous vous efforciez ainsi de réprimer les falsifications d'une substance alimentaire également précieuse pour toutes les classes de la population, vous demandiez au conseil de salubrité son avis sur les divers moyens employés pour reconnaître ces falsifications, montrant ainsi au commerce du lait que, si vous invoquiez les sévérités de la loi contre les fraudes avérées, vous vous préoccupiez aussi avec une juste sollicitude de la sécurité du commerce loyal.

Cependant les sages mesures prises par votre administration ont vivement ému les marchands de lait qui approvisionnent la capitale, particulièrement ceux qui en font le commerce sur une grande échelle, et six d'entre eux ont adressé à plusieurs reprises à M. le ministre du commerce des réclamations longuement motivées.

Ces réclamations vous ont été transmises par le ministre, et vous avez demandé l'avis du Conseil de salubrité sur les diverses questions qu'elles soulèvent.

A cet effet, une commission choisie dans le sein du Conseil a été chargée d'examiner toutes les questions d'hygiène publique et de salubrité relatives au commerce du lait, et d'apprécier les différents moyens de constater et de réprimer les fraudes dont ce commerce est l'objet.

Cette commission, composée de : M. Payen, président ; M. Boudet, secrétaire ; MM. Baude, Bouchardat, Boudet, Bussy, Chevallier, Mathieu, Payen, Trébuchet et Vernois, a consacré quatre séances à l'étude approfondie des questions qui lui étaient soumises ; c'est le résultat de ses délibérations qu'elle a l'honneur, monsieur le préfet, de vous exposer dans le rapport suivant qu'elle a adopté à l'unanimité.

La commission, prenant en considération les observations consignées dans les pièces diverses qui lui ont été remises, tels que rapports, mémoires, brochures, etc., et tenant compte particulièrement des propositions énoncées par les marchands de lait en gros dans leurs mémoires au ministre du commerce, s'est occupée d'abord de préciser les diverses questions qui intéressent le commerce du lait, afin de pouvoir y répondre successivement dans un ordre méthodique.

Voici le programme que la commission s'est tracé à elle-même :

1° La science est-elle aujourd'hui fixée sur la composition du lait pur et sur les variations que cette composition peut éprouver suivant les provenances du lait, suivant les saisons et les diverses causes naturelles qui peuvent la modifier ?

2° La science possède-t-elle des moyens certains de constater les fraudes dont le lait peut être l'objet ?

Ces moyens sont-ils de nature à être décrits dans une instruction générale et officielle qui pourrait être publiée par l'administration ?

3° Existe-t-il un instrument capable de faire reconnaître d'une manière immédiate et absolue si du lait est pur, ou s'il a été plus ou moins falsifié ?

Quelle est la valeur du lactodensimètre pour la vérification du lait ?

4° Existe-t-il pour les entrepositaires et les marchands en gros qui reçoivent le lait des nourrisseurs et fermiers, un moyen de se mettre à l'abri des poursuites imméritées pour des fraudes auxquelles ils seraient étrangers, en faisant attribuer ces fraudes à leurs véritables auteurs ?

5° Le lait écrémé, et ainsi privé d'une partie de la matière grasse qu'il contient naturellement, doit-il être considéré comme du lait falsifié et, comme tel, exclu du commerce loyal ?

6° Quelle marche l'administration doit-elle suivre pour que la vérification de la falsification du lait livré au commerce puisse assurer la répression de la fraude, sans compromettre la sécurité du commerce loyal ?

Telles sont, monsieur le préfet, les questions que la commission s'est posées et qui lui ont paru résumer tous les points sur lesquels votre administration pouvait avoir besoin de connaître l'opinion du Conseil de salubrité.

Première question. — « La science est-elle aujourd'hui fixée sur la composition du lait pur et sur les variations que cette composition peut éprouver suivant les saisons et les diverses circonstances naturelles qui sont capables de le modifier ? »

Pour répondre à cette question, la commission a pensé qu'il était utile d'entrer dans quelques détails sur la composition du lait et sur les moyens employés par les chimistes pour déterminer les proportions des éléments dont il est formé.

Le lait de vache, tel que l'animal le fournit à l'état naturel, se compose d'eau et de matières solides et fixes, c'est-à-dire incapables de se volatiliser et de s'altérer sous l'influence d'une température de 100 degrés.

Il contient, en outre, un principe aromatique qui se révèle à l'odorat, mais dont la nature et le poids n'ont pas été déterminés.

Les matières fixes sont essentiellement formées de beurre, de sucre de lait, que l'on désigne aussi sous le nom de lactine ou de lactose, de caséine et d'albumine, de sels, et d'une très faible portion de matières extractives.

Lorsqu'on soumet un poids donné de lait, 100 grammes par exemple, à l'évaporation au bain-marie, l'eau qui fait naturellement partie du lait s'évapore, et on obtient un résidu qui représente l'ensemble des matières fixes qui entrent dans sa composition.

La relation entre le poids de l'eau et le poids des matières fixes dont se composent 100 parties de lait par a été établie par de très nombreuses expériences, exécutées dans des contrées très différentes et par des chimistes dignes de confiance, qui ont constaté les variations extrêmes qu'elle peut, offrir et déterminé les chiffres qui en sont la représentation moyenne.

Le lait étant un composé d'eau et de matières fixes qui augmentent la densité de l'eau, on a imaginé un instrument nommé lactodensimètre ou pèse-lait, qui fait connaître la densité du lait et donne ainsi, dans certaines conditions, des indications précieuses sur sa richesse plus ou moins grande en matières fixes.

Après avoir déterminé le rapport des proportions d'eau et des matières fixes contenues dans le lait qu'on veut examiner, et apprécié sa densité à l'aide du lactodensimètre, il reste à faire l'analyse des matières fixes elles-mêmes, c'est-à-dire à constater les proportions de beurre, de lactine, de caséine, d'albumine et de sels dont elles se composent.

La détermination du beurre peut être faite, soit directement au moyen de l'éther sulfurique, qui le dissout sans agir sur les autres substances qui l'accompagnent, soit au moyen du *butyromètre* de M. Marchand (de Fécamp), qui donne des indications comparables entre elles, lorsqu'on l'emploie avec les précautions recommandées par l'auteur.

Le *polarimètre* de Soleil (1), ou le procédé de M. Poggiale, fondé sur la *réduction du tartrate cupropotassique par la lactine*, et mieux encore *l'analyse immédiate*, font connaître avec certitude la proportion de lactine contenue dans le lait.

La caséine et l'albumine offrent entre elles la plus grande analogie de composition chimique et de propriétés alimentaires.

La détermination de chacune de ces substances prises isolément ne présente pas d'intérêt, au point de vue du commerce du lait ; il suffit de constater le poids de leur ensemble, et ce poids peut être apprécié, soit par des expériences directes, soit en retranchant du poids des matières fixes que le lait a fournies celui du beurre et de la lactine ; la différence représente le poids de la caséine, de l'albumine et des sels.

Le poids particulier des sels du lait est toujours très faible, eu égard surtout à celui des autres éléments ; cependant il peut être utile à connaître, lorsqu'on soupçonne que des substances minérales ont été introduites dans ce liquide : on le constate en incinérant le résidu de son évaporation.

Ainsi, l'analyse chimique peut démontrer avec certitude et précision les proportions d'eau et de matières fixes dont le lait se compose, les proportions de beurre, de lactine, de caséine, d'albumine et de sels qu'il renferme.

Elle permet ainsi d'apprécier non-seulement le rapport entre la quantité d'eau

(1) Le saccharimètre de M. Ed. Becquerel, employé par MM. Vernois et Al. Becquerel.

qu'il contient et celles des matières fixes qui en forment la partie essentielle et alimentaire, mais encore les rapports qui existent entre les proportions de beurre, de lactine, de caséine et d'albumine dont se composent ces matières fixes, et les variations que ces rapports peuvent éprouver sous l'influence des causes naturelles.

En résumé, la commission, répondant à la première question de son programme, affirme que la science est aujourd'hui suffisamment fixée « sur la composition du lait pur et sur les variations que cette composition éprouve suivant les provenances du lait, suivant les saisons et les diverses circonstances naturelles qui sont capables de la modifier.

Deuxième question. — « La science possède-t-elle des moyens certains de constater les fraudes dont le lait peut être l'objet ?

» Ces moyens sont-ils de nature à être décrits dans une instruction générale et officielle qui pourrait être publiée par l'administration ? »

Si le lait était un composé d'eau et de matières fixes associées dans des proportions invariables, la constatation des fraudes dont il est l'objet serait très simple : il suffirait aux experts de déterminer les proportions d'eau et de matières fixes de chaque échantillon de lait soumis à leur examen pour décider s'il y a ou non falsification, et dans quelles proportions la falsification a été pratiquée.

Malheureusement il n'en est point ainsi : la composition du lait varie suivant les races d'animaux, suivant leur âge, leur nourriture, leur état de santé et de vigueur à l'époque du vêlage. Cependant des expériences multipliées, faites dans des contrées différentes, ont permis d'établir avec certitude la composition moyenne du lait de bonne qualité et les variations extrêmes que cette composition peut présenter.

On sait d'ailleurs que, parmi les éléments du lait, le plus constant dans ses proportions est la lactine, et que les chiffres représentatifs de l'albumine et de la caséine varient beaucoup plus que ceux du beurre ; on sait enfin que, si l'addition de l'eau au lait abaisse le chiffre des matières fixes en totalité et celui de chacun de leurs éléments, sans changer leur rapport des proportions, la soustraction de la crème réduit spécialement la proportion du beurre, sans influencer beaucoup celle de l'albumine et de la caséine, et sans modifier notablement celle de la lactine. L'examen de ces circonstances diverses fournit aux experts des indications suffisantes pour qu'ils puissent apprécier avec certitude les modifications frauduleuses que le lait peut éprouver, soit par l'addition de l'eau, soit par la soustraction de la crème, soit enfin par la soustraction de la crème et l'addition de l'eau ; et ce sont là les modifications les plus fréquentes, presque les seules que leur offre le lait rendu à Paris.

L'introduction dans le lait de substances étrangères peut être dévoilée à son tour par divers procédés qui ne laissent à la fraude aucune chance d'impunité.

La science possède donc des *moyens certains* de constater les fraudes dont le lait peut être l'objet. Mais ces moyens sont-ils *de nature à être décrits* dans une instruction générale et officielle qui pourrait être publiée par l'administration ? C'est ce que nous allons examiner maintenant.

L'exposé qui précède des procédés généraux de l'analyse du lait montre que cette analyse est une opération compliquée, délicate et telle, qu'elle ne peut être confiée qu'à des chimistes exercés. Les ouvrages spéciaux, l'expérience et le tact qui s'acquièrent dans les laboratoires, leur suffisent pour résoudre les différents problèmes que peut leur offrir l'examen du lait; ils n'ont pas besoin d'une instruction générale et officielle qui les guide dans leurs recherches.

Cette instruction serait-elle nécessaire pour les nourrisseurs et marchands de lait? Bien loin d'en admettre l'utilité à ce point de vue, la commission estime qu'elle aurait des inconvénients réels.

Et en effet, qu'est-ce que le public, qu'est-ce que l'administration demande aux nourrisseurs et aux marchands de lait, si ce n'est de fournir du lait tel que la vache le donne, sans manipulation et surtout sans mélange ? N'est-il pas vrai d'ailleurs que les marchands de lait doivent, comme tous les autres marchands, connaître leur marchandise et qu'ils la connaissent réellement, qu'ils la jugent à l'aspect et à la dégustation avec une certitude suffisante ? Or, est-il besoin pour cela d'une instruction spéciale ?

Ces industriels sont-ils des chimistes? Ont-ils les connaissances nécessaires pour faire des analyses du lait, et n'auraient-il pas droit de se plaindre si on imposait à leur commerce des conditions telles, qu'ils ne pourraient les remplir qu'en déterminant chimiquement la qualité de leur marchandise ? Quel usage pourraient-ils donc faire d'une instruction officielle, si ce n'est des moyens d'échapper aux investigations de la science, de tendre des piéges à la sagacité des experts, de se renfermer rigoureusement dans les conditions précises qui auraient été imprudemment fixées dans cette instruction ?

Qu'on le remarque bien, d'ailleurs, aucune règle absolue ne peut être établie pour l'appréciation du lait. Ce n'est pas seulement, en effet, d'après la proportion des matières fixes contenues dans le lait que les experts doivent établir leur opinion, quand il s'agit de falsification; la détermination de chacun des éléments dont ces matières se composent est aussi indispensable, et leur jugement doit résulter d'une appréciation comparative de toutes les données de l'analyse.

La considération des minima, soit pour les matières fixes prises dans leur ensemble, soit pour chacun de leurs éléments, ne doit pas être absolue. Certaines considérations spéciales, certains détails de l'analyse, peuvent exercer une grande influence sur les conclusions à en tirer, et il est fort heureux qu'il en soit ainsi, que, par la nature même des choses, une certaine habitude d'appréciation soit mise à l'expert et que les règles de son jugement ne puissent pas être renfermées dans des limites très précises, car, s'il en était autrement, il serait à craindre que les marchands déloyaux abaissassent la richesse du lait au minimum, et que les efforts de l'administration pour améliorer cette marchandise, ne servissent qu'à la réduire uniformément à cette qualité inférieure.

D'après toutes ces considérations, la commission regarde la publication d'une instruction générale et officielle sur l'essai du lait comme une chose inutile et même dangereuse.

Troisième question. — « Existe-t-il un instrument capable de faire connaître d'une manière immédiate et absolue si du lait est pur ou s'il a été plus ou moins falsifié ?

» Quelle est la valeur des indications du lactodensimètre pour la vérification du lait ? »

La commission déclare qu'elle ne connaît aucun instrument capable d'indiquer à lui seul et directement si du lait est pur ou s'il a été plus ou moins falsifié. Le lactodensimètre lui-même, le plus simple et l'un des plus précieux moyens d'estimer la valeur du lait, est loin de remplir cette condition. Cet instrument mesure la densité du lait, et, cette densité se trouvant en général, et jusqu'à un certain point, proportionnelle à la quantité de matières fixes contenues dans le lait pur, elle donne dans des conditions spéciales la mesure de sa richesse; ses indications sont même certaines et à l'abri de toute objection, lorsqu'elles accusent un lait d'une densité très faible ; mais il n'en est pas ainsi lorsque la densité du lait est au-dessus du minimum, car alors plusieurs circonstances peuvent tromper l'observateur. La densité du lait est augmentée par une addition de sucre, de gomme et de quelque autre substance également soluble, elle augmente également à mesure qu'on le dépouille du beurre par le barattage ou qu'on l'écrème, à tel point qu'on peut baratter le lait ou l'écrémer et ensuite l'étendre d'eau, c'est-à-dire le falsifier doublement, sans modifier sa densité.

En d'autres termes, si le lait à examiner n'est point altéré, s'il offre les caractères d'un mélange uniforme, il peut être soumis avec confiance à l'épreuve du lactodensimètre. Lorsque cet instrument accuse un degré inférieur à la densité *minimum* du lait pur, on peut avoir la certitude que le lait examiné est falsifié ; mais dès qu'il accuse un degré supérieur au minimum, son témoignage perd sa valeur, puisqu'il ne peut signaler aucune différence entre du lait pur et du lait plus ou moins baratté ou écrémé, ou même écrémé et étendu d'eau.

En un mot, les fraudes signalées par le lactodensimètre sont certaines, mais il est loin d'indiquer toutes les fraudes, et il n'est pas susceptible d'une application générale.

Quatrième question. — « Existe-t-il pour les entrepositaires et les marchands de lait en gros qui reçoivent le lait des nourrisseurs et des fermiers, un moyen de se mettre à l'abri de poursuites imméritées pour des fraudes auxquelles ils seraient étrangers en faisant attribuer ces fraudes à leurs véritables auteurs ? »

Cette question est délicate. La sécurité des marchands loyaux, la conscience des juges appelés à prononcer des condamnations contre les détenteurs de lait falsifié, se trouvent également intéressées à son examen. La commission en a fait l'objet d'une discussion approfondie.

Les marchands de lait en gros, qui chaque jour reçoivent du lait d'un grand nombre de nourrisseurs ou de fermiers établis dans des localités différentes, pour l'expédier sans retard à Paris par les chemins de fer, font ressortir les difficultés d'un examen sérieux de toutes ces marchandises de provenances si diverses. A les entendre, la falsification n'est pas leur œuvre : ils sont trompés eux-mêmes par les producteurs, et le temps, les moyens, tout leur manque pour reconnaître les fraudes dont ils sont les premières victimes. A cette allégation, la commission peut répondre d'abord par un fait qui a été judiciairement constaté il y a quelques années.

Un marchand de lait en gros envoyait chaque jour à Paris par un chemin de fer, 3000 litres de lait ; ces 3000 litres étaient le produit régulier du mélange de 2500 litres de lait pur et 500 litres d'eau. L'analyse chimique l'a démontré, et ses résultats se sont trouvés parfaitement d'accord avec les livres d'entrée et de sortie des marchandises, car ils constataient que chaque jour l'établissement recevait 2500 litres de lait et en expédiait 3000 litres.

Or, si, en opérant sur une aussi vaste échelle, on a pu pratiquer la fraude avec une parfaite régularité, n'est-il pas évident qu'on aurait pu facilement prendre le temps d'examiner le lait de chaque provenance avant que de l'expédier.

La surveillance des chefs des grands établissements n'est donc pas impossible, et la qualité du lait n'étant pas plus difficile à reconnaître à l'aspect et au goût que celle des autres liquides alimentaires, le lactodensimètre pouvant aussi fournir des indications précieuses, un inspecteur exercé pourrait certainement distinguer les fournitures de mauvaise qualité et les refuser au moment de la livraison.

Il est d'ailleurs une autre et précieuse ressource qui, judiciairement employée, peut donner aux entrepositaires du lait une sécurité complète : c'est la marque d'origine, et déjà l'expérience en a sanctionné l'usage.

M. Charlier, vétérinaire bien connu par d'importants travaux et fondateur de la laiterie Taranne, reçoit dans cet établissement du lait de vaches bretonnes ; ce lait lui est expédié par le producteur, dans des vases fermés au moyen d'un mécanisme aussi simple qu'ingénieux et qui permet au lait de s'échapper sans qu'il soit possible d'y introduire aucun liquide étranger.

Par ce moyen, ce producteur reste seul responsable de la pureté du lait qu'il livre, jusqu'à son arrivée à la laiterie.

L'octroi de Paris n'a pas hésité à se prêter à l'application de ce système, et les commis, après avoir reconnu la nature de la marchandise, établissent la clôture des vases avec une marque officielle.

Ainsi les moyens ne manquent pas pour faire remonter la responsabilité des falsifications de lait à leurs véritables auteurs, et pour garantir aux marchands honnêtes une entière sécurité.

Cinquième question. — « Le lait baratté ou écrémé, et ainsi privé d'une partie de la matière grasse qu'il contient naturellement, doit-il être considéré comme falsifié, et, comme tel, exclu du commerce loyal ? »

Cette question n'est pas nouvelle, et déjà elle a été résolue par les ordonnances de police de 1701 et de 1742, qui n'ont pas été abrogées et qui interdisent la vente du lait écrémé.

La commission adopte sans hésiter cette jurisprudence.

Le lait est un des aliments les plus parfaits que la nature ait donnés à l'homme ; il contient tous les éléments nécessaires à l'entretien de l'organisme, puisque seul il suffit à la nourriture et au développement de l'enfant pendant la première année de son existence. Les diverses substances qui entrent dans sa composition s'y trouvent dans des proportions parfaitement appropriées à l'alimentation, et l'harmonie de ces proportions ne peut pas être modifiée sans inconvénient. Or cette harmonie est détruite dès que le lait est baratté ou écrémé, c'est-à-dire dépouillé d'un de ses éléments les plus précieux, la matière grasse ou le beurre.

Cependant, si l'usage de la crème est entré dans les habitudes de la population, ne faut-il pas, dira-t-on, que le lait écrémé puisse être vendu ! Il constitue encore un élément très nourrissant, et il serait déplorable qu'il ne pût pas être utilisé.

A cette objection il est facile de répondre que le lait écrémé peut être employé pour la nourriture des animaux et la fabrication du fromage; qu'autoriser sa vente, ce serait introduire dans les usages de la population un aliment de qualité inférieur et augmenter les difficultés, assez grandes déjà, de la surveillance du commerce du lait.

Ce n'est pas d'ailleurs à l'administration à aller au-devant d'une pareille innovation; elle doit attendre au moins, pour décider si elle doit admettre en principe la vente du lait écrémé, que les réclamations du commerce la mettent en demeure de se prononcer à ce sujet; et, jusqu'ici, aucune réclamation ne lui ayant été adressée à ce sujet, la commission est d'avis qu'il est convenable de réserver cette question.

Sixième question. — « Quel système l'administration doit-elle adopter pour que la vérification du lait livré au commerce de Paris puisse assurer la répression de la fraude, sans compromettre la sécurité du commerce loyal ? »

Deux systèmes différents ont été proposés; dans l'un de ces systèmes, les commissaires de police ou leurs suppléants seraient chargés d'exercer une surveillance directe sur le lait, de le soumettre à la dégustation et à l'épreuve du lactodensimètre chez les débitants, de verbaliser contre ceux dont la marchandise aurait fourni dans ces épreuves un résultat défavorable, et d'adresser les échantillons saisis à des experts compétents, pour qu'ils en fissent l'analyse.

Dans l'autre système, qui est précisément celui que l'administration a suivi depuis deux ans, les commissaires de police ou leurs suppléants n'ont à intervenir que pour prélever des échantillons de lait chez les débitants, en s'attachant plus particulièrement à ceux contre lesquels ils peuvent avoir quelques motifs de suspicion, et pour adresser ces échantillons aux experts chimistes.

Le premier de ces systèmes a déjà été émis en pratique; c'est lui qui a été principalement suivi dans les départements. On peut dire, en sa faveur, qu'il permet d'exercer sur le commerce du lait une surveillance plus complète; que l'analyse du lait étant une opération assez longue et très délicate, le nombre des échantillons analysés par des experts est nécessairement limité, et que la répression doit être moins efficace lorsqu'on se contente de saisir au hasard un certain nombre d'échantillons de lait que lorsqu'on soumet ce liquide à un contrôle, moins sérieux il est vrai, mais beaucoup plus général.

Ces considérations n'ont pas prévalu dans le sein de la commission; elle pense qu'il y a de très graves inconvénients à confier à des gens étrangers à la science des essais qui, si simples qu'ils paraissent, réclament cependant une habitude d'observation qui leur manque nécessairement; que l'autorité de la science doit se trouver ainsi souvent compromise; que, d'ailleurs, l'épreuve de la dégustation exécutée par des agents non exercés doit être le plus souvent illusoire, et que, celle du lactodensimètre se trouvant en défaut lorsqu'il s'agit d'un lait écrémé et étendu d'eau, il serait facile aux marchands, si le premier système était adopté, de s'assurer l'impunité tout en se livrant à la falsification du lait.

Mieux vaut, dans l'opinion de la commission, un petit nombre d'expériences vraiment concluantes et à l'abri de toute contestation, qu'un plus grand nombre d'essais sans valeur et sans portée.

N'est-il pas évident, d'un autre côté, que la juste susceptibilité du commerce loyal se trouve mieux ménagée lorsque les agents de l'autorité se bornent à prélever indistinctement et par une mesure générale de surveillance des échantillons de lait chez les débitants, que s'ils se livrent sous les yeux du public, dans le lieu même du débit, à la dégustation et au pesage du lait, et verbalisent, sur la foi de leurs propres expériences, contre les marchands qu'ils soupçonnent de fraude ? Enfin, et c'est une considération qui doit avoir beaucoup de valeur aux yeux de l'administration quand il s'agit d'un simple prélèvement d'échantillons, il n'est aucun agent de police qui ne soit capable de s'acquitter de cette mission avec le soin qu'elle exige ; s'il s'agit au contraire d'un examen dont les conséquences peuvent avoir une certaine gravité, il ne peut être confié qu'à un agent supérieur, et celui-ci, ne pouvant suffire à sa tâche, la néglige bientôt et laisse tomber la mesure en désuétude.

La commission constate d'abord, monsieur le préfet, que le système qui retient les agents de police ou qui restreint leur rôle au prélèvement des échantillons de lait et laisse exclusivement aux experts chimistes le soin de les apprécier, a été pratiqué depuis deux ans dans le ressort de votre administration, et qu'il a produit d'excellents résultats.

Le prélèvement des échantillons de lait étant fait au hasard, une crainte salutaire plane sur tous les marchands de lait, et la certitude des résultats de l'examen auquel ces échantillons sont soumis ne leur laisse aucune chance d'échapper aux sévérités de la loi, s'ils sont vraiment coupables de fraude.

En conséquence, la commission se prononce en faveur de ce système.

Conclusions. — En résumé, monsieur le préfet, la commission est d'avis :

1° Que la science est suffisamment fixée sur la composition du lait pur et sur les variations que cette composition peut éprouver suivant les provenances du lait, suivant les saisons et les diverses causes naturelles qui peuvent la modifier, pour éclairer l'administration sur les mesures à prendre ;

2° Que la science possède des moyens certains de constater les fraudes dont le lait peut être l'objet ;

3° Qu'elle ne connaît aucun instrument capable d'indiquer *à lui seul* et directement si du lait est pur ou s'il a été plus ou moins falsifié ; que le lactodensimètre est un instrument *utile* pour la vérification du lait ; qu'il peut démontrer certaines fraudes, mais qu'il est bien loin de pouvoir les signaler *toutes*, et qu'il n'est pas susceptible d'une application générale ;

4° Que les marchands de lait peuvent soumettre le lait qui leur est livré par les producteurs à un contrôle suffisant pour se mettre à l'abri de poursuites imméritées, et que, d'ailleurs, la marque d'origine leur offrirait un moyen de faire remonter la responsabilité des fraudes à leurs véritables auteurs ;

5° Que le lait écrémé est dépouillé ainsi d'une partie du beurre qu'il contient naturellement, et qu'il doit continuer à être considéré comme falsifié, et, comme tel, exclu du commerce loyal ;

6° Que la marche adoptée par l'administration pour la répression des fraudes dont le lait est l'objet est la plus simple et la plus rationnelle que l'on puisse suivre aujourd'hui.

Enfin la commission croit devoir déclarer qu'elle considère comme un devoir pour les experts chargés de reconnaître les falsifications du lait de ne prendre aucune conclusion, quand il s'agit d'appeler sur les prévenus les sévérités de la loi, sans avoir soumis chaque échantillon à une *analyse complète* et sans avoir discuté tous les résultats de cette analyse.

RAPPORT DE LA COMMISSION DU LAIT A M. LE PRÉFET DE POLICE, PAR M. BOUDET (21 AOUT 1857).

Monsieur le préfet, la commission du Conseil de salubrité qui a eu l'honneur de vous adresser le 1er mai dernier un rapport sur les diverses questions soulevées par les commerçants de lait en gros, à l'occasion de poursuites exercées contre quelques-uns d'entre eux, a examiné avec une grande attention les observations dont ce rapport a été l'objet de la part de M. le ministre du commerce ; elle s'empresse d'y répondre et de vous exposer les faits et les expériences sur lesquelles sont fondées les opinions qu'elle a émises.

La commission fait remarquer d'abord qu'elle a dû considérer la composition du lait et ses variations extrêmes, non pas d'une manière absolue, mais au point de vue du commerce et de l'alimentation publique, qui ne doivent admettre que du lait de bonne qualité et recueilli dans des conditions régulières ; qu'elle a dû exclure par conséquent des éléments de son appréciation le lait provenant des traites fractionnées, le lait de vaches malades, trop récemment vêlées, soumises à un régime insuffisant, affaiblies par la fatigue ou placées dans d'autres conditions accidentelles.

Une autre circonstance qui mérite encore d'être signalée, c'est que le lait livré au commerce, celui surtout qui est expédié à Paris dans les wagons des chemins de fer, par les marchands en gros, est le produit du mélange de lait d'origine diverse, qu'il doit, en conséquence, présenter une composition moyenne et se trouver à l'abri des circonstances fort rares et en quelque sorte exceptionnelles qui peuvent faire que la composition du lait d'une vache isolée se rapproche beaucoup des limites *minima* que l'expérience a dû faire admettre.

Le lait normal a été analysé par un grand nombre de chimistes, et les résultats qu'ils ont obtenus s'accordent d'une manière satisfaisante ; ceux dont les analyses ont particulièrement servi de base aux opinions émises par la commission sont : MM. Chevallier et Henry, Hailden, Lecanu, Simon, Doyère, Vernois et Becquerel, Poggiale, et MM. Bussy et Boudet, qui, à l'occasion des recherches que vous leur avez confiées sur le lait livré à la consommation des habitants de Paris, ont analysé un très grand nombre d'échantillons, d'origine certaine, recueillis, soit à Paris même, dans une vacherie, soit autour de Paris, à cinq et six lieues à la ronde, dans des localités différentes et dans l'arrondissement de Mantes.

La commission a pris aussi en grande considération les analyses publiées par MM. Boussingault et Lebel, Quevenne, Playfair, Vernois et Becquerel, Joly et Filhol ; mais ces analyses ayant été faites dans des conditions spéciales, n'ont pas dû être invoquées ici pour établir la composition ordinaire du lait. Elles démontrent toutefois, et c'est là un fait de la plus grande importance dans la question dont il s'agit, que les variations que le lait peut présenter, suivant son âge et le régime auquel les vaches sont soumises, ne sont pas aussi considérables qu'on aurait pu le supposer et qu'elles rentrent à peu près dans les mêmes limites que celles du lait fourni par les vaches traitées dans les conditions ordinaires.

Or il résulte des analyses de MM. Chevallier et Henry, Hailden, Lecanu, Simon, Doyère, Poggiale, qui ont opéré sur des laits recueillis dans les conditions ordinaires, tant en France qu'en Allemagne et en Angleterre, que la composition du lait normal peut être représentée par les chiffres suivants :

Composition de 100 parties.	Eau.	Matières fixes en totalité.	Caséine.	Beurre.	Lactine.	Extractifs et sels.
Moyenne	86,67	13,33	4,88	3,45	4,44	0,66
Maximum. . . .	84,80	14,30	7,20	4,38	5,95	0,75
Minimum	87,60	12,40	3,00	2,75	2,80	0,60

D'autre part, MM. Bussy et Boudet ont obtenu les résultats suivants :

Lait des environs de Mantes résultant de l'analyse de huit échantillons recueillis dans différentes localités.

Composition de 100 parties.	Eau	Matières fixes. en totalité.	Beurre.
Moyenne.	86,93	13,07	3,77
Maximum	84,17	15,83	5,82
Minimum	88,50	11,50	2,85

Lait recueilli dans une vacherie, rue de l'Égout-Saint-Germain, à Paris, résultant de l'analyse de neuf échantillons.

Composition de 100 parties.	Eau.	Matières fixes en totalité.	Caséine, extractiou et sels.	Beurre.	Lactiue.
Moyenne.	87,22	12,78	3,47	3,87	5,43
Maximum	86,62	13,38	4,50	4,52	5,84
Minimum	88,08	11,02	2,22	3,12	5,10

Laits recueillis du 8 au 14 mars 1856 dans dix-sept localités différentes aux environs de Paris : Vaugirard, — Vitry, — barrière d'Italie, — Batignolles, Villeneuve-Saint-Georges, — Lonjumeau, — Chaville, — Sèvres, — Essonne-Champigny, — Charenton, — Maisons-Alfort, — Chelles, — Saint-Germain-en-Laye, — Montlhéry, — Courtdimanche près Pontoise, — Boissemant près Pontoise, résultant de l'analyse de trente-cinq échantillons.

Composition de 100 parties.	Eau.	Matières fixes en totalité.	Caséine, matières extractives et sels.	Beurre.	Lactine.
Moyenne.	86,42	13,58	4,14	4,000	5,043
Maximum	83,88	16,12	8,05	5,068	6,010
Minimum	88,24	11,76	1,14	2,658	4,525

En résumé, ces nombreuses analyses donnent les résultats suivants :

Moyenne pour 100 parties de lait.

Eau.	Matières fixes en totalité.	Caséine, matières extractives et sels.	Beurre.	Lactine.
86,67	13,33	5,54	3,45	4,44
86,93	13,07	» »	3,77	» »
87,22	12,78	3,47	3,87	5,43
86,42	13,58	4,14	4,00	5,43

Maximum pour 100 parties de lait.

Eau.	Matières fixes en totalité.	Caséine, matières extractives et sels.	Beurre.	Lactine.
87,60	14,30	7,95	4,038	5,95
88,50	15,83	» »	5,082	» »
88,08	13,38	4,50	4,052	5,84
88,24	16,12	8,05	5,687	6,10

Minimum pour 100 parties de lait.

Eau.	Matières fixes en totalité.	Caséine, matières extractives et sels.	Beurre.	Lactine.
84,80	12,40	3,00	2,075	2,80
84,17	11,50	» »	2,085	» »
86,62	11,92	2,22	3,012	5,10
83,88	117,6	1,14	2,658	4,52

La commission, s'appuyant sur la grande analogie que ces résultats présentent entre eux et avec ceux qui ont été obtenus par MM. Boussingault et Lebel, Quevenne, Lyon, Playfair, Schuber, Vernois et Becquerel, Joly et Filhol, dans des conditions spéciales pour l'âge du lait et le régime des vaches, et prenant en considération les données annexées (1) extraites de l'ouvrage encore inédit de MM. Bouchardat et Quevenne, fournies par MM. Bussy et Boudet, à la suite d'ex-

(1) Extrait de l'ouvrage sur le lait, de MM. Bouchardat et feu Th. Quevenne.

Moyenne de vingt-trois analyses de lait de vache pour 100 grammes, par MM. Bouchardat et feu Quevenne.

Beurre	3,85
Caséum brut	4,07
Lactine, matières extractives et sels solubles.	5,39
Total	13,77

Minimum pour le beurre et le poids total des matières fixes.

Beure.	2,68
Caséum.	3.81
Lactine et sels solubles	5,28
Total.	13,31

périences très nombreuses instituées précisément dans le but d'apprécier la composition moyenne du lait consommé à Paris et les variations extrêmes que cette composition peut offrir dans les conditions ordinaires, remarquant d'ailleurs que les *minimum* sont représentés par quelques rares échantillons, tandis que le plus grand nombre des autres se rapprochent beaucoup de la composition moyenne, a regardé et regarde comme suffisamment établi que le lait de vache se compose en moyenne et en nombres ronds de :

Eau	Matières fixes en totalité.	Caséine, matières extractives et sels.	Beurre.	Lactine.
87	13	4,00	4,00	5,00
Et que la limite minima *peut être fixée à :*				
88,50	11,50	» »	2,70 à 3,00	4,50

La commission déclare toutefois que la limite *minima* qu'elle indique pour les éléments du lait ne peut pas être considérée comme une limite absolue propre à fixer le terme où commence la fraude ; qu'il ne suffit pas qu'un lait contienne plus de 11,50 de matières fixes ou de 2,70 de beurre, ou de 4,50 de lactine, pour être reconnu exempt de fraude et irréprochable, et que le jugement des chimistes experts, chargés de la vérification du lait, doit résulter d'une appréciation comparative de toutes les données de leurs analyses ; qu'ainsi, par exemple, on peut considérer comme falsifié, non-seulement tout échantillon de lait qui n'aura pas fourni pour l'ensemble des matières fixes qu'il contient un poids supérieur à 11,50, mais encore tout échantillon, qui, donnant plus de 11,50 de ces matières, ne contiendrait pas au moins 2,70 de beurre et 4,50 de lactine.

Ne peut-il pas arriver en effet qu'un lait riche en matières fixes et contenant une proportion moyenne de beurre, puisse être fortement écrémé et réduit ainsi à une proportion de beurre inférieure à 2,70 pour 100, tout en conservant une proportion de matières fixes supérieure à 11,50 ? Dans ces cas, la fraude, c'est-à-dire la soustraction de la crème serait signalée par le chiffre du beurre, et son auteur serait justement condamné comme coupable d'avoir dénaturé sa marchandise, bien que le lait qu'il aurait fourni contînt des proportions de matières fixes et de lactine supérieures au minimum.

D'autre part, supposons qu'un lait riche en matières fixes et en beurre, et contenant une proportion moyenne de lactine, ait été additionné d'eau dans des proportions telles que le poids des matières fixes et du beurre n'ait pas été abaissé par cette addition au-dessous du *minimum*, tandis que la proportion de lactine, au contraire, s'y trouve inférieure à 4,50 ; ne sera-t-on pas autorisé à conclure que ce lait a été additionné d'eau et qu'il a été l'objet d'une manipulation frauduleuse, puisque sa proportion de lactine est devenue inférieure au minimum ?

Ainsi, comme la commission l'a exposé dans son premier rapport, l'analyse complète du lait, la connaissance qu'elle donne aux experts des proportions de chacun de ses éléments, et la discussion attentive de ces proportions, leur permet de suivre les falsifications de ce liquide dans toutes les conditions qu'elles peuvent présenter et de les constater dans les limites très étendues.

La commission insiste d'ailleurs sur cette considération que, surtout pour le beurre et les matières fixes, le lait ne peut approcher des limites *minima* que dans des circonstances exceptionnelles et lorsqu'il est fourni par des vaches isolées ; qu'en conséquence, ces limites ne peuvent pas être invoquées en faveur des marchands de lait en gros, qui ne livrent jamais au commerce que des laits mélangés provenant de plusieurs vaches.

La fraude une fois reconnue, pour en apprécier et en mesurer l'importance, on compare la proportion de matières fixes ou de beurre, ou de lactine du lait analysé avec les proportions correspondantes des mêmes éléments dans le lait de composition moyenne, et l'on détermine par un simple calcul la quantité d'eau qui devrait être introduite dans du lait de composition moyenne, et l'on détermine par un simple calcul la quantité d'eau qui devrait être introduite dans du lait de composition moyenne, ou de beurre qui devrait en être soustrait par l'écrémage, pour le réduire à la composition du lait examiné.

Soit, par exemple, un lait qui n'a fourni à l'analyse que 10 pour 100 de matières fixes au lieu de 13 que représente la moyenne, on établit la proportion suivante : 100 de lait : 13 : : x : 10. Et l'on trouve : $x = 77$. Ce qui veut dire que le lait qui a fourni 10 de matières fixes était vraisemblablement formé de soixante-dix-sept parties de lait pur de composition moyenne et de vingt-trois parties d'eau, ou de cent parties de lait pur et de trente parties d'eau.

Après avoir présenté ses observations sur les bases d'appréciation de la qualité du lait adoptées par la commission, M. le ministre du commerce se préoccupe des précautions qui doivent être prises par les agents chargés du prélèvement des échantillons du lait, pour que ces échantillons représentent exactement la composition moyenne du lait contenu dans les vases où il est puisé. Ces précautions n'ont pas moins préoccupé la commission elle-même et votre administration. Elles sont une des conditions essentielles d'expertises concluantes ; aussi, avant de mettre en pratique le système de surveillance et de vérification qu'elle applique depuis deux ans au commerce du lait, votre administration avait-elle, dans une circulaire spéciale, recommandé expressément à MM. les commissaires de police de mélanger très exactement le lait dans chaque vase, par agitation, et, au besoin, par voie de transvasement, avant d'en prélever échantillon, et leurs procès-verbaux constatent qu'ils se conforment très exactement à cette prescription.

Nous terminerons cette courte étude, en rappelant que le lait peut présenter certaines altérations naturelles ou accidentelles dues, soit à un mauvais mode de conservation au contact de l'air ou dans des vases de cuivre, de plomb ou de zinc, soit à l'état de santé des animaux qui l'ont fourni. On peut, en effet, dans ce dernier cas, trouver le lait provenant de vaches atteintes de cocote ou d'autres maladies, mélangé d'un certaine quantité de mucus, de pus ou de sang, que le microscope décélerait sûrement.

La *conservation prolongée du lait* offrirait un intérêt très sérieux pour l'alimentation publique, et de nombreuses tentatives ont été faites pour atteindre ce but. Parmi les moyens les plus propres à obtenir la conservation du lait, l'évaporation a été le premier fruit de l'esprit inventif. Tout d'abord le chimiste russe Kirchoff a proposé l'évaporation à siccité. Cette méthode n'est guère praticable, attendu que, outre la difficulté d'opérer, il se produit une poudre qui rancit promptement et ne fait pas d'émulsion avec l'eau. En substituant à la chaleur du bain-marie un courant d'air froid qui passe à travers le liquide et lui enlève une grande quantité de son eau, sinon la totalité, MM. Grimaud et Gallais ont obtenu, en 1853, la réduction du lait en une pâte sèche qui représente le dixième du poids du liquide primitif; il suffit dès lors de la dissoudre dans l'eau pour reproduire le lait avec sa saveur habituelle. Cet extrait ou cette quintessence du lait, qu'on a appelé *lactoline* (qui se vendait 12 fr. le kilogramme, représentant 128 litres de lait), offrait cependant un inconvénient très grave en ce que l'altération est prompte : elle rancit très vite et ne peut dès lors servir à l'alimentation.

Nous allons maintenant parler des procédés de M. Appert. Le lait, sortant du pis de la vache, est rapproché au bain de vapeur et réduit à moitié de son volume. Ainsi réduit, on y ajoute un jaune d'œuf frais pour un litre et demi de la quantité primitive du lait. Le tout est bien mêlé une demi-heure sur le feu ; quand il est refroidi, on ôte la pellicule formée nécessairement à la surface, on le met en bouteilles ou dans des boîtes de fer-blanc pleines, bien hermétiquement fermées et privées d'air, dans lesquelles le lait est soumis à une chaleur de 100° pendant deux heures. Malgré toutes ces précautions qui n'assurent pas l'expulsion complète des gaz, et l'addition du bicarbonate de soude et du sucre, etc., les conserves de lait d'Appert s'altèrent fréquemment à bord des navires, soit par des imperfections de la soudure des boîtes de fer-blanc, soit par le contact du métal à la température de 100°. Lesson avait heureusement modifié le procédé ci-dessus. Il évaporait le lait au bain-marie jusqu'à réduction de moitié, et l'agitait sans cesse une fois qu'il était retiré du feu, pour forcer la crème à ne pas venir à la surface, mais à se mélanger avec le liquide épaissi, que l'on introduit, lorsqu'il est froid, dans des bouteilles bouchées avec soin, ficelées et soumises à une ébullition. durant deux heures, dans l'eau, dont elles sont tirées une à une et mises à l'abri de l'air pour qu'elles ne se brisent pas; elles sont ensuite cachetées avec un lut recouvert d'une vessie mouillée. Ainsi 1000 grammes de lait sont ramenés à 500 grammes, et il suffit pour l'usage d'ajouter 500 grammes d'eau chaude pour obtenir le litre de lait ou 1000 grammes. C'est là ce que Lesson nommait *lait double*. La saveur de ce lait est celle du lait le plus parfait et des meilleurs herbages. Cependant ce procédé ne permet pas non plus de compter sur une conservation absolue.

M. Braconnot a profité de la propriété qu'ont les alcalis de dissoudre le caséum ou la matière caséeuse pour obtenir le lait sous une forme très concentrée. Pour cela, dans 3 litres de lait chauffé à 45 degrés, il ajoute peu à peu de l'acide chlorhydrique très faible, de manière à en déterminer la coagulation. Il recueille le caillé, le lave bien, l'exprime, puis le fait chauffer avec 5 grammes de carbonate de soude cristallisé et une petite quantité d'eau; tout se dissout aussitôt, et il en résulte une sorte de crème épaisse ou de frangipane que l'on peut aromatiser à volonté. Cette frangipane, mêlée avec son poids de sucre et chauffée avec précaution, fournit un sirop très agréable. Par la concentration de ce sirop, on obtient une pâte pouvant se découper en tablettes et se dessécher complétement à l'étuve. Le sirop et les tablettes de lait ainsi préparés se conservent très bien. Maintenant si l'on étend le sirop d'une grande quantité d'eau, on produit une liqueur d'un blanc opaque, en tout semblable au lait, et dont la saveur rappelle celle du lait bouilli ou cuit. Dans le café, les potages, les crèmes et autres aliments de cette nature, il est aussi agréable que le lait frais. Les tablettes peuvent servir en voyage pour sucrer le café. On voit que la question a fait ici un grand pas, mais elle n'est pas encore complétement résolue.

Gay-Lussac conseillait de faire bouillir tous les jours le lait, et cela pendant deux ou trois mois. Il y a encore bien d'autres méthodes de conservation du lait : celle de Villeneuve par la solidification; celle de Lignac par la conversion du lait en un sirop épais, par suite de la soustraction d'eau et de l'addition du sucre, etc. Nous en abrégeons la liste encore très longue pour arriver à la méthode de M. Marbru fils.

Cette méthode consiste à enlever au lait le gaz, l'air, l'oxygène, l'acide carbonique, etc., qu'il contient, en élevant sa température, non pas au contact de l'air, comme Appert, mais dans une atmosphère de vapeur d'eau, en l'enfermant et le conservant dans un espace absolument plein, hors ou loin du contact de tout principe gazeux.

M. Marbru fils traite à la fois 4 litres de lait qu'il met dans quatre bouteilles de fer-blanc ou de fer émaillé de M. Paris, terminées par des tubes de plomb longs de près d'un décimètre; il engage les cols de plomb des bouteilles pleines dans une boîte quadrangulaire, et les y visse fortement. Il installe tout le système ainsi établi au-dessus d'une chambre à parois métalliques et communiquant avec un générateur à vapeur; au moyen d'un entonnoir, il emplit la boîte de lait, de manière que la couche dépasse de quelques centimètres le sommet des cols de plomb; il ferme la boîte et la chambre. En chauffant le générateur, il fait arriver dans la chambre la vapeur à 100 degrés, et élève ainsi la température du lait dans une atmosphère de vapeur; il continue à chauffer ainsi pendant trois quarts d'heure ou une heure. Il enlève alors la boîte rectangulaire avec les quatre bouteilles, il les plonge dans un vase rempli d'eau froide, et les laisse refroidir pendant qu'une couche épaisse de lait recouvre toujours l'ouverture des tubes. Quand tout est froid, il dégage les bouteilles avec leurs tubes de la boîte; puis, avec une forte pince, il les aplatit encore pleins de lait et absolument vides de gaz. On peut alors les transporter sans ballottage intérieur possible, sans formation de beurre et sans altération aucune. La crème seule se sépare peu à peu, monte au sommet du col en vertu de sa pesanteur spécifique moindre, s'y condense et s'y épaissit en restant parfaitement pure. Pour ouvrir la bouteille de lait, on coupe avec un couteau le col de plomb, un peu au-dessus de sa soudure avec la pince de fer-blanc ou fer laminé; on enlève la crème, le lait apparaît alors limpide et blanc comme sortant du pis de la vache.

Bibliographie. — *Considérations hygiéniques sur le lait vendu à Paris comme substance alimentaire*, par Barruel (*Ann. d'hyg. et de méd. lég.*, 1re série, t. I, p. 404). — *Mémoire sur le lait*, par M. Braconnot. Nancy, 1830. — *Mémoire sur le lait*, par A. Quevenne (*Ann. d'hyg. et de méd. lég.*, 1re série, t. XXVI et XXVII). — *Sur la sophistication du lait au moyen de la matière cérébrale* (*Ibid.*, t. XXVII, p. 287). — *Rapport à l'Académie de médecine*, par M. O. Henry (*Bulletin de l'Académie*, t. VII, p. 418). — *Observations sur la vente du lait*, par A. Chevallier (*Ann. d'hyg. et de méd. lég.*, 1re série, t. XXXI, p. 453). — *Cours de microscopie*, par A. Donné. Paris, 1844, in-8. — *Mémoires sur le dosage du sucre du lait, au moyen du saccharimètre de Soleil, et détermination de la richesse du lait*, par M. Poggiale (*Recueil de médecine, de chirurgie et de pharmacie militaires*, 2e série, t. V, p. 275, Paris, 1850). — *Recherches sur le lait*, par Vernois et Becquerel (*Ann. d'hyg. et de méd. lég.*, Paris, 1853, t. XLIX et L). — *Dictionnaire des falsifications*, par Chevallier. — *De la nécessité de publier une instruction sur les moyens à mettre en pratique pour connaître si du lait est ou non allongé d'eau*, par le même (*Ann.*, 2e série, t. III, p. 306). — *Sur le commerce du lait pour l'alimentation de la population parisienne*, par le même (*Ann.* 2e série, t. VI, p. 359). — *Analyse du lait des principaux types de vaches, chèvres, brebis, bufflesses, présentés au concours universel de 1856*, par Vernois et Becquerel (*Ann.*, 2e série, t. VII, p. 271). — *De la conservation du lait*, par H. Gaultier de Claubry (*Ann.*, 2e série, t. XIII, p. 81). — *Du lait*, par le docteur O. Réveil (*Thèse de concours*, Paris, 1856). — *Du lait. instruction sur l'essai et l'analyse.* — *Du lait en général*, par Bouchardat et Quevenne, Paris, 1857.

LAMPES DE SURETÉ. — On sait que, se fondant sur la propriété qu'ont les toiles métalliques d'un tissu assez serré d'empêcher la propagation de la flamme d'une surface à l'autre, Davy avait inventé une lampe destinée à préserver les ouvriers des houillères des graves dangers auxquels ils sont exposés quand l'atmosphère renferme une proportion assez considérable d'hydrogène carboné.

Cet objet est d'une haute importance pour les mineurs, et mérite d'autant plus d'être examiné avec attention, que dans des circonstances qui n'avaient pas été bien appréciées, cet ingénieux appareil ne remplit pas toutes les conditions pour lesquelles il a été créé. Autrefois, pour diminuer les chances d'accidents si fréquents dans quelques houillères, on n'avait d'autre remède que de produire un jet continuel d'étincelles par le choc d'une masse de pierre siliceuse sur un morceau d'acier. On comprend facilement tout ce que ce moyen offrait d'inconvénients.

Quelque bien établie que puisse être dans une houillère la ventilation, chose très importante, les mineurs peuvent se trouver momentanément placés dans un courant formé d'un mélange explosif qu'ils appellent *souffiards*. Et quand on connaît la violente détonation que produit l'inflammation de quelques litres seulement d'un mélange d'hydrogène carboné et d'oxygène, on peut se faire une idée des effets produits par l'inflammation d'une atmosphère de gaz détonant qui remplit les galeries plus ou moins étendues dans une mine. Si une lampe se trouve placée dans une atmosphère semblable, l'inflammation est inévitable, et l'on peut à peine espérer de sauver la vie des mineurs qui se trouvent dans les galeries infestées. Davy, après son admirable découverte, pensa qu'il suffirait d'envelopper la flamme d'un réseau de toile métallique, pour que la détonation du mélange dans l'intérieur de cette lampe ne pût propager l'inflammation à l'atmosphère ambiante ; et c'est sur ce principe que repose sa lampe de sûreté. Il fallait, en outre, que la lampe pût être remplie et mouchée sans enlever l'enveloppe protectrice, sans cela les dangers d'une lampe libre se seraient sans cesse produits. Pour les éviter, Davy fit pratiquer extérieurement un conduit fermé par un bouchon à vis, qui permettait de remplir la lampe avec facilité, et fit passer verticalement au travers du corps de ce petit appareil un fil de métal glissant dans un canal convenable, et qui, recourbé à son extrémité supérieure, pouvait, par un mouvement de rotation, faire tomber le lumignon de la mèche ; enfin, comme la lampe devait s'éteindre si la détonation d'un mélange gazeux avait lieu dans l'intérieur de l'enveloppe, et qu'alors le mineur se trouverait dans l'obscurité, pour lui donner un moyen de se conduire, Davy, qui avait observé la continuation d'incandescence d'un fil fin placé au milieu d'un mélange gazeux combustible, pourvu qu'il ait été porté à une chaleur rouge, adapta au-dessus de la mèche de la lampe une spirale faite avec un fil de platine fin, qui restait rouge dans le mélange combustible renfermé constamment dans le réseau métallique que la flamme seule ne pouvait traverser. Ce fut un grand service rendu aux mineurs que cette application faite par Davy des principes scientifiques qu'il avait lui-même découverts ; mais l'expérience a prouvé que ce moyen ne suffisait pas pour préserver, dans diverses circonstances, et que la flamme pouvait être propagée dans l'atmosphère, malgré le réseau de toile métallique : nous ne parlons pas ici des déchirures occasionnées par quelques causes accidentelles, et malgré lesquelles les mineurs imprudents continuent à se servir des lampes.

Mais on a vu que quand la masse d'air ambiant a une vitesse de plus de 2 mètres par seconde, la flamme peut se propager au dehors, et cet effet peut être produit par un assez grand nombre de causes, par exemple, l'issue rapide d'un courant de gaz combustible, d'une fissure, le courant produit par une chute de quelques matériaux, etc. En général, on peut dire qu'un mélange qui, conservé en repos, ne s'enflammerait pas, lors même qu'une partie de la toile métallique serait rouge, produirait une détonation s'il frappait la toile ou quelque point, comme le dard d'un chalumeau. Un ouvrier mineur anglais auquel l'expérience avait montré les inconvénients que peut offrir la lampe de Davy, Roberts, a apporté à cet appareil des modifications qui paraissent de nature à détruire ces inconvénients d'une manière presque certaine ; on peut seulement reprocher à la lampe de Roberts un peu de complication et un poids trop considérable.

Le tissu métallique qui entoure les mèches de ces lampes porte 144 mailles par centimètre carré. Plongées et maintenues dans divers mélanges d'air et d'hydrogène, elles ont toutes parfaitement supporté les épreuves. Ces résultats étaient sans doute fort rassurants; mais néanmoins M. Boussingault étudia la manière dont elles se comportaient dans les mélanges d'air et de vapeur inflammables émanant de liquides très volatils. Cette étude était, pour ainsi dire, commandée par la présence possible des vapeurs de naphte dans l'atmosphère des mines de pétrole. Les premières expériences, tentées dans cette voie, ont été faites sur de l'air en contact avec un liquide des plus volatils et des plus combustibles, l'éther sulfurique. Voici comment l'opération a été conduite. On a pris un vase cylindrique de fer-blanc de $0^m,35$ de profondeur et de $0^m,11$ de diamètre. Sur la paroi, à $0^m,02$ au-dessus du fond, était adapté un tube très court, donnant accès à l'air, et de $0^m,01$ de diamètre. L'éther a été versé dans le cylindre jusqu'à ce qu'il formât une couche de $0^m,01$ d'épaisseur. Les choses étant ainsi disposées, et la température ambiante se trouvant de 22°, M. Boussingault a reconnu que la base de la flamme d'une lampe ordinaire, introduite dans le cylindre, communique le feu au mélange de vapeur d'éther et d'air quand elle arrive à $0^m,25$ de la surface du liquide ; il se fait alors une explosion. Dans les mêmes circonstances, si l'on introduit dans le cylindre la même lampe garnie d'une toile métallique portant 144 mailles par centimètre carré, on ne parvient pas à allumer le mélange éthéré. Quand la flamme pénètre dans la zone inflammable, on entend une suite de petites détonations. Si l'on dépasse cette première zone, on voit la flamme s'allonger et occuper presque entièrement l'espace compris entre le tissu. Les détonations augmentent d'intensité; la lampe s'échauffe considérablement. Plus bas encore, dans le voisinage même du liquide, la flamme disparaît; il suffit de hausser la lampe pour faire reparaître la lumière; mais si on la maintient quelque temps dans cette zone inférieure où la flamme s'affaiblit, on finit par l'éteindre complétement. Ce sont là, à peu de chose près, les diverses modifications que présente la lampe de sûreté quand on la porte dans l'atmosphère explosive d'une galerie de mine. Le naphte a offert des phénomènes entièrement semblables à ceux observés sur l'éther. L'alcool, l'essence de térébenthine, ayant une tension beaucoup moindre, ont dû être chauffés pour donner lieu à des effets bien prononcés. En multipliant ces expériences, M. Boussingault est arrivé à poser en principe, que la flamme de la lampe de Davy n'allume pas les vapeurs d'éther, de naphte, d'alcool, d'essence de térébenthine, soit que ces vapeurs émanent de ces mêmes liquides en ébullition. Plusieurs applications utiles pour la sécurité d'une multitude de travailleurs découlent des faits que nous venons de signaler. D'abord l'appareil lui-même, qui a servi pour les expériences de M. Boussingault, peut également servir à éprouver les lampes de sûreté en usage dans un établissement industriel. On ne saurait nier, en effet, que les accidents observés dans les travaux où l'on se sert de ces lampes ne soient dus, dans un certain nombre de cas, à des déchirures, à des dérangements survenus dans la continuité des mailles du tissu métallique. Il est donc du plus haut intérêt de vérifier de temps à autre l'efficacité des lampes. Si l'on s'abstient de procéder à cette vérification, c'est que l'on a rarement à sa disposition les moyens de préparer des mélanges gazeux explosifs. Or, le cylindre ci-dessus permet d'essayer un grand nombre de lampes, rapidement et à peu de frais, en employant l'éther, que l'on trouve partout et qui se conserve aisément. En second lieu, un des cas les plus communs d'incendie est l'imprudence avec laquelle on approche une lumière de liquides inflammables. Il n'est que trop fréquent de voir le feu se déclarer dans les caves où l'on transvase de l'esprit-de-vin et des huiles essentielles. Les accidents de ce genre deviendraient impossibles, si l'on prenait la précaution bien simple de se munir d'une lampe de sûreté pour approcher de ces substances. A la mer, le feu a presque toujours pour origine l'inflammation de spiritueux, et dans ces années dernières, plusieurs bâtiments ont été détruits par l'incendie. C'est le plus souvent dans les soutes aux vivres, pendant la distribution du rhum ou de l'eau-de-vie destinés aux équipages, que les incendies se déclarent. Nous devons dire que la lampe de Davy, telle qu'elle est sortie des mains de son illustre inventeur, et telle qu'elle est employée dans la plupart des houillères, a l'inconvénient de répandre peu de clarté. Un ingénieur belge, M. Mueseler, a fait disparaître ce grand désavantage, en remplaçant, comme l'avait fait déjà Roberts, une partie de la toile métallique par un cylindre de cristal, et en adaptant une cheminée. Ainsi établie, la lampe donne une bonne lumière ; mais, pour fonctionner, le fond de son réservoir doit être placé horizontalement ; elle s'éteint quand on l'incline. M. Combes, ingénieur en chef des mines, a fait à cette lampe des modifications qui lui permettent de fonctionner dans toutes les situations. La lampe de Mueseler, ainsi perfectionnée, paraît donc parfaitement convenable pour prévenir les accidents dans les dépôts et les fabriques de liquides combustibles.

Un autre système, amélioration de celui du docteur Reid Clanny (de Sunderland), inventé par Robert Henderson, ouvrier mineur de Monkwearmouth Coliry, Durham, consiste en une lampe couverte d'un verre cylindrique double, fermé aux deux extrémités ; le creux du verre est rempli d'eau distillée, pour en égaliser la température et pour rendre la clarté de la lumière plus brillante. Le verre est surmonté d'une cheminée de gaze métallique à double tissu, fixée à son extrémité supérieure pour l'admission de l'air qui descend sur la flamme. La gaze est d'un plus grand diamètre et le tissu en est plus serré que celui de la gaze ordinairement employée pour les lampes de sûreté. De cette manière cette lampe est sous tous les rapports d'une double sécurité. Elle est toujours plus tiède que les lampes ordinaires pendant qu'on s'en sert, ce qui est un grand desideratum dans toutes les lampes jusqu'à présent en usage. On doit faire remarquer que le poids de cette lampe est beaucoup réduit. Malgré les tentatives pour utiliser la pile voltaïque à l'éclairage des souterrains, et qui paraissent devoir être couronnées un jour d'un plein succès, rappelons que, dans l'état actuel, il périt chaque jour en Europe un homme par le feu grisou. Il est donc à désirer que l'usage de ces lampes devienne habituel dans les entrepôts où se conservent les liquides combustibles, de même que dans les mines, mais à une condition indispensable pour que ce mode d'éclairage soit efficace, c'est que les autres sources de feu ou de lumière soient sévèrement proscrites. Cette exigence tendrait cependant à limiter le nombre des applications de la lampe de Davy, si déjà, depuis longtemps, M. le préfet de police, d'accord avec le Conseil de salubrité, n'avait en quelque sorte préparé les moyens de faciliter l'accès de cet appareil dans les établissements où il importe le plus de l'introduire, en imposant l'obligation de placer les foyers en dehors des ateliers dans lesquels on manipule des substances très combustibles. Aussi les incendies qui se manifestent dans les distilleries sont presque tous occasionnés par l'inflammation des liquides ou des vapeurs à l'approche d'une lumière. Donc en ajoutant aux mesures si souvent prises déjà par l'administration, celle d'éclairer avec des lampes de sûreté, on doit espérer qu'on n'aura plus à déplorer des malheurs qui ne retombent pas seulement sur ceux qui les occasionnent par leur imprévoyance. Il est toutefois des établissements dans lesquels l'éloignement convenable des bouches de foyers est loin de présenter une garantie suffisante. On peut citer comme exemple la distillation des résines, qui souvent s'exécute sur des masses considérables : durant cette opération on ne produit pas seulement une huile des plus combustibles, il se forme encore, en abondance, des gaz inflammables. Sur quelques points de ces ateliers, près de l'orifice du récipient général, on court un danger qui n'est pas sans analogie avec celui que présente une mine à grisou. Les questions qui précèdent ont été examinées souvent par le Conseil de salubrité, au point de vue administratif, et voici, en résumé, les établissements dans lesquels, suivant les indications qu'il a données à M. le préfet de police, sur sa demande, il y a lieu de prescrire la lampe de Davy : distillation des résines, rectification des huiles de résine; distilleries d'alcool, entrepôts d'eau-de-vie; fabriques et dépôts d'éther; distillation, rectification, purification des huiles provenant des schistes de la houille et des bitumes; travail en grand des goudrons, fonte ou épuration de ces matières; extraction et rectification de l'essence de térébenthine; dépôts d'huiles essentielles; fabriques et dépôts de vernis.

Les sages mesures prises à cet égard par M. le préfet de police ont déjà produit de bons résultats; il faut espérer qu'avant peu de temps la lampe de Davy sera le seul moyen d'éclairage employé dans les établissements dont nous venons de parler et dans les autres localités où l'on reconnaîtra l'utilité de son application.

Voy. Incendie, Mines.

Bibliographie. — *Dictionnaire de l'industrie*, t. VII, p. 74. — *Rapport au préfet de police sur l'emploi des tissus métalliques* (*Ann. d'hyg. et de méd. lég.*, t. II, p. 277). — *Instructions sur l'emploi de la lampe de Davy*, par M. Boussingault (*Ibid.*, t. XXXV, p. 58). — *Note sur l'emploi de la lampe de Muesceler* (*Ibid.*, t. XXXVI, p. 339).

LANDES. — *Voy.* Marais, Rizières.

LAQUES. — La fabrication des laques, qui n'a que très peu d'inconvénients, est cependant classée dans la 3e classe des établissements incommodes.

LARD. — Les ateliers à enfumer le lard, par suite de l'odeur et de la fumée qu'ils répandent, appartiennent à la deuxième classe des établissements insalubres.

LATRINES. — *Voy*. FOSSES D'AISANCES.

LAVOIRS. — Il faut mettre au rang des progrès les plus réels qui se soient accomplis dans l'hygiène publique la création et la multiplication des lavoirs et des bains à prix réduits qui répandent des habitudes de bien-être et de propreté, et ne peuvent manquer d'exercer la plus heureuse influence sur la santé des populations, et principalement des classes ouvrières.

Nous avons fait connaître, en parlant des bains (t. I, p. 184), le bien déjà obtenu et l'impulsion généreuse que le gouvernement de notre pays avait donnée à ces utiles institutions par la promulgation de la loi du 3 février 1851. — Il nous reste à exposer ici les dispositions générales des lavoirs publics et leur état actuel, en ajoutant quelques faits et quelques documents nouveaux qui se rapportent en même temps aux deux ordres d'établissements.

Pour que les lavoirs publics produisent tout le bien que l'on est en droit d'en attendre, il faut qu'ils soient, autant que possible, appropriés à leur véritable destination, et que, quelles que soient leur importance et leurs dimensions, grands et petits, ils présentent réunies les conditions essentielles d'une bonne installation. Sur l'échelle la plus réduite, comme sur la plus développée, on doit s'attacher non-seulement à faciliter les différentes opérations du blanchissage tel qu'il se pratique dans notre pays, mais encore à donner les moyens de sécher le linge promptement et complétement dans l'établissement même, soit que, en raison du climat, l'exposition à l'air libre suffise, soit qu'au contraire il faille recourir à la chaleur artificielle de l'étuve.

C'est qu'en effet cette condition du séchage est véritablement capitale, au point de vue de la salubrité ; et l'on ne saurait trop insister sur son importance. Sans parler des inconvénients graves qu'il peut y avoir, pour la santé des femmes, à charger, comme elles le font, sur leurs épaules leur humide fardeau, quand elles viennent de s'échauffer à un rude travail, que l'on se représente l'étroite demeure d'un ménage d'artisans où la famille la plus nombreuse se presse souvent dans une seule pièce, on comprendra que l'atmosphère déjà viciée par tant de causes diverses doit encore se charger de la vapeur d'eau qui s'exhale du linge que fait sécher la ménagère ; ce linge mouillé retient une quantité d'eau égale à son poids, et, évaluant seulement à 10 kilogrammes le linge rapporté au foyer domestique, il ne faudrait pas moins de plusieurs centaines de mètres cubes d'air pour enlever les 10 litres d'eau dont le linge est imprégné. C'est dire que jamais le renouvellement de l'air, dans le plus vaste logement que puisse occuper une famille d'artisans, ne pourra suffire à faire disparaître l'eau que verse dans l'atmosphère le linge mouillé. Il en résulte que cette eau, qui s'évapore plus ou moins lentement, n'abandonne le linge mal séché que pour s'imprégner dans tous les coins de l'habitation, dans chaque partie de l'humble mobilier, jusque dans la paillasse du lit, jusque dans l'enduit qui recouvre les murs. Il en résulte une humidité constante, dont la source, loin de se tarir, va sans cesse s'augmentant, et dont on ne pourrait calculer les effets désastreux non-seulement sur quelques individus, mais sur des générations tout entières. On peut dire, sans aucune exagération, qu'il n'est pas une cause plus active de ces maladies constitutionnelles, de ces scrofules invétérées qui sont la plaie vive de la population pauvre de nos grandes villes. On ne saurait trop se persuader que dans une atmosphère saturée de vapeur d'eau, toutes les fonctions organiques languissent, l'évaporation nécessaire qui se fait à la surface du corps s'arrête, et la suppression de cette exhalation naturelle est la cause des affections rhumatismales les plus graves et le germe des maladies les plus cruelles et les plus meurtrières, de la phthisie tuberculeuse par exemple. Il n'est pas utile d'en dire davantage pour faire comprendre combien il importe d'affranchir le ménage du pauvre des inconvénients et des dangers auxquels l'expose le séchage à domicile du linge qui vient d'être blanchi, et quels avantages immenses offrent, à cet égard, les lavoirs publics pourvus de séchoirs convenablement disposés.

En résumé, pour traduire dans un langage vulgaire, mais vrai, la pensée libérale et féconde qui a voulu doter notre pays des établissements modèles de bains et lavoirs publics, on peut dire que : donner à l'artisan de l'eau chaude pour se laver, du linge sec et propre pour se vêtir, en assainissant en même temps son habitation, c'est avoir réalisé l'une des plus grandes améliorations que l'on puisse désirer dans l'intérêt de la santé publique.

Il existe actuellement à Paris un certain nombre de lavoirs, mais la plupart laissent à désirer pour la salubrité, l'économie ou la commodité. Quelques mots sur les principales opérations du blanchissage nous permettront d'indiquer les meilleures conditions que doit présenter un lavoir. Nous empruntons les détails qui suivent à un premier rapport fait à la commission des bains et lavoirs par MM. Émile Trélat et Gilbert.

Les diverses opérations qui constituent le blanchissage sont au nombre de huit : essangeage, lessivage, savonnage, passage ou bain à l'eau de Javelle, rinçage, passage au bleu, essorage ou tordage séchage.

Le *lessivage* se fait, en général, d'une manière très vicieuse. On sait que le procédé le plus usité consiste à projeter sur le lavoir rempli de linge une dissolution plus ou moins étendue de carbonate de potasse ou de soude, à la température de l'eau bouillante, et à la recueillir par un robinet placé au bas du cuvier, pour l'y rejeter ensuite ; mais outre que ce système est très long et très imparfait, il paraît que sous l'influence subite des dissolutions alcalines à la température de 100 degrés, certaines taches se fixent dans le linge tellement, qu'elles ne peuvent plus disparaître. Pour remédier à ces inconvénients, un ouvrier a imaginé, il y a quelques années, un appareil au moyen duquel la lessive passe et repasse successivement dans le cuvier, d'abord froide, puis de plus en plus chaude, jusqu'à ce qu'elle soit bouillante, ce qui indique que l'opération est terminée, et ce qui arrive ordinairement au bout de deux heures ou deux heures et demie. Mais cet appareil, qui paraît excellent, ne peut guère être employé, à cause de son prix, que dans des établissements publics.

Le *rinçage* et le *passage au bleu* doivent se faire avec de l'eau de puits, préférablement à l'eau de Seine, qui étend le bleu beaucoup moins régulièrement, et occasionne sur le linge de petits points bleus qui lui donnent un aspect sale.

L'*essorage* consiste à remplacer la torsion du linge à la main par une dessiccation partielle résultant d'un mouvement de rotation très accéléré, auquel on soumet les pièces dans un espace circulaire grillé mis en mouvement par un homme. Cette petite machine, dont la vitesse à la circonférence est d'environ 20 mètres par seconde, permet en dix minutes d'enlever à 45 kilogrammes de linge lavé une quantité d'humidité assez considérable pour que le doigt ne soit pas sensiblement mouillé au contact des pièces qui en sortent.

Le *séchage* est une des conditions peut-être les plus difficiles à organiser, dans un lavoir, d'une manière satisfaisante ; aussi ne se fait-il pas dans un grand nombre des lavoirs de Paris. Les femmes emportent leur linge à peine tordu ou simplement essoré. Mais cette habitude de charger sur leurs épaules des masses humides quand elles viennent de s'échauffer à un rude travail doit causer de nombreuses maladies, et la nécessité où elles se trouvent d'étendre leur linge chez elles, dans des localités étroites, dépourvues d'air, ne présente que de nouvelles conditions d'insalubrité ajoutées à celles qui existent déjà dans tant de logements d'ouvriers nécessiteux.

Les séchoirs exigent deux conditions difficiles à obtenir économiquement : de l'espace et du combustible. En effet, tous les essais de séchage qui ont eu pour base l'emploi de courants d'air chaud ont donné des résultats beaucoup trop dispendieux à cause de la condition à laquelle on est astreint de perdre, avec la vapeur qu'on enlève au linge, une grande quantité d'air chaud, abandonné à une haute température.

Mais M. Baly a appliqué à l'établissement modèle de *Gadstonsquare*, à Londres, un système dont les résultats économiques paraissent fort remarquables. Ce système consiste à placer le linge dans des espaces hermétiquement clos, à l'abri du contact de l'air extérieur, puis à faire rayonner directement de la chaleur sur la pièce à sécher. Quand la température du séchoir a atteint 105 ou 110 degrés, il ne reste plus d'eau, ou du moins fort peu dans le linge. La vapeur, répandue dans l'espace, presse entre les parois en vertu de la tension qui lui est propre, et s'échappe par une soupape qui s'ouvre sous l'influence de cette tension et se referme dès que le séchage est accompli. Ce système a permis d'établir à Hull de petits séchoirs partiels, placés près de chaque baquet, et l'on assure que le linge ainsi séché présente une blancheur et un degré de purification que, dans certaines conditions, il ne pouvait acquérir par les autres procédés de séchage. MM. E. Trélat et Gilbert proposent l'addition suivante au système de M. Baly : condenser la vapeur fournie, et employer la chaleur admise par cette condensation à échauffer, soit l'eau des bains, soit l'eau des lavoirs, de telle sorte que le séchage s'opère ainsi sans dépense propre de combustible.

Des expériences ont encore été instituées par la commission des bains et lavoirs, pour s'assurer si l'*étendage* était effectivement nécessaire pour sécher le linge ; si l'on ne pourrait pas obtenir un séchage complet et prompt dans des vases de capacité restreinte, où le linge occuperait le moindre volume, et serait toujours soumis à une certaine pression : on ne saurait conclure encore rien de positif des résultats de ces expériences ; mais il serait vraiment à désirer que l'on pût ajouter ce perfectionnement à l'appareil ingénieux de M. Baly. Les conditions ordinaires du blanchissage dans les lavoirs de Paris sont les suivantes :

L'essangeage est gratuit. Pour le lessivage, chaque paquet remis au *couloir*, d'une contenance de cinq chemises ou l'équivalent, coûte 10 centimes ; il est mis au cuvier marqué d'un numéro de zinc. La lessive achevée, on se rend au lavoir où le paquet est payé 5 centimes l'heure et 30 ou 40 centimes la journée. L'eau froide est en quantité variable suivant l'établissement. L'eau chaude coûte 5 centimes le seau. Le savon, brosses, bleu et autres accessoires sont apportés par les femmes ou fournis par l'établissement qui trouve là une source assez importante de revenus. Telles sont les conditions de la Société générale des lavoirs publics, installés à Batignolles, au Grand-Saint-Marcel, au Petit-Charonne, à la barrière de Charenton. Il se rend dans chacun de ces établissements quatre-vingts ou cent femmes par jour, qui y dépensent chacune en moyenne, 50 ou 60 centimes.

On remarquera le vice des conditions économiques imposées au personnel qui fréquente ces établissements : car, tandis que les blanchisseuses, qui ont un état lucratif, et les femmes qui possèdent une assez grande quantité de linge pour laver toute la journée, peuvent travailler douze heures pour 40 ou même 30 centimes, les pauvres ménagères qui n'ont qu'un peu de linge à apporter payent relativement bien davantage.

Il faudrait actuellement s'efforcer de multiplier et de perfectionner ces établissements si utiles pour la classe pauvre des villes.

On a reconnu que le blanchissage des ouvriers devait coûter, en moyenne, 3 fr. 25 centimes par mois et par personne (sans compter le blanchissage des draps). Pour un ouvrier dont la femme peut laver son linge elle-même, cette dépense se réduira à 1 fr. 90, et même 0 fr. 85, si l'on ne tient pas compte du prix du temps qu'elle emploie à laver.

Un relevé soigneusement fait par M. Darcy de tous les frais qu'entraînent ces sortes d'établissements ne permet pas d'espérer que ces frais puissent être notablement diminués, lors même qu'on obtiendrait de la ville de Paris une concession gratuite de l'eau nécessaire : cependant il est probable qu'une pareille concession aurait au moins pour résultat de multiplier le nombre des lavoirs publics et de les mettre à la portée de tous les quartiers de Paris.

Nous croyons utile de mettre sous les yeux du lecteur les résultats remarquables d'un essai fait à Rouen par M. Maurice de Saint-Léger, ingénieur en chef des mines, de l'emploi de l'eau chaude fournie par une machine à vapeur, pour l'établissement de bains et lavoirs publics.

C'est en juin 1849 que M. de Saint-Léger obtint, à l'aide d'une souscription volontaire, une somme de 6408 fr. 52 centimes ; et deux mois et dix jours après, il avait loué une petite maison avec cour attenante, fait exécuter les constructions nécessaires, amené, à l'aide d'un tuyau de fonte l'eau chaude concédée par le propriétaire de deux machines à vapeur voisines, et ce petit établissement entrait en activité.

Cet établissement se compose de trois baignoires de 1re classe, et de deux de 2e classe : la rétribution pour les bains de la 1re classe est de 25 centimes; pour ceux de la 2e, de 10 centimes. Les baignoires, en béton enduit avec du ciment, et qui vont être garnies à l'intérieur avec de grandes plaques de faïence, sont séparées par des cloisons; on fournit avec chaque bain un peignoir de coton à manchon. Il y a en outre deux bassins de maçonnerie, de 4 à 5 mètres de long sur 2 de large, et de 0^m^,50 de profondeur. Le premier bassin peut servir à laver pour 8 femmes payant une rétribution de 5 centimes par heure, et le second pour 10 femmes reçues gratuitement. Il faut dire que le blanchissage ici se réduit à un simple savonnage, et qu'il n'y a point d'appareil pour le séchage. Il faut savoir aussi que l'eau arrive pour les bains trop chaude, et qu'il faut en attendre le refroidissement. Eh bien! cet établissement, incomplet encore, il est vrai, on est arrivé à le créer avec une somme de 2935 fr. 24 cent. Depuis le 30 août 1849, jusqu'au 30 mai 1850, il y a été donné 849 bains; 21 500 femmes ont profité du lavoir. Les dépenses par mois sont demeurées comprises entre 51 fr. 83 cent. et 67 fr. 79 cent., et les recettes se sont élevées de 25 fr. 45 cent. jusqu'à 89 fr. 35 cent.

Il n'est pas sans intérêt ni sans utilité de faire connaître par les chiffres relevés dans le rapport du secrétaire du comité pour la propagation des établissements de bains et de lavoirs publics de Londres, l'accroissement véritablement extraordinaire qu'ont pris en cinq ans ces utiles institutions :

En 1848, un seul établissement.		48 637	bains.		
En 1849, deux	—	297 831	—	7 070	laveuses.
En 1850, trois	—	509 200	—	60 154	—
En 1851, cinq	—	647 242	—	132 251	=
En 1852, onze	—	800 163	—	197 580	—

Nous n'avons pas, et nous le disons à regret, de si heureux résultats à signaler pour notre pays. Les intentions libérales du gouvernement et les dispositions de la loi du 3 février 1851 sont loin d'avoir porté tous leurs fruits. La commission instituée près le ministère de l'intérieur, de l'agriculture et du commerce, suivant le vœu de la loi, pour répartir les fonds destinés à encourager la création des bains et lavoirs à prix réduits, commission dont nous avons eu l'honneur de faire partie, n'a eu qu'un petit nombre de projets sérieux à examiner, et n'a pu accorder une allocation qu'à quelques villes en tête desquelles il convient de citer Mulhouse. Afin de favoriser autant qu'il était en elle les vues de l'Empereur, elle a cru utile d'adresser dans chaque département de nouvelles instructions accompagnées de plans dus à l'architecte hygiéniste par excellence, M. Gilbert, et très bons à consulter partout. Elle a fait plus : convaincue que les garanties que la loi avait cru être nécessaires, en exigeant l'intervention constante des communes, avaient pu apporter quelque obstacle à la formation de compagnies industrielles capables de réaliser la formation d'établissements utiles aux classes ouvrières, elle a provoqué la présentation d'un projet de loi qui en admettant les compagnies et les particuliers au bénéfice de la loi, fera disparaître les entraves qui ont pu s'opposer à un progrès si désirable.

Malgré ces efforts du gouvernement, Paris n'a été doté d'un établissement modèle que lorsque l'empereur, en 1853, en a fait élever un à ses frais sur la place du Temple. Nous en ferons connaître les dispositions en citant un rapport excellent fait sur ce sujet à la commission d'hygiène du VIe arrondissement par un de ces membres, M. Humbert. Mais auparavant nous voulons citer quelques documents officiels relatifs aux lavoirs publics et à l'application de la vapeur au blanchissage du linge de l'armée.

CIRCULAIRE MINISTÉRIELLE DU 30 AVRIL 1852 RELATIVE A L'ÉTABLISSEMENT DE BAINS ET LAVOIRS PUBLICS.

Monsieur le préfet, une loi du 3 février 1851 avait, sur la proposition du gouvernement, ouvert au ministère de l'agriculture et du commerce un crédit de 600 000 francs destiné à encourager la création d'établissements modèles de bains et lavoirs publics, gratuits ou à prix réduits ; des instructions vous ont été adressées à ce sujet, le 26 du même mois et dans le courant d'avril, avec plusieurs exemplaires d'un volume de documents et de plans destinés à servir de guide aux autorités locales et aux architectes, pour l'élaboration des projets.

Ces instructions vous recommandaient de donner une grande publicité aux dispositions de la loi du 3 février, non-seulement par leur insertion dans le recueil des actes administratifs de votre préfecture, mais encore par voie d'affiches, et elles vous faisaient remarquer que les communes rurales pouvaient, aussi bien que les communes urbaines, être admises à participer à la distribution du crédit dans la proportion des sacrifices qu'elles voudraient elles-mêmes s'imposer.

Aux termes de la loi précitée et de la circulaire du 26 février 1851, les communes devaient pourvoir au tiers de la dépense; la subvention de l'État ne pouvait excéder 20 000 francs, et elle ne devait s'appliquer qu'à un seul établissement, dans une même localité.

Un certain nombre de communes ont répondu à l'appel du gouvernement en produisant des projets d'importances diverses; mais les demandes de subventions étaient presque toutes dans des conditions que les prescriptions de la loi rendaient inadmissibles. La sollicitude du gouvernement étant demeurée ainsi sans effet, Monseigneur le Prince Président de la République, afin de conserver aux populations et d'étendre même les bienfaits de l'institution projetée, a, par un décret du 3 janvier dernier, reporté sur l'exercice 1852 le crédit resté sans emploi.

Ce décret maintient la disposition qui a fixé le maximum de chaque subvention au tiers de la dépense à effectuer, mais la limite de 20 000 francs n'a pas été conservée. La subvention pourra désormais être égale au tiers de la dépense, à quelque somme qu'elle doive s'élever, et, de plus, l'administration sera libre de subventionner plusieurs entreprises dans une même commune.

Ces modifications permettront, sans doute, de fonder et de développer un genre d'établissements qui doit concourir puissamment au bien-être des populations ouvrières et des classes pauvres, auxquelles il est particulièrement destiné. Vous ne manquerez pas, monsieur le préfet, de vous associer à la pensée du gouvernement, en provoquant, s'il en est besoin, auprès des conseils municipaux, l'adoption des mesures nécessaires pour que les communes où ces établissements doivent offrir le plus d'utilité puissent prendre part à la distribution des fonds de l'État; mais mon département a pensé qu'il fallait venir en aide à l'expérience des administrations municipales, et il a fait dresser, à diverses échelles, une collection de plans et d'instructions qui ont été adoptés par la commission instituée en exécution de la loi précitée du 3 février 1851. Chacun de ces programmes mentionne approximativement le chiffre de la dépense à laquelle son exécution donnerait lieu. Il pourra être étendu ou réduit suivant les besoins et les ressources des localités; il pourra même être modifié suivant les usages et le climat des diverses contrées de la France; mais, soit qu'il s'agisse de bains et lavoirs réunis, soit qu'il s'agisse de bains ou de lavoirs séparés, aucun projet ne pourra être accueilli s'il ne présente les avantages qui doivent résulter des procédés perfectionnés qu'indiquent les programmes.

Veuillez, je vous prie, monsieur le préfet, afin de prévenir des demandes qui ne pourraient être admises, vous attacher, dans vos instructions, à faire ressortir cette condition essentielle; vous rappellerez, en outre, aux autorités municipales que la gratuité d'un nombre de bains et de places proportionné au chiffre de la population pauvre doit être la conséquence de la subvention de l'État, et qu'il y aura ainsi à disposer, autant que possible dans un quartier séparé, des baignoires et des places au lavoir pour les indigents. Je vous recommande, du reste, de faire examiner les projets des communes par un architecte et un ingénieur du département avant de m'en faire l'envoi. Leur rapport devra être joint à celui du Conseil d'hygiène publique et de salubrité, et vous aurez soin d'y ajouter votre avis personnel.

Les autres pièces à produire sont celles qui suivent :

1° La délibération du conseil municipal contenant, d'une part, l'évaluation des frais de premier établissement, et, d'autre part, l'indication des voies et moyens;

2° Les devis estimatifs;

3° Le budget de la commune pour l'année 1852;

4° Le tarif des bains ou du lavage, à prix réduit;

5° Un état approximatif des recettes et des dépenses annuelles de l'exploitation projetée.

6° L'engagement, de la part de la commune, de faire profiter des prix réduits tous les ouvriers dont la position justifierait cet allégement, et de délivrer, chaque mois, un nombre déterminé de cartes gratuites aux indigents.

Dans le cas où il serait d'une impossibilité absolue d'établir, pour ces derniers, des baignoires distinctes, il y aurait à leur assigner des jours et des heures réservés.

Si les communes avaient à recourir à des acquisitions qui rendissent nécessaires, nonobstant le décret du 25 mars 1852, l'intervention de l'administration centrale, vous auriez à m'adresser le dossier de l'affaire, avec l'indication de la 4e division de mon ministère; celle-ci après avoir, en ce qui la concerne, assuré l'accomplissement des formalités requises, transmettrait le dossier à la direction de l'agriculture et du commerce, chargée de me présenter ses propositions pour l'emploi du crédit destiné à encourager la construction des bains et lavoirs. Dans les autres circonstances, il vous appartiendra de préparer les moyens d'exécution avant de me transmettre les demandes de subvention.

Je vous informerai ensuite de la décision qui interviendra sur l'avis de la commission des bains et lavoirs. Mais, en aucun cas, et vous devez en prévenir les communes, les règles de l'administration financière ne permettaient d'ordonnancer par provision la subvention qui serait allouée. D'après la marche indiquée par le département des finances, cette subvention devra être divisée en trois portions égales qui seront ordonnancées et payées à mesure que les communes justifieront, par tiers de l'avancement des travaux, de telle sorte que le dernier tiers de la subvention ne soit acquitté qu'après l'entier achèvement de l'établissement et sa réception en bonne forme.

Les mandats seront délivrés par vous, au nom du receveur municipal, et ce comptable, lors du payement, joindra à son acquit sur le mandat une quittance extraite de son journal à souche.

Le mandat de payement du premier tiers devra être accompagné de la décision qui aura alloué la subvention et d'un certificat du maire, visé par vous et constatant l'état des travaux, ainsi que leur avancement dans la proportion de l'à compte à mettre en payement.

Enfin, le dernier mandat sera appuyé d'un certificat semblable, mais attestant l'entier achèvement de l'établissement.

Je vous prie, monsieur le préfet, de porter ces dispositions à la connaissance des communes qui solliciteront des subventions, après avoir pris communication des programmes ci-joints. M. le ministre des finances doit adresser des instructions dans le même sens à MM. les payeurs.

Si des projets de bains et lavoirs provenant de votre département ont été jugés inadmissibles, vous les trouverez annexés à la présente circulaire. Je vous serai obligé de vouloir bien les renvoyer aux communes qu'ils intéressent, afin qu'elles puissent les modifier conformément aux nouveaux programmes.

Je vous prie de vouloir bien rendre compte, dans le plus bref délai possible, des mesures que vous aurez prises pour faire profiter les populations ouvrières de votre département des bienfaits de la législation sur les bains et lavoirs gratuits ou à prix réduits.

Le Ministre de l'intérieur, de l'agriculture et du commerce,
F. DE PERSIGNY.

RAPPORT A L'EMPEREUR SUR L'APPLICATION DE LA VAPEUR AU BLANCHISSAGE DU LINGE DE L'ARMÉE.

Sire, dans sa constante sollicitude pour le bien-être de l'armée, Votre Majesté a voulu qu'une commission spéciale fût chargée d'examiner les avantages qu'offrirait, pour le blanchissage du linge de la troupe et des hôpitaux, l'adoption d'un procédé de lessivage à vapeur employé à l'hôpital militaire de Nancy, et dont les résultats économiques ont été plusieurs fois signalés.

La commission, après diverses vérifications et expériences effectuées sur place, a constaté que le lessivage à la vapeur, tel qu'il est opéré à Nancy, nettoie parfaitement le linge, ne le brûle aucunement, et en assure la conservation, en ce sens que l'emploi de la brosse et du battoir devient complétement inutile pour le lavage. La lessive se fait en beaucoup moins de temps que par le coulage ordinaire (six ou huit heures au lieu de vingt-quatre). Il y a donc, en définitive, économie de main-d'œuvre, de combustible et de savon, amélioration notable dans la propreté du linge et prolongation de sa durée. La puissance de la routine peut seule expliquer que le procédé de lessivage à la vapeur, déjà préconisé par Chaptal, Cadet de Vaux, Cureaudeau, etc., ait été aussi longtemps à se répandre. Aujourd'hui, un assez grand nombre d'établissements hospitaliers et de bienfaisance sont pourvus d'appareils à vapeur de systèmes différents et en obtiennent de bons résultats. Il était donc naturel de penser que l'armée pourrait aussi retirer des avantages de l'adoption de ce mode de blanchissage.

La commission a examiné la question séparément pour les hôpitaux et pour les corps de troupes.

Les hôpitaux militaires sont dans la même situation que les établissements civils, puisque le blanchissage s'y fait à l'économie, au compte de l'État et avec les ressources ordinaires pour la main-d'œuvre. Le blanchissage complet de 100 kilogrammes de linge, qui coûtait, suivant l'ancienne méthode, environ. 11 fr. 10 c.

Ne revient plus avec le lessivage à la vapeur, qu'à. 6 70

La différence en moins est de. . . . . 4 fr. 40 c.

Or, la dépense totale du blanchissage des effets d'hôpitaux en France et en Algérie, s'élevant en moyenne à 170 000 francs, l'économie annuelle serait de 68 000 francs.

Cette économie n'est pas, il est vrai, très considérable ; mais il faut y ajouter celle qui résultera de la prolongation de durée du linge, et qui ne laissera pas que d'avoir une certaine importance, bien qu'on ne puisse encore l'apprécier exactement. Si on l'évalue, par exemple, au tiers de la consommation annuelle des effets, elle serait de 90 000 francs environ. La dépense à faire pour l'établissement d'appareils à vapeur dans tous les hôpitaux militaires, ne devant pas dépasser 120 000 francs, sera par conséquent couverte, en dix-huit mois au plus par les économies qui seront faites sur le blanchissage.

Pour le blanchissage du linge de troupe, la question est plus complexe. Dans l'état actuel des choses, la chemise et le mouchoir du soldat sont seuls blanchis régulièrement au moyen d'une imputation hebdomadaire et individuelle de 10 centimes sur le fonds de l'ordinaire ; le blanchissage des autres effets (caleçon, calotte, musette, pantalon de treillis) est laissé aux soins du soldat, et ne lui coûte pas moins de 05 centimes par semaine dans l'infanterie, et 08 centimes dans la cavalerie, quels que soient les expédients auxquels ils ont recours. Il faut ajouter que les procédés grossiers employés par les blanchisseuses et par le soldat font éprouver aux effets une détérioration rapide qui se traduit en dépense sur le fonds de la masse individuelle. Suivant le système proposé, tous les effets du soldat seraient blanchis au moyen d'un appareil à vapeur, dans des buanderies militaires, et par des soldats propres à ce service. La dépense du blanchissage devant, dans de telles conditions, se trouver considérablement réduite, elle pourrait être imputée sur le fonds de la masse individuelle, avec d'autant moins d'inconvénients, qu'elle serait probablement compensée par l'économie qui résulterait de la prolongation de durée des effets. Le payement aurait lieu au moyen d'un abonnement dont le produit constituerait, par virement de fonds, une nouvelle masse dite *de blanchissage*, laquelle supporterait tous les frais de blanchissage, et devrait en outre pourvoir aux dépenses accidentelles, telles que les réparations du matériel et le blanchissage des effets des hommes en route ou en détachement.

Le taux de l'abonnement serait réglé par trimestre, afin d'éviter de multiplier les inscriptions sur les livrets, savoir :

Pour les troupes à pied. . . 0 fr. 65 c. par trimestre et par homme.

Pour les troupes à cheval. . 1 05 id.

Le règlement ministériel à intervenir déterminera les chiffres de l'abonnement, en même temps que les règles d'exécution. Ce système présente des avantages évidents pour le soldat, en augmentant les ressources de l'ordinaire et en affranchissant complétement les centimes de poche.

Il est vrai que le nouveau mode de blanchissage rend nécessaire l'installation successive dans les casernes de buanderies militaires ; mais il ne faut pas oublier que les intérêts des soldats sont inséparables de ceux de l'État, et que, pour réaliser au profit de la troupe une économie qui s'élèvera à plus de 2 millions de francs, on ne saurait reculer devant un sacrifice qui ne consistera qu'en une dépense une fois faite, dont le total ne paraît pas devoir excéder la somme de 1 million de francs pour toutes les places de garnison de France et d'Algérie.

Il est incontestable d'ailleurs que l'usage habituel de linge de corps plus fréquemment et mieux blanchi apportera dans l'état sanitaire de l'armée une amélioration qui indemnisera un jour le gouvernement de ses avances par la diminution du nombre des journées d'hôpital, et compensera le temps consacré au blanchissage en laissant un plus grand nombre d'hommes disponibles pour le service.

Si Votre Majesté approuve les diverses propositions que je viens d'avoir l'honneur de lui soumettre, je la prie de vouloir bien revêtir de sa signature le projet de décret ci-joint. *Signé* A. DE SAINT-ARNAUD.

DÉCRET DU 10 DÉCEMBRE 1853.

Vu les articles 170 (infanterie) et 220 (cavalerie) des ordonnances du 2 novembre 1833, sur le service intérieur des troupes ;

Considérant que l'emploi direct par les divers corps de l'armée de procédés de lessivage reconnus économiques et conservateurs du linge permettra de réduire notablement la dépense du blanchissage des effets de la troupe ;

Voulant que cette réduction profite au bien-être du soldat, en dégrevant les fonds de l'ordinaire et les centimes de poche des frais de blanchissage qu'ils supportent actuellement ;

Sur le rapport de notre ministre secrétaire d'État de la guerre,

Avons décrété et décrétons ce qui suit :

Art. 1er. A partir du 1er janvier 1854 et au fur et à mesure de l'installation de buanderies militaires dans les diverses garnisons, la masse individuelle du soldat supportera toutes les dépenses de blanchissage au moyen d'un abonnement trimestriel fixé par le règlement ministériel à intervenir.

Art. 2. Dans le cas prévu par l'article ci-dessus, le dernier paragraphe des articles 170 et 220 des ordonnances du 2 novembre 1833 cessera d'avoir son effet.

Toutes les dispositions réglementaires antérieures qui seraient contraires au présent décret sont abrogées. *Signé* NAPOLÉON.

EXTRAIT DU RAPPORT DE M. HUMBERT SUR LE LAVOIR NAPOLÉON RUE DU TEMPLE (1858).

.... Dans les lavoirs publics de Paris, le blanchissage s'opère en général, aujourd'hui, de la manière suivante. Chaque laveuse apporte au lavoir son linge disposé en paquets peu volumineux ; chaque paquet contient soit une paire de draps, soit six ou sept pièces de linge au plus, formant un volume à peu près équivalent à une paire de draps. Ce linge est cousu ensemble, de manière que chaque pièce reste aussi séparée que faire se peut. En arrivant, chaque laveuse jette son linge dans un cuvier plein d'eau froide, faisant ce qu'on appelle l'essangeage ou échangeage de son linge elle-même. Un numéro de zinc est attaché à chaque paquet, et un numéro semblable est remis à la laveuse ; puis tous les paquets sont mis dans un même cuvier, où en général le lessivage est fait par affusion de lessive. Divers procédés plus ou moins ingénieux sont mis en usage pour entretenir le courant de la lessive à travers le linge. Dans quelques lavoirs, des courants de vapeur sont établis en sens inverse, de manière à entretenir la chaleur et à hâter l'effet de la dissolution alcaline. La force de la lessive varie de 3 à 6 degrés.

La lessive se coule la nuit. Le lendemain matin, les paquets sont remis à la laveuse, qui paye 10 centimes pour chaque paquet ainsi lessivé, et opère elle-même le savonnage et le rinçage de son linge ; pour cela on lui donne dans le lavoir, à raison de 5 centimes l'heure, une place où elle a à sa disposition deux grands cuviers, un petit baquet, une planche à laver, un chevalet pour poser son linge à égoutter, et une boîte de bois pour se préserver de l'eau. Elle a l'eau froide à discrétion, mais elle se fournit elle-même de savon et elle paye 5 centimes chaque seau d'eau chaude ou de lessive qui a servi la nuit précédente, et qu'elle va chercher elle-même à deux robinets disposés à cet effet.

Un séchoir à air libre, situé au sommet du lavoir, lui permet d'y placer son linge pour le sécher...

Le blanchissage du linge comporte en général cinq opérations distinctes que nous examinerons successivement, savoir : 1° l'essangeage ou échangeage, 2° le lessivage, 3° le savonnage, 4° le rinçage, 5° enfin le séchage.

La première de ces opérations consiste simplement à laver le linge grossièrement, pour le débarrasser des impuretés les plus grossières qui y adhèrent, dans de l'eau froide, à laquelle on ajoute cependant quelquefois un peu de savon.

Dans de certains cas, surtout quand le blanchissage se fait à la vapeur, ainsi que nous l'avons vu pratiquer à la buanderie de l'École militaire, on supprime cette opération ; nous pensons que c'est à tort, et qu'on devrait toujours échanger le linge, à moins qu'il ne soit très peu souillé.

En effet, beaucoup de matières sont aussi solubles dans l'eau pure que dans les dissolutions alcalines ; quelques-unes même, telles que les matières calcaires, forment avec ces dissolutions des savons insolubles. Si l'on soumet le linge à l'action de la lessive avant de l'avoir débarrassé de ces matières et des impuretés les plus grossières, souvent à peine adhérentes au tissu et qu'un simple barbtage aurait enlevées, elles y pénètrent, salissent la lessive, qui souille les pièces de linge voisines, et y produit des taches que l'on ne peut plus enlever ensuite qu'en usant du savon et frottant fortement le linge, ce qui en détermine l'usure.

La deuxième opération, la lessive, est la plus importante du blanchissage ; elle consiste, comme on sait, à mettre en contact, dans des conditions favorables, le linge avec des dissolutions alcalines qui, en saponifiant les graisses, rendent solubles dans l'eau les matières dont l'étoffe est souillée et permettent ensuite de les enlever par le lavage.

Beaucoup de procédés sont en usage pour effectuer cette opération ; afin d'être à même de les apprécier et de les comparer, nous rappellerons sommairement les faits suivants, bien connus de tous ceux qui se sont occupés de cette question : 1° Une température de 100 à 110 degrés est nécessaire pour que la saponification puisse s'opérer complétement. 2° A une température de 300 à 400 degrés, tous les alcalis, même en dissolution faible, exercent une action destructive sur les fibres des tissus. 3° A une température même de 100 degrés, les dissolutions trop concentrées (6 ou 7 degrés du pèse-lessive), surtout celles de soude ou potasse caustique, attaquent les tissus. 4° Enfin on a reconnu que tout changement trop brusque de température du linge peut crisper les fibres textiles, et que, de plus, l'action d'un liquide bouillant ou d'un jet de vapeur sur le linge froid fixe et réunit en quelque sorte les matières animales et albumineuses, qui ne peuvent ensuite être enlevées que par l'emploi du savon et un frottement long et difficile.

Ces principes vont nous servir de guide dans l'examen que nous allons entreprendre des diverses méthodes en usage.

Ainsi que nous avons eu occasion de le dire ci-dessus, en Angleterre, en Belgique, en Hollande et dans une partie de l'Allemagne, le lessivage se borne à faire bouillir longtemps le linge dans de l'eau de savon. Ce procédé est long, dispendieux, et exige de nombreux lavages qui fatiguent les tissus par les frottements prolongés de ses fibres. Une foule de procédés mécaniques ont été inventés pour opérer ces longs lavages d'une manière économique ; mais tous ces procédés ont le grave inconvénient de faire frotter indistinctement toutes les parties des étoffes, qu'elles soient plus ou moins sales, soit les unes contre les autres, soit contre les parois des appareils, ce qui détermine une usure rapide.

Le savon, dit Berzelius, agit de deux manières : 1° Il forme une dissolution émulsive avec les corps qui se trouvent sur l'étoffe, et qui se dissolvent ainsi dans l'eau de savon. 2° En vertu de la faculté avec laquelle les sels dissous qui constituent le savon abandonnent leur alcali qui, mis en liberté, réagit sur les impuretés qui salissent l'étoffe, ces impuretés s'unissent avec les alcalis pour donner naissance à des sels solubles. L'emploi direct des alcalis est donc évidemment plus économique que le savon, puisque dans les dissolutions alcalines qui coûtent moins cher, les alcalis se trouvent immédiatement en contact avec les impuretés de l'étoffe, pour se combiner avec elles. A la vérité, à la température ordinaire, les carbonates de soude et de potasse dissolvent moins bien les impuretés, le dégagement de l'acide carbonique s'opérant moins facilement que la composition de l'oléate neutre ; mais, si l'on emploie le carbonate potassique à une température de 100 degrés, l'acide carbonique est chassé par l'ébullition, et il produit le même effet que l'eau de savon.

Le seul avantage que présente l'eau de savon, c'est qu'elle n'altère pas le linge, comme le fait une dissolution alcaline, si elle est trop forte ou à une température trop élevée ; mais on peut éviter ces inconvénients, et, comme nous l'avons dit, le lavage prolongé du linge, après la lessive à l'eau de savon, est une autre cause d'usure inévitable.

Nous partageons donc l'avis de l'ingénieur anglais que nous avons cité plus haut, et nous pensons que ce n'est pas en Angleterre que nous devons chercher un modèle de blanchissage.

En France, en Italie, en Espagne, on emploie généralement pour la lessive les dissolutions alcalines, soit qu'on les obtienne par le lavage des cendres, soit qu'on les compose avec les sels de commerce, sous-carbonates de soude (cristaux de soude), sous-carbonates de potasse (potasse), sels de soude ou de potasse. On doit donner la préférence aux dissolutions des sous-carbonates. Avec le lavage des cendres, on ne connaît pas bien, en général, la nature et la quantité des sels qui composent la lessive dont on se sert.

Les sels de soude et de potasse du commerce étant composés de soude ou potasse caustiques et sous-carbonatées, les lessives ne peuvent être exactement les mêmes ; aussi est-il préférable d'employer les cristaux de soude (sous-carbonate de soude) ; ce sel, constant dans sa composition, offre le moyen certain d'obtenir des lessives au même degré, en dissolvant la même quantité dans l'eau. Pour plus de sûreté, on apprécie encore le degré de la solution alcaline au moyen d'un pèse-sel.

Quant au mode d'opérer, celui suivi depuis longtemps, en usage encore presque partout, surtout dans les campagnes, consiste à entasser le linge immédiatement après l'échangeage, et lorsqu'il est encore mouillé, dans un cuvier élevé sur un tréteau de 50 à 60 centimètres, et percé sur le devant d'un trou de 2 à 3 centimètres de diamètre, qu'on ferme par un bouchon pendant le travail préparatoire ; au-dessous de ce point se trouve, placé sur le sol, un autre cuvier beaucoup plus petit, destiné à recevoir le liquide qui s'écoulera du premier cuvier.

En plaçant avec soin le linge dans le grand cuvier, on met au fond le linge le plus fin, puis on accumule par-dessus le surplus du linge, en terminant par le plus grossier et le plus sale. Cela fait, on couvre le tout d'une toile grossière, en deux ou trois doubles, qu'on appelle, à Paris, charrier ; sur ce charrier on répand une couche de cendres de bois, plus ou moins épaisse, selon la quantité de linge que contient le cuvier ; cette couche se recouvre d'un autre charrier, et l'opération du coulage commence.

On fait chauffer dans un chaudron, qu'on remplit successivement à mesure qu'il se vide, une quantité d'eau assez considérable pour noyer en plein tout le linge du cuvier, occuper une bonne partie de la capacité du petit cuvier, et aussi la plus grande partie du chaudron qui est sur le feu. Aussitôt que l'eau du chaudron est bouillante, on la verse avec une écope sur le charrier qui couvre le cuvier, et l'on ôte le bouchon qui est à la partie inférieure. On remplit alors le chaudron d'une nouvelle quantité d'eau, qui, arrivée à l'ébullition, est encore versée sur le cuvier à lessive, jusqu'à ce que l'eau, après avoir traversé le cuvier et tout le linge qu'il contient, soit tombée dans le cuvier inférieur en assez grande quantité pour qu'il soit plein.

A partir de ce dernier moment, c'est l'eau de ce dernier cuvier qu'on remet dans le chaudron, pour la reporter au degré d'ébullition et continuer à arroser le cuvier à lessive. L'opération continue ainsi pendant le temps supposé nécessaire pour obtenir un bon lavage, temps qui n'est jamais moins de douze heures et qui va souvent jusqu'à dix-huit et plus. On connaît le but de cette opération : l'eau bouillante versée sur le charrier le traverse, dissout les sels alcalins contenus dans les cendres, traverse le linge qui s'y trouve, dissout en attaquant et entraînant les matières étrangères qui le salissent.

La lessive ayant beaucoup plus de force et de mordant en sortant du charrier qu'elle n'en conserve à mesure qu'elle pénètre dans les couches inférieures du linge, on conçoit pourquoi on met au sommet du cuvier le linge le plus sale et le plus grossier, et au bas les tissus les plus délicats et les moins sales. Mais il s'ensuit, d'un autre côté, que cette lessive ne pouvant entraîner à travers toute la masse du linge toutes les ordures qu'elle a dissoutes et entraînées des couches supérieures, en laisse une partie dans le linge qui est au bas du cuvier ; de telle sorte qu'à la fin de l'opération tout le linge est à peu près également souillé et a besoin d'être également lavé et savonné. On doit remarquer, en outre, que si le linge n'a pas été arrangé avec un soin tout particulier dans le cuvier, il s'y formera des faux-fuyants dans lesquels des courants de lessive s'établiront ; de telle sorte que certaines parties de la masse seront à peine atteintes par la lessive, qui coulera presque toute sur les mêmes pièces de linge, sur lesquelles elle laissera des traces qui ne s'effaceront que par un savonnage et un frottement long et difficile. Il suffit de se reporter aux principes que nous avons énoncés plus haut pour comprendre, en outre, combien cette méthode présente d'inconvénients. La lessive, qui, au commencement de l'opération, arrivera subitement bouillante sur les premières couches du linge froid et humide, aura l'inconvénient que nous avons signalé pour toute la masse de linge contenue dans le cuvier; le lessivage ne s'opérera jamais qu'à une température inférieure à celle de 100 degrés, puisque c'est à cette température seulement que la lessive est prise dans le chaudron et qu'elle se refroidit nécessairement lorsqu'on la verse sur le charrier en traversant toute la masse du cuvier.

Enfin, les cendres de bois contenant des quantités très variables et très diverses de sels alcalins, on ne connaît jamais exactement la composition et la force de la lessive à laquelle on soumet le linge.

Dans ces derniers temps, beaucoup de procédés ont été inventés et mis en usage pour remédier aux inconvénients de cet ancien mode de lessivage. Nous avons déjà dit que la cendre est en général remplacée par des sous-carbonates de soude, et c'est là réellement un perfectionnement important.

Le cuvier inférieur a été supprimé et remplacé par le chaudron, destiné au chauffage de la lessive, et des moyens mécaniques ou la pression de la vapeur servent à élever la lessive bouillante et à la verser sur le haut du cuvier ; mais ces perfectionnements, qui économisent la main-d'œuvre, ne remédient pas aux inconvénients majeurs que nous avons signalés.

Comme il est bien reconnu que, pour que le blanchissage soit complet et que le linge soit purifié de tous les miasmes morbides qu'il peut contenir, il faut absolument que la lessive soit bouillante, on a imaginé dans ces derniers temps de faire traverser toute la masse du linge par des courants ascendants de vapeur, tandis qu'il est traversé en sens inverse par les lessives. Mais les appareils inventés dans ce but sont chers et compliqués, et il est difficile d'éviter que les vides ménagés dans le linge pour les courants de vapeur ne servent de faux-fuyants à la lessive, dont l'effet n'est plus alors général.

L'examen que nous avons fait de ce mode de lessivage, même en employant les appareils les plus perfectionnés, parmi lesquels on doit ranger en première ligne ceux de Moque et Bouillon, nous a convaincu qu'il était inférieur, sous tous les rapports, au procédé connu sous le nom de blanchissage à la vapeur, dont il nous reste à nous occuper. Avant de passer toutefois à l'examen de ce procédé, encore peu répandu, comparativement à celui du lessivage par affusion de lessive, encore généralement appliqué et pour lequel des appareils divers sont mis en usage, il nous paraît utile de résumer les conditions que doivent remplir ces appareils pour mettre à même d'apprécier le mérite de chacun d'eux et de s'en servir convenablement. Il suffit pour cela de se rappeler les principes posés au commencement de ce chapitre.

L'appareil sera le meilleur possible : 1° Si toute la masse du linge exposé à la lessive parvient à une température uniforme de 110 degrés et ne se trouve en aucun point exposée à en subir une supérieure de 110 ou 115 degrés ; 2° si tout le linge soumis à l'appareil y reçoit également la dissolution alcaline; 3° si cette dissolution, employée d'abord à 2 ou 3 degrés du pèse-lessive, ne se concentre pas de manière à atteindre plus de force à la fin de l'opération ; 4° enfin, si la masse du linge s'y échauffe progressivement et si aucune partie ne s'y trouve exposée à un changement trop brusque de température. L'appareil le plus économique sera celui où, toutes ces conditions étant remplies, l'opération aura la plus courte durée. Le procédé de blanchissage à la vapeur consiste à plonger le linge que l'on veut nettoyer dans une dissolution alcaline convenablement dosée, de manière à l'en imprégner également ; puis à l'exposer à un courant de vapeur qui, en élevant progressivement la température à 100 degrés, détermine la saponification des matières grasses qui le salissent et les rende ainsi solubles dans l'eau ; de telle sorte qu'il suffise après d'un simple rinçage pour les enlever. Ce procédé a été indiqué depuis comme le meilleur par les savants qui se sont occupés de cette matière.

Dès 1807, Chaptal, dans son *Traité de chimie appliquée aux arts*, disait à son égard : « Cette manière de lessiver est sans doute la plus avantageuse ; elle est en même temps la plus économique. La chaleur constante qui est imprimée à toute la masse est de 85 à 90 degrés, tandis que celle des lessives ordinaires n'est jamais que de 70 à 72 degrés. Toute la masse reçoit une action uniforme, tandis que par la manière ordinaire de couler les lessives, il se fait des faux-fuyants où s'échappe le liquide, et une grande partie du linge est soustraite à son action. »

Après Chaptal, Berthollet, Cadet de Vaux, Curandeau et autres ont également préconisé ce procédé, et cependant il n'a commencé à se répandre un peu que dans ces dernières années. On ne doit pas toutefois attribuer à la routine seule le temps que ce procédé, si simple, si rationnel en principe, a mis à se populariser. Les premiers appareils employés étaient compliqués et dispendieux ; en général, on employait de la vapeur produite par des générateurs à haute pression, et cette vapeur, arrivant subitement sur le linge froid et humecté de lessive, le brûlait ou au moins coagulait les matières albumineuses et laissait le linge maculé de taches difficiles à enlever. Le préjugé que la vapeur brûlait le linge se répandit dans le public et en fit rejeter l'emploi. En 1837, M. le baron Bourgnon publia une brochure qui jeta un grand jour sur le lessivage à la vapeur et contribua à en propager l'usage. Dans ces dernières années, les appareils se sont simplifiés. MM. Charles et Cie, surtout, profitant vers 1844, des travaux de leurs devanciers, commencèrent à fabriquer et à livrer à l'industrie des appareils simples et commodes, et contribuèrent ainsi puissamment à étendre ce procédé. Enfin, un décret fut rendu le 10 décembre 1853 pour l'institution de buanderies militaires, et des appareils à vapeur ont été établis dans la plupart de ces buanderies, notamment à l'École militaire de Paris. Nous avons visité cette dernière buanderie, et nous y avons vu fonctionner les appareils de la maison Charles et Cie, à l'aide desquels on blanchit, avec une grande économie, 900 kilogrammes de linge par jour. Ce qui précède nous paraît établir d'une manière incontestable la supériorité du procédé du blanchissage à la vapeur sur l'ancien mode de coulage. Il nous reste donc seulement à indiquer les précautions à prendre pour obtenir les meilleurs résultats de l'emploi de ce procédé.

Le linge doit, en général, être immergé à sec dans une dissolution de sous-carbonate de soude à deux et demi ou trois degrés au plus du pèse-lessive. On peut d'ailleurs, ici, proportionner la force de la dissolution alcaline à la nature et à l'état de saleté du linge, avantage que n'a pas l'ancien procédé.

Lorsque le linge est très-sale, on doit commencer par l'essanger, en ayant soin de le tordre pour enlever l'eau en excès, et il faut alors le plonger dans une dissolution un peu plus concentrée de sous-carbonate, afin qu'après son immersion le liquide accuse encore 2 degrés 1/2 ou 3 degrés au pèse-lessive.

En général, comme nous venons de le dire, et pour le linge qui ne contient pas d'impuretés trop grossières, on se dispense de l'essangeage, et l'on plonge le linge bien sec dans un cuvier dans lequel on a préalablement mis autant de litres de la dissolution de sous-carbonate que l'on a de kilogrammes de linge sec à blanchir. On doit avoir soin de tremper le linge le moins sale et le plus fin le premier; à mesure qu'une pièce a été bien imbibée de lessive on la place à égoutter, soit sur des barres de bois, soit sur une planche percée de trous au-dessus de la cuve à lessive ; de telle sorte que le linge le plus sale et le plus grossier, qui a été immergé le dernier, se trouve au-dessus, et soit par conséquent repris le premier pour être placé au fond de l'appareil à vapeur.

Tout le linge imprégné est alors placé l'un sur l'autre dans ces appareils, en ayant soin de ménager des vides pour la circulation de la vapeur ; dans les appareils de la maison Charles et Cie, ces vides sont conservés au moyen de bâtons verticaux espacés de 25 centimètres à 35 centimètres, entre lesquels on entasse le linge, et que l'on enlève quand le cuvier est rempli. Le haut de ces conduits de vapeur est fermé par une pièce de linge, et on fait arriver la vapeur, en ayant grand soin qu'elle n'arrive d'abord que modérément et à une température qui ne doit jamais dépasser 100 à 110 degrés. Dans les appareils de la maison Charles et Cie, la vapeur est produite peu à peu par un foyer allumé au-dessous du cuvier même, au fond duquel se trouve, sous un double fond qui supporte le linge, une chaudière contenant de l'eau pure ; quel que soit l'appareil qu'on emploie, il est très important de veiller à ce que la vapeur s'introduise d'abord lentement, et sans être surchauffée, dans toute la masse du linge : cette vapeur, en se condensant, cède sa chaleur latente au linge et à la lessive qu'il contient et l'échauffe peu à peu.

Dès que toute la masse a atteint 100 degrés, la condensation de la vapeur n'a plus lieu, et elle s'échappe autour du couvercle du cuvier, couvercle qui ne doit pas fermer hermétiquement et être trop pesant, afin que la vapeur ne s'élève pas dans l'appareil à une pression supérieure à celle de l'atmosphère. Lorsque la vapeur s'échappe ainsi, l'opération est terminée, il faut éteindre le feu ou fermer les conduits qui introduisent la vapeur ; selon l'appareil dont on fait usage, le linge pourrait être retiré tout de suite et rincé, car la saponification des matières grasses doit être opérée, mais il est plus convenable d'attendre quelques heures pour retirer le linge du cuvier.

Ainsi que nous venons de le dire, lorsqu'on emploie le procédé du lessivage à la vapeur, le savonnage n'est pas indispensable, et, si l'opération a été bien conduite, il suffit de rincer le linge à l'eau pure pour qu'il soit parfaitement et complétement blanchi ; mais l'ancien mode de coulage laisse presque toujours sur le linge des taches qui n'ont pas été atteintes par la lessive ou des traces jaunes provenant des faux-fuyants qui se sont produits dans le cuvier, et qu'il faut enlever en frottant souvent pendant longtemps ces parties de tissus avec du savon.

La meilleure manière de faire cette opération est certainement de se borner à froisser entre ses mains et avec du savon les parties du linge où l'on aperçoit ces traces, jusqu'à ce qu'elles disparaissent ; mais, comme cette main-d'œuvre est longue et pénible et consomme beaucoup de savon, on a cherché des moyens plus économiques et plus prompts de l'effectuer. Pour faciliter et hâter l'opération, on se sert, suivant les divers usages locaux, de brosses, de battoirs ou de planches cannelées.

Hâtons-nous de dire que, si par ces auxiliaires on économise le savon et le temps, on accélère considérablement l'usure du linge : le frottage du linge entre deux plateaux cannelés, ou avec les mains contre une planche cannelée en forme de persienne, comme on le pratique dans le Jura et dans une partie de l'est de la France, est certainement le moyen le plus destructif et celui qui doit être le plus prohibé. La brosse de chiendent employée, à Paris, par presque toutes les blanchisseuses, a le même inconvénient, mais au moins n'agit-elle que sur les endroits tachés, tandis que les planches cannelées et le battoir agissent sur toute la pièce de linge soumise à leur action. Le battoir, dont on se sert presque partout en France, n'a pas un effet très funeste, s'il est employé avec intelligence et manié par une main exercée, mais son emploi demande beaucoup d'adresse et d'habitude ; si les coups sont frappés obliquement, si le linge mouillé contient de l'air ou est mal disposé sur la planche ou la pierre à laver, un seul coup de battoir peut y causer de graves déchirures.

Dans ces derniers temps on a inventé beaucoup de machines à laver pour remplacer l'emploi des brosses et des battoirs, chacun de ces appareils a été beaucoup préconisé par son inventeur.

Comme nous l'avons déjà dit, ces machines, plus ou moins ingénieuses, ont toutes le très grave inconvénient de soumettre indifféremment toutes les pièces de linge et toutes les parties de ces pièces, aussi bien celles sorties propres du cuvier à lessive que celles qui sont le plus tachées, à une égale friction ou compression, et, partant, une égale usure.

On parvient, il est vrai, à l'aide de ces machines, à nettoyer les tissus les moins résistants sans les déchirer, mais non sans les user et sans diminuer encore leur résistance ; de sorte qu'on les rend sans trous à leurs propriétaires, mais ils cèdent au premier effort et se déchirent entre leurs mains avec une désolante facilité.

La commission instituée en 1850 pour étudier les établissements de bains et lavoirs publics a donné, planche XIV de son rapport imprimé, le dessin d'un appareil dû à M. R.-W. Jearrard, breveté en France et en Angleterre. Cette machine, qui a paru à la commission remplir le mieux le but qu'on se propose, consiste en une espèce de coffre, présentant à l'intérieur l'aspect d'une auge ou cuve prismatique dont l'axe serait horizontal. Ce coffre est fait de manière à tenir l'eau ; c'est dans cette pièce que l'on place, avec l'eau de savon, les objets à laver. Dans l'axe de cette auge, formant à peu près un demi-cylindre, se trouve une pièce dite oscillateur, portant sur deux tourillons et se manœuvrant au moyen d'une manivelle. Cet oscillateur se compose d'un encadrement et de barreaux parallèles de bois posés à claire-voie comme un râtelier. Sur chaque rive de l'auge, vers la partie supérieure, sont deux pièces de bois solidement fixées au coffre, qui forment deux joues ou saillies contre lesquelles l'oscillateur vient battre dans le mouvement alternatif qu'on lui imprime et qui limitent sa course quand il n'y a pas de linge dans l'appareil.

Deux râteliers mobiles, semblables à l'oscillateur, se fixent contre ces joues quand le linge est placé dans l'appareil, et l'on comprime alternativement contre ces deux pièces les deux paquets de linge placés de chaque côté de l'oscillateur, en imprimant, au moyen d'une manivelle, un mouvement alternatif à cet oscillateur. Quand l'eau de savon est trop sale, on la laisse écouler par un tuyau placé au fond de l'auge, et on la renouvelle.

Cet appareil doit, en effet, nettoyer très bien le linge sans y déterminer une trop grande usure.

Nous avons vu nous-même fonctionner, à la grande buanderie de Saint-Denis, des machines dites lessiveuses, qui nettoient parfaitement le linge après sa sortie du cuvier de lessive, même avec l'eau pure et sans emploi de savon ; mais dans ces machines, comme la friction du linge contre lui-même et contre les parois de l'appareil remplace la compression alternative de l'appareil que nous venons de décrire, cela doit beaucoup plus user et détériorer les tissus. Pendant vingt minutes au moins, le linge est placé dans une roue ayant la forme d'un tambour, de 2 mètres de diamètre et de 1 mètre environ d'épaisseur, divisé en quatre compartiments par deux cloisons rectangulaires passant par le centre de la roue, qui, mue par une machine à vapeur, fait environ soixante tours par minute ou un par seconde.

Le linge est introduit par une porte placée pour chaque compartiment sur la tranche de la roue, et un courant d'eau chaude à quarante degrés environ est amené par un tuyau dont l'orifice correspond au sommet de la roue et pénètre dans chaque compartiment par une fente placée sur le côté, près de la circonférence. L'eau entre donc dans chaque compartiment et le remplit quand il se trouve au sommet de la roue ; elle en ressort quand il passe au point bas, de telle sorte que, pendant vingt minutes, le linge est malaxé dans un courant continu d'eau chaude.

Les deux appareils que nous venons de décrire suffisent pour donner une idée de tous ceux qui ont été inventés dans le même but, et il ne nous reste plus, pour compléter ce qui se rapporte au savonnage, qu'à parler des deux agents de cette opération, à savoir l'eau et le savon.

Tout le monde sait que l'eau de pluie est, à peu près, la seule complétement pure que l'on rencontre dans la nature ; aussi est-elle la plus propre au savonnage.

Les eaux des sources, surtout celles qui n'ont pas coulé à l'air libre, qui sont recueillies dans des puits, contiennent plus ou moins de sels terreux, qui, en se combinant avec le savon, en précipitent une partie, perdue ainsi en pure perte, et rendent d'ailleurs son action plus lente et plus difficile. Le choix de l'eau dont on doit se servir pour savonner a donc beaucoup d'importance. A Paris, les eaux mises en distribution par la ville et livrées aux concessionnaires peuvent se classer ainsi qu'il suit par ordre de priorité, savoir : 1° l'eau du puits artésien de Grenelle, 2° l'eau de la Seine, 3° l'eau de l'Ourcq, 4° l'eau d'Arcueil, 5° l'eau des sources du nord.

Les matières séléniteuses contenues dans les eaux des sources, et qui forment avec les savons, des précipités insolubles, sont également précipitées par les sels de soude; et comme ces sels ont dans le commerce une valeur très inférieure aux savons, il y a grande économie, lorsqu'on est obligé de se servir d'eaux plus ou moins chargées de ces sels, à y projeter, afin de s'en servir pour savonner, une petite quantité de sel de soude, ou ce qui est plus convenable encore, d'y verser peu à peu une dissolution concentrée de ce sel, jusqu'à ce qu'on observe que cette dissolution ne se trouble plus (1).

Nous avons déjà eu occasion d'examiner, d'après Berzelius, le rôle que joue le savon dans le blanchissage du linge. On comprend, d'après ce que nous avons dit, que le savon n'étant pas en général un oléat neutre, mais contenant presque toujours l'alcali en excès, le plus caustique doit être celui qui agit le plus énergiquement. Mais ces savons sont mous et très solubles ; or la qualité la plus recherchée par les blanchisseuses dans le savon qu'elles emploient est la dureté, car cette dureté leur permet de frotter sur les taches mêmes du linge, et par conséquent, de ménager le savon en ne l'employant que sur les parties de l'étoffe où son action est utile.

Pour les torchons et les linges grossiers et très sales, on emploie avec économie le savon noir ; mais son emploi laisse au linge une odeur désagréable qu'on n'a pas encore trouvé moyen d'enlever.

Quand le linge a été bien lessivé et bien lavé, toutes les saletés et toutes les matières grasses étant dissoutes, il n'y a plus qu'à les enlever par un lavage à l'eau pure : c'est cette opération qu'on appelle le rinçage. La seule condition à

(1) L'eau de puits est chargée de sels de chaux qui décomposent le savon au lieu de le dissoudre comme l'eau pure. La chaux avec l'huile forme un savon calcaire qui, en grande partie se fixe aux tissus. Une partie du savon calcaire et les autres matières grasses non saturées montent à la surface du liquide et font croire à tort à une dissolution. Il est impossible de rendre économiquement l'eau de puits propre au savonnage, et ce, en ajoutant 30 à 35 grammes de sous-carbonate de soude (cristaux de soude) par hectolitre d'eau, lequel décompose les sels de chaux, qui, la plupart, se précipitent. Il suffit de couler, l'eau limpide sera propre au savonnage.

remplir pour rendre cette opération parfaite est de pouvoir agiter le linge dans une eau claire et abondante ; malheureusement, dans beaucoup de localités, et surtout dans la plupart des lavoirs de Paris qui ne sont pas situés sur la Seine, cette condition est difficile à remplir : le linge est rincé dans des bassins de petite capacité dans lesquels l'eau ne se renouvelle pas suffisamment ; aussi conserve-t-il très souvent une odeur de lessive ou de savon très désagréable, et reste-t-il dans ses fibres des matières étrangères qui peuvent dégager des miasmes nuisibles.

On conçoit combien il importe à l'hygiène publique, surtout pour les classes laborieuses, que le linge de plusieurs familles ne soit pas, ainsi que cela n'a que trop souvent lieu à Paris, rincé dans un même bassin où l'eau est stagnante ou ne se renouvelle qu'imparfaitement, de sorte que les impuretés ne soient souvent détachées, par la lessive et le savon, de certaines pièces d'étoffe, que pour être reportées sur d'autres.

Ne doit-on pas craindre que du linge ainsi blanchi, quoique plus propre en apparence, n'apporte dans les familles saines des germes morbides transmis dans le cuvier commun ?

Nous croyons devoir appeler sur ce point toute l'attention de ceux qui ont à examiner l'installation et l'économie des lavoirs publics.

Bien que l'opération du rinçage soit la plus simple de celles qui constituent le blanchissage, c'est sur elle, pensons-nous, que doit se fixer leur examen.

Il est extrêmement à désirer que, dans tous les lavoirs, on puisse faire sécher le linge promptement et à peu de frais ; aussi est-ce un des points qui ont le plus occupé la commission instituée en 1850.

La commission a étudié avec soin les moyens employés tant en France qu'en Angleterre, pour obtenir un séchage prompt et économique.

Elle a fait à ce sujet plusieurs expériences, et comme on trouvera dans les rapports de cette commission imprimés par ordre du gouvernement tous les détails possibles sur les séchoirs établis en France et en Angleterre, nous nous étendrons peu sur ce sujet.

La plus grande quantité de l'eau contenue dans le linge après le rinçage est ordinairement expulsée en le tordant ; mais cette opération a le grave inconvénient d'allonger, de déplacer et de désagréger les filaments du tissu. Elle a moins d'inconvénients quand elle s'exécute dans un filet ; mais on doit encore l'éviter autant que faire se peut, et la remplacer par l'essorage, qui consiste à substituer à la torsion du linge à la main une dessiccation partielle résultant d'un mouvement de rotation très accéléré auquel on soumet les pièces, dans un espace annulaire, grillagé, mis en mouvement par un homme ou tout autre moteur. Cette petite machine, dont la vitesse à la circonférence extérieure est d'environ 20 mètres par seconde, produit d'excellents effets, et permet en dix minutes d'enlever à 40 ou 45 kilogrammes de linge tout l'excès d'eau qu'il renferme, de manière que le doigt ne soit pas sensiblement mouillé par son contact.

Lorsque le linge a été ainsi ramené, soit par la torsion, soit par l'essoreuse, soit par la presse, que quelques personnes préfèrent à l'essorage, à ce degré d'humidité, on achève la dessiccation, soit en l'étendant à l'air libre, soit dans des étuves chauffées à la vapeur ou à l'air chaud.

Nous ne pouvons que renvoyer aux rapports précités de la commission de

1850, pour la description des systèmes adoptés pour ces séchoirs, et nous citerons, comme spécimen, ceux établis au lavoir Napoléon et à la buanderie de l'École militaire à Paris.

La nécessité d'étendre le linge pour le faire sécher exige beaucoup de place, de soins, et entraîne toujours une grande déperdition de chaleur ; aussi plusieurs membres de la commission de 1850 ont-ils cherché s'il ne serait pas possible de faire sécher le linge en le plaçant en paquets dans des appareils chauffés à 100 degrés et plus. Les expériences intéressantes qu'ils ont faites avec beaucoup de soin, et dont ils rendent compte, ont prouvé qu'à une température même très élevée, l'eau contenue dans l'intérieur des paquets ne se vaporise pas, tant le linge de la surface du paquet oppose d'obstacles au dégagement de la vapeur. Jusqu'à présent donc on n'a pu trouver encore le moyen d'opérer promptement le séchage du linge sans l'étendre.

En résumant à un point de vue pratique ce qui a été dit dans ce rapport, on voit que l'administration, qui s'est vivement préoccupée depuis quelques années de la nécessité des lavoirs publics pour l'amélioration du sort de la classe ouvrière, devrait, pour rendre ces établissements aussi utiles que possible, y introduire des procédés plus perfectionnés que ceux qui y sont généralement suivis, et qui ont malheureusement trop souvent pour résultat la prompte détérioration du linge, si précieux à la classe laborieuse.

1° Avant tout, il faudrait s'opposer, autant que faire se pourrait, à ce que l'on employât des lessives corrosives, et pour cela les dissolutions devraient être faites toujours avec des cristaux ou carbonates de soude, et non avec la potasse ou la soude caustique, et jamais ces dissolutions ne devraient dépasser 3 degrés ou 3 degrés 1/2 du pèse-lessive.

2° Il faudrait encourager les lessives en commun préférablement aux petits cuviers.

3° Le mode de lessivage à la vapeur étant incontestablement, dans l'état actuel de l'industrie, le meilleur procédé, tant sous le rapport de l'économie que sous celui de la conservation du linge, devrait être efficacement encouragé.

4° Il faudrait proscrire, autant qu'on pourrait, les machines à laver, qui ont toutes, plus ou moins, l'inconvénient d'user uniformément les tissus qui leur sont soumis.

5° L'administration pourrait veiller et elle pourrait même contribuer, en accordant l'eau nécessaire, à ce que le rinçage puisse se faire dans une eau claire, abondante et souvent renouvelée.

6° Enfin, il faudrait encourager et favoriser les établissements où des essoreuses ou des presses et des séchoirs à air chaud seraient convenablement installés, afin que les ménagères qui usent du lavoir puissent emporter leur linge sec sans une trop grande perte de temps. Il ne nous appartient pas de déterminer comment et dans quelles limites l'administration peut et doit prévenir les abus que nous avons signalés, et obtenir les améliorations qu'il était de notre mission d'indiquer.

Il nous paraîtrait difficile que dans les lois et les nombreux décrets qui, depuis 1789 jusqu'à nos jours, ont eu pour but de confier à l'administration municipale le droit de veiller à la police, à la salubrité, à l'hygiène et à la fidélité du débit des denrées, l'autorité ne trouvât pas le droit de s'opposer efficacement et directement au mal, et d'interdire dans des établissements publics l'emploi de lessives corrosives et de procédés nuisibles. Lors même qu'il n'en serait pas ainsi, nous pensons que l'administration, de laquelle aujourd'hui plus que jamais on attend l'initiative de toute mesure qui tend au progrès profitable à la classe laborieuse, pourrait toujours, sans sortir de ses attributions actuelles, exercer sur l'industrie du blanchissage une salutaire influence.

Aux termes du décret du 11 octobre 1850, aucun lavoir public ne peut être ouvert sans une autorisation spéciale de l'administration ; de plus, tout établissement de ce genre a besoin de recourir à l'administration municipale pour obtenir des concessions d'eau et de gaz, sans lesquelles il ne peut exister. Il serait donc facile, ce nous semble, de n'accorder l'autorisation d'ouvrir de nouveaux lavoirs qu'à la condition que dans ces établissements on n'emploierait ni lessives corrosives ni procédés reconnus nuisibles, et qu'ils resteraient soumis à une inspection spéciale pour toute infraction à ces conditions.

Enfin, pour ces nouveaux établissements comme pour ceux existant déjà, l'administration pourrait favoriser et encourager l'emploi des procédés reconnus les meilleurs, en accordant à ceux qui les mettraient en pratique des réductions plus larges sur les prix de l'eau et du gaz qui s'y consomment.

L'administration, qui se préoccupe tant depuis quelques années du bien-être de la classe laborieuse, ne laissera pas subsister plus longtemps, nous l'espérons, un mal réel que nous avons signalé avec d'autant plus de confiance que nous avons entrevu que le remède était possible.

Bibliographie. — Voyez la bibliographie de l'article Bains, à laquelle on peut ajouter : *Rapports faits à la commission des bains et lavoirs publics*, par MM. Émile Trélat et Gilbert. — *Premier rapport* de M. Darcy, ingénieur en chef, directeur des ponts et chaussées, à M. le ministre de l'agriculture et du commerce. Paris, 28 décembre 1849. — *Rapport* de M. de Saint-Léger, ingénieur en chef des mines, sur un établissement comprenant des bains et un lavoir publics, situés à Rouen, rue du Gril. — *Instructions et plans concernant les bains et lavoirs publics*, par la commission instituée par ordre du Prince Président de la République (ministère de l'intérieur, de l'agriculture et du commerce). Paris, 1852. — *Astatement of the proceedings of the committee appointed to promote the establishment of bath and wash-houses for the labouring classes, and a report upon the buildings erected and erecting with plans and estimates for buildings of various sizes suited for large and small population*, by Price Pritchard Baly. London, 1852. — *Lavoirs et bains publics gratuits et à prix réduits. Traité pratique*, par Al. Bourgeois d'Orvanne. Paris, 1854. — *Note sur les appareils de la compagnie d'organisation générale de blanchisseries, lavoirs, séchoirs, etc.*, par Bouillon et Muller. Paris, 1858. — *Des établissements de lavoirs et bains publics, au point de vue de l'hygiène et de la salubrité publique*, par le docteur Livois. Boulogne-sur-mer, 1857. — *Mémoire sur le blanchissage et le séchage du linge*, par le docteur Costallat (*Bullet. de la Soc. d'encouragement de Bagnère-de-Bigorre*, octobre 1859).

LAZARETS. — *Voy.* Sanitaire (Régime).

LÉGISLATION. — Quelque sollicitude qu'aient montrée pour la santé du peuple les pouvoirs publics qui se sont succédé aux différentes époques de notre histoire, et quel que soit le nombre des mesures qu'ils aient prescrites dans l'intérêt de la salubrité, il n'existe pas de législation spéciale qui régisse les diverses branches de l'hygiène publique. Les textes qui s'y rapportent sont épars dans une foule de lois, de décrets et d'ordonnances qui jusqu'ici n'ont été nulle part réunis en un corps de doctrine. A part le *Code des établissements insalubres* du savant M. Trébuchet, et le *Recueil des lois et ordonnances sanitaires*, colligé par les soins de l'ancienne intendance de Marseille, l'hygiène publique ne possède pas de code particulier. C'est en partie pour combler cette lacune que nous avons entrepris cet ouvrage il y a douze ans. Nous nous sommes attaché, ainsi qu'on a pu en juger, à exposer sur chaque question l'état de la législation et de la jurisprudence. C'est à chacun des articles qu'il convient de se reporter pour s'en faire une idée exacte. Nous ne pouvons même entreprendre d'en donner ici une notion générale; nous nous contenterons de rappeler que nous avons fait connaître dans tous ses détails l'organisation actuelle de l'administration de la santé publique et des Conseils d'hygiène et de salubrité qui constituent les instruments directs de la loi en matière d'hygiène publique.

Quant à la loi elle-même d'où émanent ces diverses institutions, et qui arme l'autorité de la puissance nécessaire pour protéger efficacement la santé des populations, elle n'est autre que celle qui a établi et constitué dans notre pays le pouvoir municipal et la police administrative, et porte la date des 16 et 24 août 1790. Il faut y joindre la loi du 28 pluviôse an VIII et les arrêtés du 12 messidor an VIII et du 3 brumaire an IX. C'est en vertu de ces lois, complétées par les lois rendues sur des objets spéciaux, qu'agissent encore aujourd'hui le préfet de police du département de la Seine et les maires des autres villes de l'empire pour toutes les matières qui intéressent la salubrité. Ajoutons que la Cour suprême n'a jamais laissé échapper une occasion de consacrer par ses arrêts le droit donné par la loi aux autorités administratives et municipales dans l'intérêt de la santé publique.

LIES. — *Voy.* Cendres gravelées, Vins.

LIN. — *Voy.* Filature, Rouissage.

LIQUEURS. — *Voy.* Alcools, Bonbons.

LITERIE. — *Voy.* Hôpitaux, Militaire (Hygiène).

LITHARGE. — *Voy.* Plomb.

LOGEMENTS INSALUBRES. — *Voy.* Habitations.

LUSTRAGE. — Le lustrage des peaux, bien qu'offrant très peu d'inconvénients, est rangé dans la troisième classe des établissements insalubres.

LUTS. — *Voy.* Mastics.

LYCÉES. — La disposition et l'administration des lycées intéressent au plus haut degré l'hygiène publique ; on comprend, en effet, combien doivent être importantes, pour l'avenir des générations, pour la force et la beauté de l'espèce, les soins donnés à la santé des enfants et des jeunes gens. A cette période de la vie se développent à la fois les qualités morales, l'intelligence et les forces physiques ; et les infractions aux lois naturelles de l'hygiène laissent de profondes atteintes dans le cours de l'existence. C'est pourquoi les lycées doivent être soumis sans cesse, d'une façon toute spéciale, à une surveillance pleine de sollicitude, plus encore que tous les établissements où les hommes se réunissent pour vivre et travailler en commun.

Un père qui place son enfant dans un lycée n'a pas seulement à s'enquérir des moyens d'instruction offerts par cet établissement, son attention doit se porter sur des points non moins essentiels, la salubrité de la maison dans laquelle son fils va passer huit ou neuf années de sa vie. D'habiles professeurs et un excellent système d'études ne suffisent point pour constituer un bon lycée ; les détails de la vie matérielle doivent y être aussi bien entendus que ceux de la vie intellectuelle. L'organisation physique des enfants ne doit point être sacrifiée au développement de l'esprit.

L'éducation du corps doit être faite au même degré que celle de l'intelligence, afin de donner en même temps la santé et l'instruction. Si tout est donné au travail intellectuel, celui-ci a lieu aux dépens des forces physiques, l'enfant ne tarde pas à devenir pâle, chétif et valétudinaire. Aussi le meilleur système d'éducation est celui qui établit un juste équilibre dans l'action des facultés intellectuelles et des facultés physiques. Le moyen principal d'obtenir ce résultat consiste dans l'emploi raisonné des heures de travail, de récréation et de repos. La gymnastique, convenablement mesurée aux forces des enfants, appliquée avec plus de suite et d'importance qu'on ne le fait généralement, est un correctif de la plus haute valeur contre l'action énervante des travaux continus de l'esprit. En même temps, cet exercice a le grand avantage de développer le système musculaire en régularisant la plupart des fonctions.

Il faut examiner dans un lycée la situation, les qualités de l'air, celles de l'eau, la disposition des salles d'étude, des classes, des réfectoires, des cours, des dortoirs et des latrines; l'alimentation, sous le rapport de la qualité et du nombre des repas, le nombre des heures données aux études, à la récréation et au sommeil, enfin l'organisation des mesures de propreté. D'autres considérations d'un ordre moral ont beaucoup d'influence sur l'avenir des enfants, notamment la continuité de la surveillance. On sait, en effet, que dans tous les lieux où ils sont réunis en grand nombre, quel que soit leur sexe, les enfants ne doivent jamais être seuls, ni le jour ni la nuit. Il faut auprès d'eux un surveillant intelligent, non-seulement dans les salles d'études et au réfectoire, mais encore dans les cours et dans les dortoirs.

Dans tout lycée la population doit être répartie en quartiers, selon la différence des âges et des études; cette mesure est capitale au point de vue de la morale et de l'hygiène: les enfants de sept à huit ans n'ont pas les mêmes habitudes, les mêmes jeux et les mêmes tendances, bonnes ou mauvaises, que les jeunes gens de seize à vingt ans. Cette sage division doit être exécutée rigoureusement en maintenant la séparation absolue entre les quartiers différents, surtout entre ceux qui renferment les âges extrêmes.

Les lycées doivent être construits sur des point élevés, afin d'avoir toute la quantité possible d'air pur et d'insolation si nécessaires à la jeunesse. Les bâtiments devront être exposés au levant, les murs d'enceinte n'étant point dominés par des édifices ou de grands arbres qui pourraient intercepter les rayons solaires et faire naître de l'humidité sur quelques points. Les établissements devront posséder en quantité suffisante de l'eau pure et salubre pour les besoins de la propreté des élèves et toutes les nécessités du service d'une salle de bain, où ils doivent se rendre périodiquement.

La première condition de salubrité des salles d'étude et des classes, c'est qu'elles soient justement proportionnées au nombre des élèves.

Le chauffage dans les lycées n'a pas une moindre importance. Péclet pensait que dans les maisons d'éducation, un appareil unique devait être établi pour le chauffage et la ventilation des dortoirs, salles d'étude, des classes et réfectoires, et le préférait à cette multitude de poêles dont on fait usage; selon lui, un calorifère à fumée ne convient point, parce que les bâtiments occupant une trop large surface, il y a de trop grandes pertes d'air chaud. Comme le chauffage ne doit pas être continu, le système à vapeur avec quelques poêles à eau chaude serait le plus convenable, des poêles chaufferaient les pièces qui ne doivent pas être ventilées; mais l'établissement de cet appareil unique pour la ventilation et le chauffage est fort coûteux, et par conséquent rarement possible. Le moyen le plus simple et le plus économique, suivant Péclet, pour chauffer une salle d'étude, consiste à se servir d'un poêle de métal ou de terre cuite, recouvert d'une enveloppe de tôle ouverte par le haut. On le place dans la partie de la pièce qui est opposée à celle où se trouve la cheminée. L'intervalle du poêle et de la double enveloppe communique avec l'air extérieur, et le tuyau du poêle traverse la salle pour se rendre dans le tuyau de la cheminée. Dans les classes, comme l'espace est en grande partie occupé par les gradins, l'entrée de l'air chaud et la sortie de l'air vicié auraient nécessairement lieu d'un même côté et dans la partie la plus basse. Péclet conseillait de placer le poêle à double enveloppe en avant de la chaire du professeur et de faire aspirer l'air pur par un certain nombre d'orifices situés à une hauteur de $0^m,40$, $0^m,50$, et qui aboutiraient à la cheminée. Il préférait le chauffage intérieur à eau chaude et basse pression au chauffage à vapeur, parce que les appareils sont plus simples et plus faciles à diriger, parce qu'ils n'exigent point d'appareil d'alimentation, qu'ils ont peu besoin d'être nettoyés; enfin parce que la plus grande masse d'eau qu'ils renferment produit une régularité plus grande dans le chauffage, malgré les irrégularités les plus considérables dans l'alimentation du foyer, et enfin parce que le chauffage se prolonge longtemps encore après l'extinction du feu. Néanmoins Péclet reprochait à ce système un inconvénient réel : c'est l'effet fâcheux qui pourrait résulter d'une fuite dans les tuyaux; il peut être atténué par des circuits partiels chauffés séparément à la vapeur.

Les dortoirs sont une partie très importante des lycées, et dans la plupart de ces établissements ils laissent beaucoup à désirer. Ils doivent être chauffés, mais surtout ventilés avec le plus grand soin et sur les données que nous avons énoncées à propos des classes. Les dortoirs réclament plus impérieusement encore une ventilation suffisante, à cause de la longue durée du séjour qu'y font les enfants; les lits doivent être suffisamment espacés et garnis d'un tapis pour éviter le froid du parquet au moment du lever et du coucher.

Les latrines et les fosses d'aisances sont, en général, assez mal établies dans les lycées, pourtant elles peuvent être facilement nuisibles à cause de leurs émanations insalubres, lorsqu'il n'y existe pas une propreté convenable, lorsqu'elles offrent quelques défauts dans leur mode de construction. Le sol des cabinets doit être revêtu d'une plaque de plomb ou de zinc disposée en pente ; les murs doivent être garnis d'un ciment imperméable, et chaque cabinet devra posséder un robinet d'eau pouvant fournir à des lavages fréquents.

On estime qu'un enfant peut supporter un travail intellectuel de dix ou douze heures sur vingt-quatre, à la condition que ce temps de travail soit coupé par des intervalles suffisants de récréation et de sommeil. Cette durée de travail nous paraît un peu longue, surtout pour les jeunes enfants. Dans presque tous les lycées le temps du sommeil est limité à huit heures, ce n'est que le strict nécessaire. Pour le plus grand nombre, et problablement pour beaucoup des plus jeunes élèves, cette durée du sommeil est insuffisante.

L'alimentation des élèves des lycées de l'Etat, qui intéresse à un si haut degré la santé de nos enfants, est réglée de la manière la plus satisfaisante. Nous reproduisons le rapport adressé sur ce sujet par Bérard au ministre, qui en a consacré les excellentes dispositions. Ajoutons qu'il serait à désirer qu'elles fussent adoptées dans tous les établissements d'éducation publics ou privés.

RAPPORT SUR LE RÉGIME ALIMENTAIRE DES LYCÉES DE PARIS.

Monsieur le ministre, les rapports qui vous sont parvenus sur le régime alimentaire des trois lycées à pensionnat de Paris, et la discussion qu'ils ont soulevée, en votre présence, dans le comité des inspecteurs généraux, vous ont fait craindre que ce régime ne fût pas complétement satisfaisant. Vous avez désiré que la question fût étudiée par des hommes spéciaux. Vous avez institué, à cet effet, une commission dans laquelle vous avez appelé les médecins des trois lycées, MM. le docteur Alibert, Gillette et Levraud, et dont vous avez bien voulu me conférer la présidence.

L'objet sur lequel vous avez dirigé notre attention méritait bien d'exciter votre sollicitude. Vous avez voulu qu'à la culture intellectuelle et morale on joignît, dans les établissements de l'État, l'emploi bien entendu des soins physiques qui favorisent le développement du corps. Vous avez compris que la santé et une certaine vigueur de la constitution devaient prêter leur assistance aux travaux de l'esprit. Vous n'avez négligé aucun des moyens par lesquels l'éducation peut modifier, améliorer la nature de l'homme. L'alimentation tient une place importante parmi ces modificateurs. Si, chez l'adulte, les effets d'une alimentation insuffisante peuvent être temporaires, comme leur cause, il n'en est plus de même chez les enfants; ceux-ci conserveront toute leur vie les traces d'un développement imparfait. C'est que, dans les premières années, l'aliment ne doit pas servir seulement à l'entretien, mais encore à l'accroissement du corps. L'alimentation insuffisante est d'autant plus dangereuse, que, d'ordinaire, ses effets sont méconnus; ce n'est pas précisément un état maladif qu'elle occasionne, mais le corps n'arrive pas aux proportions qu'une meilleure hygiène lui eût permis d'atteindre : l'intelligence sera servie désormais par des organes débiles et peu capables de lui prêter leur concours.

La commission s'est efforcée de répondre aux vues de M. le ministre; je passe immédiatement à l'exposé de ses opérations. Elle s'est transportée, à plusieurs reprises, dans les lycées, au moment où le repas des élèves et des maîtres allait être servi. Elle s'y est rendue aux jours où l'usage de la viande est permis et aux jours où il y est interdit. Elle a étudié le régime des élèves au point de vue de la quantité des aliments, de leur qualité, de leur mode de préparation. L'examen des menus, pour une certaine période de temps, lui a permis de constater si l'on avait introduit ou non dans l'alimentation cette variété si propre à entretenir le bon état des forces digestives et si favorable au développement du corps. Je ferai connaître successivement à M. le ministre les résultats de nos enquêtes sur la viande, le bouillon, le pain, le vin et les aliments maigres servis aux élèves des lycées.

On ne pourrait remplacer la viande dans le régime alimentaire de l'homme que par l'emploi d'une énorme quantité de substances végétales et par l'usage excessif, et dès lors nuisible, des œufs, du laitage et de ses préparations. Il était donc important de rechercher si la viande entrait en proportion convenable dans les repas des élèves des lycées. Comment s'assurer de la quantité absolue accordée à chaque élève? Fallait-il prendre, sur les états dressés par les économes, les chiffres exprimant la quantité de viande introduite dans chaque lycée pendant une année, diviser ce chiffre par le nombre d'élèves, et celui-ci par le nombre des jours de l'année? Le résultat de ce mode d'enquête n'eût pas même été approximatif. En effet, les maîtres, plusieurs employés et les gens de service prélèvent ou reçoivent une part assez considérable de ce qui a été préparé pour chaque repas. Ce qui reste n'est pas réparti d'une manière égale entre les élèves, ceux-ci étant divisés, d'après leur âge, en trois sections ou colléges, à chacun desquels il est accordé une quantité différente d'aliments. D'une autre part, les vacances et les sorties périodiques des élèves sont l'occasion d'économies qui doivent tourner à l'amélioration du régime ordinaire des lycées.

Comment se flatter de faire la part de ces influences opposées, tendant les unes à réduire et les autres à accroître la somme des aliments distribués aux élèves? La commission ne l'a point essayé. Elle est arrivée à son but par un procédé plus simple, plus sûr et surtout plus pratique. Le compte rendu de notre première inspection fera connaître ce procédé.

Quelques instants avant l'entrée des élèves et des maîtres au réfectoire, et sans avoir fait connaître à l'avance nos intentions, nous nous sommes transportés au lycée Saint-Louis ; nous avons trouvé les parts faites et le dîner dressé dans la cuisine. Sur chaque plat destiné à une table de dix couverts étaient rangés dix morceaux de viande préparés pour autant d'élèves. Après avoir tenu compte de l'aspect, de l'odeur et de la saveur de l'aliment, toutes choses qui ne sont pas sans influence sur la manière dont il est accepté par l'estomac, nous avons fait mettre dans la balance les dix morceaux destinés à une table du petit collége. Nous en avons pris exactement le poids. Nous avons répété l'opération pour le grand et le moyen collége. Nous avons aussi fait mettre dans la balance quelques parts destinées aux maîtres. Tel a été, relativement à la *quantité* de viande accordée aux élèves et aux maîtres, le mode d'enquête employé par nous, et à plusieurs reprises, dans les trois lycées. Voici les résultats que nous avons obtenus. Pour dix élèves du petit collége, la moyenne de viande servie au dîner a été de 330 grammes, ce qui réduit à 33 grammes la part attribuée à chaque élève dans cette section. Le chiffre pour les dix élèves s'est élevé quelquefois à 350 grammes, ce que nous avons observé deux fois au lycée Louis le Grand. Dans d'autres cas, il est descendu à 300 grammes, ce que nous avons constaté deux fois au lycée Napoléon. La quantité de viande distribuée au repas du soir n'est ni plus ni moins considérable que celle qui a été servie au dîner; soient donc 66 grammes ou 2 onces de viande environ pour la journée d'un élève pour le petit collége. A cela il est ajouté, pour le dîner, un plat de légumes, et, pour le souper, une part de confitures ou de marmelade, ou de fromage, ou de salade.

Venons aux élèves du grand collége. Le poids des dix parts préparées pour une table a oscillé entre 5 et 600 grammes. Le maximum a été observé encore au lycée Louis le Grand, et le minimum au lycée Napoléon. Prenons le chiffre de 550 grammes, ce qui donnera 55 grammes de viande pour le dîner d'un élève du grand collége, ou 110 grammes par jour, en tenant compte du souper.

Enfin, dix élèves du moyen collége reçoivent environ 450 grammes de viande pour un repas, ce qui donne 45 grammes par tête et 90 grammes pour la journée.

Il se présente ici une question importante et que nous devons essayer de résoudre. La viande entre-t-elle en quantité suffisante dans le régime des élèves des lycées, lorsqu'elle s'y trouve à la dose de 66 grammes par jour pour les élèves de neuf à douze ans, à la dose de 90 grammes pour les élèves de douze à quinze ans, et de 110 grammes pour les élèves de quinze à dix-sept ou dix-huit ans? (Nous ne nous préoccupons pas ici du régime des maîtres, lesquels reçoivent une part près de deux fois aussi considérable que celle des élèves du grand collége.)

Sur la quantité et la nature des aliments nécessaires pour entretenir le jeu régulier des fonctions, la science moderne a formulé ses vues, l'empirisme avait depuis longtemps mis les siennes en pratique, et chose qui vaut la peine qu'on la signale, la pratique et les idées spéculatives ne sont pas trop en désaccord.

La science nous apprend que pendant cet ensemble d'actes que nous nommons *vie*, pendant que l'animal respire, pendant qu'il se nourrit, qu'il entretient sa température, qu'il se meut et qu'il sent, il y a de la matière organique détruite. La science recueille, elle analyse, elle pèse les produits de cette décomposition du corps, que le poumon et d'autres agents d'excrétion éliminent à chaque instant; et elle déduit enfin de cet examen quelles doivent être la *nature* et la *quantité* des aliments destinés à réparer ces pertes. Or, ce que la science conseille, l'instinct de l'homme le demande et la pratique l'avait depuis longtemps réalisé, soit dans la fixation de la ration d'entretien du soldat français, comme l'a fait observer quelque part M. Dumas, soit dans le régime alimentaire de certains établissements, parmi lesquels celui d'Alfort mérite d'être cité avec éloge. A la vérité, il s'agit d'adultes et dans les calculs des physiologistes et dans les exemples que j'ai choisis; mais les différences que je vais signaler entre le régime alimentaire d'Alfort et celui des lycées paraîtront peut-être à M. le ministre hors de proportion avec la différence d'âge des élèves de ces établissements. Voici, d'après les documents exacts que j'ai puisés près du directeur de l'école, le régime des élèves d'Alfort. Il est affecté à chacun d'eux, pour les jours gras :

Au déjeuner.	187gr,50
Au dîner.	312gr,50

En tout, 500 grammes de viande de boucherie, fraîche et non désossée. Cette viande a perdu après l'enlèvement des os 125 grammes; après la cuisson, 125 grammes encore : restent 250 grammes de viande cuite et désossée. Un potage, un plat de légumes et une salade complètent le dîner, qui se trouve composé, comme on le voit, de trois plats, au lieu de deux qui sont servis dans les lycées. L'école dépense, dans les années ordinaires, 90 centimes par jour et par élève pour le maintien de ce régime, qui a la plus heureuse influence sur la santé et la vigueur des élèves.

Revenons à la comparaison de la quantité de viande accordée aux élèves des lycées et à ceux d'Alfort. Les élèves du petit collége reçoivent 66 grammes par jour, ceux du moyen collége 90 grammes, et ceux du grand collége 110 grammes, ceux d'Alfort 250 grammes. Ainsi, il est servi à ces derniers près de quatre fois autant de viande qu'aux élèves du petit collége, près de trois fois autant qu'aux élèves du moyen collége, et plus de deux fois autant qu'aux élèves du grand collége! Les élèves de l'École normale reçoivent, pour un jour, de 220 à 230 grammes de viande cuite. Enfin, les enfants traités dans l'un de nos hôpitaux obtiennent, dès qu'ils sont entrés en pleine convalescence, une part de viande cuite pesant 140 grammes.

Ces faits ne nous portent-ils pas à craindre qu'il n'y ait une légère insuffisance dans cette partie si importante de l'alimentation des élèves des lycées? Je ne voudrais pas abuser des arguments scientifiques dans l'examen d'une question qu'une mère de famille résoudrait mieux peut-être qu'un professeur de physiologie; mais il est une considération qui me frappe et que je ne puis passer sous silence. Parmi ces produits que l'économie élimine incessamment, il en est un, l'urée, qui indique plus particulièrement la proportion de matière azotée détruite par le mouvement de la vie, et qui doit être renouvelée sous peine de dépérissement du corps. Des expériences rigoureuses ont démontré que si, dans une période de douze jours, un homme de vingt ans élimine 334 grammes d'urée, un enfant de huit ans, bien portant et bien nourri, en éliminera 170 grammes environ dans le même espace de temps. La proportion est comme 1 est à 2, et il s'agit d'enfants âgés de huit ans seulement, comparés à des hommes de vingt ans. L'induction nous enseigne qu'il ne serait pas sans inconvénient de s'éloigner par trop de cette proportion dans la répartition de la viande aux élèves des lycées, puisque la viande contient la plus grande partie de l'azote des aliments qui leur sont offerts. Il ne faut pas perdre de vue que la nourriture des enfants n'est pas employée seulement à l'entretien, mais encore à l'accroissement du corps.

L'insuffisance à laquelle nous avons fait allusion plus d'une fois étant reconnue, on se demande comment il y faut remédier. L'idée d'augmenter la somme affectée annuellement à la nourriture des élèves se présente naturellement. Cette mesure, à elle seule et dans l'état actuel des choses, ne conduirait peut-être pas au but que l'on se proposerait d'atteindre, et voici pourquoi. Au traitement fixe de MM. les économes des lycées il peut être ajouté un traitement éventuel. Cette sorte de gratification accordée à leur zèle, et surtout à leur économie, est prélevée sur les *boni* qu'ils ont pu obtenir dans cette partie de leur gestion qui a pour objet le régime alimentaire. La commission se plaît à rendre hommage à la parfaite intégrité, aussi bien qu'au talent administratif des économes des trois lycées à pensionnat de Paris; mais en examinant la question, abstraction faite des personnes, elle ne peut s'empêcher de craindre que, dans la position faite à ces fonctionnaires, leur économie, par trop secondée par le chef de cuisine ou d'autres agents, ne dégénère en parcimonie, et que l'augmentation pure et simple du budget des dépenses n'ait plutôt pour résultat d'enfler les *boni* que de grossir la ration alimentaire des élèves.

Il ne suffit donc pas de voter des fonds pour l'amélioration du régime des lycées, il faut dire en quoi consistera l'amélioration et imaginer un moyen de constater qu'elle a été obtenue. Voici ce que nous avons l'honneur de proposer, dans ce but, à M. le ministre :

1° On fixera le poids de viande cuite qui devra être servie aux élèves des différents colléges.

2° M. le proviseur du lycée, ou toute autre personne déléguée par M. le ministre, pourront, aussi souvent que cela paraîtra nécessaire, s'assurer que la distribution a été faite conformément aux prescriptions du règlement. Notre enquête nous a montré combien ce contrôle était facile. Il suffit de se présenter au lycée un quart d'heure avant le service, et de faire jeter dans l'un des plateaux d'une balance les dix parts préparées pour une table.

L'idée d'employer la balance pour opérer la répartition de la viande aux élèves des lycées n'est pas neuve, mais elle ne paraît pas avoir reçu une exécution bien rigoureuse. Un règlement en date du 1er novembre 1812 accorde, article 20, 25 décagrammes (250 grammes) de viande par jour et par tête aux élèves des lycées. Après la défalcation faite de ce qui était alloué aux maîtres et aux gens de service, et de la perte provenant de l'enlèvement des os et de la cuisson, l'administration du lycée Napoléon avait depuis longtemps fixé comme il suit la ration de ses élèves : pour le grand collége, 55 grammes par repas ; pour le moyen collége, 50 grammes, et pour le petit collége, 45 grammes. Mais nous avons vu précédemment que le couteau un peu parcimonieux du coupeur avait fait tomber de 45 grammes à 30 le poids de la part des petits, de 50 grammes à 45 le poids de la part des moyens. Quant au grand collége, il n'a subi qu'une réduction insignifiante. Nous pensons que tous ces chiffres, sauf celui du petit collége, sont trop peu élevés, et nous avons l'honneur de proposer à M. le ministre de les remplacer par ceux-ci :

Pour le grand collége, 65 grammes par tête et par repas,

Pour le moyen collége, 55 grammes ;

Pour le petit collége, 45 grammes.

L'augmentation de dépense qui résulterait de cette modification dans le régime alimentaire ne serait pas aussi considérable qu'elle pourrait le paraître au premier abord, puisque cette petite addition au régime ne serait faite ni le vendredi, ni le samedi, ni aux dîners des dimanches, jeudis et mardis, jours où il est d'usage, dans les lycées, de joindre un second plat de viande au bœuf bouilli.

L'adoption du système que nous avons l'honneur de proposer à M. le ministre affranchirait le régime alimentaire des lycées des perturbations que peut lui faire éprouver le rapport, nécessairement variable, du nombre des maîtres et employés au nombre des élèves. On sait que ces deux nombres ne croissent pas et ne diminuent pas ensemble. Le régime resterait le même dans les années d'abondance et dans les années moins heureuses, où le prix des vivres aurait été augmenté.

Il nous a paru utile de rechercher quelle était la proportion de viande absorbée par les élèves d'une part, et de l'autre par les maîtres, employés, gens de service, nourris dans les lycées sur la provision commune. Au lycée Napoléon, le nombre des élèves internes est de 250, celui des autres consommateurs est de 55. Pour chacun des repas où il n'est servi qu'un plat de viande, l'économe reçoit et le chef prépare 40 kilogrammes de viande, lesquels, après la cuisson et l'extraction des os, se trouvent réduits à 20 kilogrammes. Nous pouvons admettre que, sur les 250 élèves, il y en a 100 du grand collége, 100 du moyen collége, et 50 du petit collége.

Les 100 élèves du grand collége reçoivent, à 50 grammes par tête.	5000 grammes.
Les 100 élèves du moyen collége reçoivent, à 45 grammes par tête	4500 —
Les 50 élèves du petit collége reçoivent, à 30 grammes par tête	1500 —
Les trois colléges réunis reçoivent.	11 000 gr. ou 11 k.

Restent 9 kilogrammes pour les 55 autres consommateurs.

Cette disproportion est choquante ; mais 9 kilogrammes, répartis entre 55 consommateurs, donneraient à chacun 164 grammes pour ce seul repas ; or, nous avons constaté que les maîtres ne recevaient pas plus de 100 grammes. Que devient le reste ? Si les gens de service l'absorbent, leur ration doit être excessivement forte. J'ai l'honneur de faire observer à M. le ministre que nous avons pris pour base de nos calculs les chiffres indiquant le poids de la viande mise dans la balance, et non les chiffres qui fixent sur le papier le régime alimentaire des élèves au lycée Napoléon. Nous devons avouer que nous avons opéré sur une des plus faibles pesées que nous ayons constatées. Au lycée Louis le Grand les résultats ont été un peu différents de ceux que nous venons de faire connaître. Le nombre des élèves internes s'y élève à 365, et celui des autres consommateurs à 95. Sur 31 kilogrammes de viande cuite préparée pour un seul repas, les élèves reçoivent 18 kilogrammes 800 grammes, et les autres consommateurs, 12 kilogrammes 200 grammes.

La qualité de la viande introduite dans les lycées n'a donné lieu à aucune remarque critique. Elle est livrée aux trois lycées au prix de 112 francs les 100 kilogrammes, par suite d'une adjudication consentie par le conseil académique. L'économe ou l'un des commis de l'économat est présent au moment où elle est apportée dans le lycée ; il en vérifie le poids et la qualité. Nous avons assisté à l'une de ces vérifications, qui ne sauraient être faites avec trop d'exactitude et de rigueur, surtout dans les saisons chaudes de l'année.

L'apprêt des viandes servies dans les lycées a particulièrement attiré l'attention de la commission. L'examen des menus nous a fait voir que le bœuf bouilli figurait jusqu'à cinq fois, sur un bon nombre de feuilles, dans les dîners d'une seule semaine. Un même aliment, fût-il des plus savoureux et des plus réparateurs, entrant cinq fois sur sept dans la composition du dîner, finirait par être reçu avec répugnance. Il n'est pas vraisemblable que le bouilli jouisse de quelque privilége à cet égard. Cet aliment n'est pas tenu en grande faveur près des enfants en général, et des lycéens en particulier, et nous sommes forcés de convenir que 33 à 35 grammes d'une viande peu sapide, épuisée en partie par la décoction dans l'eau, accompagnés de pommes de terre à la sauce, réconfortent médiocrement les enfants de neuf à douze ans. Mais, dira-t-on, le bœuf bouilli a pour compensation la soupe grasse, à la préparation de laquelle le bœuf a été employé. Nous allons bientôt nous expliquer sur la valeur de cette compensation, que nous tenons pour insuffisante. La commission pense qu'il conviendrait de substituer, une ou deux fois par semaine, à la soupe grasse et au bouilli un dîner composé d'un potage maigre (il y en a de réparateurs : tels sont les potages à la purée, au riz, etc.), et de la viande rôtie ou grillée. Cela serait certainement reçu avec plus de plaisir et plus profitablement digéré par les élèves. Le pot-au-feu resterait de fondation les dimanches, jeudis et mardis, puisque ces jours-là il est ajouté un second plat de viande au bouilli. La soupe grasse et le bouilli pourraient être admis une quatrième fois, mais jamais une cinquième, dans le courant d'une seule semaine.

J'ai dit que nous donnerions notre avis sur les bouillons des lycées. La saveur de ce bouillon n'est pas désagréable, mais il est très faible. Il n'a point cette odeur réjouissante du bouillon de ménage ; et à peine voit-on à sa surface quelques-unes de ces bulles arrondies qui indiquent la présence de la matière grasse. Nous savons que les gourmets font enlever l'excès de cette matière grasse sur ces consommés généreux pour la préparation desquels on n'a épargné ni la viande ni le temps ; mais nous savons aussi qu'il peut y avoir des inconvénients à diminuer par trop la proportion de ce principe dans l'alimentation. Il y a de la matière grasse présente partout où il s'accomplit chez les animaux quelque phénomène organique. La nature la prodigue dans le lait, ce premier aliment des mammifères ; dans l'œuf, aux dépens duquel l'oiseau se développe. De tous les aliments que la respiration consume pour produire de la chaleur, les matières grasses sont les plus utiles. A quoi faut-il attribuer la faiblesse du bouillon des lycées et l'absence presque complète de matière grasse dans la soupe des élèves ? Serait-il d'usage dans les lycées d'enlever la graisse pour la faire servir à la préparation des légumes ? Les bouillons que l'on accorde, par extra, à certains élèves délicats étant pris sur la ration de tous, serait-on obligé de suppléer à cette perte par l'addition d'une certaine quantité d'eau ? Nous ne pouvons donner que des conjectures à cet égard.

Une dernière considération se rattache à l'apprêt des viandes, et elle nous paraît très importante. Sans rien perdre de sa gravité, la science peut formuler quelques règles sur la préparation du rôti. Ce n'est pas du rôti qui est servi sous ce nom dans les réfectoires des lycées. Dans le véritable rôti, le rôti cuit à la broche et à l'air libre, l'action du feu a saisi la surface de la viande. Elle y a coagulé l'albumine et quelques sucs de manière à y faire naître une sorte de croûte peu perméable aux liquides. C'est sous cette couche que cuisent, sans y être décomposés, les sucs et les fibres de la chair. Une telle préparation est incomparablement plus sapide, plus digestive, plus tonique que ces prétendus rôtis cuits dans un milieu plein de vapeur d'eau. Cette notion est devenue vulgaire, et l'on sait que pour attirer les clients, certains traiteurs des faubourgs n'ont rien imaginé de mieux que d'inscrire au-dessus de leur porte : « Ici on rôtit à la broche. » Mais cette notion vient de recevoir une application plus sérieuse et plus philanthropique. Dans cet hôpital des Enfants où les scrofules prenaient tant de victimes, on est parvenu à borner les ravages du fléau par l'usage de la gymnastique et des broches. J'ai eu l'occasion de plaider l'année dernière la cause de la gymnastique devant le conseil supérieur de l'instruction publique. Je viens aujourd'hui, au nom de la commission du régime alimentaire des lycées, proposer à M. le ministre de substituer, si la chose est possible, la cuisson à la broche au procédé culinaire usité aujourd'hui pour la préparation des rôtis. Il n'y aurait pas lieu d'être arrêté par la crainte d'augmenter la dépense en combustible. Cette dépense ne s'élève qu'à 8 centimes par kilogramme de viande rôtie. Elle pourrait être moindre encore, comme l'indique la note suivante, que l'économe de l'hôpital des Enfants a fait remettre à l'un des membres de la commission : « Notre tourne-broche ne pouvant mouvoir plus de 15 kilogrammes à la fois, nous sommes obligés de procéder successivement par fournées. Avec un appareil d'une puissance double, nous cuirions facilement 50 kilogrammes de viande dans le même laps de temps et avec le même combustible : la dépense, par kilogramme, ne serait plus alors que de 5 centimes. »

Le pain des lycées est de bonne qualité. Il est donné à discrétion aux élèves au dîner et au souper.

La boisson nommée *abondance* a pu être l'objet de quelques observations critiques lorsqu'elle était préparée avec quatre cinquièmes d'eau et un cinquième de vin. Aujourd'hui, l'eau n'y entre plus que pour les trois quarts. Il est accordé trois litres de cette abondance aux élèves du grand collége (pour une table de dix couverts) ; les élèves du moyen et du petit collége n'en reçoivent que deux litres pour dix. Cette boisson nous a paru très convenable. Le vin, comme la viande, est livré aux lycées à un prix déterminé par suite d'une adjudication consentie par le conseil académique. Il n'y a rien à reprocher à celui qui sert en ce moment à la préparation de l'abondance. Il serait très utile qu'à l'exemple de l'administration de l'assistance publique, l'administration universitaire préposât quelques personnes à la vérification des qualités du vin au moment où il est livré à l'économat des lycées. Le palais d'un dégustateur exercé serait, en cette occasion, le meilleur des réactifs.

La commission a assisté à la distribution de plusieurs dîners maigres. Elle a pu s'assurer que le poisson servi aux élèves, acheté le matin même à la criée, était parfaitement frais. Nous n'avons pas essayé ici de faire usage de la balance pour juger de la quantité servie à chaque élève : les parts nous ont semblé parfois un peu faibles, plus souvent suffisantes. Mais le souper maigre est invariablement détestable. La pièce de résistance de ce repas est constituée tantôt par un macaroni, tantôt par un plat de haricots, tantôt par un plat d'œufs (un œuf et demi par élève), tantôt par un plat de pommes de terre. A cela il est ajouté ou des confitures, ou une marmelade, ou un flanc, etc. Ce souper, après un dîner maigre, est très peu réparateur. On ne peut se dissimuler que la nécessité de servir deux jours de suite des dîners et soupers maigres à trois cents élèves ne soit chose fort embarrassante pour l'administration des lycées, qui n'a point de ressources pour varier cette alimentation. Pendant la dernière épidémie de fièvre typhoïde, le proviseur du lycée Napoléon a obtenu de Mgr de Paris la permission de donner des aliments gras aux élèves le samedi. Cette mesure prudente a vivement satisfait les parents, qui avaient fait entendre quelques plaintes à l'occasion du régime auquel étaient soumis leurs enfants. Sous le rapport de l'hygiène, ce serait certainement une réforme importante que celle qui permettrait l'usage de la viande le samedi. Mais cette question peut être envisagée d'un autre point de vue, et il n'appartient pas au médecin de s'y placer pour la résoudre.

Enfin, monsieur le ministre, la commission eût désiré que, dans l'intervalle qui sépare le moment du lever de celui du dîner, les élèves pussent recevoir quelque chose de plus substantiel qu'un simple morceau de pain. Mais sur ce point nous n'avons pu parvenir à aucune solution satisfaisante. Nous avons appris que les élèves du petit collége prenaient la soupe le matin, et qu'ils s'en trouvaient bien; nous avons pensé que ce régime conviendrait aux grands comme aux petits, mais il nous a été dit par MM. les proviseurs que les élèves des grands colléges, préférant la récréation à une séance de réfectoire, ne se soumettraient qu'avec répugnance à cette innovation. Deux des membres de la commission se sont demandé si l'on ne pourrait pas rendre la chose facultative. Il a été objecté que cela serait peut-être difficile à concilier avec la règle des lycées.

En résumé, nous avons l'honneur de proposer à M. le ministre :

1° De régler le poids de la viande qui sera délivrée pour chaque repas aux élèves des trois colléges.

2° De fixer comme il suit la quantité que ces élèves recevront : pour le grand collége, 65 grammes par tête et par repas ; pour le moyen collége, 55 grammes ; pour le petit collége, 45 grammes.

3° De faire constater fréquemment, par MM. les proviseurs ou quelques délégués, si la distribution a été faite ou non conformément au règlement (le mode de vérification a été indiqué dans le rapport).

4° De maintenir le *statu quo* (en ce qui touche la quantité) pour le régime des maîtres et pour ceux des repas des élèves où il est ajouté un second plat de viande au bœuf bouilli.

5° D'empêcher que le bœuf bouilli entre plus de quatre fois par semaine dans la composition du dîner ou du souper.

6° De substituer la cuisson à la broche au mode de cuisson actuellement employé pour la préparation du rôti.

7° De faire veiller à ce que le bouillon renferme une plus grande proportion de matière animale qu'il n'en contient habituellement, et à ce qu'il ne soit accordé qu'à un petit nombre d'élèves ces rations supplémentaires de bouillon qui sont prélevées sur la provision générale.

8° D'ajouter un second plat au souper des jours maigres, en supprimant, au besoin, les marmelades et les confitures.

Si nos propositions tendent plutôt à de simples modifications qu'à une réforme radicale dans le régime alimentaire des lycées, c'est qu'en somme ce régime est assez satisfaisant, et que les élèves ni les parents ne s'en plaignent.

Signé BÉRARD.

ARRÊTÉ MINISTÉRIEL DU 1er SEPTEMBRE 1853.

Le ministre au département de l'instruction publique et des cultes,

Vu le rapport de la commission spéciale chargée d'apprécier le régime alimentaire des trois lycées à pensionnat de Paris ;

Vu les observations présentées par les inspecteurs généraux de l'enseignement secondaire à la suite de leur dernière inspection dans les lycées des départements ;

Considérant qu'un travail intellectuel journalier peut devenir chez les enfants la cause d'un état de langueur ou d'épuisement, si le corps n'est soutenu par une alimentation suffisamment réparatrice ;

Considérant que, si d'importantes améliorations ont déjà été introduites dans le régime alimentaire des lycées, il est permis d'en espérer de nouvelles par la généralisation de certaines pratiques dont l'utilité a été reconnue ;

Considérant que des prescriptions réglementaires seraient inefficaces, si un contrôle sérieux n'assurait pas aux élèves des lycées les avantages que l'autorité supérieure entend leur accorder,

Arrête :

Article 1er. Le poids de la viande cuite, désossée et parée, délivrée à chaque élève, est réglé ainsi qu'il suit : pour les grands, 70 grammes par tête et par repas ; pour les moyens, 60 grammes ; pour les petits, 50 grammes.

Lorsque le repas se composera de deux plats de viande, les deux parts réunies devront peser un tiers en sus du poids ci-dessus fixé.

Les parts des maîtres nourris dans l'établissement seront de 100 grammes par tête et par repas.

Quelques minutes avant l'heure des repas, tantôt le matin, tantôt le soir, et sans que ces vérifications aient jamais lieu à jour fixe, l'économe, le proviseur ou son délégué, feront mettre en leur présence dans une balance le contenu d'un plat destiné à une table de grands, de moyens ou de petits élèves ; ils diviseront le poids obtenu par 10, 8 ou 6, suivant le nombre d'élèves admis à la table, et s'assureront ainsi que cette moyenne est égale au poids réglementaire.

Les mêmes vérifications seront faites fréquemment par le recteur ou par un membre délégué du conseil académique.

Le vin, suivant sa force, entre pour un quart ou pour un tiers dans la composition de la boisson donnée aux élèves.

Art. 2. Au commencement de chaque semaine, le menu des repas présenté par l'économe, approuvé par le médecin, est arrêté par le proviseur, qui se conformera aux règles suivantes :

Le repas du matin se composera, non pas seulement pour les plus jeunes enfants, mais pour tous les élèves indistinctement, en hiver d'une soupe ou d'un potage, et en été d'une tasse de lait ou de quelques fruits avec une ration de pain convenable.

Le bœuf bouilli ne figurera dans le menu du dîner que trois fois par semaine au plus, et, ce jour-là, les élèves auront un second plat de viande.

Lorsque le menu du dîner ne se composera que d'un plat de viande, cette viande sera rôtie ou grillée.

Les jours gras, un plat de viande sera toujours servi au souper.

Les jours maigres, aux légumes aqueux, aux confitures et fruits secs, etc., on substituera, comme second plat, des mets plus substantiels, consistant en poissons, œufs, farineux, etc.

La durée du dîner est d'une demi-heure ; celle du souper de vingt minutes au moins.

Art. 3. Les maîtres nourris dans l'établissement sont servis en même temps que les élèves et dans les mêmes salles.

Les agents et domestiques prennent leurs repas après les élèves, et autant que possible dans une salle commune.

Tant que les élèves n'ont pas été servis, tout prélèvement à un titre quelconque sur les aliments préparés pour chaque repas est formellement interdit.

Art. 4. Les recteurs des académies et les proviseurs des lycées sont chargés, chacun en ce qui le concerne, de l'exécution du présent arrêté.

Signé H. FORTOUL.

Nous compléterons cet exposé des conditions hygiéniques qui doivent présider à la constitution des lycées en citant le remarquable rapport que Bérard a été appelé à faire sur l'un des moyens les plus efficaces et les plus puissants de l'éducation physique, sur la gymnastique, et qui a déterminé le programme de cet enseignement dans les lycées.

RAPPORT DE M. P. BÉRARD SUR L'ENSEIGNEMENT DE LA GYMNASTIQUE DANS LES LYCÉES.

Monsieur le ministre, vous avez donné à une commission la tâche « d'indiquer » les exercices de gymnastique les plus propres à développer les forces physiques » de la jeunesse confiée aux lycées de l'empire, et à la mettre ainsi en mesure » d'accomplir, sans fatigue, le travail intellectuel qui lui est demandé. »

Cette commission, à la formation de laquelle les départements de la guerre et de la marine avaient bien voulu concourir directement, se composait de : MM. Cayx, recteur de l'Académie de la Seine ; Lesieur, chef de la 1re division du ministère de l'instruction publique et des cultes ; Forneron, proviseur du lycée impérial Louis le Grand ; d'Argy, chef de bataillon, commandant l'école de gymnastique à Vincennes ; Delettré, capitaine de la 3e compagnie du bataillon des sapeurs-pompiers de la ville de Paris ; d'Arbaud, capitaine d'infanterie de la marine, détaché au bureau de l'inspection générale de cette arme. Vous m'aviez fait l'honneur de m'en déférer la présidence.

Le point d'hygiène publique sur lequel Votre Excellence a appelé notre attention avait éveillé la sollicitude de Sa Majesté l'Empereur. Il a été l'objet de l'examen le plus approfondi.

La commission a multiplié ses séances et prolongé son enquête.

Elle a visité, à plusieurs reprises, les établissements, trop rares aujourd'hui, où les exercices corporels sont l'objet d'un enseignement méthodique et rationnel. Elle s'est transportée, tantôt dans ce magnifique gymnase qu'a élevé et organisé à ses frais un homme enthousiaste de son art (M. Triat) ; tantôt dans cet asile plus modeste (l'hôpital des Enfants malades, où M. Laisné dirige le gymnase créé par l'administration de l'assistance publique) où des enfants que décimait autrefois l'affection scrofuleuse trouvent aujourd'hui, grâce à la gymnastique, une amélioration qu'ils avaient vainement demandée aux autres agents de la thérapeutique ; tantôt enfin à l'établissement militaire de Vincennes (au fort de la Faisanderie), cette sorte d'école normale, cette pépinière d'hommes robustes, agiles, adroits, disciplinés, qui, après une demi-année d'études, vont porter, dans tous les régiments de l'armée, les précieux enseignements qu'ils ont reçus sous la direction éclairée de M. le commandant d'Argy.

Avant de mettre en œuvre les matériaux qu'elle avait recueillis, la commission a dû se pénétrer des motifs qui avaient présidé à sa formation, et des avantages du nouvel enseignement dont elle était chargée par Votre Excellence de poser les bases. Permettez-moi de donner à ce sujet quelques explications préalables que je crois nécessaires pour bien faire apprécier l'esprit et la portée du projet de règlement qui termine ce rapport.

I. Il y a trois modes principaux par lesquels l'éducation peut et doit intervenir dans le développement d'un enfant. C'est à l'éducation qu'il appartient de régler non-seulement l'emploi des nobles facultés qui font de l'homme un être intelligent et moral, mais aussi la proportion des matériaux réparateurs destinés à prendre la place de ceux que le mouvement de la vie consume incessamment, et l'exercice de cet admirable appareil auquel la volonté commande, instrument docile qui proportionnera ses services aux soins qu'on aura pris de le cultiver. C'est dans l'équilibre de ces diverses influences qu'il faudra rechercher les conditions du développement harmonieux des facultés de l'homme. Qu'un des rouages de l'économie vienne à prédominer, il attirera tout à lui; les autres tomberont dans la langueur. N'attendez aucune activité musculaire de l'homme chez lequel le mouvement nutritif ou végétatif est en excès. Rarement aussi sera-t-il disposé aux travaux de l'esprit; rarement le verra-t-on surmonter, par la constance des efforts et l'opiniâtreté de la volonté, les obstacles qu'il trouvera sur son chemin (1). Le travail excessif de l'organe qui prête son assistance aux manifestations de l'âme a aussi ses inconvénients et même ses dangers; nous le montrerons plus loin. Pour régler le développement des appareils organiques, pour tempérer l'un par l'autre, l'hygiène a des ressources dont ne peuvent se faire une idée des personnes qui sont restées complétement étrangères à la science de la vie. Créer de la matière organisée, fût-ce celle d'un simple polype ou d'une moisissure, est et sera à tout jamais au-dessus de la puissance de l'homme. Mais qu'on donne à l'homme une créature vivante, il la modifie, il la pétrit à son gré. Pour subvenir à ses besoins naturels, pour satisfaire à ses appétits factices, il a transformé, en quelque sorte, les animaux qu'il s'est soumis. Chez ceux-ci, qu'il destine à sa table, il a amoindri le poids relatif du squelette, diminué la tête, raccourci les membres et démesurément amplifié les masses charnues et succulentes que la digestion élaborera. Chez ceux-là, dont il utilise la vitesse, il a élevé la taille, effilé les membres, élargi la poitrine et desséché les muscles. Ce pouvoir de modifier les êtres vivants, il le fait sentir à ses semblables; et tandis que, soumis à certaines pratiques, tel homme acquiert les formes athlétiques et l'énergie musculaire qui assurent le triomphe dans ces luttes si chères à l'Angleterre, cet autre, obéissant à des règles différentes, se verra méthodiquement réduit au poids qu'il ne pourrait dépasser sans renoncer à la profession qui le fait vivre.

De tels résultats ne sont pas ceux que nous demanderons à la gymnastique, et

(1) « Inde Cæsaris vox, se pingues illos unctosque non timere..................

« Jonathan ille Swiftius (neque enim difficile est intellectu de quonam viro sermo sit), quamdiu se curis et iris exercuit, macilentissimus, in summam obesitatem transiit, cum debilitata vi mentis in fatuitatem delapsus esset. » (Haller, *Elementa physiologiæ*, t. I, p. 40.)

nous ne les citons que comme une démonstration saisissante de la flexibilité d'un être vivant à se plier à l'action des agents extérieurs, à se modifier suivant la direction imprimée à ses propres forces. A aucune époque de la vie, cette souplesse n'est plus marquée que pendant les années qui précèdent la puberté. Les mots *cereus ad vitium flecti* pourraient s'appliquer aussi bien à l'élève de nos lycées qu'au jeune homme d'Horace, aux conditions physiques de l'organisme qu'aux déviations des facultés morales. Ne serions-nous pas coupables si nous négligions ce qui peut fortifier le corps à une période de la vie où les aberrations du mouvement nutritif sont si faciles, et ne mériterions-nous pas le reproche qu'un ancien législateur adressait à ses concitoyens? « Vous vous donnez, disait- » il, beaucoup de peine pour améliorer les races d'animaux, et vous abandonnez » au hasard le développement de la forme humaine. » Mais, dira-t-on, ce que vous appelez le hasard, c'est la nature, la nature qui conduit mystérieusement et sûrement chaque être au terme de son développement, la nature qui lui fait acquérir la forme générale, et, jusqu'à un certain point, les traits de ses parents, la nature qui conserve intacts, au travers des siècles, les caractères de l'espèce. Nous répondons que nous voyons trop souvent la nature laisser son œuvre imparfaite, et que nous ne sommes pas convaincus qu'un lycéen, renfermé chaque jour, pendant huit heures, dans la classe ou dans l'étude, travaillant beaucoup du cerveau et fort peu de ses membres, soit précisément dans les conditions où la nature déploie toute sa puissance chez l'être vivant.

Pour lutter contre les conditions désavantageuses auxquelles je viens de faire allusion, conditions qu'il faut accepter pourtant, sous peine de négliger la culture intellectuelle, la gymnastique offre des ressources qu'on demanderait vainement aux autres branches de l'hygiène. L'ignorance ou la légèreté ont pu seules les méconnaître et ne voir qu'un amusement futile dans les exercices qu'elle enseigne. L'antiquité en avait jugé différemment. L'expérience l'avait éclairée à cet égard. Il serait bien difficile d'admettre qu'il n'y ait rien de bon, rien d'utile dans des pratiques qui ont joui d'une si grande faveur chez deux des peuples les plus beaux, les plus policés de l'antiquité, et tenu une place si considérable dans leurs institutions. La gymnastique n'a pu demeurer étrangère au développement de ces beaux types qui ont posé devant les statuaires grecs, à la vigueur corporelle, à l'énergie morale dont les Hellènes on donné tant de preuves. Au moyen âge, on vante encore la force du corps chez les héros de la chevalerie ; on la signale chez ceux de l'histoire, dans Bertrand du Guesclin, dans Richard Plantagenet. Les guerriers du Tasse ne le cèdent guère, sous ce rapport, à ceux d'Homère. Mais lorsque enfin la poudre à canon décide du sort des batailles, la gymnastique, tombée en désuétude, ne paraît offrir d'intérêt que pour les érudits (Mercuriali, *De arte gymnastica*), dont quelques-uns s'attachent à étudier ce qu'elle était chez les anciens, et quels instruments ceux-ci mettaient en usage.

En abandonnant ainsi dans la pratique l'exemple et les traditions de l'antiquité, on paraissait croire que la gymnastique est tout au plus bonne pour fournir pendant la guerre des moyens de défense ou d'attaque ; on ne s'avisait pas que par elle-même, et indépendamment de ses applications à l'art militaire, elle procure un résultat considérable : je veux dire une constitution saine et robuste.

Cependant, à la fin du XVIIIe siècle, des hommes éclairés reconnaissent qu'il y a quelque chose à recueillir dans l'héritage du passé. M. Salzmann fonde en

Saxe un institut gymnastique : on l'imite dans plusieurs États de l'Europe. On ne se borne plus à un pur empirisme. On formule une théorie, des principes ; on leur donne une base véritablement scientifique. A Stockholm, l'Institut central, établi sous la direction du professeur Ling, réalise, et au delà, les espérances que l'on avait fondées sur sa création. Le gouvernement suédois le subventionne (1). En Angleterre et en Suisse, les institutions destinées à la gymnastique se multiplient sous l'active impulsion donnée par M. Clias, qui devait, plus tard, introduire sa méthode dans nos écoles primaires (*Traité élémentaire de gymnastique rationnelle*, par M. Clias, 6e édition, Paris, 1853). En France, où Rollin et Barthélemy avaient recommandé la gymnastique, le colonel Amoros apporte l'expérience qu'il avait acquise en dirigeant un gymnase à Madrid, d'après les principes de Pestalozzi. On se passionne un instant pour une institution si salutaire. Mais, pour populariser ce nouvel enseignement, pour le faire entrer dans l'éducation de tous, pour instituer la culture de l'appareil locomoteur à côté de la culture intellectuelle, il fallait plus que des efforts individuels, il fallait le concours actif de l'État. Si l'on ne peut dire que ce concours ait fait défaut jusqu'ici, le travail qui nous est demandé est, du moins, un aveu que l'intervention de l'État n'a pas été aussi efficace qu'elle eût pu l'être. L'organisation de la gymnastique dans les lycées de l'empire sera un retour heureux vers le but que l'on a manqué. Une fois confirmés par une expérience faite sur une grande échelle, les succès obtenus donneront peut-être à penser, nous l'espérons au moins, que la gymnastique n'est pas indigne d'occuper une place dans les institutions pédagogiques de notre pays.

Il serait facile, sans doute, à un médecin de démontrer théoriquement les bons effets de ces exercices ; d'expliquer comment chez l'homme qui s'y est livré dans une mesure convenable, l'appétit est avivé, la digestion plus facile, le sommeil plus réparateur et plus profond, la respiration plus ample, la circulation activée, l'énergie musculaire accrue, le feu des passions amorti, la constitution tout entière affermie et améliorée. Mais le rapporteur n'abusera pas de son diplôme, et il ne fera intervenir qu'avec sobriété ce genre de démonstration. L'énoncé de quelques faits sera peut-être un meilleur moyen de convaincre. Pendant que la commission visitait les établissements destinés aux exercices de la gymnastique, dans le but d'étudier en eux-mêmes ces exercices, elle recueillait de précieux renseignements sur leurs effets. Par exemple, elle apprenait que, sur 150 sous-officiers exercés pendant six mois au fort de Vincennes, pas un seul n'avait passé un jour à l'infirmerie. Oserait-on dire que la gymnastique était demeurée étrangère à ce résultat ? A l'hôpital des Enfants, la commission constatait un fait d'une plus haute portée. Il est une affection qui consiste dans des contractions musculaires, désordonnées, involontaires, affection plus commune chez les enfants que chez les adultes, et souvent rebelle au traitement interne : c'est la *chorée*. La gymnastique a guéri les enfants qui en étaient atteints. Mais la *chorée* n'est pas une affection des muscles, son point de départ est dans le centre nerveux ; la gymnastique n'épuise donc pas son influence sur le système musculaire : elle l'étend à l'organe

(1) Un des membres de l'expédition envoyée au pôle par le gouvernement français disait à l'illustre Berzelius, que la gymnastique suédoise, à elle seule, méritait que l'on fît le voyage de Stockholm.

qui suscite l'action des muscles, qui intervient dans les opérations de l'esprit; elle calme son extrême excitabilité, et prévient, dans d'autres cas, l'épuisement qui pourrait résulter d'un travail intellectuel excessif. Ce serait tomber dans l'exagération que de dire, avec Platon (1), que la gymnastique (unie à la musique, il est vrai) est exclusivement destinée à la culture de l'âme; mais on ne s'éloignerait pas moins de la vérité si l'on restreignait son action au développement du système locomoteur. Chez M. Triat, comme dans les autres établissements que je nommais en commençant, la commission a pu constater les excellents effets de la répétition des exercices gymnastiques. S'ils guérissent quelques affections, s'ils redressent quelques difformités, ils peuvent contribuer à les prévenir, et la gymnastique est la meilleure orthopédie préventive.

Examinons aussi l'influence de la gymnastique sur l'appareil qu'elle met directement en jeu. Rien n'est mieux constaté que les changements apportés dans la nutrition des muscles par l'exercice de ces organes. La démonstration qu'on en donne est devenue vulgaire : faut-il rappeler le développement des jambes des danseurs, des bras des boulangers, de la jambe gauche et du bras droit des maîtres d'escrime, etc., etc. ? Il y a quelque chose de vicieux, sans doute, dans ces développements partiels de l'appareil musculaire; mais la gymnastique exerce d'une manière égale tout le système, et c'est là un de ses grands avantages.

En même temps qu'elle développe la force, la gymnastique fait acquérir l'adresse, et cela n'est point à dédaigner dans la pratique de la vie. L'homme maladroit fait tout avec effort, il grimace, il prend des poses ridicules, il met en contraction une foule de muscles qui n'ont en rien affaire avec le but auquel il tend; il éparpille l'influx nerveux au lieu de le concentrer là où l'énergie est nécessaire.

Dans l'appareil locomoteur, le physiologiste ne voit pas seulement les muscles ou parties actives, il tient compte des leviers que les puissances contractiles mettent en mouvement, et de leurs moyens d'union. La gymnastique ne modifie pas moins efficacement les parties passives de l'appareil que ses parties agissantes. Trois choses règlent, dans chaque section du squelette, dans chaque brisure de nos membres, l'étendue et la direction des mouvements : ce sont, la configuration des surfaces articulaires, les faisceaux fibreux qui attachent les os, l'état particulier des muscles qui passent sur l'articulation. Or, telle est la puissance des exercices périodiquement répétés, qu'ils peuvent modifier, dans les jointures, les parties dures et les parties ligamenteuses, de telle sorte que la limite ordinaire des mouvements soit dépassée. Ainsi, chose digne des méditations du physiologiste, l'action des parties molles règle, médiatement, dans les substances les plus rigides, les plus dures de l'organisme, la direction suivant laquelle s'y opéreront le mouvement nutritif et le développement. Et comme, en définitive, c'est de la configuration du squelette que dépendent, en grande partie, les proportions plus ou moins élégantes du corps, l'aisance dans les mouvements, la grâce dans la contenance ou la démarche, on voit la part qui pourrait revenir à la gymnastique dans l'acquisi-

(1) Platon dit, dans sa *République :* « Ce n'est pas pour cultiver l'âme et le corps (car » si ce dernier en tire quelque avantage, ce n'est qu'indirectement), mais pour cultiver » l'*âme seule* et perfectionner en elle le courage et l'esprit philosophique, que les dieux » ont fait présent aux hommes de la musique et de la gymnastique. » (*Œuvres de Platon*, t. I, p. 72. Paris, 1845.)

tion de ces avantages extérieurs. La génération reproduit, à la longue, les *qualités acquises* (*Fortes creantur fortibus et bonis.* — Horace), comme elle transmet du père au fils les caractères de la race : c'est donc concourir à l'amélioration d'un peuple, j'ai presque dit à sa régénération, que de le doter d'institutions qui permettent de porter au plus haut degré qu'elles puissent atteindre les facultés physiques et intellectuelles de l'homme.

Allons au-devant d'une objection que sont disposées à faire, à l'établissement officiel de la gymnastique dans les lycées, certaines personnes, persuadées d'ailleurs que l'exercice est salutaire aux écoliers. Le besoin du mouvement, disent-elles, est si vivement senti par les enfants, qu'ils se livrent, avec toute l'impétuosité de leur âge, aux exercices du corps pendant le temps accordé à la récréation. C'est donc chose superflue que d'instituer encore des exercices classiques. Cette objection n'est pas fondée. Les amusements de l'enfance, si utiles d'ailleurs, ne peuvent, en aucune façon, remplacer les leçons où l'art intervient pour faire contracter l'un après l'autre chacun des groupes des muscles qui entrent dans le vaste appareil de la locomotion. Si l'on voulait dresser une sorte de statistique du personnel de nos lycées, et quelques personnes ont tenté de le faire (1), on y trouverait plusieurs catégories d'élèves. Ici ce sont des enfants robustes, pleins de séve, de vigueur, et pouvant, sans chance d'épuisement, faire les frais du travail intellectuel. S'ils peuvent, à la rigueur, se passer de la gymnastique, on ne peut dire, cependant, qu'elle leur serait nuisible. Dans une autre catégorie, on rangerait des enfants d'une constitution plus grêle. Ceux qui, dans ce groupe, aiment l'étude et y réussissent, sont d'excellents écoliers, sans doute, mais trop souvent aussi l'excès du travail intellectuel les énerve. Pour cette classe d'élèves, ne comptez pas sur les effets de la récréation, ils y portent encore les préoccupations de l'étude. Il faut que vous leur prescriviez, que vous leur imposiez les exercices du corps; soumettez-les donc à la gymnastique. Une troisième catégorie se composerait d'élèves, non-seulement débiles, mais maladifs; ils manquent souvent à la classe. Ceux qui sont devancés par leurs condisciples se découragent et ne travaillent plus. Pour ceux-ci encore on peut attendre d'excellents effets de la gymnastique. Ce n'est point là une vue théorique, c'est une proposition fondée sur ce qui se passe en grand, depuis un certain nombre d'années, à l'hôpital des Enfants.

Je ne quitterai pas ce sujet sans dire que la commission attribue à la pratique de la gymnastique d'autres avantages encore que ceux qui résultent d'une constitution robuste : elle n'a pu méconnaître les applications qu'on en peut faire. Parmi les accidents sans nombre qui chaque jour menacent notre santé ou notre vie, il en est contre lesquels nous pouvons nous prémunir. Ne le pas faire serait une négligence singulière. N'est-il pas déplorable, par exemple, qu'un homme tombé à la rivière y trouve la mort, faute d'avoir appris à se soutenir sur l'eau pendant quelques minutes? On dit que la plupart de nos marins ne savent pas

(1) *Plan d'organisation hygiénique et médicale pour les colléges nationaux*, par MM. Pouget, docteur en médecine, et Valat, recteur de l'Académie de l'Aveyron (Bordeaux, 1850). Ce travail n'a point été fait en vue d'introduire la gymnastique dans les lycées; les auteurs se sont proposé de faire donner une certaine part aux médecins dans l'inspection des établissements destinés à l'instruction publique.

nager! L'habitude des exercices gymnastiques prépare à certaines professions. Les soldats qui s'y sont livrés apprennent plus rapidement que d'autres le maniement des armes. Il a suffi d'un petit nombre de ces exercices (le pas gymnastique, le saut et l'exercice à la baïonnette), pour donner aux chasseurs à pied (chasseurs de Vincennes) la supériorité qu'on leur accorde, sans tenir compte même de leur habileté comme tireurs. On reconnaît, dit-on, à l'excellence de leur tenue, les officiers qui sont sortis de la Flèche, établissement où, dès l'âge de neuf à dix ans, les écoliers se livrent à la gymnastique.

Les diverses considérations qui précèdent ont été développées dans le sein de la commission par plusieurs de ses membres. La commission a pensé qu'elles étaient décisives et qu'elles mettaient hors de doute l'opportunité de la réforme dont vous avez posé le principe. Mais lorsque nous sommes sortis des généralités pour descendre aux applications, nous avons trouvé des difficultés de plus d'un genre, qui nous ont conduits peu à peu à circonscrire le nouvel enseignement. Je dois en rendre compte à Votre Excellence.

II. Parmi les moyens qui pouvaient être proposés, quelques-uns tendaient à imprimer à l'institution de la gymnastique, dans les lycées, un caractère bien différent de celui que nous a paru impliquer le programme officiel.

Posons sur-le-champ la question qui a tenu pendant quelque temps la commission indécise : *L'exercice militaire et le maniement du fusil seront-ils enseignés aux élèves des lycées?*

Si, pour diriger la jeunesse de nos écoles vers la carrière des armes : si, pour aviver l'esprit militaire chez une nation qui lui a dû tant de pages brillantes de son histoire, on se décidait à mettre un fusil entre les mains des élèves, un nouveau but s'ajoutait, se substituait peut-être à celui qui nous avait été désigné ; le problème d'hygiène disparaissait derrière la mesure politique.

Il fallait que la commission, avant de passer outre, eût décidé cette question délicate. De graves considérations l'ont portée à la résoudre négativement.

Soumettre au régime militaire la jeunesse des lycées, ce serait peut-être donner au dedans et au dehors une fausse opinion de la direction qu'on veut lui imprimer.

Le gouvernement a compris les tendances de la société moderne lorsque, près de l'enseignement littéraire, il a institué dans les lycées l'enseignement scientifique. Il s'est proposé de former des hommes pour l'industrie, le commerce, les travaux agricoles, les arts. On ne pourrait, sans une contradiction qui serait remarquée, ajouter à ces paisibles enseignements une sorte de préparation pour la guerre.

D'excellents motifs, sans doute, portent un grand nombre de pères de famille à confier aux lycées de l'État le soin de l'éducation de leurs fils. Les parents se croient assurés que, dans les lycées, aucune influence ne viendra contrarier la vocation qu'ils ont fait entrevoir à leurs enfants. Cette confiance ne serait-elle pas ébranlée, si l'on introduisait le maniement des armes dans l'enseignement ? Ces nouveaux exercices ne seraient-ils pas capables de pousser certains élèves vers la carrière militaire, malgré la volonté paternelle?

L'essai malheureux et récent qui a été fait en 1848 a montré ce qu'on pourrait attendre de la mesure qui nous occupe. Des tendances nouvelles et peu favorables aux études littéraires et scientifiques s'étaient promptement révélées dans les établissements où le régime militaire venait d'être introduit. Entraînés par une prétendue vocation, un grand nombre d'élèves des lycées désertaient les humanités pour le maniement des armes. La discipline ne souffrait pas moins que les études. Porteurs d'un uniforme et munis d'un fusil, les élèves paraissaient plus disposés à obéir aux instructeurs qu'on leur avait donnés qu'à leurs maîtres anciens. Le rôle de ceux-ci était devenu difficile, quelquefois ridicule. Il semblait qu'une autorité militaire venait s'asseoir dans nos lycées à côté de l'autorité paternelle de l'université. Sans doute la main ferme qui nous régit saurait prévenir de tels excès ou les réprimer au besoin ; mais il a paru à la commission qu'il serait sage d'éloigner une des causes qui avaient contribué à les produire.

Telles sont, monsieur le ministre, les considérations qui ont détourné la commission de la pensée de proposer à Votre Excellence de ranger le maniement du fusil dans le nombre des exercices qui seraient démontrés aux élèves des lycées.

La commission a cru devoir introduire quelques autres restrictions dans l'enseignement de la gymnastique.

Quelques personnes disent : « Nous ne voulons pas faire de notre fils un athlète. » Que ces personnes se rassurent ; ce n'est pas la gymnastique athlétique qu'il s'agit d'inaugurer dans les lycées. Il n'a pas fallu venir jusqu'à notre temps pour voir critiquer cette pratique vicieuse. Elle était déjà condamnée à une époque où l'on décernait des couronnes à ceux qui avaient terrassé leurs adversaires dans les jeux publics. Galien maltraite singulièrement les athlètes. Cet homme étonnant avait compris qu'un développement excessif des masses musculaires n'était pas le cachet d'une constitution vigoureuse, et qu'il ne s'obtenait qu'aux dépens des facultés de l'âme (1).

Galien n'est pas le premier qui, dans l'antiquité, ait fait le procès à la gymnastique athlétique, Hippocrate l'a formellement blâmée ; et Platon, Platon dont les muscles ne le cédaient peut-être à ceux d'aucun des athlètes de son temps, critique, à un autre point de vue, la pratique exclusive des exercices corporels (2).

Ainsi donc nous repoussons, dans ce qu'elles ont d'excessif, les traditions de l'ancienne gymnastique athlétique.

(1) « Verum enim vero omnis bene instituta respublica hoc genus artis odit ac detestatur quæ omne vitæ robur vimque prosternat, haud in bonam affectionem corpora traducens. Ego utique plerumque multis athletis qui præstantissimi esse videbantur quique multas in certaminibus coronas meriti sunt, me ipsum valentiorem esse expertus sum ; quandoquidem in omnibus itineribus faciendis, in militaribus actionibus, magis præterea in civilibus atque rusticis negotiis inutiles prorsus reperiebantur. » (Cl. Galeni *Opera omnia*, t. V, p. 894.) — Il est plus irrévérencieux encore dans un autre passage : « Deinde, ut arbitror, inconcinna barbaraque voce non minus quam sues vociferantur. »

(2) Dans le livre III de sa *République*, Platon introduit le dialogue suivant : « As-tu pris garde à la disposition du caractère de ceux qui se sont exclusivement appliqués toute leur vie à la gymnastique ou à la musique ? — De quoi veux-tu parler ? — Je veux parler de la rusticité, de la dureté, de la férocité des premiers. » (*Œuvres de Platon*, t. I, p. 71. Paris, 1845.) Il dit plus loin de celui qui a donné tout son temps à la gymnastique : « Il vit dans l'ignorance et la grossièreté, sans grâce et sans politesse. »

Nous proscrivons, de même, les exercices qui ressemblent trop à des tours de force, et nous sommes certains que cette partie de notre programme va répondre à une autre classe d'objections, et dissiper des appréhensions qui ont nui, jusqu'ici, à la propagation de la gymnastique. Pour beaucoup de gens, en effet, ce mot éveille l'idée de pratiques difficiles et dangereuses, d'accidents de toutes sortes, de contusions, de chutes, de membres foulés ou luxés, d'organes herniés, etc. Rien de tout cela n'est à craindre avec un choix d'exercices comme celui que nous proposons. Nous aimons à mettre ici les résultats de l'expérience avant le raisonnement. Nous nous sommes assurés que pas un seul accident n'avait été signalé dans l'école qui est établie à Vincennes ; pas un seul accident n'a fait regretter à l'administration des hôpitaux, si attentive et si vigilante, d'avoir introduit la gymnastique parmi les enfants malades ; pas un seul accident parmi les élèves de M. Triat, ni au lycée impérial Louis le Grand. Pour plus de précautions, la commission a éliminé du programme qu'elle va soumettre à Votre Excellence un certain nombre d'exercices qu'elle avait cru pouvoir emprunter aux classes de gymnastique de ces divers établissements.

La commission ne permet pas cet exercice trop scabreux qui consiste à marcher sur des piquets plantés dans le sol.

Elle ne veut pas que des élèves, montés sur des poutres, simulent des chutes; elle craindrait que l'imitation ne devînt parfois trop parfaite.

Dans les exercices du portique, elle supprime ceux qui consistent à marcher debout sur la pièce horizontale qui domine tout l'appareil, et si elle conserve cette pièce, c'est parce qu'elle sert d'attache aux autres agrès du portique.

La commission n'est pas d'avis qu'on enseigne aux élèves à escalader les murailles, soit en s'accrochant à leurs inégalités, soit en dressant près d'elles une sorte de pyramide vivante, composée de plusieurs étages d'hommes se tenant debout sur les épaules les uns des autres. Nous avons vu, à la vérité, de merveilleux résultats de cet exercice à Vincennes, où cinquante sous-officiers environ franchirent, sous nos yeux, un mur vertical de vingt et un pieds de haut en moins de temps qu'il n'en eût fallu pour monter quelques marches et les descendre. Mais, outre qu'il expose aux chutes, l'art de l'escalade pourrait peut-être recevoir dans les lycées des applications prématurées. Ces considérations nous ont portés à le retrancher du programme. La commission propose de supprimer encore le *cheval de bois*, les *cordes ascendantes obliques*, l'*octogone*, les *planches à rainures*, les *échasses*, les *marches en arrière sur les poutres*, les *rencontres de deux élèves sur une poutre*, car ils pourraient s'entraîner dans une chute commune, les *poutres inclinées*, les *poutres oscillantes*, les différentes espèces de *luttes deux à deux*, parce qu'elles pourraient tourner au sérieux, et cet exercice enfin où, par réminiscence peut-être de l'ancien pugilat, on veut que les élèves frappent leur poitrine pour la faire résonner. *Et pectore vastos dant sonitus* (Virgile). Enfin, nous avons retranché aussi certains exercices qui pourraient prêter à rire à des écoliers beaucoup plus disposés à saisir le côté plaisant des choses que leur application pratique. Nous avons voulu éviter de compromettre la gymnastique près de ceux auxquels il s'agit de l'enseigner.

Ces éliminations opérées, voici de quels exercices la commission serait d'avis de composer la gymnastique des lycées.

III. — Cette partie de notre tâche est fort aride ; mais il est un moyen de l'abréger. Dans les excellentes instructions que l'administration de la guerre a publiées pour l'enseignement de la gymnastique dans les corps de troupes et les établissements militaires, chaque exercice, ou plutôt chaque temps d'un exercice a un nom, un numéro ; tous les détails en sont figurés et décrits ; ces instructions, d'après les vues de la commission, deviendront *classiques* dans les lycées, comme elles le sont aujourd'hui dans l'armée : il me sera donc permis, lorsque je le jugerai convenable, de nommer simplement ceux des exercices que nous leur aurons empruntés.

Les élèves débuteront par une catégorie d'exercices qui ne seront pas encore de la gymnastique, mais qui seront de la discipline, chose gracieuse partout, et notamment dans les lycées. Le professeur rangera les élèves en pelotons d'après les règles prescrites pour cette opération (formation des pelotons).

Il leur fera prendre les alignements tantôt sur l'élève de droite, qui se sera avancé de quelques pas, tantôt sur l'élève de gauche. Puis viendront : le demi-tour à droite ; la marche de front, la marche de flanc ; la conversion de pied ferme en marchant ; le changement de direction (1).

Enfin, les élèves apprendront à ouvrir et resserrer les intervalles qui les séparent, afin de pouvoir, au besoin, s'exercer avec divers instruments sans atteindre leurs voisins.

Nous n'avons pas conservé dans cette première catégorie d'exercices la marche au pas ordinaire, cette marche, telle qu'elle est décrite et enseignée, étant tout ce qu'il y a de plus extraordinaire au monde, ridicule, contraire au mécanisme si ingénieux suivant lequel la nature accomplit la marche (2) ; elle est tombée en discrédit dans l'opinion des militaires expérimentés, et si elle a été maintenue jusqu'ici, c'est qu'on y regarde à deux fois pour toucher aux institutions qui régissent l'armée.

Nous disons que la discipline des lycées peut gagner quelque chose à ces exercices préparatoires ; en effet, aux heures de la journée où tous les élèves devront se réunir dans un certain ordre, pour aller ensemble, soit à la promenade, soit au réfectoire, soit à l'église, soit à l'étude, ils prendront, sans confusion et promptement, la place qu'ils auront occupée dans les pelotons. Ils contracteront aussi l'habitude de garder le silence quand il leur sera demandé. Il est à remarquer, en effet, que si l'on prescrit le silence comme faisant partie de la règle à suivre dans un exercice quelconque, on l'obtient plus facilement que si on le demande pour lui-même.

Ces préliminaires accomplis, les élèves passeront à la gymnastique proprement dite. Les exercices complexes qu'elle comprend peuvent être décomposés en mouvements généraux ou d'ensemble, et ceux-ci réduits, par une analyse plus subtile, à des mouvements partiels. C'est de ceux-ci qu'il faut s'occuper en premier lieu. On cherchera à leur donner toute l'étendue, toute la souplesse, toute la précision, toute l'énergie dont ils sont capables. On s'assurera ainsi que leur

(1) Ce petit groupe d'exercices, bien qu'emprunté au régime militaire, ne peut avoir les inconvénients que nous avons reprochés plus haut au maniement du fusil.

(2) Dans la marche sur un terrain horizontal, chaque membre inférieur oscille à son tour, comme un pendule, sous le bassin, auquel le tient attaché, sans frottement, la pression atmosphérique.

concours ne fera pas défaut dans les mouvements d'ensemble et dans les exercices complexes.

C'est en les exerçant tour à tour dans les membres supérieurs et dans les membres inférieurs, et pour l'un et l'autre membre, dans chacune des brisures qui le composent, qu'on atteindra le résultat désiré. Ces mouvements partiels portent le nom d'*assouplissements* dans les instructions rédigées pour les établissements militaires. Ils doivent mettre en jeu, pour chaque articulation, tous les muscles qui passent sur elle. On ne saurait exiger d'un professeur de gymnastique qu'il dise à ses élèves le nom de ces muscles, même qu'il les connaisse. Lorsque Ling imagina de placer une salle de dissection à côté de son gymnase, il se proposait peut-être de conquérir l'opinion publique par le prestige qui s'attache à un établissement scientifique ; mais cela devait demeurer complétement stérile, au point de vue de l'enseignement de la gymnastique. Nous ne proposerons donc pas d'autre instruction pour les mouvements partiels ou d'assouplissements, que celle qui a été acceptée par l'administration de la guerre, l'expérience en ayant démontré les bons effets. En conséquence, nos élèves exécuteront les exercices compris dans cette instruction sous les dénominations suivantes : élever et abaisser les bras sans flexion ; mouvement des bras avec flexion ; circumduction latérale des bras ; mouvement horizontal des avant-bras ; étendre les bras latéralement et verticalement. Ce dernier exercice a, dit-on, été emprunté aux Hindous.

Les considérations générales que nous venons de présenter, à propos des membres supérieurs, s'appliqueront aux mouvements partiels des membres inférieurs. L'assouplissement préalable de ceux-ci sera opéré par les exercices compris sous les titres suivants :

Fléchir la jambe. Dans ce mouvement, la cuisse reste verticale, la jambe est entraînée dans la flexion par les muscles postérieurs de la cuisse.

Fléchir simultanément la cuisse et la jambe. Ici, c'est la jambe qui reste verticale, mais suspendue en avant de la ligne de gravité à la cuisse fléchie sur le tronc.

Fléchir sur les membres inférieurs. La flexion ayant lieu en même temps dans les deux membres inférieurs, le tronc descend vers le sol dans cet exercice, ce qui n'avait pas lieu dans les deux exercices précédents.

Si l'on fait alterner la flexion dans les deux membres inférieurs, on obtient ce qu'on appelle la cadence ; celle-ci se divisera en cadence modérée, cadence accélérée, cadence de course. La cadence de course diffère des deux autres en ce que le centre de gravité cesse un instant d'être soutenu, ce qui n'a pas lieu dans les cadences modérée et accélérée. On voit déjà paraître ici quelques-unes des applications de ces mouvements élémentaires ; car la cadence de course est un des éléments de la marche gymnastique, de même que la flexion sur les extrémités inférieures est un des éléments du saut. Les élèves font ces cadences sur place, comme autrefois, si nous en croyons Plutarque, des chevaux, soulevés par des sangles et excités par leurs maîtres, donnaient à leurs jambes des mouvements de galop, sans que leur corps changeât de place. Les professeurs auront soin de ne pas trop prolonger l'exercice des cadences, qui est extrêmement fatigant.

Parmi les exercices qui peuvent assouplir les membres inférieurs, la commission a encore choisi les suivants. Flexions simultanées des jambes (ce qui ne peut se faire sans que l'on saute); flexions simultanées des jambes et des cuisses; sautillement sur une jambe ou sur les deux jambes; fléchir sur les extrémités inférieures et marcher dans cette position; marcher sur la pointe des pieds.

Marcher sur les talons. On effectue le premier mode de progression sur un terrain ascendant et le second sur un terrain déclive; c'est le moyen de prévenir, dans le premier cas, l'allongement excessif et le tiraillement des muscles du mollet, et, dans le second cas, les chutes.

Rapprochons de ces exercices d'assouplissement des membres inférieurs: la *course dans les chaînes gymnastiques*, l'exercice pyrrhique, très aimé des élèves, et les sauts.

Les élèves que l'on fera courir dans les chaînes gymnastiques devront tourner alternativement à droite et à gauche, pour que leur corps ne se penche pas d'un seul côté.

Les modes suivant lesquels on peut exécuter le *saut* sont extrêmement nombreux; la commission a pensé qu'il convenait de les réduire à quatre: 1° saut de pied ferme en largeur et en hauteur; 2° saut avec élan; 3° saut en profondeur; 4° saut à la perche. L'instruction pour les écoles militaires ne recommande aucun exercice pour l'assouplissement des articulations des os du tronc, mais on peut considérer comme exercices mixtes ceux qui sont décrits sous les dénominations suivantes: fléchir le corps en avant; fléchir le corps en arrière (1).

Dans l'un et l'autre de ces exercices (tels qu'ils sont détaillés dans l'instruction), l'articulation du bassin avec le fémur est le centre des grandes excursions que le tronc exécute; mais il s'opère en même temps des mouvements de flexion dans les articulations des vertèbres lorsque le corps se penche en avant, et des mouvements d'extension lorsqu'il se redresse.

Enfin, nos élèves exécuteront quelques *exercices d'équilibre*. Qu'on ne s'effraye pas à ce mot; c'est sur la terre ferme et non sur les poutres branlantes que ces équilibres auront lieu. Ainsi institués, ils ont encore leurs difficultés et une utilité incontestable. Lorsque, par exemple, un des membres inférieurs étant soulevé et embrassé par les deux mains, la station s'opère sur l'autre pied, le tronc doit se tenir en équilibre sur la tête d'un seul fémur. Il faut alors une surveillance très active de la part de la volonté, et des contractions énergiques des muscles qui s'étendent du bassin au membre inférieur, pour ramener incessamment la ligne de gravité du tronc sur l'étroite base de sustentation qu'elle menace de dépasser à chaque instant. Trois autres variétés d'équilibre seront enseignées aux élèves: se pencher en avant sur un pied; se pencher en arrière sur un pied; se pencher à droite ou à gauche sur un pied.

Jusqu'ici les contractions musculaires n'ont eu à surmonter d'autres résistances que celles qui résultent du poids du corps, ou simplement du poids des leviers mis en mouvement. L'art ajoute utilement à ces résistances des poids artificiels. La commission propose d'introduire dans la gymnastique des lycées l'usage des haltères et celui des mils.

Les *haltères* ont été employés dès les premiers temps de la gymnastique. On les voit aux mains des personnages figurés par Mercuriali, et l'on sait avec quel soin il a reproduit les détails de la gymnastique ancienne. Deux masses de fer,

(1) Il serait plus exact de dire *fléchir le corps*, *étendre le corps*.

soit sphériques, soit conoïdes, réunies par une partie étranglée, que la main embrasse facilement, constituent les haltères. On les proportionne à l'âge et à la force des élèves. Nous en avons pu voir, dans le gymnase des Champs-Elysées, un assortiment des plus complets, depuis ces instruments légers qui chargent à peine la main d'un enfant de six ans, jusqu'à ces masses énormes que le bras seul de M. Triat peut soulever de terre. Les exercices auxquels on se livre en tenant les haltères à la main ne sont point figurés dans l'instruction rédigée par les soins de l'administration de la guerre. Les professeurs des lycées devront les faire exécuter d'après les règles formulées dans le traité de M. Laisné (*Gymnastique pratique*, Paris, 1850, 1 vol. in-8 avec 9 planches). Les exercices avec haltères y sont figurés.

Les exercices des *mils* sont d'une date plus récente, en Europe au moins, où ils ont été importés par un colonel anglais, qui les avait vu pratiquer dans les gymnases militaires de Perse, à Téhéran surtout, où le shah les encourageait et les pratiquait lui-même. L'élève d'Amoros, auquel le colonel Harriot enseigna, en France, les exercices des mils, était précisément M. d'Argy, aujourd'hui chef de bataillon commandant l'école gymnastique de Vincennes, et membre de la commission dont je suis en ce moment l'interprète. M. d'Argy a publié, sur les exercices des mils, une notice à laquelle je serai heureux d'emprunter quelques appréciations. « Ces exercices, dit M. d'Argy, s'exécutent des deux mains alter- » nativement, et parfois simultanément, avec deux instruments qui ont toute la » forme d'une massue conique, et qu'en persan on appelle *mil*. Ils développent » surtout la force musculaire des bras et des épaules, font saillir la poitrine en » avant, et fortifient tout particulièrement la main et le poignet. Ils donnent à » cette partie du corps l'adresse et la vigueur propres à faire manier un sabre, un » cimeterre, une épée ou toute autre arme de ce genre ; ils ont, de plus, l'avan- » tage inappréciable lorsqu'on les pratique longtemps, de rendre ambidextre : je » pourrais me citer comme exemple de cette dernière et précieuse qualité. » M. d'Argy dit plus loin : « C'est surtout aux cavaliers appelés à manier à cheval » de longues lances, des sabres pesants, que nous conseillerons ces exercices. » Après le maniement des mils, celui du sabre et de la lance ne sera plus qu'un » jeu. Ils conviennent, du reste, à toutes les professions, aux deux sexes. Rien » n'est plus gracieux lorsqu'ils sont bien exécutés ; ils font contracter un main- » tien régulier, une station que ne donnent souvent pas d'autres exercices spécia- » lement destinés à procurer, dit-on, de la grâce et de la tournure. »

Je désire appeler l'attention sur quelques-uns des résultats signalés par M. d'Argy. On peut, dit-il, devenir ambidextre en se livrant à l'exercice des mils. Quelques physiologistes, oubliant l'unité de l'organisme humain, ont eu l'idée originale de faire l'histoire de l'homme droit et de l'homme gauche. Ne faudrait-il pas, en se plaçant à ce point de vue, soigner également l'éducation de l'un et de l'autre ? On fait tout le contraire dans la plupart des familles. Qu'un enfant prenne indifféremment de la main droite et de la main gauche, le joujou ou le bonbon que sa nourrice lui présente, vite on s'inquiète, on craint d'avoir un enfant gaucher, et on lui refuse l'objet de ses désirs jusqu'à ce qu'il le saisisse de la main droite ; c'est ainsi qu'on travaille à faire du bras gauche un appendice débile et maladroit.

Si, poussant à l'absurde la fiction physiologique dont je viens de parler, on s'avisait de partager aussi la volonté entre l'homme droit et l'homme gauche, nul doute que celui-ci ne réclamât contre les priviléges accordés à celui-là. Un écrivain, qui a mis beaucoup d'esprit au service du bon sens et de la raison, Franklin, a laissé peu de choses à dire à cet égard.

Il est facile de se rendre compte de l'énergie musculaire que l'emploi des mils développe dans les membres supérieurs. Les résultats de la contraction des muscles sont toujours moindres que la force dépensée par ces organes; ce qui tient aux causes de déchet d'action musculaire si bien étudiées par Borelli (*De motu animalium et de motu musculorum*, etc., Hagæ Comitum, 1743, in-4°, fig.). Parmi ces causes, une des plus puissantes est l'emploi du levier du troisième genre, levier dans lequel le bras de la résistance dépasse en longueur celui de la puissance. Qu'un homme, contractant avec vigueur les muscles deltoïdes, tienne ses membres supérieurs horizontalement étendus en dehors, le bras de la puissance, mesuré par l'espace compris entre l'articulation de l'épaule et l'insertion du deltoïde à l'humérus, sera très court; le levier de la résistance, au contraire, aura la longueur du bras. Un mathématicien, prenant la plume et tenant compte tout à la fois du poids du membre supérieur et de la disproportion entre le bras de la puissance et celui de la résistance, me dira au juste quel effort doit faire le deltoïde pour neutraliser la condition défavorable dont il vient d'être fait mention. Si l'on suppose maintenant qu'à l'extrémité de ce levier, déjà si long, soit ajouté le poids d'un mil tenu horizontalement dans la projection du membre, on se fera une idée de la contraction énergique qu'un tel exercice provoque dans les faisceaux musculaires destinés à l'abduction du bras.

On attribue aussi à l'usage des mils l'avantage de développer la poitrine, de la faire saillir en avant. Cela est vrai, mais plusieurs exercices gymnastiques peuvent concourir à cet heureux résultat. Les muscles qui de la poitrine se portent aux membres supérieurs prennent, dans la plupart des mouvements, leur point fixe sur celle-là, afin de déplacer les bras; mais il est des conditions, et la gymnastique les réalise souvent, où le mécanisme est interverti, les bras servant de point fixe pour la contraction des muscles qui tendent alors à dilater la poitrine. Ajoutons que tous les exercices musculaires contribuent médiatement à activer le jeu de l'appareil respiratoire. Ils précipitent en effet le retour du sang vers la poitrine; comme ce liquide ne peut passer des cavités droites aux cavités gauches du cœur qu'au travers du poumon, celui-ci accélère ses mouvements en proportion de la quantité de sang qu'il doit vivifier en un temps donné.

Viennent enfin les exercices plus complexes avec ou sans intervention des machines.

Exercices des poutres. — On enseignera dans les lycées les exercices des poutres, en tenant compte des restrictions mentionnées au commencement de ce rapport. Les poutres sur lesquelles on accomplira la progression ne s'élèveront pas à plus d'un mètre au-dessus du sol. Ces poutres peuvent, pour les voltiges, remplacer le cheval de bois, dont elles n'ont pas les inconvénients.

Exercices des barres parallèles et à suspension. — Les élèves pratiqueront toutes les variétés d'exercices des barres parallèles et des barres à suspension. Ces dernières, auxquelles les élèves se suspendent, soit par les deux bras, soit par un seul, soit d'une autre manière encore, pourraient, au besoin, être remplacées par les échelles horizontales. Ni les échelles ni les barres ne seront assez élevées pour que les pieds de l'élève qui s'y tient suspendu ou qui exécute sous elles une sorte de progression à l'aide de ses bras soient très éloignés du sol.

Rétablissements. — Les diverses espèces de rétablissements forment une catégorie d'exercices très utiles. Ces rétablissements, qui consistaient à s'élever et à se poser sur un corps auquel on était suspendu par les bras, peuvent se faire sur les barres, les poutres ou la planche dite à rétablissement. C'est à cette dernière que nous avons donné la préférence ; elle aura $1^{m},30$ de largeur sur $2^{m},40$ de hauteur. Cette machine tiendra lieu de l'octogone, dont nous avons proposé plus haut la suppression.

Course volante, balançoire brachiale, mâts verticaux. — Nous avons vu les petits élèves de M. Laisné, à l'hôpital des Enfants, se livrer avec passion à trois exercices que nous proposons d'introduire dans les lycées, savoir : la course volante ou pas de géant, la balançoire brachiale et l'exercice des mâts verticaux. On aura soin d'adapter à ceux-ci deux cordes au lieu d'une, pour que l'élève s'y cramponne plus solidement (1).

Exercices du portique. — Des exercices du portique nous avons supprimé, comme nous l'avons dit, ceux qui se font sur la pièce transversale qui en forme le point culminant ; mais nous avons conservé presque tous les agrès qui sont suspendus à ce portique : échelle de bois et de corde, trapèze, corde à nœuds, corde lisse, corde à consoles, perches verticales fixes et oscillantes, et quelques perches obliques. Ces diverses machines constituent, comme on le sait, le principal ameublement d'un gymnase ; elles se prêtent aux évolutions les plus variées et les plus innocentes en même temps. Nous ne croyons pas utile de conserver les perches à chevilles et les perches à crochet.

Tir à l'arc. — Le tir à l'arc développe singulièrement la vigueur dans les muscles du bras et de l'avant-bras, dans les muscles de l'épaule, dans les muscles qui, du rachis, du sternum ou des côtes, se portent soit au scapulum, soit à l'humérus. Il exerce le sens de la vue et provoque d'amples inspirations. Rien de plus gracieux, et qui, en même temps, accuse mieux l'énergie, que la pose du tireur au moment où il va décocher sa flèche. La commission, qui tout d'abord avait placé cet exercice dans le nombre de ceux qu'elle propose de conserver, s'est demandé s'il n'y avait pas à craindre qu'une flèche, alors même qu'elle serait dirigée vers le but, ne rencontrât quelque écolier imprudent qui aurait traversé l'espace destiné au tir. Il appartiendra à MM. les proviseurs d'examiner si les localités dont ils disposent permettent ou non d'établir un tir où les élèves ne seraient pas exposés au danger que nous venons de signaler.

Lancer la barre de fer, etc. — C'est encore un exercice des plus utiles que celui qui consiste à lancer soit la barre de fer suivant la règle formulée dans l'instruction si souvent citée, soit tout autre corps à la manière d'un javelot. Douées d'une certaine vigueur et d'une adresse peu commune, quelques personnes peuvent, usant d'un seul bras, lancer à distance, et fixer dans une porte ou une planche un fusil muni de sa baïonnette.

Escrime. — Tout le monde est d'accord sur les heureux effets de l'escrime. Mais comment faire participer tous ou presque tous les élèves d'un lycée aux avantages d'un exercice où un seul élève à la fois reçoit la leçon du maître?

(1) Il n'est pas le moins du monde question de grimper au mât dans cet exercice.

Cette difficulté a été levée dans l'école de Vincennes, elle pourra l'être dans les lycées. Deux rangées d'élèves, opposées l'une à l'autre, exécuteront les mêmes passes à un même commandement. L'enseignement peut être ainsi donné à trente ou quarante élèves à la fois.

L'observation d'un rhythme quelconque dans les exercices en commun, soit que les élèves en marquent les temps en prononçant à haute voix les mots *un*, *deux*, *trois*, soit qu'ils entonnent à l'unisson un air dont la musique et les paroles auront été composées pour chaque cas particulier, ajoute singulièrement à la régularité de l'exécution. Le rhythme, observé de l'une ou de l'autre manière, a le triple avantage de donner un certain entrain aux exercices, de diminuer la fatigue, et d'associer utilement, pour le poumon, l'action des organes respiratoires à l'action de l'appareil locomoteur : aussi conseillons-nous de l'introduire dans tous les exercices auxquels il peut s'associer, et, plus particulièrement, dans les assouplissements, les cadences, la marche accélérée, le jeu des haltères et celui des mils.

Natation. — Il paraîtra surprenant peut-être que la commission ait placé la natation au nombre des exercices qui seront démontrés dans les lycées. On s'étonnera davantage en apprenant que la natation aura lieu dans l'air beaucoup plus que dans l'eau. Ce ne sera pas une innovation cependant. Nulle partie de la gymnastique n'est plus méthodiquement enseignée que celle-là dans les écoles militaires. Chacun des temps de la natation y est l'objet d'une étude spéciale. On y fait d'abord l'éducation des bras, puis celle des jambes. On y coordonne ensuite les contractions de chaque bras avec celles de la jambe correspondante, jusqu'à ce qu'enfin, couché à plat ventre sur un chevalet, l'élève exécute de ses quatre membres à la fois les mouvements de la natation. J'avoue qu'à un premier examen je n'aurais été que médiocrement rassuré sur les effets de cette façon de nager par raison démonstrative, et j'aurais craint que, jeté à l'eau, le nageur présumé ne se trouvât pas suffisamment en garde contre cet élément ; mais l'expérience a été faite, et elle a été décisive. Trente-six sous-officiers qui n'avaient jamais nagé que dans l'air ont été amenés au bord de la Marne. « Vous savez nager, » leur a-t-on dit. Ceux-ci ne semblaient pas très convaincus de la chose, cependant ils entrent dans la rivière. Dix-neuf d'entre eux nagent à l'instant; pour les autres, le résultat désiré ne se fait pas attendre au delà de la deuxième séance (1). Procès-verbal de ces faits a été déposé dans les archives de l'administration de la guerre.

La natation était tenue en singulière estime chez les anciens ; on disait d'un homme dont l'éducation avait été un peu soignée : « *Neque litteras didicit neque natare* (2). »

(1) Les hommes qui font leur début dans la rivière sont attachés à une longue corde portant à son autre extrémité un gros morceau de liége qui flotte. Il serait donc toujours facile de ramener à la surface un homme qui se serait laissé couler sous l'eau. Ce système est bien supérieur à celui qui consiste à suspendre le débutant à l'extrémité d'une perche. Ces hommes qui ont appris à nager hors de l'eau sont exercés plus tard à nager tout habillés, à se déshabiller sans prendre pied, à traverser la Marne avec armes et bagage, sans mouiller la poudre de leur fusil ; ils font feu en mettant le pied sur la rive opposée.

(2) « Tantumque per plura sæcula illius (natationis) usus viguit, ut non minus

Équitation. — L'équitation se recommande par l'influence salutaire qu'elle exerce sur la santé, et parce qu'il peut se présenter dans la vie une foule de circonstances où il serait indispensable de savoir monter un cheval. C'est d'ailleurs une préparation pour certaines professions, et notamment pour la profession des armes. M. le ministre de la guerre a fait savoir, il y a peu de temps, qu'il serait tenu compte aux candidats pour l'école de Saint-Cyr de leur expérience en escrime, en natation et en équitation. Mais si nous avons pu former des nageurs sans le secours de l'eau, nous n'avons point encore trouvé le secret de dresser un écuyer sans le concours d'un cheval. Les élèves de quinze à seize ans qui seront admis à prendre des leçons d'équitation iront donc les chercher hors du lycée. Ce sera l'objet de mesures administratives et disciplinaires qui ne nous semblent pas être de la compétence de la commission.

Nous ne faisons point figurer dans ce programme les différents jeux auxquels se livrent les élèves pendant leurs récréations ; à cet égard nous n'avons ni additions ni suppressions à proposer.

IV. — Plusieurs questions relatives à l'application des mesures indiquées ont été posées par la commission : 1° Quel sera le lieu destiné à l'enseignement de la gymnastique ? 2° Fera-t-on la dépense de gymnases couverts, et, dans le cas de réponse affirmative, quel sera le matériel de ces établissements ? 3° Combien y aura-t-il de leçons par semaine ? 4° Quelle sera l'heure des leçons ? 5° Le cours de gymnastique sera-t-il obligatoire pour les élèves ? 6° Ce cours sera-t-il gratuit ? 7° Les élèves prendront-ils un costume particulier pour se livrer à la gymnastique ? 8° Comment sera-t-il pourvu à l'enseignement de la gymnastique dans les lycées ?

1° *Quel sera le lieu destiné à l'enseignement de la gymnastique ?*

La question a été examinée pour Paris et pour les départements.

Il y a à Paris plusieurs gymnases, et quelques-uns ont un matériel très complet ; mais on ne pourrait conduire les élèves des lycées dans ces établissements sans apporter un dérangement considérable dans les études. Cette considération a fait rejeter aussi la proposition qui avait été faite de créer un établissement de gymnastique qui serait commun à tous les lycées de Paris. Il a donc été décidé qu'à Paris chaque lycée à pensionnat aurait son gymnase ; il en sera de même dans les départements.

2° *Fera-t-on la dépense de gymnases couverts? et, dans le cas de réponse affirmative, quel sera le matériel de ces établissements?*

Interrompre, pendant une grande partie de l'année, les leçons de gymnastique, ce serait manquer le but que l'on se propose d'atteindre. Cette interruption ne pourrait être évitée si les gymnases étaient en plein air. Il faut instituer des gymnases couverts ou abandonner le projet sur lequel la commission a été appelée à délibérer. Si l'on veut prendre pour modèle le bâtiment construit à l'hôpital des Enfants, on trouvera des devis tout faits. Il y aura économie et bonne exécution. Ce bâtiment a coûté 16 000 francs.

pueri natandi artem quam prima litterarum elementa edocerentur. Quo tempore cum nulla major ignorantiæ nota inuri posset, quam dum aliquis nec litteras, nec natare scire dicebatur, factum fuit ut posteriores illud in proverbium contra bardos, et prorsus inertes continuo receperunt. » (Mercurialis, *De arte gymnastica*, lib. III, p. 117, verso.)

Un gymnase couvert pourrait recevoir les élèves pendant les journées pluvieuses. Il serait converti, à l'occasion, en salle de distribution de prix ; il remplacerait ainsi ces constructions d'un jour, pour lesquelles certains lycées ne dépensent pas moins de 1000 à 1200 francs par an. On installerait dans ce bâtiment le matériel nécessaire pour une classe de cinquante élèves ; matériel assez peu considérable, comme on a pu en juger par le programme ci-dessus.

3° *Combien y aura-t-il de leçons par semaine?* Il y aura leçon chaque jeudi ; cette leçon sera de fondation. MM. les proviseurs aviseront à placer une deuxième leçon dans le courant de la semaine.

4° *Quelle est l'heure des leçons?* A notre avis, la gymnastique ne doit point faire d'usurpation sur le temps accordé aux amusements libres de la récréation. La leçon de gymnase est une véritable classe. Il ne serait pas indifférent de faire cette classe à toutes les heures de la journée. On évitera qu'elle ait lieu immédiatement après le repas. Un exercice un peu violent peut quelquefois interrompre la digestion ; il la retarde dans tous les cas.

5° *Le cours de gymnastique sera-t-il obligatoire pour les élèves?* La commission s'est prononcée, sans hésiter, pour l'affirmative. Un cours facultatif est rarement pris au sérieux. Des exemptions pourront être données sur la demande des parents appuyée de l'avis du médecin.

6° *Ce cours sera-t-il gratuit?* Un cours déclaré obligatoire ne peut être que gratuit. L'institution de la gymnastique comble une lacune dans l'enseignement donné par l'État. La dépense, légère d'ailleurs, que cet enseignement exigera, sera plus que compensée par la faveur qui s'attachera à cette nouvelle preuve de la sollicitude de l'Empereur pour l'éducation nationale.

7° *Les élèves prendront-ils un costume particulier pour se livrer aux exercices de la gymnastique?* Un costume est indispensable. Les vêtements ordinaires brideraient les articulations et nuiraient à la liberté des mouvements. Ces vêtements, d'ailleurs, pourraient être endommagés pendant les exercices. Un pantalon de toile écrue, une cotte de laine comme celle de nos canotiers parisiens, une ceinture et une chaussure légère composeront un costume commode, hygiénique et fort peu dispendieux.

8° *Comment sera-t-il pourvu à l'enseignement de la gymnastique dans les lycées?* L'enseignement de la gymnastique doit être le même dans tous les lycées. Il serait donc à désirer que les professeurs fussent formés aux mêmes écoles et d'après les mêmes principes. Ce sera, comme on le voit, chose assez délicate et peut-être difficile que le recrutement de ces professeurs. Cependant, deux des membres de la commission ont exprimé l'opinion qu'on trouverait facilement des maîtres parmi les hommes sortis des écoles militaires de gymnastique ou du corps des sapeurs-pompiers. Habitués à se soumettre à la discipline, ces hommes sauraient l'imposer aux élèves des lycées, et l'on pourrait recueillir auprès de leurs anciens supérieurs des renseignements sur leur moralité. Si l'on attachait, avec un traitement convenable, les maîtres de gymnastique aux lycées, aux mêmes titres que les autres professeurs, il faudrait leur confier d'autres fonctions encore, la classe de gymnastique ne pouvant absorber tout leur temps.

La commission a été d'avis qu'il conviendrait d'établir plusieurs divisions dans les classes de gymnastique. La répartition des élèves des lycées en trois sections ou collèges offre une classification toute faite. Les exercices qui seront démontrés dans chaque section sont indiqués dans le projet de règlement et le programme qui font suite à ce rapport.

Telles sont, monsieur le ministre, les réponses de la commission dont j'ai l'honneur d'être l'interprète aux questions que vous lui avez posées. Nous avons essayé de rendre palpables, en quelque sorte, les avantages de la gymnastique. Parmi les exercices sans nombre qu'elle préconise, nous avons choisi ceux qui ont paru le plus convenables pour la jeunesse des écoles; nous avons, enfin, indiqué les moyens de réaliser l'amélioration nouvelle que Votre Excellence se propose d'introduire dans les lycées de l'empire.

RÈGLEMENT SUR L'ENSEIGNEMENT DE LA GYMNASTIQUE (13 MARS 1854).

Le Ministre secrétaire d'État au département de l'instruction publique et des cultes,

Vu le rapport du président de la commission chargée d'indiquer les exercices gymnastiques qu'il conviendrait d'introduire dans les lycées;

Le Conseil impérial de l'instruction publique entendu, arrête :

Art. 1er. La gymnastique fait partie de l'éducation des lycées de l'Empire; elle est l'objet d'un enseignement régulier qui est donné aux frais des établissements.

Les exercices gymnastiques sont empruntés au règlement des gymnases militaires, modifié conformément au programme ci-annexé.

Les leçons d'équitation sont facultatives et restent à la charge des familles.

2. Les élèves sont partagés, pour les exercices gymnastiques, en trois divisions: celle du *petit collége*, celle du *moyen collége*, celle du *grand collége*.

Ces trois divisions seront, au besoin, subdivisées en sections.

L'enseignement de la division du petit collége sera emprunté aux quatre premières séries et à la sixième série du programme ci-annexé.

L'enseignement de la division du moyen collége comprend les exercices indiqués dans les séries 1, 2, 3, 4, 5, 6 et 8 dudit programme.

L'enseignement de la division du grand collége comprend, outre la répétition des exercices ci-dessus, tous les autres exercices mentionnés audit programme.

3. Chacune de ces divisions reçoit, pendant toute l'année, deux leçons par semaine, à des heures qui ne sont pas celles de la récréation.

Une de ces leçons a lieu nécessairement le jeudi.

Un gymnase couvert est spécialement affecté aux exercices de gymnastique.

4. Les maîtres de gymnastique sont nommés par le ministre de l'instruction publique.

Signé H. FORTOUL.

PROGRAMME ANNEXÉ AU RÈGLEMENT SUR L'ENSEIGNEMENT DE LA GYMNASTIQUE.

Le Ministre secrétaire d'État au département de l'instruction publique et des cultes,

Vu l'arrêté en date de ce jour sur l'enseignement de la gymnastique;

Le conseil impérial de l'instruction publique entendu, arrête :

Les exercices de gymnastique appropriés aux élèves des lycées se divisent en neuf séries :

PREMIÈRE SÉRIE. — **Exercices préparatoires.**

Formation des pelotons. — Alignements. — Demi-tour à droite. — Marche de front. — Marche de flanc. — Conversion de pied ferme en marche. — Changements de direction. — Ouvrir et resserrer les intervalles.

IIe SÉRIE. — **Mouvements partiels et assouplissements.**

§ 1er. — *Mouvements partiels et assouplissements des membres supérieurs.* — Élever et abaisser les bras sans flexion. — Mouvements des bras avec flexion. — Circumduction latérale des bras. — Mouvement horizontal des avant-bras. — Étendre les bras latéralement. — Étendre les bras verticalement. — Lancer alternativement les poings en avant.

§ 2. — *Mouvements partiels et assouplissements des membres inférieurs.* — Fléchir la jambe. — Fléchir simultanément la cuisse et la jambe. — Fléchir sur les membres inférieurs. — Cadence modérée. — Cadence accélérée. — Cadence de course. — Flexions simultanées des cuisses et des jambes.

§ 3. — *Mouvements de la tête et du tronc.* — Fléchir la tête en avant. — Mouvement d'extension de la tête. — Mouvement de rotation de la tête. — Fléchir le corps en avant. — Opérer l'extension du corps.

IIIe SÉRIE. — **Marches, courses, sauts, exercices pyrrhiques.**

Marche au pas de gymnastique. — Marcher sur la pointe des pieds. — Marcher sur les talons. — Fléchir sur les extrémités inférieures et marcher dans cette position. — Courir dans les chaînes gymnastiques. — Sautillement sur une jambe ou sur les deux jambes. — Saut de pied ferme en largeur et en hauteur. — Saut avec élan. — Saut en profondeur. — Sauts à la perche. — Exercices pyrrhiques.

IVe SÉRIE. — **Équilibres.**

Se tenir sur une jambe, l'autre ployée en avant. Se tenir sur une jambe, l'autre ployée en arrière. — Se pencher en avant sur un pied. — Se pencher en arrière sur un pied. — Se pencher à droite ou à gauche sur un pied. — Poser les genoux à terre et se relever.

Ve SÉRIE. — **Exercices avec les haltères et les mils.**

1° Avec les haltères : Élever alternativement les haltères en avant, jusqu'à la hauteur des épaules. — Elever simultanément les haltères en avant, jusqu'à la hauteur des épaules. — Elever alternativement les haltères vers la droite et vers la gauche, jusqu'à la hauteur des épaules. — Elever simultanément les haltères vers la droite et vers la gauche, jusqu'à la hauteur des épaules. — Elever alternativement les haltères verticalement au-dessus des épaules. — Elever simultanément les haltères verticalement au-dessus des épaules. — Elever alternativement les haltères à la hauteur des épaules, et tendre les bras devant soi en les dirigeant en haut. — Elever simultanément les haltères devant soi à hauteur des épaules, et tendre les bras devant soi en les dirigeant en haut. — Mouvement alternatif de circumduction autour de la tête, en commençant le mouvement par devant. — Mouvement alternatif de circumduction autour de la tête, en commençant le mouvement par derrière. — Tenir les haltères à bras tendu le plus horizontalement possible. — Elever alternativement les haltères avec les pieds, en pliant les jambes. — Elever alternativement les haltères avec les pieds, les jambes restant tendues en avant.

2° Avec les mils : Porter le mil à l'épaule. — Porter le mil en arrière. — Renverser le mil en arrière. — Porter le mil en avant. — Porter le mil en dehors à droite. — Porter le mil en dedans à gauche. — Porter le mil horizontalement en avant, et le passer par-dessus la tête. — Élever le mil verticalement, et le passer derrière la tête. — Abaisser le mil et le passer autour du corps. — Passer le mil en cercle par la gauche (ou par la droite). — Poser le mil à terre. — Porter le mil à bras tendu.

VIe SÉRIE. — **Exercices avec les machines.**

§ Ier. — *Exercices par suspension.* — Suspension par les deux mains (ou par une main), etc. — Élever la tête au-dessus de la barre. — Suspension par le pli des bras. — Suspension par les pieds et les mains. — Suspension par les plis du bras et de la jambe. — Passer de l'état de suspension à une position de repos ou d'équilibre au-dessus des barres. — Rétablissement sur la jambe. — Rétablissement par renversement. — Rétablissement sur les avant-bras. — Rétablissement sur les poignets. — Progression latérale vers la droite (ou vers la gauche). — Progression par le flanc droit (ou gauche). — Progression par brasses.

§ II. — *Exercices des poutres.* — Passage sur la poutre. — Passer à cheval en avant. — Passer à cheval en arrière. — S'asseoir sur la poutre et se mouvoir de côté. — S'enlever sur les poignets, face à la poutre, et se mouvoir de côté. — Étant à cheval, se mouvoir sur les mains en avant ou en arrière. — Suspension avec mouvement de progression au-dessous de la poutre. — Se mouvoir à l'aide des pieds et des mains, étant suspendu à la poutre. — Se suspendre, face à la poutre, et se mouvoir de côté. — Se suspendre à la poutre en la saisissant avec une main de chaque côté et se mouvoir en avant (ou en arrière). — Établissement et rétablissement sur la poutre. — Descendre de la poutre. — Étant à cheval, passer la jambe droite par-dessus la poutre et descendre.

§ III. — *Exercices du portique et de ses agrès.* — 1° Echelles de bois : Monter et descendre par devant. — Monter à l'aide des pieds et des mains, faisant face à l'échelle. — Monter à l'aide des pieds et des mains, en tournant le dos à l'échelle. — Monter à l'aide des pieds seulement. — Monter par les montants à l'aide des mains et des jambes. — Descendre à l'aide des pieds et des mains, faisant face à l'échelle. — Descendre à l'aide des pieds et des mains, en tournant le dos à l'échelle. — Descendre en se laissant glisser le long des montants. — Monter et descendre par derrière. — Monter à l'aide des pieds et des mains. — Monter aux échelons, en plaçant les mains l'une après l'autre sur le même échelon. — Monter aux échelons, en plaçant les mains l'une après l'autre sur un échelon différent. — Monter aux échelons par saccades. — Monter en saisissant un échelon d'une main et un montant de l'autre. — Monter par les deux montants. — Monter par les deux montants par saccades. — Monter en saisissant tour à tour, par saccades, les montants et les échelons. — Descendre à l'aide des pieds et des mains. — Descendre les échelons en plaçant les mains l'une après l'autre sur le même échelon. — Descendre les échelons en plaçant les mains l'une après l'autre sur un échelon différent. — Descendre les échelons par saccades. — Descendre en saisissant un échelon d'une main et un montant de l'autre. — Descendre par les deux montants. — Descendre par les deux montants par saccades. — Descendre en saisissant tour à tour, par saccades, les montants et les échelons. — Passer du devant de l'échelle par derrière, et réciproquement.

2° Cordages simples et mixtes : Monter par une échelle de cordes à l'aide des pieds et des mains, et descendre. — Monter à l'aide des pieds et des mains par devant une échelle de cordes inclinée, et descendre. — Monter à l'aide des pieds et des mains par derrière une échelle de cordes inclinée, et descendre. — Monter par une corde à consoles, et descendre. — Monter par une corde à nœuds et descendre. — Monter par une corde lisse à l'aide des pieds et des mains, et descendre. — Monter par une corde lisse à l'aide des mains seulement, et descendre. — Monter à deux cordes, à l'aide des mains seulement, et descendre. — Relever la corde pour s'y donner un point d'appui, soit sous la cuisse, soit sous le pied. — Monter à l'échelle de Bois-Rozé, et descendre.

3° Exercice des perches : Monter à la perche à l'aide des pieds et des mains et descendre. — Monter à la perche à l'aide des mains seulement, et descendre. — Monter par une perche et descendre par l'autre. — Monter par deux perches et descendre. — Monter par deux perches par saccades, et descendre. — Monter par-dessous une perche inclinée, et descendre. — Monter par-dessus une perche inclinée, et descendre.

4° Escalade du portique par émulation.

§ IV. — *Exercices des mâts verticaux.* — Se lancer en avant au moyen de la corde. — Se lancer en avant et revenir au point de départ.

§ V. — *Exercices de voltige sur les poutres, les barres et le trapèze.* — 1° Voltige sur la poutre : Se mettre à cheval sur la poutre. — Faire face en arrière, étant à cheval sur la poutre. — Étant à cheval sur la poutre, sauter à terre. — Franchir la poutre.

2° Voltige sur les barres parallèles : Suspension sur les mains. — Se porter en avant ou en arrière par un mouvement alternatif des mains. — Se porter en avant ou en arrière par saccades. — Descendre le corps et le remonter par la flexion et l'extension des bras. — Balancer les jambes en avant et en arrière. — Suspension par les mains et les pieds. — Porter les jambes en avant sur la barre droite, ensuite sur la barre gauche. — Porter les jambes en arrière sur la barre droite, ensuite sur la barre gauche. — Soutenir le corps sur les poignets dans une position horizontale, les jambes en arrière. — Se lancer à terre en avant vers la droite (ou vers la gauche). — Se lancer à terre en arrière vers la droite (ou vers la gauche). Franchir les barres en trois temps, en s'élançant en avant à droite (ou à gauche). — Franchir les barres en quatre temps, en s'élançant en arrière (à droite ou à gauche). — Franchir les barres en deux temps. — Se suspendre par les mains et se porter en avant et en arrière. — S'établir sur les barres, le corps suspendu sur les mains. — Se suspendre par les mains et les pieds, le dos vers la terre. — S'établir debout sur les barres. — Étant debout sur les barres, s'y suspendre par les mains et les pieds, la face vers la terre.

3° Voltige sur le trapèze : Saisir la base du trapèze et élever le corps en faisant effort des poignets. — Saisir la base du trapèze, se balancer et se lancer le plus loin possible. — S'établir sur la base du trapèze, en s'y appuyant par le ventre, et descendre. — S'établir sur la base du trapèze, s'y asseoir, et descendre. — Saisir la base du trapèze, s'y suspendre en accrochant les pieds aux montants, et descendre. — Monter par les montants du trapèze et descendre. — S'établir sur la base du trapèze et se tenir dessus, puis au-dessous, dans une position horizontale.

§ 6. — *Exercices de la course volante.*

§ 7. — *Exercice des poignées brachiales.*

§ 8. — *Exercices de la balançoire brachiale.*

VIIe SÉRIE. — **Escrime. — Tir à l'arc. — Lancer la barre.**

VIIIe SÉRIE. — **Natation. — Exercices hors de l'eau. — Exercices dans l'eau.**

IXe SÉRIE. — (*Exercice facultatif.*) — **Équitation.**

Signé H. FORTOUL.

Bibliographie. — *Hygiène des collèges*, par Pavet de Courteil. Paris, 1827, in-8. — *Hygiène des collèges*, par Pointe. Paris, 1846, in-12. — *Traité de salubrité dans les grandes villes*, par MM. les docteurs J.-B. Monfalcon et A.-P.-J. de Polinière, membres du Conseil de salubrité du Rhône. — *Enseignement de la gymnastique dans les lycées* (*Ann. d'hyg.*, 2e série, t. I, p. 415). — *Traité de gymnastique*, par Heiser. Paris, 1854. — *Système de gymnastique de chambre*, par Schreber. Paris, 1855.

MACHINES A VAPEUR. — La première machine à vapeur qui paraisse avoir fonctionné en France fut celle destinée, en 1749, à l'épuisement des eaux dans les mines de Lettry (Calvados). Elle ne fut remplacée qu'en 1799; si nous y ajoutons les pompes à feu de Chaillot et du Gros-Caillou, établies en 1782 pour la distribution des eaux dans Paris, nous trouverons que ces machines furent à peu près les seules qui existassent en France à la fin du siècle dernier.

Jusqu'en 1816, l'usage des appareils à vapeur fit peu de progrès; mais à partir de cette époque, leur nombre s'accrut d'une manière sensible, à ce point que l'on en comptait en 1820 environ 130, tant machines que chaudières. En 1839, époque de laquelle datent les statistiques exactes, on comptait 2450 machines d'une force de 33 308 chevaux-vapeur. En 1847, il y avait 4853 machines et 61 630 chevaux, presque le double du chiffre en 1839. Neuf années plus tard, le nombre des machines se trouve de nouveau doublé : le relevé de 1856 donnait 9972 machines et 127 344 chevaux. L'accroissement devient plus rapide encore : en 1857, on voit fonctionner 11 192 machines (140 035 chevaux); en 1858, 12 419 (151 431), et en 1859, 13 691 (169 166 chevaux).

Il ne s'agit ici que des machines fixes, non employées dans l'enceinte des chemins de fer. En ajoutant pour ces dernières 402 machines et 3172 chevaux, on obtient un total de 14 093 machines fixes.

Le nombre des locomotives qui ont fonctionné en 1859 a été de 3048. On n'en comptait que 142 en 1840; mais alors il n'y avait à desservir que 430 kilomètres de chemins de fer; et, en 1859, 9084 kilomètres étaient livrés à l'exploitation. La progression ascendante a été plus rapide pour les locomotives que pour les machines fixes : en 1844, leur nombre avait déjà doublé (289) depuis 1840; en 1847, on en comptait 646, plus du double du nombre de 1844; le nouveau doublement n'est atteint qu'en 1853, où 1204 locomotives parcourent les voies ferrées. Dès 1857, nous en trouvons 2607, chiffre qui dépasse du double celui de 1853.

Le travail des machines fixes de l'industrie est évalué à la force de 3 552 501 hommes de peine; nous ferons peut-être plus clairement comprendre le travail des locomotives, en disant qu'en 1859 elles ont transporté 52 405 021 voyageurs et 19 947 799 tonnes de marchandises, chiffres qui n'avaient été atteints dans aucune des années antérieures.

Il nous reste à donner un court aperçu de la navigation. En 1859, la navigation maritime s'est faite par 188 bâtiments jaugeant ensemble 48 361 tonneaux. Ces navires ont transporté 960 140 voyageurs et 630 060 tonnes de marchandises, ce qui constitue une augmentation de 250 000 voyageurs et de 250 000 tonnes environ sur 1852. La navigation fluviale à vapeur a présenté bien des fluctuations en ces dernières années; mais si le nombre des bateaux a diminué, ceux des voyageurs et des tonnes de marchandises transportés ont augmenté. Ces nombres ont été en 1858 de 201 pour les bateaux, de 2 064 022 pour les voyageurs, et de 2 294 848 pour les tonnes.

En réunissant toutes ces catégories de machines à vapeur, nous obtenons un total de 17 873 machines, et la force de 513 092 chevaux-vapeur, évalués à l'égal de la force de 10 774 932 hommes.

Les départements dans lesquels on emploie le plus grand nombre des appareils fixes sont ceux du Nord, de la Seine, du Gard, de la Seine-Inférieure, de la Loire, du Rhône, de l'Hérault, de l'Aisne, de la Drôme, de la Somme et de l'Ardèche.

Il n'est pas sans intérêt de connaître à quel chiffre s'élevait dans ces dernières années le nombre des appareils à vapeur établis à Paris et à Lyon.

En 1858, M. de Saint-Léger, chargé du service des appareils à vapeur, comptait en activité, dans le ressort de la préfecture de police, 2096 établissements possédant des appareils à vapeur; savoir :

1206 à Paris, 890 hors Paris. Ces appareils comprenaient 2822 chaudières : 1480 à Paris, 1342 hors Paris. Les 1480 chaudières établies à Paris se divisaient en 1070 chaudières motrices et en 410 chaudières calorifères. Les 1342 chaudières établies hors Paris se divisaient en 856 chaudières motrices et en 486 chaudières calorifères. Le nombre des machines à vapeur desservies par les chaudières motrices indiquées ci-dessus était de 1761, représentant une force de 12 277 chevaux; savoir : 1003 machines à Paris, ayant une force de 5770 chevaux, et 758 hors Paris, ayant une force de 6507 chevaux. La quantité de houille consommée par les appareils à vapeur, en 1858, a été de 114 635 tonnes (la tonne est, on le sait, d'une contenance de 1000 kilogrammes). Les établissements qui, à Paris, emploient le plus grand nombre d'appareils à vapeur sont les suivants : filatures, raffineries, fonderies et ateliers de machines, teintureries, apprêts d'étoffes, blanchisseries, décatissages, scieries, bains, produits chimiques, bougies, chandelles, tanneries, laminages, tôleries, imprimeries, chapelleries, chocolateries, brasseries, distilleries, fabriques de couleurs, taillanderies, serrureries, estampages, ateliers de menuiserie, de carrosserie, de charronnage, tourneurs sur bois et métaux, passementeries, armureries, ateliers d'instruments de précision, etc.

A Lyon, de 1851 à 1860, le nombre des appareils à vapeur autorisés a été de 460, appartenant pour le plus grand nombre aux industries suivantes : teintureries, forges de grosses œuvres, fabriques de produits chimiques, apprêtage d'étoffes de soie, fonderies, moulinages, scieries, bains, buanderies, moulins, fabriques de chapeaux.

Dès 1810, le gouvernement avait senti la nécessité de soumettre l'usage des machines à vapeur à des règlements propres à préserver les habitations environnantes de l'incommodité et des dangers que présentaient ces appareils. Le décret du 15 octobre 1810 les rangea indistinctement dans la seconde classe, sous le nom de *pompes à feu* ; l'ordonnance réglementaire du 14 janvier 1815 fit une distinction, en mettant dans la première classe celles qui ne brûlaient pas leur fumée, et dans la troisième celles qui brûlaient leur fumée. Les machines à vapeur, ayant servi dans le principe à l'élévation des eaux, furent désignées sous le nom de *pompes à feu*, de même que, ayant remplacé des manéges qui servaient à cet usage, on exprima leur force, et on le fait encore aujourd'hui, par le nombre de chevaux attelés au travail desquels l'action de ces machines est équivalente.

Nous devons nous abstenir d'entrer dans des détails circonstanciés sur le mode d'action de la vapeur, ainsi que sur la construction des diverses machines qui sont employées, et nous borner à faire remarquer que le mouvement est en général transmis par l'intermédiaire d'un piston sur chacune des faces duquel la vapeur provenant du générateur vient successivement agir avec une pression prépondérante. Dans les anciennes machines à double effet de Watt, auxquelles s'applique en réalité la dénomination de machines à basse pression, cette action prépondérante s'obtient par la condensation de la vapeur obtenue par sa communication avec un réservoir isolé d'eau froide, de telle sorte que lorsque, par suite de l'arrivée de la vapeur, une des faces du piston est soumise à une pression d'environ une atmosphère un tiers, la face opposée n'est retenue que par la faible pression correspondante au vide artificiel produit qui, dans le cas d'une bonne condensation, n'excède pas un dixième d'atmosphère.

Dans la machine à haute pression, la vapeur arrive dans le cylindre sous des pressions de trois, quatre, six et même huit atmosphères Que l'une des faces soit soumise à cette force et que l'autre se trouve alors en contact avec l'atmosphère, celle-ci ne sera plus pressée que par la tension atmosphérique, et le mouvement s'établira comme dans le cas précédent. La communication de chacune des faces du piston, soit avec la chaudière, soit avec le condenseur ou l'atmosphère extérieure, est successivement établie et interceptée au moyen de tiroirs ou de soupapes que met en mouvement le piston lui-même ; des pompes spéciales, également mues par la machine même sont chargées de fournir à la chaudière l'eau d'alimentation qui lui est nécessaire, et elles débarrassent le condenseur de l'eau et de l'air qui s'y accumulent pendant la durée de chaque oscillation.

Quant à la transmission du mouvement du piston et au changement de ce mouvement rectiligne en mouvement circulaire, on les obtient facilement par l'intermédiaire d'une simple bielle, et maintes fois encore d'une manière tout à fait directe, comme, par exemple, dans les machines à cylindre oscillant. Il peut arriver qu'on se serve de balancier dont le mouvement angulaire se raccorde avec le mouvement rectiligne du piston par le moyen de parallélogrammes articulés : c'est alors une tige, pleine à l'autre extrémité du balancier, qui communique le mouvement de rotation aux manivelles de l'arbre moteur.

On régularise enfin, au besoin, le travail de la machine par l'emploi d'appareils à force centrifuge et de grandes roues dites volants, dont l'action croît en proportion de leur masse et surtout en proportion de leur vitesse. Les chaudières dans lesquelles se produit la vapeur, et qui sont en réalité la partie essentielle des machines, ont des formes très variées. Le célèbre auteur des idées principales qui constituent la machine à vapeur les faisait à faces planes en forme de tombeaux, et par des retours de flammes très bien ménagées dans l'intérieur de la maçonnerie, il utilisait une très forte proportion de la chaleur qui est développée dans le foyer. Cette disposition à faces planes ne convient que pour les appareils à basse pression; lorsqu'on veut produire de la vapeur à haute pression, il est nécessaire d'employer des chaudières cylindriques d'une épaisseur d'autant plus forte, que le diamètre sera plus considérable et la pression plus grande.

Il arrive souvent qu'il est fort avantageux d'avoir sous un faible volume de grandes surfaces de chauffe; on obtient alors le but désiré par la disposition de foyers établis à l'intérieur et de tubes dans lesquels passe la flamme ou qui sont remplis par l'eau.

Quelle que soit la forme de la chaudière qu'on adopte, il importe d'apporter une attention toute spéciale à la construction du fourneau, ainsi qu'à l'alimentation du feu, et de prévenir, en les enveloppant de corps mauvais conducteurs, toute perte de chaleur des chaudières, du cylindre et des tuyaux dans lesquels circule la vapeur active. Les précautions les plus minutieuses sont prises à cet égard dans les usines bien administrées, et l'on réalise ainsi une grande économie dans la consommation du combustible.

La pression que doit supporter une chaudière quelconque est réglée au préalable; les ordonnances ne permettent d'autoriser la mise en activité qu'après qu'elle a été soumise, par la pompe à pression, à un effort triple si la chaudière a été construite en tôle ou en cuivre, et quintuple si l'on s'est servi de fonte. Cette pression, exercée sur les parois de la chaudière, n'est autre que la tension de la vapeur produite à l'intérieur et diminuée de la pression atmosphérique; les soupapes et la chaudière doivent être chargées de poids qui leur correspondent. D'après les ordonnances, il est nécessaire que chaque chaudière soit pourvue de deux soupapes semblables dont les diamètres sont calculés en raison de l'étendue de la surface de chauffe ou de la puissance de vaporisation des générateurs. Que la tension extérieure vienne alors à augmenter, les soupapes s'ouvrent, et, sauf le cas d'une brusque et considérable vaporisation, la vapeur s'échappe dans l'air jusqu'à ce que la tension normale intérieure se soit rétablie.

Cette tension intérieure est, de plus, accusée d'une manière constante par des manomètres à air libre ou tubes de verre dont l'une des extrémités reste constamment ouverte, tandis que l'autre plonge dans une cuvette remplie de mercure directement pressée par la vapeur.

Des robinets et des tubes de verre ou des flotteurs indiquent en outre, d'une manière constante, le niveau précis de l'eau dans les chaudières, et mettent en garde contre les funestes effets que pourrait avoir l'insuffisance de l'alimentation. Enfin chaque chaudière doit être munie d'un flotteur d'alarme. Lorsque l'eau s'abaisse au-dessous du niveau déterminé, la vapeur, s'échappant aussitôt par l'ouverture que ce flotteur lui ménage, avertit, par le bruit qu'elle produit, de l'abaissement de l'eau.

Toute la législation des machines à vapeur a été renouvelée par l'ordonnance royale du 24 mai 1843, qui a coordonné toutes les dispositions à prescrire pour l'emploi de ces utiles appareils, et mis en pratique les enseignements de la théorie. Leur ancienne répartition en deux classes, selon qu'ils fonctionnaient à haute ou à basse pression, n'a pas été conservée ; elle était établie sur une considération unique, la tension de la vapeur dans la chaudière. Il en résultait que de très petits appareils, par cela seul qu'ils fonctionnaient à haute pression, étaient assujettis à des conditions d'emplacement souvent fort gênantes, bien que leur explosion fût beaucoup moins à redouter que celle des grandes chaudières à basse pression, dispensées de toute condition de local.

Dans la nouvelle ordonnance, on tient compte non-seulement de la tension de la vapeur, mais encore des dimensions de l'appareil ; elle impose à toutes les chaudières d'être munies des mêmes appareils de sûreté, et les classe en quatre catégories, selon qu'elles présentent plus ou moins de danger en raison de leur capacité et de la tension de la vapeur. Les chaudières sont réparties en quatre divisions. On exprime en mètres cubes leur capacité avec les tubes bouilleurs, et en atmosphères la tension de la vapeur ; puis on multiplie ces deux nombres l'un par l'autre. Si ce produit dépasse 15, on place les chaudières dans la première catégorie; elles appartiennent à la seconde, si ce produit surpasse 7 et n'excède pas 15 ; à la troisième, s'il est supérieur à 3 et n'excède pas 7, et enfin à la quatrième, si le produit ne dépasse pas 3. Toute chaudière à vapeur de la première catégorie doit être établie en dehors des ateliers et des maisons d'habitation. Elle pourra cependant être tolérée par le préfet dans l'intérieur d'un atelier qui ne fera point partie d'une maison d'habitation, toutes les fois qu'il y aura moins de 10 mètres de distance entre une chaudière de la première catégorie et les maisons d'habitation ou la voie publique. Il sera construit en bonne et solide maçonnerie un mur de défense de l'épaisseur d'un mètre. Ce mur de défense sera, dans tous les cas, distinct du massif de maçonnerie des fourneaux, et en sera séparé par un espace libre de 50 centimètres de largeur au moins ; il devra également être séparé des maisons voisines. Lorsqu'une chaudière de la première catégorie sera établie dans un local fermé, ce local ne sera point voûté ; on le couvrira d'une toiture légère, sans liaison avec les bâtiments contigus et placée sur une charpente particulière. Les chaudières à vapeur de la deuxième catégorie pourront être placées dans l'intérieur d'un atelier, s'il ne fait pas partie, toutefois, d'une maison d'habitation ou d'une fabrique à plusieurs étages ; si elles sont situées à moins de 5 mètres de distance, soit des maisons d'habitation, soit de la voie publique. Le mur de défense sera construit de ce côté ; il n'est pas exigé pour les chaudières de la troisième catégorie, qui peuvent être placées dans l'intérieur d'un atelier isolé des habitations. Les chaudières de la quatrième catégorie pourront être autorisées dans l'intérieur d'un atelier quelconque, lors même que cet atelier ferait partie d'une maison d'habitation. Les fourneaux des chaudières à vapeur comprises dans la troisième et la deuxième catégorie seront entièrement séparés par un espace réel de 50 centimètres au moins des maisons d'habitation appartenant à des tiers. L'ordonnance du 23 mai 1843 supprime les rondelles fusibles, qui avaient des inconvénients graves ; en effet, elles ne se fondent pas et ne se ramollissent pas généralement au degré que leur timbre accuse, et même à des degrés plus élevés, lorsque la tension de la vapeur augmente rapidement. Elles s'altèrent d'ailleurs avec le temps. Quant aux soupapes, au manomètre et aux indicateurs du niveau de l'eau dans les chaudières, ce sont des moyens de sûreté dont l'efficacité est bien établie.

Les appareils à vapeur appartiennent aux attributions des Conseils de salubrité à plusieurs titres, par l'incommodité du bruit et de la fumée, par les dangers d'explosion et par les nombreux accidents qui ont pour causes les agents mécaniques mis en mouvement à l'aide de ces appareils.

En effet, les accidents occasionnés par les métiers mécaniques, par les moyens de transmission et par les engrenages, sont aussi fréquents que terribles. Pour montrer toute la vérité de ce fait, nous n'avons qu'à renvoyer aux observations pleines de justesse contenues dans un rapport au Conseil de salubrité de Lille. On ne saurait, en effet, employer plus de ménagement dans la révélation des faits et plus de netteté dans l'exposé des moyens préservatifs.

En 1848, le préfet du Nord nomma, sur la demande du maire de Lille, une commission spéciale chargée de rechercher les moyens les plus propres à prévenir les accidents qui arrivent dans les ateliers où l'on fait usage d'appareils à vapeur. Cette commission était composée de : MM. Bigo, maire de Lille, *président* ; Barois, ancien manufacturier ; Delezenne, professeur de physique ; Calvins, architecte ; Meugy, ingénieur ordinaire des mines, Longhaye, commissaire central, et Loiset, *rapporteur*. Afin de remplir convenablement la mission qui lui était confiée, la commission, comprenant le problème qu'elle avait à résoudre, réunit le plus de renseignements qu'il lui fut possible, afin de constater le nombre, la nature et la proportion relative des accidents causés par les moteurs mécaniques.

Elle se livra ensuite à la visite d'un grand nombre d'établissements industriels de tous ordres, possédant des appareils à vapeur, dans le but de vérifier, sur les lieux mêmes, siéges des accidents, le mode d'action des causes de ces derniers et de s'y inspirer des moyens préventifs à leur opposer. Enfin, elle se préoccupa de la question de savoir si, dans l'état de la législation actuelle, l'administration est suffisamment armée pour pouvoir ordonner l'application des mesures qui seraient jugées propres à mettre un terme aux sinistres événements dont sont journellement victimes tant de familles d'ouvriers.

Depuis cette époque, le Conseil d'hygiène de Lille n'a cessé de poursuivre le but philanthropique qu'il s'était proposé. Chaque année le rapport général commence par un exposé statistique qui résume les faits observés et en tire d'utiles enseignements. On ne voit pas malheureusement que le nombre des accidents de cette nature aille en diminuant. Il a été de 77 en 1851, 94 en 1852, 81 en 1853. Le travail remarquable que nous croyons devoir citer, donne une juste idée de la nature et de la fréquence des blessures produites par les moteurs mécaniques.

RAPPORT PRÉSENTÉ A LA COMMISSION ADMINISTRATIVE DES HOSPICES DE LILLE, SUR LA FRÉQUENCE ET LA GRAVITÉ DES BLESSURES OCCASIONNÉES PAR LES MACHINES A VAPEUR EMPLOYÉES DANS LES ÉTABLISSEMENTS INDUSTRIELS.

Les accidents qui ne cessent d'avoir lieu dans les établissements industriels munis de machines à vapeur nous paraissent devoir appeler toute l'attention de l'autorité.

Il entre fréquemment à l'hôpital Saint-Sauveur de jeunes ouvriers des deux sexes ayant les mains ensanglantées ou mutilées ; d'autres, dans l'âge adulte, sont couverts de contusions ou atteints de fractures ; il en est dont la peau et les muscles sont en partie dilacérés. Enfin des pères de famille, plongés dans la stupeur et offrant l'aspect cadavérique, sont amenés sur des civières. Nous remarquerons que ces malheureux ont un bras, souvent le droit, complétement broyé ou arraché.

Aux douloureuses impressions d'un pareil spectacle, messieurs, il faut ajouter la consternation des ouvriers chargés du transport des blessés, le découragement des autres, les larmes et le désespoir des familles !

Il faut encore ajouter les regrets, l'intérêt, la compassion que nous expriment si vivement messieurs les fabricants ou leurs contre-maîtres.

Ces honorables industriels sont à plaindre à leur tour, car il est incontestable que de pareils malheurs sont partout indépendants de la volonté, et nous ne venons accuser personne d'indifférence dans l'emploi des moyens préservatifs. Quelques-uns de ces précieux moyens peuvent être en usage dans certains établissements; ils sont ignorés ailleurs, beaucoup peut-être restent encore à connaître.

Il est temps, messieurs, de rechercher avec tout le soin possible quelles peuvent être les diverses causes qui compromettent aussi gravement la vie des ouvriers comme celle de tous ceux qui les emploient ou les dirigent. Il est urgent de recourir à tous les moyens capables d'y remédier.

Vous êtes spécialement, messieurs, les protecteurs, le soutien des malheureux : votre sollicitude devra s'étendre plus tard sur une foule de travailleurs que de pareilles blessures auront rendus incapables d'agir.

N'est-ce donc point assez de tant d'infirmités prématurées qui sont le résultat ordinaire de longs et pénibles travaux, infirmités que l'on peut aller observer dans vos établissements hospitaliers comme dans les réduits de l'indigence ?

Chercher à diminuer le nombre des accidents ou des individus mutilés dans les fabriques, n'est-ce point, en servant l'humanité, contribuer à alléger les charges de votre administration comme toutes celles qui pèsent sur la charité privée ?

Ces considérations nous ont déterminé, messieurs, à réclamer respectueusement votre intervention, votre généreux appui, auprès de l'administration municipale. Nous espérons qu'à votre voix nos magistrats s'empresseront de prendre toutes les mesures nécessaires, et qu'ils partageront le vif intérêt que nous inspirent les malheureux blessés confiés à nos soins.

Dans le rapport qui va suivre, messieurs, nous avons besoin de votre attention et de toute votre bienveillance ; permettez-nous de vous soumettre quelques observations préliminaires afin de mieux éclairer votre conscience.

Nous avons appris que des hommes généreux nous avaient devancés dans cette question d'humanité; mais on nous a dit que leur réclamation n'avait pu être accueillie, et l'on a supposé que la crainte d'entraver la marche ou les progrès de l'industrie française avait pu en être la cause.

Nous n'admettons pas cette supposition ; car s'il était vrai qu'un pareil motif eût fait rejeter ou suspendre les mesures salutaires que nous venons réclamer nous-mêmes, nous pourrions affirmer que la pensée des premiers réclamants n'a pas été bien comprise. Croyez, messieurs, qu'il ne peut entrer dans l'intention de personne de gêner ou d'entraver l'industrie. Chacun reconnaît, même parmi nous, que les belles manufactures, les vastes usines qui nous entourent, doivent être encouragées, car elles sont un des principaux éléments de la prospérité du pays.

Il ne s'agit, dans l'affaire qui nous occupe, que de demander des mesures sages et réglementaires, des modifications peu dispendieuses dans l'état actuel de certaines fabriques. Ces mesures, loin de gêner l'industrie, auront pour but de maintenir l'ordre le plus parfait dans les ateliers, d'assurer la facilité du travail et d'en éloigner les dangers.

Il est dans nos principes, messieurs, de repousser toute idée subversive : personne ne peut dès lors donner une fâcheuse interprétation à la pensée qui nous guide.

Mais s'il arrivait qu'on voulût nous contester le droit de réclamation, en alléguant notre incompétence, nous ferions observer que le devoir du médecin ne consiste pas seulement à soulager, à guérir les maux qui affligent l'humanité, il doit encore rechercher attentivement tout ce qui peut les produire, et en combattre les causes de tout son pouvoir.

C'est là ce qui constitue la science de l'hygiène publique et privée et ce qui justifie les moyens prophylactiques que nous cherchons aujourd'hui. Telle est enfin l'importante mission qu'a dû nous imposer la confiance dont nous honore la commission administrative des hospices.

Passez-nous, messieurs, ces explications préalables; elles étaient inutiles pour vous, mais elles nous ont paru indispensables pour aplanir de toutes parts notre route.

Abordons maintenant sans crainte notre sujet.

Tout le monde a pu remarquer que le talent de MM. les ingénieurs s'est admirablement exercé, de nos jours, dans la construction de ces machines imposantes qui produisent et transmettent la force motrice, des mécaniques si belles et si compliquées dont l'assemblage, le mouvement et l'harmonie assurent le succès de nos établissements industriels.

Rien n'a été négligé pour obtenir une augmentation plus ou moins considérable dans les produits fabriqués, pour donner même à ces produits le plus haut degré de perfection.

Sous ce premier point de vue, nous aimons à rendre un hommage bien mérité à messieurs les industriels de toutes les classes, qui, par d'heureuses et vastes conceptions, ont fondé de si beaux établissements, et qui, en s'attachant à perfectionner leurs produits, ont imprimé une grande activité à nos relations commerciales.

Ces négociants ont assurément mérité l'estime et la reconnaissance publiques.

Mais au grand point de vue de l'humanité, de l'hygiène publique, nous devons dire que ces nombreux chefs-d'œuvre de mécanique seront toujours considérés comme incomplets et dangereux, et les louables efforts de MM. les fabricants laisseront toujours à désirer, tant qu'on n'aura point imaginé ou prévu tous les moyens possibles d'assurer partout la sécurité ou la vie des travailleurs.

Cette opinion, nous en sommes convaincus, messieurs, sera partagée par vous et par nos magistrats.

Elle le sera par tous nos concitoyens, dont l'esprit de charité, le noble dévouement en faveur des malheureux ne se sont jamais démentis. Le souvenir de leurs généreux sacrifices dans des temps difficiles nous autorise à faire cette question : Quel est aujourd'hui le fabricant qui voulût se refuser à reconnaître que la vie des hommes ne soit pas au moins aussi précieuse que le perfectionnement d'une marchandise quelconque ? Hâtons-nous de dire qu'il n'en existe pas un seul.

Poursuivons donc notre tâche :

Nous entendons dire tous les jours que les accidents ou les blessures observés dans les fabriques sont toujours le résultat d'une imprudence de la part des ouvriers. Cela n'est pas exact, et c'est établir une fâcheuse prévention. En bonne justice, on doit toujours examiner s'il n'existe pas d'autres causes.

Ne pouvant nous en rapporter à nous-mêmes, nous avons consulté à ce sujet d'honorables industriels. Ces messieurs nous ont dit qu'il était naturel de supposer des imprudences de la part des rattacheurs, de ces ouvriers encore jeunes, peu attentifs ou mal surveillés, mais que dans un établissement convenablement organisé, il était bien rare que des individus plus âgés dussent être accusés d'une pareille faute.

Si malgré cette observation, faite par des hommes fort capables, on voulait soutenir encore la prévention, on nous forcerait naturellement à demander comment il se fait que depuis tant d'années on ne se soit pas occupé dans toutes les fabriques de rendre nulles, impossibles ou du moins excessivement rares, tant de fatales inadvertances, car on savait qu'elles devaient coûter à l'ouvrier des mutilations ou la mort?

Mais il ne s'agit pas pour nous de chercher des torts à qui que ce soit; nous aimons au contraire à répéter que si des mesures de sécurité ont été prévues et sagement observées dans certains établissements, elles ont pu être négligées ailleurs, non par indifférence, mais faute de les bien connaître.

Maintenant qu'une expérience chèrement acquise est venue nous avertir, il faut de toute nécessité que l'autorité exige non-seulement l'application immédiate des moyens préservatifs déjà connus, mais il faut encore que chacun s'occupe de rechercher tous ceux qui restent à désirer.

Les malheurs que nous avons eu tant de fois à déplorer nous ont déterminés, messieurs, à prendre à ce sujet les plus amples informations.

Nous avons visité nous-mêmes plusieurs établissements industriels dont la construction et la disposition sont admirables. Les ateliers y sont parfaitement tenus, le travail bien dirigé et toujours attentivement surveillé.

Les chefs de ces beaux établissements, comme leurs contre-maîtres, nous ont accueillis avec une extrême obligeance. Des renseignements précieux nous ont été donnés. Les divers cas d'imprévoyance, les vices de construction les plus dangereux nous ont été signalés; nous venons, messieurs, vous les faire connaître.

Avant d'examiner cette question, nous devons exprimer ici tous nos sentiments de reconnaissance envers les chefs des beaux établissements dont nous venons de parler, non-seulement pour l'utilité de leurs renseignements, mais pour l'intérêt qu'ils portent à leurs ouvriers, car nous avons remarqué dans leurs ateliers que les précautions les plus minutieuses avaient été prises chaque fois que la crainte d'un danger s'était manifestée, et ils persistent dans cette voie d'amélioration.

Enfin, messieurs, toutes nos informations nous ont prouvé qu'il est urgent d'appeler, dès ce moment, l'attention de l'administration municipale sur la fréquence et la gravité des accidents qui arrivent dans les fabriques.

Nous désirons qu'elle veuille bien prendre toutes les mesures nécessaires pour arriver partout à une heureuse solution des questions suivantes :

1° *Machines à vapeur.* — Nous ne parlerons pas ici des générateurs que l'on ne peut établir sans une vérification ou autorisation préalable, mais nous demanderons si toutes les autres pièces qui constituent une machine à vapeur proprement dite sont partout dans un rapport parfait, si elles ne laissent rien à craindre nulle part?

Ne serait-il pas essentiellement utile, dans l'intérêt du fabricant comme dans celui des ouvriers, qu'une vérification fût faite de temps en temps par des ingénieurs spéciaux nommés par l'autorité?

On sait que le moindre défaut dans ces machines peut occasionner de grands désastres.

A-t-on isolé ces machines si dangereuses dans un local convenable, ou du moins les a-t-on entourées partout de grillages ou de tout autre moyen de sécurité?

2° *Roues de volée.* — Les roues de volée particulièrement sont-elles, dans toutes les fabriques, bien recouvertes ou suffisamment garanties?

Toute négligence à cet égard est excessivement dangereuse, elle a déjà été funeste à bien des ouvriers.

3° *Surveillance de la force motrice.* — La surveillance des machines à vapeur est-elle confiée partout à des hommes intelligents, susceptibles d'une attention soutenue, capables enfin de régler la force impulsive selon toutes les lois du mouvement?

En d'autres termes, ne peut-il pas arriver que pour activer le travail ou par toute autre cause, on imprime parfois une vitesse trop grande aux arbres de transmission du mouvement, en raison de leur calibre ou de leur force de résistance, comme en raison de la disposition ou de la capacité relative des métiers à mouvoir?

On conçoit que cette manœuvre imprudente, cet oubli des lois du mouvement, peuvent être suivis des plus graves accidents. Tout peut se briser en éclats.

4° *Encombrement des ateliers.* — N'existe-t-il pas dans certaines fabriques des locaux trop restreints en raison du nombre des mécaniques ou des métiers qui s'y trouvent.

S'il y a encombrement ou défaut d'espace, la circulation y devient difficile, embarrassée; les ouvriers sont gênés dans leurs travaux, y sont exposés à des danger, surtout quand il s'agit du *replacement des courroies.*

5° *Arbres de transmission.* — Les arbres de transmission de la force motrice, à direction verticale (ou horizontale dans certains lieux) et dont le mouvement de rotation est si rapide, sont-ils partout recouverts ou garantis, comme doivent toujours l'être les roues de volée.

Cette négligence a déjà occasionné la mort de plusieurs ouvriers.

6° *Engrenages.* — La même question doit être faite à l'égard d'une foule de rouages qui existent dans les différents métiers, cardes ou autres mécaniques, rouages qui s'engrènent les uns dans les autres.

C'est particulièrement dans *les engrenages non recouverts* que la moindre inadvertance expose les ouvriers, surtout les jeunes rattacheurs, à ce que leurs doigts soient pincés d'abord. En un clin d'œil ils voient la main, l'avant-bras même, s'engager irrésistiblement et se briser.

Nous insistons sur de pareils accidents, car ils se renouvellent trop souvent. On conçoit qu'il faut à ces rattacheurs des précautions infinies, négliger même leur travail, si l'on veut qu'ils aient toujours présent à la pensée le danger incessant qui les menace, lorsque ces engrenages ne sont pas suffisamment garantis.

Une grande surveillance est, du reste, partout nécessaire.

7° *Nettoiement des métiers.* — A-t-on sévèrement défendu dans toutes les fabriques de nettoyer les métiers, de graisser les rouages pendant que la machine à vapeur est en mouvement?

L'ouvrier, dans un pareil moment, s'expose aux plus grands malheurs; sa vie est en péril.

8° *Ordre du travail.* — Ne serait-il pas urgent d'adopter dans toutes les fabriques un règlement qui fixât irrévocablement le travail des ouvriers, leur conduite dans l'atelier, et même *la manière de se vêtir ?*

Ce règlement devrait être affiché et rigoureusement observé, car le désordre, le défaut d'une attention soutenue ou du *silence nécessaire*, la confusion dans les divers emplois, sont pour l'ouvrier une source de dangers.

Mais, sous le rapport de l'habillement, on a souvent remarqué que des vêtements trop larges, les bouts de manches d'un sarreau ou d'une chemise, des lambeaux enfin, peuvent, par la moindre cause, être attirés, s'enrouler dans les cylindres tournants ou s'engager rapidement dans les divers engrenages. Alors les doigts, les mains, suivent ce mouvement d'attraction, et s'ils ne sont pas coupés ou arrachés, l'avant-bras est broyé lui-même.

Lorsqu'il s'agit d'un arbre de transmission, le bras de l'ouvrier est également brisé, et s'il n'est pas arraché, tout le corps doit suivre l'effrayante rapidité du mouvement de rotation. Le malheureux ouvrier ne peut être secouru, car *jamais la machine ne peut être arrêtée assez à temps.* Enfin il est broyé en partie, ou il meurt.

Ce tableau est effrayant, et aucun sacrifice ne doit être refusé pour éviter de pareils malheurs, qui n'auraient pas lieu si l'on avait recours à tous les moyens de garantie nécessaires.

9° *Replacement dangereux des courroies.* — Nous réclamons encore ici, messieurs, toute votre attention.

On remarque à l'hôpital Saint-Sauveur que les blessures les plus graves sont particulièrement occasionnées par le replacement difficile des courroies qui viennent à se dévier de leur poulie.

Voici, d'après notre examen, ce qui se passe dans l'état ordinaire :

Une courroie, étant placée convenablement, roule d'abord sur une poulie supérieure, dite *de commande.* Cette première poulie est fixée circulairement à un arbre de transmission dont elle doit suivre par conséquent l'extrême vitesse du mouvement de rotation.

La même courroie vient rouler en même temps sur une poulie inférieure adaptée à un métier ou à toute autre mécanique.

Il faut observer que cette poulie inférieure est double.

La première portion de cette poulie répond au métier ; son mouvement effectif nous permet de l'appeler *poulie de travail.*

La seconde portion n'a qu'un mouvement passif ou d'attente ; elle est placée en avant de la précédente, et, par conséquent, sur le même plan horizontal ; on l'appelle *poulie folle.* Elle ne sert qu'à maintenir le mouvement général des ateliers et à débarrasser la poulie de travail ou du métier, lorsqu'un temps de repos devient nécessaire.

Ici nous avons vu qu'une courroie pouvait, par un simple glissement, se déplacer facilement et se replacer sans danger.

Mais il est bien loin d'en être de même quant à la poulie supérieure, dite *de commande*, qui est d'une seule pièce.

Il arrive souvent que la courroie se déjette en dehors de cette *poulie de commande* et tombe sur l'arbre de transmission.

On attribue ce déplacement aux fréquentes secousses que détermine l'extrême rapidité du mouvement de cet arbre.

Sur ce point, messieurs, le replacement des courroies nous a paru devoir toujours offrir de grands dangers, quelques précautions que l'on prît.

On nous a fait observer néanmoins que, dans une fabrique bien dirigée, cette opération dangereuse était exclusivement réservée à des surveillants attentifs et bien exercés.

Nous louons beaucoup cette mesure de prudence, mais est-elle partout bien observée ? C'est ce que nous ignorons. Quoi qu'il en soit, nous n'avons pu voir en cela une garantie suffisante.

Il nous paraissait plus simple, plus convenable, d'arrêter d'abord le mouvement de la machine. On nous a répondu qu'il en résulterait dans tous les ateliers une suspension de travail extrêmement préjudiciable au fabricant comme à tous les ouvriers. Sous ce point de vue, il doit résulter aussi la nécessité de replacer la courroie avec promptitude, et il est essentiel d'observer que cette opération dangereuse se fait partout à l'aide des mains.

On conçoit maintenant que la moindre difficulté suffit pour rendre extrêmement périlleuse la position de l'ouvrier surveillant, et c'est alors, en effet, que les accidents ou les blessures les plus graves se produisent.

Heureux quand l'ouvrier n'est pas tué sur le coup, car ses mains peuvent d'abord être prises ou serrées entre la courroie ou l'arbre de transmission, et comme nous l'avons déjà dit, le bras et tout le corps s'enroulent et suivent irrésistiblement l'effrayante rapidité du mouvement de rotation ; nous répétons que le moindre secours ne peut être donné assez à temps.

Dans l'impossibilité de découvrir un autre procédé que celui habituellement suivi, nous avons pensé que des vices de construction pouvaient encore ajouter à la difficulté du replacement dont il s'agit.

En effet, un très honorable industriel nous a fait observer que la longueur insuffisante d'un arbre de transmission exigeait que l'on eût recours à un certain nombre d'*emmanchements*, c'est-à-dire à des prolongements que l'on réunit solidement à l'aide de boulons ou de clavettes.

Ne serait-il pas possible que dans certaines fabriques ces *emmanchements* ne fussent placés trop à proximité des poulies de commande, et que les boulons ou les clavettes n'y fissent une saillie trop prononcée ? C'est une question fort importante à résoudre, car cette disposition suffirait seule pour arrêter une courroie à son point de déviation, rendre son replacement long, difficile et constamment dangereux.

Enfin, nous avions pensé depuis longtemps qu'à l'aide d'une tige munie d'un crochet ou de tout autre instrument de ce genre, l'ouvrier, en se tenant à distance, aurait pu très bien parvenir à replacer une courroie, sans exposer ses mains ou sa vie.

On nous a répondu positivement qu'un pareil moyen avait déjà été reconnu impraticable. Cela est décourageant.

Nous n'en persistons pas moins à dire qu'il faut de toute nécessité chercher tous les moyens possibles d'éviter à l'avenir les malheurs que nous avons eu souvent à déplorer.

L'imagination s'effraye, messieurs, à la pensée des blessures horribles auxquelles donne lieu la difficulté ou la moindre maladresse dans le replacement des courroies.

Voici ce que nous avons remarqué tout récemment à l'hôpital Saint-Sauveur :

1° Trois hommes ont eu, pour la même cause, la main, l'avant-bras et le bras du côté droit entièrement broyés. Chez eux, les chairs ou les muscles étaient en lambeaux et tout le corps couvert de contusions : ils ont dû être amputés près de l'épaule.

Ces ouvriers, pères de famille, ont pu conserver la vie et sortir de l'hôpital ; mais que vont-ils devenir ? Ils végéteront quelque temps dans les larmes et dans la misère ; plus tard, ils lèveront les yeux vers vous, ils vous demanderont du pain et un dernier asile !

2° Un quatrième, plus maltraité, a dû subir la désarticulation de l'épaule aussi du côté droit. Cet homme, marié et père de deux enfants, a succombé huit jours après cette cruelle opération.

3° Une jeune fille a été atteinte d'une fracture comminutive du bras et de l'avant-bras droit, avec issue à travers la peau de fragments osseux. Elle est encore en traitement. Son état s'améliore, mais elle peut rester infirme à l'âge de vingt ans !

De pareils malheurs, nous le répétons, sont vraiment déplorables, et vous jugerez comme nous qu'il est temps d'y mettre un terme.

Nous plaçons, messieurs, toute notre confiance dans votre sagesse, dans la sollicitude constante de MM. les membres de l'administration et du conseil municipal pour tout ce qui concerne le bien public.

En adressant ce beau travail à M. le préfet, M. le maire de Lille s'exprime ainsi :

Dès l'année 1846, l'administration municipale crut devoir appeler l'attention de l'autorité supérieure sur la multiplicité des accidents qui se succédaient dans les ateliers où la vapeur est employée comme force motrice.

D'après la proposition que fit M. le maire à la date du 10 avril de ladite année, une commission spéciale fut instituée sous sa présidence par M. le préfet à l'effet de rechercher les moyens les plus efficaces d'obvier aux malheurs qu'on avait si souvent à déplorer.

Cette commission recueillit de nouveaux renseignements statistiques et prit des informations de toutes parts, afin de se bien rendre compte des causes diverses qui donnent lieu à des accidents aussi nombreux, et d'examiner en même temps comment il serait possible de les prévenir ou du moins d'en diminuer la fréquence. Elle fit un rapport développé que l'administration municipale transmit à la préfecture, le 2 février 1847.

Ce travail, pensons-nous, fut adressé au ministère, et, en 1850, l'Assemblée nationale eut à discuter un projet de loi sur la matière. Pendant que ce projet était soumis à l'examen d'une commission parlementaire, on demanda de nouveaux renseignements à l'administration des hospices de Lille, ainsi qu'au Conseil central de salubrité.

Mais la proposition, vous le savez, monsieur le préfet, n'eut pas de suites, et l'affaire en resta là. Cependant le fâcheux état de choses que nous avions signalé se continue; les accidents sont plus fréquents que jamais et font de nombreuses victimes dans la classe si intéressante de nos ouvriers de nos manufactures.

Le rapport ci-joint que vient de me remettre la commission administrative des hospices vous donnera la mesure du mal auquel il est urgent de remédier. Vous verrez, d'après le travail remarquable de messieurs les chirurgiens et de l'économe de Saint-Sauveur, que du 1er janvier 1847 au 12 mai 1852, 120 établissements industriels ont fourni ensemble à cet hôpital l'énorme quantité de 390 blessés, sur lesquels 12 sont morts, 339 ont été guéris ou sont encore en traitement, et 39 ont été amputés ou sont restés estropiés. Encore ne tient-on pas compte des individus morts au moment même de l'accident.

Dans ce chiffre de 390, les blessés provenant des ateliers munis de machines à vapeur figurent pour 321.

En présence de faits aussi déplorables et aussi fréquemment renouvelés, dit avec beaucoup de raison, l'administration hospitalière, il est impossible de ne pas reconnaître qu'il y a quelque chose à faire pour sauvegarder l'existence des ouvriers, et que les dangers incessants dont ils sont entourés ne peuvent être considérés comme rentrant dans les conditions normales de l'industrie.

Nous partageons pleinement cet avis, monsieur le préfet, et renouvelons ici avec instance le vœu que nous avons émis d'ancienne date déjà pour l'adoption de mesures qui obligeassent les industriels à prendre dans leurs ateliers toutes les précautions que la théorie et l'expérience pourront indiquer.

C'est avec regret que nous nous voyons forcés d'ajourner la publication des relevés que nous voulions établir par genre de blessures, par cause des accidents et autres appréciations que suggère l'ensemble du tableau dressé par l'administration, mais il y aura lieu d'y revenir par la suite, et nous bornerons nos observations à ce fait digne d'attention, c'est que le nombre d'accidents s'accroît dans des proportions effrayantes, puisque les 142 qui formaient dans le temps la base du travail de la commission municipale, donnent pour la période comprise entre 1844, 1845 et les huit premiers mois de 1846, une moyenne par mois de 4 7/16es ou 4,43, et que la période qui vient d'être analysée, partant du 1er janvier 1847 au 12 mars 1853, donne une moyenne de 6,4 accidents par mois. S'il est vrai qu'il y a quelques ateliers de plus qu'à l'époque précitée, on conviendra aussi qu'il y a plus de négligence que jamais, et qu'il est temps enfin d'en arrêter les funestes conséquences.

Nous terminons cet article en signalant les conséquences de l'écoulement des eaux que les machines à vapeur déversent sur la voie publique ou dans les égouts. Ces eaux arrivent à une certaine température, et peuvent par cela même donner lieux aux plus graves inconvénients hygiéniques. On a même signalé à Roubaix une épidémie de fièvres typhoïdes attribuée par quelques médecins au mélange et à la stagnation des eaux ménagères et industrielles. D'ailleurs, outre l'inconvénient signalé, cette quantité considérable de calorique perdu pourrait être utilisée, comme cela est pratiqué dans quelques usines. Enfin rappelons que l'énorme consommation d'eau exigée par les machines à vapeur a éveillé, au point de vue de l'épuisement des sources, l'attention de plusieurs Conseils d'hygiène, notamment de celui du département du Nord.

Bibliographie. — *Collection de rapports généraux sur les travaux du Conseil de salubrité de la ville de Paris et du département de la Seine*, par Moléon. Paris, 1830. — *Dictionnaire de l'industrie*, t. III, p. 272 ; t. VII, p. 393. — *Rapport sur les travaux du Conseil de salubrité de Paris, de 1829 à 1839, et de 1840 à 1845*, par Trébuchet (*Ann. d'hyg. et de méd. lég.*, t. XXV, p. 91, et t. XXXVIII, p. 121).— *Rapport au Conseil de salubrité de la ville de Troyes.* — *Rapport sur les travaux du Conseil central de salubrité du département du Nord.* Lille, 1830, 1850 et suiv. — *Rapport sur les travaux du Conseil central de salubrité du département des Bouches-du-Rhône.* — *Traité de la salubrité dans les grandes villes*, par MM. Monfalcon et Polinière. Paris, 1846. — *Mémoire sur les accidents causés par les machines à vapeur* (*Ann. d'hyg. et de méd. lég.*, t. XLIII, p. 223). — *Moyen de sécurité dans l'emploi des chaudières à vapeur*, par d'Arcet (*Moniteur industriel*, septembre 1842).

MAGNANERIE. — *Voy.* SOIE.

MAÏS. — Le maïs forme un genre de la famille des Graminées, composé, d'après plusieurs botanistes, de cinq espèces principales, lesquelles ont donné naissance à une foule de variétés secondaires. On s'accorde généralement à regarder l'Amérique comme la patrie du maïs. Humboldt disait, au commencement de ce siècle : « Il n'est pas douteux que le *maïs* ou *blé turc* est un véritable blé américain, et que c'est le nouveau monde qui l'a donné à l'ancien. » Il est vrai d'ajouter que plusieurs auteurs, parmi lesquels il faut surtout citer M. Bonnafous, trompés par de fausses analogies et par les interprétations vicieuses des anciens, ont cherché à placer, soit dans l'Arabie Heureuse, soit dans l'Anatolie, l'origine de cette céréale. Mais leur opinion a toujours été victorieusement réfutée ; il a été reconnu qu'ils avaient faussement attribué au maïs ce qui appartient en réalité à l'*Holcus sorghum*, c'est-à-dire au *millet d'Inde*. M. Fée a démontré que le *Zéia* des Grecs (le *zea* des Latins) correspondait, non pas au maïs, mais à l'*épeautre* (*Triticum spelta*), et que le *millet noir* de Pline est l'*Holcus niger* ou *sorgo nero* des Italiens. Quoi qu'il en soit, il est incontestable qu'il n'est fait aucune mention du maïs avant la découverte de l'Amérique, et tous les historiens de la conquête du nouveau monde rapportent quelle fut l'admiration des Européens en voyant cette magnifique plante aux grains dorés.

Bruyer, dans son traité *De re cibaria* de 1560, parle du maïs comme servant seulement à la nourriture des nègres et de plusieurs peuples américains. Il dit expressément que le millet était l'aliment principal des populations du midi de la France, qui cultivent aujourd'hui le maïs, et il parle de la bouillie qu'elles préparent avec la farine de millet, et qu'elles appellent *millas* ou *millasse*, nom qui est resté à la bouillie de maïs. Si l'on peut affirmer avec assurance que la culture du maïs n'était pas établie en grand avant le XVIIe siècle dans aucun pays de l'Europe, il est difficile ou même impossible de fixer la date précise de l'introduction du maïs dans chaque province en particulier : cette introduction s'est faite en général obscurément, et ce n'est que peu à peu que cette céréale a empiété sur les céréales indigènes. Les raisons qui rendent difficile de fixer avec une précision rigoureuse l'époque de son introduction dans certains pays, se présentent encore lorsqu'il s'agit de fixer l'époque où cette plante est devenue la base définitive de l'alimentation des classes pauvres, où elle a dû, par conséquent, exercer une influence notable sur l'économie. Néanmoins toutes les données exactes de l'histoire, à cet égard, se trouvent en parfaite harmonie avec celles qui ont été établies touchant l'origine de la pellagre. Ainsi, pour l'Espagne septentrionale, malgré la discordance des botanistes espagnols relativement à l'origine du maïs, que le plus grand nombre fait venir d'Amérique, tandis que d'autres, avec Valcarel, le prétendent importé par les Arabes ; malgré cette discordance, on ne saurait reculer au delà du XVIIe siècle l'époque où cette céréale a commencé à remplacer les autres dans le nord de la Péninsule et a changé le régime alimentaire des paysans. Pour l'Italie, l'histoire fournit des dates précises, et ces dates offrent toutes la plus remarquable coïncidence avec celles que nous consignerons à l'article PELLAGRE.

C'est en vain, dit J. Frank, que l'on objecterait que l'usage du maïs fut introduit dans l'Italie septentrionale longtemps avant l'apparition de la pellagre ; car il est bien démontré que l'usage de cette céréale n'est devenu général dans ce pays que depuis un temps peu considérable.

En France, le maïs était connu des agronomes dès le règne de Henri II, ainsi qu'on en a la preuve dans la *Maison rustique* de Charles Étienne et de Jean Liébault. Cette culture prit peu de développement, Parmentier explique ainsi ce fait : « Il ne faut pas se le dissimuler, dit-il, la culture du maïs avait pour ennemis, dans le siècle précédent, les seigneurs décimateurs, ainsi que leurs fermiers, parce que ce grain était exempt de la dîme ; d'un autre côté, sa vigoureuse végétation fit croire à ceux qui n'en savaient pas davantage qu'elle nuisait sensiblement à la récolte qui lui succédait. On accuse même la poussière du charbon de maïs se répandant dans les champs sur lesquels on semait du froment, d'occasionner du blé noir. » Le même auteur parle encore de la surprise extrême des Parisiens, lorsqu'ils virent la plante américaine en plein champ sur le sol de la plaine de Grenelle et au Gros-Caillou, et qu'ils acquirent la preuve que ce grain pouvait, dans leurs environs, arriver à maturité.

Ce n'est que dans le cours du XVIIIe siècle que le maïs a pris de l'importance parmi les cultures du midi de la France. Le Béarn seul paraît faire exception, si l'on s'en rapporte à la phrase suivante d'un rapport fait en 1698 par Guyet, intendant de la généralité de Pau. «On n'y sème, dit Guyet, que peu de seigle et encore moins de froment, mais on y recueille quantité de *millet*, qui est une sorte de blé venu des Indes, dont le peuple se nourrit. »

Ce fut seulement pendant la seconde moitié du siècle dernier que les habitants de la plaine du Lauraguais, que Picot de Lapeyrouse appelle le véritable pays du maïs, remplacèrentdéfinitivement par cette graminée la culture du pastel, et que le maïs devint insensiblement l'aliment principal du peuple. Dans le département de l'Aude on ne connaissait encore que le *maïs roux* en 1760, suivant le baron Trouvé, et la culture de cette céréale n'était pas très répandue ; elle se substitua peu à peu à celle du millet dans tous les départements pyrénéens, et son importance s'accrut d'année en année, à mesure qu'on aperçut les immenses avantages économiques qu'elle pouvait offrir. La culture du maïs s'étendit aussi rapidement dans l'est de la France : on le vit prospérer bientôt dans les Vosges, le Jura et dans toute la Bourgogne. Elle fit des progrès plus lents dans le centre, où il paraît cependant qu'elle avait rendu quelques services pour la confection des foyers économiques après la disette de 1709. Elle était à peu près inconnue dans l'Orléanais et les provinces voisines en 1712, comme on en a la preuve par les observations d'Angran de Rueneuve. «Il y a, dit-il, une espèce de grain, fort utile, qu'on appelle maïs ou blé d'Inde, ou blé de Turquie. Je suis surpris de ce qu'on cultive si peu de maïs en ce pays, étant d'un si grand profit qu'il est et n'exigeant pas plus de travaux que les autres grains. » Mais vers la fin du siècle dernier l'essor du maïs vers le Nord a été considérable ; en 1790, Athur Young traça sur la carte de France une ligne oblique à l'équateur, inclinée au méridien de 60 degrés environ, au nord de laquelle cet illustre savant croyait que le maïs ne pouvait pas mûrir. Cette ligne partant de l'embouchure de la Garonne, traverse les plaines du Berry, du Nivernais, de la Champagne, de la Lorraine, et se termine au Rhin près de Landau. Ainsi à l'ouest, cette céréale ne dépasserait pas le 45e degré de latitude nord, tandis que dans nos provinces de l'est elle se rapprocherait du 49e degré. Mais ces limites ont été dépassées. Le maïs a franchi la Garonne et la Loire. On a vu des agriculteurs des rives de la Dordogne et de la Charente, ceux de l'Indre et de la Sarthe, ceux du Maine et de la Haute-Vienne, s'attacher à en faire un produit régulier de leur sol. L'émulation gagna les habitants de nos provinces septentrionales, et l'on vit le maïs monter jusqu'à Bruxelles, où François de Neufchâteau assurait que les variétés précoces réussissaient très bien. Déjà, avant cette époque, des expériences nombreuses de culture avaient été faites aux environs de Paris. Outre la plaine de Grenelle, où Parmentier avait fait des essais, les coteaux de Montreuil, de Charonne, de Champigny, les environs de Pantin, etc., eurent des champs de maïs. Saint-Genis étudia pendant cinq années consécutives les résultats de cette culture, et remarque que toutes les expositions des environs de Paris ne lui étaient pas également propres, et que s'il mûrissait sur beaucoup de points, il n'acquérait pas la dessiccation nécessaire, en sorte que souvent il était surpris par les gelées prématurées de l'automne et pourrissait sur pied. Depuis cette époque jamais le maïs n'a disparu des environs de Paris. Le département de Seine-et-Oise en avait plus de 102 hectares en 1838. Le département de la Seine en possédait 15 hectares dans la même année. On se souvint qu'en 1829 la Société d'horticulture de France chercha de nouveau à favoriser le développement de la culture du maïs dans le centre du royaume; et les instructions qu'elle répandit eurent pour résultat de faire couvrir de cette graminée plus de 20 hectares aux environs de Paris.

Le maïs est évidemment une plante qui se naturalise assez facilement sur une grande partie du sol. Sa maturité, et surtout sa dessiccation, sont souvent compromises, même dans nos départements méridionaux, comme dans une partie de l'Espagne et de l'Italie. Il résiste assez bien aux froids, surtout aux gelées, aux pluies froides, à la grêle et aux brouillards de nos printemps. On a dit qu'il pouvait mûrir là où le raisin et les fruits des mûriers et du châtaignier ûrissent, mais cette assertion ne paraît pas rigoureusement vraie' et il semble que la maturité parfaite du maïs n'est pas assurée dans beaucoup de pays où le raisin et la mûre viennent constamment à parfaite maturité. Nous savons que la vigne n'atteint pas aujourd'hui la limite de culture qu'elle atteignait autrefois : on sait que le Calvados avait d'assez bons vignobles et que la vigne montait jusqu'aux Flandres. Or, le maïs ne pourra jamais mûrir aussi haut.

Ces provinces ont renoncé à la vigne, parce que, à mesure que l'agriculture s'est perfectionnée et que les développements du commerce ont multiplié et rendu plus faciles les voies d'échange, chaque pays a compris l'avantage de remplacer une culture d'un produit irrégulier et de faible qualité par des cultures mieux accommodées à la nature du sol et du climat. Des considérations de même nature tendent évidemment à réprimer l'élan du maïs vers le nord et à restreindre son développement même dans les pays vignobles. Les résultats des récoltes du maïs dans les départements de la Seine et de Seine-et-Oise avaient déjà conduit Saint-Genis à reconnaître que le plus grand nombre des terres de ces contrées étaient peu convenables au maïs, et Parmentier lui-même, un peu revenu de son engouement, déclarait que ceux qui avaient avancé que la culture de cette céréale était praticable dans les départements où la vigne prospère s'étaient trompés. Car, dit-il, le maïs ne mûrit point dans les départements de la Marne et de la Haute-Marne, où le raisin obtient cependant assez constamment une maturité complète. On voit, d'après cela, que dans nos départements du nord, de l'ouest et du centre, le maïs devrait être surtout utilisé comme fourrage, et qu'il serait au moins nécessaire d'appliquer certains procédés usités en Bourgogne pour la dessiccation et la conservation de celui qu'on destine à l'usage de l'alimentation de l'homme.

Parmi les espèces et les variétés si nombreuses du maïs déjà naturalisées en Europe, il faut déterminer celles qui sont les plus propices à chaque nature de terrain, à chaque mode de culture. Les plaintes des médecins italiens sur les variétés précoces connues sous les noms de *quarantain* et *cinquantain*, les remarques faites par tous les observateurs depuis Parmentier jusqu'à M. Bonnafous sur les différences d'aptitudes et d'exigences des diverses variétés, prouvent la nécessité d'exécuter, au point de vue de l'hygiène publique, des études qui n'ont été commencées que sous le rapport des intérêts agricoles. Le maïs ne fait pas exception à la loi qui condamme toute plante et tout être organisé à ne pouvoir s'accommoder qu'à certaines conditions d'existence, à prospérer dans un milieu, à dépérir dans un autre. Or il faut ici songer qu'à la santé de la plante, à sa prospérité, sont liées la santé, la prospérité de l'homme qui s'en nourrit. On sait que certaines variétés résistent mieux à l'humidité, d'autres à la sécheresse, d'autres au froid ou au vent. Il faut donc naturaliser dans les pays qui sont plus ou moins exposés à telle ou telle vicissitude la variété qui la brave le mieux.

Il est probable que la composition géologique des terrains a plus d'influence qu'on ne croit sur les qualités du maïs. La récolte de cette céréale dans les pays où la maturation est plus ou moins fréquemment compromise par les intempéries atmosphériques, dans la France entière, par conséquent, devrait être l'objet d'une attentive surveillance de la part de l'autorité publique. Dans les années chaudes et les étés secs, le maïs semé en avril est bon à récolter à la fin de septembre dans les départements méridionaux, un peu plus tard dans le centre; mais dans les années froides et pluvieuses, le grain de maïs, à cette époque déjà avancée de l'année, est à peine mûr et n'a pas atteint la dessiccation qui est nécessaire à sa conservation. C'est même sans doute pour parer à cet inconvénient que les Bourguignons ont été conduits à terminer artificiellement la dessiccation du maïs en le faisant passer au four. Cette pratique a peut-être contribué puissamment à préserver les paysans de la Bourgogne de la pellagre endémique. Il est encore une pratique à laquelle les habitants de la campagne se livrent, dans le but de procurer au bétail une nourriture qu'il aime beaucoup, c'est-à-dire *l'étêtement du maïs*, qui consiste dans l'ablation de la tige au niveau de la naissance de l'épi, quelque temps avant la récolte. Les avantages et les inconvénients de ce retranchement ont été un sujet de contestation parmi les agronomes ; Bosc, entre autres, lui a reproché de nuire à la saveur et surtout au volume du grain ; mais s'il était vrai que cette opération fût un moyen d'accélérer la maturité du grain et sa dessiccation, peut-être serait-il convenable de le généraliser et de le prescrire partout où la maturation paraît compromise. La question des moyens de conservation du maïs est sans contredit une des plus importantes pour l'hygiène et une de celles dont il serait le plus urgent que l'administration s'occupât. Ces moyens se rapportent à la conservation, soit du *maïs en grain*, soit du *maïs en farine*. Le maïs en grain se conserve, soit par l'air chaud, qui opère sa dessiccation, à l'aide de procédés variables suivant le pays, soit par le feu, dans les pays où l'air ne suffit pas habituellement. La dessiccation du maïs par le feu paraît, aux yeux du docteur Th. Roussel, jouer un rôle assez important pour qu'on puisse lui attribuer l'immunité dont jouissent les paysans de l'est de la France, au point de vue de la pellagre.

Lorsque cette céréale n'a pas subi l'utile opération du dessèchement au four, et qu'après avoir été égrenée et vannée elle est déposée dans les greniers, elle demande beaucoup de vigilance et de soins. Parmentier a reconnu que, quelque sec que soit le maïs, il se détériore facilement. La disposition des greniers est donc un des points importants à étudier, surtout dans les pays où l'on panifie le maïs.

Le pain de maïs est, dans nos climats, d'une conservation plus difficile encore que le grain : la farine passe, suivant Parmentier, pour ne se conserver que quelques mois; mais ce savant attribuait cet inconvénient aux moyens employés pour sa conservation. Il faudrait donc s'occuper aussi de cette question au point de vue de l'hygiène publique. On sait que les Indiens, et même les Européens qui naviguaient dans les mers australes et qui emportaient avec eux pour le voyage de la farine de maïs, avaient soin d'emporter de la farine grillée.

On ne peut dire que très peu de chose des maladies du maïs ; c'est un sujet à reprendre tout entier. Au commencement de ce siècle, on ne lui connaissait d'autre maladie que le *charbon*, dont Tillet avait donné une description dans les *Mémoires de l'Académie royale des sciences*, en 1760. Imhoff soutint plus tard, à Strasbourg, sur ce sujet, une thèse dans laquelle il chercha à démontrer que la poussière renfermée dans les espèces de tumeurs qui constituent le *charbon* du maïs est sans effet sur l'économie animale. Il avala de cette poussière le matin à jeun, et il en prit par le nez en guise de tabac, sans en éprouver aucun effet. Il conclut qu'il en était de cette poussière comme de celle de la *carie* du blé, qui n'est pas nuisible aux animaux. Depuis cette époque, on a étudié le *charbon* au point de vue de l'histoire naturelle, et De Candolle en a fait un champignon qu'il a nommé *Uredo maidis*. Les Italiens connaissent bien cette affection, qu'ils désignent sous le nom de *goître du maïs*. Dans le Roussillon, on connaît depuis longtemps deux maladies du maïs, qui sont l'*étiolement* et le *rachitisme*. La tige du maïs étiolé est mince, effilée, ne fructifie point ou produit des épis chétifs, celle du maïs rachitique se noue, se courbe et ne fournit point de grains. Parmentier, qui ne connaissait pas d'autres maladies que les précédentes, prétendait néanmoins que le maïs pouvait éprouver d'autres accidents donnant lieu à des états particuliers du grain. « J'ai rencontré, disait-il, des tiges qui avaient une apparence saine et les grains gâtés dans l'épi. J'ai vu des pieds très vigoureux, ayant des points de moisissure sur toute la surface et leurs épis corrompus. Souvent il y a des tiges très belles auxquelles il ne paraît pas qu'il soit arrivé d'accidents, et qui sont cependant inféconde : on les nomme, à cause de cela, *chapons*.» Enfin le docteur Balardini (de Brescia), en 1845, fit une étude spéciale du développement d'un parasite fongoïde, qui s'observe fréquemment dans l'Italie septentrionale, où il est connu sous le nom de *verderame* (vert-de-gris). Ce fongus parasite a été placé dans le genre *Sporisorium*, et paraît être, d'après bon nombre d'auteurs récents, l'altération principale qui présiderait au développement de la pellagre. Cette altération ne se manifeste qu'après la récolte et lorsque le grain est placé dans les greniers. Elle apparaît dans le sillon oblong, couvert d'un épiderme très mince qui correspond au germe. Cet épiderme (qui dans l'état normal est ridé et adhérent à l'embryon), lorsque la production morbide que nous examinons est née, se détache de celui-ci et s'épaissit un peu ; pendant quelque temps, cependant, il conserve son intégrité, laissant voir seulement une matière verdâtre qui paraît lui être sous-jacente. Si l'on enlève la pellicule épidermique, on trouve, en effet, au-dessous, un amas de poussière, ayant la couleur du vert-de-gris plus ou moins foncé : c'est un véritable produit parasite qui attaque d'abord la substance voisine du germe, se porte ensuite sur le germe lui-même et le détruit. Le docteur Balardini a plusieurs fois essayé de faire germer des grains de maïs attaqués de *verderame*, en les plaçant dans les conditions les plus favorables, il n'a jamais pu réussir. La matière morbifique dont il s'agit se sépare en une infinité de très petits globules, tous égaux entre eux, parfaitement sphériques, diaphanes, sans traces de *sporidioles* internes ou de diaphragmes, sans vestiges de cellulosités ou d'appendice à la surface; lisses et très simples. En comparant cette matière avec la farine du grain demeuré sain, on a trouvé que celle-ci était formée de cellules irrégulières, imparfaitement sphériques ou plutôt polyédriques, à angles obtus, souvent inégaux et deux fois au moins plus volumineuses que les *granules mycéloïdes* de la matière en question. Outre l'analyse microscopique, une analyse chimique très attentive a démontré la nature fongoïde de ce produit; on a trouvé, en effet, au lieu des éléments ordinaires qui composent le maïs, une forte dose de stéarine, de la résine, de l'acide fongique et une substance azotée, fluide et ammoniacale.

Le docteur Balardini, et plusieurs personnes qui ont fait avec lui des expériences, ont reconnu que le développement de ce parasite, en modifiant la composition intime du grain de maïs, transforme aussi sa saveur, naturellement assez douce, lui donne un certain degré d'amertume et d'âcreté, de manière à produire une sensation de chaleur au palais, le long de l'œsophage et à déterminer des nausées.

L'altération par le *verderame* est très fréquente, comme nous l'avons dit, dans l'Italie septentrionale, et il n'existe peut-être pas un grenier, suivant le docteur Balardini, où l'on n'en trouve quelques traces. Elle se montre surtout très commune après les années froides, les automnes pluvieux, qui s'opposent non-seulement à la parfaite maturité du grain, mais encore à sa dessiccation.

Le même auteur croit avoir remarqué que les variétés que l'on nomme en Italie *grand maïs d'automne* (*Zea mays autumnalis vulgaris*), *maïs quarantain* (*Zea mays præcox*), sont plus souvent attaquées par le parasite que la variété que l'on appelle *maïs d'été* ou *d'août* (*Zea mays vulgaris æstiva*).

Toutefois en admettant, que par elles-mêmes et indépendamment de l'état de sécheresse ou d'humidité des lieux où l'on dépose le produit de la récolte, certaines variétés de maïs puissent contracter le *verderame*, il est certain, cependant, que l'influence du milieu est très puissante, même sur le maïs sain et recueilli dans sa parfaite maturité. Le docteur Balardini a vu des tas considérables de maïs bien desséché et d'une excellente qualité, présenter, au bout de quelques jours, la maladie en question, à la suite du contact d'une petite quantité d'eau qui s'était écoulée du toit qui protégeait la récolte. Ce médecin a fait, en outre, des expériences qui lui ont prouvé l'influence toute-puissante de l'humidité sur le développement du *verderame*. Si l'on rapproche ces observations de la description que Casal a donnée du climat des Asturies, où toutes les substances organisées se couvrent avec une extrême facilité de moisissures, on sera conduit à soupçonner que le parasite du maïs doit se développer plus fréquemment encore dans l'Asturie d'Oviédo que dans la Lombardie. L'humidité intérieure du grain imparfaitement mûr suffit pour produire le *verderame*, sans qu'il soit nécessaire d'une grande humidité extérieure; et s'il est vrai que ce parasite soit réellement la cause de la pellagre, on comprend très bien comment la pellagre se voit en Espagne, en France, en Italie, sur des terrains secs. De l'ensemble des expériences faites sur l'homme et sur les graminées avec le maïs affecté de *verderame*, le docteur Balardini a conclu :

1° Que la partie encore nutritive qui reste dans le grain malade est moins apte à la nutrition et à la réparation de l'organisme et des forces, puisqu'on voit maigrir et dépérir lentement les animaux qui s'en nourrissent exclusivement.

2° Que le grain affecté de *verderame* renferme en outre des principes délétères âcres, inassimilables, capables de produire des effets nuisibles sur l'homme, et, s'il est longtemps mis en usage comme aliment du cultivateur et du journalier pauvre, de ravager tellement l'organisation en altérant les conditions normales des organes digestifs, pervertissant les humeurs et la crase du sang, qu'il arrive à engendrer une forme morbide spéciale, qui est la pellagre. Il se comporte, du reste, d'une manière analogue à celle des autres poisons végétaux et des autres céréales altérées par des productions fongoïdes de natures différentes, et qui produisent chacune une forme morbide particulière chez l'homme. Giuseppe Bonetti, de Cazzago, rapporte qu'un chien de chasse était nourri tous les jours de bouillie de maïs, à laquelle on ajoutait quelques restes de la table de ses maîtres. On vit, à l'âge d'un an, se développer sur son dos et jusqu'à l'extrémité de la queue un *érythème mordicant*, avec déchirures de l'épiderme produites par l'action de gratter, et un suintement d'une humeur épaisse qui formait des croûtes, lesquelles, en tombant, entraînaient la chute des poils. Le siége de cette affection variait, et lorsque les croûtes étaient tombées sur un point, elles se reformaient sur un autre. On essaya inutilement diverses médications contre cette maladie; mais enfin, d'après le conseil des personnes qui avaient observé des faits semblables, on cessa de nourrir ce chien avec du maïs. Pendant quelque temps on ne lui donna que des bouillies d'orge et de froment, auxquelles on ajoutait des raves et des pommes de terre. Bientôt on vit le prurit diminuer, le suintement diminuer lui-même, et bientôt après la desquamation. Les poils revinrent ensuite, et l'animal parut entièrement guéri; en outre, il n'avait plus cet appétit dévorant qu'on avait remarqué pendant tout le temps de sa maladie. Plus tard, on reprit l'usage de la polenta du maïs, et l'on vit reparaître les mêmes altérations cutanées et les mêmes symptômes morbides qui ont été décrits plus haut, et une nouvelle interruption de ce régime rétablit de nouveau la santé de l'animal. On voit combien le maïs mérite l'attention des médecins hygiénistes sous le double rapport de l'influence profonde qu'il peut avoir sur la santé des populations agricoles et sur l'importance considérable qu'il possède en agriculture. Son importance est encore plus grande qu'on ne le suppose d'ordinaire. Il tient une place considérable dans la nourriture des paysans des Landes, des Pyrénées, d'une partie de la Bourgogne, du Languedoc, de la Provence, du Dauphiné, etc. Il est généralement connu sous le nom de *millet*, et il contribue à l'alimentation directement et indirectement; indirectement, parce qu'il s'utilise en grains, en farine, comme moyen d'engraissement des bestiaux, du bœuf, des vaches dont il augmente le lait, des veaux, des volailles, des pigeons, du cochon surtout, dont la chair est d'un usage continu chez le cultivateur. Il se donne en fourrage vert et sec ; sous cette forme il constitue un élément essentiel pour la nourriture de l'espèce bovine, depuis le 15 juillet jusqu'à la mi-novembre, même pendant les premiers mois de l'hiver. Dans le même but on a cherché à employer la rafle brisée en morceaux, et moulue au moyen d'un moulin à farine. Généralement cette dernière est brûlée, sous le nom de *charbon blanc*. Tout est donc profit dans le maïs, les feuilles, les panicules, les tiges, la graine, la rafle, à l'exception des racines, envisagées cependant avec raison comme un engrais.

On évalue à 8 millions d'hectolitres le maïs récolté en France. Cette céréale n'exige, au contraire du blé, qu'une très petite quantité de semence ; on n'a pas à tenir compte, par conséquent, sous ce rapport, d'une réduction considérable, lorsqu'on l'étudie comme aliment. Ce serait d'ailleurs commettre une grande erreur que de répartir sur la totalité de la population la somme de maïs produite et consommée. Cette substance n'est d'un usage ordinaire que dans certaines circonscriptions territoriales, les autres n'en usent que très peu ou même pas du tout. Pour les premières, elle doit être regardée comme la base principale de leur alimentation.

Son rendement en farine est en outre bien plus considérable que celui du blé. Il donne, par sac de 170 livres, 153 livres de farine et 16 livres de son, lorsque le sac de blé pesant 180 ne fournit que 105 livres de farine, avec 34 livres de son.

La farine de maïs se compose de fécule (ce sont les 3/4 et plus), de matières sucrée et animalisée, de mucilage, d'albumine, d'eau, de son. D'après quelques auteurs, elle ne contient pas de gluten ; d'après d'autres, au contraire, elle en renferme, et la *zéine*, que M. Bizio et

Grahan y ont découverte, n'est certainement que le gluten du maïs, dont elle fait environ les 3 centièmes.

On a prétendu que les épis verts du maïs étaient mangés comme légumes, comme on peut en griller les grains tendres et encore en lait. Les enfants s'amusent aussi quelquefois à en faire éclater, quand ils sont très secs, sur la pelle rougie ; mais ces *fraises*, ainsi qu'on les appelle dans quelques localités, n'ont guère d'autre importance que de se rattacher à un divertissement. Le véritable usage économique de la farine de maïs consiste dans sa conversion en *millas* ou *gaude*, *polenta*, *escauton*, c'est-à-dire en bouillie. On prépare celle-ci en jetant la farine dans une marmite renfermant de l'eau qu'on a eu le soin de chauffer ; la ménagère, appuyant ses pieds sur une large pierre posée entre elle et l'ustensile culinaire suspendu, l'agite vivement au moyen d'un long morceau de bois arrondi à l'extrémité supérieure, plus large à son extrémité inférieure, et qu'on appelle *cuiller*. Elle a le soin d'ajouter la farine par petite quantité, afin que ce mélange soit parfait, et ne présente pas de *grumeaux*, c'est-à-dire de petits tassements de farine résistant à l'action du calorique et à celle de l'eau. On est dans l'usage de joindre à cette préparation une petite quantité de sel marin, pour lui donner de la saveur.

La confection du millas provoque une assez grande fatigue, à cause de la rapidité des mouvements qu'elle exige ; elle offre des difficultés plus grandes, à mesure que la masse s'augmente et devient plus compacte. D'ailleurs le feu doit être largement entretenu; aussi les jeunes ménagères peuvent-elles seules se charger de l'opération, à condition même de ne la terminer que ruisselantes de sueur.

Lorsqu'il est prêt, le millas est versé dans de grands plats, ou sur un linge, ou souvent sur une table nue. Là il ne tarde pas à se refroidir ; partout où il se trouve en contact avec l'air, il se recouvre d'une petite couche, peu épaisse, très bien désignée en langage languedocien par le mot *pel*, en français *peau*. Il ne reste dans la marmite, adhérente à ses parois et souvent brûlée, qu'une croûte qu'on destine aux cochons, mais dont les enfants se montrent assez friands.

Quand le millas conserve encore une certaine chaleur, on le découpe pendant le repas avec un couteau, le plus souvent avec un fil, et on le mange seul ou accompagné d'autres aliments. Devenu froid, on s'en sert de la même manière, ou bien on le divise par tranches, qu'on fait griller au feu ; celles-ci ne tardent pas à se couvrir, sur toute leur surface, d'une peau plus épaisse que celle dont il vient d'être question.

Très exceptionnellement on prépare les millas avec une très petite quantité de graisse. Les propriétaires seuls connaissent ce genre de raffinement ; dans ce cas, ils y ajoutent quelques gouttes d'eau de fleur d'oranger. Plus souvent ils mettent le millas en friture recouverte de sucre râpé. La farine de maïs entre aussi dans la confection de certains gâteaux pour la table du riche. On la prépare encore au lait et au bouillon ; elle fait la base de la *toulbe* qu'on mange dans le département de l'Isère, et des galettes de cette partie du département des Hautes-Pyrénées qu'on appelle le Bigorre. On dit aussi que dans les Landes, dans le Lot-et-Garonne, etc., on fait fermenter la pâte de millas, et que l'on en forme pour l'hiver des gâteaux lourds, spongieux, indigestes, que l'on nomme *millasses*. Quoi qu'il en soit, c'est surtout en le convertissant en millas, que le paysan se sert de la farine de maïs, qu'il en absorbe d'énormes quantités au repas du matin, à celui du soir et plusieurs fois pendant la journée : voilà sans doute une justification suffisante des développements qui viennent d'être présentés.

Le maïs s'emploie encore en pain, mais non pas sur une aussi large échelle. Le pain dans la composition duquel il entre comme seul élément (*méture*) est fade, insipide, peu levé, visqueux, d'un jaune safrané quand on s'est servi de maïs jaune, d'un jaune blanc lorsqu'il est fait avec le maïs blanc. Celui qui provient d'un mélange de maïs et de froment est aussi bon que le pain de méteil, de facile digestion et se conserve longtemps frais. A l'appui de cette assertion, il faut dire qu'il est peu de minots où l'on n'introduise de la farine de maïs blanc ; que même ce dernier ne s'est substitué, dans quelques localités, à l'autre variété qu'à cause de cela. C'est une fraude sans doute, puisqu'on livre au consommateur un produit moins cher que celui qu'on lui avait promis, mais au moins elle ne présente pas l'inconvénient de compromettre la santé publique.

Sous toutes ces formes, le maïs constitue une immense ressource pour l'alimentation du paysan. Son usage est, il est vrai, moins général que celui du froment ; pourtant, aux lieux où il existe, on doit en regarder la consommation comme plus considérable. Là il forme la nourriture principale; après lui, on ne peut en reconnaître que d'accessoires. Les autres céréales elles-mêmes, le froment en particulier, doivent être ainsi appréciées, par comparaison avec cette substance. — *Voy.* PELLAGRE.

Bibliographie. — *Traité du maïs*, par le docteur Duchesne (*Mémoires de l'Académie de médecine*, Paris, 1833, t. II, p. 206 à 264). — *Notice sur le maïs et sa culture*, par T. Roussel. Paris, 1845. — *Histoire naturelle, agricole et économique du maïs*, par Bonnafous. Paris, 1836. — *Du maïs considéré dans ses rapports avec l'hygiène et la médecine*, par Bonnafous (thèse de Montpellier, 1834). — *Le maïs apprécié sous tous ses rapports*, par Parmentier. Paris, 1812. — *Supplément*, par François de Neufchâteau. Paris, 1817, in-8. — *Mémoire de la Société royale et centrale d'agriculture*, par le baron Trouvé. Paris, 1814. — *Voyage en France*, par Arthur Young. Paris, 1794. — *Les paysans français*, par MM. An. et Hipp. Combes. Paris, 1853. — *Essai politique sur la Nouvelle-Espagne*, par de Humboldt, p. 372. — *Agricoltura general de Espagna*, par Valcarel. Valencia, 1768-1786. — *Ann. univ. di medicina*, Balardini. Brescia, mai 1845, p. 244. — *Essai sur le département des Landes*, par Barante. — *Statistique des départements pyrénéens*, par Dumège, in-8. — *Mémoire du docteur Hameau* (*Bulletin de l'Académie de médecine*, t. I, p. 440, t. II, p. 6, t. X, p. 788). — *Recherches sur le maïs ou blé de Turquie*, par Pallas. Saint-Omer, 1837, in-8.

MAISONS. — *Voy.* Habitations.

MAISONS D'ACCOUCHEMENT. — Les établissements destinés spécialement aux femmes en couches sont décimés presque régulièrement par une effroyable mortalité.

Depuis bien des années, les médecins accoucheurs et les hygiénistes ont apporté sur ces lieux de secours une attention constante; tous se sont accordés à prescrire comme le moyen le plus efficace de lutter contre le fléau de la fièvre puerpérale l'accomplissement rigoureux de toutes les mesures hygiéniques possibles. En un mot, les maisons d'accouchement doivent, d'après tous les auteurs compétents, offrir au plus haut degré toutes les garanties de sécurité que peut offrir l'hygiène la plus sévère et la mieux entendue.

Les efforts de tous les pathologistes ont été dirigés autant vers les moyens de s'opposer au développement de la fièvre puerpérale que vers les moyens si incertains de la guérir. Malgré cela, elle se montre fréquente dans tous les établissements de maternité des grandes villes d'Europe; et partout elle est également réfractaire aux agents thérapeutiques employés contre elle.

Ce fléau des nouvelles accouchées a cela de commun avec toutes les maladies épidémiques, avec ou sans caractère contagieux, que chaque épidémie de cette cruelle affection possède en quelque sorte son génie propre, quelquefois méconnu au début, et qui ne se révèle dans un certain nombre de cas que par les résultats du traitement.

C'est une vérité bien acquise aujourd'hui, et l'histoire de plusieurs épidémies l'a établie hors de doute, qu'en vertu de ce génie propre, et malgré l'apparence trompeuse des symptômes, tel ou tel mode de traitement réussit ou échoue. On comprend sans peine qu'en présence de telles difficultés thérapeutiques, les études se soient dirigées vers la prophylaxie de la fièvre puerpérale.

S'il n'a pas été possible jusqu'à présent de découvrir la cause essentielle de la fièvre puerpérale, on a pu du moins signaler dans quelles conditions elle se manifestait le plus souvent et les circonstances qui paraissaient avoir sur son développement une action bien marquée. Parmi ces conditions, celles dans lesquelles on voit se développer d'autres épidémies tiennent le premier rang : aussi la viciation de l'air par l'encombrement, par la putréfaction de matières végétales ou animales, la chaleur, le froid, le sec, l'humide, ont été successivement invoqués. Admises comme causes déterminantes par beaucoup d'auteurs, elles ont été regardées par d'autres comme ayant une très faible action dans le développement de la maladie, et des faits observés sont venus à l'appui de ces différentes opinions. Ce qui semble assez certain, c'est que dans les relations de toutes les épidémies de fièvres puerpérales, on a vu toujours quelques-unes de ces causes indiquées comme ayant joué un rôle souvent important.

Outre ces causes générales, des causes individuelles nombreuses ont été signalées par les auteurs, telles que la misère et les privations pendant la grossesse, les préoccupations morales de certaines accouchées sur leur sort et sur celui de leur enfant, la répugnance qu'inspire parfois l'hôpital aux malades, et enfin l'effroi causé par l'apparition bien connue de l'épidémie meurtrière. Il est d'autres causes indiquées par les pathologistes, qui ne paraissent pas avoir l'influence qu'on leur a parfois attribuée. Ainsi, la durée du travail, le nombre des accouchements précédents, les manœuvres obstétricales, n'ont offert dans quelques épidémies dernières aucune signification particulière. Ce qu'il y a de remarquable, c'est qu'assez souvent certains jours sont marqués par l'invasion subite de la maladie chez toutes les femmes accouchées ensemble, tandis que les femmes accouchées le lendemain ne présentaient quelquefois aucun symptôme fâcheux. La fièvre puerpérale se manifeste alors par bouffées. Toutes les femmes accouchées le même jour sont prises ensemble des mêmes accidents, et souvent aussi presque toutes celles de la même série succombent, et cela à un tel point, que parfois le jour de l'accouchement a pu être un des éléments qui faisaient porter un pronostic plus ou moins grave. Ces jours, qu'on pourrait appeler néfastes, sont souvent marqués par un changement brusque dans la température. Ces faits ont été surtout bien évidents pendant le cours d'une épidémie relatée par le docteur Alexis Moreau, en 1844. Enfin quelques troubles fonctionnels ont été admis comme causes par certains auteurs, tels que la suppression de la sécrétion du lait, qui a donné lieu à ces théories des métastases laiteuses qui ont eu longtemps cours dans la science ; la suppression des lochies, à laquelle Gorter et White ont fait jouer un si grand rôle ; la constipation, la rétention des urines, etc. Mais comme ces prétendues causes sont fort problématiques, elles méritent peu d'arrêter l'attention.

La question de la contagion de la fièvre puerpérale a divisé les médecins. Les uns admettent cette maladie comme contagieuse, les autres la nient, et le plus grand nombre reste dans le doute. Les partisans de la contagion pensent qu'elle peut se transmettre d'une femme malade à une femme bien portante qui respire le même air que la première, ou se sert des mêmes objets, du linge, des vêtements, du lit, etc. Les faits invoqués à l'appui de cette opinion sont loin d'être probants, et, d'un autre côté, les circonstances dans lesquelles la contagion n'a pas eu lieu sont très nombreuses. Quant à une contagion indirecte, dont une personne saine serait en quelque sorte le véhicule, quelques médecins semblent l'admettre. Des preuves nombreuses et irrécusables peuvent seules fixer la science relativement à un mode de transmission que repoussent, quant à présent, les idées reçues généralement. Quant à nous, il nous semble qu'on oublie trop facilement que la contagion peut se montrer accidentellement dans telle ou telle épidémie pour ne plus être évidente dans les autres de même nature qui apparaîtront à des époques différentes.

Les conditions administratives et hygiéniques que les maternités doivent offrir sont nécessairement plus rigoureuses que celles de toute espèce d'établissement nosocomial. Les salles doivent y être ventilées et chauffées d'une façon convenable avec une surveillance active de tous les instants ; ces salles doivent être spacieuses, aérées et surtout très peu habitées. L'encombrement doit être évité avec la plus grande rigueur ; car il existe pour les salles des nouvelles accouchées ce qu'on pourrait appeler un encombrement relatif. Ainsi, tandis qu'une salle ordinaire affectée à des femmes en dehors de l'état puerpéral pourrait être occupée par un certain nombre d'individus, cette même salle peut devenir un foyer d'infection dangereux, si elle est habitée par un nombre même inférieur de femmes en couches.

Il est une maladie de nature putride qui apparaît presque exclusivement dans les hôpitaux d'accouchement, de préférence lorsqu'il existe de l'encombrement : c'est la grangrène des parties génitales. Cette terrible affection frappe parfois la plupart des nouvelles accouchées, bien qu'il n'y ait eu aucune violence exercée, bien que la parturition n'ait rien offert d'insolite. Cette complication ressemble beaucoup aux gangrènes phagédéniques et putrides qui atteignent si fréquemment les enfants pendant la convalescence des fièvres éruptives, lorsqu'ils subissent ces exanthèmes au milieu de mauvaises conditions d'hygiène.

La plus grande propreté doit exister dans ces établissements de femmes en couches; la literie, le linge, etc., doivent être renouvelés aussi fréquemment que possible. Les divers ustensiles de toilette dont peuvent se servir les femmes accouchées exigent également de la surveillance ; ils ont attiré l'attention de plusieurs auteurs, et un certain nombre d'entre eux paraissent disposés à admettre la possibilité de transmissions morbides par l'intermédiaire de ces objets.

Les fumigations et les lotions chlorurées pourront être avantageuses parfois dans les salles, surtout au moment de la réouverture des établissements après la disparition du fléau qui les fait fermer d'une façon presque périodique. Ces moyens acquerraient même une importance tout à fait capitale, si l'expérience confirmait les opinions d'un médecin allemand, M. le docteur Semmelveis, exposées en 1851 devant l'Académie de médecine par M. Arneth, ancien chef de la clinique d'accouchements de Vienne. Suivant ce médecin, l'absorption par la muqueuse vagino-utérine des liquides en putréfaction provenant du linge, des parties du placenta, d'instruments mal nettoyés, d'ustensiles, de l'atmosphère même imprégnée de tels atomes, serait la cause la plus fréquente des fièvres puerpérales. Le mode le plus commun d'inoculation serait le toucher exercé par des mains imprégnées de miasmes cadavériques. Suivant M. Semmelveis, un moyen à l'aide duquel on serait parvenu à nettoyer si bien les mains qu'il ne restât plus aucun atome cadavérique sur l'épiderme, et que par conséquent pas la moindre odeur spécifique ne se fît sentir, devrait également réussir à rendre moins nuisibles les autopsies tout à fait indispensables aux élèves, pour faire des études approfondies et solides. Il trouva ce moyen dans l'eau chlorurée et dans le chlorure de chaux particulièrement. Il fut donc arrêté, vers la fin de mai 1847, que personne ne serait admis dans les salles de la Maternité de Vienne, qu'il vînt ou non des autopsies, sans avoir trempé, dans la salle d'accouchement même, les mains dans une solution de chlorure de chaux, et sans avoir fait usage de brosses à ongles. Durant l'épidémie qui sévit en novembre 1853 à l'hôpital des cliniques de la Faculté de Paris, M. le professeur P. Dubois prescrivit que ceux des élèves qui seraient désignés pour faire les autopsies devraient s'abstenir jusqu'à nouvel ordre du service des accouchements.

Il n'est pas besoin d'insister sur la nécessité de choisir avec beaucoup de soin les lieux où seront placées les maternités. Il importe également de ne pas construire pour une population nombreuse un seul et vaste établissement. C'est surtout pour les maisons d'accouchement que le système qui consiste à multiplier les hôpitaux pour les rendre moins considérables paraît avoir une supériorité incontestable.

Outre les hôpitaux destinés exclusivement aux femmes en couches, il existe encore dans Paris un certain nombre de sociétés plus ou moins riches destinées à venir en aide aux nouvelles accouchées et à leurs enfants. Parmi ces sociétés, nous citerons particulièrement la

Société de charité maternelle, qui a pour but de rattacher à leurs mères les enfants fatalement voués à l'abandon. Cette association, fondée en 1788 par madame Fouquet, fille de M. d'Autremont, ancien administrateur des hôpitaux, sut, dès l'origine, se concilier le patronage des personnes les plus recommandables : Marie-Antoinette en accepta le titre de protectrice. Dirigée, à l'époque du Directoire, par madame de Pastoret, l'illustre fondatrice des salles d'asile, elle devait être, sous l'empire, établie par toute la France, sous la protection spéciale de l'impératrice Marie-Louise et recevoir une dotation de 500 000 francs. Sous la restauration, madame la Dauphine accorda tout son intérêt à cette Société fondée sous les auspices de sa mère ; à dater de 1830, la Reine des Français en eut la présidence et s'en déclara la zélée protectrice. Aujourd'hui, l'Impératrice Eugénie a revendiqué ce noble privilége de la charité, et ces institutions placées sous son haut patronage ont reçu un éclatant témoignage de sa munificence.

La Société de charité maternelle secourt, au moment de l'accouchement : 1° les femmes mariées ayant trois enfants au-dessous de quatorze ans; 2° celles qui, ayant deux enfants, accouchent de deux jumeaux; 3° les veuves ayant un enfant ; 4° celles qui, étant mariées, ont leurs maris estropiés et un jeune enfant ; 5° celles qui sont infirmes et ont déjà deux enfants. Ces femmes, pour être secourues, doivent produire : 1° leur acte de mariage ou un certificat de décès du mari ; 2° les extraits de baptême de leurs enfants ; 3° une attestation de moralité ; 4° et un certificat du bureau de bienfaisance énonçant qu'elles sont dans le cas d'obtenir les secours de la Société. Le secours accordé par celle-ci est évalué à 90 francs. Il consiste dans les frais de couches, de 10 francs ; dans une layette entière, estimée 20 francs, dans une allocation mensuelle de 5 francs pendant dix mois et dans un trousseau de 10 francs vers le quatrième mois de l'allaitement. Le mois commencé est payé intégralement, nonobstant le décès de l'enfant. Deux layettes sont accordées dans le cas d'un accouchement double. La mère s'engage à allaiter son enfant ou à le nourrir au lait. Si elle devient sérieusement malade, l'enfant est confié à une nourrice et le secours mensuel porté à 8 francs. Si la mère meurt, il est recueilli par la Société. Un comité de quarante-huit dames se réunit tous les premiers lundis du mois chez l'une des vice-présidentes, se prononce sur les demandes qui lui sont soumises, et règle le placement des secours. Ces quarante-huit dames sont réparties par quartiers et demeurent chargées de recueillir les renseignements propres à légitimer l'assistance de la Société ; elles surveillent également l'emploi des secours, qui ne sont plus accordés un mois après l'accouchement. La Société a des médecins et des sages-femmes dans chaque arrondissement. Le ministre de l'intérieur lui alloue une subvention de 45 000 francs, et le conseil municipal une de 6000 fr.; le reste de ses dépenses est couvert par des dons et des souscriptions. Le nombre des femmes admises chaque année est de 900; dont la durée de l'allaitement se continue d'une année sur l'autre : c'est ainsi que dans l'exercice 1860 la Société a secouru 1350 mères-nourrices allaitant 1376 enfants.

La société appelée Association des mères de famille est analogue à la précédente. Fondée en 1836, dans le but d'assister les femmes en couches pauvres qui ne peuvent être admises aux secours des bureaux de bienfaisance et de la Société maternelle, elle concourt également au soulagement des pauvres honteux.

Enfin, nous citerons la Société médicale d'accouchement, pour le traitement à domicile et gratuit des femmes en couches, qui se compose de quatre membres consultants, de douze membres titulaires, chargés chacun d'un arrondissement et d'un nombre suffisant de sages-femmes. Des secours en layettes, pain, viande et bois sont accordés aux femmes accouchées.

Des maisons particulières d'accouchement existent dans la ville. Dirigées par des sages-femmes, elles sont loin de présenter toutes les garanties de salubrité et de moralité que l'on devrait y trouver. Une surveillance spéciale de ces établissements, trop abandonnés à eux-mêmes, serait de la plus grande utilité. L'inspection de la vérification des décès de la ville de Paris a eu à plusieurs reprises l'occasion de signaler des faits qui démontrent la nécessité de cette surveillance.

Bibliographie. — *Nouvelles recherches sur la fièvre puerpérale*, par Doublet. Paris, 1789. — *Recherches sur la nature et le traitement de la fièvre puerpérale*, par Delaroche. Paris, 1783. — *Des fièvres puerpérales observées à la Maternité pendant l'année* 1829, par Tonnellé. Paris, 1830. — *Dictionnaire de médecine*, art. FIÈVRE PUERPÉRALE, par P. Dubois, t. XXVI, p. 336. — *Histoire de la fièvre puerpérale qui a régné épidémiquement à l'hôpital des Cliniques, pendant l'année* 1838, par Voillemier (*Journal des connaissances médico-chirurgicales*, Paris, décembre 1839, janvier 1840). — *Traité de la péritonite puerpérale*, par Baudelocque, Paris, 1830. — *Recherches cliniques sur la fièvre puerpérale*, par Lasserre. Paris, 1842. — *Recherches historiques sur la fièvre puerpérale*, par Sédillot (thèse, Paris, 1817). — *De la fièvre puerpérale épidémique*, par Alexis Moreau (thèse, Paris, 1844). — *Notice sur la fièvre puerpérale et sur ses différentes formes, observées à l'Hôtel-Dieu de Paris, en* 1840, par Hippolyte Bourdon (*Revue médicale*, 1841, t. II, p. 348). — *De la fièvre puerpérale observée à la Maternité*, par Mailly (thèse, Paris, 1852). — *De la fièvre puerpérale, de sa nature et de son traitement*. Communications à l'Académie impériale de médecine, par Guérard, Depaul, Beau, Hervez de Chégoin, P. Dubois, Trousseau, Bouillaud, Cruveilhier, etc. Paris, 1858.

MAISONS GARNIES. — *Voy.* HABITATIONS.

MAISONS MORTUAIRES. — Les maisons mortuaires, dont l'usage, établi dans quelques parties de l'Europe, n'a point encore été adopté en France, ont pour objet apparent de prévenir les inhumations prématurées, mais ont, en réalité, l'avantage de servir de dépôt pour les cadavres. C'est en Allemagne que Hufeland fit construire en 1790, à Weimar, la première maison mortuaire; depuis elles s'y sont généralisées et nous en avons vu nous-même en Espagne. Il nous paraît fort intéressant de réunir ici des renseignements précis que nous empruntons en partie au livre de M. le docteur Josat, et que nous compléterons par une appréciation très judicieuse du savant professeur de médecine légale de la Faculté de Strasbourg, M. G. Tourdes.

« Francfort entra résolûment dans la voie de réforme ouverte par le médecin de Weimar. C'était en 1823; les cimetières de cette grande cité, situés alors au sein de la ville et dans les quartiers les plus populeux, étaient de véritables foyers d'infection dont l'autorité voyait les graves inconvénients sans oser tenter de les faire disparaître. L'enthousiasme de la population de Francfort pour les nouvelles institutions que Hufeland venait de fonder à Weimar était en ce moment porté à son comble. Le sénat en profita habilement pour proclamer qu'il ne consentirait à adopter des institutions semblables qu'après le déplacement des cimetières existants, et leur transfert hors des murs de Francfort.

» On ne tarda pas à voir s'élever le monument que Francfort montre avec une juste satisfaction aux étrangers qui viennent la visiter. Nous allons essayer d'en donner une description aussi exacte que possible.

» A un kilomètre de la ville, sur une hauteur en vaste esplanade qui permet de distinguer la chaîne des monts Taunus, se déploie, en forme de carré long, le corps des bâtiments qui servent en quelque sorte de vestibule au magnifique cimetière qui décore, on serait tenté de le dire, la ville de Francfort. Le portail d'entrée est d'un grand style et présente une vue imposante. Un grand portique, éclairé d'en haut au moyen de verres de couleur, fait communiquer les deux ailes de l'édifice. La chapelle, les appartements du directeur et les logements des employés sous ses ordres sont à droite en entrant par le grand portail. Ils n'offrent rien d'assez intéressant pour nous arrêter. Nous passerons tout de suite à l'aile gauche, qui comprend seule tout ce qu'il nous importe de connaître.

» De chaque côté d'une vaste pièce dite *salle de veille*, et dans le sens de sa longueur, se trouvent disposés huit châssis vitrés, correspondant à autant de cellules, placés à hauteur convenable pour permettre de plonger par la vue dans chacune de ces cellules, dont le sol est d'un mètre environ moins élevé que celui de la salle. Au-dessus de chaque châssis numéroté, on voit un timbre dit *timbre d'alarme*. Ce timbre communique avec l'intérieur de la cellule par un cylindre creux traversant la cloison; il est mis en jeu par un poids relativement fort lourd et qui n'est retenu que par une targette dont la détente est d'une sensibilité parfaite. La rapidité du mouvement de descente de ce poids, le métal particulier du timbre, le marteau qui le frappe, et probablement aussi l'imagination, tout contribue à faire de ce signal de détresse quelque chose d'effrayant dont l'analogie se rapporte singulièrement au genre de danger qu'il doit annoncer. Nous avouons, pour notre compte, n'avoir jamais fait jouer cet appareil sans éprouver un saisissement involontaire.

» Dans la *salle de veille* se trouve le *contrôleur*, que nous comparerons à une de ces pendules en caisses qui se voient assez communément chez les paysans de l'Auvergne ou dans la cuisine des fermiers de la Champagne. Cet appareil est destiné, comme son nom l'indique, à contrôler tous les instants de la vie du *gardien veilleur*. En voici la description. Imaginez un cadran de pendule ordinaire autour duquel s'enchâsse un autre cadran mobile. A chaque division du premier correspond sur le second une ouverture circulaire fermée par une petite plaque de tôle de couleur variée. La caisse qui renferme l'appareil est fermée au moyen d'une serrure dont la clef est toujours en la possession du médecin directeur. Sur le flanc de cette caisse, à droite, on voit saillir une sorte de manivelle sur laquelle doit aller peser, de demi-heure en demi-heure, le gardien préposé. Sans cette précaution, l'ouverture circulaire du cadran mobile resterait fermée au lieu où elle correspond à une des divisions horaires de la pendule et trahirait ainsi la négligence du veilleur. Avant de sortir de la *salle de veille*, nous ferons remarquer qu'il ne s'y trouve ni lit, ni table, ni chaise, rien enfin qui puisse favoriser le repos ou même le travail.

» Dans le même sens que cette salle de veille et à l'autre extrémité des cellules mortuaires, règnent deux vastes couloirs dans lesquels s'ouvrent toutes ces cellules. Il suffira d'en décrire une seule, car toutes sont pareilles.

» Les cellules n'étant jamais occupées toutes à la fois, il a fallu un calorifère spécial pour chacune. La forme est un carré long de 1 mètre 65 centimètres de large, sur 4 de long et 6 de haut. Le sol formé de dalles et les cloisons de briques sont d'une propreté parfaite et sans la moindre trace d'humidité. Au milieu est une table fixée dans le sol, elliptique, de métal de fonte, légèrement concave, disposée, en plan incliné, dans le sens de l'extrémité la plus large à la plus étroite, offrant en ce dernier point un orifice qui répond à une cuvette mobile placée à la paroi inférieure. Trois étriers de chaque côté se rapprochent ou s'éloignent à volonté de la table, à laquelle ils sont soudés par leurs pieds.

» Inutile de dire que ces étriers supportent le cercueil, que l'inclinaison de la table favorise l'écoulement des liquides, que l'orifice signalé en permet le passage dans la cuvette, et qu'enfin la mobilité des étriers permet un écartement en rapport avec les dimensions du cercueil qu'ils doivent supporter.

» Le système de ventilation ne laisse rien à désirer. A chaque extrémité existe un soupirail en communication avec un vaste souterrain. Au milieu de la cellule se balance librement quatre ficelles, terminées chacune par une lettre indiquant les quatre points cardinaux. Ces ficelles correspondent avec la coupole, et, en permettant de donner accès au vent qui souffle, entretiennent un courant d'air continuel.

» Deux anneaux fixés dans l'une des cloisons retiennent un appareil qu'il est temps de décrire.

» Il se compose de cinq dés à coudre de laiton, pareils de forme sans l'être de grandeur. Leur extrémité fermée est munie extérieurement d'un petit crochet mobile. Chaque dé tient à une ficelle qui, après un trajet de 35 centimètres, se réunit sans se confondre avec quatre autres ficelles semblables, pour passer toutes ensemble à travers un anneau, se séparer encore de nouveau pour ne former enfin qu'un seul système, qui va se confondre à son tour avec un autre tout pareil pour traverser ensemble, dans un cylindre métallique, la cloison qui sépare la cellule de la salle de veille. C'est en ce point qu'atteignant le timbre placé au-dessus du châssis, les deux systèmes de ficelles se rattachent à la targette qui retient le poids dans l'immobilité.

» Rien n'est négligé pour obtenir un jeu aussi parfait que possible de tout cet appareil. Ainsi les dés sont journellement nettoyés, les ficelles sont d'une souplesse entière et privées d'élasticité au moyen d'une préparation particulière. Leur isolement, comme leur réunion dans les anneaux, calculés avec une précision toute mathématique. Enfin, le passage à travers la cloison est ménagé de façon à rendre sensible le moindre jeu de chaque ficelle.

» Maintenant, introduisons un sujet dans la cellule que nous avons supposée vide jusqu'à ce moment. Le calorifère allumé, s'il y a lieu; la table et ses annexes, l'appareil, les murs et jusqu'au sol, tout ayant été nettoyé ou lavé : le cercueil est placé sur les étriers, la tête du côté de la porte, en face, par conséquent, du châssis qui répond à la salle de veille. Le corps étendu dans sa bière, comme il le serait dans un lit, les mains juxtaposées, sans être croisées, sur une planchette placée en travers et répondant à la région épigastrique, on procède à l'application de l'appareil, après l'avoir essuyé plusieurs ois. La toilette faite à chaque doigt, il est coiffé du dé qui lui correspond, placé dans l'extension et étalé sur la planchette.

» C'est alors qu'on déploie les vêtements riches, comme dentelles, soieries, etc.; des fleurs en abondance entourent le cercueil; les joyaux de prix, les vases, les flambeaux ornent la cellule que parfument les essences précieuses ou simplement la liqueur chlorurée. Tout cela s'exécute sous les yeux du directeur, qui se retire ensuite emportant la clef, passe dans la salle de veille pour y régler le contrôleur, fixer la targette du timbre, donner ses instructions au veilleur, et rentrer enfin dans ses appartements où il est à demeure permanente, et dont il ne sort que pour affaires dans le cimetière, ou pour faire au veilleur des visites fréquentes et toujours inattendues.

» La prévoyance a fourni l'intérieur de la maison des *cadavres*, comme disent les Allemands (*Leichenhaus*), de toutes les choses qui peuvent être d'une utilité réelle; comme aussi l'expérience de ce qui a été fait à l'étranger dans des établissements analogues, ayant profité à la commission dite du *cimetière*, toutes les choses regardées comme inutiles ont été supprimées. Ainsi, près de ces cellules est la chambre dite de *vivification*, munie de lits appropriés à leur destination et toujours prêts à servir; à côté, la pharmacie, approvisionnée de tout ce qui peut être nécessaire; la salle de bains, et enfin la cuisine.

» Supposons actuellement, si on le veut bien, une résurrection; admettons, par exemple, que le sujet que nous venons de mettre en cellule revienne à la vie. Le mouvement le plus léger d'un ou plusieurs doigts se fait sentir sur le dé, qui le transmet à la ficelle, qui le communique au timbre, lequel soudain donne l'alarme, met sur pied le gardien qui prévient le médecin. Celui-ci arrive en toute hâte, se précipite dans la cellule indiquée, enlève de son cercueil le ressuscité, le porte dans la chambre de vivification, et lui administre tous les secours nécessaires.

» Si son retour à la vie n'est qu'un dernier rayon qui vienne à s'éteindre bientôt, l'infortuné mourant aura eu au moins la consolation de sentir un dernier adoucissement apporté à son agonie. Si, plus heureux, il devait revenir à la santé, il lui serait facile de la retrouver dans l'asile même de la mort, et de ne le quitter que pour reparaître au milieu des vivants, tant cet asile est parfaitement pourvu de tout le nécessaire; mais dans aucun cas il n'est permis au directeur d'ébruiter l'événement sans avoir pris l'avis de la commission.

» Rien n'est négligé, il faut le répéter, pour obtenir les plus heureux résultats en cas d'accidents. Le médecin est toujours un homme instruit; le gardien, du moins aujourd'hui, est aguerri et exercé; la propreté brille partout; l'air est pur, malgré le voisinage du cimetière; l'approvisionnement est souvent renouvelé ; les améliorations signalées sont aussitôt introduites par la commission, qui se prête à tout avec empressement.

» Si, après avoir fait connaître la marche suivie en cas de retour à la vie, nous passons à ce qui se pratique d'ordinaire, voici ce que nous dirons. Le sujet exposé, d'après la demande expresse de la famille, reste dans sa cellule sous la surveillance du gardien et la responsabilité du directeur, jusqu'à ce qu'il se présente des signes certains de la décomposition commençante. Ces signes s'offrent d'ordinaire dans le cours du troisième jour de l'exposition; néanmoins il n'est pas sans exemple de les voir n'apparaître que bien plus tard. M. Schmitt se plaît à citer à cet égard l'observation relative à une jeune fille de dix-neuf ans, morte d'une pleuro-pneumonie aiguë, qui, après huit jours d'exposition pendant les fortes chaleurs de l'été de 1840, persévérait encore dans un état de conservation parfaite. La consistance des globes oculaires, ainsi que la limpidité de la cornée transparente, le coloris de la face, l'énergie de tous les sphincters, la pureté des formes, la souplesse des membres, l'aplatissement de l'abdomen et sa teinte normale, tout enfin semblait annoncer un cas de mort apparente, et l'on ne négligea aucun des moyens propres à réveiller la vie, s'il en restait encore. Il en coûtait affreusement à la tendresse des parents de consentir à livrer définitivement au tombeau ce corps que la mort semblait vouloir respecter indéfiniment. Enfin, le neuvième jour, sans aucun indice précurseur, presque brusquement, l'impitoyable mort révéla sa présence par des signes si affreux, qu'il fallut précipitamment dérober le corps aux regards des parents.

» Lorsque le médecin a reconnu les signes de la décomposition, il donne avis à la famille que, tel jour, à telle heure, on procédera à l'inhumation définitive. D'ordinaire un ou deux membres répondent à cette invitation, et tout se passe dans l'intérieur, sans pompe, sans bruit, mais avec toute la décence voulue.

» A Francfort, il est facultatif d'exposer dans l'établissement ou de garder dans la maison mortuaire la personne décédée. Dans ce dernier cas, aussitôt après le décès présumé, avis en est donné à l'autorité compétente, en même temps de l'intention de garder le corps jusqu'à entier accomplissement des formalités imposées par la loi. L'autorité, ainsi prévenue, avertit à son tour le médecin spécialement désigné, pour qu'il ait à visiter, dans les trois jours, la personne indiquée. Si la décomposition suivait de près la mort, ainsi qu'il arrive quelquefois à la suite de certaines maladies, ou sous l'influence d'une température très élevée, le médecin vérificateur hâte sa visite, et l'inhumation s'exécute selon qu'il le prescrit.

D'ailleurs, on ne peut procéder à l'enlèvement du corps qu'après que le médecin a déclaré par écrit l'existence de la décomposition cadavérique. Nul n'est exempt de remplir cette formalité, dût-elle entraîner un séjour du corps au delà des trois jours, et plusieurs visites du vérificateur. Les juifs, dont le cimetière n'a point d'établissement d'exposition, sont obligés de garder les morts à domicile ou de les exposer dans l'hôpital qui leur est particulier, jusqu'à ce que les règlements aient reçu leur entier accomplissement.

» Dans le premier cas, celui où le décédé doit être exposé comme ci-dessus, aussitôt la mort présumée, on en donne connaissance à l'autorité, en même temps que de l'intention d'exposer le défunt en cellule. Douze heures après cette déclaration, si on le croit opportun, il est permis de procéder aux funérailles exactement comme si elles devaient se terminer immédiatement par l'inhumation. Mais, arrivé au cimetière, le cercueil, recouvert par une simple gaze vers son extrémité la plus large, à l'endroit de la face, est momentanément déposé dans la chapelle où s'achèvent les cérémonies religieuses. Après quoi l'assistance se retire, et le corps, dans son cercueil découvert, est porté en cellule, déposé convenablement, pourvu de l'appareil, recouvert de ses plus beaux vêtements, entouré de fleurs, embaumé, parfumé, et enfin confié à la double surveillance du veilleur et du directeur, jusqu'à ce que ce dernier juge opportune l'inhumation définitive.

» Tels sont, dit en terminant M. le docteur Josat, sinon à la lettre, au moins dans ce qu'ils ont de plus important, les règlements qui président aux inhumations dans la république de Francfort. Leur sagesse est admirable sous beaucoup de rapports, et acquiert un prix nouveau par la comparaison avec ce qui se passe en d'autres lieux. »

« La maison mortuaire (*Leichenhaus*) de Munich, dit M. G. Tourdes, est parfaitement organisée : on est frappé du respect pour les morts qu'on observe partout en Allemagne. Cette maison est isolée, et elle communique avec l'hôpital par un large tunnel qui dérobe aux malades la vue des transports funèbres. A l'entrée de la maison est la salle d'attente, où les morts sont couchés sur des lits garnis de matelas et de couvertures, et aussi bien disposés que ceux que l'on destine aux vivants. Un seul corps était déposé dans la salle d'attente au moment de ma visite; il avait au doigt le *Fingerhut*, l'anneau auquel est adapté une corde qui aboutit à un ressort d'horlogerie. Le moindre mouvement doit faire partir un timbre qui réveille le gardien et proclame une résurrection. J'avais souvent entendu répéter que, dans beaucoup de maisons mortuaires, ce ressort était très dur et avait besoin d'un bras vigoureux pour être mis en mouvement; j'en fis l'essai, et je dois à la vérité de dire qu'il fallait une contraction musculaire assez forte pour agiter cette cloche funèbre : je doute qu'elle eût obéi aux tressaillements d'une main mourante. J'examinerai avec quelques détails cette question des maisons mortuaires, et je dirai tout d'abord que je suis revenu partisan décidé de cette institution, non pas à cause du *Fingerhut*, que nos confrères d'Allemagne ne paraissent pas estimer beaucoup plus que nous, mais à cause des avantages bien autrement sérieux que présentent ces établissements. Ne traitons cependant pas avec trop de légèreté tout cet appareil qui frappe l'imagination : l'anneau, le dé, la corde et le timbre qui avertit le gardien ; si jusqu'ici ils n'ont sauvé personne, c'est par ces moyens cependant qu'on a rendu populaire la cause des maisons mortuaires et qu'on est parvenu à faire généralement accepter cette utile institution.

» La salle d'autopsie, attenante à la salle des morts, est commode et très claire. On y voit un lit de zinc destiné à recevoir le corps des hydropiques. On ne dissèque point dans cette salle ; les études anatomiques se font dans un autre établissement.

» A Nuremberg, le cimetière a deux maisons mortuaires, bien décorées et presque riantes ; les morts sont déposés dans une seule salle qui peut contenir plusieurs corps. Les portes de ces salles sont larges et vitrées, on voit du dehors tout ce qui s'y passe. J'ai visité ces maisons, un seul mort s'y trouvait, ayant au doigt l'anneau avec la corde et le timbre à ressort. J'ai encore mis en mouvement ce timbre qui ne vibre guère, vous le savez, que pour satisfaire l'innocente curiosité des voyageurs. A côté de la salle d'exposition, se trouve un cabinet de bains et la salle d'autopsie. Rien ne manque dans ces maisons mortuaires ; la science comme l'humanité profite de la bonne disposition de ces établissements. Parmi nous, rien de pareil. Je ne parle pas des autopsies médico-légales qu'il faut faire en plein air, c'est un usage depuis longtemps consacré ; mais les autopsies purement scientifiques, celles qui se font à la demande des familles, il faut les pratiquer au domicile même de la personne décédée, et y introduire ainsi une nouvelle cause de trouble et de deuil. En Allemagne, tout est simplifié ; l'autopsie se fait à la maison mortuaire ; on sauvegarde les intérêts de la science, et les derniers devoirs rendus aux morts sont conciliés avec les égards dus aux vivants.

» Francfort possède un vaste cimetière avec des monuments somptueux. La maison mortuaire est organisée dans un autre système que les établissements de la Bavière. Au lieu d'une salle commune pour l'exposition des morts, ce sont des cellules isolées, sombres et froides, espèces de tombes anticipées qui semblent aussi irrévocables que le sépulcre lui-même. Le dé est posé sur les cinq doigts ; le ressort est d'une détente facile ; le timbre est éclatant, mais rien ne rassure : malgré le style simple et élégant de l'édifice et la propreté qui y règne, cette maison cause une impression pénible. On se prend à regretter les fleurs et les emblèmes de Munich, où l'on a su donner quelque chose de consolant et de religieux à l'aspect de la mort. La maison mortuaire de Francfort s'ouvre d'ailleurs assez rarement; toutes les cellules étaient vides au moment de ma visite, et depuis trois jours aucun mort n'y avait été déposé. L'examen de cette maison mortuaire n'a nullement modifié ma manière de voir sur la valeur de l'institution ; je résumerai en quelques mots ses avantages : certitude de la vérification des décès; lieu de dépôt pour les morts, utile dans les grandes villes, indispensable pour la population pauvre ; facilité des explorations scientifiques et médico-légales. C'est surtout en temps d'épidémie que ces lieux de dépôt auraient les plus grands avantages; ils rendraient possible l'enlèvement rapide des corps, en mettant obstacle à l'abus si déplorable des inhumations précipitées. »

J'ai visité moi-même les lieux qui viennent d'être décrits, j'ai souvent médité sur la question des maisons mortuaires, et, en tous points, je suis heureux de me sentir en parfaite communauté d'opinion avec mon savant et excellent collègue, le professeur G. Tourdes.

MALTHE. — *Voy.* BITUME.

MARAIS. — Les marais et les effluves miasmatiques qui s'en échappent constituent une des causes d'insalubrité les plus anciennement reconnues, et pourtant encore aujourd'hui les plus formidables qui doivent être combattues avec autant d'énergie que de persévérance. Au point de vue de l'hygiène, on doit comprendre sous le nom de marais, non pas seulement ce que désigne le langage vulgaire, mais dans un sens plus général, toute portion du sol alternativement couverte et abandonnée par les eaux, et donnant lieu, sous l'influence du desséchement et de la chaleur, au dégagement des miasmes qui engendrent la fièvre.

Ainsi, marais, étangs, lacs, fleuves débordés, plages découvertes, embouchures des rivières, canaux, effondrations, défrichements, déboisements, fossés, mares, ruisseaux, réservoirs même, peuvent à titre égal, et malgré les conditions les plus diverses, devenir des foyers d'émanations miasmatiques où s'altèrent et se consument la santé et la constitution des individus qui y sont exposés, et trop souvent de populations entières. Mais on le comprend, nous devons nous borner à indiquer quelques-unes de ces conditions secondaires ou accidentelles, pour arriver et nous arrêter à la source principale de l'infection maremmatique, aux marais proprement dits.

Si l'on pouvait embrasser du regard toute la surface du globe, il n'est pas une région où l'on ne trouvât une plus ou moins grande étendue du sol occupée par les eaux stagnantes. L'Europe du Nord, la Hollande, la Russie, la Norvége; l'Europe méridionale, l'Italie et la Grèce; le littoral de l'Afrique, l'Asie centrale, le delta du Gange et les bords de l'Euphrate; l'Amérique, l'Océanie, sont également couverts de marais. Mais pour ne parler que de la France, c'est rester encore au-dessous de la vérité que de porter à 450 000 hectares l'étendue des surfaces occupées par les sols marécageux, parmi lesquels il importe de distinguer, d'une part, les marais ou étangs ordinaires, appelés *marais doux* et placés dans l'intérieur des terres; de l'autre, les marais mixtes ou saumâtres et étangs salés voisins de la mer. Le tableau que nous reproduisons donne l'état exact de la contenance des marais de la France en 1860.

TABLEAU présentant par département: 1° la contenance des marais appartenant à l'État, aux communes, aux particuliers; 2° la contenance des landes et autres terrains incultes appartenant aux communes.

NUMÉROS D'ORDRE.	DÉPARTEMENTS.	CONTENANCE DES MARAIS APPARTENANT			TOTAL.	CONTENANCE des landes et autres terrains incultes appartenant aux communes.
		A L'ÉTAT.	AUX COMMUNES.	AUX PARTICULIERS.		
		Hect. ares c.	Hect. ares c.	Hect. ares c.	Hect. ares c.	Hect. ares. c
1	Ain	52 80 »	772 00 85	760 04 74	1584 85 59	34970 45 18
2	Aisne	4 59 50	3478 65 72	2317 54 52	5800 79 74	9314 91 73
3	Allier	»	»	51 20	51 20	5551 49 36
4	Alpes (Basses-)	»	»	»	»	140317 46 73
5	Alpes (Hautes-)	»	23 29 13	909 84 36	933 13 49	197473 83 84
6	Ardèche	»	»	»	»	18822 48 49
7	Ardennes	3 50	59 69 96	8 44 47	68 17 93	8188 67 45
8	Ariége	»	»	»	»	50359 03 16
9	Aube	»	72 40 29	295 54 88	367 92 17	13102 34 07
10	Aude	4878 03 77	»	873 76 40	5751 80 17	106847 42 15
11	Aveyron	»	»	»	»	40814 37 51
12	Bouches-du-Rhône	2 85 »	735 24 50	14514 94 22	15270 03 72	38188 54 54
13	Calvados	»	33 56 11	337 15 20	370 71 31	973 35 69
14	Cantal	»	»	»	»	68058 79 91
15	Charente	»	15 92 80	707 13 85	723 06 65	1269 71 03
16	Charente-Infér.	»	2661 03 61	27870 24 39	30531 28 »	2292 38 74
17	Cher	»	11 35 30	6 13 45	17 48 75	12901 91 86
18	Corrèze	»	»	»	»	48714 42 45
19	Corse	»	77 83 69	1176 03 08	1253 86 77	95000 » »
20	Côte-d'Or	47 72	60 58 03	172 65 58	233 67 33	24534 50 08
21	Côtes-du-Nord	»	8 03 52	56 81 10	64 84 62	14903 02 18
22	Creuse	»	»	»	»	81502 67 73
23	Dordogne	»	»	»	»	2255 03 99
24	Doubs	»	728 78 47	1049 25 98	1778 04 45	63276 56 39
25	Drôme	»	13 51 87	513 02 55	526 54 42	39332 51 32
26	Eure	»	135 70 14	229 71 71	365 42 15	4330 68 92
27	Eure-et-Loir	»	»	»	»	725 11 14
28	Finistère	»	77 31 »	242 73 60	320 04 60	4590 69 31
29	Gard	»	2432 » »	8893 » »	11325 » »	38657 33 41
30	Garonne (Haute-)	»	»	»	»	21830 78 35
31	Gers	»	»	»	»	1199 85 56
32	Gironde	42 92 »	1539 81 85	9002 04 28	10584 78 13	40039 75 28

NUMÉROS D'ORDRE.	DÉPARTEMENTS.	CONTENANCE DES MARAIS APPARTENANT. A L'ÉTAT.	AUX COMMUNES.	AUX PARTICULIERS.	TOTAL.	CONTENANCE des landes et autres terrains incultes appartenant aux communes.
33	Hérault	21 54 48	469 30 01	3760 55 04	4251 36 53	168158 94 37
34	Ille-et-Vilaine. . .	»	262 55 »	502 47 »	76 ç02 »	12680 02 07
35	Indre.	2 40	49 80	27 78 58	28 30 78	12566 73 41
36	Indre-et-Loire . .	»	104 83 39	161 28 16	266 11 55	7846 69 81
37	Isère.	»	1559 60 30	3721 82 95	5281 43 25	120933 57 30
38	Jura.	»	149 87 52	98 40 51	248 28 03	53201 37 61
39	Landes	»	5776 97 53	7965 22 83	13742 20 36	227470 47 67
40	Loir-et-Cher. . . .	»	33 23 95	313 94 58	347 18 53	2706 81 30
41	Loire.	»	»	3 70 50	3 70 50	8889 22 25
42	Loire (Haute-). . .	»	»	»	»	35037 34 14
43	Loire-Inférieure. .	»	7741 57 92	11756 80 41	19498 38 33	6288 16 94
44	Loiret.	»	153 10 35	748 48 41	901 58 76	2198 61 38
45	Lot	»	26 68 10	107 » »	123 68 10	7185 80 61
46	Lot-et-Garonne. .	»	14 24 50	53 91 60	68 16 10	520 25 06
47	Lozère.	»	»	»	»	51828 01 65
48	Maine-et-Loire . .	»	195 91 27	1024 63 84	1220 55 11	5589 98 84
49	Manche.	»	7523 42 71	122 32 70	7645 45 41	13996 16 61
50	Marne.	»	1503 06 88	2331 15 15	3834 22 03	8973 90 25
51	Marne (Haute-). .	»	32 72 33	21 » 24	53 72 57	15557 58 59
52	Mayenne.	»	»	20 69 28	20 69 28	1179 81 00
53	Meurthe	»	»	»	»	6640 21 38
54	Meuse.	»	65 16 55	»	65 16 55	7572 82 21
55	Morbihan.	»	984 75 77	2606 43 26	3591 19 03	23558 20 61
56	Moselle.	»	»	»	»	4713 62 92
57	Nièvre.	»	2 99 65	11 99 34	14 98 99	5011 90 62
58	Nord.	»	862 » »	674 20 »	1536 20 »	1688 63 35
59	Oise.	»	4021 98 57	2890 16 45	6912 15 02	6675 » 36
60	Orne.	»	398 50 47	»	398 50 47	3257 61 67
61	Pas-de-Calais. . .	»	2417 » »	3654 » »	6071 » »	5684 26 37
62	Puy-de-Dôme. . .	»	»	»	»	76494 07 23
63	Pyrénées (Basses-).	»	286 92 61	717 64 74	1004 57 35	161049 81 05
64	Pyrénées (Hautes-).	»	179 12 73	21 41 23	200 53 96	136300 99 59
65	Pyrénées-Orient.	50 » »	97 » »	94 » »	241 » »	76201 31 91
66	Rhin (Bas-).	»	23 77 85	51 15 20	74 93 05	12659 81 55
67	Rhin (Haut-). . . .	»	35 57 46	6 76 08	42 33 54	25913 32 06
68	Rhône.	»	»	»	»	1600 24 99
69	Saône (Haute-). .	»	54 »	28 07 »	28 61 »	13576 64 46
70	Saône-et-Loire . .	»	»	»	»	1716 17 15
71	Sarthe	»	»	»	»	777 43 78
72	Seine	»	»	»	»	39 42 76
73	Seine-Inférieure. .	»	461 77 10	750 70 80	1212 47 90	6029 32 68
74	Seine-et-Marne . .	»	»	38 28 18	38 28 18	1412 55 09
75	Seine-et-Oise. . . .	»	109 04 90	240 62 93	349 67 83	932 64 20
76	Sèvres (Deux-). .	»	1053 95 40	1637 79 37	2691 74 77	2631 85 98
77	Somme.	1 43 73	7974 63 »	954 86 35	8930 98 08	8425 80 52
78	Tarn	»	»	»	»	10270 37 41
79	Tarn-et-Garonne.	»	32 59	12 62 53	12 95 12	4089 82 38
80	Var.	»	»	»	»	37206 82 21
81	Vaucluse.	»	195 79 87	77 61 50	273 41 37	24426 65 90
82	Vendée.	»	420 » »	3741 » »	4161 » »	2792 28 76
83	Vienne	»	167 96 60	748 58 20	916 54 80	1558 27 57
84	Vienne (Haute-). .	»	»	94 40	94 40	11927 07 47
85	Vosges.	1 37 80	120 85 08	100 92 03	228 14 91	28813 00 62
86	Yonne.	»	»	80 86 80	80 86 80	6864 48 96
	Total.	5061 02 90	58383 83 90	122015 44 73	185460 31 53	2706672 24 78

A la tête des pays d'étangs il faut citer la Sologne, grand plateau entre la Loire et le Cher, s'étendant sur les trois départements du Loiret, de Loir-et-Cher et du Cher, et formé de parties élevées parsemées d'étangs et de vallées larges et marécageuses, à pentes peu élevées, où l'écoulement des eaux est par conséquent très faible, et où le lit des rivières et des ruisseaux se transforme en marais qui se dessèchent pendant les chaleurs de l'été. Après la Sologne viennent la Dombes et une partie de la Bresse dans le département de l'Ain, la Brenne dans l'Indre, le Forez dans le département de la Loire. Ces différents pays d'étangs, qui sont les plus connus, renferment cependant à peine un tiers de ceux qui existent en France. Parmi les départements qui en contiennent le plus après ceux que nous venons de nommer, on remarque Eure-et-Loir, le Jura, Saône-et-Loire, l'Allier, la Nièvre, le Lot, Maine-et-Loire, la Marne, la Meurthe, la Moselle.

Les marais de la seconde espèce, ou étangs salés, s'étendent sur une grande partie du littoral de la Méditerranée et de l'Océan, dans les départements des Bouches-du-Rhône, du Var et de l'Hérault, ceux de la Charente-Inférieure, de la Manche et du Calvados. Il n'est pas inutile de donner un aperçu des conditions que présentent ces portions du territoire de la France analogues à cet égard aux plus lointains rivages. Tantôt ce sont des plaines immenses, basses et marécageuses, couvertes de lacs et d'étangs, comme dans la Camargue; tantôt des prés salés inégalement submergés, reliés par des cours d'eau sinueux à des plages sablonneuses, comme les tanguières de la basse Bretagne et de la basse Normandie.

Nous chercherons à montrer comment, en raison de leur disposition différente, ces marais réclament des moyens d'assainissement très divers.

Une autre division préliminaire importante à établir entre les marais est celle qui est relative à leur origine. Les uns peuvent être considérés comme naturels, les autres comme artificiels. Parmi les premiers doivent être rangés les marais ordinaires simples ou tourbeux; parmi les autres il faut compter les marais salants destinés à l'extraction du sel, dans l'ouest et le midi de la France, les rizières qui tendent à se naturaliser dans le delta du Rhône, et les marais à sangsues qui, sous les efforts d'une industrie nouvelle, revivent sur les rives de la Gironde et s'étendent jusque sous les murs de Bordeaux. Sans négliger les particularités relatives à ce second ordre, nous devons borner nos vues aux marais proprement dits, marais naturels, doux ou mixtes.

Envisagés d'une manière générale, les marais sont ordinairement constitués par un sol peu perméable, argileux ou argilo-siliceux, que recouvrent des eaux stagnantes fournies par des sources peu vives ou simplement pluviales. Ces eaux, plus ou moins vaseuses, d'une odeur et d'une saveur souvent fétides, alimentent une végétation toute spéciale où dominent dans nos climats les renoncules, les algues d'eau douce et marines, les carex, et donnent asile à une foule innombrable d'infusoires. De leur sein se dégagent incessamment du gaz hydrogène carboné ou phosphoré, de l'acide carbonique. Mais en même temps elles sont le siége d'un phénomène extrêmement curieux, qui ressort des belles expériences de M. Morren, publiées dans l'*Annuaire des eaux de la France.*

Sous l'influence de la lumière, même diffuse, et des animalcules verts qui y sont répandus avec profusion, les eaux stagnantes acquièrent un degré d'oxygénation qui peut aller jusqu'à 61 p. 100 de l'air dissous; d'où résultent des variations considérables dans la proportion d'oxygène qu'elles contiennent et qu'elles versent dans l'atmosphère, aussi bien que dans celle de l'acide carbonique qui, sous la même influence, se décompose en partie. Double phénomène dont il est permis de pressentir plus que de démontrer l'importance, au point de vue des effets des effluves marecmmatiques. Un fait plus saisissable et non moins essentiel, c'est la formation de l'hydrogène sulfuré résultant de la décomposition des sulfates par les matières organiques dans les marais où croupissent des eaux salées et où peut s'opérer leur mélange avec des eaux douces. La destruction des végétaux et animaux aquatiques pour lesquels ce mélange est mortel s'ajoute encore à cette nouvelle et puissante cause d'insalubrité. Ce n'est pas seulement au voisinage de la mer et à l'embouchure des rivières qu'elle se rencontre; certains terrains plus ou moins éloignés du littoral peuvent, en raison de leur composition, soit qu'ils aient retenu du sel marin, soit qu'ils abondent en masses séléniteuses, donner lieu aux mêmes réactions, ainsi que l'ont montré, notamment pour l'Italie, les savants Salvi et Taddi. On le voit, la qualité des eaux, la composition du sol, la présence des matières organiques, constituent autant d'éléments des émanations marécageuses. Mais ni les uns ni les autres, isolés ou réunis, ne peuvent suffire à révéler la nature de ces miasmes délétères qui engendrent les fièvres, de ces effluves qui se font connaître par leurs effets, mais restent ignorés dans leur essence, et ne peuvent être désignés que sous le nom mystérieux et poétique de la *malaria.*

Quelque incomplètes que soient, malgré les efforts de la science moderne, nos connaissances sur ce sujet, il nous reste encore un champ d'études assez vaste et assez fécond au double point de vue de la médecine pratique et de l'hygiène, si nous voulons rechercher les conditions de production et de dégagement des miasmes, leur mode d'action, et surtout les moyens de détruire les foyers où ils s'élaborent.

Deux circonstances principales influent sur la production des effluves maremmatiques : d'une part, l'état de la surface d'évaporation; de l'autre, l'élévation de la température. Ainsi, c'est aux mois de juillet, d'août et de septembre que, dans nos climats, les marais exhalent leurs miasmes les plus actifs, et les saisons les plus favorables à cette action sont un été chaud succédant à un hiver et un printemps pluvieux; un automne chaud précédé d'un été pluvieux; ou, d'une façon générale, un été et un automne chauds et humides.

L'état des marais n'a pas moins d'importance. Le sol, pour dégager le plus d'effluves, ne doit être ni complétement submergé, ni complétement sec. Dans ce dernier cas ce ne sont plus des vapeurs chargées de miasmes qui s'élèvent, mais parfois une poussière tellement subtile et brûlante, qu'on a pu observer à la surface des tourbières du centre de la France, comme au milieu des sables du désert, les phénomènes d'un véritable mirage. Lorsqu'au contraire la couche d'eau est profonde, les matières putrescibles qu'elle renferme sont soustraites à l'action immédiate de l'air et de la chaleur, et les effluves cessent de se former. Un exemple bien frappant est fourni à cet égard par l'exploitation des étangs empoissonnés. On voit, en effet, des épidémies périodiques correspondre successivement et dans un ordre régulier aux trois années de mise en eau, de pleine eau et d'assec (1). M. le docteur Ancelon a fait, aux environs du grand étang de Lindre dans la Meurthe, la remarque curieuse que les maladies revêtaient, la première année, le type franchement intermittent; la seconde, la forme typhoïde, et la troisième, le caractère char-

(1) Afin de mieux faire connaître et définir ces intérêts et ces droits, nous emprunterons les noms sous lesquels ils sont reconnus dans le pays, inscrits dans les coutumes et admis par les arrêts. L'*évolage* est le droit de propriété de la superficie en eau et de l'empoissonnement. On n'en peut jouir que pendant deux années consécutives. L'évolagiste ne peut s'abstenir de l'exercer, parce que le séjour des eaux, pendant deux ans, dépose sur le sol un limon qui le fertilise et lui sert d'engrais. Souvent l'évolage appartient à de nombreux ayants droit. L'*assec* est le droit de propriété du sol. Il est exercé tous les trois ans, alors qu'après deux années l'évolagiste a vidé l'étang et opéré la pêche. Le propriétaire du sol est obligé de le cultiver et ensemencer pendant cette troisième année, parce que cette culture et les résidus de la récolte seront utiles aux poissons que l'évolagiste va y remettre pendant les deux années suivantes. Quand l'assec appartient à plusieurs, chaque portion s'appelle *pie*. Les propriétaires des pies sont obligés de s'entendre pour cultiver et semer la même graine: la majorité fait la loi. Le *naisage* est le droit de faire rouir son chanvre et son lin dans une certaine partie de l'étang. Le *brouillage* est le droit de faire manger les herbes aquatiques lorsque l'étang est en eau. On appelle ces herbes la *brouille*. Le *champéage* est le droit de faire paître le bétail sur le fond dans le temps de l'assec, et en tout temps sur les digues et chaussées de l'étang. Ces trois derniers droits ont été originairement partagés entre le propriétaire de l'assec et l'évolagiste, dans de certaines proportions. Mais depuis, soit par donation, succession, partage ou ventes, ils ont passé dans les mains de personnes étrangères à l'évolage et à l'assec. A tous ces droits il faut en ajouter un autre qu'a engendré l'existence d'un étang : c'est le droit à la chute d'eau pour le moulin ou l'usine qui s'est placée près d'un étang afin d'avoir une force motrice.

bonneux. Quelque chose d'analogue se passe encore dans les marécages de la basse Normandie, aux environs de Carentan et d'Isigny, où l'irrégularité de l'écoulement des eaux et les alternatives d'inondation et de desséchement des prés salés produisent, quoique avec une périodicité moins fixe, les mêmes effets.

Les effluves entraînés par la vapeur d'eau se répandent dans l'atmosphère sous l'influence de la radiation solaire, et tombent le soir et pendant la nuit à mesure que la vapeur se condense. Aussi c'est à ce moment que leur action délétère est le plus à craindre. Leur dispersion ne s'opère pas toujours d'une manière égale. Dans certaines vallées, comme dans les excavations, les miasmes se concentrent et sont pour ainsi dire stagnants. Ailleurs les vents les entraînent au loin. Et Puvis, dans ses belles recherches sur les étangs, calcule que là où ils occupent la deux-centième partie du sol, l'action des miasmes se fait sentir sur un treizième de l'étendue totale du pays. Le docteur Lefèvre assure que les marais du Brouage envoient leurs effluves jusqu'à Rochefort, distant de 7 ou 8 kilomètres. On sait que les effluves suivent exactement la direction des vents : celui qui souffle de l'est à travers la Hollande apportait la fièvre sur la côte d'Angleterre. M. Mêlier a signalé ce même fait pour les marais gats des environs de Marennes, où la ville est tour à tour préservée ou atteinte suivant que le vent vient de l'est ou de l'ouest. La limite qu'atteignent en hauteur les miasmes maremmatiques est beaucoup plus restreinte. Une différence d'étages suffit à Rome pour atténuer, peut-être même pour enrayer leur action.

Nous ne pouvons avoir la prétention de tracer ici le tableau des effets que produisent les effluves sur les êtres vivants. Nous devons nous borner aux traits principaux, en rappelant les faits que les grands observateurs de tous les temps ont si éloquemment signalés, et qui sont résumés avec tant de précision dans l'*Annuaire des eaux de la France*. La végétation aux environs des marais présente un caractère tout à fait particulier. On n'y voit croître avec vigueur que les plantes aquatiques; les arbres y sont généralement chétifs, rabougris, et il est difficile d'amener leurs fruits à une complète maturité : ceux-ci restent gorgés de sucs aqueux, sans saveur et sans arome. Les céréales sont de qualité très inférieure, les plantes potagères ne réussissent qu'imparfaitement; les légumineuses sont froides et abondent aussi en principes aqueux.

Les plantations conseillées pour assainir les marais échouent si l'on n'a pas le soin de choisir les espèces, car les arbres et les arbustes périssent dès qu'ils sont parvenus à un certain développement; mais ce sont surtout les animaux qui souffrent de l'action des effluves. Ce fait n'avait pas échappé à l'observation des anciens : personne n'ignore le conseil donné par Vitruve d'interroger les viscères des moutons pour reconnaître la salubrité des lieux. Il est constant que le gros bétail dépérit rapidement dans les contrées marécageuses, telles que la Bresse et la Sologne, et que les races de chevaux et de bœufs s'y dégradent visiblement ; les animaux y sont généralement petits, maigres et peu actifs, et des épizooties meurtrières les ravagent à certaines époques. M. de Romanet décrit d'une manière saisissante l'état de la végétation et des bestiaux en Sologne :

« Le sous-sol de cette contrée, composé tantôt d'un tuf impénétrable, tantôt d'une argile profonde, étant, comme chacun le sait, presque complétement imperméable, les moindres dépressions de terrain retiennent les eaux pluviales et forment des flaques d'eau pendant l'hiver, surtout dans les portions qui sont abandonnées plus spécialement aux pâturages, précisément parce que le terrain n'a pas assez de pente pour être livré à la culture sans des dépenses d'assainissement très considérables. Ces flaques sont à sec dans la belle saison, et la couche mince de terre végétale qui recouvre l'argile ou le tuf s'échauffe à un degré extraordinaire sous les rayons du soleil de juillet et d'août.

» Quand des pluies abondantes surviennent à la fin d'août et dans le mois de septembre, l'eau se réunit bientôt dans ces mêmes parties basses et séjourne souvent pendant plusieurs jours sur ce terrain ardent. Alors l'action combinée de l'humidité et de cette chaleur excessive détermine la croissance presque instantanée d'un certain nombre de plantes, parmi lesquelles dominent des renoncules, divers carex et quelques autres plantes vivaces dont la végétation, suspendue pendant la sécheresse, reprend toute sa force aussitôt que le séjour de l'eau pluviale vient rendre au sol l'humidité dont elles ont besoin. Ces plantes poussent avec la rapidité du champignon sur un sol qui ne reçoit jamais d'engrais et qui ne contient pas par lui-même les éléments propres à produire un fourrage de bonne qualité. Elles n'ont pour élaborer leurs tissus ni les longs jours, ni le soleil vivifiant du printemps ; mais, au contraire, elles se développent dans la saison des brouillards et des nuits prolongées ; ce sont des herbes molles dans lesquelles la substance réellement nutritive n'est nullement en rapport avec l'énorme quantité d'eau qu'elles contiennent. Les bestiaux les mangent avec d'autant plus d'avidité qu'ils n'ont trouvé aux champs, dans les mois précédents, que des bruyères, un peu d'ajoncs, et quelques graminées aussi sèches que la bruyère elle-même. Les animaux des races bovine et chevaline, doués d'un tempérament plus robuste, sont beaucoup moins sensibles à l'action de cette nourriture insalubre, et cependant il n'est pas rare de voir des bœufs et des vaches atteints dans les mêmes circonstances de la cachexie aqueuse. Quant aux bêtes à laine, dont le tempérament est mou et lymphatique, ces aliments trompeurs n'apportent à leur appareil digestif, à leurs organes assimilateurs, que des matériaux insuffisants : leur sang s'appauvrit, et bientôt la circulation n'a plus assez d'activité pour entraîner au dehors cet excès d'eau qui s'infiltre peu à peu dans tous leurs tissus. »

Il en est de même de l'homme. Les habitants des marais ont une physionomie caractéristique et portent en quelque sorte la marque des tristes conditions au milieu desquelles ils vivent : sans parler de la misère qui les accable, leur constitution est, dès les premiers temps de leur naissance, profondément altérée par une cachexie spécifique caractérisée par une taille très petite, un teint blafard, une mollesse particulière et une sorte de bouffissure des tissus, l'appauvrissement du sang, le développement exagéré du ventre, l'engorgement du foie et de la rate, la tendance aux hydropisies, l'état de langueur et de paresse de l'intelligence et du système nerveux tout entier. Puvis a tracé un portrait saisissant de ces pauvres petits pâtres de la Dombes qui passent les nuits à garder leurs troupeaux, exposés sans résistance à toute l'activité des miasmes.

Ce n'est pas seulement par cette altération lente des sources de la vie que se manifeste l'influence délétère des émanations marécageuses. Elles engendrent les fièvres d'accès dont les diverses formes ont été attribuées aux différents degrés d'énergie des effluves, qui varient suivant la nature des eaux, l'état des marais, la saison et le climat. Nous ne pouvons examiner en détail les conditions du développement des effluves et leur mode d'action. Qu'il nous suffise de dire que si l'homme peut, en raison de sa force et de sa constitution, résister aux miasmes, il ne peut s'habituer à leur influence, et que contre eux il n'y a pas d'acclimatement possible.

Mais il ne faut pas oublier qu'il ne s'agit pas ici seulement d'une cause de maladie individuelle. La question est plus haute et plus vaste. C'est sur des populations entières que se fait sentir la malaria. Aussi la vie moyenne est-elle notablement réduite dans les localités marécageuses. Suivant Hausset et Price, elle ne va pas au delà de 26 ans ; suivant Condorcet, elle est seulement de 18, et, en effet, de 1790 à 1799, elle était à Rochefort de 19 ans. M. Becquerel, en 1850, l'a fixée à 22 ans pour le canton de Sully. Nous empruntons à l'une des publications de ce savant les résultats suivants recueillis par M. Marchand, ingénieur en chef, chargé des travaux d'assainissement de la Sologne : « Si l'on compare d'abord entre eux les cantons limitrophes dans le département du Loiret ou celui de Loir-et-Cher, on voit, suivant que la proportion des étangs s'élève, la population varier dans un rapport plus grand que celui du simple au double, et la durée de la vie moyenne décroître d'un quart à un sixième. L'influence des exhalaisons méphitiques se montre là dans toute sa force. Que l'on rapproche les cantons du Cher de ceux de l'ouest de Loir-et-Cher (Bracieux, Contres, etc.), quoique la surface des étangs soit un peu plus forte dans ces derniers, on y trouvera la vie moyenne sensiblement plus longue et la population presque triple. C'est qu'ici on commence à entrer dans les terrains marneux, tandis que les terres sablonneuses du Cher sont les plus arides de la Sologne. La différence de fertilité du sol compense, et bien au delà, celle que pourrait apporter dans la salubrité du climat la proportion légèrement inégale des étangs. Enfin, dans les argiles compactes des cantons de la Ferté et de Sully, à une grande distance des marnières, les deux causes de dépopulation et de mortalité, la misère et la fièvre, agissent réunies. Le nombre d'habitants est inférieur même à celui du Cher. et la vie moyenne se réduit aux deux tiers de la durée qu'elle atteint dans les terres marneuses de Loir-et-Cher. » M. Becquerel ajoute que le nombre d'habitants n'est, en moyenne, par kilomètre carré, que de 21,15, tandis qu'en France il est trois fois plus considérable, et que les relevés des conseils de révision nous apprennent que la moitié des jeunes gens atteints par la conscription sont impropres au service militaire. La même observation a été faite dans les arrondissements de Rochefort et de Marennes. Il est arrivé bien des fois que dans quelques localités, de tous les hommes appelés il ne s'en trouvait pas un seul qui fût propre au service. Bien plus, on a vu des années où il ne restait pas un seul homme de la classe appelée, tous étaient morts avant l'âge du recrutement et pour la plupart dès leur enfance. L'administrateur éclairé, l'homme de bien qui a entrepris d'assainir ce pays, M. Leterme, assure que ce fait de toute une population réduite à néant avant vingt ans s'était reproduit maintes fois dans le cours de son administration. Ainsi que ces faits peuvent facilement le faire prévoir, la mortalité des pays de marais atteint parfois un chiffre considérable. M. Mêlier, dont les travaux d'hygiène publique sont tous dignes d'être cités comme des modèles, a consigné dans son *Rapport sur les marais salants*, des relevés statistiques qui portent en eux un bien cruel enseignement. Dans certaines communes du département de la Charente-Inférieure, la mortalité s'est élevée à la proportion véritablement effrayante de 1 habitant sur 13. La moyenne du canton auquel appartient Brouage, calculée pour une période de seize ans, de 1817 à 1832, a donné 1 décès sur 21 habitants, c'est-à-dire à peu près le double de la mortalité commune de toute la France. Tous les observateurs s'accordent à reconnaître que c'est principalement sur les enfants de premier âge et les nouveau-nés que frappe cette excessive mortalité. Notre savant maître, M. Villermé, dans son intéressante étude de l'influence des marais sur la vie, a mis ce fait capital hors de doute, non-seulement pour notre pays, mais pour la Hollande et l'Angleterre, et en fait ressortir les conséquences si graves et si déplorables. Il est impossible d'attribuer à une autre cause qn'aux émanations marécageuses cette mortalité extraordinaire, puisque si l'on compare les mois dans lesquels le dégagement des miasmes est le plus actif, avec ceux où ils sommeillent, on voit une différence considérable entre la mortalité des uns et des autres. Les statistiques de Salvagnoli confirment, pour la Toscane, les recherches de Monfalcon et de Villermé.

Enfin, un dernier fait qui complète, sur ce point, la démonstration de l'influence désastreuse des marais, c'est le mouvement de la population et l'excédant notable des décès par les miasmes. Dans quelques localités de la Charente-Inférieure, le nombre des décès dépasse d'un quart et même d'un tiers celui des naissances, et cependant ces dernières ont lieu dans une proportion supérieure à celle du reste de la France. Il y a beaucoup de naissances, mais il y a encore plus de décès : triste condition qui, suivant la profonde remarque de M. Mêlier, est en général celle des populations malheureuses. Dans le département de l'Ain, les chefs-lieux des arrondissements situés dans les montagnes du Jura présentent un accroissement de population qui, pour une période de dix ans, est, en moyenne, de 18 à 26 ; tandis que ceux des plaines marécageuses de la Bresse offrent une diminution qui, pour la même période, est allée jusqu'à 72. Les mêmes faits se reproduisent invariablement et dans des proportions semblables pour les parties différentes des départements du Gard, des Bouches-du-Rhône, de Loir-et-Cher, et généralement de tous ceux où le sol est couvert de marécages, malgré les immigrations qui comblent les vides faits par la mort. Pour certaines localités, cette différence entre le chiffre des décès et celui des naissances dépasse ce que l'on pourrait imaginer. De 1826 à 1835 la population de Rochefort a diminué annuellement de 360 individus. Et que dire de cette ville de Brouage dont M. Mêlier a peint si éloquemment la désolation et la ruine !

On le voit, les effluves des marais, portant la mort sur leur passage, déciment les enfants et les hommes, dépeuplent les cités et réduisent dans une proportion effrayante la durée moyenne de la vie humaine.

A de tels maux rien ne doit être négligé pour trouver un remède, et ce n'est pas trop, pour atteindre le but, des efforts réunis du pouvoir et de la science. Disons-le, du reste, dès le principe, il n'est pas un chef d'État digne de ce nom qui n'ait tenu à honneur de montrer sa sollicitude pour ces graves problèmes, qui intéressent si directement la santé publique, et de donner l'impulsion aux grands travaux qui peuvent seuls détruire les foyers d'infection que constituent les marais. En Italie, en Hollande, comme en France, les plus beaux résultats ont déjà été obtenus à différentes époques. En ce moment même, une entreprise aussi grande par la pensée qui l'a conçue que par les moyens d'exécution réalise la régénération de la Sologne, et tout ce que l'on peut demander, c'est de voir s'étendre à tous les points insalubres de notre territoire ces vues généreuses qui, en les assainissant et en les rendant à l'agriculture, seront un double bienfait pour ces populations qu'elles sauveront à la fois de la misère et de la mort.

En effet, on ne saurait le dire trop haut, les moyens de combattre l'influence des marais sont du ressort de l'administration plus encore que de la médecine. Et si l'hygiène peut donner des conseils utiles sur la disposition des habitations exposées aux miasmes, sur l'importance des vêtements chauds et d'une nourriture fortifiante, sur les précautions à prendre touchant les heures et la durée du travail, enfin sur l'efficacité préservatrice du tabac, du sel et des préparations de quinquina, aucun de ces moyens, il faut le reconnaître, n'atteint le mal dans sa source; et tous, il est permis de l'affirmer, échouent devant le défaut de ressources et l'absolu dénûment de la plupart des pauvres habitants des marais.

Aussi est-ce à des mesures plus radicales que la science doit demander la destruction du fléau maremmatique et à des travaux qui, pour n'être pas du domaine de la science, n'en ont pas moins pour nous le plus haut intérêt ; car le médecin hygiéniste ne peut rester étranger à rien de ce qui peut contribuer à protéger la santé des hommes. Nous allons donc passer en revue les principaux moyens d'assainir les marais, considérés d'une manière générale, en laissant de côté les particularités relatives aux marais artificiels, tels que marais salants et marais à sangsues.

Avant tout, il importe de préciser nettement le but à atteindre. Il s'agit d'obvier aux alternatives d'inondation et de sécheresse des sols marécageux, et d'éviter la stagnation d'eaux croupissantes, là surtout où peut avoir lieu le mélange des eaux douces et des eaux salées.

La première indication peut être remplie de deux manières, soit en maintenant les étangs et marais en pleine eau, soit en les desséchant d'une manière complète. La seconde, en donnant un écoulement facile aux eaux accumulées par suite de l'encombrement des cours d'eau et de l'état marécageux des plaines ou des vallées, ou en interceptant l'afflux des eaux de la mer, de manière à empêcher leur mélange avec des eaux douces.

Un fait qui pourrait être négligé et qui est de nature à fournir un précieux enseignement, c'est que dans les contrées à sol argilo-siliceux et à sous-sol imperméable, telles que la Sologne, la Dombes, la Gascogne, le déboisement est l'origine de l'état actuel des choses, et qu'on peut légitimement attribuer à cette cause les landes, les bruyères, l'envahissement des eaux, les terrains marécageux, l'établissement des étangs, l'insalubrité et la dépopulation. De là on peut comprendre l'avantage qu'il y aurait à rendre à ces pays leur état primitif. Aussi est-ce sur ce principe que sont fondés les projets d'assainissement de la Sologne, qui consistent dans l'établissement de canaux, l'irrigation, le marnage et le boisement; exemple fécond qui doit donner une puissante impulsion aux travaux de dessèchement trop peu suivis, malgré les ordonnances de Henri IV et de Louis XIV, malgré les lois de l'Assemblée constituante et de l'Empire. Dans d'autres pays, les sols desséchés et assainis sont rendus à la culture, et fournissent, grâce à des amendements calcaires, d'excellentes terres labourables, ainsi qu'on peut en juger dans certaines parties des riches pâturages de la Bresse, et surtout dans les polders de la Hollande.

Mais quelle que soit la destination que l'on donne aux terrains reconquis, la première condition du dessèchement est la soustraction des eaux stagnantes que le génie rural désigne d'une manière générale sous le nom d'*assainissement*. Pour la remplir, il est nécessaire d'étudier la provenance des eaux, ainsi que la configuration et la nature du sol et du sous-sol. Ces considérations doivent déterminer le système des travaux à effectuer. L'eau peut provenir de la surface ou du sous-sol. Dans le premier cas, la configuration du terrain peut permettre de pratiquer une issue directe à l'eau, soit par le nivellement du sous-sol, soit par l'établissement de fossés et de rigoles ou de canaux souterrains. Si l'eau ne peut avoir d'issue sur le sol, on peut recourir à l'établissement de puisards. Enfin, si l'eau ne peut être évacuée ni sur le sol ni souterrainement, il y a lieu d'employer les machines élévatoires qui ont été si habilement utilisées par le génie des Hollandais. La plupart des dessèchements anciens se sont exécutés au moyen des moulins à vent, mais on pourrait très avantageusement y substituer aujourd'hui l'action plus puissante et plus rapide des machines à vapeur. Dans le cas où l'eau provient du sous-sol, les moyens de l'évacuer doivent être appropriés à leur origine. Le drainage trouve ici une de ses plus utiles applications.

Enfin un dernier mode d'assainissement des sols insalubres est le colmatage, qui a été employé avec tant de succès dans la Gironde, et qui consiste dans une sorte d'alluvion artificielle destinée à exhausser les terrains bas et marécageux au moyen des dépôts qu'y laissent après leur séjour plus ou moins long les eaux limoneuses momentanément détournées de leur cours.

En Hollande, le desséchement du lac ou mer de Harlem a été voté par les états généraux de 1838, et commencé en 1839 aux frais du gouvernement, qui s'indemnisera par la vente des terrains. La dépense est évaluée à 21 millions de francs. L'épuisement s'effectue à l'aide de trois machines à vapeur de la force de 400 chevaux ; il est à peu près terminé. Le Zuid-Plass a été desséché par l'État à l'aide de deux machines à vapeur, et il est entretenu par des moulins à vent disposés sur quatre étages et élevant les eaux à 6 mètres. La dépense s'est élevée à 6 millions. On dessèche aussi dans ce moment le polder de Cohorn, de 1560 hectares, à l'aide de deux moulins à vent de 27 mètres d'envergure, faisant mouvoir deux vis d'Archimède de 2 mètres de diamètre, et coûtant ensemble 180 000 fr. La dépense totale de ce desséchement est évaluée à 1 800 000 fr. En Angleterre, dans le Lincolnshire particulièrement, il existe également beaucoup d'étangs et de terrains marécageux, que l'on a conquis sur la mer, les fleuves et les rivières, au moyen de desséchements opérés par l'emploi des machines.

Dans les maremmes toscanes, après plusieurs essais infructueux de desséchement par le seul moyen de l'évacuation des eaux, tenté par les princes toscans de la dynastie autrichienne, le dernier grand-duc, poursuivant avec passion l'œuvre de ses prédécesseurs, a adopté le système proposé par Lacuée à Napoléon, et qui consiste principalement à dériver les eaux bourbeuses de l'Ombrone et de plusieurs torrents, pour irriguer et colmater les marais près de la ville de Grosseto, en ouvrant aux eaux, débarrassées de limon, une issue vers la mer. On est en droit, par les résultats obtenus, d'assurer le succès le plus complet aux persévérants et glorieux efforts de ce prince bienfaisant, qui a dépensé, en travaux de colmatage, en établissements de routes, en constructions de fermes et défrichements, 12 millions environ de notre monnaie sur sa fortune personnelle.

Nous avons dit qu'un des obstacles à l'écoulement des eaux stagnantes était l'encombrement des cours d'eau. Cette condition se rencontre au plus haut degré dans la basse Normandie. Les marécages des environs de Carentan et d'Isigny, si éminemment insalubres et qu'il serait si facile d'améliorer, sont en grande partie entretenus par la difficulté presque insurmontable que les eaux éprouvent à se frayer un passage à travers les amas de tangue et les plages sablonneuses qui les séparent de la mer. En effet, les petites rivières qui coulent dans ces sables n'ont pas de lit fixe et tendent incessamment à s'encombrer. Aussi le moyen le plus sûr, le plus direct, d'assainir les marécages de cette partie de la France et de faire disparaître les maladies qui, à certains moments de l'année, déciment sa population, serait de donner aux cours d'eau et aux canaux d'écoulement un chenal fixe au milieu des tanguières et une pente régulière vers la mer. Ce sont là des travaux qui ne sauraient être trop hautement encouragés, dans l'intérêt bien entendu de l'hygiène et de la salubrité.

Enfin, s'il s'agit d'empêcher le mélange des eaux salées et des eaux douces ; on en trouve le moyen dans l'établissement d'écluses qui s'opposent à l'accès des flots de la mer. L'expérience a prononcé depuis longtemps déjà sur l'efficacité de cette mesure, car c'est à elle qu'est dû l'assainissement des maremmes de Toscane, où l'habile ingénieur Giorgini a réalisé avec tant de bonheur et de succès les améliorations déjà tentées à la fin du dernier siècle dans les maremmes de Lucques.

Un habile ingénieur, M. de Bellegarde, a conclu de faits nombreux, empruntés à l'histoire et à l'observation, que la sécheresse complète ou l'irrigation constante des terrains ne sont pas des conditions indispensables de l'assainissement des marais, et surtout que l'entière défense des productions en herbages et la prescription absolue de la culture des céréales et des bois peuvent ne pas être nécessaires, mais qu'il suffirait probablement de couper les vents par des rideaux d'arbres assez rapprochés et se croisant dans les marais, et de garantir les habitations exposées aux émanations par des plantations plus serrées et disposées contre les vents régnants qui passent sur le marais. Il convient d'ajouter à ces moyens l'emploi du drainage, qui rend de si grands services pour le desséchement des sols humides et marécageux.

Tels sont d'une manière générale les moyens les plus propres à détruire une cause d'insalubrité dont nous avons cherché à faire voir la funeste influence. Il est regrettable que les marais ne puissent être classés parmi les établissements dangereux contre lesquels s'exerce l'action de la loi ; mais il appartient aux gouvernements soucieux de protéger la santé publique, d'ordonner ou d'encourager par tous les moyens dont ils disposent ces grands travaux d'assainissement qui doivent profiter à la richesse du pays et au bien-être de tant de populations. Ce sont ces grandes pensées qui ont dicté le beau rapport que l'on va lire.

RAPPORT A L'EMPEREUR PAR MM. LES MINISTRES DE L'INTÉRIEUR, DES FINANCES, DE L'AGRICULTURE ET DU COMMERCE (17 JANVIER 1860).

Sire, le programme tracé par Votre Majesté dans sa lettre du 5 de ce mois, comprend, au nombre des améliorations agricoles les plus importantes, l'exécution de grands travaux de desséchement et de défrichement. « Ces travaux, transformant les communaux incultes en terrains cultivés, enrichiront les communes sans appauvrir l'État, qui recouvrera ses avances par la vente d'une partie de ces terres rendues à l'agriculture. »

Déjà Votre Majesté, en annonçant au Corps législatif la présentation du projet de loi destiné à assurer l'assainissement et la mise en culture des landes de Gascogne, avait dit :

« Les progrès de l'agriculture doivent être un des objets de notre constante sollicitude, car de son amélioration ou de son déclin date la prospérité ou la décadence des empires. »

C'est en vous inspirant de cette même pensée, Sire, que vous avez voulu marquer un nouveau pas dans une voie si féconde en résultats heureux pour le pays.

La loi sur les landes de Gascogne, promulguée le 19 juin 1857, s'applique exclusivement aux terrains communaux qui, dans les deux départements des Landes et de la Gironde, représentent une surface totale de plus de 427 000 hectares voués à une insalubrité et à une stérilité séculaires.

Le principe de cette loi est aussi simple qu'efficace. Les terrains qui ne sont propres aujourd'hui qu'au parcours du bétail doivent être assainis et ensemencés ou plantés aux frais des communes qui en sont propriétaires. A défaut des communes, l'État pourvoit, à ses frais, à l'exécution des travaux dont l'utilité a été constatée, et se rembourse de ses avances en principal et intérêts sur le produit de l'exploitation des terrains mis en valeur.

Par cette intervention effective, l'État accomplit à la fois une œuvre d'utilité publique et un acte de haute tutelle à l'égard des communes placées sous sa protection. Au reste, jusqu'à ce jour, l'action directe réservée à l'État n'a pas eu à s'exercer ; son initiative n'a eu pour objet que l'étude des travaux d'assainissement à entreprendre. Déjà, en effet, plusieurs communes du département des Landes ont déclaré l'intention de prendre les travaux à leur charge en demandant, pour la plupart, à se procurer les ressources qui leur sont nécessaires, par l'aliénation d'une portion des landes communales. On doit espérer que les bienfaits de la loi de 1857 seront chaque jour mieux sentis par les populations, et que la bonne volonté des communes facilitera la tâche du gouvernement.

En tout cas, l'intervention administrative ne ferait pas défaut dès qu'elle deviendrait nécessaire, et le problème, posé depuis si longtemps et si infructueusement jusqu'à ce jour, de la mise en culture des landes de Gascogne, recevra enfin sa solution.

La loi qui doit réaliser cette transformation a été accueillie avec reconnaissance par le Corps législatif. Elle a été considérée, en quelque sorte, comme l'inauguration d'un système de grands travaux publics agricoles, dont tous les départements recueilleront successivement les bienfaits.

Cette attente ne devait pas être trompée ; Votre Majesté a voulu que sur tous les points de l'empire les améliorations agricoles reçussent de l'initiative féconde de l'État la même impulsion, le même développement.

Parmi ces améliorations, il n'en est pas qui mérite à un plus haut degré la sollicitude du gouvernement que le desséchement des marais ou des terrains marécageux.

Ces terres, couvertes d'eaux stagnantes, forment, au milieu des populations, des foyers délétères, qui répandent au loin leurs émanations contagieuses. Et ce mal n'est pas le seul. L'agriculture est ainsi privée d'une surface considérable de terrains qui, longtemps improductifs, présentent, en général, dès qu'ils sont assainis, une fertilité extraordinaire.

On a souvent cherché à déterminer l'étendue totale des marais qui existent en France. Mais la difficulté de préciser la nature de terrains qui doivent être considérés comme marais a toujours laissé subsister une certaine incertitude dans cette évaluation. On peut cependant en porter le chiffre à plus de 500 000 hectares représentant une surface presque égale à celle d'un de nos départements.

Les premières tentatives sérieuses faites par le gouvernement pour opérer le desséchement des marais datent de l'édit de Henri IV du 8 avril 1599. Cet édit renferme des dispositions très remarquables. Ainsi les propriétaires sont mis en demeure de déclarer, dans le délai de deux mois, s'ils entendent dessécher par eux-mêmes leurs marais. A leur défaut, l'édit accorde au Hollandais Humfroy Bradley le droit exclusif, pendant quinze ans, de faire le desséchement de tous les marais du royaume, et il lui concède, à titre de dédommagement de ses avances, la moitié des terrains desséchés par ses soins. Dans le cas où les propriétaires se trouveraient d'avis différent pour l'entreprise du desséchement, l'édit veut que la voix des propriétaires ayant la plus grande partie de marais emporte celui de la moindre part.

Nous ne rappellerons pas ici les divers édits qui suivirent celui de 1599, soit pour le confirmer, soit pour le modifier. Malgré l'imperfection inévitable d'un premier essai, le principe posé en 1599 produisit dans plusieurs provinces des améliorations immenses qui subsistent encore aujourd'hui. Mais bientôt des concessions abusives soulevèrent parmi les populations les réclamations les plus vives et les plus persistantes. Pendant plus d'un siècle, le petit nombre de desséchements qui furent entrepris ne purent s'exécuter qu'au milieu de difficultés toujours renaissantes ; et enfin parut l'édit du 14 juin 1764, qui rétablissait les propriétaires dans la plénitude de leurs droits sur leurs marais, sans les soumettre à aucune règle particulière.

Ainsi s'évanouit le grand projet qui avait dicté l'édit de 1599. Les propriétaires, délivrés de l'intervention des concessionnaires, divisés entre eux, manquant le plus souvent de capitaux, ne tentèrent aucune entreprise ; les desséchements s'arrêtèrent.

L'Assemblée constituante, préoccupée de l'œuvre de la régénération du pays, ne pouvait manquer de fixer son attention sur la question du desséchement des marais. Le 26 décembre 1790, elle rendit un décret qui, sanctionné par le roi, devint la loi du 5 janvier 1791.

Cette loi, motivée par de hautes considérations d'intérêt public, oblige tous les propriétaires de marais de déclarer, dans le délai de six mois, s'ils veulent les dessécher par eux-mêmes. Faute par les propriétaires de faire cette déclaration, ils sont tenus d'abandonner leurs terrains, moyennant indemnité préalable, et le desséchement s'opère aux frais de l'État. La loi de 1791, qui imposait au gouvernement une tâche et une charge immenses, ne reçut aucune exécution.

Enfin intervint la loi du 16 septembre 1807, qui chercha à éviter les écueils où avaient échoué les législations précédentes. Ici encore les propriétaires sont mis en demeure d'opérer le desséchement avec leurs propres ressources; à leur défaut, les travaux sont entrepris par l'État dans des circonstances exceptionnelles, et généralement par des concessionnaires. Mais ceux-ci n'obtiennent, pour prix de leurs travaux, qu'une portion déterminée à l'avance, de la plus-value produite par le desséchement. Cette plus-value est fixée, sauf recours au conseil d'État, par une commission spéciale, composée de personnes choisies par l'Empereur.

Le nouveau principe, introduit par la loi de 1807, a dû séduire les esprits par le caractère frappant d'équité qui le distingue. Quoi de plus juste pour les propriétaires et pour les concessionnaires à la fois que d'abandonner à ceux-ci une portion de la plus-value qu'ils ont créée, et de laisser aux premiers leur propriété augmentée de valeur? Mais la pratique a démontré que ce principe, si équitable au premier coup d'œil, rencontrait en fait d'insurmontables difficultés. Sans faire ressortir les embarras de tous genres que soulève l'application de la loi de 1807, il suffira de faire remarquer que l'appréciation de la plus-value, sur laquelle repose en définitive toute la loi, est une opération presque impraticable au moment surtout où le desséchement n'a pas encore produit tous ses effets, et qu'en toute circonstance elle devient la source des contestations les plus regrettables. Ces résultats, constatés par une expérience déjà prolongée, ont paralysé presque entièrement l'exécution de la loi de 1807.

La législation sur les desséchements ne peut donc devenir efficace qu'après avoir subi de profondes modifications. Une proposition a été faite à ce sujet à la Chambre des députés, dans la session de 1833, et renouvelée dans les sessions de 1834 et 1835. L'administration a mis également la question à l'étude en 1839, et une commission a préparé les bases d'un projet de loi qui peut être utilement consulté.

Mais ces divers essais n'ont eu, en définitive, aucune suite, et la question de desséchement des marais, dont nous avons dû signaler toutes les difficultés, ne pourra être résolue, dans son ensemble, qu'à la suite d'une étude nouvelle, qui trouvera naturellement sa place dans le nouveau code rural.

La proposition que nous avons l'honneur de vous soumettre en ce moment, Sire, n'aborde qu'une partie de cette question; elle ne s'applique qu'aux marais appartenant aux communes, mais elle embrasse en même temps dans ses dispositions, conformément aux vues de Votre Majesté, le défrichement et la mise en valeur des terres communales vaines et vagues qui pourront être enlevées sans inconvénient à la jouissance commune. Ce projet acquiert ainsi un degré d'importance qui frappera tous les yeux.

Il résulte, en effet, de la statistique des biens communaux, dont un travail long et difficile a réuni tous les éléments, que les communes possèdent aujourd'hui environ 4 720 000 hectares de terrains, estimés à la somme de 1 milliard 520 000 000.

Sur cette immense surface, qui représente près de la onzième partie du territoire total de la France, moins de la moitié est actuellement en valeur, savoir : 1 690 000 hectares environ, plantés en bois, et 240 000 hectares composés de terres labourables, prés, vergers et vignes. Cette partie de la propriété communale présente une valeur de 1 335 000 000 de francs, et un revenu de 37 000 000.

Le surplus, c'est-à-dire 2 790 000 hectares, se compose de marais, de terres vaines et vagues, de landes, de bruyères et de pâtures. La valeur de ces terrains n'est pas estimée à plus de 283 000 000 de francs, c'est-à-dire à 100 francs environ par hectare, et leur revenu total à 8 000 000 de francs, ou à moins de 3 francs par hectare. Il suffit d'énoncer de pareils chiffres pour signaler l'étendue du mal sur lequel s'est portée la sollicitude de Votre Majesté.

Sans doute, une partie de ces terres offre aux communes des ressources précieuses pour la nourriture du bétail, et ces ressources, qui quelquefois ne pourraient être remplacées, devront être respectées avec soin. Mais souvent aussi cet intérêt est tout à fait secondaire, et c'est en pure perte que les communes renoncent à disposer à leur profit de propriétés qui, soumises à une meilleure gestion, pourraient devenir pour elles une source de richesses.

Quoi qu'il en soit, les habitudes des populations rurales ne sauraient être modifiées qu'avec la plus grande réserve. Les mesures à adopter dans chaque commune devront toujours être subordonnées aux convenances, aux besoins, aux intérêts de la localité, et la transition à un nouvel état de choses sera dans tous les cas soigneusement ménagée.

C'est dans cet esprit que nous avons l'honneur de soumettre à Votre Majesté les bases d'un projet de loi dont les dispositions, analogues à celles de la loi du 19 juin 1857, présenteraient cependant quelques différences qu'il importe de noter.

Ce projet poserait en principe que les marais et terres incultes appartenant aux communes, et dont la mise en valeur aura été reconnue utile, seront défrichés, assainis et mis en culture.

La loi de 1857, en prescrivant la mise en valeur des terrains communaux actuellement soumis au parcours du bétail, dans les départements des Landes et de la Gironde, limitait au douzième de la superficie de ces terrains les ensemencements ou plantations qui pourraient être faits annuellement dans chaque commune. Cette disposition spéciale, destinée à conserver aux habitants des Landes les moyens de nourrir leurs troupeaux, ne nous paraît pas devoir trouver place dans une loi générale qui s'applique à des terrains soumis à des usages très divers.

Mais l'absence d'une disposition de ce genre ne saurait inspirer aucune inquiétude aux communes.

Les travaux de desséchement et d'ensemencement ne pourront être ordonnés que là où la mise en valeur des marais et des terres incultes aura été reconnue utile. Or cette utilité ne sera déclarée que par un décret impérial, délibéré en conseil d'État, à la suite d'une enquête locale, et après une délibération du conseil municipal de la commune.

Tant de précautions et de garanties doivent rassurer pleinement sur l'usage qui sera fait d'une faculté dont le gouvernement ne peut évidemment se servir que dans l'intérêt des communes et pour le bien public.

Lorsque l'exécution des travaux aura été décidée, les communes seraient mises en demeure de les exécuter à leurs frais.

En cas d'impossibilité ou de refus de leur part, l'État exécuterait les travaux, sauf remboursement de ses avances, en principal et intérêts. La loi du 19 juin 1857, se rattachant aux dispositions du décret du 14 décembre 1810, relatif à la plantation des dunes de Gascogne, décide que ce remboursement s'opérera sur le produit des coupes et des exploitations. Mais cette clause, convenable pour une entreprise restreinte, ne pouvait s'appliquer à une opération aussi étendue que celle dont il s'agit ici. L'immobilisation des avances de l'État arrêterait l'œuvre dès ses premiers pas. Aussi Votre Majesté a-t-elle indiqué comme moyen de recouvrement des avances du Trésor, la vente d'une partie des terres rendues à l'agriculture. Cette disposition est d'ailleurs entièrement conforme à l'esprit de la législation actuelle ; car l'article 20 de la loi du 16 septembre 1807 dispose que lorsqu'un dessèchement sera fait par l'État, sa portion dans la plus-value sera fixée de manière à le rembourser de toutes les dépenses.

Toutefois ce principe ne serait pas à l'abri d'objection s'il devait être appliqué d'une manière absolue. On peut admettre, en effet, que, dans certaines circonstances spéciales, le dessèchement d'un marais ou le défrichement de terres incultes n'aura pu être réalisé qu'au prix de sacrifices qui auront dépassé toutes les prévisions. Quelquefois aussi on ne pourra apprécier qu'après plusieurs années tous les effets avantageux des travaux, et une vente immédiate des terrains améliorés ne leur assignerait pas leur véritable valeur.

La commune devra-t-elle rester exposée à ces chances défavorables ? Nous ne l'avons pas pensé. En toute circonstance son sacrifice doit être limité, et nous proposons de décider que la commune pourra s'exonérer de toute répétition de la part de l'État, en faisant l'abandon de la moitié des terrains mis en valeur.

Cette disposition, empruntée à l'édit de 1599, est celle en vertu de laquelle ont été exécutés les plus grands dessèchements de marais en France.

Mais, tandis que sous l'ancienne législation elle s'appliquait d'une manière générale et souvent onéreuse pour les propriétaires, ici elle ne se présente qu'avec un caractère tutélaire et comme la limite extrême des sacrifices que les communes peuvent être appelées à supporter.

Il ne paraît pas possible de déterminer, quant à présent, le montant des dépenses que pourra exiger la réalisation de ces importantes améliorations, mais nous pensons qu'il convient de limiter à la somme de 10 000 000 le découvert qui proviendra des avances de l'État. Ces avances, renouvelées incessamment par des remboursements successifs, suffiront sans doute pour atteindre le but que Votre Majesté s'est proposé.

Telle est, Sire, l'économie générale des dispositions qui nous ont paru les plus propres à répondre aux vues de Votre Majesté. Nous avons l'honneur de vous demander l'autorisation de les soumettre à l'examen du conseil d'État, qui apportera le concours de ses lumières pour l'accomplissement de cette pensée de haute utilité publique, et améliorera certainement les bases et les détails de ce projet avant d'en proposer la sanction au Corps législatif.

Voy. Acclimatement, Air, Assainissement, Drainage, Inondations, Sangsues, Sel.

Bibliographie — Hippocrate, *Des airs, des eaux et des lieux* (*Œuvres*, trad. par Littré, Paris, 1840, t. II). — Lancisi, *De noxiis paludum effluviis* (*Opera medica*, Romæ, 1712, t. I). — *De l'influence des marais sur la santé de l'homme*, par Ramel. Marseille, 1803. — *Histoire des marais*, par Monfalcon. Paris, 1824. — *Réflexions sur l'intermittence*, par Pallas. Paris, 1830. — *Des eaux stagnantes*, par Motard (thèse de concours, 1838). — *Des étangs, de leur constitution, de leur produit et de leur dessèchement*, par M. Puvis. Paris, 1844. — *Influence des émanations marécageuses et des effluves que peuvent fournir les boues, vases et sédiments déposés par les eaux*, par Parent-Duchâtelet (*Ann. d'hyg. et de méd. lég.*, t. XI, p. 251). —*De l'influence des marais sur la vie*, par Villermé (*Ibid.*, p. 342). — *Influence des marais sur la vie des enfants*, par le même (*Ibid.*, t. XII, p. 31). — *Observations sur la nature et les effets de la malaria*, par Th. Hopkins, traduit par A. Guérard (*Ibid.*, t. XXV, p. 33). — *Traité des fièvres*, par Boudin. Paris, 1840. — *De l'influence des localités marécageuses, etc.*, par le même (*Ann. d'hyg. et de méd. lég.*, t. XXXIII, p. 58). — *Mémoire sur la possibilité de constater la présence des miasmes, et sur la présence d'un principe hydrogéné dans l'air*, par Boussingault (*Gaz. méd. de Paris*, 1834, p. 23). — *Mémoire sur l'assainissement des étangs*, par M. Barré de Saint-Venant. — *Recueil sur l'importance du service hydraulique*, par le docteur Teissier Holland. — *Mémoire sur la Camargue*, par M. de Rivière. — *Mémoire sur le delta du Rhône*, par M. Hipp. Peut. — *Rapport fait au Conseil de salubrité institué près la compagnie d'exploitation et de colonisation des landes de Bordeaux, sur l'état sanitaire et les moyens d'assainissement de cette partie de la France*, par le docteur P. Jolly. Paris, 1834. — *Considérations sur le dessèchement des terrains marécageux, et sur les causes d'insalubrité et les moyens préservatifs*, par L. de Bellegarde. Bordeaux, 1853. — *Mémoire sur les effluves des marais*, par Savi (*Ann. de chimie et de physique*, 3e série, t. III, p. 344). — *Mémoire sur le même objet*, par F. Daniel (*Ibid.*)—*Annuaire des eaux de la France*. Paris, 1851, p. 17. — *Note sur les endémies périodiques développées par les effluves de l'étang de Lindre-Basse (Meurthe)* (*Ibid.*, p. 294). — *Mémoire sur les gaz tenus en dissolution par les eaux*, par A. Morren (*Mém. de la Soc. d'agric. d'Angers*, t. II, p. 125, et *Annuaire des eaux*, p. 156). — *Études sur la Sologne, et Rapports présentés au conseil général du département du Loiret*, par Becquerel. Paris, 1848-1853. — *Mémoire sur la cachexie aqueuse des bêtes à laine de la Sologne*, par M. de Romanet. Paris, 1853. — *Des relations qui existent entre le mode d'écoulement des eaux pluviales à la surface du sol et la culture des prairies*, par M. Belgrand (*Annuaire de la Société météorologique de France*, t. I, p. 88). — *Rapport sur les marais salants*, par M. Mêlier (*Mémoires de l'Académie de médecine*. Paris, 1848, t. XIII, p. 611 à 708). — *Rapports des Conseils de salubrité de la Gironde, des Bouches-du-Rhône, etc.* — *De l'origine miasmatique des fièvres, etc.*, par Jacquot (*Ann. d'hyg.*, 2e série, t. II, p. 33). — *Considérations pratiques sur les maladies de la Guyane et des pays marécageux situés entre les tropiques*, par le docteur J. Laure. Paris, 1859. — *Recherches expérimentales sur la nature des émanations marécageuses et sur les moyens d'empêcher leur expansion dans l'air*, par le docteur L. Gigot. Paris, 1859. — *Mémoire sur les étangs*, par le docteur Siraud. Paris, 1860.

MARAIS GATS, MARAIS SALANTS. — *Voy.* SEL.

MARAIS A SANGSUES. — *Voy.* SANGSUES.

MARCS DE RAISINS. — *Voy.* BOISSONS, VINS, VINASSES.

MARINE, MARINS. — *Voy.* NAVALE (HYGIÈNE).

MAROQUINIERS. — La mauvaise odeur des ateliers de maroquineries les a fait ranger dans la deuxième classe des établissements insalubres.

MASQUES. — L'idée de préserver les ouvriers de l'action des poussières et des émanations délétères que leur travail les expose à respirer, a donné lieu à de nombreuses inventions, parmi lesquelles l'emploi de masques spéciaux a été surtout recommandé. Mais ce qui manque à la plupart de ces appareils, c'est la simplicité et peut-être plus encore la routine, qui seule pourrait les faire adopter. Cependant il y aurait d'incontestables avantages, au point de vue de l'hygiène, à répandre l'usage de quelques-uns de ces masques préservatifs.

Nous avons déjà parlé des respiratoires au charbon qui ont été conseillés en Angleterre. Nous devons ajouter quelques indications sur d'autres genres de masques appropriés surtout au travail de certains ouvriers.

M. Poirel, maître maçon à la Ferté-sous-Jouarre, vivant dans un pays où le travail des meules expose un grand nombre d'ouvriers aux poussières siliceuses, a imaginé un certain nombre d'appareils préservateurs qu'il désigne sous le nom d'*absorbants hydrauliques*, et qui reposent sur un principe identique, l'absorption immédiate par l'eau des poussières au moment même où elles se forment.

Les uns consistent en un petit réservoir fixé aux manches des marteaux et aux burins, et d'où s'échappe pendant le travail, un filet d'eau qui humecte la pierre et empêche la poussière de se répandre dans l'air.

Les autres (absorbants respiratoires) forment un petit masque léger couvrant seulement le nez et la bouche, et auquel est adapté un réservoir semblable au précédent, disposé de telle façon que l'air aspiré traverse l'eau, y dépose la poussière délétère, puis arrive purifié et rafraîchi aux organes respiratoires.

Ces petits appareils sont remarquablement simples et peu coûteux; il y aurait un très grand avantage à en vulgariser l'emploi.

M. Pollani (de Sienne) s'est proposé spécialement de préserver les ouvriers des émanations plombiques. Il a construit à cet effet un masque double de toile métallique, sans aucune ouverture et enveloppant complétement la face; les yeux eux-mêmes étant munis d'une double lame de verre. Le masque intérieur est recouvert d'une éponge qui adhère fortement à la toile métallique, et qui, imbibée d'une solution d'acide sulfurique au centième, retient au passage toutes les molécules de plomb. On comprend du reste qu'en variant la substance neutralisante dont l'éponge est imprégnée, on pourrait l'opposer à des émanations autres que celles du plomb.

Mais tout en approuvant la pensée de l'auteur, on ne peut s'empêcher de faire remarquer que ce masque a tous les inconvénients des appareils semblables, celui d'être insupportable aux ouvriers ; et que, de plus, ne laissant à l'air qu'un passage très difficile et conduisant à l'intérieur l'humidité de l'haleine, qui ternit les verres oculaires, il est inférieur à beaucoup d'appareils conçus dans le même but. — *Voy.* CHARBON, INCENDIE, MINES.

MASSICOT. — La fabrication du massicot, première préparation du plomb pour le convertir en minium, produit des exhalaisons dangereuses qui en ont motivé le classement dans la première classe des établissements insalubres.

MASTICS. — *Voy.* PLOMB.

MATELASSIERS. — *Voy.* CARDEURS.

MATERNITÉS. — *Voy.* MAISONS D'ACCOUCHEMENT.

MÉDECINS CANTONAUX. — Le projet d'instituer des médecins cantonaux par toute la France appartient à la première Constituante, qui suivait en cela l'exemple de l'Italie. La réalisation d'une telle idée présente de réels avantages, au point de vue de l'hygiène publique et de l'amélioration du sort des populations rurales.

M. le docteur Chauvin, qui a consacré un zèle si charitable et si patriotique à l'organisation du service médical pour les indigents des campagnes, en a résumé l'historique d'une manière très complète.

« On trouve dans les archives de plusieurs communes et dans la tradition, qu'autrefois les communes faisaient des allocations pour le traitement des pauvres : l'une 100 livres, l'autre 150 livres, d'autres 300 livres, selon leur population et leurs ressources. Ailleurs, les seigneurs, les couvents, les propriétaires riches faisaient traiter les pauvres par leurs médecins. Aujourd'hui quelques communes, quelques bureaux de bienfaisance, quelques curés et quelques riches bienfaisants le font encore, mais partiellement et sans organisation. En Italie, en Allemagne, en Autriche, en Suisse, en Espagne, il existe un service médical pour le traitement des indigents, comme en France pour la vaccine. Un rapport officiel de M. Cerfbeer constate que de temps immémorial ces pays jouissent d'un service médical rural des pauvres à domicile, et de l'admission des malades indigents des campagnes aux hôpitaux des chefs-lieux. A Rome et dans la campagne romaine, sous le nom de *visites*, existe un service médical à domicile, dont les frais sont pris sur les revenus ecclésiastiques. L'État alloue un encouragement. Depuis 1803, il existe un service médical rural des indigents dans les départements du Haut et du Bas-Rhin, depuis 1823 dans la Moselle et dans la Haute-Saône, depuis 1843 dans le département de Saône-et-Loire. Les secours alloués par les conseils généraux sont de 3, 4 et 5000 francs par an. Les conseils municipaux et les bureaux de bienfaisance y ajoutent leurs allocations. La Charente, le Pas-de-Calais, la Loire, l'Ardèche, etc., sont en voie d'organisation ou plutôt en tentatives qui ne peuvent aboutir à bien. Le préfet de la Meuse n'a pu faire consentir que quelques rares communes à voter des fonds pour l'organisation du service médical. Son louable essai a échoué. Le préfet du Finistère, par le zèle le plus digne d'éloges, a invité les maires à se réunir au chef-lieu de chaque canton pour examiner la question, la désignation des médecins et la cotisation des communes. M. Delmas, ancien préfet, après l'avoir introduite au sein du département de Saône-et-Loire, démontrait par les chiffres qu'elle pouvait s'adapter aussi au département de la Haute-Garonne, dont il était en ce moment l'administrateur en 1852. Elle a été réalisée dans le département du Loiret. Dans le département de la Loire-Inférieure, l'année dernière, 800 malades ont été ainsi à peu près assistés, et chacun d'eux n'a pas coûté plus de 3 fr. 50. Ce dernier système semble devoir servir de transition entre l'état actuel et l'organisation définitive de l'exercice de la médecine dans les communes rurales ; il vient d'être consacré par le décret du 29 mars 1852. Partout où il s'introduira, il produira comme conséquence nécessaire, l'*institution des médecins cantonaux*. Il existe des services médicaux partiels dans les arrondissements de Châteaubriand, de Sancerre, de Joigny, de Beaugé, de Montargis, d'Angers, etc., et dans quelques arrondissements de Seine-et-Oise. Le conseil d'arrondissement de Quimperlé s'est plusieurs fois occupé de l'organisation du service médical rural des indigents.

» Dans tous les conseils où l'on traite cette question, ce n'est pas sur les besoins qu'on discute ; là-dessus tout le monde est d'accord, mais c'est sur les moyens d'organisation. Déjà l'Académie nationale de médecine s'était occupée du service médical rural des indigents pendant plusieurs mois en 1834. Le congrès médical a donné à cette question le plus grand retentissement qu'elle eût eu jusqu'à lui. Les cahiers envoyés au congrès furent unanimes, sauf ceux de quelques grandes villes tout à fait étrangères au service médical rural des indigents, pour demander son organisation, pourvu qu'elle différât de l'établissement des médecins dits cantonaux. Après avoir rejeté la création des médecins cantonaux, le congrès, sur la proposition de M. Rigal (de Gaillac), émit le vœu que tous les médecins fussent appelés par circonscription à concourir au service médical rural des indigents, sauf à trouver un moyen d'éviter les abus et les contestations, dont plusieurs membres arguèrent avec raison. M. le ministre de l'instruction publique a écrit dans tous les chefs-lieux de sous-préfecture pour demander des renseignements sur les secours médicaux établis ou à établir, surtout dans les communes de moins de 2000 habitants; et à la suite de cette enquête, la chambre des pairs a voté, dans les articles 28 et 29 du projet de loi qui lui était soumis, un service médical rural des indigents qui serait presque parfait si l'allocation des conseils municipaux était obligatoire au lieu d'être facultative.

» Art. 28. Sur la demande des conseils municipaux et après délibération du conseil général, les préfets pourront établir dans une commune ou dans plusieurs communes réunies des médecins communaux qui seront chargés de la visite des indigents reconnus tels par le préfet, sur la proposition de l'autorité municipale, de porter secours aux malades atteints par les épidémies, de vacciner gratuitement, de faire toutes les opérations de médecine légale qui leur seraient confiées d'une façon permanente par la justice ou par l'administration, et de transmettre aux autorités compétentes les faits et documents intéressant la science et l'hygiène publique. Le traitement des médecins communaux sera assigné partie sur les revenus des bureaux de bienfaisance, et, dans les communes où ces bureaux ne sont pas établis, sur les revenus des communes, dans la proportion déterminée par le conseil général, partie sur les centimes facultatifs du département.

» Art. 29. Les médecins communaux seront nommés pour dix ans par les préfets, sur une liste dressée par le conseil médical du département, après examen et classement des candidats. L'étendue de leur circonscription, le lieu de leur résidence et leur traitement seront fixés par les conseils généraux, sur la proposition des préfets.»

M. de Salvandy ayant soumis le projet de loi voté par la chambre des pairs aux trois facultés de médecine, voici ce qu'elles ont répondu : « Les trois facultés, de même que le ministre et que la chambre des pairs, ont proclamé que ce ne sont pas les médecins qui manquent en France, mais que c'est leur égale répartition sur la surface du royaume. Les trois facultés, comme le ministre et la chambre des pairs, proclament que le remède à ce mal, c'est la création d'un service médical général des indigents des campagnes.

» Le remède, le seul remède efficace pour un tel état de choses, dit la faculté de Paris, c'est la création des médecins de charité que nus proposons d'appeler médecins communaux. La Faculté donne son adhésion complète à cette institution. Il y a des localités qui sont et qui ont toujours été privées d'officiers de santé et de docteurs en médecine ; l'article 48 portera remède à cet état de choses. L'article 49, qui confère aux conseils médicaux le droit d'opérer le classement et la présentation des candidats, ne permet plus de craindre que la nomination des médecins communaux ne devienne entre les mains de l'administration un moyen de faveur ou d'influence politique.

» Nous pensons, dit la faculté de Montpellier, qu'on doit remédier à l'inégale répartition des médecins par des mesures destinées à mettre des secours médicaux à la disposition des populations rurales, ainsi qu'on se propose de le faire au moyen des médecins de charité.

» Après avoir déploré que l'institution du service médical des indigents soit devenue facultative et non obligatoire, la faculté de Strasbourg ajoute : Les communes rurales seront rarement disposées à faire des sacrifices en faveur du service médical des indigents. Il est difficile d'en douter, quand on examine ce qui se passe dans l'instruction primaire. Le sort de l'instruction primaire serait bien compromis si la dépense qui la concerne devenait facultative au lieu d'être obligatoire. Les communes les plus pauvres qui auraient le plus besoin du service médical des indigents en seraient privées. Le traitement des médecins cantonaux devrait être supporté par les communes, par le département et par l'État. Ils seraient nommés par les préfets sur une liste de présentation de trois candidats, dressée à la suite d'un concours pour chaque place vacante par les conseils médicaux. Les élèves lauréats des facultés et ceux qui auraient achevé leur externat dans les cliniques des facultés pourraient être nommés directement. Ils ne pourraient être révoqués par les préfets sans l'avis des conseils médicaux.

» Telle est la réponse des trois facultés sur l'établissement du service médical rural des indigents. Elle est péremptoire. »

En juin 1848, MM. Anglade et X. Durieu présentaient à l'Assemblée nationale une courte proposition relative à l'établissement de médecins cantonaux dans toute la France. Cette proposition, que nous reproduisons dans sa totalité, a été l'objet d'un rapport favorable de M. Bertin (d'Ille-et-Vilaine) :

« Article 1er. Il est ouvert au ministre de l'intérieur un crédit d'un million pour servir à l'établissement, dans chaque canton rural, d'un médecin cantonal qui sera chargé de visiter les indigents reconnus comme tels par l'autorité municipale ; de porter secours aux malades atteints par les épidémies ; de faire toutes les opérations de médecine légale qui lui seront confiées par la justice ou par l'administration ; de transmettre tous les ans, aux conseils médicaux ou au ministre de l'intérieur, un rapport sur les faits relatifs à la science et à l'hygiène publique.

» Art. 2. Les médecins cantonaux seront élus au chef-lieu par les médecins du département dans lequel ils devront exercer; toutefois ne pourront concourir à cette élection les médecins de l'arrondissement pour les cantons duquel il s'agira d'élire.

» Art. 3. Les médecins cantonaux sont élus pour trois ans; ils sont rééligibles.

» Art. 4. Leur traitement ne sera pas au-dessous de 800 fr., et il pourra, sur la proposition des conseils généraux, être élevé à 1200 fr., suivant l'étendue ou la difficulté des cantons à desservir.»

L'institution des médecins cantonaux, qui, en France, n'est encore à vrai dire qu'à l'état d'étude et d'essai, est réalisée déjà depuis plusieurs années en Algérie. Des postes médicaux confiés à des médecins rétribués donnent gratuitement les soins à tous les indigents; il y en a d'établis dans tous les centres agricoles de quelque importance. Leurs circonscriptions ont été déterminées de manière à comprendre tous les villages, tous les groupes d'habitants entre lesquels se répartit la population coloniale. Les médecins qui desservent ces postes ont mission de visiter périodiquement les colons, de délivrer des médicaments aux malades qui peuvent être soignés à domicile, ou de faire conduire à l'hôpital le plus voisin ceux que leur état de dénûment ou la gravité de leur mal ne permet pas de traiter efficacement chez eux. Ces médecins reçoivent un traitement fixe augmenté d'une indemnité pour l'entretien d'un cheval, lorsque l'étendue de leur service comporte cette allocation. Il est de règle que le médecin de colonisation fasse au moins deux visites par semaine dans chacun des groupes de population compris dans sa circonscription. Il doit par semaine, à jour et heure fixe, tenir une consultation gratuite à son domicile. Le service médical rural se compose aujourd'hui, en Algérie, de 27 postes, dont 15 dans la province d'Alger, 5 dans celle d'Oran et 7 dans celle de Constantine.

Il est juste, en terminant, de signaler les efforts que ne cesse de faire le Gouvernement pour populariser et développer l'institution des médecins cantonaux; la lettre suivante du ministre de l'intérieur, en date du 15 août 1854, en est une preuve éloquente.

Monsieur le préfet, les villes sont généralement dotées d'établissements charitables où l'ouvrier indigent et malade trouve les secours qui lui sont nécessaires; mais les campagnes n'offrent à nos laboureurs aucune ressource de ce genre. L'ouvrier des champs n'est que trop souvent exposé à souffrir, isolé, sans médicaments ni médecin.

La charité, la justice, la bonne politique veulent un remède à cet affligeant état de choses : sous leur bienfaisante inspiration, l'institution des médecins cantonaux a été adoptée par plusieurs départements. Dans le Loiret, par exemple, sagement réglementée, elle rend depuis trois ans les plus touchants services, et partout où s'essaye cette organisation de la médecine gratuite, les bons effets en sont chaque jour constatés par la reconnaissance de nos populations rurales.

Le gouvernement de l'Empereur porte au développement de cette bonne œuvre un intérêt paternel : appelez sur elle, monsieur le préfet, toute l'attention, toute la bienveillance de votre conseil général. Je désire vivement que par un vote de subside il vous permette l'organisation complète et efficace, ou que du moins, si l'insuffisance des ressources départementales y fait obstacle, il en consacre dès aujourd'hui le principe par une première allocation ; si faible qu'elle soit, votre zèle, le dévouement désintéressé des médecins, les secours du gouvernement, la charité de tous, aideront à faire le reste.

Signé BILLAULT.

Voy. BUREAUX DE BIENFAISANCE, HÔPITAUX ET HOSPICES, RURALE (HYGIÈNE).

Bibliographie. — *Mémoire concernant un service rural de santé à fonder en France pour les indigents et les journaliers*. Paris, 1833. — *De l'assistance publique médicale dans les campagnes*, par Reveillé-Parise. Paris, 1850. — *Organisation du service médical pour les indigents des campagnes*, par les docteurs Chauvin et Vergier. Paris, 1850. — *De la médecine en France et en Italie*, par Combes. Paris, 1842. — *De la santé du peuple*, par Lélut. — *Rapport au conseil général de la Haute-Garonne*, par Delmas, 1852. — *Plan d'organisation de la médecine rurale*, par le docteur Loreau, de Poitiers, 1846. — *Les Paysans français*, par An. Combes et Hipp. Combes. Paris. — *Actes du congrès médical de France*. Paris, 1846. — *De l'insuffisance à domicile du secours médical, et de la nécessité d'hôpitaux cantonaux*, par B. Danvin. Arras, 1853. — *Rapport sur le service médical des circonscriptions rurales du département de la Meurthe*, en 1858, par le docteur E. Simonin. Nancy, 1859. — *Les Médecins cantonaux*, par le docteur Andrieux (de Brioude). Paris, 1858. — *Des médecins cantonaux. Lettre à M. le préfet du Cher*, par le docteur E. Burdel. Bourges, 1861.

MÉDICAMENTS. — *Voy.* PHARMACIE.

MÉGISSERIE, MÉGISSIERS. — *Voy.* TANNERIES, TANNEURS.

MÉLASSE. — *Voy.* DISTILLERIE, POTASSE, SUCRE.

MÉNAGERIES. — Les ménageries, d'où l'on peut craindre de voir s'échapper des animaux féroces, sont rangées dans la première classe des établissements insalubres.

MENDICITÉ (DÉPÔT DE). — *Voy.* ASILE, HÔPITAUX ET HOSPICES, PÉNITENTIAIRE (SYSTÈME).

MENUISIERS. — L'hygiène professionnelle des menuisiers n'avait donné lieu à aucune remarque intéressante, lorsque M. le Dr Koblank (de Berlin) en a fait l'objet d'une étude spéciale dont nous devons l'analyse exacte et le commentaire intelligent à M. le Dr Brochard.

Le corps d'état qui nous occupe se divise en deux grandes fractions : les ébénistes, avec quelques spécialités dont la distinction est sans intérêt pour le médecin, et les menuisiers en bâtiments, qui sont de beaucoup les moins nombreux. Je me servirai exclusivement de ce dernier mot, comme étant le terme générique.

D'après le principe énoncé plus haut, les menuisiers en bâtiments devraient de préférence jouir d'une bonne santé, car ils séjournent beaucoup en plein air. Il n'en est cependant pas ainsi, et notre auteur explique cette apparente contradiction par la nécessité où ils sont de préparer leurs ouvrages dans les ateliers, avant d'en opérer la pose dans les bâtisses. Lorsqu'ils viennent travailler à celles-ci, ouvertes à tous les vents, ils sont donc loin d'être aguerris contre les intempéries de l'air, et ils perdent ainsi le privilége de cette sorte d'immunité, acquise à d'autres professions analogues à la leur, comme celle des charpentiers, etc.

Le travail de la menuiserie développe notablement les muscles des extrémités supérieures et des extrémités inférieures, surtout de ces dernières ; car il est presque constamment exécuté debout, et oblige l'ouvrier à roidir vigoureusement ces muscles, afin de maintenir l'équilibre du corps contre les continuels mouvements de va-et-vient de sa partie supérieure. L'usage de vêtements amples, d'une sorte d'habillement négligé, vient encore ajouter aux bons effets de cette attitude. Aussi les menuisiers sont-ils, pour la plupart, assez grands et bien proportionnés; ils offrent très peu d'exemples des difformités de la colonne vertébrale, du sternum, des pieds, ou de ces arrêts de la croissance, si fréquents dans d'autres professions.

L'intelligence aussi est généralement bien développée chez eux. Pour l'ouvrier ordinaire, le salaire est insuffisant (neuf francs par semaine) ; mais il le voit monter jusqu'au double, lorsqu'il est devenu plus habile. Cette différence l'excite à employer utilement ses heures de loisir, et de bons géomètres, dessinateurs, modeleurs et sculpteurs ne sont pas rares parmi ces hommes. Leur physionomie, comme leur tenue et leur langage, portent l'empreinte de ce niveau intellectuel assez élevé.

La vision est très bonne chez eux, l'œil étant habitué de bonne heure à regarder avec précision ; la myopie, si commune parmi les tailleurs et les cordonniers, est rare. Toutefois M. Koblank et ses collègues, les médecins des associations d'ouvriers, ont fait la remarque que les affections des yeux sont devenues beaucoup plus fréquentes parmi les artisans depuis qu'on a introduit l'éclairage au gaz dans la plupart des grands ateliers. Ce qui paraît venir à l'appui de cette donnée étiologique, c'est que ces troubles de la vision s'observent surtout l'hiver, à l'époque des longues veillées. L'auteur demande qu'on rende obligatoire une installation qui empêche la lumière du gaz de vaciller et d'être lancée par saccades.

La chevelure est presque toujours remarquablement abondante chez les menuisiers, ce que notre confrère attribue à la nécessité où ils sont de beaucoup la nettoyer et la peigner à cause de la poussière de bois qui la salit sans cesse.

Mais cette poussière est très nuisible à leurs organes respiratoires. « Ce n'est pas qu'elle puisse pénétrer dans les poumons, dit M. Koblank, car malgré les opinions contraires, qui ont été émises à ce sujet, cela me paraît très peu vraisemblable, à cause de la structure du pharynx; cette poussière vicie l'atmosphère et diminue la quantité de l'air pur et respirable. Il résulte de là que les angines, les bronchites, les pneumonies, et, dans certaines conditions, les tubercules, sont fréquents parmi les menuisiers ; ils s'exposent, d'ailleurs, beaucoup aux refroidissements, en quittant, légèrement vêtus, l'atelier, pour préparer la colle, etc..

Parmi les affections chirurgicales, les panaris dominent; ils figurent pour 6 p. 100 dans le nombre total des maladies. Ce résultat n'a rien d'étonnant, si l'on réfléchit que le mouvement incessant, et se faisant par secousses, du rabot, est très propre à déterminer des contusions des tendons. D'autres fois, ceux-ci, particulièrement le grand abducteur et le petit extenseur du pouce, deviennent le siége d'exsudations inflammatoires par suite du travail de la scie. Ces exsudations sont accompagnées de tuméfaction, de vives douleurs, et d'une crépitation intense ; un observateur peu exercé peut prendre cet état pour une fracture de l'os.

Les hernies ne sont pas rares. Mais l'affection la plus commune, c'est la dilatation variqueuse des veines aux extrémités inférieures : plus d'un tiers des menuisiers est atteint de varices. Il n'est pas rare de voir, notamment dans la région du genou, des tumeurs du volume du poing, et vers lesquelles serpentent des cordons variqueux, gros comme le doigt. A ces lésions se rattachent des varicocèles et des ulcères variqueux. Rien n'est plus fréquent que ces derniers : beaucoup d'ouvriers, âgés de vingt ans à peine, et d'ailleurs très bien portants et robustes, en sont atteints et présentent les formes les plus graves. Il est néanmoins assez facile de prévenir ces désorganisations de tissus. Déjà, chez les apprentis, on devrait porter quelque attention sur l'état des pieds et des jambes, et engager ces jeunes gens à choisir une autre profession, dans les cas où l'on constaterait une prédisposition marquée aux varices.

L'extrême fréquence des panaris (et de leurs cicatrices), des varices volumineuses et des ulcères variqueux, ne mériterait-elle pas aussi d'être signalée aux médecins légistes ? L'existence simultanée de plusieurs de ces lésions chez une même personne pourrait fournir quelque indice utile pour mettre sur la voie de l'état qu'elle exerce, et, conséquemment, sur son identité.

Quant à la mortalité, elle offre des proportions extraordinairement favorables. Pendant les deux années 1856 et 1857, il n'y eut que 40 décès par phthisie pulmonaire, quoique 178 individus fussent traités pour des tubercules. Il n'y eut, en outre, que 29 décès ; ils étaient causés par les maladies suivantes : affections cérébrales, 6 ; fièvres typhoïdes, 6 ; hydropisies, 3 ; marasme sénile, 2 ; pneumonie, entérite, apoplexie pulmonaire, apoplexie du cœur, scrofules, commotion cérébrale, amputation du pied, cancer des lèvres, abcès aux lèvres, suppuration du bras, et délire (?), de chaque 1 cas. Au total, sur 100 malades, il y eut 1,15 décès : résultat éminemment satisfaisant. Il faut, toutefois, se rappeler que ces chiffres sont empruntés à une association d'ouvriers proprement dits, ou de compagnons, c'est-à-dire composée presque exclusivement d'hommes dans la force de l'âge.

J'ajouterai à ces observations celles que j'ai consignées moi-même dans mes recherches médico-légales sur l'identité.

Chez les ébénistes qui offrent certains caractères communs avec les ménuisiers, on remarque, à la main droite qui tient habituellement la varlope ou le rabot : 1° Une ouverture plus grande de l'angle compris entre le bord interne du pouce et le bord externe de l'index. L'index lui-même et les autres doigts, fortement inclinés vers le bord interne de la main, ne sont plus dans le prolongement des mtéacarpiens correspondants, mais forment avec eux, au niveau de l'articulation métacarpo-phalangienne, un angle obtus à sommet externe. Au bord externe de l'index existent quelquefois de petites ecchymoses et toujours des callosités plus épaisses dans le sommet de l'angle. 2° Des callosités existent aussi au bord interne du pouce dont la dernière phalange n'est pas dans le prolongement de la première et forme avec celle-ci un angle saillant en dedans. C'est surtout au niveau de la saillie formée au bord interne du pouce par le sommet de cet angle que les couches épidermiques sont épaissies. 3° Au milieu de la paume de la main, entre l'éminence hypothénar et la ligne courbe qui limite l'éminence thénar, existe une plaque calleuse de la largeur d'une pièce de 2 francs également produite par l'usage du rabot. Un signe plus caractéristique encore, et tout à fait propre aux ébénistes, se remarque à la face palmaire de la main gauche, où l'on voit trois rangées de petites plaques calleuses au nombre de quatre par chaque rangée. La rangée médiane correspond aux éminences de la racine des doigts ; la supérieure est située à environ 2 centimètres au-dessus dans la paume de la main ; les plaques inférieures, enfin, existent sur chaque doigt immédiatement au-dessus des plis correspondants à l'articulation de la première phalange entre la deuxième. Ces dernières marques sont le résultat de l'habitude qu'ont les ouvriers en meubles de tourner avec la main gauche les longues vis des châssis à plaquer le bois.

Le menuisier, qui, comme l'ébéniste, manie la varlope, porte à la face dorsale de la main droite, sur les articulations de la première et la deuxième phalange de l'index, un durillon très saillant produit par la pression de la poignée dans laquelle passent les quatre doigts. Il existe de plus à la main gauche, sur le bord radial de l'index, un durillon calleux en forme de croissant, causé par le frottement du manche du ciseau. Chez les jeunes ouvriers les durillons sont remplacés par des tumeurs plus molles et rougeâtres.

MÉPHITISME. — *Voy.* ASPHYXIE, DESSICCATION, ÉGOUTS, FOSSES D'AISANCES, VOIRIES.

MERCURE. — Le mercure est un métal fréquemment employé dans la médecine, les arts et l'industrie ; il se trouve sous quatre états dans la nature : à l'état natif, amalgamé avec l'argent, combiné avec le chlore, mais surtout à l'état de sulfure.

On l'extrait dans le Frioul, au Mexique, au Pérou, mais principalement à Almaden, en Espagne. C'est de ces mines que se tire la plus grande quantité de mercure employé dans le monde entier. Les mines d'Almaden sont, en effet, non-seulement les plus importantes de l'Espagne par la richesse de leur produit, mais on peut presque affirmer qu'il n'y a pas un gîte métallifère connu qui commande au même degré l'attention, soit à cause du petit nombre ou de la pauvreté des autres mines de mercure, soit en raison des applications de ce corps à la métallurgie et à des opérations nombreuses des sciences et des arts, soit à cause de son importance médicale et thérapeutique, ou enfin à cause des graves questions sanitaires qui s'attachent à l'exploitation même du minerai mercuriel. Les mines de mercure de l'Amérique sont aujourd'hui abandonnées.. Dans le Mexique même, dont le sol si riche a offert à de Humboldt des indices de filons mercurifères, tout le vif-argent nécessaire à l'exploitation des mines d'or se tire encore d'Almaden. Au Pérou on n'extrait plus rien des mines de Huencavelica dont parle Acosta, et que les sauvages indiens exploitaient à la façon romaine, dans le but de se procurer du *vermillon* pour se teindre le visage et le corps.

On assure que les découvertes de filons de cinabre faites au Chili et sur divers autres points d'anciennes colonies espagnoles, sont demeurées sans résultats. Enfin on sait que les gîtes mercurifères du midi de la France (département de l'Aveyron) sont perdus à des profondeurs considérables dans le sein de la terre; l'attention du public et des savants a été appelée plusieurs fois sur ce mercure natif qui par moments se ramasse en assez grande quantité à la surface de notre sol.

Il importe beaucoup de connaître la volatilisation du mercure à la température ordinaire, car les effets de ce métal se font sentir non-seulement quand il est appliqué sur nos tissus, mais encore quand, volatilisé à la température ordinaire, il est respiré et qu'il imprègne les vêtements. Cette volatilisation du mercure à la température ordinaire a été démontrée par Faraday et Colson qui, plaçant une lame d'or ou de cuivre au-dessus d'une couche de mercure, virent un amalgame se former promptement. M. Colson invoque le témoignage de Duméril, qui assure que l'on a recueilli du mercure métallique par le grattage des murs d'une salle de vénériens soumis au traitement mercuriel. Il rapporte que lui-même et cinq autres élèves en médecine attachés au service des vénériens furent attaqués de gonflement mercuriel des gencives, bien qu'ils n'eussent touché aucune préparation hydrargyrique, mais seulement en séjournant dans les infirmeries où leur service les retenait. Mais le fait le plus grave et le plus probant est celui qui s'est passé en 1810 sur le vaisseau anglais de 74 canons, *the Triumph*. Ce navire reçut à son bord une grande quantité de mercure. Le métal s'échappa des vessies et des barils qui le contenaient, et de là se répandit dans tout le bâtiment. Dans l'espace de trois semaines, deux cents hommes furent affectés de salivation, d'ulcérations à la bouche et à la langue, accompagnées de paralysies partielles et de dérangement d'intestins. Les effets se firent également sentir sur les animaux que l'on avait à bord. Les moutons, les cochons, les volailles, les chèvres, les souris, les chats et même un chien et un serin, périrent victimes de la même influence. Le fait de l'absorption du mercure volatilisé ne peut être raisonnablement contesté ; il est grossièrement évident, quelque opinion qu'on se forme sur le mode d'action ultérieure de cet agent. On peut même dire que cette voie d'introduction est une des plus funestes. Ce résultat est dû probablement à ce qu'en général les ouvriers s'y soumettent d'une façon plus prolongée; car, en effet, on a constaté que chez ceux qui restent longtemps soumis à l'action du mercure, tels que les doreurs sur métaux, les ouvriers qui exploitent les mines de mercure, les malades que l'on tient longtemps à un traitement mercuriel, on finissait par apercevoir une certaine hébétude et moins d'aptitude intellectuelle. Puis bientôt surviennent des tremblements qui, d'abord analogues au tremblement sénile, finissent par simuler presque complétement ceux qui accompagnent le *delirium tremens*, et à certaines périodes de l'infection les troubles de l'intelligence sont tels quelquefois, qu'il y a une véritable manie. Cette manie, qui a d'ailleurs tant de rapports avec celle des ivrognes, offre encore cette ressemblance de plus, qu'elle est caractérisée le plus ordinairement par des hallucinations et par des terreurs extraordinaires. Il ne nous appartient pas de décrire ce qu'on peut appeler la cachexie mercurielle, nous devons nous borner à signaler les maladies principales observées chez les ouvriers qui sont obligés, par leur profession, de manier le mercure ou ses composés.

Les ouvriers mineurs d'Almaden sont, entre tous ceux qui subissent les émanations mercurielles, les plus énergiquement soumis à cette influence délétère. Aussi étudierons-nous plus spécialement l'hygiène de ces mineurs. De toutes les opérations qui se font à l'air libre pour l'exploitation du minerai mercuriel, la principale est la *distillation ;* elle a pour but d'isoler le mercure des substances qui sont en mélange ou en combinaison avec lui. La distillation ne s'opère qu'une fois par mois et seulement pendant les six mois les plus longs de l'année. On a voulu éviter par là des pertes qui seraient inévitables pendant la saison chaude, lorsque la température élevée de l'atmosphère permettrait au mercure d'être entraîné en grande quantité avec la fumée des fours. Cette mesure a aussi de grands avantages sous le rapport de la salubrité.

Il existe à Almaden deux sortes de fours de distillation, Les uns, qu'on appelle les *nouveaux fours*, ont été établis depuis 1805; ils sont une imitation des fours dont les Allemands se servent aux mines d'Idria. Les autres (anciens fours) ont été construits au XVIIe siècle. Ces derniers sont employés encore, le plus souvent; voici comment ils fonctionnent :

Chaque four est composé de deux étages ou chambres superposées et séparées par une cloison perforée ou gril, à travers lequel le feu qu'on allume à l'étage inférieur parvient jusqu'au minerai qu'on place dans la chambre supérieure. Celle-ci offre une capacité de 4 à 5 mètres de haut sur 3 environ de large. On y dépose d'abord environ 2500 livres de minerai stérile qui forme une première couche immédiatement placée sur le gril de séparation. Au-dessus on étale par couches superposées, d'abord le minerai riche, puis le médiocre, puis le pauvre. On ferme ensuite toutes les ouvertures, excepté celle de conduits dont je vais parler, et l'on met le feu au combustible amassé dans l'étage inférieur. Il existe à la partie supérieure du four, sur l'une des parois, un certain nombre d'ouvertures correspondantes à autant de conduits faits avec une série d'aludels de briques cuites, adaptées les unes aux autres et bien lutées. Ces conduits sont disposés non sur un plan horizontal, mais sur un double plan incliné, de telle sorte que la partie moyenne est en même temps la partie la plus déclive. L'extrémité des conduits s'ouvre dans des chambres de condensation. Lorsque l'action du feu a pénétré le minerai, la distillation commence. Le mercure et le soufre du cinabre sont entraînés sous forme de vapeur; le mercure ayant pénétré dans les canaux, se refroidissant de plus en plus, se liquéfie et coule de manière à être conduit dans des réservoirs où il est incessamment recueilli à l'aide de vases de fer à mesure qu'il arrive; puis enfermé dans des peaux de chamois, il est déposé dans les entrepôts. Le mercure, toujours en petite quantité, qui traverse les conduits de brique sans se liquéfier, va dans les chambres de condensation, où il se dépose. Lorsque le cinabre a subi le degré de cuisson convenable, on cesse le feu, on brise et l'on enlève les canaux, puis on ramasse tous les détritus, la poussière et les cendres mêlés de mercure, et l'on pétrit le tout de manière à former des gâteaux qui sont portés au four pour la distillation suivante. Le minerai, réduit à l'état de scories, est porté hors de l'enceinte des mines, et ces scories amoncelées forment aujourd'hui une véritable colline auprès d'Almaden. Enfin, la distillation terminée, le mercure est tiré des cuves de pierre et enfermé dans des vases de fer cylindriques et fermés hermétiquement à l'aide de bouchons de même métal. C'est ainsi qu'il est expédié à dos d'âne ou de mulet à Séville, d'où il est exporté en Amérique et dans les autres pays qui en font consommation.

A cette double série de travaux qui mettent les ouvriers en contact avec les émanations mercurielles, les uns dans la mine, les autres au dehors, il faut ajouter ceux des divers ateliers annexés à l'exploitation et ceux des carrières. Les ouvriers chargés de ces derniers travaux sont en général les mineurs eux-mêmes, qui viennent jouir pendant quelques jours des bienfaits du travail au grand air.

Il y a enfin quelques travaux qui exigent peu de forces, qui sont réservés aux infortunés dont la mine a déjà enlevé la vigueur et compromis la santé. Ainsi on occupe à préparer l'étoupe nécessaire pour confectionner les câbles indispensables à l'exploitation un assez grand nombre de malades atteints de tremblement mercuriel.

La répugnance qu'inspirent ces travaux, particulièrement les travaux souterrains, était jadis plus grande encore qu'aujourd'hui; en sorte qu'on les a vus à diverses reprises interrompus faute de bras, et que l'un des grands embarras de l'autorité a été jusqu'à nos jours de s'assurer un nombre suffisant de travailleurs. C'est dans ce but qu'un *presidio* fut établi à Almaden, au temps des comtes Fucarès, afin de réserver aux galériens la tâche la plus rude et la plus malsaine : mais les galériens donnaient un si faible travail, qu'il fallut recourir à d'autres moyens; d'ailleurs on a toujours accusé les forçats des incendies terribles qui ont eu lieu à Almaden. On supprima complétement le *presidio* vers 1801. On chercha alors à attirer des ouvriers, tantôt par la violence, tantôt par l'appât de priviléges. En 1783, par exemple, il manquait environ un millier de bras; le gouvernement fut obligé d'en aller chercher jusqu'en Aragon : il ne put enrôler que 116 ouvriers qui, à peine arrivés dans la mine, désertèrent. La série des décrets royaux en faveur des mineurs prouve mieux qu'aucun autre argument la difficulté d'assurer le travail, et il est à noter que par le don de certains priviléges, tels que l'exemption d'impôts et l'exemption de la conscription, on a obtenu ce que les moyens violents n'avaient jamais pu obtenir. On peut dire qu'il n'y a pas un père de famille à Almaden qui n'envoie son fils, dès l'âge de quatorze ans, faire quelques journées dans les mines afin de le faire immatriculer parmi les mineurs, et l'exempter ainsi de la conscription. Si l'on cherche maintenant les causes de l'insalubrité de ces travaux qui inspirent une telle répugnance, il faut laisser d'abord de côté les accidents nombreux qui surviennent par suite des éboulements, des explosions, attendu que sous ce rapport les ouvriers d'Almaden sont dans le même cas que la plupart des mineurs. Les accidents particuliers à ces mines hydrargyriques sont ceux que produit le mercure avec lequel les ouvriers sont en contact, et qu'ils absorbent, soit en particules très ténues par la peau, soit en vapeurs par les voies respiratoires.

La présence du mercure dans l'air des mines est incontestable, bien que l'analyse chimique ne l'ait pas démontrée. L'expérience qui consiste à faire blanchir une pièce d'or en la plaçant dans la poche d'un gilet et allant passer quelques heures dans la mine, a été répétée mille fois avec un résultat d'autant plus prompt, que l'on descend plus profondément dans les souterrains. En faisant disparaître par un système convenable de ventilation les effets dus à la stagnation de l'air dans les galeries, on n'a pas détruit la cause principale des accidents. De Jussieu pensait que les phénomènes dont on est frappé en entrant dans les souterrains d'Almaden n'ont rien de particulier au mercure, et cela, ajoutait-il, parce qu'étant entré dans les carrières de Saint-Leu de Céran, près Chantilly, creusées dans la terre, j'ai été surpris de fort loin par une odeur aigre qui ne provenait que de la sueur des hommes qui y travaillaient, et j'ai éprouvé une difficulté de respirer, des douleurs dans les membres à peu près semblables à celles que j'éprouvai à Almaden.

De Jussieu avait raison : la combustion, l'odeur aigre et la difficulté de respirer ne doivent pas figurer parmi les effets particuliers aux mines de mercure. Lorsqu'on divise les effets des mines de mercure sur la santé des ouvriers en effets physiologiques et en effets pathologiques, on constate que les premiers phénomènes physiologiques assez tranchés après la première journée de travail dans les mines sont : 1° une fatigue très grande, en général ; 2° une courbature de tous les membres ; 3° souvent une dyspnée assez intense ; 4° presque toujours du malaise dans la région épigastrique ; 5° une grande propension au sommeil ; 6° enfin un mouvement fébrile, en général très passager, mais constant. La plupart des ouvriers déclarent que, d'après leur expérience, la propension au sommeil doit être surmontée sous peine de le voir bientôt accompagné de nouveaux accidents. Il faut, disent-ils, au lieu de céder au sommeil, commencer en sortant de la mine par se laver le corps avec de l'eau tiède et se livrer à un exercice violent, afin de provoquer une transpiration abondante, et ne se permettre de dormir qu'après avoir pris cette précaution. Lorsque ces mesures préventives ne sont pas prises, et qu'après avoir fini son travail, l'ouvrier a l'imprudence de se livrer au sommeil sans s'être lavé et sans avoir fait de l'exercice, loin de se trouver remis et bien portant à son réveil, il éprouve une augmentation de fièvre et de courbature et tous les symptômes de stomatite mercurielle, de salivation, les aphthes, les ulcérations buccales, etc.

On a vu parfois une stomatite mercurielle intense survenir à la suite d'une seule journée passée dans le souterrain. Lorsqu'au contraire les précautions voulues sont bien prises, il arrive le plus souvent que la courbature et la fièvre ne reparaissent plus, mais les ouvriers continuent à éprouver en sortant des galeries une tendance au sommeil très marquée, qui n'est pas suffisamment expliquée par le travail de la journée et les efforts d'ascension. Outre ces effets primitifs résultant du séjour et du travail dans les mines, il y a des effets consécutifs qui se présentent au bout d'un certain temps et qui se traduisent par des dérangements plus ou moins marqués dans les diverses fonctions. La digestion est une des premières fonctions qui se dérangent, en général, avec le plus de rapidité, sous l'influence de la mine. Ainsi chez la plupart des ouvriers, après un nombre variable de journées de travail, l'appétit se perd, la bouche devient mauvaise, et il se produit en même temps un sentiment d'ardeur à l'arrière-gorge et souvent même à l'estomac. Ce dégoût des aliments n'est pas universel, il est surtout prononcé pour la viande, et au contraire presque tous les mineurs éprouvent un goût prononcé pour les végétaux, et en particulier pour la salade, les fruits et même les acides, quoique ces derniers soient généralement reconnus pour leur être très nuisibles.

Les plus sages d'entre eux, ceux qui ont soin de profiter de l'expérience des anciens, s'attachent à surmonter leur aversion pour la nourriture et pour la viande en particulier. Le lait, dans de telles conditions, est une de leurs plus précieuses ressources. On a dit souvent que les mineurs d'Almaden étaient fréquemment atteints d'affections vermineuses, mais ce fait semble loin d'être prouvé, au moins d'après les remarques du docteur Théophile Roussel. De même on a répété, d'après l'assertion de don Lopez de Arebado, qu'il était commun de voir les ouvriers qui sont occupés aux fontes, rendre parmi les matières fécales beaucoup de mercure en petits globules très visibles. On conçoit combien une pareille affirmation entraîne de doute après elle, et qu'il n'y a que l'analyse chimique qui puisse juger cette question. Il existe une autre affirmation qui mérite plus de croyance que la précédente : c'est celle qui prétend que la plupart des mineurs éprouvent une excitation vénérienne très prononcée. Ce fait pourrait être mis sur le compte de la vie souvent oisive et désordonnée de ces ouvriers, mais toujours est-il que chez ceux qui sont atteints du tremblement mercuriel, d'après l'auteur que nous venons de citer, les facultés génésiques seraient encore persistantes, même à un degré très avancé de la maladie.

Parmi les maladies des mineurs d'Almadem, celles qui résultent d'une manière spéciale de la nature du minerai qu'on exploite, et peuvent être nommées *maladies mercurielles*, sont des affections plus ou moins graves de la bouche et du système nerveux. Une description exacte de ces affections manquait à la science. Ce n'est pas que nous ne possédions de nombreux écrits sur la salivation et la stomatite, qui s'observent si fréquemment par suite de l'administration thérapeutique des mercuriaux. Mais les altérations qui se produisent dans la cavité buccale chez les mineurs des mines de mercure offrent, dans un grand nombre de cas, d'autres caractères, une autre marche, une autre terminaison. Le docteur Roussel a comblé cette lacune en reproduisant le résultat de recherches entreprises pendant un voyage qu'il fit en Espagne en 1848. Il a remarqué, pour les affections buccales, qu'elles devaient être séparées en stomatite aiguë et en stomatite chronique. La stomatite aiguë se déclare ordinairement chez les ouvriers étrangers nouveau venus qui entrent sans précaution dans la mine et se livrent d'emblée aux travaux les plus malsains. Les phénomènes pathologiques qui surviennent dans ces conditions ont, en général, la plus exacte ressemblance avec ceux que provoque l'emploi du calomel. Ils sont parfois d'une violence extrême; la muqueuse de la bouche et du pharynx s'enflamme et s'ulcère dans toute son étendue ; toutes les glandes salivaires s'engorgent ; la langue ne peut plus être contenue dans les arcades dentaires, et les malheureux malades, ne pouvant plus ni avaler, ni dormir, ni parler, ni entendre, succombent quelquefois au milieu de tourments affreux. La stomatite, telle que nous venons de l'indiquer, ne diffère pas notablement quant à sa marche, sa durée et sa terminaison, de la stomatite produite par le traitement mercuriel. Aussi ce n'est point dans les cas aigus et présentant la maladie pour la première fois qu'il faut chercher ce qu'il y a de particulier chez les mineurs.

Les altérations de la bouche vraiment propres aux ouvriers qui exploitent le cinabre sont celles qui dépendent de la répétition de la stomatite, et plus encore celles qui résultent d'une action lente, graduelle, du mercure, sans aucun des principaux phénomènes indiqués plus haut. Ce sont les cas de beaucoup les plus nombreux qui constituent la stomatite chronique. Les accidents qui caractérisent cette dernière forme, de beaucoup la plus fréquente, succèdent tantôt à une stomatite aiguë, tantôt au contraire ils sont primitifs. Dans le premier cas, lorsque les phénomènes inflammatoires ont disparu, lorsque les ulcères sont cicatrisés et que la salivation a cessé, voici ce qu'on observe : les gencives restent fongueuses, détachées du collet; les dents se déchaussent, s'ébranlent, s'altèrent, et les malades finissent par les perdre l'une après l'autre : aussi voit-on à Almaden des jeunes gens de vingt à trente ans avec des figures vieillies et sans dents dans la bouche, répandant une odeur insupportable. Mais beaucoup d'individus arrivent à la perte de leurs dents d'une manière plus lente et pour ainsi dire plus douce. La maladie ne débute pas violemment; il n'y a jamais ni douleur vive, ni fièvre, ni gonflement notable des glandes salivaires ; c'est à peine s'il existe dans certains cas un léger ptyalisme. Au commencement, c'est un peu de tuméfaction aux gencives, principalement vers la partie libre, qui devient plus rouge que le reste et forme une sorte de bourrelet autour des dents ; il se sécrète plus ou moins abondamment une matière grisâtre ; en serrant les dents ou en mâchant, on éprouve une sensation incommode ; parfois il se produit des ulcérations sur le bord gingival, soit sur la portion de muqueuse buccale qui correspond à ce bord, quelquefois sur les côtés de la langue ; mais jamais ces accidents ne sont assez forts pour arrêter le travail : les ouvriers chez lesquels ils existent ne font en général de traitement que lorsqu'il y a des ulcérations, et dans ce cas ils traitent eux-mêmes l'ulcère avec de l'alun ou avec le sulfate de cuivre. Chez certains individus on voit les gencives s'altérer, devenir fongueuses et facilement saignantes, sans présenter le moindre phénomène inflammatoire. Il est même à noter que les mineurs considèrent en général ces particularités comme de bon augure ; ils sont persuadés que le mercure absorbé est rejeté avec le sang provenant des gencives. Au reste, quelle que soit la marche des altérations, leur terme définitif est le même, c'est-à-dire la chute des dents : lorsque ce terme est atteint, les ouvriers cessent complétement de souffrir, et ils connaissent si bien ce résultat, qu'ils disent eux-mêmes que, lorsqu'un mineur a perdu toutes ses dents ou seulement toutes les molaires, il est désormais à l'abri de tout accident mercuriel du côté de la bouche. Parmi les ouvriers qui descendent dans les mines de mercure, on voit beaucoup d'individus de trente-cinq à quarante ans complétement édentés, circonstance qui se reconnaît en général aisément au cachet particulier que cela donne à la physionomie.

Mais de tous les effets morbides produits chez les mineurs par l'absorption du mercure, les plus intéressants à connaître sont les désordres nerveux qui ont été décrits collectivement sous le nom de *tremblement mercuriel*. En réalité, l'intoxication mercurielle se traduit chez ces ouvriers par plusieurs groupes de phénomènes qui correspondent à des degrés différents dans l'intoxication. Ces troubles nerveux sont identiques avec ceux qu'a décrits M. Mérat, et qui se montrent chez les ouvriers *doreurs*, chez les *metteurs au tain* et chez les *miroitiers;* mais on peut dire que les troubles morbides qui se montrent chez les mineurs sont remarquables par leurs formes et leurs degrés si bien caractérisés, que la distinction en a été faite en langue vulgaire par les ouvriers eux-mêmes.

Nous allons donner aussi brièvement que possible les traits principaux de ces trois formes distinctes. 1° *Tremblement mercuriel proprement dit.* Au bout d'un temps plus ou moins long, suivant la nature du travail, le genre de vie des individus, etc., un tremblement léger se manifeste d'abord aux extrémités supérieures. A ces degrés, le tremblement est un phénomène si commun, que personne n'y échappe, et non-seulement on le voit se concilier avec la continuation du travail, mais encore avec les apparences d'une santé parfaite, au moins chez le plus grand nombre. Cet état peut persister longtemps, sans s'accompagner d'autres accidents, chez les individus qui mènent une vie régulière et s'astreignent aux mesures hygiéniques nécessaires aux mineurs. Le tremblement n'est pas continuel et varie beaucoup d'intensité. Ainsi, il cesse à peu près complétement dans l'intérieur des mines, au lit, pendant le repos complet de corps et d'esprit; il augmente sous l'influence des émotions morales, de certains états de l'atmosphère; il s'aggrave très sensiblement sous l'influence de boissons alcooliques. De tous les phénomènes météorologiques, celui qui exerce l'influence la plus marquée est, dans la mine d'Almaden, le vent d'est, un des vents dominants du pays. 2° *Tremblement mercuriel avec convulsions et douleurs.* Lorsque le tremblement, tel que nous venons de le décrire, a duré pendant un temps plus ou moins long, la cause qui l'a produit continuant à agir, des phénomènes convulsifs et des douleurs vives s'y ajoutent, et ce degré de tremblement proprement dit est remplacé par une série de contractions musculaires plus fortes, plus étendues et occupant un nombre considérable de muscles. Les phénomènes présentés alors par les ouvriers offrent une grande ressemblance avec ceux qui caractérisent les choréiques. Le caractère convulsif que prennent les contractions des muscles dépend surtout de la prédominance extrême des fléchisseurs sur les extenseurs. Cette prédominance est telle que, lorsqu'au moment d'un accès un de ces malheureux saisit un objet, aucun effort n'est capable de lui faire lâcher prise, et la volonté du patient est aussi impuissante que toute force étrangère. Lorsque les phénomènes convulsifs existent, il ne tarde pas à s'y ajouter des douleurs qui, bien qu'elles ne soient pas constantes, constituent néanmoins un des caractères principaux de cet état qu'en Espagne on appelle *calambres*. Dans les écrits trop peu nombreux qui ont été publiés sur Almaden, on trouve, d'après Vicente de Arevaca, que les douleurs surviennent d'ordinaire chez les individus qui, ayant déjà présenté des convulsions, ont persisté, malgré cela, à entrer dans les mines. L'irritation, disait cet auteur, se fixe sur un point quelconque, et dès lors ce point est affecté de calambres. D'après le même médecin, le point le plus généralement frappé le premier est le gros orteil ; d'autres fois c'est le pouce, et c'est de là que la maladie va s'étendant, au point d'envahir tous les muscles du corps, même ceux des organes de la vie organique, et en particulier de l'estomac. L'intensité des douleurs et celle de la contraction musculaire ne sont pas toujours en raison directe l'une de l'autre, et l'on a vu, dit-on, la douleur se présenter d'un côté du corps seulement, les contractions convulsives occupant tout le côté opposé. Les douleurs de calambres sont aiguës, lancinantes et quelquefois d'une vivacité intolérable. Quant aux convulsions, de même que chez les choréiques, elles ne sont pas continues, elles augmentent sous la moindre émotion morale. Chez les calambristes, les fonctions sont plus ou moins altérées suivant le degré auquel est arrivé le mal. Presque constamment il y a inappétence. Le pouls n'est pas modifié, en général, excepté lorsqu'il se déclare un mouvement fébrile, ce que les médecins du pays regardent comme un très mauvais signe. La peau, excepté dans cette dernière circonstance, est plutôt froide que chaude. Un des phénomènes les plus dignes de remarque, est l'insomnie qui poursuit les malheureux dès que la douleur caractéristique des calambres se joint aux convulsions choréiformes. 3° *Paralysie mercurielle avec altération de l'intelligence.* Lorsque l'état que nous venons de décrire fait encore des progrès, on voit les malades achever de perdre leurs forces et devenir de véritables paralytiques. Il reste toujours à ces malheureux un tremblement presque continuel, qui prend par moments le caractère convulsif; mais ce tremblement ne s'accompagne plus d'aucune douleur comme dans les calambres. Les facultés intellectuelles s'affaissent d'une façon considérable, particulièrement la mémoire. Quelques-uns de ces malades, qui sont déjà impropres à toute espèce de travail, peuvent encore marcher s'aidant d'un bâton, mais il en est beaucoup chez qui la station est de toute impossibilité : on les garde dans les maisons, au coin du feu, assujettis sur une chaise comme des enfants en bas âge ; beaucoup d'entre eux ne peuvent ni s'habiller ni manger seuls ; leur visage devient stupide en même temps qu'ils n'articulent plus que des sons vagues et confus. L'augmentation des mouvements convulsifs a lieu chez ces malades sous l'influence des émotions morales comme sous l'influence du vent d'est, qui est appelé *salano* à Almaden.

La prédominance des fléchisseurs sur les extenseurs est extrêmement marquée, et ceux-ci seulement paraissent paralysés : rien n'est plus singulier que de voir ces malheureux infirmes, incapables habituellement de tous mouvements réguliers, avoir la force, lorsqu'ils sont dominés par une émotion, et particulièrement par la colère, de saisir un objet et de le serrer de telle façon qu'il est impossible de leur faire lâcher prise. M. le docteur Théophile Roussel n'a pas observé d'exemple de folie proprement dite chez les individus atteints à divers degrés de névropathie mercurielle. Dans les cas les plus avancés, les malades paraissaient à peine capables de quelque détermination raisonnée, mais sans délire. En général, au premier degré de la maladie, dans le tremblement simple, il suffit habituellement, pour obtenir la guérison, de quitter le travail, de changer de genre de vie, de s'abstenir de vin et de transpirer beaucoup. Lorsque la maladie a pris le caractère convulsif et douloureux, la guérison est beaucoup plus difficile à obtenir, et rarement les malades sont amenés à un rétablissement parfait. On peut, néanmoins, parvenir à faire cesser les contractions choréiformes et la douleur, mais presque toujours les individus restent sujets à un tremblement qui devient par intervalles plus manifeste. On affirme cependant qu'un ancien médecin des mines d'Almaden avait trouvé une méthode de traitement qui réussissait généralement contre les calambres. Cette méthode paraît devoir consister dans l'emploi des antispasmodiques associés aux narcotiques : le musc et l'opium en étaient les principaux agents. Il existe un autre traitement dont le soufre fait la base. Enfin, il serait permis d'espérer de bons résultats de l'emploi de l'iodure de potassium donné en boisson aux mineurs à titre de préservatif et de moyen de curation, d'après les conseils de MM. Natalis Guillot et Melsens.

Le docteur Théophile Roussel, pendant son séjour aux mines de mercure, ne pouvait manquer de s'informer quelle pouvait être l'influence du séjour dans les mines sur le développement, la marche et la guérison des affections syphilitiques. Il acquit, à cet égard, la certitude que rien n'était bien établi, malgré tout ce qui en avait été dit. Par suite des habitudes de désordre d'un grand nombre d'ouvriers, les maladies vénériennes sont à peu près aussi communes à Almaden que partout ailleurs, et bien que de Jussieu ait avancé qu'il y avait des maladies syphilitiques qui guérissaient sans aucun traitement que le seul séjour dans la mine. En réalité, rien n'est moins avéré que ces prétendus exemples de guérison. Les médecins actuels des mines n'ont pu citer au docteur Roussel aucun fait de ce genre médicalement observé : au contraire, ils ont vu souvent des maladies syphilitiques s'aggraver sous l'influence du séjour dans les mines, lorsque les ouvriers ne faisaient aucun traitement au dehors. Les accidents secondaires et tertiaires de la syphilis ne sont pas très rares chez les mineurs, et ils sont traités et guéris à la manière ordinaire. On voit que cette importante question aurait besoin d'être soumise à une observation rigoureuse qui semble avoir fait défaut jusqu'à présent.

En regard de tous les résultats funestes qui s'attachent à l'exploitation des mines de mercure d'Almaden, il est triste d'avoir à déclarer que, grâce à l'optimisme et à l'empire de la tradition, on n'a encore tenté sérieusement aucune réforme. Et pourtant, d'après des données recueillies par l'administration, on estime que sur 3911 individus (chiffre moyen des ouvriers qui prennent part annuellement au travail des mines) on doit compter 48 *calambristes*, dont une moitié meurt dans l'année et l'autre moitié reste impropre au travail des mines. De plus, on compte 2 morts par accidents, 3 mutilations et 39 blessures plus ou moins graves. On peut ajouter, malgré l'insuffisance des données statistiques, que, si beaucoup d'ouvriers survivent et résistent aux causes d'insalubrité que nous avons énumérées, aucun n'échappe complétement à leur action.

C'est en présence de pareils faits qu'on doit réclamer avec persistance les mesures hygiéniques qu'au nom de la science et de l'humanité les mines d'Almaden devraient offrir à leurs nombreux ouvriers ; car chez cette population misérable, pourvu que le salaire arrive, les victimes souffrent et meurent sans songer à se plaindre.

Les principales mesures hygiéniques concernant les mines devraient surtout avoir pour but de les ventiler et de les assainir autant qu'il est possible de le faire.

L'expérience a démontré que les mineurs indigènes résistent infiniment mieux que les étrangers aux vapeurs mercurielles. Il serait donc utile de profiter de cet enseignement dans le choix des ouvriers.

La généralisation de certains moyens préservatifs d'une efficacité connue devrait être sans cesse tentée. Ces principaux moyens sont : de changer de vêtements, de se laver à l'eau tiède et de se livrer à un exercice énergique au sortir de la mine ; de ne pas manger dans le souterrain. Don Vicente Arevaca conseille aux mineurs de suer le moins possible pendant le travail, afin qu'ils absorbent moins de particules mercurielles par la peau ; il leur conseille, en outre, de se reposer et de se rafraîchir dès qu'ils se sentent fatigués et en moiteur. M. le docteur Roussel fait à ce sujet observer très judicieusement qu'il vaut mieux, après avoir engagé les ouvriers à éviter la sueur, leur donner le conseil de ne pas se reposer et se rafraîchir dans la mine. Ce n'est pas en effet pendant que les ouvriers travaillent et que l'activité circulatoire entretient un mouvement actif vers la peau et que les excrétions sont favorisées, que l'intoxication peut avoir lieu avec énergie ; c'est au contraire pendant le repos que cette absorption prédomine. Il est donc plus prudent de ne conseiller le repos qu'au dehors du souterrain, après avoir changé de vêtements.

Beaucoup de mineurs ont l'habitude de se dépouiller de leurs habits pour le travail ; il importe de proscrire cette habitude, particulièrement à ceux qui travaillent dans l'humidité. Ceux-ci devraient avoir au moins un capuchon et un large collet de toile cirée pour abriter la tête et les épaules de l'eau qui dégoutte continuellement sur eux. Il devrait être interdit sévèrement non-seulement de manger dans la mine, mais aussi de boire des eaux qui filtrent à travers les parois des galeries.

Enfin, un puissant moyen qui favoriserait l'hygiène de l'exploitation des mines de mercure est celui qui consisterait à utiliser alternativement le travail des ouvriers à la mine et aux champs, de façon que le même homme soit tour à tour mineur et agriculteur.

Voy. CHAPELIERS, DORURE, FULMINATES, GLACES, MINES.

Bibliographie.— *Lettres médicales sur l'Espagne*, par Th. Roussel (*Union médicale*, années 1848 et 1849).— *Sur les maladies auxquelles sont exposés les ouvriers employés aux mines de plomb et de mercure en Espagne*, par Alfaro (*Gazette médicale*, Madrid, février 1835, p. 308). — *Archives de médecine*, 1826, t. XII, p. 70. — *Maladies des artisans*, par Ramazzini. — *Transactions philosophiques*, 2e partie. p. 402. — *Études sur les mines d'Almaden*, par Vicente de Arevaca (*Boletino de medicina*, n° 123, Madrid). — *Deux observations de tremblement mercuriel*, dans le même journal, nos 134 et 139, année 1843.

MÉTAL D'ALGER, MAILLECHORT. — Divers alliages métalliques destinés à remplacer l'argent ont été à diverses époques introduits dans l'industrie et employés à fabriquer des ustensiles de table et de cuisine. La découverte des nouveaux procédés d'argenture et de dorure par la voie humide a fait perdre à ces alliages une grande partie de leur vogue et de leurs usages. Il n'est cependant pas tout à fait inutile de dire quelques mots du métal d'Alger et du maillechort, qui, il y a peu d'années encore, excitaient la sollicitude de l'administration et étaient l'objet d'études intéressantes de la part du Conseil de salubrité de Paris.

Le premier de ces métaux est un composé d'étain et d'antimoine; pour le second, l'analyse de divers échantillons a démontré qu'ils étaient composés de nickel, de cuivre et de zinc, et que souvent on y trouvait aussi de l'étain et du fer. La proportion de ces métaux entre eux étant très variable, le délégué du Conseil a cru devoir seulement présenter les deux formules qui offraient entre elles les différences les plus marquées. L'alliage le plus simple est formé de :

Cuivre	50,00
Zinc.	31,25
Nickel.	18,75
	100,00

L'alliage le plus composé est formé de :

Cuivre.	55,00
Nickel.	23,00
Zinc.	17,00
Fer.	3,00
Étain.	2,00
	100,00

Il est même quelques échantillons dans lesquels on a trouvé du soufre et de l'arsenic; la présence de ces corps tenait sans doute à l'impureté des matières employées.

On a fait avec le maillechort tous les ustensiles qui servent aux usages de la cuisine et de la table, et l'on a fabriqué avec lui des couverts, des cafetières, des saucières, des réchauds, des couvercles destinés à recouvrir les plats, etc., de même que pour l'argent et le plaqué. Des inconvénients graves avaient été signalés comme devant résulter de son emploi pour les usages culinaires. Un rapport du Conseil fit connaître la composition de ce métal, les avantages et les inconvénients qui pouvaient résulter de son emploi, et il fut démontré qu'il présentait moins d'inconvénients que les plaqués, que les vases de cuivre, et pas plus que l'argenterie au deuxième titre. Un fait dénoncé à l'autorité a donné occasion au Conseil de vérifier de nouveau les propriétés du maillechort; il est trop important pour que nous le passions sous silence, et nous allons le reproduire ici :

Un habitant de Paris, ayant envoyé chercher un morceau de turbo à la sauce hollandaise chez un traiteur du Palais-Royal, ne fit usage que du poisson, la sauce, contenue dans un vase de maillechort fut mangée par un chat, qui en fut vivement incommodé. Le vase, examiné le lendemain, parut couvert de vert-de-gris. Une enquête faite par le commissaire de police a établi que le vase était de maillechort sans marque de fabricant, qu'il avait fallu vingt-quatre heures de séjour de la sauce pour produire la couche de vert-de-gris qu'on observait sur la saucière; mais qu'un rapport du Conseil de salubrité établissait que les vases de maillechort ne sont pas plus dangereux que ceux fabriqués avec l'argent au titre de 800 millièmes dont la loi permet l'usage. La sauce contenait du beurre fondu, du jus de citron, du sel et du poivre. Le délégué, dont le Conseil a approuvé le rapport en tous points, pour résoudre la question, se décida à faire fabriquer des vases de cuivre jaune, de cuivre rouge et d'argent au deuxième titre (800 millièmes), et au premier titre (950 millièmes), pour les comparer dans ses expériences avec ceux du maillechort. Il mit de la sauce hollandaise dans chacun d'eux; les expériences furent continuées pendant trente-six heures, et firent voir qu'après trente-six heures le vase d'argent au premier titre ne présentait aucune altération et se trouvait ainsi hors de cause. Les autres vases offrirent successivement les changements suivants : Six heures suffirent pour colorer en vert la sauce du vase de maillechort, et pour attaquer, mais à un moindre degré, le vase d'argent au deuxième titre, tandis que les deux vases de cuivre n'étaient point encore atteints; douze heures d'expérience amenèrent une altération plus forte dans le vase d'argent au deuxième titre que dans celui de maillechort, et un commencement d'altération sur le vase de cuivre jaune. Après vingt-quatre heures, le vase d'argent au deuxième titre présenta une coloration en beau vert, celui de maillechort en vert brun terne, celui de cuivre rouge en vert brun, le jaune en vert brun peu foncé; et après trente-six heures, on reconnut une coloration en rouge vert brun un peu terne sur le cuivre rouge, une en vert noirâtre et terne sur le maillechort, une d'un beau vert sur l'argent au deuxième titre, et une autre d'un jaune vert moins terne que sur le maillechort et sur le cuivre jaune.

Il résulte évidemment de ces expériences que le maillechort n'est pas plus promptement attaqué que l'argent au deuxième titre; que la teinte noirâtre qui se développe d'abord sur les ustensiles que l'on construit avec lui a l'avantage de prévenir du danger, et qu'en conséquence, outre qu'il serait très difficile d'empêcher son usage pour les différentes pièces dont on se sert en cuisine, il ne serait pas juste d'en proscrire l'emploi, pas plus que celui de l'argent au titre de 800 millièmes.

MÉTÉOROLOGIE. — Les limites et l'objet particulier de notre ouvrage ne nous permettent pas de donner à l'étude si importante de la météorologie toute l'étendue qu'elle mériterait ; et nous n'aurions rien eu à ajouter aux développements dans lesquels nous sommes entré à l'article CLIMATS, si nous n'avions cru rendre service à toutes les personnes qui s'occupent d'hygiène publique, et notamment aux membres des Conseils de salubrité qui ont souvent à poursuivre des observations météorologiques, en reproduisant les instructions si complètes et si précises qu'a publiées la Société météorologique de France. Ce ne sera pas l'un des moindres titres de cette savante association d'avoir proposé à tous les observateurs disséminés sur les différents points du globe un plan de recherches dont l'uniformité ne peut manquer d'accroître la valeur, et sera, dans tous les cas, une garantie d'exactitude.

INSTRUCTIONS MÉTÉOROLOGIQUES RÉDIGÉES PAR M. E. RENOU, ET PUBLIÉES PAR LA SOCIÉTÉ MÉTÉOROLOGIQUE DE FRANCE.

Depuis que la Société météorologique de France s'est constituée, la publication d'instructions aussi complètes que possible s'est fait sentir comme un des premiers besoins d'une pareille association, comme une conséquence de sa fondation. Il n'est, en effet, pas arrivé, pour ainsi dire, que la Société ait reçu des offres de services, des communications quelconques, sans qu'on lui ait en même temps demandé des instructions. C'est pour répondre à ce vœu unanime, à ce besoin général, que la Société a fait appel à ceux de ses membres que la spécialité de leurs études lui désignait plus particulièrement, et leur a demandé des instructions partielles sur les différents sujets de la météorologie. Pour utiliser ces instructions, en faire un tout, remplir bien des lacunes, les compléter enfin, le conseil, dans sa réunion du 28 novembre 1854, a nommé une commission composée de MM. Bravais, Charles Deville, Guérard, Liais et moi, et m'a en même temps désigné comme rapporteur de la commission. C'est le travail que j'ai eu à faire en cette qualité que j'ai l'honneur de soumettre à la Société.

Dans un pareil travail, le cadre n'est pas limité de lui-même ; tandis que les instructions se sont souvent bornées à quelques phrases, des instructions complètes comprendraient presque un traité de météorologie, les descriptions et les figures des instruments à employer, et des appareils photographiques à indications continues, les détails des expériences chimiques sur la composition de l'air et des eaux de pluies, etc. Je me bornerai, quant à présent, à donner les instructions nécessaires aux observateurs qui lisent directement les instruments. On sait que depuis quelques années on a imaginé en Angleterre des appareils qui tracent d'eux-mêmes, sur un papier photographique, les courbes diurnes des différents instruments météorologiques ou magnétiques. Ces nouveaux procédés ont une importance extrême, mais ils ne sont pas encore arrivés à un degré de perfection convenable; ils n'ont point encore été expérimentés ni même vus en France, et ils ont grand besoin d'être étudiés, essayés et perfectionnés ; ce n'est donc que plus tard qu'il sera possible de publier des instructions spéciales pour ce genre d'observations.

Je ne donnerai pas non plus les détails des procédés destinés à obtenir la composition exacte de l'air et des eaux de pluie : au point où nous en sommes, on ne peut plus se contenter d'approximation ; il faut, dans l'analyse chimique surtout, une extrême précision, et il n'y a que des chimistes exercés qui puissent exécuter les expériences en question.

Le but de la Société météorologique, en publiant des instructions, est d'arriver à l'exactitude et à l'uniformité : ces deux conditions sont nécessaires, mais la première se rapporte surtout au perfectionnement de l'étude du climat de notre pays ; la seconde est indispensable si l'on veut déduire des observations correspondantes les lois qui régissent les phénomènes météorologiques. C'est là, en effet, qu'est l'avenir de la météorologie ; c'est seulement de cette manière qu'on arrivera à comprendre les grands phénomènes qui, on le sait maintenant, embrassent d'un seul bloc une partie de la terre. L'observateur isolé ne voit qu'un seul point, ne perçoit que l'irrégularité, et ne peut soupçonner le phénomène simple et général ; la connaissance de ce qui se passe sur une grande étendue de pays remplit, pour le météorologiste, la même fonction que la lunette pour l'astronome. Il y a, de l'observateur isolé à celui qui embrasse d'un coup d'œil une partie du monde, la différence de la fourmi qui, cheminant péniblement au fond d'un sillon, n'y voit qu'un chaos sans ordre et sans fin, à l'homme qui, dominant ces mêmes sillons, y voit un arrangement très simple, un système de lignes droites parallèles. Si la science arrive un jour à prédire le temps à l'avance, et pour ma part c'est ma plus ferme espérance, ce sera par la comparaison d'un grand nombre d'observations simultanées sur toute la terre, faites par des moyens semblables et par des méthodes à l'abri de tout reproche. Beaucoup de savants ont douté ou doutent encore de la possibilité de cette prédiction : il est à peu près certain qu'on n'arrivera jamais à prédire toutes les irrégularités du temps ; mais la question est infiniment moins compliquée, si l'on restreint la prédiction à celles de ces périodes tranchées de vent de S.-O., de vent de N.-E., et de temps variable. Voilà pourquoi il est indispensable de publier les séries d'observations complètes, et non pas des résumés qui ne peuvent servir qu'à l'étude et à la connaissance du climat d'un lieu, mais qui n'auraient de valeur à présent, sous ce point de vue, que si les observations étaient exemptes de toute cause d'erreur. Il faut bien se persuader qu'à présent presque tout ce qui est simple a été fait, et qu'on n'arrivera à aucun résultat sans se donner beaucoup de peine ; par exemple, on imagine facilement le travail qu'il faudra faire pour comparer des séries continues d'une année faites sur la surface du monde dans plusieurs milliers de stations.

Pour démontrer la nécessité des instructions météorologiques, il est indispensable que les observateurs soient éclairés sur l'infirmité des observations telles qu'on les pratique aujourd'hui. On est peu zélé pour une réforme quand on ne voit pas les inconvénients du système qu'elle prétend remplacer, et puis une réforme trouve toujours devant elle cette barrière de l'inertie, cette force de l'habitude, si difficile à vaincre, et elle est tenue de produire toutes les pièces qui doivent lui servir d'acte de naissance. Les instructions seront donc précédées d'une revue critique des méthodes d'observation suivies ou recommandées jusqu'ici comme les meilleures, et des résultats qu'elles fournissent pour un certain nombre de lieux principaux. Ce sera un véritable exposé des motifs analogue à celui qui sert d'introduction à la plupart des nouvelles créations politiques ou administratives.

La météorologie n'est pas dans le cas de la plupart des sciences ; elle a été jusqu'ici fort négligée, et il en est peu dont les méthodes aient été soumises à moins de discussion et de critique. Jusqu'ici les observateurs ont suivi le plan qui leur a paru le plus convenable, soit pour le but spécial qu'ils se proposaient, soit dans l'intérêt de la science en général, mais avec la nécessité de se plier aux exigences de la localité ou à celles de leurs occupations. Ils étaient ainsi séparés, sans relations entre eux, dans un genre d'études qui tire sa principale valeur du rapprochement et de la discussion des résultats obtenus ; il s'ensuit que ces efforts d'hommes intelligents et dévoués devaient produire peu de fruit tant qu'ils restaient isolés, et personne à leur place n'eût mieux fait. Ils ont bien senti ce qui leur manquait, car depuis longtemps on réclamait ce lien qui s'est réalisé par la fondation de la Société météorologique, facilitée et préparée par les efforts de quelques hommes pleins d'ardeur, de dévouement et d'abnégation.

C'est par la création de ce lien commun, par le rapprochement et la comparaison d'une multitude d'observations péniblement accumulées depuis longtemps, que les défauts des méthodes employées ont pu être mis en évidence. Nous espérons démontrer que la météorologie a besoin aujourd'hui d'une réforme complète ; nous sommes certains aussi que les observateurs de toutes les nations ne verront dans notre critique que celle des choses et non des hommes, auxquels, en définitive, nous devons tout ce que nous savons jusqu'ici. Ce que nous avons à dire, d'ailleurs, s'appliquera sans exception à tous les observatoires, à tous les lieux où l'on fait des observations météorologiques. C'est la conséquence d'un grand et rapide progrès. Cette critique aura pour but et pour effet d'empêcher un grand nombre de savants, si recommandables à tous égards, de consacrer leurs travaux et leurs veilles à des recherches qu'ils reconnaîtraient tôt ou tard et d'eux-mêmes comme défectueuses ; elle attirera leur attention sur un certain nombre de causes d'erreurs jusqu'ici négligées, et contribuera aux perfectionnements futurs, que nous n'avons pas la prétention d'indiquer tous.

Il n'est pas un physicien qui n'ait remarqué la discordance des observations faites dans des localités même rapprochées. On a bien alors l'idée qu'elles ne sont pas très exactes ou, comme on dit par euphémisme, qu'elles ne sont pas comparables, mais on ne sait pas généralement quelle est la grandeur de l'erreur. M. Bravais est presque le seul qui ait entrepris des observations régulières dans le but d'étudier ces erreurs ; les résultats de ses expériences se trouvent consignés dans le *Bulletin des séances de la Société de météorologie*, 1853, p. 127. Des différences très considérables de température, selon la position des instruments, ont été signalées presque en même temps par M. Martins dans une note présentée à l'Académie des sciences dans sa séance du 5 février 1855 ; l'autre par moi à la Société météorologique dans sa séance du 13 du même mois.

Depuis plus de deux siècles que le thermomètre est inventé, on fait des observations de température de l'air. Dès l'abord, les observateurs ont reconnu que, pour l'obtenir à peu près, il fallait se placer à l'ombre et le plus possible à l'abri des réflexions solaires. Depuis ce temps on répète donc que, pour obtenir la vraie température de l'air, il faut placer le thermomètre à quelque distance, au nord, des murs d'un édifice, dans un lieu bien exposé aux courants d'air et à l'abri de toute réflexion solaire : voilà une règle bien simple, et c'est à peu près à cela que se réduisent les instructions météorologiques depuis deux siècles. On a oublié d'ajouter pour les compléter que cela n'est pas possible à réaliser ; de plus, si cette règle donne des résultats fautifs dans nos climats, elle est impraticable entre les tropiques et au delà du cercle polaire.

Voyons, en effet, ce qui se passe dans ces différentes régions. Plaçons-nous au nord d'un édifice orienté exactement suivant le méridien. A Paris, au solstice d'été, le soleil se lève à trois heures cinquante-huit minutes à l'E. 38° N., et n'atteint le premier vertical qu'à sept heures vingt-huit minutes ; il frappe donc le matin pendant trois heures et demie la face nord de l'édifice. Le thermomètre est exposé encore plus longtemps à l'action du soleil parce qu'il est éloigné d'au moins 25 centimètres de la muraille ; le soir, le même phénomène se reproduit. Comment préserver le thermomètre des rayons solaires pendant toute la journée ? Si l'on ne garantit que l'instrument, le soleil qui frappe la muraille y détermine un courant d'air chaud, qui s'élève, enveloppe l'instrument, et eût-on alors un thermomètre mathématiquement exact, à l'abri de toute radiation solaire, même dans l'obscurité complète, on obtiendrait une température trop élevée de plusieurs degrés. C'est cependant là le cas d'un grand nombre d'observatoires réputés excellents. Plusieurs heures après que le soleil a quitté la face nord de l'édifice, la température est encore trop élevée souvent de 1 ou même de 2 degrés, l'échauffement du mur ne se dissipant que lentement ; les erreurs très variables qu'on obtient ainsi dépendent principalement de l'état de sérénité du ciel, de l'intensité du vent et de la rapidité avec laquelle varie la température. On peut éviter, en grande partie, cet effet, en protégeant le thermomètre par des murs qui garantissent en même temps tout l'édifice, mais alors l'air ne circule plus, et, dans cette position, on trouve souvent le matin, par un ciel pur et calme, une différence de 5 degrés entre le thermomètre ainsi placé et celui qu'on observe en plein air. Par les vents faibles du sud en hiver, surtout par les temps de dégel, le thermomètre marque souvent, au contraire, une température plus basse que celui placé en plein air, et cette situation, très défectueuse pour donner les variations de la température, peut dans certains cas donner, à la fin de l'année, une moyenne assez approchée de la vérité.

L'erreur commise dans l'évaluation de la température est très variable, non-seulement suivant les différents états de l'atmosphère, mais aussi suivant les heures du jour et de la nuit, de manière que la courbe diurne est déformée. La déformation n'est symétrique ni par rapport au méridien, ni par rapport aux points minima et maxima de la courbe. Par un temps couvert et un vent vif, ces erreurs s'atténuent beaucoup, et à la fin de l'année la moyenne est beaucoup moins fautive que si le ciel était constamment serein et le vent faible ou nul.

Entre les tropiques on éprouve tant de difficultés à garantir le thermomètre, qu'on l'a observé le plus souvent dans l'intérieur d'un appartement où l'air circule plus ou moins librement. Cette disposition est vicieuse : l'air ne circule pas toujours de même, et le courant fût-il même assez vif, un intérieur produit toujours, plus qu'on ne peut le croire, l'effet d'une cave ; il retarde les mouvements du thermomètre, son oscillation diurne est diminuée et sa moyenne trop haute.

Si cet inconvénient n'est pas grand dans des climats réguliers, presque invariables, comme celui de Cayenne, en revanche il est très considérable dans l'intérieur de l'Afrique, où la variation diurne est habituellement de 20 degrés, et où les moyennes de l'hiver et de l'été diffèrent souvent beaucoup.

A Pétersbourg, on observe avec deux thermomètres, l'un à l'ouest, l'autre à l'est : cette disposition donne le matin des températures souvent trop basses, vers neuf heures surtout ; à midi, aucun des deux thermomètres n'est garanti; aux heures qui suivent, la température est d'abord beaucoup trop haute ; le soir, les erreurs sont variables. Enfin plus au nord, au delà du cercle polaire, il faut observer quatre thermomètres, ou déplacer un même instrument pour l'exposer successivement aux quatre points cardinaux. On a alors très peu à craindre les réflexions solaires, mais il y a bien d'autres causes d'erreur, ainsi que nous le verrons.

Depuis longtemps tous ces inconvénients ont été entrevus par quelques observateurs : les uns ont déplacé le thermomètre suivant les heures de la journée ; d'autres ont conseillé d'observer toujours au même point et avec les mêmes abris, dans la pensée qu'il se fait une compensation entre les différentes causes d'erreurs.

La plupart du temps l'édifice n'est pas orienté exactement, alors les erreurs s'augmentent considérablement le matin ou le soir, selon l'orientation. Par exemple, si la muraille devant laquelle est placé l'instrument regarde le N.-N.-E., ce sont les nombres du matin qui sont très exagérés ; ceux du soir en été peuvent l'être aussi, quoique à un degré moindre. Selon que la face nord de l'édifice incline légèrement à l'est ou à l'ouest, les courbes diurnes sont très différentes. L'exposition la plus défavorable est celle d'un bâtiment dont la diagonale est orientée sur le méridien ; la plupart du temps cette disposition est cause que les observateurs ne lisent le thermomètre que le matin et au N.-O., et négligent les observations du soir. D'autres fois on s'est placé dans un angle N.-E, comme à l'Observatoire de Paris. Cette disposition est des plus défectueuses : elle rend impossibles les observations du matin jusqu'à huit heures au moins, elle élève beaucoup la température de neuf heures du matin et peut abaisser celle de neuf heures du soir : c'est ce qui ressort des comparaisons des observations de Paris avec celles de la plupart des autres localités. La variation considérable des erreurs suivant la position des instruments explique comment on trouve des nombres si divergents quand on veut calculer la moyenne température d'un lieu avec celle d'observations faites à certaines heures du jour. On est dans l'habitude de rejeter ces différences sur le compte des influences locales, on devrait les attribuer seulement à la mauvaise position du lieu d'observation ou de l'instrument. Ces influences locales sont jusqu'ici invoquées à chaque instant par les observateurs ; elles rendent, en météorologie, le même service que les interférences en optique et que l'électricité dans tant de phénomènes inexpliqués.

Pour donner une idée plus précise des erreurs commises dans la moyenne température annuelle par les causes que nous venons de signaler, pour traduire nos reproches en chiffres, nous allons examiner la valeur des moyennes qu'on déduit de l'observation de neuf heures du matin. Je ne cite qu'un certain nombre de localités ; les chiffres suivants, empruntés au travail de M. Edmond Becquerel sur le climat de la France, indiquent de combien la moyenne de neuf heures du matin est au-dessus + ou au-dessous — de la moyenne annuelle. Ces nombres ne sont pas exacts, parce que les moyennes ne le sont pas elles-mêmes; mais je les cite pour montrer combien ils sont divergents.

Halle.	—	0°,01
Leith.	—	0,09
Bruxelles.	+	0,16
Versailles.	—	0,03
Paris.	+	0,44
Saint-Lô.	+	0,64
Bordeaux.	—	0,83

On est frappé de la différence de 0°,5 qui existe entre Versailles et Paris; cette différence est expliquée par l'échauffement du thermomètre à Paris à neuf heures. A Saint-Lô le thermomètre devait encore être plus exposé aux rayons du soleil, tandis qu'à Bordeaux une position occidentale devait donner le matin des nombres trop faibles. Nous voyons pourtant partout cette règle simple : pour calculer la moyenne température d'un lieu par celle de neuf heures du matin, par exemple, il faut faire subir à cette moyenne une correction fournie par les observations plus complètes d'un lieu voisin. Or, peut-on espérer utiliser les observations de points plus voisins que Versailles et Paris, et cependant, suivant que l'on comparerait les observations d'un lieu avec celles de l'une ou de l'autre de ces villes, on conclurait pour la moyenne température des nombres qui différeraient de 0,5. Si nous possédions à Nantes une série d'observations faites à neuf heures du matin, nous aurions recours aux observations de Saint-Lô ou à celles de Bordeaux; chacune de ces deux villes est éloignée de 250 kilomètres de Nantes et dans une situation à peu près pareille relativement à la mer ; selon que nous choisirons Bordeaux ou Saint-Lô, nous aurons pour la moyenne des nombres différant de près de 1°,5; mais si l'on n'avait d'observations qu'à Bordeaux et que Nantes fût affectée d'une erreur dans le sens de Saint-Lô, la moyenne qu'on obtiendrait serait erronée de 1°,5, indépendamment de toutes les autres causes d'erreur. C'est pourtant, à n'en pas douter, ce qui s'est passé bien des fois dans les calculs des moyennes températures.

On le sent, une pareille erreur ne peut plus être tolérée. Telle est l'imperfection des observations actuelles, que lorsqu'on trouve une différence de 0°,5 ou 1 degré entre des localités voisines, il est bien plus probable que cela tient à la manière d'observer plutôt qu'à une différence réelle dans les températures, et que jusqu'ici on n'a pas pu déterminer les sinuosités que doivent faire les isothermes. On n'a pas pu constater une différence de 0°,3 entre les vallées et les plateaux qui les dominent de 50 mètres ; cependant les cultivateurs les connaissent parfaitement. Si vous les interrogez, ils ne vous donneront aucun chiffre, mais ils vous citeront tels ou tels végétaux qui réussissent dans la vallée et non sur le plateau ; ils vous diront de combien de jours la végétation est en retard sur la hauteur. J'ai entendu tous les cultivateurs des environs de Vendôme dire qu'il n'avait pas fait si froid en janvier 1855 qu'en décembre 1853, et cependant les minima ne diffèrent que de 0,5. Ils savaient aussi que le mois entier avait été moins froid, et cependant les moyennes ne diffèrent que de quelques dixièmes de degré.

La comparaison, souvent conseillée, des températures moyennes annuelles de deux localités, par celle de neuf heures du matin, ne vaut rien, parce que c'est vers cette heure qu'ont lieu les plus grandes déformations de la courbe diurne ; c'est aussi à ce moment que la variation de la température étant la plus rapide, une petite erreur sur l'heure d'observation a la plus grande influence. Il vaudrait mieux comparer neuf heures du matin et huit heures du soir ; cette dernière seule serait déjà bien préférable, parce qu'on n'a pas à craindre l'influence de l'exposition. Mais on n'a presque jamais observé à cette heure ; les observateurs ont été poursuivis de l'idée de faire concorder leurs heures d'observations avec les divisions en parties simples du jour, en y faisant entrer presque toujours l'heure de midi, ce qui ne peut servir à rien et a beaucoup nui à la météorologie ; ils ont en cela imité les anciens, qui se sont donné tant de peine et ont fait tant de mauvais calendriers pour essayer d'accorder, et toujours sans succès, les mouvements apparents du soleil et de la lune.

La comparaison des observations de neuf heures du matin et huit heures du soir est insuffisante dans certains cas, par exemple dans une vallée profonde, comme celle de Cauterets dans les Pyrénées, orientée N.-S., qui ne reçoit le soleil que quelques heures en hiver, qui en été le voit bien moins longtemps que dans la plaine. Il faut au moins quatre observations faites vers les heures des moyennes et des extrêmes pour avoir la moyenne diurne avec quelque exactitude. La climatologie d'une telle vallée est intéressante, mais toute locale, et ne peut être d'aucune utilité pour l'étude des phénomènes généraux de l'atmosphère.

La plupart de ces règles expéditives pour trouver la température moyenne d'un lieu ont été données il y a plus de quarante ans, et suivies depuis par habitude. Quand on a commencé à s'occuper de moyennes annuelles, on pensait qu'une différence de 0°,5, ou même 1 degré était insignifiante. En 1817 on s'étonna de trouver pour l'année 1816 une moyenne des minima et des maxima égale à 9°,37, si peu différente de celle des années ordinaires ; maintenant, quand nous parcourons la série des chiffres qui représentent les moyennes annuelles de Paris, un tel abaissement nous paraît énorme : c'est qu'une différence de quelques dixièmes de degré, presque insignifiante sur une observation isolée, a une grande importance dans une moyenne.

Nous venons de donner une idée des erreurs considérables que l'on a à craindre par l'effet des réflexions solaires. Il est une autre cause d'erreur encore bien plus considérable et bien plus fâcheuse, c'est celle qui résulte de la situation du lieu d'observation dans l'intérieur d'une ville ou même dans son voisinage : dans ce dernier cas, l'erreur est intermittente ; elle renaît toutes les fois que le vent souffle de la ville vers le lieu d'observation. J'ai fait un grand nombre d'expériences pour déterminer cette erreur extrêmement variable : j'en citerai un exemple tout récent. Notre collègue, M. Tassin, fait au jardin botanique de Tours, et avec l'aide du jardinier en chef, des observations très régulières et aussi bonnes que possible ; le thermomètre est abrité par un hangar et garanti latéralement par des murs lointains et des arbres : voilà une position meilleure que celle de la plupart des observatoires. Eh bien ! le 8 mars dernier, à neuf heures du matin, par un vent vif de l'E-N.-E., et sans soleil, le thermomètre fixe y marquait 4°,2, tandis que le thermomètre fronde me donnait seulement 1°,9 au sud de la ville, sur une chaussée élevée de quelques mètres : le vent, traversant dans sa longueur une ville de 35 000 habitants, s'était donc échauffé de 2°,3. En pareil cas, des différences de 2 degrés sont très fréquentes.

Je citerai maintenant un exemple bien plus concluant, puisqu'il repose sur une série d'une année. M. Delcros a fait, dans l'île Saint-Louis, des observations tri-horaires de jour et de nuit, comprenant une année entière, qui commence au 1er avril 1849 ; ces observations ont été publiées dans le tome II de l'*Annuaire météorologique* ; elles permettent de calculer une moyenne annuelle indépendante de toute correction, et par conséquent de toute hypothèse ; je place au-dessous des observations de M. Delcros celles faites en même temps à l'Observatoire de Paris.

OBSERVATEURS.	3 h. mat.	6 h. mat.	9 h. mat.	MIDI.	3 h. soir.	6 h. soir.	9 h. soir.	MINUIT.	MIN.	MAX.	MOY.
Delcros	8,87	8,89	10,91	12,86	13,54	12,18	10,81	9,85	»	»	10,99
Observatoire. . .	»	»	10,78	12,84	13,42	»	10,32	»	6,76	14,71	10,58
Différences . . .	»	»	0,13	0,02	0,12	»	0,49	»	»	»	»

On remarque immédiatement que les différences varient beaucoup, suivant les heures ; les courbes diurnes ne sont donc pas parallèles. De plus, nous retrouvons ce fait sur lequel j'ai déjà appelé l'attention, à savoir, que les températures de neuf heures du matin à l'Observatoire sont trop hautes, et celles de neuf heures du soir beaucoup plus basses ; il est à croire que la nuit les différences iraient en augmentant beaucoup. Si l'on se bornait à comparer les moyennes de neuf heures du matin, on trouverait une différence de 0°,13 au lieu de 0,16 que devrait donner une différence de niveau de 29 mètres ; on en conclurait qu'il y a un accord admirable entre les deux séries. Si l'on comparait à la fois neuf heures du matin et neuf heures du soir, la différence devient plus grande, puisqu'elle atteint 0°,31 ; nous allons voir qu'elle est bien plus considérable, et déjà nous pouvons remarquer que la moyenne 10°,99 dans l'île Saint-Louis est supérieure de 0°,4 à celle des minima et maxima de l'Observatoire. Or, nous savons que la moyenne des extrêmes est toujours et partout supérieure à la moyenne réelle. On a pris l'habitude, il y a quarante ans, à l'Observatoire de Paris, d'appeler moyenne température celle des minima et maxima diurnes. Un savant illustre a proposé, il y a bien longtemps, ce procédé si simple, comme donnant les températures moyennes annuelles à quelques dixièmes de degré près. Il s'en est servi dans son immortel travail sur la distribution de la chaleur à la surface de la terre, pour tracer les isothermes. Ces nombres, dont on a pu se contenter pour une première approximation, ne suffisent plus aujourd'hui ; plusieurs physiciens, M. Kæmtz, entre autres, à qui la science doit tant, ont donné de petites tables pour corriger la moyenne des minima et maxima : malheureusement, ces corrections sont basées sur des observations souvent incomplètes, toujours défectueuses par quelque côté, elles sont inexactes. Depuis quelques années on a fait à Versailles des observations qui permettent de déduire, des minima et maxima, non pas la véritable moyenne du lieu d'observation, mais celle marquée par le thermomètre, comme si on l'avait observée d'une manière continue. J'ai fait aussi à Vendôme des observations très étendues qui donnent le moyen d'arriver au même résultat, et malgré la grande différence de situation des deux lieux d'observation et des instruments, la correction négative est la même et égale à 0°,4 ; il me semble donc bien difficile de douter que ce soit également la correction applicable à l'Observatoire de Paris.

Cela posé, la moyenne des minima et maxima diurnes obtenus à l'Observatoire de Paris, du 1er avril 1839 au 1er avril 1840, étant 10°,58, la moyenne température se réduit à 10°,18 : celle de M. Delcros est 10°,99 ; on trouve donc dans l'île Saint-Louis un excédant de 0°,8, c'est-à-dire une différence de 0°,8 entre deux points distants de 2200 mètres, et qui offrent une différence de niveau de 29 mètres. Mais là ne se borne pas encore l'erreur, ainsi que nous allons le voir.

Depuis une année on fait à l'Observatoire des observations entièrement semblables à celles des années précédentes, mais on lit de plus un thermomètre auquel on imprime un mouvement de rotation alternatif et rapide. Ce thermomètre doit marquer une température plus rapprochée de celle de l'air que le thermomètre fixe, et en tous cas il ne saurait indiquer une température trop basse ; il marque cependant en moyenne plus bas que le thermomètre fixe ; comme le thermomètre tournant n'est point abrité, il est quelquefois mouillé par la pluie. Les nombres étant alors marqués d'un astérisque sur les tableaux publiés dans les Comptes rendus de l'Académie des sciences, j'ai pu les défalquer, et calculer les différences des deux instruments. J'ai calculé les différences pour neuf heures du matin et neuf heures du soir, et isolément pour les mois d'été et les mois d'hiver ; les signes + veulent dire que c'est le thermomètre fixe qui marque plus haut ; les signes — indiquent une différence en sens contraire.

Juin.		Juillet.		Août.		Décem.		Janvier.		Février.		Été.		Hiver.		Année.	
9 h. mat.	9 h. soir.	9 h. mat.	9 h. soir.	9 h. mat.	9 h. soir.	9 h. mat.	9 h. soir.	9 h. mat.	9 h. soir.	9 h. mat.	9 h. soir.	9 h. mat.	9 h. soir.	9 h. mat.	9 h. soir.	9 h. mat.	9 h. soir.
0,19	-0,12	0,29	0,07	0,00	-0,12	0,84	0,55	0,52	0,49	0,52	-0,10	0,16	-0,06	0,50	0,31	0, 3	0,15
0,04		0,18		—0,06		0,70		0,50		0,01		0,05		0,40		0,23	

On voit qu'en toute saison l'excès du thermomètre fixe sur le thermomètre tournant est plus grand à neuf heures du matin qu'à neuf heures du soir, ce qui tient à la cause que j'ai déjà signalée plusieurs fois ; l'excès général est beaucoup plus grand en hiver qu'en été, ce qui prouve que l'erreur ne provient pas tant des radiations solaires que du voisinage du bâtiment ; l'édifice tout entier, en effet, est en moyenne plus chaud que l'air, et l'intérieur des salles d'observation offre une moyenne supérieure de 1°,5 au moins à celle de l'air, ce qui s'accorde avec mes propres expériences : tout intérieur où pénètre une vive lumière a une température moyenne supérieure de 1°,5 à 2 degrés à celle de l'air, à peu près comme la moyenne température des rivières.

Je reviens à la différence des deux thermomètres fixe et tournant notés simultanément à l'Observatoire. La moyenne différence de l'hiver et de l'été est 0°,23; c'est donc au moins cette quantité 0°,23 qu'il faut retrancher de la moyenne corrigée des minima et maxima pour avoir la vraie moyenne du point d'observation; je dis au moins, car si le thermomètre fixe est influencé, le thermomètre tournant l'est aussi, quoique à un degré moindre. Enfin si la position dans l'intérieur de Paris fausse la moyenne obtenue à l'île Saint-Louis de 1 degré, l'Observatoire, quoique plus favorablement situé, n'échappe pas entièrement à cette cause d'erreur; par les vents d'ouest, qui sont, il est vrai, dominants, l'erreur doit être à peu près nulle, mais par des vents faibles du N. à l'E., la température en hiver doit être trop élevée de 1 ou 2 degrés. On est donc au-dessous de la vérité en disant que la température moyenne de l'île Saint-Louis est trop élevée d'au moins 1 degré, erreur considérable, à peu près égale à la différence des températures entre Orléans et Bruxelles.

Si j'ai choisi cette série, ce n'est nullement pour critiquer M. Delcros; je la cite au contraire parce que les instruments employés étaient parfaitement corrigés, le thermomètre placé dans un jardin est aussi bien que possible, et que personne à sa place n'eût pu faire mieux. Ces comparaisons démontrent complétement combien sont défectueuses les observations de température faites au centre des grandes villes; pour l'étude plus complète du climat de chaque localité, elles sont complétement inutiles.

Dans une position moins favorable on trouve des différences plus grandes encore en comparant les observations horaires; mais si l'on se borne à comparer les minima et les maxima, les différences seront bien moindres parce que le minimum ne peut être influencé par le soleil, et qu'il est facile de garantir passablement le thermomètre vers l'heure du maximum seul, sans trop le soustraire aux courants d'air : je citerai, par exemple, des observations que j'ai faites dans la rue de l'École-de-Médecine à une douzaine de mètres au-dessus du sol et à l'exposition du N.-N.-E.; je me suis servi de thermomètres gradués sur tige, suspendus librement à 8 ou 10 centimètres du mur; ces thermomètres ont été corrigés avec soin par la comparaison faite dans toute leur échelle avec un étalon bien vérifié lui-même. Les minima sont donnés par un thermomètre Rutherford et les maxima par le système que M. Walferdin nous a fait connaître, et qui donne les résultats les plus satisfaisants; les nombres de l'Observatoire sont ceux qui correspondent rigoureusement aux miens.

LIEUX D'OBSERVATION.	Année 1854.								Ann. 1855		MOYENNES.	
	AOUT.		SEPTEMB.		OCTOBRE. (du 1 au 22)		DÉCEMB (18 jours)		MARS. (12 au 31)			
	MIN.	MAX.	MIN.	MAX.	MIN.	MAX.	MIN.	MAX.	MIN.	MAX.		
Rue de l'Ecole-de-Médecine.	14°,3	22°,7	12°,8	21°,9	10°,7	16°,9	5°,2	8°,1	2°,8	9°,3	»	»
Observatoire.	12,8	22,4	11,3	21,2	9,7	17,0	3,7	7,6	6,5	8,7	»	»
Différence	1,5	0,3	1,5	0,6	1,0	0,1	1,5	0,5	0,5	0,6	1,16	0,38

Ce tableau montre que les minima sont bien plus erronés que les maxima, et que l'erreur moyenne doit être imputée bien plus au voisinage des maisons qu'aux réflexions solaires, conformément à ce que nous avons déjà vu. La différence 1°,16, trouvée pour les minima, doit être imputée seulement à l'influence des maisons ; c'est à cette heure que l'excès de leur température sur celle de l'air est le plus considérable. La différence 0°,38 des maxima est principalement imputable aux réflexions solaires, l'excès de température de l'intérieur des habitations sur celle de l'air étant bien moindre vers deux heures du soir et changeant même habituellement de signe en été. La différence moyenne atteint 0°,77, c'est-à-dire que le nombre que j'obtiens est trop élevé d'au moins 1 degré. On pourrait cependant citer bien des séries qui ont été faites dans des positions tout aussi défectueuses ; elles donnent les températures moyennes trop fortes de 1 degré ou 2 degrés.

Il est bien facile de comprendre qu'il n'en peut être autrement ; l'intérieur des maisons de Paris offre une moyenne annuelle qui varie de 12 à 16 degrés, en moyenne, 14 ; de plus l'énorme quantité d'eau répandue sous toutes les formes, la respiration des hommes et des animaux, surtout la fumée des innombrables cheminées, entretiennent au-dessus de Paris une brume de couleur rousse qui frappe la vue lorsqu'on regarde la ville des hauteurs qui la dominent à quelque distance, par exemple de la terrasse de Meudon ; il est impossible que cette atmosphère trouble, enfumée, ammoniacale, n'ait pas une température notablement supérieure à celle de la contrée environnante.

Cet inconvénient, qui existe d'une manière si prononcée à Paris et qu'on n'éliminera jamais à moins de se placer au sommet de tours très élevées, est beaucoup moindre dans les petites villes, pourvu toutefois qu'on ait de grands jardins à sa disposition. J'ai étudié cette influence à Vendôme, qui ne présente guère plus de 7000 habitants de population agglomérée. Les instruments y sont placés à l'extrémité sud de la ville, dans un jardin, au bord droit du Loir, à 5 ou 6 mètres à l'O.-N.-O. de la maison, à 1^{m},50 au-dessus du sol, qui est lui-même à 2 mètres au-dessus de la rivière et à 85 mètres d'altitude ; ils sont protégés par une rangée de tilleuls taillés en charmille : de l'autre côté de la rivière le bord du plateau s'élève à une hauteur de 45 mètres, et si rapidement, que du lieu d'observation, il est vu sous un angle de hauteur de 18 degrés, et cache par conséquent une partie du ciel. Cette position n'est donc pas bonne, mais elle m'a servi à étudier les lois suivant lesquelles varient les différences de température entre la ville et le plateau. J'étudiais ces différences sur une butte un peu plus élevée que le plateau lui-même, à une hauteur supérieure de 50 mètres environ à celle de mon jardin, et à l'ombre des ruines du château ; la différence de température devait être de 0°,3. Mon thermomètre étant trop bien garanti le matin et le soir, il en résulte que les températures vers huit heures matin et sept heures soir sont souvent un peu trop basses ; les minima sont trop élevés, les maxima le sont généralement aussi ; néanmoins en hiver et par un beau soleil, il fait souvent 1 degré ou 1°,5 plus chaud dans la campagne que dans la ville. Les plus grandes différences ont lieu en avril et en octobre. En avril, par un temps chaud, serein ou simplement nuageux, un vent très faible, les arbres n'ayant pas encore de feuilles, les températures sont trop élevées, souvent de 1 ou 2 degrés. En octobre, elles sont souvent trop basses, surtout dans la soirée,

Il m'est arrivé, une seule fois il est vrai, de trouver 13 degrés dans la ville, et 19 sur la hauteur; ce soir-là, le ciel était serein, et le vent faible qui soufflait du S.-S.-O. ne se faisait nullement sentir dans la ville. En résumé, la différence des températures est très peu différente de 0°,3 que le calcul indique; elle pourrait dépasser ce nombre de 0°,1, quantité qui n'est pas négligeable; mais on sait combien il est difficile de constater une différence moyenne de 0°,1 quand les écarts sont de plusieurs degrés; on ne le pourra qu'avec des observations nombreuses et régulières de jour et de nuit, et par l'emploi des méthodes que j'indiquerai plus tard. Quant à présent, il est certain que l'influence de la ville est très faible, et il paraît qu'il se fait à peu près une compensation entre les réflexions solaires et le refroidissement qui a lieu à d'autres heures et en d'autres saisons.

Il est vraiment singulier que depuis si longtemps qu'on observe, on n'ait pas étudié régulièrement ces différences de température entre la ville et la campagne. L'emploi de thermomètres d'un très petit volume qu'on peut transporter avec soi et faire tourner en fronde, sans chance de rupture, a rendu de grands services dans ce genre d'expériences; mais le thermomètre fronde laisse lui-même à désirer dans bien des cas; il n'est pas absolument indépendant des réflexions solaires, et puis il ne donne pas le moyen de prendre les températures de l'air en plaine et loin de tout abri. Il donne des indications que je crois très approchées de la vérité, et d'autant plus que son volume est moindre; néanmoins, lorsqu'à trois heures du soir par exemple, le vent soufflant faiblement du S.-O. et par un ciel serein, l'ombre du corps est insuffisante, et ses indications trop élevées.

L'influence des radiations solaires s'étend bien plus loin, et est bien plus considérable qu'on ne croit généralement; cette influence se fait sentir à travers les cumulo-stratus épais, et partout où la lumière pénètre, la chaleur la suit plus ou moins. Il m'est arrivé souvent de voir la température du soir, déjà supérieure à celle de l'air, s'élever de plusieurs dixièmes de degré sans qu'on ait aperçu le soleil, et le ciel étant même très couvert. Si la température de la rivière était très basse, on pourrait croire qu'elle s'élève par l'influence du fond; mais au mois de mai par exemple, la température étant de 12 degrés, celle de la rivière 14, on la voit s'élever dans la journée à 14°,2; la température du sol en dessous de la rivière étant moindre, on ne peut expliquer cet accroissement que par l'influence solaire. On pourrait dire que l'air s'échauffe ainsi malgré l'épaisseur des nuages, mais ici le phénomène est complexe, parce qu'il y a toujours, sans que nous le voyions, un mélange des différentes couches d'air.

Quand une rivière est couverte de glace, l'influence du soleil est bien sensible sur l'eau qui se trouve au-dessous; la température dans ces deux cas est toujours peu différente de zéro, mais dans la journée, si le soleil se montre, quoique la température la plus élevée reste inférieure à zéro, on voit l'eau de la rivière s'échauffer jusqu'à 0°,2 ou même 0°,3.

Cela m'a fait soupçonner qu'un thermomètre placé dans la glace pilée ou dans la neige fondante, et exposé au soleil, marquerait une température supérieure à zéro : c'est en effet ce qui a eu lieu. Si je plaçais le thermomètre entouré de glace pilée près d'un foyer de chaleur obscure à une température de 300 à 400 degrés, le thermomètre restait fixe au zéro, mais en le transportant au soleil, la température de l'air étant de quelques degrés supérieure à zéro, je l'ai vu s'élever de 0°,13 : ce nombre doit être variable suivant la masse de la glace employée, sa transparence, son contact plus ou moins intime avec le réservoir du thermomètre, et l'intensité des rayons solaires.

Nous venons de voir que les réflexions solaires, le voisinage d'un édifice, même isolé et non chauffé, la position dans l'intérieur d'une ville ou même dans son voisinage, élèvent la température moyenne ; l'approche de l'observateur, surtout muni d'une lumière, exerce dans le même sens une influence d'autant plus grande que la température est plus basse ; la poussière et surtout le noir de fumée qui se déposent assez abondamment sur les thermomètres placés dans l'intérieur des grandes villes, ont une influence notable et élèvent visiblement leur température. Enfin le thermomètre à mercure éprouve, surtout lorsqu'il n'est pas gradué depuis deux années au moins, un mouvement de contraction qui déplace son zéro et lui fait donner des indications souvent trop hautes de 0°,4 ou même 0°,6. Toutes les causes d'erreur que nous avons examinées sont donc dans le même sens, sans en excepter les méthodes indiquées jusqu'ici pour calculer la température moyenne. Nous allons passer en revue les causes d'erreur en sens inverse.

Par un ciel serein et calme un thermomètre isolé rayonne comme tout autre corps, et sa température s'abaisse souvent au-dessous de celle de l'air : c'est ce que montrent les observations de Paris, depuis qu'on y emploie un thermomètre tournant ; je n'ai pourtant jamais trouvé que des différences de 0°,2 ou 0°,3 et encore assez rarement ; en tous cas il s'en faut beaucoup qu'il y ait compensation. Le thermomètre à alcool, qui éprouve six fois moins que le thermomètre à mercure les effets du déplacement du zéro, à cause de la grande dilatabilité de l'alcool, est exposé souvent au contraire à laisser distiller un peu de son liquide et à marquer trop bas. Enfin par l'emploi du thermomètre fronde on est exposé à une cause d'erreur qu'on ne paraît pas avoir aperçue jusqu'à présent : comme on porte cet instrument sur soi, il marque, au moment où l'on commence à le tourner en fronde, une température trop élevée, on est donc dans l'habitude d'attendre que le thermomètre ait pris une température stationnaire avant de noter son indication ; comme la température de l'air varie souvent de quelques dixièmes de degré en quelques minutes, on est exposé à choisir parmi les différentes indications la plus basse de toutes. Il faut, pour se garantir de cette cause d'erreur, déterminer d'abord le temps nécessaire pour que le thermomètre dont on se sert prenne la température de l'air ambiant ; tourner le thermomètre pendant ce temps et lire sans se préoccuper de savoir s'il indiquera plus ou moins ensuite. Cette manière de procéder est soumise à quelque difficulté, parce que le temps qu'emploie le thermomètre à prendre la température de l'air, dépend de l'excès qu'il présente sur cette température quand on commence à le faire tourner ; il vaut donc mieux, après le temps reconnu nécessaire, faire plusieurs lectures et prendre une moyenne.

L'observation du thermomètre ne donne lieu à aucune *équation personnelle*, c'est-à-dire à aucune erreur constante pour une même personne et variable d'un individu à un autre ; la lecture se fait toujours par la comparaison avec la division la plus voisine, et si on lit par exemple 0°,1 au lieu de 0°,2, on lira de même 0°,9 au lieu de 0°,8.

Toutes ces discussions peuvent paraître minutieuses, mais je l'ai déjà dit, nous sommes arrivés à un point où l'on ne peut plus négliger aucune erreur constante, quelle qu'elle soit.

Ce que je viens de dire des causes d'erreur qui sont presque toutes dans le même sens, fait voir qu'il n'y a pas lieu de prendre des moyennes entre plusieurs déterminations faites à des époques ou par des personnes différentes; le nombre le plus faible sera à beaucoup près le plus probable, et il doit être seul admis quand il y a lieu de penser que le thermomètre a été vérifié.

Une cause d'erreur assez grave jusqu'ici, pour beaucoup de localités, mais indifféremment positive ou négative, c'est qu'on ne possède pour beaucoup de points que des séries trop courtes. La probabilité du chiffre déterminé en un nombre donné d'années, ne peut être calculée que par de très longues séries d'observations, embrassant, par exemple, cinquante ou soixante années au moins; mais dans les séries de ce genre, le changement de thermomètres, la différence des méthodes employées pour obtenir la moyenne et quelques autres causes rendent ce calcul très difficile. Néanmoins les observations de Paris montrent que sous notre climat la moyenne déduite d'une seule année est probablement entachée d'une erreur de 0°,5 à 0°,6, indifféremment positive ou négative ; une série de dix années peut, dans les cas les plus défavorables, donner une erreur de près de 0°,2, mais elle sera généralement moindre que 0°,1 ; après vingt-cinq et trente années, l'observation d'une année de plus n'introduit probablement que 0°,02 de variation dans la moyenne calculée auparavant.

Voici ce qu'on peut dire de plus saillant sur les observations de température de l'air faites jusqu'ici. Je dois ajouter que je n'excepte aucun lieu d'observation, aucun observatoire. On doit rendre cette justice aux observateurs, qu'ils ont fait des efforts constants pour obtenir de meilleurs résultats et des chiffres plus approchés de la vérité. On a commencé par observer des thermomètres dont l'échelle était indéterminée ; puis les thermomètres ont été pendant fort longtemps profondément enchâssés dans des plaques de bois et cloués au mur d'une fenêtre ; une pareille disposition donne autant la température du mur que celle de l'air extérieur. On s'est servi ensuite de plaques métalliques qui sont encore plus mauvaises ; on a successivement éloigné les thermomètres du mur, multiplié les abris. Il est résulté de tout cela un fait vraiment curieux, c'est que presque partout où l'on observe depuis longtemps, les chiffres qu'on a donnés pour la température moyenne vont en diminuant. Ce résultat est très important à signaler, et il se trouvera peut-être, dans cinquante ans, quelque esprit de travers (de ceux-là il n'en manque jamais) qui cherchera à prouver que le climat de la terre s'est détérioré ; il est vrai qu'on aurait la ressource de supposer qu'il a subi un changement en sens inverse dans les immenses régions où l'on n'a pas encore observé. On ne serait pas embarrassé d'en fournir de prétendues preuves, et de justifier les observations de notre temps par de nombreux témoignages qui parlent, d'excellentes observations faites dans telle ou telle localité, de précieuses séries qui doivent inspirer toute confiance étant faites avec des instruments parfaitement vérifiés et comparés, enfin par le témoignage des savants qui ont fait la critique de ces observations. Le travail le plus remarquable qui réunit la plupart des observations connues est celui de M. Mahlmann, l'un des collaborateurs de M. Dove. Nous y lisons qu'on ne peut guère répondre des chiffres de températures moyennes qu'à 0°,1 près, mais que l'erreur pour quelques-uns peut s'élever à 0°,25. Nous allons voir que les moyennes qui y sont rapportées présentent des erreurs bien plus considérables. Ce travail très étendu de M. Mahlmann a paru en 1841, à Berlin, dans le *Répertoire de physique et de météorologie* publié par M. Dove, avec la collaboration de quelques autres savants prussiens. Il restera comme un monument des connaissances météorologiques à l'époque où il a été écrit; c'est un travail que je cite précisément comme les observations de M. Delcros, parce que personne n'eût fait mieux que l'auteur : un travail fait consciencieusement par un homme de mérite a toujours une grande valeur et il y a toujours quelque chose de bon à en tirer.

Je ferai remarquer dès à présent que l'inspection seule de ces tableaux fait ressortir un fait très saillant, c'est que les moyennes des observations qui inspirent le plus de confiance sont beaucoup plus basses que les autres. Nous pourrions citer celles de Howard à Londres, Herreuschneider à Strasbourg, Fleuriau de Bellevue à la Rochelle, Gambart à Marseille, Daubuisson à Toulouse, Aimé à Alger, Peylier à Athènes. Enfin les observations de M. Delcros à Marboué, et les miennes à Vendôme, sont généralement très concordantes et fournissent des nombres remarquablement bas.

Je commencerai par discuter la température moyenne de Paris, et je me servirai pour cela de matériaux en dehors des tableaux de M. Mahlmann. La question de la détermination de la température moyenne de Paris sera reprise à l'Observatoire, sur les registres originaux, mais dès à présent on peut employer les nombres calculés et publiés à différentes époques, pour en tirer des conclusions importantes. Je cite la première série d'après M. E. Becquerel.

De 1763 à 1801, la série de trente-huit années donne une moyenne de 11°,57 ; on y remarque une série de douze années commençant à 1772, et dont la moyenne est égale à 12°,17. Celle de 1781 est de 14°,25. On se fera une idée de l'extrême imperfection de ces observations en se rappelant que l'année 1834, si remarquable, si exceptionnelle par l'élévation de sa température, a offert une moyenne des minima et maxima égale à 12°,28, ce qui, d'après ce que nous avons vu, ne peut correspondre à une véritable moyenne dans la campagne, plus grande que 11°,7. De 1803 à 1815, la moyenne n'est plus que 10°,53 ; de 1816 à 1840, on trouve 10°,77. Enfin de 1840 à 1854, 10°,86. Dans cette dernière série on a employé plusieurs thermomètres qui n'ont jamais été corrigés ; le dernier marque 0°,4 trop haut ; en supposant que cette erreur ne porte que sur la moitié des années, on trouverait pour la moyenne 10°,66. En résumé, la moyenne des minima et des maxima de 1803 à 1854 est 10°,68.

Je ne sais comment M. Mahlmann a pu trouver 10°,8 pour moyenne température de Paris, car il a dû faire subir à la moyenne des minima et maxima la correction — 0°,11 donnée par Halstrom, comme applicable aux observations de Paris (*Repertorium*, t. IV, p. 151). Sans rechercher la cause de cette erreur, nous voyons que notre moyenne 10°,68, corrigée d'après les observations de Vendôme et de Versailles, donne 10°,28 ; d'après ce que nous avons vu, le thermomètre tournant ne donnerait que 10°,05. Il reste encore dans ce nombre une petite erreur résultant du voisinage de l'édifice de l'observatoire, des réflexions solaires et de la position à l'intérieur de la ville. On peut dire, il est vrai, que la correction — 0°,4, faite à la moyenne des minima et maxima d'après les observations de Versailles et de Vendôme, n'est peut-être pas absolument la même à Paris, et que la différence des thermomètres fixe et tournant, calculée pour un été et un hiver, et par les seules observations de neuf heures du matin et neuf heures du soir, n'est pas parfaitement établie; il semble, malgré cela, impossible que la température moyenne de Paris soit supérieure à 10°,0 ou 10°,1.

Depuis une quinzaine d'années on a imprimé, répété dans tous les recueils d'Europe et d'Amérique que la température moyenne de Paris était 10°,8 ; on semblait la donner presque comme un article de foi. Pour déterminer ce nombre d'une manière précise, il faudra maintenant recommencer une série de trente années d'observations faites d'une manière convenable.

Les observations de Vendôme me conduisent au même résultat que la discussion directe des observations de Paris. En effet, quatre années d'observations, 1851-54, me donnent pour Vendôme une moyenne de 10°,26 seulement. Les observations de Paris indiquent que la moyenne de ces quatre années est inférieure de 0°,3 environ à la moyenne générale, ce qui porte la moyenne de Vendôme à 10°,5 ou 10°,6; la température du puits de ma maison, observée de 1849 à 1854, donne 10°,6; je crois donc la température moyenne de Vendôme bien établie à 10°,5 ou 10°,6. Paris, plus septentrional de 1°,3 et plus bas de 20 mètres, doit donc avoir une température de 10°,0 ou de 10°,1. La moyenne adoptée jusqu'ici pour l'hiver doit être plus fautive que celle adoptée pour l'été; je pense donc que la moyenne température de l'hiver dans la plaine de Paris est de 2°,2, et celle de l'été de 17°,8 à 17°,9.

Les expériences nombreuses que j'ai faites sur les puits et les sources paraissent indiquer, comme on l'admet généralement, que la température moyenne du sol à quelque profondeur est égale à la moyenne température de l'air ; mais je pense qu'à 25 ou 30 mètres la moyenne du sol doit être de 1 degré plus élevée que celle de l'air, à cause de l'accroissement de 1 degré quand on s'enfonce de cette même profondeur dans la terre; les caves de l'Observatoire devraient donc avoir une température invariable de 11 degrés : on en trouve 11°,7 ; il y a là un excédant qu'on a qualifié jusqu'ici d'inexplicable. Nous avons dit que la moyenne température de l'intérieur des maisons de Paris est de 14 degrés environ ; en admettant que la moitié seulement de la superficie de Paris soit couverte de maisons, elles produiront à peu près le même effet que si toute cette surface était uniformément couverte d'une couche à une température de 12 degrés; comme Paris n'est qu'un point relativement aux dimensions de la terre, cet excédant de 2 degrés se dissémine, se dissipe tout autour, mais suffit pourtant pour élever de 0°,7 la température du sol à 24 mètres de profondeur. Telle est, à n'en pas douter, l'origine de la température que présentent les caves de l'Observatoire.

On a admis pour Londres une moyenne de 10°,4 ou même 10°,5; mais M. Glaiser, de l'observatoire de Greenwich, ayant repris tous les calculs de moyenne des observations faites pendant soixante-cinq ans, au palais de la Société royale, a trouvé 9°,83. Le climat sombre et venteux de l'Angleterre, l'erreur produite par les réflexions solaires doit être faible, mais celle qui résulte de la position du lieu d'observation doit être assez considérable; les observations faites par Howard, à la campagne, aux environs de Londres, de 1807 à 1830, donnent seulement 9°,6. On a calculé que, tandis que les dix années, de 1807 à

1816 donnaient 9°,3 à la campagne, on obtenait à Londres 10°,2. La température moyenne de Londres est donc égale tout au plus à 9°,6. Pendant la longue série de Londres, on n'a pas noté de froid inférieur à — 11°,4 ; Howard a observé — 20°,6 (*Repertorium*, t. IV, p. 172).

Les observations faites à Bruxelles, de 1772 à 1779, donnent une température moyenne de 11°,4 ; plus tard on a donné une température de 10°,5 ; enfin depuis qu'on a fait à Bruxelles des séries très étendues, vingt ans d'observations ont donné à M. Quetelet 10°,23. Tant qu'on a admis pour Paris 10°,8, pour Londres 10°,4, la température de Bruxelles a pu paraître dans un accord parfait avec ses deux voisines; mais que penser de cette moyenne 10°,25, celle de Paris étant 10 degrés, celle de Londres 9°,6 au plus. La marche des isothermes dans nos régions montre qu'elles ont leur convexité la plus élevée en Angleterre, et cela est conforme au raisonnement; la température de Bruxelles doit différer très peu de celle de Londres: il y a donc une erreur considérable de 0°,6 au moins dans les séries qui se font avec tant de soin à Bruxelles, et cette erreur doit tenir à la position de l'observatoire ou à celle des instruments; nous la signalons à l'attention de M. Quetelet.

Les observations de M. Fleuriau de Bellevue, à la Rochelle, donnent une moyennne de 11°,7 seulement ; cette température, si basse relativement à celles admises jusqu'à présent pour toute cette côte, notamment pour Nantes et pour Bordeaux, va nous servir de point d'appui. Huit années d'observations ont donné à M. Abria, pour moyenne des minima et maxima diurnes à Bordeaux, 13°,1, ce qui peut donner une moyenne vraie de 12°,7 ; mais ces observations se font au centre de la ville, dans une rue, et l'erreur annuelle doit être d'au moins 0°,5; une moyenne de 12°,3 s'accordera bien avec celle de la Rochelle.

En nous appuyant sur Cherbourg, dont la moyenne déterminée par M. Lamarche, puis par M. Liais, est d'environ 10°,8, nous conclurons que Brest doit avoir une moyenne de 11°,5, l'hiver ayant 6°,5 et l'été 16°,5. La moyenne température de Nantes doit être aussi 11°,5 environ.

Les observations de 1784 à 1788 ont donné pour Toulouse une température de 14°,1 ; celles de Marqué Victor, de 1818 à 1824, donnent 12°,7 ; mais Daubuisson, de 1814 à 1822, n'a trouvé que 12°,1. M. Petit a donné 13°,2 pour moyenne des minima et maxima de 1839 à 1846 ; mais de 1847 à 1851, on ne trouve plus que 12°,2, ou moyenne corrigée 11°,8. En admettant que ces années soient un peu trop froides, il reste toujours démontré que la température de Toulouse ne saurait dépasser 12°,1.

Si la température de Bordeaux est 12°,3, celle de Toulouse 12°,1, il est bien difficile d'admettre pour Agen une température notablement supérieure à 12°,3. M. de Gasparin, dans son mémoire sur la radiation (*Bulletin*, 1853, p. 103), lui attribue pourtant une température de 14 degrés. On voit combien il est urgent de reviser toutes ces moyennes, de signaler leur exagération, pour prémunir les auteurs contre les erreurs qu'ils pourraient commettre en les adoptant de confiance et basant leurs calculs ou leurs raisonnements sur des nombres fautifs.

On a d'abord donné pour Genève une moyenne de 9°,7 qui a été réduite à 9°,4, par suite de l'erreur reconnue du thermomètre. M. Plantamour l'a réduite plus récemment à 9°,0, chiffre sans doute encore un peu trop haut comme tous les autres. A Turin, les observations de 1787 à 1817 donnent 11°,6, chiffre admis à présent, et qui sera à comparer à des observations plus récentes. Les nombres relatifs à ces deux villes suffisent, tels qu'ils sont, pour faire ressortir l'influence de la position, une de ces influences locales dont on parle toujours sans jamais les définir. Réduits au niveau de la mer, les nombres qui représentent respectivement les moyennes températures de Genève et de Turin, deviennent 10°,7 et 12°,8 ; on ne paraît pas avoir porté son attention sur cette différence énorme. On a bien dit que Genève était refroidie par le voisinage des glaciers, mais Turin devrait ressentir la même influence, ces deux villes sont situées symétriquement par rapport aux grandes montagnes : l'une au N.-O., l'autre au S.-E.; Turin doit même recevoir plus souvent le vent des glaciers que Genève. Cette différence a une autre cause : les glaciers qui dominent les montagnes ne sont point une cause de refroidissement, ils ont la température que comporte leur hauteur, et l'air qui passe au-dessus d'eux, quelle que soit sa rapidité, reprend en descendant dans la plaine la température qui appartient à son niveau. Mais les pentes N. des montagnes sont plus froides que les pentes S., de manière que les isothermes de 11 degrés et de 13 degrés se rapprochent beaucoup par l'effet de la grande chaîne des Alpes ; celle de 11 degrés passe à l'extrémité S.-O. de l'Angleterre, dans le fond du golfe d'Avranches, par Blois, près Lons-le-Saulnier, puis descend rapidement pour passer au S. de Genève ; son tracé subséquent jusqu'à la partie méridionale de la Crimée n'est pas encore exactement connu.

On a donné autrefois 16°,2 ou 16°,3 pour température moyenne du bord de la Méditerranée en France; plus tard on a eu à Montpellier 15°,6, puis 15°,2; enfin les observations de Gergonne donnent 14°,1. Les observations de M. Martins semblent la diminuer encore, et il pense, comme moi, qu'elle pourrait bien être 13°,7.

La moyenne de Marseille a présenté les mêmes phases; les observations de Gambart l'ont réduite à 14°,0. Les observations actuelles paraissent donner un peu plus; mais la position de l'observatoire de Marseille est on ne peut plus défavorable ; les instruments y sont au milieu de l'ancienne ville, très serrée, très compacte, et au niveau des toits la température doit y être notablement trop élevée.

Une des séries les plus curieuses est celle faite à Gibraltar par le service médical, de 1816 à 1825 : elle donne une moyenne de 19°,7, l'hiver offrant une température de 10°,7 et l'été une de 28°,9. Ce dernier nombre, donné comme moyenne de l'été, est certainement supérieur à la moyenne des maxima de cette saison ; on a de la peine à comprendre comment des observations consciencieuses pourraient donner un aussi mauvais résultat. Des observations plus récentes, communiquées à M. Berghaus, donnent une moyenne de 18°,1, hiver 13°,8, été 22°,7 ; mais la comparaison avec Oran et Lisbonne montre que ces nombres, surtout celui de l'hiver, sont encore trop élevés.

La décroissance des nombres donnés successivement pour Alger est encore plus curieuse à suivre. D'après des observations faites en 1835 et 1836, on a obtenu d'abord 21°,3 ; au commencement de la conquête on a même donné 21°,6 ; quelques années plus tard, des observations faites à la Marine, et consignées dans le *Moniteur algérien*, ont donné 19°,6, nombre que M. Malhmann a obtenu par une discussion très étendue, à la suite de laquelle il conclut que le nombre 19°,6 ne peut pas s'écarter beaucoup de la vérité. Les observations de

M. Rozet donnaient pourtant 18 degrés seulement, et comme je l'ai dit, en météorologie il n'y a pas de moyenne à prendre, la série qui donne le nombre le plus faible doit être seule adoptée, surtout quand on sait, comme c'était le cas, que le thermomètre était vérifié. Enfin les observations d'Aimé ont réduit cette moyenne à 17°,8, température qui pourrait bien elle-même subir encore une petite réduction.

Les observations faites dans les îles grecques, à Smyrne, etc., donnent des nombres qui varient de 18°,6 à 20°,6. On a idée de la valeur de ces nombres quand on les compare à celui de 15°,5 obtenu par M. Peylier pour la moyenne température d'Athènes pendant les années 1833-34-35 ; l'été y est très chaud, mais l'hiver y est très froid, puisqu'on y a éprouvé, le 23 janvier 1850, une température de — 9°,2.

En Amérique et dans les autres pays éloignés, on n'a pas eu beaucoup d'occasions de constater ce changement apparent de température moyenne : néanmoins nous citerons Montevideo, qui, dans l'ouvrage de M. Kæmtz (traduction de M. Martins), est indiqué comme ayant une moyenne de 19°,3, tandis que dix années d'observations du docteur Martin de Moussy, dont les résumés seront donnés dans l'*Annuaire*, ne portent cette moyenne qu'à 16°,8. Le même ouvrage donne pour moyenne de Saint-Denis, dans l'île de la Réunion, 25°,0, nombre qui se trouve réduit à 23°,97, par M. Maillard (*Bulletin de la Société météorologique*, 1853, p. 152).

Cayenne était indiquée comme ayant une température de 27°,5 ; les observations faites de 1845 à 1852, dont les résumés se trouvent dans notre *Annuaire* pour 1853, la réduisent à 26°,8, nombre sans doute encore trop élevé, les observations étant faites dans l'intérieur d'un appartement.

Je crains de décourager par cette longue critique les observateurs placés presque tous dans l'intérieur des villes. Les autres observations, heureusement, ne sont pas dans le même cas ; les observations hygrométriques seules sont au moins aussi erronées que celles de la température de l'air. M. Regnault en a fait une critique détaillée, je ne reviendrai pas sur ce sujet. Les observations barométriques peuvent être faites également partout. Cet instrument, convenablement construit et bien comparé, est le plus parfait de la météorologie. Il indique, en effet, non plus la pression locale, mais celle de toute l'atmosphère jusqu'à sa limite, et si par hasard il se produit quelque part une anomalie, par exemple une dépression dans une étendue restreinte, ce fait lui-même est très intéressant : il précède un coup de vent ou un ouragan, suivant la grandeur de l'anomalie. On peut observer dans les villes comme à la campagne l'état du ciel, la direction des nuages, celle du vent, la quantité de pluie tombée, etc. Enfin, il est à espérer qu'on pourra utiliser même les nombres thermométriques obtenus dans les villes, au moyen de plusieurs thermomètres et de formules empiriques où entreront le degré de sérénité du ciel, la vitesse du vent, la vitesse de variation de la température, etc.

J'ai peu de chose à dire des instruments qui me restent à passer en revue. Le *baromètre* est pourtant jusqu'ici entaché de quelques causes d'erreur qu'il est nécessaire de signaler. Lorsqu'on a lu la hauteur de la colonne de mercure, il faut la réduire à ce qu'elle serait à la température de la glace fondante ; dans cette réduction il entre le coefficient de dilatation du laiton, qui n'est pas connu sans doute avec autant de précision que celle du mercure, mais qui, étant dix fois moindre que cette dernière, n'a aucune influence, réduite dans la même proportion. Les divers nombres donnés jusqu'ici pour la dilatation du laiton ne produisent dans les tables de réduction du baromètre à zéro, pour les cas extrêmes, que des différences de $0^{mm},01$ au plus. Le coefficient de la dilatation du mercure déterminé par M. Regnault a produit dans la correction barométrique par 760 millim. de hauteur une diminution de $0^{mm},01$ par 10. Il est bien difficile que la température soit uniforme dans toute la colonne, et que son thermomètre l'indique très exactement, surtout par l'approche de l'observateur muni d'une lumière, ce qui produit de petites erreurs, toujours dans le même sens ; dans une chambre chauffée, la pression est souvent moindre de 0,04 à 0,05 qu'au dehors. Enfin le vent, dans certains cas, altère un peu la pression et rend l'observation plus difficile en faisant osciller le baromètre. M. Silbermann a fait voir récemment que lorsqu'on suspend un mètre de laiton par sa partie supérieure ou qu'on l'appuie au contraire par le bas sur un corps solide, on lui trouve deux longueurs qui diffèrent de $0^{mm},05$. J'ai découvert une autre cause d'erreur qui peut aller à $0^{mm},02$: elle résulte de ce qu'on fait la réduction à zéro de l'échelle, comme si elle allait jusqu'à la surface du mercure, tandis qu'elle s'arrête à 1, 2 ou 3 centimètres au-dessus ; la pointe d'ivoire n'éprouvant point de dilatation par la chaleur, du moins d'après ce qu'on admet généralement, il en résulte que la correction est un peu trop forte et le nombre barométrique obtenu trop bas. Enfin on n'a jamais tenu compte de la force élastique de la vapeur de mercure, et je ne crois pas qu'on l'ait jamais déterminée, ou qu'on ait démontré qu'elle est négligeable. La question du baromètre sera bientôt reprise de fond en comble à l'Observatoire de Paris et les mesures comparées directement au mètre étalon. Ce mètre, on le sait maintenant, est en erreur sur le mètre vrai de $0^{mm},2$ environ ; mais ce n'est que plus tard que cette correction pourra être effectuée.

On ignore jusqu'ici la correction à faire à la plupart des baromètres employés par toute la France : aussi ignore-t-on complétement, on peut le dire, quelle est la pression moyenne dans les différents points d'observation. Il sera nécessaire de faire la comparaison de tous ces baromètres sur place.

Les *pluviomètres* employés jusqu'ici sont de formes variées, les uns carrés, les autres ronds. On a employé d'abord l'instrument primitif qui s'offre de lui-même, un cylindre muni d'un entonnoir pour empêcher l'évaporation ; il est impossible avec cet instrument d'apprécier de petites quantités de pluie, surtout les premiers millimètres. Les seuls pluviomètres qui aient de la valeur sont ceux qui multiplient la hauteur de la pluie par un procédé quelconque ; les plus convenables, sous tous les rapports, sont ceux qui multiplient cette hauteur par 10. D'autres pluviomètres sont très compliqués, ce qui est un grave inconvénient. Leur graduation offre facilement des erreurs, mais tantôt dans un sens, tantôt dans l'autre. Leur bord doit être tranchant et taillé droit en dedans, et oblique à l'extérieur ; il faut éviter d'y mettre un rebord qui leur donne une surface mal déterminée. Nous donnerons une idée des erreurs qu'on a à craindre, si nous disons qu'il est difficile de déterminer le diamètre d'un pluviomètre à moins de $0^{mm},1$, ce qui, pour un diamètre de 20 centimètres, donne une erreur de $0^{mm},002$ sur la surface, et par conséquent sur le chiffre de la hauteur d'eau : cela produit, à Paris, une erreur de 1 millimètre au bout de l'année.

La détermination de la hauteur de pluie tombée au moyen du poids de l'eau recueillie sur une surface bien connue, comme cela se pratique à Versailles, donne lieu à une petite erreur constante et négative, égale à 1/888e environ de la quantité d'une mesure, et qui provient de ce que l'eau pesée dans l'air perd une fraction de son poids égale à celui du volume d'air qu'elle déplace, c'est-à-dire 1/770e; l'erreur est un peu moindre, parce que les poids de laiton, ordinairement supposés mathématiquement exacts, perdent aussi une fraction de leur poids, mais bien moindre, parce que leur densité est 7 fois 1/2 plus considérable que celle de l'eau.

L'entonnoir du pluviomètre et les tuyaux qui conduisent souvent à quelques mètres au-dessous, exigent une certaine quantité d'eau pour être mouillés: c'est une erreur négative qui doit être déterminée par l'observateur. Dans des pluviomètres de zinc qui, devenant un peu rugueux à la surface, retiennent plus facilement l'eau, j'ai trouvé cette quantité d'eau égale à 1/8e de millimètre, et comme cela se reproduit chaque fois qu'il pleut, c'est-à-dire très souvent, souvent plusieurs fois par jour, l'erreur finit par atteindre facilement 20 millimètres. On voit quelle est la valeur des centièmes et même des dixièmes de millimètre qui terminent souvent les chiffres de la hauteur de pluie.

J'ai entendu souvent les observateurs exprimer la crainte d'obtenir une quantité de pluie trop faible quand elle tombe obliquement: cette crainte n'est pas fondée, car un faisceau cylindrique et vertical de pluie conserve la même section horizontale en s'inclinant. Les tourbillons de vent peuvent bien changer cette section, mais si l'on est loin des obstacles, il ne paraît pas qu'ils aient pour effet de condenser la pluie plutôt que de la dilater. On n'éviterait qu'une petite partie de l'irrégularité bien connue de la pluie, en employant plusieurs pluviomètres à quelques kilomètres les uns des autres: car on remarque que les quantités de pluie varient considérablement et à peu près simultanément sur de grandes étendues de pays, et ces variations sont en rapport avec le caractère dominant des années.

Je ne crois pas qu'on ait publié aucune expérience faite dans le but de déterminer l'erreur qu'on a à craindre en employant des pluviomètres de tel ou tel diamètre. J'ai entendu dire à Bordeaux à M. Abria, qu'il obtenait des résultats presque identiques avec son pluviomètre, qui a, je crois, près de 40 centimètres de diamètre, et avec un simple entonnoir de chimie, de verre, de 12 centimètres. Je trouve à Vendôme, avec un pluviomètre de 20 centimètres de diamètre, des quantités de pluie peu différentes de celles obtenues à Blois avec un pluviomètre circulaire de cuivre rouge, d'un mètre de diamètre. Néanmoins je viens d'apprendre de M. Lewy, qu'on fait en Angleterre des expériences qui paraissent prouver qu'un grand bassin reçoit plus de pluie qu'un pluviomètre ordinaire. Il serait bien important d'entreprendre des expériences analogues.

La mesure de l'évaporation laisse jusqu'ici beaucoup à désirer. On peut faire d'excellentes observations pluviométriques indépendamment du vent, du soleil, de l'évaporation, de la nature et de la grandeur des vases employés. Il n'en est pas de même des expériences qui ont pour but la détermination de la hauteur d'eau évaporée. Le vase évaporatoire doit être entouré d'un grillage, autrement les oiseaux y viennent boire; la quantité d'eau évaporée dépend de la température de l'eau, de son exposition plus ou moins grande au vent, de sa profondeur, etc. Si l'on veut réaliser quelque chose d'analogue à ce qui se passe dans la nature, il faut de grands bassins enfoncés dans la terre; de plus, certains observateurs les laissent exposés au soleil et à la pluie. On peut donc obtenir des résultats variés par cela seul que les procédés sont différents, et l'on n'a généralement pas décrit assez complétement ceux qu'on a employés.

Une autre difficulté résulte de la manière de déterminer le niveau de l'eau. Ordinairement on ramène chaque jour le niveau de l'eau au même point en ajoutant de l'eau au moyen d'un vase gradué, ce qui fait connaître immédiatement la quantité d'eau évaporée depuis la dernière observation. Tantôt on fait affluer le niveau à un trait, tantôt à une pointe qui ne doit que toucher la surface; ces deux procédés sont incertains, à cause de l'adhérence de l'eau aux corps qu'elle mouille, ou de la répulsion qu'elle éprouve de la part de ceux qu'elle ne mouille pas. On obtient, au contraire, des résultats d'une exactitude presque mathématique en se servant de pointes dorées ou garnies de platine, plongées entièrement dans l'eau et regardant en haut : le contact de ces pointes avec la surface du liquide s'évalue au moins aussi exactement que celui de la pointe d'ivoire avec le mercure. Ce procédé si simple aura, je crois, des applications dans les observations astronomiques, car on obtient ainsi des niveaux remarquables; rien n'empêche de se servir de tuyaux de 20 ou 30 mètres, et de déterminer à cette distance un nivellement parfait avec deux pointes; mais l'exactitude que je suppose à ce procédé est telle, qu'il faut déjà à cette distance tenir compte de la courbure de la terre; il est essentiel aussi que la température de l'eau soit uniforme.

L'emploi du même procédé permettra aussi de déterminer, avec plus d'exactitude qu'on ne l'a fait autrefois, le poids du kilogramme; il suffira pour cela de faire roder un cylindre de verre ouvert aux deux bouts, ce qui donne une grande facilité à l'artiste chargé de cette opération de s'assurer de l'uniformité de son diamètre; de le fermer par le bas, d'y verser d'abord de l'eau, puis d'ajouter une hauteur d'eau calculée et déterminée au moyen des deux positions de la pointe.

Les girouettes, quelle que soit leur installation, n'ont de valeur que quand elles sont sur des édifices élevés et dominant tout ce qui les entoure. Elles sont souvent mauvaises et sujettes à pencher en différents sens, mais probablement plutôt à l'E. qu'à l'O., ce dernier vent étant bien plus fort que le premier. Le défaut d'équilibre des girouettes disparaît à peu près quand le vent est suffisamment vif, et la différence des directions marquées par une telle girouette et une autre bien équilibrée peut donner la mesure de la vitesse du courant d'air. Les nombres relatifs aux vents les plus forts auront plus de valeur que les autres. Quand les girouettes tournent sur un pivot, et surtout quand elles sont supportées par un plan d'agate, elles sont si mobiles, qu'il est impossible de les observer avec quelque exactitude. Nous verrons qu'on peut remédier à tous ces défauts.

Un des plus graves défauts des observations de la direction du vent, c'est qu'elles n'indiquent pas cette direction pendant la nuit. On sait cependant que dans certains pays le vent a alors une direction opposée à celle qu'il offre pendant le jour : en Algérie, par exemple, le vent souffle en été du nord pendant le jour et du sud pendant la nuit, et la direction N. n'est dominante que parce que le jour est plus long, et que, pendant ce temps, l'air a une vitesse beaucoup plus grande que pendant la nuit. L'indication de la direction du vent sans celle de sa vitesse est insuffisante, et les calculs basés sur ces données incomplètes, nécessairement inexacts.

Les observateurs ont rarement noté la direction des nuages ; quand ils l'ont fait, on ne peut généralement rien tirer de leurs observations. Ils ont, par exemple, indiqué la *direction des nuages* sans dire de quels nuages, ou bien *nuages supérieurs*, *nuages inférieurs*, sans qu'on puisse reconnaître si ces dénominations s'appliquent à deux couches de cumulus ou si elles comprennent les cirrhus. Il est donc nécessaire de préciser de quels nuages on veut parler. Ces observations sont aussi importantes que celles du vent.

Il existe jusqu'ici la plus grande confusion dans la dénomination des vents d'après leur intensité, surtout lorsque cette intensité devient considérable ; il devient nécessaire de faire disparaître le vague que nous voyons tous les jours dans les descriptions qui emploient indifféremment les mots *tempête*, *coup de vent*, *ouragan*, *trombe*, et plusieurs autres qui ne font que compliquer la question. Toutes ces dénominations ont pourtant chacune leur signification précise qu'il est nécessaire de rétablir.

On appelle *tempêtes* ces vents violents mêlés de pluie qui durent généralement un ou plusieurs jours, et dont nous avons des exemples tous les ans, surtout sur les rivages de la mer ; leur étendue est presque toujours considérable et le plus souvent transversale à la direction du vent ; elles sont en rapport avec un grand abaissement barométrique ; elles vont jusqu'à déraciner les arbres et abattre les cheminées. On donne particulièrement le nom de *coup de vent* aux tempêtes de quelques heures, et celui de *grain* à ces vents de peu de durée mêlés de pluie et souvent de grêle.

L'*ouragan* a un caractère qui ne permet pas de le confondre avec les tempêtes les plus violentes : il occupe généralement une bande très étroite dans le sens de la direction du vent ; la marche du baromètre présente alors quelque chose de tout à fait anomal. Le phénomène célèbre qui s'est produit le 19 août 1845, à Montville et Malaunay, près Rouen, et souvent nommé improprement *trombe*, était un ouragan le baromètre de M. Preisser, à Rouen, marquait ce jour-là : à midi, 757^{mm},25, et à une heure, 740^{mm},91. Il faudra peut-être des milliers d'années pour voir, dans le même lieu, un pareil abaissement de 16^{mm},34 en une heure. Aux Antilles, l'anomalie est encore plus frappante peut-être ; car tandis que, dans cette contrée, le vent est invariablement à l'est ou au nord-est et le baromètre à 0^{m},760, pendant les ouragans, qu'on a faits beaucoup plus communs qu'ils n'y sont réellement, le baromètre descend à 0^{m},730 et le vent est à l'ouest. Un ouragan du même genre a soufflé, le 8 septembre 1828, à l'entrée de la nuit, entre Tours et Chartres, et n'a occupé qu'une bande très étroite. Les ouragans déracinent ou tordent les plus gros arbres, renversent des murs et même des maisons entières.

La *trombe* n'a rien de commun avec les phénomènes dont nous venons de parler. En mer elle présente un aspect des plus remarquables. Par un temps calme il s'établit une communication très probablement électrique entre les nuages et la surface de la mer, qui devient successivement très agitée dans un espace restreint, et finit par s'enlever en colonne ordinairement verticale.

C'est le même phénomène, selon toute probabilité, qui se passe, quoique fort rarement, sur la terre ferme. On voit alors, par un *temps calme* également, des corps très lourds, des gerbes de blé, par exemple, enlevés verticalement et retombant à peu près à la même place : tel est le phénomène cité par M. Martins

(*Annuaire météorologique*, t. I, p. 228), sous le nom de *trombe très faible*. Un exemple du même phénomène a eu lieu, il y a quelques années, aux environs de Vendôme. Il est rare, mais n'a aucune analogie avec les ouragans ni les tempêtes.

Les météorologistes ont fait commencer l'année tantôt au 1er janvier, tantôt au 1er décembre. Ce dernier mode doit être seul suivi, car il tombe sous le sens que l'année d'observations doit commencer et finir avec une saison météorologique. La division ordinaire a encore plusieurs inconvénients très graves : par exemple, quand on forme des tableaux des minima et maxima annuels en commençant l'année au 1er janvier, on choisira les minima dans deux hivers, tandis que les maxima seront pris dans un seul été ; il s'ensuit que les minima seront relativement à la moyenne plus bas que les maxima, et que les conséquences qu'on en tirera seront faussées par le seul fait de la mauvaise division de l'année.

On a fait si peu d'observations en dehors du cadre que nous venons de parcourir, qu'il n'y a pas lieu d'en examiner la valeur.

Je ferai maintenant quelques remarques sur la manière de prendre les *moyennes*. Les moyennes sont un des procédés dont on a le plus usé et abusé.

Tout le monde sait ce que c'est qu'une moyenne ; elles sont cependant d'invention moderne. On y a eu d'abord une confiance on peut dire aveugle ; mais quand on a voulu perfectionner les méthodes d'observation, on s'est aperçu qu'il y avait des erreurs constantes que la multiplicité des expériences était impuissante à faire disparaître. C'est ce qui est arrivé jusqu'à ces années dernières en astronomie, et ce qui fait que nous n'avons connu jusqu'ici la latitude de Paris qu'à 2 secondes près en croyant la connaître à 0°,1. C'est ce qui arrive tous les jours en météorologie, où l'on obtient des températures toujours trop élevées, parce que les différentes causes d'erreur sont loin de se compenser.

Une moyenne n'a de valeur que quand on a démontré que les erreurs qu'on a à craindre sont égales et de signes contraires, ainsi qu'il arrive dans la méthode des *retournements*, méthode qui a été inaugurée par celle des doubles pesées de Borda. Elle n'a de sens que quand elle s'applique à des nombres variés, mais qui, par leur ensemble, ont une tendance à l'unité, et doivent fournir un résultat déterminé prévu par le raisonnement. Si l'on demandait, par exemple, le poids moyen d'un homme et d'un cheval, la réponse, qu'il est facile de faire, n'aura pas de sens, même pratiquement ; car si l'on embarquait de la cavalerie sur un navire, pour avoir idée du poids du chargement, il faudrait savoir le nombre d'hommes et celui des chevaux, et calculer les poids par deux opérations séparées. En supposant qu'on ne connût que le nombre total des hommes et des chevaux, on ne pourrait établir un poids probable, car il pourrait varier du simple au quadruple au moins.

Presque toutes les moyennes supposent que l'on considère comme rectiligne un arc de courbe ; car tous les phénomènes périodiques ou non peuvent être représentés par des courbes : cela n'est vrai qu'entre certaines limites. On en peut citer un exemple frappant. Supposons que le vent reste pendant un mois au N., en n'oscillant que de quelques degrés à droite et à gauche. Si l'on compte comme positifs les angles d'un côté du méridien, et comme négatifs ceux de l'autre côté, la moyenne de toutes les directions sera zéro, c'est-à-dire le N.:

mais si nous comptons les angles dans le même sens, la moyenne sera 180 degrés, c'est-à-dire le S. Ce résultat absurde tient à ce que ce calcul répond à une autre question, et la dernière réponse veut dire que 180 degrés est la moyenne excursion d'une girouette qui marque tantôt N. 5° E., par exemple, et N. 5° O. en passant par le sud.

Tous les traités de météorologie donnent les *directions moyennes du vent* calculées d'après le nombre de fois que le vent a soufflé de chacune des huit ou des seize directions principales. On a pour cela assimilé les vents à des forces qui mettent l'air en mouvement, et on a calculé la résultante, en supposant que l'intensité était la même tout autour de l'horizon; or, on sait que le vent a une intensité très diverse suivant le point d'où il souffle; le résultat obtenu ne peut donc pas être exact. On ne peut pas alléguer que c'est une première approximation dont on doit se contenter jusqu'à nouvel ordre; car, vers 45 degrés, lorsqu'il y a presque égalité entre la fréquence des différents vents, une différence d'intensité peut suffire pour inverser la résultante moyenne qu'on aura calculée. De plus, il faudrait tenir compte de l'épaisseur de la couche d'air mise en mouvement et des déplacements de l'air suivant la verticale. Quand même on aurait tout cela, le résultat définitif qu'on obtiendrait serait peu significatif, et ne pourrait jamais remplacer l'indication si simple du nombre de fois que chaque vent a soufflé dans l'année, et qui a l'avantage d'être indépendante de tout système.

Lorsqu'on veut trouver la date du jour le plus froid de l'année, on compte, par exemple, le nombre des jours écoulés depuis un jour fixe, le 1er janvier par exemple, en ayant soin de compter comme négatifs les jours antérieurs à cette date, autrement on trouverait, comme pour le vent, que la moyenne époque du plus grand froid tombe en juillet.

On trouvera ainsi une certaine date ; la construction de la courbe annuelle en donnera généralement une autre, mais peu différente.

Si l'on demandait à quelle date tombe en moyenne la plus chaude journée d'avril, on trouverait des dates variées, espacées dans tout le mois, mais plus fréquentes vers la fin; néanmoins, la moyenne ne saurait être le 30, on trouvera probablement le 23. On voit à quelle erreur on s'exposerait si on allait affirmer, sur la foi de la date moyenne, que le 25 est un jour plus chaud que le 30.

Lorsqu'on a observé d'heure en heure pendant une ou plusieurs années, la courbe diurne moyenne qu'on en conclut à son point minimum à cinq heures ou environ, on est porté naturellement à en conclure que le minimum de la température tombe en moyenne une heure avant le lever du soleil. La conclusion est tellement simple, qu'elle ne semble pas pouvoir être contestée ; néanmoins si on relève jour par jour l'intervalle qui sépare l'instant du minimum de température de celui du lever du soleil, on trouve à la fin de l'année un intervalle moyen presque nul ; c'est en effet, ce qu'on a toujours indiqué. Cette contradiction a paru très extraordinaire; elle est pourtant facile à expliquer : la courbe moyenne pour toute l'année est à très peu près la moyenne des deux courbes qui correspondent à l'été et à l'hiver. Ces deux courbes ont des amplitudes très différentes; si celle de l'hiver était presque nulle, la moyenne des deux réduirait simplement la courbe d'été à une autre dont les ordonnées seraient moitié moindres, et dont les points minima et maxima ne seraient pas sensiblement déplacés; il n'en est pas tout à fait ainsi, parce que l'oscillation de l'hiver est encore assez considérable; mais la moyenne des deux a des minima et maxima beaucoup plus rapprochés de ceux de l'été que de ceux de l'hiver.

Un des inconvénients des moyennes, c'est de confondre des choses distinctes. On dit, par exemple, que le vent à Cayenne souffle constamment de l'E.-N.-E., tandis que ce vent y est peu fréquent; le vent souffle N.-E. pendant notre hiver et E. pendant notre été; le vent intermédiaire ne s'y présente que comme un vent de transition. Il aurait réellement une direction moyenne E.-N.-E. s'il oscillait de même de E. à N.-E., mais avec une tendance marquée à se tenir vers le milieu de l'intervalle.

Enfin, nous voyons les moyennes se prêter à tant de combinaisons, que chacun les multiplie à sa fantaisie; elles finissent alors par devenir presque aussi étendues que les observations textuelles, qu'elles ne peuvent d'ailleurs nullement remplacer.

Ces divers exemples suffisent pour démontrer que les moyennes ne répondent pas à tout, qu'elles sont souvent défectueuses, quelquefois absurdes, et qu'il faut, avant de calculer des moyennes, que le raisonnement ait indiqué la manière de les obtenir et la valeur qu'elles doivent avoir.

Nous ajouterons ici quelques indications bibliographiques destinées à compléter celles qui terminent les articles AIR et CLIMATS.

Bibliographie. — *Annuaire météorologique de la France*, pour 1849, 1850, 1851, 1852, 4 vol. gr. in-8. — *Annuaire de la Société météorologique de France.* Paris, 1853. 1862. *Instructions sur les observations météorologiques à faire dans les hôpitaux coloniaux*, par Ch. S.-C. Deville. Paris, 1853. — *Aperçu général du climat des Antilles*, par le même. Paris, 1853. — *Climat de la France*, 1re partie, par Edm. Becquerel (*Annales de l'Institut agronomique.* Versailles, 1853). — *Carte des lignes isothermes, isothères et isochimènes en France*, par le même. — *Remarques sur la manière d'observer la température de l'air*, par Bravais (*Ann. de la Soc. météorologique*, 1853, t. I, p. 127). — *Notes sur les discordances qu'on observe entre les indications des thermomètres à mercure et à l'alcool, à l'air libre et à l'ombre*, par Ch. S.-C. Deville (*Ibid.*, p. 135). — *Carte physique et météorologique du globe terrestre, comprenant la distribution géographique de la température, des vents, des pluies, des neiges et des orages*, par Boudin, 2e édit. Paris, 1853. — *De la météorologie dans ses rapports avec la science de l'homme, et principalement la médecine et l'hygiène publique*, par M. Foissac. Paris, 1854, 2 vol. in-8. — *La météorologie en 1854 et ses progrès futurs. Des influences météorologiques sur la santé des hommes et des animaux et sur les productions agricoles*, par M. Babinet (*Revue des Deux-Mondes*, octobre 1854). — *Ébauche d'un plan de météorologie médicale*, par le docteur Guinier (de Montpellier), 1857.

MEULES. — *Voy.* AIGUISEURS, MASQUES, TAILLEURS DE PIERRES.

MEUNERIES. — *Voy.* BLÉ, BOULANGERIE.

FIN DU TOME DEUXIÈME.

BIBLIOTHÈQUE IMPÉRIALE IMPR.

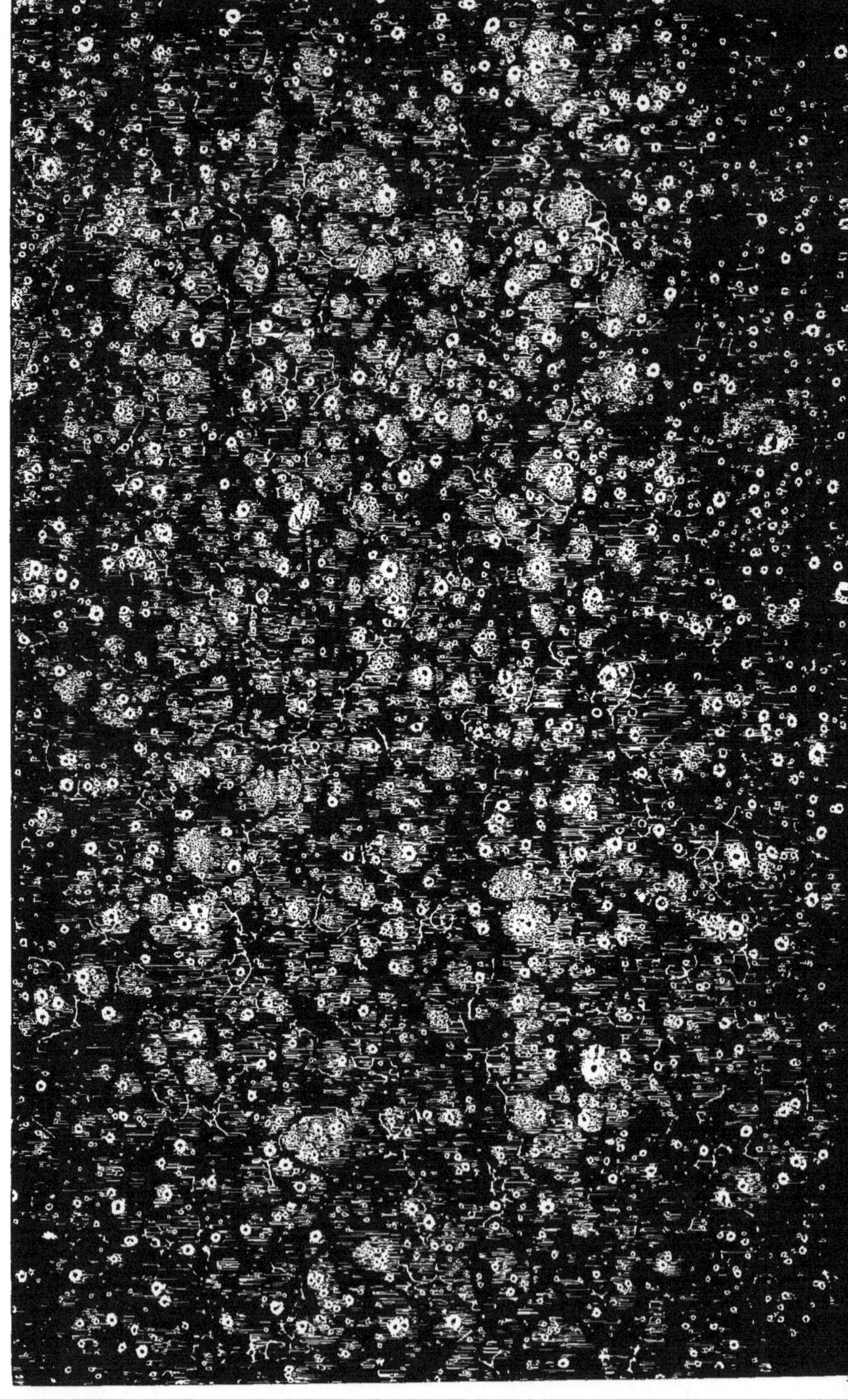

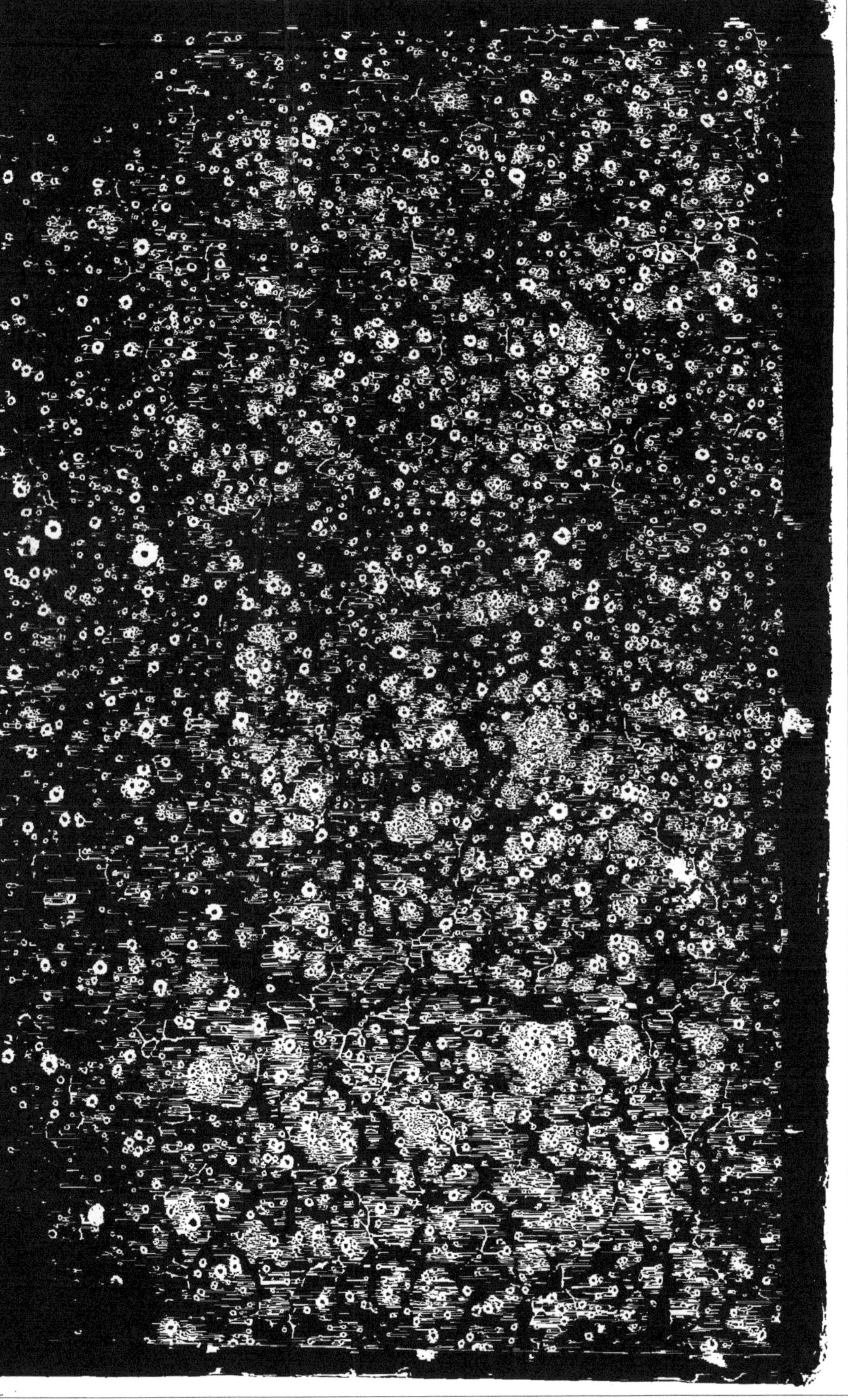

BIBLIOTHEQUE NATIONALE DE FRANCE
3 7531 00193089 1

www.ingramcontent.com/pod-product-compliance
Ingram Content Group UK Ltd.
Pitfield, Milton Keynes, MK11 3LW, UK
UKHW021859260726
13966UKWH00006B/56